MONOGRAPHIEN AUS DEM GESAMTGEBIETE DER NEUROLOGIE UND PSYCHIATRIE

HERAUSGEGEBEN VON
A. ALZHEIMER-BRESLAU UND **M. LEWANDOWSKY**-BERLIN

HEFT 4

AFFEKTSTÖRUNGEN

STUDIEN ÜBER IHRE ÄTIOLOGIE UND THERAPIE

VON

DR. MED. LUDWIG FRANK

SPEZIALARZT FÜR NERVEN- UND GEMÜTSKRANKHEITEN IN ZÜRICH,
EHEM. DIREKTOR DER KANTONALEN IRRENHEILANSTALT MÜNSTERLINGEN, THURGAU

BERLIN
VERLAG VON JULIUS SPRINGER
1913

ISBN-13: 978-3-642-93809-2 e-ISBN-13: 978-3-642-94209-9
DOI: 10.1007/978-3-642-94209-9

Softcover reprint of the hardcover 1st edition 1913

Druck der Königl. Universitäts-Druckerei H. Stürtz A. G., Würzburg.

Seinem hochverehrten Lehrer und früheren Chef

Herrn Prof. Dr. phil., jur. et med. AUGUST FOREL

in Yvorne

emer. Professor und Direktor der Psychiatrischen Klinik Burghölzli der Universität Zürich

in Dankbarkeit und Verehrung

gewidmet

vom Verfasser.

Inhalts-Verzeichnis.

Einleitung.

Nachdem ich seit längerer Zeit auf Grund zahlreicher Beobachtungen, die Anfang der 90er Jahre besonders durch die Studien über Hysterie von Breuer und Freud gefördert wurden, zu einer bestimmten Methode der Behandlung psychoneurotischer Zustände gekommen bin, möchte ich im folgenden ein objektives Prüfungsmaterial und die für mich daraus resultierenden Auffassungen veröffentlichen.

Als meine Aufgabe betrachte ich es, das Material so wiederzugeben, wie es sich mir dargeboten hat. Nach dem Erlernen der von mir angewendeten Methode wird so eine Nachprüfung ermöglicht werden. Ich nenne meine Arbeit „Studien", weil sie keine systematische Darstellung der Psychoneurosen geben will. Eine gewisse Einteilung des Stoffes war im Interesse der Übersichtlichkeit nicht zu umgehen. Die Eigenart der Fälle gestattet oft nicht die wichtigsten und interessantesten Beispiele zu zitieren, weil die Wahrung des Berufsgeheimnisses uns eine Reserve auflegt. Die Krankengeschichten, die ich als Belege anführe, haben nur insoweit äußere Verschiebungen erlitten, als es nötig war, die Patienten vor der Preisgabe des ärztlichen Geheimnisses zu schützen. Auf die Reproduktion einer Anzahl von Krankengeschichten mußte ich verzichten, weil Änderungen ohne Entstellungen unmöglich gewesen wären. Einige Krankengeschichten habe ich schon früher veröffentlicht; ich gebe sie des Zusammenhanges wegen und auch gleichzeitig in der Absicht wieder, um es dem Leser, der solche Fälle mit Interesse verfolgt, zu ermöglichen, die Heilresultate weiter zu kontrollieren. Nach reiflicher Überlegung sehe ich davon ab, in die einzelnen Krankengeschichten Erklärungen einzuschieben. Abgesehen davon, daß hierdurch das Lesen sehr erschwert und schleppend wird, dürften sich nach den vorausgeschickten Erläuterungen die psychologischen Zusammenhänge, soweit dies möglich ist, von selbst ergeben.

Ich entschloß mich zur Veröffentlichung meiner Studien und Beobachtungen, weil die der kathartischen Behandlung zugängigen Fälle so zahlreich sind und die Erlernung der von mir angewendeten Methode keine Schwierigkeiten bietet. So scheint es mir Pflicht zu sein, die Veröffentlichung meines Materials nicht weiter hinauszuschieben. Mitten in der Praxis stehend, ist es mir unmöglich, eingehende Literaturangaben zu machen oder auch die Autoren zu zitieren, die die gleiche Ansicht gewonnen haben. Wer die einschlägige Literatur verfolgt, hat diese Nachweise nicht nötig und ich verzichte gerne von vornherein auf alle Prioritätsansprüche. Ich beschränke mich darauf, meine Ansichten so darzustellen, wie sie sich mir auf Grund meiner Studien und Beobachtungen ergaben. Diese führen von selbst dazu, daß ich im wesentlichen auf den ursprünglichen Anschauungen von Breuer und Freud fuße. Es erscheint mir müßig, mich in weitläufiger Weise speziell mit den Theorien Freuds auseinanderzusetzen. Dem beschäftigten Praktiker ist es unmöglich, dem Tempo der Entwickelung der Ansichten dieses Forschers und seiner jetzigen „Ordensschule" zu folgen. Die wesentlichsten Unterschiede meiner Auffassungen und der der Freudschen Schule ergeben sich am ehesten auf Grund meiner Darlegungen selbst. Streift man all das von den Freudschen Theorien ab, was sich als reine Spekulation und Deutung annehmen läßt, so wird man klar erkennen können, daß im wesentlichen der prinzipielle Unterschied zwischen der Freudschen „Psychoanalyse" und der von mir geübten Methode — die ich lediglich im Interesse der Hervorhebung des Unterschiedes „Psychokatharsis" nenne — kein allzu großer ist. Die Psychokatharsis ist nichts anderes, als eine bestimmte Art einer Psychoanalyse; denn die Katharsis bedeutet das Abreagieren eines Affektes, der mit früher erlebten Ereignissen assoziativ verbunden ist. Alle früher erlebten Ereignisse stehen aber in einem gewissen Zusammenhang. Die Behandlung besteht nun im wesentlichen im Abreagieren der Affekte und im Aufsuchen, Analysieren dieses Zusammenhanges, der sich in der Regel von selbst ergibt. Die psychokathartische Behandlung im Halbschlafzustand, wie ich sie nennen möchte, ist ein rein objektives, ich möchte sagen, rein wissenschaftlich experimentelles Vorgehen für jeden, der die Methode richtig anzuwenden versteht. Die Methode wird uns psychologisch verständlich durch die klassischen Forschungen Freuds über das Traumleben. Die Freudsche Schule müht sich ab, den psychologischen Inhalt der phantastisch ausgestalteten, verschobenen und verdichteten Vorgänge im Traumleben mit Hilfe einer geistreichen, wissenschaftlich aber nicht stichhaltigen Traumdeutungskunst zu entwirren. Daß dies in einer Reihe von Fällen möglich ist, kann für den, der einen tieferen Einblick in diese Vorgänge gewonnen hat, nicht zweifelhaft sein. Ebensowenig kann es zweifelhaft sein, daß es dem mit besonderer Beobachtungsgabe und virtuoser Fähigkeit zu feinster Gefühlseinstellung ausgestatteten Arzt möglich ist, aus dem, was der Patient erzählt, wie er es erzählt und was er verschweigt, herauszulesen, was dessen Seele bewußt oder unbewußt drückt. Ebensowenig kann es zweifelhaft sein, aus dem Assoziationsexperiment Jungs gewisse Schlüsse zu ziehen. Darüber hege auch ich nicht den geringsten Zweifel. Aber alle diese Methoden sind Methoden für ganz einzelne, aber durchaus nicht für eine größere Zahl von Ärzten und noch weniger von Laien, die diese Methode in Kursen erlernen und dann als Kurpfuscher Schaden stiften. Dabei erleidet die Objektivität dieses Vorgehens zweierlei Einbrüche: Erstens dadurch, daß die Anhänger dieser Methode unter der einseitigen Einstellung stehen, alle Regungen der menschlichen Seele seien durch den Sexualaffekt, natürlich nur „im weitesten Sinne gemeint", verursacht und zweitens dadurch, daß alle Deutungen der Produkte der Phantasie im Wachen wie im Traume und nicht weniger auch beim Assoziationsexperiment immer wieder mindestens im gleichen Maße unter der Komplexwirkung des Arztes stehen, wie unter der des Patienten. Häufig dürfte die erstere überwiegen. Diese einseitigen Einstellungen, die Suggestibilität und Suggestion, fallen bei der psychokathartischen Behandlung im Halbschlaf hinsichtlich des Inhalts der reproduzierten

Vorstellungen nahezu ganz weg — soweit sich eben die Suggestion bei psychischen Vorgängen überhaupt ausschalten läßt. Die Verschiedenheiten im Verfahren, das immer wieder den Zweck hat, das im Unterbewußtsein aufgespeicherte pathogene Material bewußt zu machen, bestehen — darauf möchte ich noch mit Nachdruck hinweisen — im wesentlichen noch darin, daß es bei der psychokathartischen Methode zum wirklichen, oft mit elementarer Gewalt einsetzenden Abreagieren der verdrängten Affekte kommt, während man es sich bei der Freudschen Psychoanalyse damit genügen läßt, lediglich den roten sexuellen Faden aller Erlebnisse aufzusuchen bis in die früheste Kindheit zurück, bis zum ersten Daumenlutschen — dem „ersten Wonnesaugen".

Allgemeine psychologische Begriffe.

Unter Psychoneurosen verstehe ich, mich dem heutigen, nicht ganz glücklichen Sprachgebrauch anschließend, alle lediglich auf Affektstörungen zurückführbaren Neurosen.

Auf Grund meiner Beobachtungen kann ich feststellen, daß es Menschen gibt mit einer ganz eigenartigen affektiven Reaktionsweise. Wie ich schon früher hervorgehoben habe [1]), lassen sich die so Veranlagten am ehesten mit den Künstlernaturen vergleichen. Wie diese sich vom Durchschnittsmenschen durch ihre psychische Reaktionsweise unterscheiden, so tun dies auch die mit einer psychoneurotischen Veranlagung. Nach zahlreichen Beobachtungen entwickeln sich Psychoneurosen nur bei solchen ganz besonders gearteten Individuen, die sich schon von frühester Jugend auf vom normalen Durchschnittsmenschen unterscheiden. Diese andersartige psychische Reaktionsweise ist lediglich durch die Anlage bedingt. Diese Anlage erweist sich als eine leicht vererbbare. In intellektueller Hinsicht ist die Auffassungs- und Kombinationsfähigkeit, wie die Phantasietätigkeit solcher Individuen eine viel lebhaftere als die des Durchschnittsmenschen, häufig auch die Leistungen des Gedächtnisses ganz außerordentliche, solange nicht funktionelle Beeinträchtigungen durch die Neurose stattgefunden haben. Ganz besonders aber unterscheiden sie sich vom Durchschnittsmenschen durch ihr ganzes Affektleben. Die Eindrücke, die sie von der Außenwelt empfangen, verursachen tiefere Bahnungen, die Spur, die sie hinterlassen, scheint weniger leicht usuriert zu werden; der durch sie ausgelöste Affekt ist intensiver und birgt häufig die Gefahr in sich, zu stark zu werden. In frühester Jugend erfolgt so eine Bahnung durch erste, für das Individuum zu intensive Eindrücke. Diese Eindrücke werden für die Entstehung der späteren Neurose von ausschlaggebender Bedeutung. Infolge der starken Gefühlsbetonung bei den einzelnen Erlebnissen nehmen solche Individuen im Laufe der Jahre eine Unmasse von Eindrücken in sich auf, die eine Pathogenität in sich schließen. Durch ihre gesteigerte Erinnerungsfähigkeit haben sie auch die Möglichkeit, Erlebtes leicht und in lebhafter Weise mit der früheren Affektbetonung zu reproduzieren. Im gesellschaftlichen Leben zeichnen sich solche Menschen durch ihre Lebhaftigkeit aus; sie selbst werden durch die Erzählungen anderer leicht, noch mehr z. B. durch ihre ihnen besonders beliebte Lektüre, auch im Theater hingerissen. Dann wieder sind

[1]) Die Psychanalyse, Verlag von Ernst Reinhardt, München 1910.

sie befähigt, durch das Erzählen ihrer eigenen Erlebnisse und der damit frei werdenden Affekte andere zu fesseln oder auch hinzureißen. Es sind meist die lebhaften und geistreichen Personen in der Gesellschaft, mit vielseitigen, besonders künstlerischen Interessen ausgestattet, die sehr bald durch ihre anziehende Eigenart auffallen. Sie sind eben nicht gewöhnliche Herdenmenschen. Die ganz leichte Ansprechbarkeit ihres Gemütes stempelt sie zu Künstlernaturen. Alle Psychoneurotiker sind entweder selbst Künstler oder Dilettanten, oder sie haben ein ganz besonderes Verständnis auf irgend einem Kunstgebiete. Dazu sind sie vor allem befähigt durch die Intensität ihres Gefühlslebens. Sie sind die Menschen, die die Kunst zu genießen verstehen; ihnen bietet jede Kunst etwas. Fast alle sind sehr musikalisch, zum mindesten können sie Musik in hohem Grade genießen, auch wenn sie niemals Musikunterricht hatten. So können manche Patienten in der Katharsis ganze Musikstücke mit jedem Ton oder auch ganze Konzerte im Traum wieder durchleben, ohne daß sie jemals irgendwelchen Musikunterricht genossen hatten. Bleiben solche Menschen in der Gesundheitsbreite — denn zum Glück kommt es nur bei einem kleinen Teil so veranlagter Menschen zur Ausbildung einer Psychoneurose —, so sind sie für ihre Nebenmenschen von außerordentlicher Bedeutung. Denn sie verstehen es, das Leben in edlem Sinne zu genießen und es anderen zu verschönern. Die außerordentlich leichte Ansprechbarkeit ihres Gefühlslebens läßt sie Dinge herausfühlen und beobachten, die anderen entgehen. Mittelst ihrer spielend leichten Kombinationsfähigkeit können sie meist rasch und sicher das Herausgefühlte verwenden. Diese Individuen haben außerordentlich viel Gemeinsames mit den Typen, die wir zu den Depressivmanischen rechnen müssen. Sie sind in der Regel außerordentlich liebevoll und liebebedürftig, haben ausgesprochensten Familiensinn und starkes Freundschaftsbedürfnis. Sie sind in hohem Maße aufopferungsfähig, nahezu ausnahmslos von besserer, edler Gesinnung, ethisch hochstehend und sehr gewissenhaft. Gerade ihre altruistischen Gefühle und ihre Gewissenhaftigkeit werden ihnen häufig verhängnisvoll, weil diese sie veranlassen, ihre Affekte aus Rücksicht auf ihre Umgebung zu verdrängen. Sie haben alle ein sehr starkes Mitleidsgefühl. Dieses Mitleidsgefühl erreicht bei solchen Menschen oft einen so hohen Grad, daß sie sich mit dem Leidenden identifizieren und das gleiche an sich in der Vorstellung durchleben. Es spielt dieses Gefühl deshalb eine große Rolle bei der Entstehung und Ausbildung der Psychoneurosen. Außerdem liegt es in ihrer psychischen Reaktionsweise, daß sie lieber selber leiden und dulden, als einen andern in solchem Zustande sehen. Dadurch werden sie veranlaßt, all das Unangenehme, das sie berührt, mit sich abzumachen, in sich zu bekämpfen, zu verdrängen. Beim Erleben affektbetonter Ereignisse werden ihre Gefühle viel leichter, viel stärker und nachhaltender ausgelöst als beim Durchschnittsmenschen. Da diese Reaktionsweise in der Anlage bedingt ist, so finden wir die ersten psychischen Traumen selbstverständlich schon in der ersten Jugendzeit. Nun macht sich aber diese Reaktionsweise nicht nur beim Erleben mit Affekt geltend, sondern auch dann, wenn solche Individuen an das Erlebte wieder erinnert werden. Der normale Mensch kann seine mit starken Gefühlen einhergehenden Erlebnisse entweder mit sich verarbeiten oder abspalten oder, was das Gewöhnliche ist: er hat das Bedürfnis, sich darüber auszusprechen. Dadurch findet ein Abreagieren, ein Ausgleichen des zu stark empfundenen Affektes statt. Das

Erlebnis wird dann in normaler Weise unterbewußt und kann assoziativ wieder erinnert werden. Anders beim Psychoneurotiker: bei ihm tritt schon beim Erleben affektbetonter Szenen häufig ein so starker Affekt auf, daß ein hypnoider Zustand entsteht, d. h. das Bewußtsein wird dabei so eingeengt, daß nur das betreffende Ereignis das Bewußtsein erfüllen kann. Hierdurch wird es unmöglich, das Erlebnis assoziativ mit dem übrigen oberbewußten Bewußtseinsinhalt zu verbinden; es hat so die Tendenz, unterbewußt zu werden. Findet dann später wieder eine assoziative Anregung der Erinnerung statt, so sucht sich der starke Affekt wieder bewußt zu machen, meist, aber nicht immer ohne Erinnerung an das primäre Erlebnis. Da dieser Unlustaffekt dem Patienten in der Regel unangenehm, ja peinlich ist, so sucht er das Wiederauftreten des Affektes hintanzuhalten: er wird so im Unterbewußtsein aufbewahrt — als peinlich empfunden zurückgehalten, zurückgestaut. Tritt der Affekt infolge seiner Stärke doch ins Bewußtsein, so kämpft der Patient mit seinem Willen dagegen — er sucht ihn wieder zu verdrängen. Wie hier der Wille mit einem Affekt zusammentrifft, so kann auch jeder Affekt mit einem anderen zusammentreffen. Der stärkere Affekt verdrängt dann den schwächeren. So kommen wir zu dem in der Pathologie der Affekte außerordentlich wichtigen Vorgang der Verdrängung (Freud). Hierbei handelt es sich — ich möchte dies ausdrücklich hervorheben — niemals um einen Affekt allein, der verdrängt wird, sondern es kann dabei jeder Affekt in Betracht kommen, sowohl als verdrängender, wie als verdrängter.

Ein anderer eigentümlicher Vorgang besteht in der Akkumulierung der Affekte. Wenn es auch in der Analyse bei der kathartischen Behandlung im Halbschlaf deutlich wird, wie jedes Erlebnis mit dem dazugehörigen Affekt im Gehirn aufgespeichert wird und bei der Katharsis wieder aufzutreten vermag, so kann man doch beobachten, wie eine Akkumulierung der Affekte insofern stattfindet, als bei der assoziativen Auslösung eines Affektes, z. B. durch Erwartungsangst ein so starker Angstaffekt ausgelöst wird, wie er dem entsprechenden Erlebnisse nicht zugehörte. Sowie z. B. bei einem an Angstneurose leidenden Kranken in irgendwelcher Weise Angst assoziativ ausgelöst wird, tritt eine solche Verstärkung auf. Der Patient sucht dann mit seinem ganzen Willen diese Angst zu bemeistern, d. h. zu verdrängen. Nach und nach steigert sich so die Angst immer mehr und mehr: sie wird akkumuliert. Hierdurch entsteht die allmähliche Verschlimmerung eines manifest gewordenen Krankheitszustandes.

Aber noch in anderer Weise kann eine Verstärkung der Affekte stattfinden. Es geschieht auf dem Wege der Konversion (Freud). Bei eingehender und längerer Beobachtung des Entstehens psychoneurotischer Symptome, besonders in einfachen unkomplizierten Fällen, gewinnt man die Überzeugung, daß ein Affekt in einen anderen umgewandelt, konvertiert werden kann. So kann, wie dies am häufigsten der Fall ist, durch Verdrängung des Sexualaffektes Angst oder Schmerz oder Schwindelgefühle, oder irgend ein anderer Affekt, oder auch andere Symptome wie Herzklopfen etc. entstehen, richtiger gesagt, neu besetzt und bewußt werden (Freud). Dies ist aber nach meinen Beobachtungen gerade so gut möglich durch die Verdrängung auch anderer Affekte, sei es durch den Willen z. B. von Angst oder Wut etc., sei es durch einen anderen Affekt selbst. Wir werden eine Reihe von weiteren Beispielen in den

Krankengeschichten vorfinden. Sicher läßt sich beobachten, 1. daß ein Affekt durch einen anderen aus dem Bewußtsein verschwinden kann, 2. daß dann der verdrängende Affekt verstärkt oder 3. ein anderer Affekt dadurch wieder bewußt werden kann. So kann z. B. die durch Angst verdrängte Libido wiederum die Angstgefühle in ganz erheblichem Maße steigern. Dies ist ein ganz gewöhnlicher, außerordentlich häufig zu beobachtender Vorgang. Wie sich diese Prozesse in Wirklichkeit vollziehen, werden wir wohl nie nachweisen können. Zu ihrer Erklärung müssen wir zu einer Hypothese greifen. Am Plausibelsten dürfte es sein, wenn wir uns vorstellen, daß die verschiedenen Affekte durch Neurokymwellen (Forel) bedingt sind, und daß jeder Affekt durch eine andere Art von Wellenbewegung entsteht, vielleicht nur durch die Schwingungszahl oder Schwingungsart bedingt. So könnte eine Umwandlung der einen Schwingungsart in eine andere möglich sein. Ebenso können wir uns die Vorgänge, durch welche infolge der Verdrängung des einen Affektes bald wieder ein anderer, sei dies Angst, Schmerz, Müdigkeit, Schwindelgefühl oder auch eine Beeinträchtigung der Aufmerksamkeit auftritt, auch nur hypothetisch in der Weise erklären, daß die Neurokymwellen eben den bestgebahnten Weg finden, weil dieser ihnen den geringsten Widerstand entgegenstellt. So sehen wir bei diesen Patienten nach der Verdrängung von Affekten, z. B. bestehende schmerzhafte Leiden sich verstärken oder es treten wieder Schmerzen auf, wie sie bei einer früheren Krankheit oder in einem pathologischen Affektzustand bestanden haben. Um mich verständlich zu machen, will ich hier in Kürze ein Beispiel anführen:

Fall 1. Ein junger Akademiker, ein ausgezeichneter und ethisch hochstehender junger Mann von 25 Jahren, kam zu mir mit schmerzhaften Affektionen in der Bein- und in der Rumpfmuskulatur. Er schilderte seine Schmerzen genau so, wie sie beim Muskelrheumatismus vorkommen. Hätte ich die Anamnese nicht kennen gelernt, so würde ich auf Grund seiner Schilderungen die Affektion auch, wie andere Kollegen, für einen Muskelrheumatismus angesehen haben. Zwei Jahre vorher hatte er sich bei einer längeren Hochtour, wo er den Unbilden der Witterung in hohem Maße ausgesetzt war, einen schweren Muskelrheumatismus zugezogen. Zu seiner Wiederherstellung machte er eine Bade- und Massagekur in Baden durch. Der Zustand hob sich und Patient konnte wieder seinem Berufe und auch seiner Lieblingsneigung nachgehen, Hochtouren zu machen. Nach zwei Jahren stellten sich die gleichen Schmerzen wieder ein. Da die Kur in Baden eine probate war, so lag es nahe, dieselbe zu wiederholen. Nun wollten aber die Schmerzen nicht weichen; der sehr tüchtige Masseur versicherte dem Patienten wiederholt, daß diesmal sein Zustand ein anderer sei, denn er fühle beim Massieren, daß nicht die gleichen Veränderungen in seinen Muskeln seien wie vor zwei Jahren. Der Masseur stellte die Vermutungsdiagnose, daß es diesmal wohl ein nervöser Zustand sei. Auf Grund meiner Erfahrungen suchte ich nachzuforschen, ob Patient in seinem Affektleben irgend welche Störungen haben könnte. Ich bemerke ausdrücklich, daß es in solchen Fällen häufig Störungen im Sexualleben sein können, daß aber auch Störungen in anderen Affekten genau die gleiche Wirkung hervorrufen können. Es ergab sich nun, daß unser Patient aus rein ethischen Gründen seit längerer Zeit seine sexuellen Regungen unterdrückt hatte. Er tat dies, weil er aus moralischen Gründen jeden außerehelichen Sexualverkehr verwarf, und er sich durch Unterdrückung seiner Erregungen durch den Willen vor Masturbation sichern wollte. Wie immer in solchen Fällen, so hatte Patient eine große Übung erlangt, mittelst seines Willens jede Erregung hintan zu halten. So entstand nach und nach sein schmerzhaftes Leiden. Das würde auch mir zunächst nichts beweisen. Nachdem ich aber den Patienten darüber aufgeklärt hatte, daß sein Vorgehen ein ganz falsches ist, daß er so sein Nervenleben schädige und nachdem ich ihn angewiesen hatte, jedes Unterdrücken zu vermeiden, daß es deshalb doch nicht nötig ist, sexuellen Verkehr aufzusuchen oder sich der Masturbation hinzugeben, so versuchte er es, nun die Erregungen einfach ablaufen zu lassen. Der Zustand des Patienten hob sich bald, er wurde wieder lebens- und arbeitsfreudig und nach vier Wochen bekam ich einen Kartengruß aus den Bergen, womit mir Patient seine erste Bergbesteigung, die er voller Freude und mit größtem Genuß gemacht hatte, meldete. Er ist auch von seinen Beschwerden frei geblieben.

Ich möchte diesen Fall, weil er ein sonst ganz gesundes und alles weniger als hysterisches Individuum betrifft, als einen fast experimentellen bezeichnen. In gleicher Weise entstehen z. B. Kopfschmerzen oder nervöse Magenstörungen etc. sehr häufig durch Verdrängung auch von Ärger oder Wut, häufiger natürlich durch Verdrängung des Sexualaffektes. Bei der Bedeutung des Sexuallebens für das Individuum an sich und dazu noch bei unseren Kulturzuständen, ist es leicht zu begreifen, daß die Verdrängung dieses Affektes bei weitem im Vordergrund steht. Als einen häufig vorkommenden Mechanismus der Verdrängung möchte ich hier den hervorheben, der bei der Entstehung von Angstzuständen eine außerordentlich häufige Rolle spielt. Es ist dies der Mechanismus der Verdrängung der Libido, durch die Angst selbst, z. B bei der Angst vor dem Sexualverkehr oder vor Schwängerung überhaupt oder Wiederschwängerung bei verheirateten Frauen. Diese Ursachen der Angst sind ganz außerordentlich häufig, viel häufiger als man annehmen kann. Hier kann man deutlich verfolgen, wie sich die Angst immer mehr steigert und wie nach und nach ein Zustand entsteht, den man bisher als neurasthenischen Angstzustand bezeichnet hat. Noch intensiver Libido verdrängend als die Angst kann das Ekelgefühl wirken. Die Folgezustände komplizieren sich nach und nach immer mehr durch eine Reihe von Symptomen, die sich als ein Wiederaufleben früher bestandener Krankheitssymptome erkennen lassen, einen Vorgang, den Freud mit Neubesetzung alter Symptome in recht charakteristischer Weise bezeichnet hat. Ein ganz gewöhnlicher, außerordentlich häufiger Vorgang, der auf diesem Wege zustande kommt, ist die Erhöhung der Schmerzen bei den Menses, die sich im Laufe der Zeit bis zur Unerträglichkeit steigern können (vgl. Fall 9, Frau N. S., S. 59). Für diese Schmerzen findet der Frauenarzt niemals eine anatomische Grundlage. Wer sich einfach damit begnügt, alle diese Schmerzempfindungen als nur eingebildete, also schlankweg als hysterische anzusehen, ist schnell fertig, sowohl mit seiner Theorie, wie mit seiner Therapie. Wenn wir aber beobachten, wie solche Schmerzen bei durchaus nicht hysterischen Patienten bedingt sind und durch die kathartische Behandlung auch beseitigt werden können, so muß sich uns die Frage aufdrängen, wie das Wiederauftreten und die allmähliche Steigerung dieser Schmerzen stattfinden konnte. Da alles doch seine Ursache haben muß, und die einfache Annahme von Suggestion und Autosuggestion, die ja eine große Rolle dabei spielen könnten, uns doch keine genügende Erklärung geben kann, so muß uns die Überlegung dazu führen, daß die Ursache, wenn sie nicht eine pathologisch-anatomische sein kann, doch schließlich auf das Empfindungsleben zurückgeführt werden muß. Gelingt es uns nun, diese Schmerzen geradezu experimentell dauernd dadurch zu beseitigen, daß wir ein Abreagieren der Affekte ermöglichen, so liegt der Schluß nahe, daß die Steigerung eben nur durch die Zurückstauung oder Verdrängung der Affekte ermöglicht worden ist.

Bevor wir noch näher auf die Unterschiede zwischen Zurückstauung und Verdrängung eingehen, wollen wir zur Vermeidung irrtümlicher Auffassungen oder Verwechslungen mit der Neubesetzung und der Konversion hier noch auf einen anderen eigenartigen Vorgang der Verschiebung der Affekte hinweisen. In Kürze ausgedrückt handelt es sich dabei darum, daß sowohl im Wachzustand, wie auch bei der kathartischen Behandlung der manchmal recht erhebliche, einem Erlebnis zugehörige Affekt nicht mit diesem wieder bewußt wird, sondern sich einem anderen primär unerheblich affektbetonten Erlebnis zugesellt. Dieser eigenartige Vorgang läßt sich auch im täglichen Leben recht häufig beobachten. Seine Würdigung ist deshalb von Bedeutung, weil wir auch hieraus auf die lockere Verbindung zwischen Vorstellungsinhalt und Affekt Rückschlüsse machen können.

Unter Zurückstauung verstehen wir zum Unterschiede von der Verdrängung das Zurückhalten, Nichtbewußtwerdenlassen eines Affektes, während es sich bei der Verdrängung um einen schon bewußt gewordenen Affekt handelt. Die Verdrängung erfolgt durch einen anderen stärkeren Affekt oder den Willen, die Aufmerksamkeit etc. Diese Vorgänge der Verdrängung und Zurückstauung finden, wie auch andere, z. B. die Übertragung selbstverständlich auch bei jedem normalen Individuum statt. Sie können hier bei etwas geringerer Widerstandsfähigkeit oder bei einer ausgesprochen sehr starken Affektanlage zu leichten, nervösen Zuständen führen, aber nach meinen Beobachtungen niemals zu Zuständen, wie wir sie bei den Psychoneurotikern kennen. Die Psychoneurotiker verdrängen ihre Affekte und kommen so nach und nach, wenn ihnen die Möglichkeit, sich an Gleichfühlende oder an Menschen mit Verständnis ihres Wesens anzuschließen und sich ihnen gegenüber auszusprechen mangelt, sehr leicht dazu, immer mehr und mehr Affekte zu verdrängen, bis ein gewisser Grad der Affektspannung erreicht ist. Das kann Jahre und Jahrzehnte hindurch gehen, bis dann Erlebnisse mit allzu starken Affekten bei gleichzeitigem Zusammentreffen mit einer Erschöpfung nervöser oder körperlicher Art den Durchbruch der Krankheitssymptome vollziehen. Auch kann nach vollzogener unterbewußter Aufspeicherung die Psychoneurose in Erscheinung treten, wenn eine psychische Erschöpfung oder auch nur eine leichte körperliche Erschöpfung oder Erkrankung stattfand. Oft sind es Sorgen und Kummer, die solche Patienten jahrelang beschäftigen, oft Ärger, gar Wut gegen nahestehende Personen, von denen sie glauben, daß sie schuld sind an ihrem unbefriedigten Lebensweg, sei es im Beruf oder in der Ehe, dann wieder jahrelange Sorgen um kranke, liebe Angehörige, langdauernde Krankenpflege, besonders mit Nachtwachen oder immer wiederkehrenden Aufregungen oder einzelne peinlich empfundene, lange Zeit hindurch verdrängte sexuelle Erlebnisse. So gut wie nie handelt es sich dabei um eine einzige Einwirkung, sondern um eine Reihe von Affektwirkungen. Von großer Bedeutung zeigt sich dann noch das gleichzeitige Wirken ethischer Konflikte. Denn alle diese Menschen sind, wie schon hervorgehoben, ethisch ganz besonders feinfühlend und fühlen in gewissen Lebenslagen Konflikte in sich, über die der Durchschnittsmensch mit Leichtigkeit hinwegkommt. Solche Konflikte werden peinlich empfunden und spielen lange Zeit hindurch eine große Rolle. Sie verursachen schwerste, innere Kämpfe, von denen weder die nächsten Angehörigen, noch die intimsten Freunde eine Ahnung haben. Sie werden in aller Stille gekämpft; niemand darf etwas davon erfahren — sei es, um anderen Kummer zu ersparen, sei es, daß das Peinliche um jeden Preis vor jederman verschwiegen, gehütet werden muß. Besonders starke Wirkungen entstehen dann — und das ist sehr häufig der Fall — wenn das Liebesleben die Ursache solcher Konflikte ist oder neben anderen Komplexwirkungen einhergeht. Bei der außerordentlich leichten Affekterregbarkeit spielt bei solchen Individuen selbstverständlich auch der Sexualaffekt eine große Rolle. So ist es leicht begreiflich, daß es bei solchen Individuen keines allzu großen Zufalles bedarf, um schon in frühester Jugend diesen Affekt bewußt werden zu lassen. In dieser Hinsicht besteht zwischen den beiden Geschlechtern ein wesentlicher Unterschied. Ist schon an und für sich das Gefühlsleben des Weibes viel leichter erregbar, als wie das des Mannes, so ist es nicht auffallend, daß die Psychoneurosen bei Frauen häufiger auftreten und auch meist tiefergehende Symptome darbieten, als wie bei Männern. Ebenso ist auch beim Weibe der Sexualaffekt ein viel tiefergehender, das ganze Wesen viel mehr erfassender und mit stärkerer Nachwirkung ausgestattet, als wie beim Manne. So werden auch häufiger sexuelle Konflikte beim Weibe viel tiefer und peinlicher empfunden. Andererseits aber sind wieder Knaben viel mehr gefährdet, frühzeitig erregt zu werden, als Mädchen, durch die Anlage der Sexualorgane selbst. Hierdurch sind eine Menge von Verschiedenheiten bedingt. Die Verdrängungen sind infolge der andersartigen Gestaltung der Auslösung und des Ablaufes der sexuellen Erregungen selbst beim Weibe viel häufiger als wie beim Manne und außerdem machen sie sich auch infolgedessen bei der psychoneurotischen Anlage in anderer Weise geltend. Die Möglichkeit der frühzeitigen Erregung ist bei Knaben viel häufiger und gibt deshalb auch unvergleichlich häufiger die Veranlassung zu Perversitäten und Perversionen, als beim weiblichen Geschlecht. Hier ist es die Möglichkeit der frühzeitigen Bahnung und Übertragung, wie die aktivere sexuelle Reaktionsweise, die den Unterschied begründen. Bei der Entstehung dieser Abnormitäten handelt es sich — selbstverständlich abgesehen von angeborenen Zuständen — genau so um die Übertragung — i. e. die assoziative Verbindung des sexuellen Affektes mit einer Vorstellung, einem Gegenstand, einer Person oder Teilen von Personen, mit Tieren oder Teilen derselben etc., wie es sich bei der Entstehung z. B. von Angstneurosen und Zwangsvorstellungen mit der Übertragung der Angst verhält. Auch hier bei der Entstehung von sexuellen Perversitäten und Perversionen muß die Fähigkeit zu einer tiefen Bahnung vorhanden sein, ebenso die Tendenz der unterbewußt gewordenen gefühlsbetonten Vorstellungen (Komplexe, Bleuler und Jung) sich wieder bewußt zu machen, so daß immer wieder ein ähnlicher Vorgang wie der bei der ersten Bahnung assoziativ mit dem gleichen Affekt erlebt wird. Die erstmalige Auslösung des Sexualaffektes hinterläßt bei solchen abnorm veranlagten Individuen eine stark nachhaltige Spur. Wie bei der Entstehung psychoneurotischer Zustände überhaupt, ist es besonders bei der Entstehung der sexuellen Perversionen der Fall, daß der Affekt einen so hohen Grad erreicht, daß eine Einengung des Bewußtseins erfolgt. Hierdurch wird eine assoziative Verknüpfung im Oberbewußtsein unmöglich. So sehen wir, daß bei diesen besonders gearteten Menschen außerordentlich häufig stark affektbetonte Erlebnisse nicht erinnert werden können, da sie direkt unterbewußt werden und so quasi als Fremdkörper im Unterbewußtsein erhalten bleiben. Nur bleibt die Möglichkeit der assoziativen Anregung des mit dem unterbewußt gewordenen Komplex verbundenen Affektes. Solche Individuen werden geradezu das Opfer solcher unterbewußt gewordenen gefühlsbetonter Vorstellungen (Komplexe), sie werden durch den sich zum Oberbewußtsein vordrängenden Affekt immer und immer wieder gezwungen, gerade solche Szenen immer wieder zu erleben, wie sie dem pathogen gewordenen unterbewußten Komplex ähnlich sind. Wie von einer unsichtbaren Macht fühlen sie sich hierzu getrieben. Nur wenn wir den Mechanismus der Entstehung und Auslösung dieser affektbetonten Vorstellungen verstehen, können wir es begreifen, wie solche Individuen Erlebnissen preisgegeben sind, ihr Augenmerk auf Gegenstände und Geschehnisse richten müssen, ihrem ethischen Wesen zuwiderhandelnd, durch Vorgänge im Unterbewußtsein dazu getrieben, wie es uns Normale geradezu in Staunen versetzen muß. Jede verdrängte oder sonst unterbewußt gewordene, assoziativ oberbewußt nicht oder ungenügend verarbeitete, gefühlsbetonte Vorstellung scheint die Tendenz zu haben, sich wieder bewußt zu machen. Das Wieso und Warum läßt sich kaum erklären. In vielen Fällen geschieht dies durch mehr oder weniger bewußte, oft ganz unbewußt bleibende Assoziationen, die bald durch den Affekt selbst, bald durch den Inhalt der entsprechenden, zum Affekt gehörenden Vorstellung oder erst durch die Übertragung und ihre assoziative Wirkung herbeigeführt wird. Oft hat man den Eindruck, als dränge der Affekt selbst den Komplex aus dem Unterbewußtsein nach dem Oberbewußtsein. Hierdurch werden die Patienten sehr oft beunruhigt, sie fühlen eine innere Unruhe. So kann der Affekt selbst sich geltend machen und oft den Patienten zur Übertragung zwingen — jedem Vernunftgrund zum Trotz. So sehen wir bei starker Affektspannung, daß bei schwereren Zuständen, besonders bei Zwangsneurosen, der Patient willenlos seinem Affekt folgen muß, wie er gezwungen wird, den Affekt bald auf sein Denken, bald auf die harmlosesten und gleichgültigsten Gegenstände oder Räume oder Personen oder Handlungen zu übertragen, ihn damit assoziativ zu verbinden. Die Patienten werden völlig zum Spielball ihrer pathologischen Affekte, so daß man geradezu von einer Affektinkontinenz reden könnte.

Die im Unterbewußtsein aufgespeicherten Unlustgefühle, Angst oder sonstige Unlust, drängen die Patienten dazu, diese Gefühle zum Realisieren, zum Abreagieren zu bringen. Man hat, wenn man diese Vorgänge genauer verfolgt, den Eindruck, als werden die Patienten dazu gezwungen, Möglichkeiten sich zu verschaffen, um diese Unlustgefühle unterbringen zu können. Ähnliche Vorgänge spielen ja auch in physiologischer Breite eine große Rolle.

Ein Beispiel von einem an einer sexuellen Perversität leidenden 25jährigen sehr intelligenten jungen Manne möge hier Platz finden. Die ganz eigenartige Perversität läßt nur äußerst selten die Möglichkeit zu sexueller Befriedigung zu. So ist der sexuell sehr stark veranlagte Patient durch die Zurückstauung und Verdrängung seiner sexuellen Gefühle mit starker Unlust erfüllt. Diese Unlust hemmt ihn oft bei der geistigen Arbeit. Befindet er sich in einem Unlustzustand, so entschließt er sich nur schwer, am Abend aufzubrechen, um den ihn nach Hause führenden letzten Eisenbahnzug zu erreichen. Er muß dann förmlich mit der Unlust spielen, die ihm erwachsen wird, wenn er diesen Zug nicht erreichen kann, die Nacht in Zürich zubringen oder den weiten Weg nach Hause zu Fuß antreten muß. Diese Unlust steigert sich immer mehr und mehr, je näher die Zeit der Abfahrt des Zuges heranrückt und sie wird so stark, daß er sich immer mehr und mehr gehemmt fühlt. Wenn er sich dann doch noch aufrafft, zur Station zu gehen, so kommt er in solchem Zustande ganz sicher in dem Augenblicke dorthin, wo der Zug eben abfährt. Der gleiche Patient, sonst ein hochintelligenter und exakter Arbeiter, bedarf bei seiner Arbeit einer Unmasse von Notizen, die sich auf einzelnen Zetteln befinden und die für die Revision seiner Arbeit in bestimmter Weise geordnet sein müssen. Hält er diese Ordnung nicht inne, so erwachsen ihm durch seinen Vorgesetzten sehr große Unannehmlichkeiten. Bei seiner Arbeit, die eine sehr intensiv geistige ist, wird er nun fortwährend von der Unlust beherrscht, diese Zettel einzuordnen. Je mehr er sich der Vollendung eines Teiles seines Pensums nähert, um so größer wird die Unlust, die Zettel zu ordnen. Diese Unlust erreicht ihr Maximum, wenn er seine Arbeit abzugeben hat und niemals vermag er es, trotz der großen Unannehmlichkeit, die seiner harrt, die Zettel geordnet abzugeben. Die Unlust wird ihm durch das Abreagieren geradezu zur Lust, er kann sich nicht genug darin tun, die Zettel in möglichster Unordnung abzugeben. Er könnte dies nicht anders tun, selbst wo er weiß, er riskiert seinen Posten und könnte seine Laufbahn, die eine sehr aussichtsvolle ist, damit ruinieren. Solche Beispiele finden sich in großer Zahl besonders bei Zwangsneurosen. Anderseits kann so ein dem Komplexinhalt ähnliches Ereignis, ein Wort, ein Gedanke, ein Geräusch oder Gegenstand sofort das Wiederbewußtwerden des Komplexes verursachen und das Abreagieren, die Katharsis des Affektes einleiten. Bei dem Studium dieses Mechanismus der Übertragung erkennen wir deutlich, wie die Vorstellungen, die mit den akkumulierten Gefühlen verbunden sind, oberbewußt nebensächlich geworden sind, während sie beim Analysieren wieder mit dem Affekt verbunden bewußt werden. Diese Dissoziation, d. h. die Trennung von Vorstellung und Affekt ist wohl nur eine scheinbare. — Die mit den einzelnen Erlebnissen verbundenen gleichartigen Affekte scheinen sich aufzuspeichern und immer mehr und mehr zu verstärken, während die damit verbundenen Vorstellungen der Erlebnisse unterbewußt werden, aber doch mit dem Affekt in Verbindung bleiben. Durch die Übertragung, die assoziative Verknüpfung der Affekte, wird die Möglichkeit zum Erleben immer wieder ähnlicher Szenen beträchtlich gesteigert. Bevor eine solche Übertragung stattfindet, sehen wir, daß immer erst eine Anzahl, oft Hunderte von gleichartigen inhaltlich ähnlichen Erlebnissen mit gleicher Gefühlsbetonung vorausgegangen ist. Diese vorausgegangenen Erlebnisse determinieren die Übertragung. Stets findet die Übertragung im Sinne der Determinanten statt, die quasi die Übertragungsrichtung bestimmen. Es scheint mir psychologisch unzulässig, diese unterbewußte Tätigkeit, die sich in ganz einfacher und natürlicher Weise auf die Gesetze der assoziativen Tätigkeit zurückführen läßt, so auffassen zu wollen, als wenn das Unterbewußtsein seine eigene Seele hätte und nun quasi den bösen Geist spiele. Hat ein zur Psychoneurose neigendes Individuum zufällig eine Anzahl gleichartig gefühlsbetonter Szenen erlebt, so ist durch die so vollzogene Bahnung die Möglichkeit gegeben, durch weitere ähnliche Erlebnisse die schon erlittene Schädigung zu verstärken. Durch den Affekt des ersten starken psychischen Trauma wird die Art der sich entwickelnden Psychoneurose bestimmt. Die weiteren Erlebnisse während der Jugend und Entwickelungszeit determinieren den speziellen Charakter der Psychoneurose immer mehr. Die Gehirnanlage selbst bildet den Boden für die leichteren oder schwereren Formen, für die Phobien oder Zwangsvorstellungen, wie für die Perversitäten und Perversionen. Ihr kommt die wesentlichste Bedeutung zu. Dabei möchte ich immer wieder ganz ausdrücklich hervorheben, daß nicht jede psychoneurotische Anlage eine Psychoneurose erleiden muß. Die Vererbung spielt, wie schon erwähnt, eine große Rolle. Hierdurch macht sich wiederum die Wirkung des Milieu geltend. So können wir in der gleichen Familie das Auftreten gleichartiger psychoneurotischer Zustände (z. B. Agora- und Claustrophobie, hypchondrische Zustände etc.) häufig beobachten. Nach meinen Erfahrungen hängt die Entwickelung einer Psychoneurose im wesentlichen, besonders bei nicht zu stark ausgesprochener konstitutioneller Anlage, von zufälligen Erlebnissen, besonders bis zum vierten, höchstens fünften Lebensjahre ab. Erst später primär einwirkende Traumen im achten bis elften Lebensjahr scheinen weniger schwere Formen verursachen zu können. Je jünger das Individuum, je weniger widerstandsfähig in affektiver Hinsicht die Gehirnkonstitution ist, um so tiefer erfolgt die Bahnung und je häufiger die Wiederholungen gleichartiger stark affektbetonter Einwirkungen sind, um so tiefgehender sind die Schädigungen. Diese Umstände werden uns um so begreiflicher, wenn wir uns klar darüber werden, wie immer und immer wieder tagtäglich und im Tage x mal bei manchen Individuen Komplexreize stattfinden und die angeregten Affekte immer und immer wieder verdrängt werden. Von größter Bedeutung hierbei ist die Art der Übertragung. Bei der Wichtigkeit des Begriffes der Übertragung für das Verständnis der psychologischen Vorgänge bei den Psychoneurosen wollen wir nochmals darauf hinweisen, daß wir unter Übertragung die assoziative Verknüpfung eines Affektes mit einer Vorstellung oder der Vorstellung von Gegenständen verschiedenster, nur denkbarer Art, von Räumen, von Menschen oder Tieren oder Teilen derselben, Gebrauchsgegenständen etc. verstehen. Ebenso kann die Übertragung auch auf gewisse Gedanken, das Denken selbst oder andere rein psychische Vorgänge erfolgen. Der zugehörige Affekt tritt dann auf, sowie das Objekt, auf das übertragen wurde, bewußt wird oder sich bewußt machen will. Oder der Affekt wird zuerst bewußt (assoziativ angeregt) und zwingt zum Bewußtwerden des Komplexobjektes oder eines der Komplexobjekte. In einfachen Fällen, wie z. B. der Platzangst, findet eben eine assoziative Verbindung der Angst mit einem freien Platze statt. Ist nun das Objekt, auf das übertragen wurde, ein derartiges, das nur selten im Falle ist, einen Komplexreiz auszuüben, so werden die Folgezustände entweder allmählich auftreten oder niemals zu einer bedenklichen Höhe anwachsen. So kann die Auslösung von Angstgefühlen bei einer Saalangst, einer Theater-, Brücken-, Tunnel-, Berg- etc. Angst ziemlich vermieden werden, wenn nicht das krankhaft veranlagte Individuum die Neigung hat, auf andere Objekte gleichzeitig zu übertragen. Ist dies der Fall, so ist gewöhnlich schon von Jugend an der Aufbau der Determinanten ein anders gearteter gewesen und es kommt nicht zu einer monosymptomatischen, sondern zu einer polysymptomatischen Psychoneurose.

Um den Begriff der Übertragung verständlicher zu machen, wollen wir noch auf die normalen Verhältnisse zurückgreifen. Welche Eindrücke auch unser Gehirn empfängt, sie können sich in ihm nicht geltend machen, ohne ein gewisses Entgegenkommen unserer Gefühle und zwar der Lust wie der Unlust. Die Entscheidung, ob der Eindruck ein Lust- oder Unlustgefühl erweckt (ekphoriert), ist stets durch unterbewußte Vorgänge, die im Momente des Eindruckes assoziativ angeregt werden, bedingt. So entscheiden sich z. B.

alle Gefühle der Sympathie und Antipathie, die wir beim erstmaligen Sehen irgend einer Person empfinden, durch unterbewußte Vorgänge. Gelingt es uns, solchen Gefühlen in ihrer Entstehungsweise nachzugehen, so können wir immer auf frühere Eindrücke zurückkommen, die uns selbstverständlich niemals im Momente der Übertragung bewußt werden. Eine große Reihe von Beobachtungen zeigt mir auf das deutlichste, wie so die unterbewußten Vorgänge von ausschlaggebendster Bedeutung sind und zwar für das normale Seelenleben, wie für das krankhafte. Daß bei all diesen Vorgängen die Gefühle unseren Entscheid zum Handeln bedingen, wissen wir schon längst. So wissen wir auch, wie wir oft durch unsere Gefühle zu Ungerechtigkeiten kommen, wie wir z. B. antipathische Gefühle auf Personen übertragen, die in unschuldigster Weise oft nichts ahnend uns mündlich oder schriftlich unangenehme Nachrichten überbringen. Wichtig für unsere späteren Betrachtungen sind solche Vorgänge für das Liebes- und Sexualleben. Hier können wir häufig beobachten, wie schon in frühester Kindheit die Determinanten für die Übertragungsfähigkeit und Übertragungsunfähigkeit sich aufbauen. Diese Unfähigkeit kann verschieden bedingt sein: so durch Determinanten, die eben die Gefühle nicht der Sympathie, sondern der Antipathie bedingen. So können an und für sich ganz unwesentliche Vorfälle in den ersten Kinderjahren bei einem oder bei beiden Eltern einem Kinde Gefühlseindrücke hinterlassen, die für die ganze Entwickelung des Gefühlslebens von ausschlaggebender Bedeutung sind. Es können dann diese Kinder ihre Liebesgefühle nicht in normaler, ihrer Anlage entsprechenden Weise übertragen. Wahre Familientragödien lassen sich auf solche kindlichen Eindrücke zurückführen. Nicht selten sind es Erlebnisse mit starkem Affekt, die solche Übertragungsunfähigkeiten bedingen. Auf solche Vorgänge lassen sich auch eine große Zahl von Idiosynkrasien zurückführen. Oder wieder können Gefühle auf eine einzige Person, auch auf sich selbst, oder in fetischistischer Weise auf Teile einer Person oder auf Fetische selbst in so starker Weise übertragen werden, daß eine anderweitige Übertragung besonders von sexuellen Gefühlen ausgeschlossen bleibt. Wir nennen diesen Vorgang nach Freud die Festlegung oder Verankerung von Gefühlen. Die erwähnte Art der Unfähigkeit der Übertragung auf andere durch die häufig vorkommende Erscheinung der Übertragung auf sich selbst, besonders in bezug auf erotische Gefühle im Sinne des Autoerotismus (Freud) und Autismus (Bleuler) wird zum Ausgangspunkt eines ganz bestimmt charakterisierten Krankheitsbildes, das wir noch der Dementia praecox (Kraepelins) zurechnen, besser wohl nach Bleuler mit Schizophrenie bezeichnen. Ferner müssen wir hier noch auf die nach meinen Beobachtungen durch krankhafte Prozesse in den Entwickelungsjahren sich geltend machende teilweise oder totale Unfähigkeit der sexuellen Übertragung hinweisen, die in einer für die Dementia praecox charakteristischen Inversion des Gefühlslebens beruht. Bei diesen Kranken können wir beobachten, daß sie bis zu ihren Entwickelungsjahren sich, wenn überhaupt, doch nur in geringem Grade von normalen Kindern unterschieden haben. Während der Pubertät tritt eine psychische Veränderung dadurch ein, daß solche Patienten nicht mehr fähig sind, vor allem Liebes- und Sympathiegefühle auf andere Menschen zu übertragen. Ihr Sexualleben wird dadurch zur Quelle der Inversion ihres Gefühlslebens, die Patienten kommen immer mehr und mehr außer Gefühlskontakt mit ihren Angehörigen und ihrer Umgebung. Ihr Selbstgefühl wird aufs tiefste geschädigt und es kommt zu dem hier nicht weiter zu schildernden ausgesprochenen Bilde der Dementia praecox.

Eine Reihe von psychischen Abnormitäten lassen sich, durch die Verlegung der erogenen Zonen bedingt, erkennen; so, wie das Freud wohl zum ersten Male in klarster und sicherer Weise bei den Analerotikern nachgewiesen hat, eine merkwürdige, höchst interessante Erscheinung, die ich in einer Anzahl von Fällen bestätigen konnte, auf die wir später nochmals zurückkommen werden. — Hier möchte ich auch noch auf die bisweilen vorkommende eigenartige Verlegung von Gefühlen, besonders der Unlust, vor allem der Angst in einzelne Extremitäten oder auch Gegenden des Abdomens erwähnen.

Noch auf einen anderen Vorgang im Ablauf der Gefühlserregungen müssen wir hier zu sprechen kommen. Es ist dies die unterbewußte Sperrung von Gefühlen, die ausgelöst aber nicht bewußt werden können. Diesen Vorgang können wir besonders häufig bei den Anomalien des Sexuallebens beobachten. Aber auch in bezug auf andere Gefühle. So können dem Patienten Erinnerungen an früher stark affektbetonte Szenen wieder auftauchen und es ist ihnen unmöglich, das dazu gehörige Gefühl zu empfinden. Diesen Prozeß der Sperrung, die sich in der Regel auf eine heftige Affekteinwirkung zurückführen läßt, können wir bei einer großen Zahl von Krankheitserscheinungen beobachten. Diese Sperrung kann den Affekt allein, aber auch die dazu gehörige Vorstellung betreffen, ja selbst eine ganze Reihe von Vorstellungen, selbst ganze Zeitabschnitte mit bestimmten Erlebnissen.

Als Paradigma möchte ich hier meinen ersten Fall reproduzieren, bei dem es mir gelungen war, das psychische Trauma im Halbschlaf zu eruieren. Es war dies einer der Fälle, über die ich an der südwestdeutschen Psychiater-Versammlung in Stuttgart in einem Referat über den Heilwert der Hypnose im Jahre 1901 gesprochen habe. Seitdem haben sich meine Ansichten auf Grund der Psychanalyse wohl geändert, aber dieser Fall hat auch für mich seine Bedeutung für die Auffassung dieser funktionellen Störungen behalten. Es handelte sich um einen 11 jährigen Knaben, der auf Grund des Schulgesetzes wegen einer ekelerregenden Krankheit vom Schulbesuch ausgeschlossen werden sollte: Er hatte fast täglich während der Schulzeit unfreiwilligen Stuhlgang, ohne daß er von dem Vorgang das geringste spürte. Alle Heilungsversuche waren resultatlos geblieben. Da kam der behandelnde Arzt, der damals in Altnau praktizierende Kollege, Dr. Wunderli auf den Gedanken, ob der Störung nicht mit Hypnose beizukommen wäre. Er schickte mir den kleinen Patienten zu ambulanter Behandlung. Zunächst mußte ich suchen, den etwas schüchternen Knaben an mich zu gewöhnen und sein Vertrauen zu gewinnen. Über die Entstehung des Leidens wußte niemand etwas anzugeben. Auch aus dem Knaben war zunächst trotz vorsichtigen und eingehenden Ausfragens nichts herauszubringen. Eine organische Ursache war mit Sicherheit auszuschließen. Ich versetzte nun den Patienten in ganz oberflächlichen Schlaf, er war kaum hypotaktisch geworden. In diesem Zustande konnte ich von ihm erfahren, daß sein Leiden sich zum ersten Male bei ihm einstellte, als er ungefähr sechs Jahre alt war. Mit einem Male tauchte ihm dann das Erinnerungsbild auf, daß er an einem Vormittage neben seiner Mutter in der Küche stand und das Gefühl des Stuhldranges hatte, gerade als die Mutter damit beschäftigt war, in einer Kasserolle Fett auf dem offenen Feuer schmelzen zu lassen. Er stand nicht völlig angekleidet mit entblößter Brust da, als ihm plötzlich ein Tropfen heißen Fettes gegen diese flog. Er erschrack heftig und in dem Momente des Schreckens gingen ihm die Fäzes ab, ohne daß er dies merkte. Von diesem Moment an spürte er den Stuhlgang nicht mehr. Sowie so der Zusammenhang klar war, gab ich ihm noch (wahrscheinlich in ganz überflüssiger Weise) die Suggestion, daß er den Stuhl nun fühle und er sich sofort bei ihm einstelle. Ich hatte nämlich eruiert, daß der Stuhl in der Regel vormittags gegen ½11 Uhr eintrete und so hatte ich die Behandlung auf diese Zeit festgesetzt. Es stellte sich auch sofort Stuhldrang ein, der Knabe suchte sogleich den Abort mit Erfolg auf. Von da an war die Störung beseitigt.

Dieser Fall zeigt deutlich, wie durch eine heftige Affektwirkung, hier durch den Schrecken, eine psychische Sperrung in der Art eintritt, daß Reize von der Peripherie des Körpers nicht mehr bewußt empfunden werden und so eine Schrecklähmung nach sich ziehen. Mit der Entfernung des psychischen Traumas verschwindet auch der Hemmungsvorgang. — Es dürfte sich erübrigen, auf die Ähnlichkeit der Vorgänge in anderen Fällen von sog. Schrecklähmungen hinzuweisen.

In einer Reihe von Fällen können wir beobachten, wie Lähmungserscheinungen lediglich durch Affektwirkungen auftreten, resp. unterhalten werden können. Wenn wir auch nicht in jedem Falle die Determinanten für solche Lähmungen nachweisen können, so dürften doch wohl stets solche vorhanden sein. Da man seine Patienten doch nur zum Zwecke der Behandlung und nicht zur Erforschung psycho-pathologischer Vorgänge bekommt, kann man diesen Determinanten nicht immer nachgehen. Auf diesen Vorgang der Sperrung durch Affektwirkung lassen sich eine Reihe von pathologischen Erscheinungen zurückführen, die darin bestehen, daß Affekte nicht bewußt werden können. Vor allem sehen wir dies z. B. häufig in gewissen Fällen von Frigidität bei Frauen. In einem solchen Falle konnte ich auch eine nervöse Aphonie beobachten, die sich als lediglich durch die Konversion der Libido bei bestehender Frigidität bedingt erwies. Die Frigidität und die Heiserkeit verschwanden durch das Abreagieren einer großen Zahl von sexuellen Schrecken. Die geringste Auslösung von Unlustaffekten, besonders des Ärgers, hatte oft mitten in einem Wort die Aphonie zur Folge.

Noch auf eine Art der Reaktion der Affekte möchte ich aufmerksam machen, die mit der Verdrängung, Rückstauung und Sperrung der Affekte eine gewisse Ähnlichkeit hat und doch wieder ganz verschieden, sowohl in ihrem Auftreten, wie auch in den Folgeerscheinungen sein kann. Es ist dies das Zurückwerfen, die Repulsion eines Affektes. Sie besteht darin, daß ein Affekt plötzlich, nichts ahnend auf einen anderen auftrifft. Geschieht dies in Fällen, wo schon längere Zeit hindurch die Aufspeicherung von pathogenen Affekten stattgefunden hat, so kann eine Neurose ganz plötzlich zum Durchbruch kommen. So z. B., wenn eine bis dahin nur als etwas nervös erschienene Frau, die in großer Liebe an ihrem Manne hängt, nichts ahnend in ihren Liebesgefühlen durch die Entdeckung seiner Untreue getäuscht wird. In mehreren Fällen konnte ich nach einem solchen Ereignis lebhafte Depressionszustände mit Suicidtrieb beobachten. In leichteren Fällen kann z. B., wenn Liebes- und sexuelle Gefühle bewußt geworden sind und plötzlich ein Gefühl des Ärgers, der Wut oder des Ekels das Individuum trifft, eine ganz außerordentliche

Gefühlsreaktion mit nachfolgendem Depressions-, Ärger- oder Wutzustand Platz greifen. In geringerem Maße können so Enttäuschungen gerade im Liebes- und Sexualleben die Ursache zu neurotischen Zuständen werden, die man wohl noch zur physiologischen Breite rechnen muß.

Psychologische Vorbemerkungen.

Zum Verständnis all der psychologischen Vorgänge, die bei den Psychoneurosen in Betracht kommen, müssen wir uns über folgende, elementar psychologischen Tatsachen klar geworden sein. Immer müssen wir uns den psychologischen Elementarsatz: „nihil in animo nisi in sensu" vor Augen halten. Dabei müssen wir uns vorstellen, wie jedes Einzelerlebnis stets ein außerordentlich komplizierter Vorgang ist, in dem jeder einzelne Sinneseindruck aus einer Unzahl von Komponenten besteht und daß es sich in der Regel nicht um den Eindruck in einem einzelnen, sondern gleichzeitig in der Mehrzahl unserer Sinnesorgane handelt. Dabei wird uns stets nur der kleinste Teil des Konglomerates von Sinneseindrücken vermittelst unserer Aufmerksamkeit (Apperzeption), die wir darauf richten, bewußt, während der überwiegend größte Teil der gleichzeitigen Sinneseindrücke in unser Gehirn eintritt, ohne durch unsere Aufmerksamkeit kontrolliert (Perzeption), ohne uns bewußt geworden zu sein. Während nun die apperzeptiv aufgenommenen Sinneseindrücke normaliter leichter durch die Erinnerung in unser Bewußtsein zurückgebracht werden können, hält dies viel schwieriger, ist meist unmöglich, mit den nur perzeptiv aufgenommenen. Die perzeptiv aufgenommenen Sinneseindrücke werden deshalb schneller unterbewußt und ihre Erinnerungsspur ist eine weniger tiefe, als die der apperzeptiv gewonnenen. Werden diese Gesamteindrücke mit Affekt erlebt, so kann sowohl durch die Erinnerung (Ekphorierung, Semon) des apperzeptiven wie perzeptiven Teiles der Affekt wieder neu belebt werden. Auch die apperzeptiven Eindrücke werden nach einiger Zeit unterbewußt, bleiben aber, wie auch jeder perzeptive, im Unterbewußtsein erhalten, nur fehlt häufig die Möglichkeit, die Erinnerungsspur wieder neu zu beleben. In der Hypnose ist es möglich, solche Erinnerungen von Erlebnissen, die Jahre oder Jahrzehnte zurückliegen und die im wachen Zustand absolut nicht erinnert werden können, wieder bewußt zu machen. Es ist mir dies in der Hypnose sehr oft gelungen, auch für Erlebnisse, die Jahrzehnte, z. B. 30 Jahre zurücklagen. Daß auch die nur perzeptiv aufgenommenen Eindrücke eine große Rolle spielen dadurch, daß sie außerordentlich häufig, ja sogar meist die Verbindungen zwischen den einzelnen Erlebnissen herstellen, das zeigt sorgfältige Beobachtung im täglichen Leben, vor allem aber die Analyse im Halbschlaf. Sehr häufig ist es bei der Analyse ganz auffallend, in welcher Reihenfolge sich die verdrängt gewesenen Vorstellungen wieder bewußt machen. Das Bewußtwerden geschieht auf dem Wege der Assoziation. Dabei spielen Erlebnisse, auch Traumerlebnisse kurze Zeit vor der Analyse eine große Rolle. Wenn man sich die Mühe gibt und die nötige Zeit darauf verwendet, so kann man im Halbschlaf das den Komplex anregende Reizobjekt ausfindig machen. Entweder enthält dieses Reizobjekt, das ja selbst wieder außerordentlich komplex zusammengesetzt ist, Reizmomente für die nachfolgenden bewußt werdenden Szenen oder diese verdanken ihre Anregung der vorausgegangenen abreagierten

Szene selbst. Durch die verschiedenen Möglichkeiten der Anregung der verdrängten, gefühlsbetonten Vorstellungen erscheint es uns, als wenn die einzelnen Szenen sich ganz und gar zusammenhanglos darstellen. Nur wenn man die Möglichkeit hat, die nötige Zeit darauf zu verwenden, so kann man immer wieder den inneren Zusammenhang finden. Bald wirkt ein optischer, bald ein akustischer Eindruck, bald aber der Affekt selbst assoziativ auslösend, häufig spielen Ort und Zeit eine ebenso große Rolle. Einen sehr klaren Einblick in die psychologischen Vorgänge erhalten wir, wenn wir den Forschungen R. Semons in seiner Mneme der Empfindungen folgen. Semons Hauptsätze lauten: 1. „Alle gleichzeitigen Erregungen innerhalb eines Organismus bilden einen zusammenhängenden, simultanen Erregungskomplex, der als solcher engraphisch wirkt, d. h. einen zusammenhängenden und insofern ein Ganzes bildenden Engrammkomplex zurückläßt (Satz der Engraphie). 2. Ekphorisch auf einen simultanen Engrammkomplex, d. h. ihn aus dem Latenzzustand wieder in einen Erregungszustand, den Semon den mnemischen nennt, zurückversetzend, wirkt die partielle Wiederkehr derjenigen energetischen Situationen, die vormals engraphisch gewirkt haben.“

Bei den Studien der Analyse im Halbschlaf drängt sich einem immer wieder die Frage auf, ob es auch möglich ist, affektbetonte Erlebnisse beim Gesunden wieder bewußt zu machen, oder mit anderen Worten: Ist das Wiederbewußtwerden affektbetonter Vorstellungen im Halbschlaf ein pathologischer Vorgang? Um diese Frage mit aller Sicherheit beantworten zu können, wäre es nötig, eine größere Anzahl von Individuen verschiedenen Alters und verschiedenen Geschlechtes im Halbschlaf daraufhin zu untersuchen. Diese Möglichkeit hat sich mir bisher nicht geboten, aber auf Grund meiner Beobachtungen an solchen Fällen, bei denen ich die Analyse im Halbschlaf aus differentialdiagnostischen Gründen angewendet habe, wie bei den Fällen, bei denen ich durch Entfernung des pathogenen unterbewußten Materials Heilung erzielt habe, konnte ich mich überzeugen, daß gefühlsbetonte Vorstellungen nicht oder nicht mehr auftraten. Und doch scheint es mir fraglich, ob die Analyse im Halbschlaf differential-diagnostisch in diesem Sinne zu verwerten ist und ob es nicht doch unter besonders günstigen Umständen gelingen könnte, auch bei normalen Menschen vereinzelte gefühlsbetonte Vorstellungen bewußt werden zu lassen. Es würde ein solch vereinzeltes Abreagieren aber auch ohne Belang sein.

Die Untersuchung, Beobachtung und Analyse einer großen Anzahl von Patienten drängt mir die Ansicht auf, daß es sich stets da, wo solche verdrängte affektbetonte Vorstellungen vorkommen, d h. zum Wiederdurchleben im Halbschlaf sich einstellen, um eine abnorme Reaktionsweise des Gehirns handelt. Meine Beobachtungen weisen mich direkt darauf hin, anzunehmen, daß durch irgend einen, gewöhnlich schon in früher Jugendzeit stattgefundenen krankhaften Vorgang das Erleben einer stark gefühlsbetonten Szene im Unterbewußtsein eine solche Veränderung setzt, daß die Akkumulierung weiterer affektbetonter Vorstellungen in pathologischer Weise ermöglicht wird. Dieser krankhafte Vorgang scheint mir, sich durch zwei Möglichkeiten vollziehen zu können: einmal dadurch, daß der Affekt des primären Erlebnisses so stark ist, daß eine assoziative Verknüpfung im Oberbewußtsein nicht möglich wurde; oder es bietet sich die zweite Möglichkeit, daß durch langes, fortgesetztes aktives Verdrängen mittelst des Willens der Unlustaffekt akkumuliert und nach und nach wie jedes Erlebnis unterbewußt wird. Befindet sich so im Unterbewußtsein ein in pathologischer Weise entstandener Affektzustand, so hat dieser die Tendenz, sich mit den Affekten ähnlicher Erlebnisse zu assoziieren — es findet eine Akkumulierung statt. Oder der pathologische Affekt treibt das Individuum, selbstverständlich ohne daß es sich dessen bewußt wird, zum Wiedererleben ähnlicher Situationen. Dieses Wiedererleben ähnlicher Situationen wird in eigenartiger Weise dadurch ein ganz besonders häufiges, daß die Psychoneurotiker ein ganz besonders stark ausgeprägtes Mitleidsgefühl haben. Dadurch werden sie in den Stand gesetzt, sich mit jedem Menschen, der irgend etwas Unangenehmes erlebt, zu identifizieren und dessen Schicksal in der Phantasie zu durchleben, wie wenn es sie selbst anginge. Sie leiden so nicht nur unter ihren eigenen pathologisch gesteigerten Affekten, sondern durchleben noch dazu die ihrer Mitmenschen. Hierdurch ist ihnen eine unversiegliche Quelle zum Erleben von Unlustaffekten eröffnet. Daß Affekte so unterbewußt akkumuliert werden, ohne daß das Individuum die Möglichkeit der Entspannung der Affekte hat, das zeigt mir eine Reihe von Erfahrungen. So können Patienten nach dem Erleben stark affektbetonter Szenen unter deren Folgen stark leiden, sie bieten ausgesprochene, nervöse Symptome; sie wissen ganz genau, wie ihr Zustand entstanden ist, sie erinnern sich des Vorganges selbst, aber es ist unmöglich, daß sie sich durch Wiedererzählen, wenn es noch so häufig geschieht, des Affektes, der, wie Breuer und Freud sich treffend ausdrücken, eingeklemmt ist, entledigen können. Wenn wir imstande sind, diese Einklemmung nicht im wachen, sondern nur in einem hypnoiden Zustande zu beseitigen, so liegt es nahe, anzunehmen, daß bei der Entstehung selbst eine Art hypnoider Zustand vorhanden war, vielleicht vorhanden sein mußte, um diesem pathologischen Zustand die Möglichkeit der Entstehung zu geben. Diese Annahme liegt um so näher, als es uns bekannt ist, daß stets in dem Zustand, wo ein Affekt ganz besonders stark in Erscheinung tritt, eine Einengung des Bewußtseins stattfindet, in der Weise, daß die synchronen Eindrücke nicht bewußt oder doch unrichtig aufgefaßt, nicht durch die Aufmerksamkeit kontrolliert werden. Es sei hier nur kurz auf die Psychologie der Zeugenaussagen hingewiesen.

Zeigt uns die Erfahrung weiter, daß niemals ein einzelnes, stark affektbetontes Erlebnis die Folgen einer Affekteinklemmung zutage treten läßt, sondern daß stets eine ganze Serie von solchen Erlebnissen stattgefunden haben muß, bevor krankhafte Symptome auftreten, so erhellt daraus, daß es sich niemals bei solchen Patienten um die Einklemmung eines Affekterlebnisses handeln kann, sondern daß stets eine unterbewußte Aufspeicherung vorausgegangen sein muß. Nun ist es eine ganz besondere Eigenschaft der Psychoneurotiker, daß ihre Affekte häufig einen ganz überwältigenden Grad erreichen können, in der Weise, daß bei ihrem Auftreten sehr häufig geradezu eine Einengung des Bewußtseins stattfindet. Dieser Zustand wird jedem klar, der solche Patienten in ihren krankhaften Affektzuständen zu beobachten Gelegenheit hat. Weisen wir darauf hin, so drängt sich die Frage auf, warum nicht die Genesung der Patienten dadurch entstehen kann, daß sie sich doch so außerordentlich häufig in ihrem krankhaften Affektzustand befinden. Wer die dabei in Betracht kommenden Vorgänge nicht kennt, könnte auf den Gedanken kommen, das Durchleben solcher Affektzustände als Abreagieren aufzufassen. Der wesentliche Unterschied zwischen dem Erleben neuer Komplexaffekte und dem Abreagieren — hierauf müssen wir zum psychologischen Verständnis der Vorgänge besonders hinweisen — besteht im folgenden: Bei den Patienten sind im Unterbewußtsein Affekte mit determinierenden Vorstellungen (Komplexe) in pathologischer Weise akkumuliert. Durch irgend ein Erlebnis, das als Komplexreiz wirkt, wird der akkumulierte Affekt angeregt, mobil, bewußt und aufs neue mit den unterbewußten Komplexkonglomeraten verbunden. Nun reagiert der Patient stets so, daß er sich des wieder bewußt gewordenen Affektes (Angst, Unlust, Libido etc.) zu erwehren sucht, er kämpft mit seiner ganzen, oft sehr starken Willenskraft, um ihn aus dem Bewußtsein herauszudrängen. Durch diese Vorgänge findet immer wieder eine Akkumulierung der Affekte statt, die dann im Laufe der Jahre eben einen solchen Grad erreicht, daß es zur Unerträglichkeit kommt. In diesem Zustand, wo der Patient mit seinen bewußt gewordenen Affekten ringt, ist sein Bewußtsein eingeengt. Er ist nur mit seinem Affekt und dem Reizobjekt beschäftigt. Hier in diesem Zustand ist der Patient völlig aktiv. Versetzen wir nun den Patienten zum Abreagieren in einen hypnoiden (Halbschlaf-) Zustand, so muß er sich ganz passiv verhalten. Dann haben die pathogenen Affekte die Möglichkeit, sich geltend zu machen; sie treten mit den früheren Erlebnissen je nach der oberbewußten, assoziativen Anregung ins Bewußtsein. Der Patient überläßt sich vollständig dem Affekt, läßt seinen Willen ganz und gar zurücktreten, so daß ein Abreagieren ohne jedes Verdrängen stattfinden kann. Manche intelligente Patienten verstehen es, sich in Affektzuständen, die durch Komplexreiz entstanden sind, so passiv zu verhalten, daß ein Abreagieren von selbst möglich wird. Man kann, wenn man intelligente Patienten darauf aufmerksam macht, eine Verschlimmerung ihres Zustandes dadurch hintanhalten, daß man ihnen den Mechanismus der Verdrängung klarstellt; sie verstehen es dann, sich so zu verhalten, daß möglichst wenig Komplexreize stattfinden und finden sie statt, so verdrängen sie dann nicht aufs neue. Dazu gehört gute Beobachtung und Selbstdisziplin von seiten des Patienten. Die Frage, warum sich die affektbetonten Vorstellungen in dieser Weise wieder geltend machen, läßt sich wohl nicht ohne weiteres beantworten. Wir können uns nur analoge Vorstellungen machen mit Hilfe des Traumlebens. Auch hier handelt es sich um früher erlebte Szenen, die sich uns, allerdings in verschiedener Weise verändert, wieder bewußt machen. Psychologisch werden es genau die gleichen Vorgänge sein, wie die im Vorstellungsleben. Wie sich hier der geistige Inhalt eines Gedankens assoziativ ins Bewußtsein wieder einstellen kann, so kann dies im hypnoiden Schlaf, wie im Traum mit einem szenischen Erlebnis vor sich gehen. In krankhafter Weise dürften die Vorgänge bei den Sinnestäuschungen (Halluzinationen) durch pathologische Reize angeregt wohl ähnliche sein. Daß hier aber auch ganz die gleichen unterbewußten Vorgänge der Verdrängung, der Determination etc. eine Rolle spielen, haben die Forschungen besonders von Jung dargetan. Warum nun im Halbschlafzustand gerade die betreffende Szene auftritt und warum in einer gewissen Reihenfolge und zwar in einer solchen, deren assoziative Verkettung wir nicht erkennen können, das läßt sich in vielen Fällen im Halbschlaf eruieren, aber nicht immer. In therapeutischer Hinsicht ist die Reihenfolge gleichgültig. Hie und da können wir durch Reizworte oder durch vorausgehende Gespräche, durch Aufsuchen des Komplexortes, Herstellung ähnlicher

Situationen in Wirklichkeit oder durch Suggestion, auf die sich einstellenden Vorstellungen hinwirken. Oft ist jeder vorausgehende Reiz umsonst, es stellt sich dann eben die Szene ganz von selbst ein, die wohl der Schwelle des Bewußtseins am nächsten war und ihren uns unbekannten Reiz schon empfangen hatte. Für den Heilungsvorgang das Wichtigste ist das Abreagieren der pathologischen Affekte. Den inneren Zusammenhang der Übertragungen erkennen die Patienten meist selbst wieder und sie finden dann auch den Weg zu den ersten Übertragungen von selbst zurück. In der Regel stellen sich beim Abreagieren die zuletzt mit Affekt erlebten Szenen zuerst ein, bei sehr empfindsamen Patienten häufig Szenen, die sie auf dem Wege zum Arzt, etwa auch noch im Wartezimmer erlebt haben oder Träume der letzten Nacht, Szenen von zu Hause vom Tage vorher, manchmal auch Straßen- oder Tramerlebnisse. In der Regel müssen, besonders bei älteren Individuen, Hunderte von Szenen erst durchlebt werden, bis die ersten Übertragungen sich einstellen. Mit dem Durchleben der ersten Übertragung macht sich in der Regel eine erhebliche Besserung des Zustandes geltend. Gewöhnlich handelt es sich zunächst nicht um eine erste Übertragung, sondern es findet sich eine Mehrzahl von verschiedenartigen Erlebnissen, auf die der Affekt übertragen wurde, vor, bei denen aber noch keine bestimmte Determinierung stattgefunden hatte. So treten ganz im Anfang der Entwicklung eines Angstzustandes zunächst die Gefühle von Unbehagen, Unruhe, auch leichte Schwindelgefühle und nach und nach Angstgefühle ohne jede Übertragung auf. Der Patient weiß nicht, warum er solche Unlustgefühle empfindet und sucht in allen möglichen Vorgängen deren Ursachen. Erst nach mehrfachen Wiederholungen dieser Angstzustände vollzieht sich eine Übertragung, z. B. auf die Zeit oder irgend eine seitherige Gewohnheit, oder auf den Ort etc. So kann lange Zeit ein Angstzustand direkt vor dem Einschlafen bestehen, dem sich dann die Angst, z. B. allein zu Bett zu gehen, anschließt. Damit kann sich nach und nach die Angst, allein im Zimmer zu bleiben, verknüpfen, und erst im Verlaufe von Monaten, manchmal auch Jahren tritt die Angst auf beim Alleinsein im Theater, Konzert oder in der Kirche. Dann erst wird durch irgend ein Erlebnis die Angst auf die Straße oder auf Plätze übertragen. Die Entwickelung all dieser Zustände ist individuell eine sehr verschiedene. So geht auch die Lösung der Zustände in der Analyse in verschiedener Reihenfolge vor sich, wenn auch das Prinzip in psychologischer Hinsicht stets das gleiche bleibt — einerlei, ob es sich um psychoneurotische Angstzustände oder sexuelle Perversionen oder Perversitäten handelt.

Die Anwendung der Hypnose.

Eine Reihe von psychoneurotischen Zuständen habe ich hauptsächlich in einem Halbschlafzustand behandelt, den ich durch Einleitung der Hypnose zu erzielen suche. Es bedarf hierzu eines ganz oberflächlichen, bestimmten Schlafstadiums, in dem das Oberbewußtsein noch erhalten, aber eingeengt ist und die unterbewußte Tätigkeit sich entfalten kann. Doch möchte ich gleich hier darauf hinweisen, daß ich in einer ganzen Reihe von Fällen eingehende Analysen in vollem Wachzustand durchgeführt habe. Eine solche Behandlung ist bei geeigneten Fällen sehr wohl anwendbar und zwar in der Weise, daß die Patienten das ihnen aus dem Unterbewußtsein auftauchende Material unter Entäußerung der verdrängten Affekte durchsprechen. Beobachten solche Patienten ihre Träume, so können sie mit Hilfe derselben das unterbewußt aufgespeicherte Material wieder hervorholen. Diese Methode wird in ausgedehnter Weise, aber nicht selten unter Zuhilfenahme einer sehr komplizierten Symbolik und Deutung von der Freudschen Schule angewendet. Nach meiner Erfahrung führt die Behandlung im Halbschlaf in den meisten Fällen schneller zum Ziel, weil durch sie das unterbewußte Material unmittelbar und nicht erst durch den Umweg, den das Traumleben bietet, oberbewußt wird. Die Hypnose, oder richtiger gesagt, der Hypnoidzustand, in dem ich die Analyse und Psychokatharsis vornehme, ist lediglich Mittel zum Zweck; sie hat die gleiche Bedeutung für die Analyse, wie die Narkose für den Chirurgen.

Es kann nicht meine Aufgabe sein, mich hier über das Wesen des Hypnotismus und seine Begleiterscheinungen genauer auszusprechen. Ich muß auf die diesbezügliche Literatur, besonders auf die grundlegenden Werke von Bernheim und Forel hinweisen. Meine Auffassungen stützen sich im wesentlichen auf die Lehren der Nancyer Schule und meines Lehrers Forel. Wer sich mit der Behandlungsmethode im Halbschlafzustand vertraut machen will, muß sich zunächst theoretisch und praktisch mit der Lehre von der Suggestion und dem Hypnotismus beschäftigen. Im Ferneren muß er sich mit den Publikationen von Breuer und Freud vertraut machen. Nachdem ich mich selbst ungefähr seit 26 Jahren mit dem Studium der Hypnose und des Schlafes und mit psychoneurotischen Zuständen befasse, glaube ich mir in aller Bescheidenheit ein Urteil über den Wert und die Gefahren der Hypnose zuerkennen zu dürfen. Da ich jährlich Tausende von Hypnosen einleite, so geht die Zahl der von mir gemachten einzelnen Beobachtungen wohl weit über die Zahl derjenigen, auf die sich in der Literatur die Urteile stützen, die nicht ganz einwandfrei sein können. Von den abertausenden Hypnosen, die ich einleitete, kann ich des bestimmtesten die Versicherung geben, daß nicht ein einzigesmal durch eine Hypnose irgendwelche Schädigung eines meiner Patienten verursacht worden ist. Diejenigen Autoren auf anderen Gebieten, die sich, gestützt auf ihre sonstige Autorität, ein Urteil in diesen Dingen zutrauen, können zu ihren unrichtigen Schlüssen nur dadurch gekommen sein, daß sie entweder mit unbrauchbaren Methoden hypnotisierten oder daß sie das Unglück hatten, die Hypnose bei hierzu ungeeigneten Kranken auszuführen. Eine dritte Möglichkeit ist für mich ausgeschlossen. Wer sich eingehend mit dem Studium der Hypnose und der Schlaf- und Traumzustände beschäftigt hat, dem wird es zur Evidenz klar, daß hypnotische Zustände mit solchen vom gewöhnlichen Schlaf im entsprechenden Grad identisch sind. Der ganze wesentliche Unterschied liegt lediglich nur darin, daß zwischen dem Schlafenden und dem Arzte ein Rapport hergestellt ist. Wer sich häufiger die Mühe genommen hat, Schlafzustände in hypnotische umzuwandeln, der kann hierüber erst recht keinen Zweifel hegen. Wenn es nun Autoren gibt, ja solche, die an der Spitze von Schulen stehen, die behaupten, die Hypnose sei künstliche Hysterie, so müssen diese notwendig jeden Menschen für hysterisch halten, weil dieser tagtäglich in den hysterischen Zustand des Schlafes verfällt. Nur wer sein Beobachtungsmaterial auf die allerungeeignetsten Patienten mit schwerer Hysterie beschränkt, der muß zu solchen Fehlschlüssen kommen. Aber daran sind nicht einmal allein diese Hysterischen schuld, sondern das ganz ungeschickte Vorgehen des betreffenden Arztes selbst. Für den mit der Methode und den Kranken vertrauten Arzt bietet die Hypnose auch der schwersten Hysterie keine Schwierigkeiten. Wenn nun solche Autoren in der besten Absicht ihr Gewissen zu salvieren suchen und ihre Autorität meinen in die Wagschale werfen zu müssen, so ahnen sie nicht, welchen Schaden sie auf Grund ihrer einseitigen Beobachtungen mit unzureichenden Methoden an ungeeigneten Objekten stiften. Mancher dieser Autoren ist wohl Autodidakt im Hypnotisieren. Von manchem weiß ich, daß er noch ganz à la Mesmer vorgeht und durch Fixieren von glänzenden Gegenständen seine Patienten in höchste Unruhe und schließlich in hysterische Anfälle versetzt. Es liegt auf der Hand, daß nur einige solcher Erfahrungen genügen, um sich für berechtigt zu halten, Warnungsrufe gegen die Hypnose loszulassen. Waren früher ähnliche Methoden mit Fixieren und Streichen und allerlei Hokuspokus Sitte, so wichen diese Methoden, nachdem man das Wesen der Suggestion erkannt hatte, anderen, einfacheren. Wer mit diesen keine Erfolge hat, der mag die Ursache der Mißerfolge und der Hysterien bei sich selber suchen. Aber er hat kein Recht, sich über solche Methoden und ihre Wirkungen auszusprechen. Übrigens spricht schon die Diagnose: künstlich erzeugte Hysterie für die ungetrübte Sachkenntnis dieser Autoren. Eine solche Diagnose kann nur derjenige stellen, der auch über das Wesen der Hysterie ganz im unklaren geblieben ist. Oder er bildet ein Schlagwort, um damit gegen eine Methode anzukämpfen, die er selbst nicht anzuwenden versteht. Eine Hysterie künstlich zu erzeugen, dürfte wirklich ein Kunststück sein. Wissen wir doch, wie eine Hysterie nur bei bestimmter Anlage im Verlaufe von vielen Jahren, ja Jahrzehnten erst entstehen kann. Nur eine einigermaßen objektive Selbstkritik müßte dazu führen, daß solche „Autoren" sich dahin aussprechen, daß sie sagen, sie haben durch ihre Art zu hypnotisieren hysterische Symptome manifest gemacht. Würden sie die psychanalytische Methode kennen und beherrschen, so würden sie nicht dazu kommen, Warnungsrufe gegen die Anwendung der Hypnose auszusprechen, sondern sie würden gleich diese Manifestationen der hysterischen Symptome zur Analyse und zum Abreagieren benutzt haben. Es liegt nun auf der Hand, anzunehmen, daß diese Autoren mit dem, was solche Hysterische ihnen boten, wohl in ihrer Angst und Aufregung in Verbindung mit ihrem mangelnden Sachverständnis nicht wußten, was sie anfangen sollten. Bedauerlich ist es mir selbst, daß ich in diese Kritik auch einen meiner früheren von mir hochgeschätzten Lehrer einschließen muß, der erst in neuester Zeit selbst in populären Vorträgen und Schriften solche deplazierte Warnungen in die Öffentlichkeit bringt. Diese Warnungen schaden unseren Kranken um so mehr, als selbst in gebildeten Kreisen eine gewisse Furcht vor der Hypnose besteht. Diese Furcht stützt sich in der Regel auf die Erinnerung oder Erzählung von Schaustellungen, die besonders durch berühmte Hypnotiseure in den 80er Jahren veranstaltet wurden. Man hat aus jenen Zeiten noch die Vorstellung, daß man mit einem Hypnotisierten anfangen könne, was man wolle. Ich sehe mich deshalb veranlaßt, mit Nachdruck darauf hinzuweisen, daß zur Analyse im Halbschlaf nur ein ganz oberflächlicher Schlaf nötig ist, in dem selbst die Aufmerksamkeit des Patienten in jedem Moment auf die Außenwelt gerichtet werden kann, daß die Patienten alles hören und bewußt aufnehmen können, was um sie herum vorgeht und daß sie selbst jeden Augenblick imstande sind, aus dem Halbschlaf zu erwachen. Ein tieferer Schlaf ist für die Behandlung ganz und gar ungeeignet. Außerdem halte ich es für unerläßlich notwendig, daß sich der Arzt nur darauf beschränkt, diesen Halbschlafzustand zu erzielen und dann das Verhalten des Patienten in der noch zu schildernden Weise zu dirigieren. Um sich möglichst schnell das nötige Vertrauen des Patienten erwerben zu können, muß der Arzt die Methode, zu hypnotisieren, mit Sicherheit beherrschen. Nur dann besitzt er die nötige Ruhe, um den Patienten das Vertrauen einzuflößen, das erforderlich ist, wenn er sich seinem Arzte ganz anvertrauen soll. Dazu gehört vor allen Dingen, daß jedes unnötige Wort, vor allem jede überflüssige Suggestion, jedes überflüssige Berühren des Patienten, wie jede überflüssige Bewegung des Arztes aufs strengste vermieden wird. Nur wer so mit überlegener Ruhe vorzugehen in der Lage ist, dabei eine große Geduld und größte Selbstbeherrschung zu üben vermag, wird imstande sein, mit diesen Methoden zu behandeln. Als selbstverständlich setze ich voraus, daß er das nötige psychologische Verständnis besitzt, um sich selbst über alle zutage tretenden Erscheinungen klar werden zu können, damit er auch befähigt ist, seinen Patienten alle Vorgänge psychologisch zu erläutern.

Da es sich bei dieser Behandlungsmethode um die Anwendung der Hypnose handelt, so liegt es nahe, deren Resultate auf die Wirkung der Suggestion zurückzuführen. Zu solchen Annahmen kann aber nur der gelangen, der eine solche Behandlung weder gesehen, noch selbst durchgeführt hat. Wer das Wesen der Suggestion kennt und selbst Erfahrungen hat in der Behandlung solcher Zustände durch Suggerieren, wird sich bald überzeugen, daß die Wirkungen der Suggestion entweder nur ganz vorübergehender Natur oder ganz und gar erfolglos sind. Es kann keinem Zweifel unterliegen, daß durch Änderung der äußeren Verhältnisse und der Ernährungsbedingungen, durch die Entfernung aus dem Milieu, in dem der Krankheitszustand entstanden ist, schon eine Besserung leichter psychoneurotischer Zustände möglich ist. Daß bei solchen leichten Zuständen ein großes Vertrauen zum Arzt schon allein eine Wirkung entfalten kann und dies noch mehr durch geeignete, direkte Suggestion, das liegt für jeden objektiven Beobachter klar auf der Hand und ist jedem Arzte wohl längst bekannt. Nur wer das Wesen dieser Zustände durch die Analyse kennen gelernt hat, wird sich über diese Besserungszustände genau so klar werden, als wie über die durch „Erziehung", Willensgymnastik oder elektrotherapeutische Maßnahmen oder Badekuren erzielten. Alle diese Heilprozeduren können nicht die eigentlichen, die Störungen verursachenden, psychischen Momente treffen. Es ist aber von größter Wichtigkeit für die Patienten, daß man nicht mit Heilungsversuchen die nützliche Zeit versäumt. Denn wir wissen, daß die Aussichten auf Heilung um so günstiger sind, je früher eine Behandlung Platz greifen kann. Eine Reihe von Autoren sucht bei der Behandlung auch prinzipiell jede suggestive Beeinflussung zu vermeiden und läßt nur die Methode als die allein richtige gelten, die an die Vernunft und den Willen des Patienten appelliert. Welche Wirkungen mit diesen Methoden, die lediglich auf der Verdrängung der Affekte beruhen, erzielt werden können, läßt sich aus einzelnen Krankengeschichten ermessen. Bei der Analyse treten dann wieder solche Szenen ins Bewußtsein, häufig mit dem Arzte selbst, in denen dieser sich bemüht hat, die Kranken anzuhalten, ihren Affektzustand durch den Willen zu unterdrücken.

Wie oben hervorgehoben, ist es in der Tat möglich, Angstzustände leichteren Grades durch den Willen zu beherrschen, wenn die Patienten in günstigen äußeren Verhältnissen leben und sich dabei körperlich und geistig erholen können. Sind aber solche Kranke weiteren Schädigungen ausgesetzt, so tritt bei einer körperlichen oder geistigen Schwächung das alte Krankheitsbild wieder zutage und zwar mit um so stärkeren Symptomen. Die Besserung war eine scheinbare und hatte nur noch den Nachteil, daß neues unterbewußtes Material hinzugetreten ist und nun die Behandlung erschwert wird.

Für die Behandlung im Halbschlaf ungeeignete Fälle.

Es dürfte angezeigt sein, hier noch darauf hinzuweisen, welche Fälle von Psychoneurosen für die Behandlungsmethode ungeeignet sind, auch wenn es sich um sicher konstatierte psychoneurotische Zustände handelt. Eine ungünstige Prognose haben im allgemeinen (es gibt aber auch Ausnahmen) von vornherein, wie schon erwähnt, die Patienten, die ein gewisses Alter, in der Regel das 40. Lebensjahr, überschritten haben und besonders noch, wenn das Leiden seit vielen Jahren manifest ist. Aber auch diejenigen Fälle, bei denen die Übertragungen außerordentlich häufig sind infolge der Komplexkonstellationen, bieten durch das ganz ungeheuer große, unterbewußt aufgespeicherte Material eine ungünstige Prognose. In der Regel handelt es sich in solchen Fällen um eine außerordentlich schwere psychoneurotische Belastung. Nicht selten spielt bei solchen Kranken die Bildung neuer Komplexe schon beim Denken und Vorstellen eine große Rolle. Es bildet sich so unterbewußt ein unentwirrbares Netz von Komplexverbindungen, auch noch während der Behandlung, daß es schier unmöglich ist, Herr über das Material zu werden. Immerhin muß man von Fall zu Fall entscheiden. Bisweilen kann es durch Herstellen eines geeigneten Milieu gelingen, Schwierigkeiten, die vorher unüberwindbar schienen, zu umgehen. Außerdem sind von vornherein alle die Fälle außerordentlich ungünstig, bei denen die Komplexvorstellungen derartige sind, daß z. B. die Angst auch auf durch Heilung eintretende Momente übertragen wird: der Patient müßte dann, wenn er gesund ist, das tun, wovor er Angst hat. Eine solche unglückliche Übertragung der Angst verursacht oft solche Störungen, daß schon die Hypnose unmöglich wird. Aber auch Versuche, im Wachen zu analysieren, scheitern. Die Flucht in die Krankheit — wie sich Freud ausdrückt — ist in solchen Fällen eine komplette. Eine ziemlich große Zahl von Patienten sind nicht zu heilen, weil die äußeren Umstände derartige sind, daß die Quelle der pathologischen Affekte unaufhaltsam fortdauert. Bevor man sich entschließt, eine solch mühsame Arbeit, wie es, abgesehen von ganz leichten Fällen, in der Regel eine Psychanalyse ist, auf sich zu nehmen, versäume man nicht, abgesehen von der Erhebung einer ganz genauen Anamnese, auch die äußeren und inneren Verhältnisse des Patienten zu erforschen. In nicht seltenen Fällen sind die Familienverhältnisse, besonders die ehelichen Verhältnisse, derartige, daß eine Heilung ausgeschlossen ist und bleibt. Der Mangel eines tieferen Gemütslebens oder auch der Unverstand der Umgebung sind dabei von größter Bedeutung. Nirgends kann man die Lebenserfahrung, daß die Verhältnisse den Menschen bestimmen, besser erhärten, als durch psychanalytische Studien. Die oben geschilderte

Eigenart der Psychoneurotiker involviert das außerordentlich häufig vorkommende Mißgeschick, daß solche Patienten, besonders weiblichen Geschlechts, die für sie unpassendsten Ehen abschließen. Die Vorzüge ihres Wesens geben hierzu die Veranlassung. Nicht selten beruht dieses Mißgeschick solcher psychoneurotischer Frauen darauf, daß sie in sexueller Hinsicht eine eigenartige Wirkung auf sexuell minderwertige Männer ausüben, denen sie dann zum Opfer fallen. Oder das Mißgeschick der Kranken hat seine Wurzel darin, daß sie sich in ihrem Partner rücksichtlich des Innenlebens täuschten und nun in der Ehe durchaus nicht verstanden werden. Die außerordentliche Feinheit des Gefühlslebens wird zur Quelle von unsäglichen Leiden. Der andere Ehegatte hat keine Ahnung von all den Leiden, die er dem anderen Teil zufügt, bis die Psychoneurose sich geltend macht. Dann ist es unmöglich, eine Änderung durchzuführen, weil man von einem erwachsenen Menschen nicht erwarten kann, daß er sein Wesen noch ändert. Alle diese Momente müssen in Erwägung gezogen werden, denn sie sind von ausschlaggebender Bedeutung. Tut man dies nicht und die Behandlung scheitert, so ist nicht die Methode daran schuld — eine andere Methode könnte da auch nicht zum Ziele führen — sondern es ist die fortdauernde Quelle, die immer wieder neue Komplexe entstehen und das kranke Gemüt nicht zur Ruhe kommen läßt.

Wenden wir uns nun der Behandlungsmethode zu.

Die kathartisch-analytische Behandlung im Halbschlaf.

Müssen wir annehmen, daß die Erlebnisse, die pathogen werden, mit einem starken Affektzustand einhergehen, so können wir uns vorstellen, daß durch den starken Affekt eine Einengung des Bewußtseins stattfindet. Dieser Zustand ist einem hypnoiden sehr ähnlich. Dies erhellt schon daraus, daß es bei vielen Patienten gelingt, die Komplexe wieder durchleben zu lassen, wenn sie bei äußerer und innerer Ruhe einfach die Augen schließen. Das ist der Fall besonders bei solchen Individuen, die auch sonst schon außerordentlich sensitiv sind und ein sehr leicht ansprechbares Gehirn besitzen. Sind solche Patienten über die Vorgänge der Behandlung aufgeklärt, so treten die affektbetonten Vorstellungen ganz besonders leicht und mit größter Lebhaftigkeit wieder ins Bewußtsein. Sie verfallen dabei in einen ganz leichten, aber deutlich erkennbaren hypnoiden Zustand. In weitaus den meisten Fällen benütze ich zur Behandlung die Hypnose. Ich suche dabei einen solchen oberflächlichen Schlaf zu erzielen, bei dem das Oberbewußtsein erhalten bleibt, und zwar eingeengt, in dem Grade noch, daß die aus dem Unterbewußtsein auftauchenden, in der Regel stark affekt betonten Vorstellungen von früher erlebten Szenen deutlich wieder gesehen und mit dem zugehörigen Affekt wieder durchlebt werden. Es erfolgt dieses Wiederdurchleben in einem Schlafzustand, den ich Halbschlaf nennen möchte. Am leichtesten wird den Patienten der zu erreichende Zustand klar, wenn ich sie an den bekannten Zustand erinnere, den wir oft in oberflächlichem Schlaf erleben, indem wir träumen, dabei das Bewußtsein haben, daß wir träumen und uns dem Trauminhalt kritisch gegenüberzustellen vermögen. Bei der Einleitung der Hypnose selbst vermeide ich jedes überflüssige Wort. Viele Patienten scheuen zunächst vor der Hypnose zurück: sie fürchten, ein willenloses Werkzeug des Arztes zu werden. Es ist deshalb nötig, die Patienten darüber aufzuklären, daß die Behandlung in einem tieferen Schlaf unmöglich ist, daß sie wohl schlafen, aber doch fortwährend bei Bewußtsein bleiben, daß sie alles hören, was um sie vorgeht und auch jeden Augenblick imstande sind, von selbst zu erwachen. Das beruhigt die Patienten und die Beruhigung hält an, wenn man stets alles vermeidet, auch jede Suggestion, was nicht zur Sache gehört. Ich verzichte deshalb auf alle die seither üblich gewesenen suggestiven Einwirkungen, vermeide jede unnötige Berührung des Patienten und alles, was nur ans Theatralische oder an Mystisches erinnern könnte. Es mag hier noch darauf hingewiesen werden, daß die Gegenwart eines Zeugen bei dieser ganz oberflächlichen Hypnose überflüssig ist, ja sie würde sogar in der Regel störend wirken. Der Patient bleibt in einem solch bewußten Zustande, daß er in jedem Moment weiß, was geschieht; er kann selbst in jedem Augenblick den Schlafzustand unterbrechen. Vor allem ist es notwendig und auf diesen Umstand möchte ich mit allem Nachdruck aufmerksam machen, daß, wie beim normalen Schlaf, es sich auch beim hypnotischen verhält: dieser kann nur in einem affektfreien Zustand eintreten. Wie wir später sehen werden, beruht jede Schlafstörung schließlich auf einer Affektstörung. Beobachtet man, daß der Patient sich in einem Affektzustand befindet, z. B. ängstlich ist, so sucht man ihn zu beruhigen oder ihn abzulenken, dadurch, daß man ihn ganz unauffällig in ein Gespräch zieht, während man ihn aufs genaueste beobachtet. Nach einiger Übung erkennt man leicht, wann der Augenblick gekommen ist, in dem man mit der Hypnose beginnen kann. Außerordentlich wichtig ist bei der Einleitung der Hypnose die bequeme Lagerung des Patienten, aber auch die des Arztes; denn oft gehört das Ausharren in einer bestimmten Lage während einer Stunde dazu, um den Patienten in seiner Ruhe nicht zu stören. Oft kann bei empfindlichen Patienten die geringste Bewegung des Arztes oder ein minimales Geräusch störend wirken. Die meisten Patienten lernen es, nach einiger Übung die äußeren Einwirkungen zu vernachlässigen. In der Regel soll eine Sitzung nicht länger als eine Stunde dauern, doch braucht es manchmal auch zwei Stunden und auch drei, wenn man beobachtet, daß bei dem Patienten sich eine Szene einstellen will, die ihn beunruhigt.

Nach mehrmaligem Abreagieren starker Affekte ertragen die Patienten dann mehr. Man kann dann drei Szenen und später ganze Serien abreagieren lassen. In solchen Fällen überschreite ich die Dauer einer Stunde nur selten. In einer Reihe von Fällen merkt man nach einiger Erfahrung, daß ein Komplex der Schwelle des Bewußtseins nahe ist durch die den Patienten beherrschende Komplexunruhe. In verschiedenen Hypnosen der gleichen Sitzung beobachtet man nun und kann es aus den Angaben des Patienten schließen, daß ein Komplex mit starkem Affekt zum Abreagieren kommen will. Um nun die Patienten nicht zu lange durch die Komplexunruhe leiden zu lassen, dehne ich solche Sitzungen auch auf längere Zeit aus, zumal auch, wenn eine ganze Determinantengruppe sich im Andrängen befindet. Man muß dann diese zu Ende abreagieren lassen. Es kommen da so außerordentlich heftige Affekte mit elementarer Gewalt zum Abreagieren, daß es nicht gut wäre, das Abreagieren aufzuschieben. Denn in diesen Zeiten geht es den Patienten schlechter, die Krankheitssymptome sind gesteigert und durch das Abreagieren erreicht man eine außerordentlich wohltuende Beruhigung. Öfters ist es dann nötig, daß die Patienten sich einige Tage erholen, bis man die Behandlung wieder fortsetzt. Solche Sitzungen, die sich zu den reinsten Operationen gestalteten, mußte ich schon bis auf drei Stunden ausdehnen. Man muß sich darauf einrichten. Man merkt es nach einiger Übung, daß ein solches starkes Abreagieren bevorsteht, und man tut gut, solche Patienten an dem Schluß seiner Analysenzeit in Behandlung zu nehmen, damit einem die nötige Zeit und Ruhe zur Verfügung steht.

In einer Reihe von Fällen bieten sich durch die krankhaften Affekte selbst oder durch die Selbstbeobachtung Schwierigkeiten, den Patienten zum richtigen Halbschlaf zu bringen, resp. ihn für die Behandlung richtig vorzubereiten. Durch Übung und genaueste Beobachtung kann man auch bei anfangs schwierigen Fällen noch zum Ziele kommen. Freilich nicht immer. Mit der Übung nehmen aber die refraktären Fälle mehr und mehr ab.

Bevor ich mit der eigentlichen Behandlung beginne, setze ich dem Patienten auseinander, welches das Wesen der Hypnose ist: daß sie sich vom eigentlichen Schlafzustand nur dadurch unterscheidet, daß ein Rapport zwischen Patient und Arzt hergestellt wird. Ich erläutere ihm dies an der Möglichkeit, den Schlaf in Hypnose umzuwandeln lediglich durch Herstellung dieses Rapportes. Diese letztere Art, die Hypnose zu erzielen, benütze ich auch öfters bei Kindern. Ich mache darauf aufmerksam, wie fließend der Übergang vom Wachzustande in den Schlaf ist und wie dieser selbst wieder seine Übergänge aufweist. Weiter kläre ich die Patienten darüber auf, daß wir im Schlafe nicht so bewußtlos sind, wie es scheint, daß wir in diesem Zustand die auf uns einwirkenden Geräusche und ihre Bedeutung unterscheiden können. Eine Mutter z. B. wird durch die geringste Bewegung ihres Kindes geweckt, während starker Straßenlärm sie weiter schlafen läßt.

Zur Einleitung des Schlafes lasse ich eines meiner Augen fixieren, rede dem Patienten Ruhe zu, wie das auch seither bei der Methode der Nancyer Schule allgemein geübt wurde. Dabei suggeriere ich in leisem monotonem Flüsterton, daß die Augen ermüden und der Schlaf sich einstellt. In vielen Fällen wird das Einschlafen dadurch gefördert, daß ich die linke Hand auf die Stirne des auf dem Sopha ruhenden Patienten lege, die Oberlider mit Daumen und Zeigefinger stütze, indem ich sie bis zur Mitte der Kornea vorschiebe, dabei mein rechtes Auge, das ich fixieren lasse, so halte, daß der Patient möglichst weit nach unten schauen muß. Bisweilen ist es dem Patienten angenehmer, von Anfang an ein Auge durch den Finger des Arztes schließen zu lassen. In dieser Stellung ermüden die Augen sehr rasch. Meist fällt der Patient innerhalb einer halben Minute, nicht selten in wenigen Sekunden in Schlummer. Dann fordere ich die Patienten auf, daß sie sich, sobald die Augen zugefallen sind, nicht weiter um den Schlaf selbst kümmern, sondern ruhig, möglichst indifferent, ohne Erwartungsaffekt und ohne Anspannung der Aufmerksamkeit bei geschlossenen Augen vor sich hinschauen sollen.

Außerordentlich häufig meinen die Patienten, sie haben noch nicht geschlummert, während dies tatsächlich der Fall war; sie täuschen sich über ihren Zustand, weil sie noch imstande waren, zu denken. In Wirklichkeit ist, wie schon erwähnt, der Übergang vom Wachzustand in den des Schlafes ein ganz allmählicher, fließender, wie der Tag allmählich durch die Dämmerung hindurch, die selbst wieder ihre Abstufungen hat, zur Nacht übergeht. Der

Schlummer ist zunächst ein ganz oberflächlicher. Man kann ihn durch die Stellung der Bulbi, die nach oben rotiert werden und durch ihre Bewegung konstatieren, die eine ganz langsame, gleichmäßige, horizontale Hin- und Herbewegung ist. Man kann sie bei geeigneter Beleuchtung durch die Hervorwölbung der Kornea konstatieren. Durch die Zunahme des Schlafzustandes findet eine Einengung des Denkens statt, die Assoziationen nehmen ab. Auch dieser Zustand ist häufig an der verlangsamten Augenbewegung zu konstatieren. Die meisten intelligenten Patienten lernen es bald, sich in diesen Schlummerzustand, in dem das Denken abnimmt, von selbst versinken zu lassen. Oft gelingt dies außerordentlich rasch und dann treten unter Hellwerden des Gesichtsfeldes die Affekte und meist nach einiger Zeit die Szenen auf. Bei einem Teil der Patienten tritt schon beim ersten Versuch eine Szene auf. Oft geht der Szene ein Affekt voraus, meist ein Angstaffekt. Beobachtet man diesen an der Atmung oder an der beschleunigten Herztätigkeit oder am Gesichtsausdruck des Patienten, so beruhigt man ihn und fordert ihn auf, nur weiter ruhig vor sich hinzuschauen und sich dem Affekt passiv zu überlassen. In anderen Fällen muß eine gewisse Schlaftiefe erreicht werden, dann erst wird bei ruhigem Hinschauen das Gesichtsfeld hell, manchmal ganz plötzlich. Oft tritt die Helligkeit nur nach und nach ein. Es wird dann das Gesichtsfeld zunächst grau. Der Patient sieht allmählich das Dunkel verschwinden; bisweilen tritt schnell, blitzartig Helligkeit dazwischen auf. Sehr oft sehen die Patienten Nebelschleier, Wolken vor sich hinziehen oder es treten einzelne Figuren auf, oder Farbenbilder, dann wieder geometrische Figuren, bei anderen zunächst irgend welche Gegenstände, die sich in Zimmern befinden oder irgend ein Ausschnitt eines Straßenbildes, manchmal nur ein Körperteil, ein Teil eines Gegenstandes, eines Zimmers, eines Gebäudes usw. Man fordert den Patienten auf, das, was sich ihm zeigt, ruhig, ohne Eifer, anzuschauen und die Weiterentwickelung ungefähr in der Weise abzuwarten, wie man sich als Zuschauer im Kinematographentheater verhält. Der Patient soll sich dabei möglichst nicht anstrengen, seine Aufmerksamkeit nicht direkt anspannen, sondern sich hinschauend passiv verhalten, ohne jeden Affekt, besonders Erwartungsaffekt. Je besser ihm dies gelingt, um so leichter treten die Szenen auf. Man muß den Patienten im Schlafzustand unausgesetzt beobachten. Eine Bewegung im Gesicht, die Bewegung einer Extremität, bisweilen ein leichtes Zucken des Körpers oder in einem Körperteil, ein tiefer Atemzug, ein Räuspern, bisweilen eine Bewegung der Lider oder Wimpern kann das Zeichen dafür sein, daß der Patient eben eine affektbetonte Szene durchlebt hat und weiter schläft. Man spricht dann den Patienten vorsichtig an, indem man ihn frägt, ob etwas sich ereignet, ob er etwas durchlebt habe. Manche Patienten lernen es, nach dem Durchleben einer oder mehrerer Szenen von selbst zu erwachen, andere muß man aufs genaueste beobachten, weil sie weiter schlafen und das Durchlebte sonst nicht durchsprechen würden. Bisweilen treten nun bei den einen Patienten zunächst Szenen mit stärkeren Affekten auf, die in der jüngsten Vergangenheit, oft auf dem Wege zum Arzt, sich ereignet haben. Dann wieder können es stark affektbetonte Vorstellungen aus der frühesten Jugendzeit sein. Gibt man sich die Mühe, in der Hypnose nachzuforschen, was das ursächliche Reizmoment für die assoziative Auslösung der aufgetretenen Szenen war, so kann man oft irgend ein zufälliges Ereignis, etwas, was der Patient hörte, las oder sah, oft auch einen Traum aus der vorhergehenden Nacht als im Zusammenhang mit der aufgetauchten Szene stehend erkennen. Hat der Patient es gelernt, sich richtig zu verhalten — dazu braucht es manchmal eine größere Zahl von Sitzungen — so treten die Szenen bald einzeln, bald mehrere hintereinander auf oder es stürmen auf einmal mehrere hervor und wollen sich bewußt machen. Die Patienten geben dann an, sie sehen mehrere Szenen zugleich, die sich vermischen. Der Patient muß dann versuchen, eine Szene festzuhalten; die anderen stellen sich dann später nach und nach ein. Wechseln die Szenen sehr schnell oder richtiger gesagt, jagt eine Szene die andere, so wie es bei Manischen der Fall ist und kann der Patient kein Bild festhalten, so deutet dies auf einen Ermüdungszustand hin. In einem solchen Falle ist die Analyse unmöglich. Hat man genügend Zeit, so kann man den Patienten in Schlaf versetzen und 10—15 Minuten ruhen lassen. In der Regel läßt sich dann die Behandlung fortsetzen. Manche Patienten lernen es, direkt während des Wiederdurchlebens der Szenen unter Affektentäußerung im Schlafe zu erzählen, was sie eben erleben. Sie durchleben dann die Szenen wieder wie die primären, bisweilen sogar erheben sie sich vom Sofa und bleiben bei geöffneten Augen im Hypnoidzustand. Es kann so auch für den Arzt zu recht aufregenden Szenen kommen. Andere erwachen nach jeder Szene und erzählen dann, bisweilen unter starker, ja auch unter sich steigender Affektwirkung das Erlebte. Wieder andere durchleben eine Serie von drei bis sechs und mehr Szenen und erzählen diese dann nacheinander, häufig retrograd. Oft wird es gut sein, sich wenigstens ein Stichwort von jeder durchlebten Szene sagen zu lassen, da diese Szenen in ganz auffallender Weise die Tendenz haben, sofort wieder unterbewußt, d. h. vergessen zu werden. Passiert dies, so kann man in der Regel in der Hypnose die vergessenen Szenen wieder hervorholen. Es ist wichtig, daß der Patient das Wiedererlebte genau erzählt, eventuell mit dem Arzt durchspricht. Es ist von großem Interesse, zu beobachten, wie alle die Szenen immer wiederkehren, wenn sie nicht durchsprochen worden sind; sie sind dann nicht abreagiert. So werden besonders Szenen, die dem Patienten peinlich sind, die er dem Arzt nicht gerne mitteilen möchte, immer und immer wieder auftreten und ihn schließlich zwingen, sie auszusprechen. Manchmal will die Behandlung nicht weitergehen dadurch, daß sich solche immer wieder verdrängte Vorstellungen mit starkem Affekt doch wieder einstellen. Ich hebe diese Tatsache gegenüber dem Einwand, daß die Patienten bei der Analyse in der Hypnose Widerstände dem Abreagieren entgegenstellen, ausdrücklich hervor. Bisweilen drängen sich dem Patienten gleichzeitig mehrere Szenen auf; er weiß meist sofort, um welche Szenen es sich handelt. Nach einigem Zuwarten gelingt es ihm, eine nach der anderen zu durchleben. In der Regel haben diese gleichzeitig auftretenden Szenen den gleichen Affekt oder sind inhaltlich assoziativ verbunden. Häufig ist die Affektspannung eine so große, daß die Patienten zunächst nur den betreffenden Affekt, meistens Angst, oder auch Wut, Ärger, abreagieren, bevor eine Szene auftreten kann. Es kommt dabei bisweilen zu den heftigsten Affektentladungen, die eine Reihe von Sitzungen erfordern. Ich konnte schon öfters beobachten, wie dem Auftreten von Szenen stundenlanges Abreagieren heftigster Angst, Ärger oder Wut vorausging. Nach solchem Abreagieren fühlen sich die Patienten nicht selten schon erleichtert, trotzdem noch keine Szenen aufgetreten waren. Handelt es sich um Angstzustände, so kann das Auftreten der Angst im Halbschlaf durch Fühlbarmachen des Herzstoßes hervorgerufen oder verstärkt werden, indem man mit der Hand gegen die Brustwand drückt. Manchmal wird hierdurch direkt das Abreagieren einer Angstszene veranlaßt. Eine ähnliche Hilfe bietet sich, wenn man die Schmerzpunkte in der Hypnose berührt. Es findet hierdurch wohl eine assoziative Anregung statt. Denn wir müssen uns jederzeit klar sein darüber, daß die Schmerzen bei den Psychoneurotikern nur an die betreffenden Stellen verlegt werden, niemals aber dort ursächlich bedingt sind. Wir werden sehen, daß es sich bei diesen Schmerzempfindungen lediglich um die neue Besetzung früherer Bahnungen handelt. So können wir uns dann vorstellen, daß durch das Berühren dieser Stellen assoziativ die mit den früheren Bahnungen in Zusammenhang stehenden Szenen wieder ausgelöst werden. In manchen Fällen treten besonders stark verdrängte oder in frühester Jugendzeit erlebte Szenen erst auf, wenn die gleiche Gefühlsstimmung vorhanden ist und ein entsprechender Komplexreiz stattgefunden hat. Eine solche Auslösung bedarf, da man nicht alle Umstände im voraus in Erwägung ziehen kann, oft eines glücklichen Zufalles. (Siehe als Beispiel unter Exhibitionismus Fall J. T.) Bisweilen ist man darauf angewiesen, die dem Komplex entsprechende Gefühlssituation suggestiv zu rekonstruieren und sie auch durch Wiederherstellen der äußeren Verhältnisse möglichst nachzuahmen. Hatten beispielsweise Geruchsempfindungen eine Rolle mitgespielt, so wird deren Wiederholung eine Auslösung des Komplexes ganz erheblich erleichtern, da gerade Geruchsempfindungen außerordentlich starke szenische Assoziationen zu machen imstande sind. Da wo in Szenen Geruchsempfindungen reaktiviert werden, sind auch die Szenen von ganz besonderer Lebhaftigkeit.

Ich habe bisher nur vom Abreagieren von gefühlsbetonten Vorstellungen in Form von Szenen gesprochen, weil diese Art des Abreagierens die häufigste ist. Das hängt wohl davon ab, daß unser ganzes Vorstellungsleben vorwiegend ein optisches ist. In einer Reihe von Fällen spielt aber auch das Gehör eine große Rolle. So werden in vielen Szenen alle Gehörseindrücke deutlich wieder durchlebt, ja ganze Gespräche, Theaterszenen, ganze Konzerte können so reproduziert werden. Aber auch — und darauf möchte ich hier ganz besonders hinweisen — reine Vorstellungen, scheinbar ohne Affekt, Überlegungen, Gedankengänge, Gelesenes, Gehörtes können sich dem Patienten im Halbschlaf aufdrängen, sich ihm bewußt machen, weil sie mit den Komplexen in Zusammenhang stehen. Ich sage scheinbar ohne Affekt, weil, wenn sich dem Patienten solche Vorstellungen wieder bewußt machen, diese mit seinen Komplexen im Zusammenhang stehend erlebt wurden. Treten nun die Vorstellungen wieder und ohne Affekt auf, so kann es sich nur um eine Affektverschiebung, die sehr häufig zu beobachten ist, handeln.

Neben dieser von mir am häufigsten angewendeten Methode der Analyse im Halbschlafzustand kam ich in einer Reihe von Fällen dazu, in anderer Weise vorzugehen. Wenn es dem Patienten nicht gelingt, sich in den geeigneten Halbschlafzustand zu versetzen, oder wo trotz guten Halbschlafes die Komplexe sich nicht selbst bewußt machen, habe ich zu anderem Vorgehen meine Zuflucht genommen. So gelang es mir in verschiedenen Fällen, Patienten in Hypnose zu versetzen und den Grad des Schlafes zu erreichen, in dem das Denken eingeengt ist. Da weder Szenen noch Vorstellungen von selbst sich einstellen wollten, nannte ich in einer Weise, wie das früher Breuer und Freud schon machten, einfach die Worte, auf die die Angst übertragen war. (So z. B. bei einer Angstneurose, bei der sich die Angstzustände an gewisse Worte anschlossen, z. B. an alle Worte, die sich auf Geisteskrankheiten und Irrenanstalten bezogen, dann wieder an verschiedene Schimpfworte, Tiernamen etc.; schließlich quälte Patientin die Angst, daß sich immer mehr Worte und Namen ihrem Bewußtsein aufdrängen und haften bleiben, so daß sie sich ihrer nicht entledigen könnte.) Stets gelang es so, eine Reihe von Komplexen, die die betreffenden Worte, resp. Vorstellungen determiniert hatten, teils rein als Vorstellungen, teils als Szenen mit dem zugehörigen Affekt wieder bewußt zu machen. Es konnten so Erlebnisse bis aus den ersten Kinderjahren assoziativ wieder bewußt gemacht werden. Durch konsequentes Vorgehen gelang es mir so, das Leiden völlig zu beseitigen. In anderen Fällen, besonders in solchen, bei denen die Angstzustände durch eine Reihe von Schreckerlebnissen bedingt waren, die den Patienten bewußt, bei denen aber anzunehmen war, daß der Affekt eingeklemmt war, ging ich so vor, daß ich die Aufmerksamkeit der Patienten im Halbschlaf bei eingeengtem Assoziationsvermögen in einen gewissen Spannungszustand versetzte, dadurch, daß ich die Patienten recht aufpassen ließ auf die Bilder, die ihnen auftauchen sollten. Im Momente der höchsten Spannung rief ich dann den Patienten das Wort: „Jetzt" zu. Hierdurch wird ein geringer Schrecken provoziert und in diesem treten dann die Schreckerlebnisse wieder ins Bewußtsein. Auch so gelingt es, die verdrängten, gefühlsbetonten Vorstellungen zum Abreagieren zu bringen und die Kranken von ihren Leiden zu befreien. In manchen dieser Fälle hat man den Eindruck, als läge eine gewisse Hemmung, eine Sperrung vor, die das Wiederbewußtwerden des eingeklemmten Affektes verhindert, bis eine gleichartige Affektlage wieder hergestellt wird, wie sie bei der Entstehung des pathologischen Zustandes geherrscht hatte.

In manchen Sitzungen kann es vorkommen, daß sich weder Szenen noch Vorstellungen, noch irgend welche Reaktionen aus dem Unterbewußtsein geltend machen. Die Ursachen können verschiedene sein. Sehr häufig ist die Übermüdung schuld, z. B. nach nicht genügendem Schlaf, dann wieder zu starke Ablenkungen durch irgend welche Erlebnisse, dann auch, wie schon erwähnt, Sperrungen oder aber, es liegt der Umstand vor, daß kein Material sich nach dem Oberbewußtsein vordrängt. In solchen Fällen ist es nötig, entweder kürzere oder längere Pausen in der Behandlung einzuschalten oder aber, man muß, je nach dem noch zu vermutenden Material eine assoziative Anregung zu machen suchen. Es ist mir unmöglich, weil dies viel zu weit führen würde, jeden einzelnen Modus procedendi, den ich hierbei angewendet habe, hier anzuführen. Es ist hierbei die eingehendste Individualisierung nötig und andererseits sind die verschiedenen Fälle immer wieder anders geartet, so daß es nicht angeht, allgemein gültige Regeln aufzustellen. Wer richtig zu beobachten und sich in die Psyche seiner Patienten einzuleben vermag, wird immer wieder einen Weg zu weiterem Vordringen finden. Jedesmal, wenn er bis zu dem primären, ein Symptom determinierenden Komplex gekommen ist, wird er dieses schwinden sehen. Wer bei der Anwendung dieser Behandlungsmethode unvoreingenommen vorgeht und seine Patienten dabei genau studiert, wird durch eigene Beobachtung mehr lernen, als durch das Lesen selbst der detailliertesten Schilderung.

Nicht unerwähnt darf ich es lassen, daß in der Regel im Anfang einer psychanalytischen Behandlung im Halbschlaf zunächst eine Verschlimmerung des Zustandes einzutreten pflegt. Durch das Abreagieren einzelner Affektzustände bei einer in starker Affektspannung befindlichen Psychoneurose wird das unterbewußt aufgespeicherte Komplexmaterial assoziativ angeregt und infolgedessen machen sich die pathologischen Affektzustände zunächst um so stärker geltend. Auch während der Analyse treten zeitweise solche Verschlimmerungen tagweise auf. So kann es vorkommen, daß Patienten, die infolge ihrer starken neurasthenischen Depressionen sich mit lebensüberdrüssigen Ideen trugen, einige Zeit hindurch in die gleiche Stimmung geraten. Ebenso können Ärger- und Wutstimmungen sich längere Zeit geltend machen, bis die entsprechenden unterbewußten Szenen abreagiert sind. Nicht selten tritt infolge des Abreagierens ein Ermüdungszustand ein. Es empfiehlt sich dann, eine Pause zur Erholung des Patienten zu machen. Mitunter wirkt eine Ortsveränderung recht günstig. Nur darf man sich in manchen Fällen nicht dadurch täuschen lassen, daß Ermüdungszustände auftreten, die nichts anderes als Komplexwirkungen selber sind, denn das Ermüdungsgefühl ist ein Unlustgefühl, das in genau der gleichen Weise verdrängt worden oder durch Konversion und Neubesetzung entstanden sein kann, wie z. B. das Angstgefühl durch Verdrängung der Libido. Ist die Analyse bis zu einem gewissen Grade vorgedrungen, so daß die pathologischen Affektzustände zurücktreten, so machen sich bei den Patienten nervöse Erschöpfungszustände geltend. In diesem Zustand wird dem Patienten der durch seine Krankheit entstandene Kräfteverbrauch fühlbar. Dieser konnte sich infolge der fortwährenden Erregung, in der sich solche Kranke befinden, nicht zur Geltung bringen. Diese Erscheinungen erinnern lebhaft an die bei körperlich Kranken, die während eines Fieberzustandes auch nicht die Reduktion ihrer Körperkräfte durch die Krankheit fühlen können. Während dieser Zeit der Rekonvaleszenz kann man an den Kranken ganz außerordentliche Schwankungen in der Stimmung beobachten. Man hat den Eindruck, als wenn die Kranken noch mehr die Führung in ihrem Gefühlsleben verloren hätten. Durch geringste Anlässe können sie in Verstimmung geraten; fast noch mehr als während der Krankheit sind sie geradezu in einer labilen Gemüts-Gleichgewichtslage. Dabei spielt in dieser Zeit die Regeneration des Willens eine große Rolle. Das größte Unrecht, das man solchen Patienten schon während ihrer Krankheit zufügt, besteht darin, daß man sie für willenlos hält und ihnen stets diesen Mangel an Willen zum Vorwurf macht. Das tun nicht nur die Angehörigen, sondern auch die Ärzte, die solche Zustände nicht verstehen können. Sie haben keine Ahnung, welch enorme Energie oft solche Patienten aufwenden, um gegen ihre Affektausbrüche anzukämpfen. Jetzt während der Genesung haben solche Patienten das Bedürfnis, ihren Willen zur Geltung zu bringen. Dabei muß man ihnen zu Hilfe kommen, indem man die Patienten und noch mehr ihre Umgebung in eingehender Weise aufklärt, wie sie sich nun zu verhalten haben. Die Patienten fangen an, sich gegen alle die Einflüsse aus ihrer Umgebung zu wehren, die sie während der Krankheit hingenommen, geschluckt haben, nur um ihre Angst oder andere pathologische Gefühle beschwichtigen zu können. Sie waren gewohnt, sich in alles zu fügen, alles zu schlucken, denn ihr ganzes Sinnen und Trachten war bis dahin beherrscht von der Angst vor der Angst.

Diese Angst hat einen so zwingenden Charakter, daß die Patienten schon lange im voraus darauf bedacht sind, bei den scheinbar unwichtigsten Gelegenheiten, wo nur für sie Angst entstehen könnte, dahin zu wirken, daß sie diesen entgehen könnten. Sie nehmen deshalb schon von vornherein Stellung zu irgend welchen Entscheiden, ob ein Besuch gemacht werde oder nicht, ob man ins Theater oder ins Konzert geht, ob man in diesem oder jenem Geschäft einkaufen, diesen oder jenen Besuch empfangen, durch diese oder jene Straße gehen will etc. Diesen sich so geltend machenden Willen ist die Umgebung, die sich eben nicht in den qualvollen Zustand bis in alle Details zu versetzen vermag, nur allzu leicht geneigt, als Eigensinn auszulegen. Es sei hier ganz ausdrücklich darauf hingewiesen, wie irrtümlich diese Auffassung ist und wie sie zu einer ganz falschen Beurteilung des Wesens und des Charakters solcher Patienten führt. Ja die Patienten erscheinen durch manche Handlungen charakterlos und verschwendungssüchtig, weil sie durch Handlungen gegenüber einzelnen Personen sich etwas zu vergeben scheinen, was ihnen sonst nicht anstehen würde, z B. gegenüber Untergebenen, Dienstboten etc., oder sie lassen sich zu Geldausgaben, Nichtbenutzen von eben gekauften Gegenständen verleiten, alles nur und immer wieder nur, um ihrem „Dämon der Angst" oder anderen Unlustaffekten entgehen zu können. Sie suchen, zumal wenn das Leiden einen höheren Grad erreicht hat, alles zu vermeiden, was ihnen Angst machen, resp. ihre Angst oder Unlust hervorrufen könnte. Ganz und gar irrtümlich ist eben die Auffassung der Umgebung, wie häufig die des Arztes, daß der Wille bei diesen Patienten krank sei — sie könnten, wenn sie nur wollten, dies oder jenes tun oder unterlassen —. Wer in das Wesen dieser Krankheitszustände eingedrungen ist, weiß, welchen Riesenwillen solche Patienten oft zu entwickeln imstande sind, um ihre Unlustaffekte zu bekämpfen. Diese sind aber häufig so überwältigend, daß auch der stärkste Wille versagen muß.

Jetzt fangen sie an, in der Genesung neuen Lebensmut zu schöpfen; die Momente, wo sie fühlen, wie sie wieder die Herrschaft über sich gewonnen haben, empfinden sie als außerordentlich glückliche. Es ist Pflicht des Arztes, nun die Umgebung aufzuklären, damit sich der sich wieder hebende Wille frei entfalten kann. Das muß in vorsichtiger, takt- und liebevoller Weise geschehen. Die Umgebung muß wissen, daß sie es nun mit einem anderen Menschen zu tun hat und besonders wird es gut sein, die uneinsichtigen, manchmal unbewußt, ja wohlmeinend herrschsüchtigen Naturen aus der Umgebung zu eliminieren. Ja man darf sich nicht scheuen, den Kranken so beizustehen, damit sich der wieder auflebende Wille entfalten kann, daß selbst Familienkonflikte herbeigeführt werden zur Ausschaltung anderer schädlicher Einflüsse. Hierzu gehört oft geradezu eine ganze Diplomatie und Strategie des Arztes. Er muß ganz genau die einzelnen Familienglieder kennen, um klar, zielbewußt und taktvoll vorgehen zu können. Er muß sich der Tragweite seiner Verantwortung jeden Augenblick dabei bewußt sein und das vollste Vertrauen der ganzen Familie besitzen. Dieser ganze Regenerationsprozeß ist psychologisch von allergrößtem Interesse. Wer Gelegenheit hat, ihn im Detail zu verfolgen, lernt mehr Psychologie als durch das Studium der dickleibigsten Werke.

Machen sich solche Rekonvaleszenzzustände geltend, so wirkt oft eine Ortsveränderung, besonders ein Aufenthalt im Hochgebirge in verständnisvoller Umgebung ganz ausgezeichnet. Das Körpergewicht nimmt von Tag zu Tag geradezu sichtbar zu. Doch darf man sich, auch wenn alle pathologischen Affektzustände zurückgetreten sind, nicht täuschen und schon eine komplette Heilung annehmen. In manchen Fällen tritt erst nach einiger Zeit wieder pathogenes Material aus dem Unterbewußtsein hervor. Man muß dann solche Patienten noch längere Zeit unter Kontrolle behalten und hie und da wieder im Halbschlaf nachforschen, ob nicht noch Material zum Abreagieren vorhanden ist, besonders wenn sich wieder Krankheitssymptome geltend machen.

Durch die Entfernung der unterbewußten krankhaften Affektzustände, sowie durch die volle Erkenntnis der Entstehung und der Ausbildung der Krankheit werden die Patienten nach ihrer Heilung in den Stand gesetzt, sich vor neuen Schädigungen zu schützen. Sie tun dies dann in der Regel nach Anleitung des Arztes ganz von selbst. Sind die Angehörigen der Kranken intelligent und von entsprechender Gemütsanlage, so lernen sie sich dem Wiedergenesenen gegenüber richtig zu verhalten. In sehr vielen Fällen erstreckt sich eben die Behandlung nicht nur auf den Patienten selbst, sondern es ist auch nötig, die Angehörigen in eingehender Weise zu instruieren. Oft ist es nötig, die ganze Lebensweise des Patienten zu ändern, ihm neue Lebensaufgaben zu stellen und besonders bei Ehepaaren, das gegenseitige Sichverstehen zu fördern und gemeinsame Lebensinteressen aufzusuchen. Es erwachsen so dem psychanalytisch behandelnden Arzte eine große Zahl von Aufgaben, denen er nur gewachsen sein kann, wenn er es vermag, sich in jeden einzelnen seiner Patienten hineinzuleben, sich völlig „einzufühlen". Wer das nicht vermag, der leite seine Patienten weiterhin zur Willensgymnastik an oder lasse sie weiterhin tagtäglich zu elektrischen Sitzungen zu sich kommen oder nehme sie in sein Sanatorium auf, lege sie zu Bett und mache mit ihnen Mastkuren, wenn er es nicht vorzieht, sie vom Herzspezialisten zum Magenspezialisten und vom Magenspezialisten zum Gynäkologen zu schicken, um immer wieder für einige Zeit sich erleichtert zu fühlen, doch wieder etwas für den Patienten getan zu haben. Und nützt dies alles nichts, so bleibt ihm das Moralisieren über „den schlechten Willen des Patienten, der eben nicht gesund werden will, so energielos ist und sich nicht aufzuraffen vermag". Hat der Patient die Unfähigkeit seines Arztes noch nicht erkannt, so bleibt diesem stets der schlechte Wille als letztes Register. Das ist eine unendlich viel bequemere sogenannte Behandlung. Aber das Wesen dieser Zustände wird diese Behandlung solchen Therapeuten niemals erschließen — auch wenn sie den offiziellen Stempel der anerkannten Wissenschaftlichkeit zu tragen berechtigt ist.

Die verschiedenen Formen der Psychoneurosen.

Wenn ich es unterlasse, eine besondere Einteilung der Psychoneurosen vorzunehmen, so geschieht dies in der Absicht, ganz besonders auf das Gemeinsame all dieser Störungen hinzuweisen. Deshalb könnte eine Einteilung nur eine den Symptomen folgende sein. Wer Gelegenheit hat, Beobachtungen an einer größeren Zahl von Patienten längere Zeit hindurch fortzusetzen, wer so die Entstehungsweise und die Entwickelung der einzelnen Krankheitserscheinungen zu verfolgen imstande ist, dem wird es klar, wie eine Form in die andere übergeht und wie es unmöglich ist, die Symptome in ihrer Bedeutung scharf zu trennen. Die scharfe Trennung entspringt nur unserem Einteilungs- und Schematisierungsbedürfnis. Wir machen diese Abgrenzungen, um uns verständigen zu können; die Natur aber kennt sie nicht. Dabei machen wir den Fehler, daß wir uns in erster Linie bestreben, das die einzelnen Formen Trennende herauszufinden, statt vor allem das all diesen Formen Gemeinsame zu erkennen zu suchen. Nur wer Jahre hindurch Psychoneurosen und sexuelle Perversitäten mittelst der Analyse im Halbschlaf oder im Wachzustand verfolgt, dem wird sich die gemeinsame Grundlage all dieser Störungen, die wir Hysterie, Neurasthenie, hysterische und neurasthenische Angstzustände, Schlafstörungen, Zwangsvorstellungen, Phobien, Perversionen und Perversitäten nennen, von selbst zu erkennen geben. Er wird sich klar darüber, daß all diese Störungen von zwei Variabeln abhängen: Erstens von der psychoneurotischen Gehirnanlage und zweitens von den von frühester Jugendzeit auf diese Anlage einwirkenden Affekttraumen. Je weniger resistent die Gehirnanlage, je früher und stärker und je länger die traumatische Einwirkung stattfindet, um so schwerer wird einst die Schädigung sein. Je resistenter relativ die Gehirnanlage ist, je später, je geringer und je kürzer dauernd die traumatischen Einwirkungen erfolgen, um so leichtere Krankheitszustände werden sich dann ausbilden können. So ergeben sich von selbst durch die verschiedenen Variationen der einzelnen Variabeln schon theoretisch eine Reihe von Störungen. Wir verstehen auch so die Entstehung der Übergänge und die Komplikation durch verschiedene Affekte. Dies wird uns erst recht klar, wenn wir uns vorstellen, daß es sich meist nicht um eine Einwirkung oder um die Einwirkung eines Affektes handeln kann, sondern daß eben infolge der durch die Anlage bedingten Reaktionsweise der Affekte verschiedene Affekte in einem solchen Gehirn zu pathologischer Wirkung kommen können, ja kommen müssen. Dabei ist aber noch in Betracht zu ziehen, daß nicht jedem einzelnen Affekt die gleiche Wirkungsweise zukommt. So haben wir die schwersten Schädigungen zu erwarten, wenn es sich um eine Gehirnanlage handelt, bei der die Affektreaktionen sehr tiefgehende und stark nachhaltend wirkende sind, und besonders noch dann, wenn sehr frühzeitig, stark und lange Zeit hindurch der erfahrungsgemäß am tiefgehendsten wirkende Affekt zur Entfaltung kommt. Und das ist ohne jeden Zweifel der Sexualaffekt. Nicht so schwer wird sich die Schädigung gestalten können, wenn die gleiche Wirkung sich bei gleicher Gehirnanlage erst in späteren Jahren geltend macht. Dabei dürfen wir nicht versäumen, uns auch klar zu machen, daß die Reaktionsweise des sich entwickelnden Gehirns eine auch in anderer Hinsicht um so pathologischere wird, je frühzeitiger und intensiver solche sexuelle Einwirkungen stattfinden. Hat einmal eine Schädigung Platz gegriffen, d. h. ist ein Komplex entstanden, ist ein stark gefühlsbetontes Erlebnis unterbewußt geworden, so hängt es von der Reaktionsweise des Gehirns einerseits und von der Art des Komplexes andererseits ab, wie die weitere Aufspeicherung von Komplexen stattfinden wird. Die Art der Determination, die anfänglich eine zufällige war, später aber die Entstehung der weiteren Determinanten konstelliert, gibt dem Symptomenkomplex das Gepräge. Wir wissen, wie später ein einzelnes psychoneurotisches Symptom durch eine Unzahl von Komplexen bestimmt (determiniert) wird. Halten wir uns nun vor Augen, wie alle synchronen Erregungen der verschiedenen Sinnesorgane einen Komplex bedingen und wie schon die bewußte, wie auch die unterbewußte Wiedererregung (Ekphorierung) eines Teiles eines Komplexgebildes imstande ist, das Gefühlsleben assoziativ anzuregen und ferner, daß Tausende von solchen Komplexgebilden im Unterbewußtsein aufgespeichert und in ihren Elementen assoziativ miteinander verbunden sind, so wird es uns klar, wie je nach der Reaktionsweise des Gehirns assoziativ Gefühle, Schmerzen und Stimmungen ausgelöst werden können, die uns rätselhaft bleiben müssen, solange uns der unterbewußte Zusammenhang der Komplexgebilde unbekannt ist. Je größer die Zahl der unterbewußt aufgespeicherten Komplexe, je stärker ihr affektiver Inhalt, je leichter die Auslösung der Komplexreizwirkung ist, um so schwerer müssen die Symptome sich geltend machen und um so häufiger müssen sie auftreten. Je nach der Aufspeicherung der Affekte rücksichtlich ihrer Art und der Spannung findet auf Grund der vorausgegangenen Determinationen die Übertragung des Affektes, d. h. seine assoziative Verbindung mit Objekten oder Vorstellungen statt. So entstehen die Phobien und Zwangsvorstellungen, nachdem einige Zeit lang der Patient durch ihm unvermittelt erscheinende Auslösung von Affekten beunruhigt worden war. Erst durch die Auslösung eines starken Affektzustandes im Sinne der Determinanten findet die definitive Übertragung statt. In der Regel geschieht diese Übertragung im Zustande einer psychischen oder physischen Schwäche. Die weitere Ausbildung des Krankheitsbildes geschieht in der Weise, daß nun der Kampf mit den Affekten beginnt. Könnte so im Anfangsstadium ein Abreagieren erfolgen, so würde die Heilung des Patienten noch günstigere Chancen bieten. Nun aber sucht der Patient, sowie sein krankhafter Affektzustand ausgelöst wird, den Affekt niederzuringen, er will nicht schwach erscheinen, er sucht sich seines Zustandes zu erwehren und seine Umgebung hält ihm auch noch seine Willensschwäche vor. So verdrängt er immer und immer wieder den sich stets steigernden Affekt, indem er ihn immer mehr und mehr unterbewußt akkumuliert. Je nach der Art der Übertragung auf ein Objekt und nach dem Grad der Affektspannung erfolgt die Häufigkeit der Affektauslösung durch Komplexreiz. Dieser Reiz kann assoziativ durch den Inhalt der Komplexvorstellung oder durch den dem Komplex zugehörigen Affekt erfolgen.

Neurasthenie.

Wenn ich die Darstellung der Affektstörungen, die uns im folgenden beschäftigen sollen, mit der Neurasthenie beginne, so liegt der Grund darin, daß nach meiner Auffassung alle Formen der Neurasthenie im engeren Sinne nichts anderes als Störungen im Affektleben sind.

A. Die Erschöpfungsneurasthenie.

Unter Neurasthenie verstehen wir eine große Gruppe von Krankheitszuständen, bei der wir die nervöse Erschöpfung als Grundlage ansehen. Es besteht die Gefahr, solange solche Gruppen nicht enger abgegrenzt werden können, daß alle die verwandten, ähnlichen Krankheitserscheinungen ihr zugerechnet werden, die nicht näher zu diagnostizieren sind. Trennt man zunächst von dieser großen Gruppe alle diejenigen Zustände ab, die wir bei näherem Zusehen als Initialerscheinungen schwerer geistiger Störungen (depressiv-manische Zustände,

Dementia praecox, Paralysis progressiva etc.) ansehen müssen, und die der psychiatrisch erfahrene Arzt, wenn er auf eine prima vista-Diagnose verzichtet, auch abzutrennen vermag, so kommt als weitere loszulösende Gruppe die in Betracht, die wir zu den konstitutionellen Psychopathien rechnen müssen. Gelingt uns so eine reinliche Scheidung, so bleiben zwei Gruppen übrig, die aber bei näherer Betrachtung restlos ineinander aufgehen. Es sind dies alle diejenigen neurasthenischen Zustände, die im wesentlichen durch Affektverdrängung entstehen. Die häufigste Gruppe, die wir als erste in Betracht ziehen wollen, ist die Erschöpfungsneurasthenie. Dieser Krankheitszustand entsteht bei Menschen, deren Gehirn an und für sich leichter erschöpfbar ist. Er bildet sich nach und nach aus, wenn solche Menschen längere Zeit hindurch gezwungen sind, bei ungenügender, zeitlich unzweckmäßiger Ernährungsweise mit angespannter Aufmerksamkeit anhaltend zu arbeiten. Im Laufe der Jahre, besonders in den 30er, auch 40er Jahren treten die Symptome, die schon lange in geringerem Grade bestanden haben, mehr und mehr hervor. Freilich kommen die Zustände auch bei jüngeren Individuen vor, aber sie sind seltener, weil das Gehirn in diesen Jahren widerstands- und anpassungsfähiger ist. In den 50er Jahren kommt es nicht selten zu ganz schweren Zuständen, die wir den melancholischen zuzurechnen gewohnt sind. Es kommt zu tiefen Depressionen, Angstzuständen mit Selbstanklagen und Wahnideen. Eine genauere Anamnese und Beobachtung des Einzelfalles ermöglicht aber die Differentialdiagnose und Prognose mit Sicherheit zu stellen. Häufig sind solche Personen geistig anhaltend überanstrengt; bei älteren Individuen fehlte neben der unzweckmäßigen Lebensweise die Anpassung der Arbeit an die verminderte Leistungsfähigkeit. Solche Kranke mußten oft unter den ungünstigsten, jede Konzentration störenden äußeren Verhältnissen eine intensive, geistige Arbeit, die angestrengteste Aufmerksamkeit in anhaltender Weise erfordert, verrichten. Dabei ist es — unserer modernen weißen Sklaverei entsprechend — solchen Individuen meist verunmöglicht, während einer vielleicht fünfstündigen, anstrengenden Arbeitszeit sich weder eine Erholung durch eine Ruhepause, noch eine Erfrischung durch Nahrungszufuhr zu gönnen. In der Regel müssen solche Menschen nach nicht genügendem Schlaf am Morgen sehr frühzeitig ihre anstrengende Tätigkeit beginnen; oft bleibt ihnen viel zu kurze Zeit für ein angemessenes erstes Frühstück. Bei der allgemeinen, sich als notwendig herausgestellten Verkürzung der Arbeitszeit wird in unverantwortlicher Weise in manchen Betrieben sogar unter Strafandrohung eine Erholungspause und ein zweites Frühstück verunmöglicht. Eine Unzweckmäßigkeit, die für den Arbeiter so ungünstig ist, wie für die Leistungen des Betriebes, besonders stets da, wo geistige Leistungen in Betracht kommen. Es liegt nun klar zu Tage, daß es physiologisch wie psychologisch eine Torheit ist, von einem Menschen eine vier- bis fünfstündige ununterbrochene, geistig anstrengende Arbeit zu verlangen ohne jegliche Erholung und ohne jegliche Nahrungszufuhr. Wohl gibt es Naturen, die das auszuhalten vermögen. Bei einer großen Zahl von Menschen tritt, besonders bei leichter erschöpfbaren und sensitiven, nach einiger Zeit aber eine geistige Ermüdung ein. Sie muß in vielen Fällen eintreten, weil schließlich unser Gehirn doch nicht eine so ganz einfache Arbeitsmaschine ist, als welche sie so unendlich häufig in menschenunwürdiger Weise mißbraucht wird. Diese Ermüdung muß das Individuum durch den Willen zu unterdrücken suchen. Hierdurch wird der Kräfteverbrauch natürlich ein noch erhöhter und zwar ein der Arbeitsleistung durchaus nicht entsprechender. Ich brauche hier nicht auf die Untersuchungen von Kraepelin und seiner Schule hinzuweisen, aus denen mit Sicherheit hervorgeht, daß es durchaus nicht im Interesse der Arbeitgeber liegt, in dieser Weise arbeiten zu lassen. Im Laufe der Zeit tritt die Ermüdung immer schneller ein und um seinen Pflichten genügen zu können, werden diese Ermüdungsgefühle um so energischer unterdrückt und die Aufmerksamkeit um so intensiver angespannt. Nun kommen noch eine Reihe von Nebenumständen hinzu. In vielen Fällen wird in unseren modernen Betrieben unter den denkbar unrationellsten Verhältnissen gearbeitet. Man nimmt absolut keine Rücksicht auf das Individuum. So muß häufig die intensivste geistige Arbeit geleistet werden, während neben diesem geistigen Arbeiter 6—8 Schreibmaschinen rasseln, ein fortwährender telephonischer Verkehr mit immerwährendem Läuten, ein elektrisches Geklingel und dazu noch Gespräche stattfinden, Leute wie in einem Taubenschlag verkehren, dazwischen noch in einem fort Auskunft zu erteilen und doch jeder freie Augenblick zur Fortsetzung der geistigen Arbeit zu benützen ist. Handelt es sich noch um einen lärmenden Fabrikbetrieb, so sind die Bureauarbeiter und besonders noch die geistig angestrengt Arbeitenden die am wenigsten zu beneidenden Menschen. Dazu noch diese modernen Bauten mit Eisenbeton, die den Schall so vortrefflich leiten! Es kommt dann nicht selten vor, daß eine Reihe solcher gehetzter, nervös gewordener Sklaven nebeneinander zu arbeiten haben und nun infolge ihrer geistigen Abspannung außerordentlich reizbar geworden sind, sich mit Liebenswürdigkeiten überhäufen, das Leben sich gegenseitig außerordentlich erschweren und sich durch die herrliche Einrichtung der Affektübertragung um jede Freude des Daseins bringen. Schon um 10, sicher um 11 Uhr vormittags sind solche Menschen in den Regierungskanzleien, so gut wie in den verschiedensten richterlichen und kaufmännischen Berufsarten, wie in den fabrikartigen Betrieben — sie sind in jeder Branche des Berufslebens zu finden — ermüdet und abgehetzt. Ausgehungert eilen solche Patienten nach Hause oder in die Pension oder ins Restaurant und verschlingen gierig mit Heißhunger in einem Minimum von Zeit ihr Essen. Dann geht es oft ins rauchige Restaurant oder mit schlechtester Luft ausgestattete Kaffeehaus. Es wird der Kaffee eingenommen, Karten gespielt oder eine Unmasse von Zeitungen verschlungen. Nach 30—40 Minuten solcher Ruhe geht es wieder in den Betrieb zurück, wo die Arbeit dem Menschen eine Freude sein soll. Ohne ausgeruht zu sein, beginnt nun nochmals eine ununterbrochene Arbeitszeit von 5—6 Stunden. Es bedarf eines so wunderbar eingerichteten Organes, wie es unser Gehirn ist, um eine solche unsinnige Anforderung lange Zeit, ohne allzu große Störung ertragen zu können. Der moderne Mensch findet sich mit seinem Los ab, weil er Trost in dem Schlagwort findet: „Wir leben im nervösen Zeitalter.“ So treibt es der Herdenmensch, wie seine Mitschafe. Der Abend wird wieder im Restaurant verlebt. Zur Ermüdung kommt noch die Alkohol- und Nikotinvergiftung hinzu. Oder der Kulturmensch hat noch höhere Regungen, er eilt vom Geschäft nach Hause, ißt in aller Hetze einige Bissen, wirft sich in Toilette und läßt sein Gehirn durch ein dreistündiges Konzert mit möglichst wenigen Pausen maltraitieren. Oder er geht ins Theater und läßt sich durch eines der modernsten Stücke seelisch in einer Weise aufregen, daß sein Kräfteverbrauch mit dem während seiner Arbeit in gar keinem Verhältnis steht. Oder er folgt einer Einladung in eine Familie, wo er drei Stunden wie eine Sardine in einer Sardinenbüchse dazu verurteilt ist, stundenlang ruhig zu sitzen, unter Anspannung seines Gehirns, um möglichst unterhaltend zu sein und um seinen Magen mit den schwerst verdaulichen Speisen füllen zu können, Bier und Wein, auch Liköre zu trinken. Um 1—2 Uhr sucht er die Nachtruhe auf. So kann er sich nur 4—5 Stunden Ruhe gönnen, in welcher Zeit sich sein Gehirn von der Ermüdung und der Schädigung seiner Ganglienzellen durch den Alkohol erholen soll.

Sehr nahe liegt die Frage, warum Menschen, die einer so ungünstigen Arbeitsweise unterworfen sind, nicht darnach streben, durch Aufsuchen einer anderen Stelle diesen Einwirkungen auf ihr Gehirn zu entgehen Wer einen Einblick in diese Verhältnisse hat, weiß, daß es wohl eine Reihe von Geschäften gibt, in denen die Prinzipale außerordentlich verständig und wohlwollend sind. Wer das Glück hat, eine solche Stelle zu besitzen, gibt sie nicht leicht auf. Das sind die Geschäfte mit vorzüglichem, zuverlässigem Personal. Das Angebot der Arbeitskräfte ist im allgemeinen größer als die Nachfrage und so kommt zu allen erwähnten psychischen Momenten noch das hinzu, daß Menschen in solch abhängigen Stellungen unter dem aufreibenden Drucke stehen, nicht nur ihrer Sklaverei nicht entrinnen zu können, sondern das Gefühl haben, ihr Leben lang darin ausharren zu müssen, unter Aufopferung ihrer Gesundheit. Sie leben im Gedanken, sie seien Neurastheniker und sie wissen von den Ärzten, daß das eine moderne Krankheit, die in der Regel unheilbar ist, einfach ertragen werden müsse. Ebenso wirkt es verschlimmernd auf den Zustand solcher Patienten, daß sie ganz wohl dabei aussehen, trotzdem sie so leiden. Infolgedessen hat von ihren inneren Vorgängen weder ihre Umgebung, noch der Arbeitgeber eine Ahnung. Melden sie sich krank, weil sie nicht mehr arbeiten können, so wird ein ärztliches Zeugnis von ihnen verlangt; in ihrer eigentümlichen Schüchternheit sind sie darüber schon gekränkt, oft nicht imstande, sich den Ärzten gegenüber auszusprechen. Ist dieser auf dem Gebiete der Neurosen unerfahren, so untersucht er dann die Lungen und das Herz und stellt das Zeugnis aus, daß er an dem Patienten nichts finden könne. Nun ist er zum Simulanten gestempelt. Was das für einen gewissenhaften Menschen bedeutet, brauche ich nicht weiter zu schildern. Solche Diagnosen kommen — denn nicht nur die oberen Zehntausend haben das Vorrecht, Neurastheniker zu sein, sondern geistige Arbeiter überhaupt — in der Kassenpraxis außerordentlich häufig vor. Es soll daraus diesen Ärzten kein Vorwurf gemacht werden. Aber es ist unmöglich, einem solchen Patienten gerecht zu werden, wenn der Arzt unter dem Zwange steht, in kürzester Frist mit ihm fertig zu werden. Noch auf einen Übelstand muß ich hier hinweisen, der außerordentlich häufig der Entstehung neurasthenischer Zustände Vorschub leistet. Es ist der häufige Wechsel der Arbeitszeiten bei geistigen Arbeitern, öfters kombiniert mit wechselnder Nachtruhe. Solche Arbeitsweise gibt es in verschiedenen Betrieben; ihre auffallenden Schädigungen haben sich mir bei Post- und Telegraphenbeamten, Richtern, Rechtsanwälten und Beamten, die lange anhaltenden Sitzungen ohne Pausen beiwohnen müssen, in ganz besonderer Weise gezeigt. Unser Gehirn ist im ganzen sehr adaptionsfähig und es läßt sich so dressieren, daß wir unsere Arbeits-, Essens- und Ruhezeiten sehr wohl hie und da ändern, verlegen können. Es ist sogar gut, sich nicht pedantisch zu verwöhnen. Sind wir aber zu andauernden Verlegungen gezwungen, so bedarf es dann einiger Zeit, bis sich das Gehirn an solche Änderungen gewöhnen kann. Ist es daran gewöhnt, so trägt es auch keinen Schaden davon. Soll sich aber der Organismus — es kommt dabei nicht nur auf das Gehirn, sondern besonders auch auf den Magen an — alle acht Tage an eine andere Arbeits-, Essens- und Ruhezeit gewöhnen, so ist dieser immerwährende Wechsel auf die Dauer von schädlicher Wirkung. Der Organismus muß Schaden leiden und dies um so eher und mehr, wenn es sich um wenig resistenzfähige Gehirne handelt. Und um solche handelt es sich besonders in Staatsbetrieben sehr häufig. Viele junge Männer, die sich dem Kampf ums Dasein nicht voll gewachsen fühlen, dabei aber einigermaßen intelligent sind, drängen sich zu solchen, auch „wissenschaftlichen" Betrieben, weil sie sich in solchen Stellen geborgener fühlen, als in der freien Konkurrenz. Die aufreibende Arbeit, gewöhnlich in den unhygienischsten Verhältnissen, in überheizten, schlecht ventilierten Räumen, die Leistung geistiger Arbeit in lärmender Umgebung neben anderen abgehetzten, nervös gereizten Mitarbeitern, regt bei solchen Kranken eine Unmasse von Unlustempfindungen an und diese alle müssen mit dem Willen genau wie die Ermüdung selbst überwunden, d. h. verdrängt werden. So macht sich neben der eigentlichen Erschöpfung selbst noch die Überwindung (Verdrängung) der Ermüdungsgefühle als sekundäre Schädigung geltend. Ich habe absichtlich diese Umstände etwas ausführlicher meiner Erfahrung entsprechend wiedergegeben, weil sie für unsere heutigen Arbeitsverhältnisse und Lebensweise geradezu typisch sind. Täglich muß man es bedauern, daß sich immer noch der Altruismus mehr den Tieren zuwendet als den Menschen. Wir haben sehr gut organisierte Tierschutzvereine, aber die Gründung von Vereinen zum Schutze der Menschen und der Menschenrechte wäre solange dringenderes Bedürfnis, als es der Gesetzgebung nicht gelingt, und auch nicht überall gelingen kann, dieser weißen Sklaverei Herr zu werden. Ich kann diese allgemeinen Betrachtungen, die ich für dieses Kapitel als nötig erachte, nicht schließen, ohne noch auf einen anderen Punkt hinzuweisen. Es ist dies das allgemeine Bestreben der Verkürzung der Arbeitszeiten. Bei diesem Bestreben werden Kompromisse geschlossen, die dahin tendieren, während der Arbeitszeiten keine Pausen eintreten zu lassen. Vom nervenhygienischen Standpunkt aus ist dies eine große Verkehrtheit, die für den Arbeitgeber verminderte Leistungen und für den Arbeiter eine Schädigung seiner Gesundheit zur Folge hat. Nach meiner Ansicht kann man nicht das Prinzip der Arbeitsverkürzung ganz im allgemeinen für alle Betriebe auf eine bestimmte Zeit ausdehnen. Es sollte eine Maximalarbeitszeit gesetzlich festgelegt werden und dann müßten die Arbeitszeiten für die verschiedenen Betriebe je nach der körperlichen, besonders aber nach der geistigen Inanspruchnahme mit maximalen Zahlen festgelegt werden. Bei der geistigen Arbeit kommt es im wesentlichen darauf an, ob die Arbeit eine intensiv geistige Anspannung erfordert, ob sie monoton oder Abwechslung bietend ist etc. Wohl bin ich mir der Schwierigkeiten, die hierbei in Frage kommen, bewußt, aber wo ein Wille ist, diese Sklaverei zu beseitigen, da wird sich auch immer ein Weg finden lassen.

Die gleichen nervenhygienischen Bedingungen sollten in der Schule, aber auch an den Hochschulen in Betracht gezogen werden. Sowohl hier, wie in geschäftlichen Betrieben würde nicht weniger, sondern mehr geleistet werden, wenn nicht eine so anhaltende Anspannung der Aufmerksamkeit verlangt und mehr Ruhepausen eingeführt würden. Für die Schule käme dabei noch die Art der Darbietung des Unterrichts mit in Betracht. Hierin wurden wohl allgemein, aber besonders bei uns in Zürich, in den letzten Jahren ganz bedeutende Fortschritte gemacht, obwohl das Geschlecht der „Flachsmann“ noch nicht ausgestorben ist. Wir haben in dem Vorhergehenden schon darauf hingewiesen, daß es bei der Entstehung neurasthenischer Zustände nicht allein darauf ankommt, daß eine Ermüdung des Gehirns entsteht durch Überanstrengung der Aufmerksamkeit, sondern auch durch die Verdrängung des Ermüdungsgefühles und der Unlustgefühle, wie Ungeduld, Ärger etc., die damit einhergehen, durch den Willen. Wir werden bei der Analyse gewisser psychoneurotischer Zustände erkennen, wie in der Katharsis solche unterbewußt aufgespeicherte Unlustaffekte mit den dazu gehörigen Szenen abreagiert werden.

Die Symptome dieser Zustände bestehen in der leichten Ermüdbarkeit des Gehirns, in Reizbarkeit, die zu explosiver Affektentladung führt, Druckgefühl in den verschiedensten Regionen des Kopfes, Schwindelgefühle; Klagen über Gedächtnisschwäche, Unfähigkeit, neue Eindrücke in sich aufzunehmen; leichtes Versprechen, hie und da infolge der Aufmerksamkeitsstörung auch ein Danebensprechen, wie bei Paraphasie, Verwechseln von Silben, Schlafstörungen verschiedenster Art, häufig gestört durch das Hören der Pulsation des Herzens selbst oder der Arterien am Kopf, besonders im Ohre, seltener Herzklopfen, Schmerzgefühle im Rücken oder auf der Brust, leichte körperliche Ermüdung, Unlust zur Arbeit, Gefühl von innerer Unruhe, Verstimmungen, besonders am Morgen, während solche Patienten gegen Abend meist gar nicht mehr an ihren Zustand denken, sondern sich ganz wohl und frei fühlen. Je nach der Veranlagung zu Hypochondrie können sich zu diesen allgemeinen Symptomen ein ganzes Heer von hypochondrischen Beschwerden gesellen, auf die wir hier nicht näher einzugehen brauchen, weil sie jedem Arzte bekannt sind. Dieses Krankheitsbild, das im wesentlichen seine Ursache in der fortgesetzten, oft jahrelang dauernden Überanstrengung der Aufmerksamkeit bei chronischer, in zeitlicher Hinsicht unzweckmäßiger Ernährung unter Verdrängung der hieraus entstehenden Unlustgefühle mittelst des Willens hat, ist in seinem Wesen völlig gleich dem nun zu schildernden neurasthenischen Zustand, der ätiologisch allein auf die Verdrängung von Affekten zurückzuführen ist.

Selbstverständlich bietet uns die Natur nicht solche scharfe Übergänge, sie systematisiert nicht wie wir, deshalb ist die Kombination beider Zustände außerordentlich häufig. Wenn wir eine solche, teilweise etwas gezwungene Trennung vornehmen, so geschieht das mit Rücksicht auf die meist prävalierenden ätiologischen Momente und die daraus hervorgehenden therapeutischen Maßnahmen. Zur Erläuterung dieser Ausführungen zwei kurze Beispiele:

Fall 2: Adolf A., geb. 1880, verheiratet, 5 Kinder gesund.

Patient klagt seit drei Jahren über nervöse Erregung, besonders im Geschäfte. Dort besorge er die Buchhaltung und außerdem habe er viel zu disponieren. Seine Erregung sei so, daß ihm alles zuwider sei, er könne gar nichts ertragen und fürchte jeden Augenblick einen Konflikt mit seinem Vorgesetzten oder mit den Arbeitern. Dabei klagt er über große körperliche Müdigkeit und Mattigkeit, die Augendeckel wollen ihm zuklappen. Wenn er addieren wolle, so müsse er aufhören, entweder ist er dabei so erregt, daß er Zahlen überhüpfe oder er werde lahm dabei. Patient klagt über Hinterhaupt-Kopfschmerzen und Stirnkopfschmerz. Er schlafe unruhig, träume viel und schwer. Patient steht am Morgen um ½6 Uhr auf, ist 6 Uhr 25 im Geschäft, arbeitet bis um 12 Uhr und von ½2 Uhr bis 6 Uhr. Dabei besteht seine Ernährung in Kaffee und gleich viel Milch mit Butter und Brot um 6 Uhr, mittags um 12 Uhr 10 Suppe, Fleisch und Gemüse, abends nach 6 Uhr wieder Kaffee mit gebratenen Kartoffeln, hie und da Fleisch oder Wurstwaren. Über dem Patienten arbeitet eine vierpferdige Maschine, die regelmäßig schlägt infolge eines Defektes. Sein Vorgänger habe deshalb die Stelle aufgeben müssen. Er selbst muß aufhören beim Addieren, wenn er die Maschine hört. In sexueller Hinsicht besteht absolut keine Anomalie.

Fall 3: Richard W., geb. 1859, Fabrikarbeiter.

Patient klagt seit 5 Wochen über Schwindelgefühl, das bald weniger, bald mehr, aber fortwährend andauere; der Schwindel fange im Magen an und fahre ihm ins Gehirn. Dann habe er ein dumpfes Gefühl im Kopf. Als dieser Schwindel das erste Mal auftrat, mußte er sich erst erbrechen, aber seitdem habe er nicht wieder erbrechen müssen. Dies sei bei der Arbeit gewesen. Seit dieser Zeit (5 Wochen) arbeite er nicht mehr, es sei ihm unmöglich, es murre im Kopf, Patient ist aber unfähig, genauer anzugeben, wie seine Gefühle sind. Patient arbeitet seit 10 Jahren in einem Papiergeschäft, in dem er bei nicht genügender Beleuchtung Papier abzählen, zurecht schneiden und verpacken muß. Patient ist verheiratet, hat 7 Kinder. Er sieht sehr schlecht genährt aus. Seine Nahrung besteht um 7 Uhr aus Kaffee und Brot, um 9¼ Uhr Brot und etwas Wein, um 12 Uhr Kaffee, einmal in der Woche Fleisch, um 4 Uhr nehme er meist nichts, um ½8 Uhr Kaffee mit Brot, hie und da Suppe. Seine einfache Arbeit, sagt er, strenge ihn an, er müsse immer rechnen und viel dabei aufpassen. Zu Hause sei er sehr reizbar geworden und müsse sich sehr leicht, besonders wegen des Lärmens der Kinder, ärgern. Patient ist nicht sehr intelligent, hat aber den besten Willen, durch seine Arbeit so weit wie möglich für seine Familie zu sorgen. Der Zustand des Patienten ist ein ziemlich schwerer, so daß ein Arzt an progressive Paralyse und Versorgung in einer Irrenanstalt gedacht hat. Es lassen sich aber keine Lähmungserscheinungen nachweisen. Auf Grund der Diagnose: Erschöpfungszustand, rate ich einen Aufenthalt auf dem Lande bei recht guter Ernährung an.

Am 23. VI. 11 stellt sich der Patient als genesen vor. Er sieht sehr gut und frisch aus; er habe es gut gehabt und habe alles gegessen, was er bekam. Jetzt habe er keine Beschwerden mehr, der Schwindel sei ganz verschwunden, er wolle nächste Woche seine Arbeit wieder aufnehmen.

B. Neurasthenische Zustände bedingt durch Affektverdrängung.

Diese zweite Form findet sich häufiger als die vorgehend geschilderte, wenn auch vielleicht nicht ausschließlich bei Individuen mit psychoneurotischer Anlage. Bei ihnen kommt es, wie wir dies schon wiederholt hervorgehoben haben, infolge ihrer Gehirnkonstitution und infolge unrichtigen Verhaltens zu Affektverdrängungen. Dabei können wiederum alle Affekte und in erster Linie aber der Sexualaffekt eine Rolle spielen. Auch liegt es auf der Hand, daß nicht selten eine Kombination der zuerst geschilderten Form mit dieser zweiten vorkommen kann.

In symptomatischer Hinsicht kommen bei der zweiten Form häufiger starke Schmerzempfindungen, besonders im Kopf, als Stirn-, Scheitel- und vor allem als Hinterkopfschmerz vor, dumpfes Gefühl im Kopf, Hemmungsgefühl im Kopf etc. Der Hinterkopfschmerz wird meist als ein vom Nacken oder Hinterkopf aufsteigendes, intensives und ausstrahlendes Schmerzgefühl geschildert. Dann geben die Patienten verschiedene, oft sehr lästig werdende Sensationen, wie Kribbeln, Reißen, Zupfen und Stechen im Kopf an, leichte Ermüdbarkeit beim Arbeiten, Unlust zur Arbeit, Mangel an Lebensfreude, Energielosigkeit. Selten fehlen Klagen über das Gedächtnis; die Patienten meinen, sie können gar nichts mehr merken, nichts begreifen; sie kommen sich dumm vor, die Vergeßlichkeit, die leichte Ablenkbarkeit der Aufmerksamkeit auf sich selbst, die Depressionsgefühle, die bald leichten, bald schweren Verstimmungen zwingen den Patienten, alles ganz schwarz zu sehen. So malt er sich schon in die „ausgesprochene" Paralyse hinein. Außerdem sind Klagen über Schmerzen auf der Brust, besonders in der Herzgegend, im Unterleib, da und dort, dann wieder im Rücken, besonders zwischen den Schulterblättern oder im Kreuz, in den Beinen außerordentlich häufig. Letztere bieten oft Veranlassung zu hypochondrischen Ideen, besonders es handle sich um eine beginnende Rückenmarkskrankheit. War eine luetische Infektion vorausgegangen, so sind besonders Ärzte und aufgeklärte Laien mit solchen Zuständen ganz außerordentlich durch ihre Befürchtungen geplagt. Sie leiden oft — natürlich grundlos — ganz fürchterlich. Hierzu kommen noch eine Reihe von anderen Beschwerden, Schwindelgefühle, häufig Flimmern vor den Augen, Geräusche in den Ohren, besonders oft Hören des Pulsierens im Ohr vor dem Einschlafen, Bangigkeitsgefühle, die sich bis zu den ausgesprochensten Angstgefühlen steigern können, Herzklopfen bei dem geringsten Anlaß, Hitze- und Kältegefühle, besonders plötzlich auftretende Schweißausbrüche, außerordentlich leichte Ermüdbarkeit, Schlafsucht am Tage, Schlafstörungen in Form von Nichteinschlafenkönnen oder Störungen im Schlafe selbst, unruhiger Schlaf durch lebhafte Träume, besonders Angstträume, Erwachen mit Angst und Herzklopfen, Erwachen mit Verstimmung und dem Gefühle des Nichtausgeruhtseins, zeitweise auftretende Depressionsgefühle. Außerdem sind solche Patienten leicht empfindsam, reizbar, sie kritisieren alles, nichts wird ihnen recht gemacht, sie haben geradezu eine Sucht zum Nörgeln und Kritisieren; durch die sie beherrschenden Unlustgefühle sind sie zu Widerspruch geneigt und widersprechen oft so, daß es ihnen selbst auffällt. Die lange Zeit anhaltende labile Gemütsgleichgewichtslage macht sie für die Umgebung recht ungemütlich, da sie in ihren Stimmungen unberechenbar sind.

Diese Zustände können sich herausbilden, wenn es sich lange Zeit um Verdrängung von Affekten, wie Ärger, Unbefriedigtsein mit seinem Schicksal, lang verhaltene Wut, lang andauernden Kummer und Sorgen, Häufung von schweren Schicksalsschlägen, besonders bei geistiger Überanstrengung handelt und besonders noch, wenn diese Momente sich kombinieren mit der Verdrängung oder Rückstauung normaler sexueller Gefühle. Außerordentlich häufig zeigen sich solche Symptome beim Vorkommen von sexuellen Perversitäten und Perversionen. Denn hier ist die Sexualverdrängung eine besonders häufige. Da die letzteren in erster Linie beim männlichen Geschlecht von Bedeutung sind, so müssen wir hier auf Übelstände zu sprechen kommen, die mit unserem heutigen Kulturleben in innigem Zusammenhange stehen. Auf die sexuellen Perversitäten und Perversionen kommen wir in einem speziellen Kapitel zurück. Es sei hier nur auf das Moment der in Betracht fallenden Sexualverdrängung hingewiesen. Die Entwickelung unserer Kultur brachte es mit sich, daß es gesellschaftlich verpönt ist, überhaupt über sexuelle Dinge zu sprechen — es sei denn nur in Form von obszönen Witzen. So wachsen Söhne und Töchter auf, ohne in irgendwelcher Weise vernünftig aufgeklärt zu sein. Man überläßt jeden seinem Schicksal und wartet ab, wie er mit sich fertig wird. Am schlimmsten kommen dabei diejenigen weg, welche ethisch fein veranlagt sind, und eine ernstere und höhere Lebensauffassung besitzen. Für diese wird nicht selten, wenn sie nicht zeitig aufgeklärt sind, instinktiv das erste Zusammentreffen mit dem Sexualproblem — und das kann schon sehr frühzeitig passieren — direkt verhängnisvoll. So kann ein sexuelles Trauma in den allerersten Kinderjahren — ich habe solche schon kurz nach dem ersten Lebensjahr in der Analyse herausfinden können — für die ganze spätere Entwickelung von ausschlaggebender Bedeutung sein. Der Mangel an Aufklärung ist aber oft die Ursache für die Weiterentwickelung von Anomalien und im späteren Alter außerordentlich häufig die Ursache für die Folgen der Verdrängung von sexuellen Erregungen. Da diese Erregungen nicht selten peinlich empfunden werden, so werden sie unterdrückt. Ganz erstaunlich häufig ist es, daß Knaben in den Entwickelungsjahren keine Ahnung von der Bedeutung der Erektionen und Ejakulationen haben, so wenig wie die Töchter der höheren Schulen, selbst von Seminarien, eine Ahnung von der Bedeutung der Menstruation. Es kann einem sogar passieren, Damen mit Anspruch auf Bildung kennen zu lernen, die hoch in den 20er und 30er Jahren stehen, ohne dies zu wissen. Bei Knaben spielen dann die häufigen Erregungen eine Rolle, die zur Onanie führen. Über die Bedeutung dieser bestehen selbst bei Ärzten, sogar Ärzten von Ruf, die wunderlichsten Vorstellungen. Dazu kommt noch der eminente Schaden, den eine Schundliteratur hervorruft, die selbst von Ärzten mit Diplomen und Doktortitel verfaßt zur gemeinsten Ausbeutung der geängstigten Patienten benutzt wird. Selbst die anständigsten Zeitungen sind sich wohl nicht bewußt, daß sie mithelfen, diese Kranken auszubeuten. Bei den Vorgängen, die sich bei der Onanie abspielen, zeigt sich am einfachsten der Vorgang der Verdrängung der Libido. Gewiß gibt es eine große Zahl von Fällen, bei denen die Onanie zu den Symptomen einer degenerativen Gehirnanlage gehört. Da handelt es sich um schwere Psychopathen. Oft wird der falsche Schluß gemacht, daß die Onanie zur Ursache von Geisteskrankheiten werde. Hier findet meist eine Verwechselung von Ursache und Wirkung statt. Wer längere Zeit hindurch die Gelegenheit hat, Geisteskranke zu beobachten, der kann sich überzeugen, daß die Onanie ein Symptom bei den verschiedenen schweren geistigen Störungen ist, daß sich die Zustände trotz stark betriebener Onanie in keiner Weise zu ändern vermögen. Was beim normalen oder annähernd normalen Jüngling oder Mädchen am meisten schädigend wirkt, ist sicherlich nicht der mit der Erregung einhergehende Säfteverlust, sondern die ständige Angst, das immerwährende sich bedrückt und beobachtet Fühlen, ganz besonders die peinlichen Vorstellungen und die damit verbundenen Gefühle infolge des schlechten Gewissens. Diese peinlichen Vorstellungen und die zugehörigen Gefühle sucht das Individuum in einem fort aus dem Bewußtsein zu verdrängen und andererseits drängen sie sich dem Patienten immer und immer wieder auf. Es ist bei schon pathologisch reagierenden Individuen ein fortwährender, jahrelanger psychischer Kampf, der da geleistet wird. Die Angst, die während des onanistischen Aktes selber eine Rolle spielt, verdrängt die Libido und diese Verdrängung macht sich in verschiedener Weise geltend. Dabei können wir nicht selten beobachten, wie die sich immer mehr aufspeichernde Angst bewirkt, daß eine Einengung des Denkens stattfindet und der junge Mann immer und immer wieder gezwungen wird, an seine sexuellen Funktionen zu denken. Dies steigert sich soweit, daß ihn diese Gedanken, die Selbstvorwürfe, die Angst, entdeckt zu werden, die Angst vor den Folgen selbst bei seiner Arbeit stören und nach und nach alle die neurasthenischen Beschwerden entstehen läßt, die wir oben geschildert haben. Eine einfache Aufklärung über die natürlichen Vorgänge der Erregungen, Erektionen und Ejakulationen wirkt bei normalen Individuen sehr schnell beruhigend. Weitere Folgezustände, die sich aus der Onanie, resp. aus der direkten Unterdrückung der sexuellen Erregungen ergeben, werden wir bei den neurasthenischen Angstzuständen kennen lernen und wir werden auch bei den sexuellen Perversitäten und Perversionen nochmals darauf zurückkommen müssen. Hier sei nur noch die häufig vorkommende Klage solcher Patienten erwähnt, die darauf hingeht, daß sie sich oft in ihrer Phantasie mit sexuellen Vorstellungen beschäftigen müssen. Wir müssen hier darauf hinweisen, daß dies lediglich die Folge der sexuellen Verdrängung ist. Es kommt da bei ethisch hochstehenden, oft sehr feinfühlenden Menschen beiderlei Geschlechts zu den tollsten Phantasien, zu Tagträumereien, zum Ausspinnen ganz phantasievoller Romane, deren Inhalt mit der beabsichtigten zunehmenden Erregung immer spannender wird, bis es zur Vorstellung eines in der Regel perversen Sexualaktes und gleichzeitigen Auslösung des Orgasmus kommt. In anderer Weise gestalten sich diese Verhältnisse beim weiblichen Geschlecht. Hier kommt es, wenn nicht aus irgend einem Grunde eine frühzeitige Erregung und Übertragung (Fetischismus) stattfand, nicht in solchem Grade zu sexuellen Verdrängungen. Es hängt dies von der sich anders gestaltenden Auslösung der sexuellen Gefühle ab. So können eine Reihe von neurasthenischen Symptomen bei lange andauernden Liebesverhältnissen, besonders bei Bräuten sich geltend machen infolge der immer wieder angeregten, nicht abreagierten, meist verdrängten Liebes- und Sexualgefühle. Die Fälle frühzeitiger Erregung bei Mädchen sind sehr häufig, viel häufiger als man ahnt. Abgesehen von diesen Fällen vorzeitiger Erregung treten die neurasthenischen Folgezustände bei solchen Frauen auf, bei denen aus irgend welchen Gründen keine Auslösung, sondern eine Verdrängung der sexuellen Gefühle stattfand, sei es aus Angst vor dem Congressus, vor Schmerzen, vor Gravidität, sei es durch das Bestehen von anderen Unlustaffekten, durch Verankerung der Gefühle, Einengung der erogenen Zonen oder aus Mangel der Befriedigung nach früher gewohntem sexuellem Verkehr etc. Daß die Angst vor den Folgen der Masturbation allein eine ganz erhebliche Rolle spielen kann, zeigt besonders der folgende Fall:

Fall 4: Frau Marie B., geb. 1857.

Verheiratet, Mutter von drei gesunden Kindern, sonst stets gesund, 1894 Unterleibsentzündung, 1897 Fall von einem Wagen, hatte eine heftige Gehirnerschütterung, war längere Zeit bewußtlos, aber seitdem Druck im Kopf, konnte nicht mehr anhaltend rechnen, sonst bekommt sie ein kurioses Gefühl im Kopf und wurde verwirrt. Nach der Geburt ihres jüngsten Kindes, 1887, habe sie im linken Nasenloch einen üblen Geruch bekommen. Dieser höre auf, wenn sie in beiden Nasenhälften Luft habe. Infolge dieses Geruches gehe sie nirgends mehr hin. Sie meint, der Geruch komme aus dem Unterleib, das bereite ihr schrecklichen Kummer und sei ihr eine fürchterliche Qual. Den Geruch habe sie nur in Zimmern zu Hause, nie bei anderen Leuten. Es sei, wie wenn etwas faul oder moderig wäre. Sie gehe nirgends hin deshalb, in kein Theater, keine Kirche etc., aus Furcht, andere können den Geruch wahrnehmen; sie geniere und schäme sich. An manchen Tagen rieche sie gar nichts, an anderen halte sie es nicht aus, empfindet dabei einen Druck auf der Scheitelhöhe, wie wenn sie dort einen halben Zentner habe. Aber auch wenn sie auf dem Balkon stehe und dort ein frischer Windzug gehe, könne sich der Geruch einstellen. Auch verspüre sie ein Hämmern und Schlagen im linken Ohr, wenn sie ruhig sitzt oder liegt, oder wenn sie aufgeregt wird. Patientin besorgte bis vor drei Jahren ein kleines Geschäft, hatte viel Aufregung und strenge Arbeit, da sie daneben den Haushalt für den Mann und drei Kinder besorgte. Dabei hatte sie stets mit ihren Angstgefühlen zu kämpfen wegen des Geruches und sie mußte alles geheim halten. Nur mit äußerster Energie habe sie alles überwinden und ihren Pflichten nachkommen können. Am Abend sei sie dann immer ganz erschöpft gewesen. Ihre Ehe ist eine vollkommen glückliche, sie habe nie Verdruß mit ihrem Mann gehabt. Sowie sie jenen üblen Geruch empfinde, werde es ihr wie schwermütig, dann empfinde sie auch den Druck auf dem Kopf und in der Herzgegend. Besonders stark sei der Geruch in der Nacht. Dann könne sie nicht schlafen oder erwache sehr häufig. Jetzt erinnert sich Patientin, daß sich das Leiden einstellte, als ihr jüngstes Kind schon ein Jahr alt war, also 1888. Wieso es auftrat, dessen könne sie sich nicht erinnern. Patientin führte ihren Zustand auf eine Erkrankung der Sexualorgane zurück. Der behandelnde Arzt erkannte die nervöse Natur des Leidens und schickte Patientin zu mir. Auf diese Idee, daß sie ein Unterleibsleiden habe, kam sie vor 25 Jahren. Damals besuchte sie ein Panoptikum. Dort sah sie die Nachbildung der Sexualorgane und in einem besonderen Kabinett die Folgen der Geheimsünden. Die verschiedenen Präparate machten sie schaudern. Als sie dann danach die Darstellung der Folgen der Masturbation sah, erschrak sie und wurde ohnmächtig. Hieran mußte sie dann Tag und Nacht denken, schlief nicht mehr vor Kummer und Sorgen und lebte in ewiger nahezu unausgesetzter Angst. Es war ihr nie mehr recht wohl. Sie wurde sich plötzlich eines Unrechtes bewußt und da mit einem Male, drei Jahre nach dem Besuch des Panoptikums, stellte sich der Geruch ein. Während ihrer Schwangerschaften lebte sie fortwährend in Angst, die Kinder könnten wegen der Masturbation nicht recht werden. Gerade nach der Geburt des jüngsten Kindes sei der Geruch aufgetreten. Sie habe sehr angestrengt arbeiten müssen, weil sie neben den Hausgeschäften einen Konsumladen führte und hatte in einem fort damit zu tun, ihre Angst niederzukämpfen. Sie trug das Schwere für sich und sagte es niemandem. Ihre Umgebung habe nichts gerochen. Aber sie rieche es, sowie sie in die Wohnung kommt und die Fenster des Zimmers geschlossen sind. Um den Geruch zu verdecken, habe sie den ganzen Winter hindurch Wasser mit Terpentin auf dem Ofen stehen. Patientin ging ohne jede Aufklärung in die Ehe. Was Masturbation ist, wußte sie absolut nicht. Durch eine zufällige Berührung im 10. Lebensjahr wurden bei ihr Gefühle ausgelöst. Das geschah dann nahezu täglich, sie meinte, daß man das so tun müsse, sprach niemals davon und glaubte, das gehöre zum Leben, wie irgend etwas anderes auch. So masturbierte sie bis zur Ehe in ihrem 25. Lebensjahr. Erst als sie im Panoptikum die schauerlichen Darstellungen sah, überfiel sie plötzlich eine kolossale Angst und dort fiel sie in Ohnmacht. Da sie dort eine Verfärbung der Sexualorgane beobachtet hatte, so kam ihr die Vorstellung, daß auch ihre Organe sich verfärben. Dann stellte sich nach und nach der Geruch ein, anfänglich meinte sie, es sei von der Geburt des Kindes her etwas zurückgeblieben. Als die Vorstellung, daß sich ihre Sexualorgane verändern, sich immer mehr befestigte, lebte sie in steter Angst, daß der Mann dies merke. Seitdem diese Angst sich eingestellt hatte, hörte das Gefühl im ehelichen Verkehr auf. Dann steigerte sich die Angst und die Geruchswahrnehmung immer mehr und mehr.

15. VIII. 06. Patientin kommt heute glücklich, hat keine Angst mehr, ist klar geworden über den Zusammenhang ihres Zustandes; trotz geschlossener Fenster rieche sie nichts mehr. Patientin schildert noch, wie schrecklich ihr Zustand gewesen sei, wie sie sich gescheut hat, mit Menschen zu verkehren, weil sie immer meinte, sie könnten etwas wahrnehmen. Unter Tränen gesteht sie, wie oft sie fürchterliche Kämpfe hatte, um sich nicht das Leben zu nehmen. In den letzten Nächten schlief sie mit geschlossenen Fenstern und roch nichts mehr. Patientin ist jetzt überzeugt, daß ihre Unterleibsorgane in Ordnung sind. — — —

Nach einer Reihe von Monaten treffe ich die Patientin zufällig wieder und höre, daß sich ihr Zustand nach einem Gespräch mit einer Frau, der sie von ihrem Zustande erzählt hatte, wieder verschlimmert hat; diese meinte, sie habe ein Krebsleiden und Patientin müsse sich operieren lassen.

Als einfache, nicht komplizierte Beispiele von sexueller Neurasthenie mögen noch zwei Fälle zur Erläuterung folgen:

Fall 5: Willi R., 26 Jahre alt.

Patient klagt, daß er am Morgen sehr müde sei, so daß ihm das Aufstehen sehr schwer falle. Oft überfalle ihn die Müdigkeit direkt nach dem Frühstück. Wenn er sich dann hinlege und die Augen schließe, so könne es ihm wieder sehr wohl werden und er könne dann klar denken. In der letzten Zeit sei sein Schlaf unruhig geworden. Aufgefallen ist ihm, daß er seit einiger Zeit sehr schreckhaft wurde. Bei solchen Schrecken habe er schon einen stechenden Schmerz im Kopf gefühlt. Er klagt außerdem über dumpfen Druck in der Stirne und hat das Gefühl, als käme ein Ohnmachtsanfall. Ferner plagen ihn Schmerzen im Rücken unterhalb der Schulterblätter. In letzter Zeit sei er leicht vergeßlich geworden und er könne geistig nichts mehr in sich aufnehmen. Patient ist sexuell nicht richtig aufgeklärt, er machte sich Jahre hindurch Kummer und Sorgen wegen der bei ihm vorkommenden Pollutionen. Seit Jahren suche er die sexuellen Erregungen zu unterdrücken; sowie Erregungen sich geltend machen wollen, stellt er sich vor, daß er schon so viel Säfteverluste gehabt habe. Sofort mit dieser Vorstellung verschwindet jede Erregung.

Fall 6: Karl J., geb. 1873.

Patient klagt über Schmerzen im Hinterkopf, besonders des Nachts. Es sei ein brennender Schmerz. Die Schmerzen strahlen vom Hinterkopf aus nach dem Scheitel. Oft sind es auch zuckende Schmerzen. Bisweilen sei ein ganz bestimmter Punkt am linken Parietalknochen sehr schmerzhaft. Den ganzen Tag über habe er einen eingenommenen Kopf. Außerdem klagt er über Schmerzen im Rücken und beidseitig im Kreuz habe er die Empfindung eines dumpfen Druckes. Seit ungefähr 10 Tagen klagt er über heftige Schmerzen in den Oberschenkeln und ermüdet leicht, besonders im linken Bein. Patient klagt über viele Verstimmungen und sagt selbst, er sei deshalb in seinem Verhalten etwas eigen. Patient lebt coelibataire und unterdrückt seit Jahren die sexuellen Gefühle.

In einem anderen, in gleicher Weise verursachten Falle klagt ein 29jähriger Patient über nervöse Erregtheit, Zittern, Schweißausbrüche an Händen und Stirne und hie und da eingenommenen Kopf. In der Nacht und auch am Tag treten ohne äußere Ursache Angstgefühle auf. Patient gibt selbst an, sein Zustand rühre daher, daß er vor mehreren Jahren angefangen habe, seine sexuellen Erregungen zu unterdrücken.

Auf der gleichen Basis können sich Neurosen ausbilden, bei denen ein Affekt so in den Vordergrund tritt, daß er der Neurose das Gepräge gibt. So

die Ärgerneurosen.

Diese kommen vor — wie alle Psychoneurosen — bei Menschen mit lebhaftem Affektleben. In diesem spielte der Ärger schon in den sog. gesunden Tagen eine hervortretende Rolle. Durch die psychoneurotische Reaktionsweise wird aber, wenn es auch hie und da bei solchen Individuen zu Ärgerexplosionen kommen kann, doch eine große Masse von Ärgeraffekt verdrängt. Im Laufe der Jahre wird, zumal bei gleichzeitiger Sexualverdrängung, ein sehr günstiger Boden für die Ärgerneurose geschaffen. Durch den Reiz, der gewöhnlich gewisse Komplexe betrifft, die, wie man im gewöhnlichen Leben sagt, eine Schwäche des betreffenden Patienten bilden, werden direkt Ärgeranfälle ausgelöst, die sich bis zu wutartigen Anfällen steigern können. Nach Ablauf eines solchen Anfalles kann die Ärgerstimmung und eine ziemlich hochgradige Reizbarkeit noch tagelang fortdauern. Diese Zustände können sich mit einer Reihe von anderen Symptomen komplizieren. So kann der Ärgeraffekt gerade so gut wie der Sexualaffekt eine Konversion erleiden und

z. B. die heftigsten Magen- und Darmsymptome hervorrufen. So können Magenkatarrhe auf rein nervöser Basis entstehen, die ganz akut geradezu bedrohliche Symptome zu machen scheinen. In anderen Fällen wird eine bei solchen Individuen nicht selten bestehende Obstipation durch eine heftig auftretende Diarrhoe abgelöst. Solche Patienten erzählen nicht selten dem Arzte, daß kein Mittel für ihre Obstipation so sicher wirkt als ein Ärger. Wieder in anderen Fällen können sich durch einen ausgelösten Ärgeranfall, zumal wenn noch eine Verdrängung hinzutritt, die heftigsten, migräneartigen Kopfschmerzen, Herzklopfen, Frostgefühle, nicht selten tiefgehende Verstimmungen und auch Schwindelanfälle anschließen. Nicht unterlassen möchte ich es, darauf hinzuweisen, daß es nicht selten schwierig ist, die primäre Ursache, ob diese im Ärger- oder im Sexualaffekt liegt, zu eruieren. Bei der Kompliziertheit unseres Affektlebens dürfte es nicht immer gelingen, mit Sicherheit eine Trennung der verschiedenen aufeinander einwirkenden Affekte, deren Zusammenspiel eben erst unsere Gemütsstimmung bedingt, durchzuführen.

Fall 7: Stephan P., stud. chem., 22 Jahre alt, klagt über seine stets gereizte Stimmung. Dabei sei er meist niedergedrückt und könne sich des Eindrucks nicht erwehren, daß seine Vergangenheit eine unglückliche gewesen sei. Nach seinem Gefühl sei seine Jugendzeit eine unglückliche gewesen. Er habe sich nie glücklich gefühlt. Nur wenn er sich in Gesellschaft vergessen könne, schwinde diese Stimmung und dann könne er sehr fidel sein. Hier, wo er öfters allein sei, sei seine Stimmung schlechter als daheim, wo er viel Gesellschaft habe. Sein Zustand sei in der letzten Zeit etwas besser als früher; immerhin trete eine gereizte Stimmung hie und da so stark auf, daß er am Arbeiten gehindert sei. In solchen Zeiten müsse er an Vorfälle denken, die sehr weit zurückliegen, die ihn damals fast gar nicht geärgert hätten, aber jetzt erscheint ihm das alles in einem anderen Lichte und auf einmal ärgere ihn das alles. Der Gefühlston des Ärgers stehe in seiner Stimmung stets im Vordergrund; daneben aber auch ein gewisses Mitleid mit sich selbst. Dabei meine er immer von sich, daß er ein Pechvogel sei, daß dies oder jenes von ihm ungeschickt gewesen sei, daß er dies oder jenes getan habe. Alle diese Vorstellungen spielen eine Rolle und diese machen ihm eine deprimierte Stimmung. Ist der Inhalt dieser Vorstellungen nicht ärgerlicher Natur, so gibt er ihm Anlaß zum Niedergeschlagensein. Diese Depressionen veranlassen ihn nicht gerade zum Weinen, sondern er habe dann mehr einen moralischen. Hie und da, aber doch selten, besonders früher, habe er denken müssen, es wäre besser, wenn er nicht leben würde. Appetit und Schlaf seien stets gut. Der Schlaf sei einmal eine Zeitlang schlecht gewesen, bevor diese Zustände bei ihm aufgetreten sind. Dieser Zustand habe sich allmählich ausgebildet und habe im Frühling 1905 begonnen und mit geringen Unterbrechungen, die durch äußere Momente verursacht waren, bis Weihnachten 1905 angehalten. Weihnachten zu Hause sei es ihm besser gegangen infolge der Ablenkung, die er dort hatte. Patient erzählt, daß er gerade ein Jahr vorher sehr starken Ärger gehabt habe. Er sei Mitglied einer studentischen Korporation gewesen. Da habe er sich in einer Angelegenheit renitent gezeigt, woraufhin er vorübergehend exkludiert wurde. Daraufhin entschloß er sich zum Austritt. Er hatte dann gehört, daß eine Angelegenheit in der Verbindung nicht in Ordnung sei und meinte, man habe ihm etwas verheimlichen wollen. Es schien ihm damals, als wäre er von anderen Studenten wegen seiner Zugehörigkeit zn dieser Verbindung scheel angesehen worden. Nun haben sich aber alle seine Vermutungen als grundlos erwiesen. Da er Zweifel hatte, so hatte er über die Sache nachgeforscht. Das habe die Mitglieder der Verbindung geärgert, es kam zu unangenehmen Szenen und er mußte einsehen, daß er grundlos die Ehre der Leute angezweifelt hatte. Darüber sei er sehr beschämt gewesen. Man sah ein, daß er es wohl gut gemeint habe und so war nur eine Kouleurstrafe über ihn verhängt worden, während einzelne ihn ausstoßen wollten. Jetzt trage ihm niemand mehr etwas nach; er komme hie und da als Gast in die Verbindung, aber eintreten wolle er nicht mehr wegen des Zwanges in der Verbindung. Er schwankte hin und her, ob er austreten solle oder nicht. Außerdem sei ihm das Gefühl, mit den Mitgliedern der Verbindung zu verkehren, peinlich gewesen. Dadurch sei er in ein Gefühl der Niedergeschlagenheit gekommen, und dieses Gefühl habe bis zu seinem Austritt, Ende Februar 1905, angedauert. Nachdem er den Entschluß, auszutreten, gefaßt hatte, wurde es besser. Er habe dann den Eindruck gehabt, die Leute seien froh, daß er fort sei, aber die Leute seien alle freundlich gegen ihn gewesen, wohl in der Hoffnung, er trete wieder ein. Dadurch sei seine Stimmung wieder eine gehobenere geworden. Er fuhr dann auf Ostern nach Hause und da ging es ihm wieder gut, aber mit der Rückkehr zum Semesteranfang habe eine gereizte Stimmung bei ihm begonnen. Er sei am Morgen, früher als sonst, und zwar schon um 5 Uhr erwacht mit einer seelischen Depression, die dann in eine gereizte, ärgerliche umschlug. Diese habe bis jetzt — ein Jahr lang — sich immer verschlimmert. Dabei habe er sehr strenge arbeiten müssen zur Vorbereitung auf ein Examen. Nach abgelegter Prüfung machte er eine Erholungsreise nach Paris. Dort habe er viel Zerstreuung gehabt und es ging ihm gut. Sofort aber nach der Rückkehr fing der gleiche Zustand wieder an und blieb ununterbrochen fortbestehen, abgesehen von einzelnen leichteren Tagen bis Weihnachten. Früher stand das Gefühl des Ärgers über die Handlungsweise eines Freundes im Vordergrund. Patient stand mit der Familie dieses Freundes auf gutem Fuße und dieser Freund hatte eine Schwester, die der Patient gerne sah. Sie schrieben sich gegenseitig Karten und mit einemmal kam keine Antwort mehr von dem Fräulein. Das habe ihn geärgert. Da er seinem Freund nicht mehr geschrieben hatte, so war die Meinung bei ihr entstanden, er wolle auch von ihr nichts mehr wissen und so unterließ sie es, zu antworten. Dieses Schweigen habe ihn gewurmt. Dann kam ein Zwist, der ihn noch mehr wurmte. Die Eltern des Patienten hatten ihr Domizil gewechselt. Das Fräulein kam zufällig zu kurzem Besuche auch an diesen Ort und behandelte ihn sehr kühl. Als er nach diesem Besuch ihr zum Namenstag eine Karte geschickt hatte, und auch diese ohne Antwort blieb, so habe er sich noch mehr geärgert. Das war im August 1904. Es sei eine reine, platonische Liebe gewesen, aber sie wirkte doch sehr tief bei ihm und Ende August dieses Jahres stellte sich bei ihm Schlaflosigkeit ein. Regelmäßig zwischen 12 und 1 Uhr nachts sei er erwacht und habe nicht mehr einschlafen können. Das ging drei Monate so fort, bis er damals wieder zum Semesteranfang hierher kam. Diese Erlebnisse gingen seiner Angelegenheit mit der Verbindung gerade voraus. Er hatte den Verdacht, daß sein Freund selbst Schuld an der Aufhebung seines Verhältnisses mit dessen Schwester gewesen sei. Patient ärgerte sich nun, daß der Freund und dessen Familie ihn für arrogant und eingebildet hielten. Wohl könne er damals, obwohl er stets sehr einfach in seinem Auftreten sei, etwas altklug erschienen sein. Das sehe er jetzt ein, aber er ärgerte sich, daß er verkannt wurde, und sich die Leute wohl über ihn lustig machten. Immer mußte er hieran denken und wenn dann die Gefühle des Ärgers ihn erfüllten, so habe die Erinnerung hieran im Vordergrund gestanden. Zu Hause während der Weihnachtsferien ging es besser, weil er nicht daran denken konnte. Nach und nach habe sich sein Zustand etwas gebessert. Neben dieser Erinnerung gingen solche an alte Geschichten, die er mit seinen Brüdern gehabt, einher. Schon bei der Mädchengeschichte, noch mehr bei der Verbindungsgeschichte hatte er das Gefühl der Scham und als werde er nicht für voll angesehen.

27. IV. 06. Durch die Aussprache fühlt sich Patient erleichtert. In den letzten zwei Tagen sei er völlig ruhig gewesen, nicht mehr gereizt und nicht mehr ärgerlich. Er erzählt dann aus seiner Jugendzeit, wie er still für sich gelebt und fleißig gewesen sei. Ein älterer und ein jüngerer Bruder hatten ihn immerwährend geneckt. Schon damals sei er leicht gereizt gewesen, er habe sich nicht zu verteidigen gewußt, wenn die Brüder ihn neckten. Stets hatte er das Gefühl, daß er ihnen nicht gewachsen sei, daß er sich ihnen nicht gleichstellen könne. So stellten sich bei ihm in der Zeit, wo er an die Verbindungsgeschichte denken mußte, Gefühle des Ärgers und der Beschämung ein und ganz automatisch die Erinnerung an die Rolle, die er seinen Brüdern gegenüber gespielt hatte. Plötzlich tauchte ihm eine bestimmte Szene auf, die er mit einem der Brüder hatte, dann kam eine nach der anderen und damit stellte sich das Gefühl des Ärgers und des Gereiztseins ein.

Stets trete erst das Gefühl der Beschämung auf, sekundär das des Ärgers. So jedesmal ganz anfallsweise bei der Erinnerung an die Verbindungsgeschichte. Er fühlte sich beschämt, dann tauchen Erinnerungen auf. Er habe dann ein dumpfes Gefühl, als wenn ihm gleichzeitig allerlei einfallen wolle. Da dränge sich ihm in der Vorstellung seine ganze Vergangenheit auf; alles erscheint ihm dann düster, er fühlt, wie er alles durchkämpfen müsse, was es nur gebe.

28. IV. 06. Patient gibt an, es gehe ihm sehr gut, es könne nicht besser gehen. Früher vermochte er nur zwei Stunden ohne Unterbrechung zu arbeiten, heute konnte er es von 7—12 Uhr mit Ruhe und Befriedigung. Er konnte seine analytischen Wägungen ganz ordentlich ruhig ausführen. Heute kommt Patient von selbst auf seine sexuellen Verhältnisse zu sprechen. Während er die Aufregungen wegen seiner Verbindungsgeschichte hatte, kam es bei ihm zu einem mißglückten Koitusversuch. Darüber regte sich Patient auf. Das gleiche war ihm vor einem Jahr und vor einem halben Jahr passiert. Es ließ sich eruieren, daß beim Patienten die Libido durch Angst verdrängt wurde. Solange nun seine gereizte Stimmung andauerte, war seine Libido stark in den Hintergrund getreten. Erst jetzt, in den letzten Tagen, seitdem es ihm besser geht, mache sie sich wieder mehr geltend.

5. V. 06. Es geht im ganzen besser. Am 30. IV. und 1. V. sei er am Morgen beim Erwachen in gereizter Stimmung gewesen. Der Schlaf sei gut, angeblich ohne Träume. Die Gereiztheit sei am Vormittag heftig gewesen. Sowie er sich zerstreuen könne, schwinde sie. Am 2. V. habe er gar nichts davon verspürt. Seine Arbeitslust sei eine ordentliche und er könne jetzt an die früheren Erlebnisse zurückdenken, ohne sich zu ärgern.

23. V. 06. Es gehe in jeder Hinsicht gut und wenn es so bleibt, sei er zufrieden. Aller Ärger sei nun weg. Nur hie und da am Morgen fühle er etwas Unruhe in sich, die ihn aber nicht stark stört. Diese Unruhe sei eher eine heitere, es sei ihm, wie wenn er vor einem freudigen Ereignis stehe. Wenn er dieses Gefühl habe, dann zögen ihm heitere Erlebnisse durch den Kopf, so daß er öfters unwillkürlich lachen müsse. Gestern sei er fast den ganzen Tag, so lange er keine Ablenkung gehabt habe, in dieser Stimmung gewesen. In sexueller Hinsicht sei eine Besserung eingetreten. Die Gefühle machen sich mehr geltend als früher.

14. VI. 06. Es geht sehr gut. Die Gereiztheit ist fast verschwunden. Hie und da am Morgen sei er etwas ärgerlich gestimmt; er könne sich aber dann von der Vorstellung an ärgerliche Vorgänge aus der Vergangenheit nicht losreißen. Es mache ihm aber nichts mehr, da er nun die volle Einsicht in seinen Zustand habe; die Gefühle erreichen bei weitem nicht mehr den Grad von Heftigkeit wie früher. Seine Arbeitsfähigkeit sei ganz ungestört. In sexueller Hinsicht fühle er sich ganz normal. Hie und da bleiben seine Vorstellungen an Erinnerungen ärgerlicher oder auch heiterer Erlebnisse hängen. Am ruhigsten und glücklichsten fühle er sich am Abend nach befriedigender Tätigkeit. Ebenso versetze ihn Musik in angenehmste Stimmung und zwar in eine gehobene, doch ruhige und ohne ihn an frühere Erlebnisse zu erinnern.

5. XI. 06. Das Befinden ist anhaltend ein gutes, die Stimmung eine gleichmäßige, ruhige. Patient studiert mit Vergnügen.

23. II. 07. Es geht ihm stets gleichmäßig gut, alles ist in bester Ordnung, er arbeitet fleißig und ist sehr zufrieden.

Diese Behandlung führte ich völlig im Wachen durch. Die Erinnerungen an die verdrängten Erlebnisse kamen dem Patienten von selbst und er sprach alles in viel ausführlicherer Weise durch, als ich dies hier wiedergeben könnte. Es ist dies einer der einfachsten Fälle.

In der gleichen Weise entstehen die

Eifersuchtsneurosen.

Auch hierbei handelt es sich um ganz bestimmt veranlagte Individuen. Mit der psychoneurotischen Anlage ist auch eine solche zu Eifersucht vorhanden. In allen diesen Fällen läßt sich nachweisen, daß eines der Eltern schon unter diesem Affekt gelitten hat. Jeder Mensch ist imstande, Eifersucht zu empfinden. Es mag sich dieser Affekt, der doch sicher ein Unlustaffekt ist, auch aus dem Sexualaffekt entwickelt haben, zumal er ja mit diesem in Wechselwirkung steht. Dieser Eifersuchtsaffekt bildet eben bei diesen Individuen eine gewisse Schwäche insofern, als er leichter auslösbar und wohl auch stärker als normal ausgebildet ist. Kann nun aus irgend einem Grunde sich die Libido nicht frei entfalten — es ist dies bei Männern wie bei Frauen nicht selten der Fall — so wird die Libido verdrängt und durch diese Verdrängung der Eifersuchtsaffekt immer stärker besetzt. Gelingt es, durch die Analyse oder durch Aufklärung die Libido zu freier Entfaltung zu bringen, so tritt die Neurose zurück. Nicht selten sind die Fälle, wo es schwer hält, zu entscheiden, ob es sich noch um eine Eifersuchtsneurose oder um den bei der Dementia praecox vorkommenden Eifersuchtswahn handelt.

Ähnlich bedingt sind die eigenartigen Zustände, die ich

Wutneurosen

nennen möchte. Es können solche neurotische Zustände isoliert bestehen oder in einem anderen neurotischen Symptomenkomplex mit eingeschlossen sein. Es haben sich bei solchen Individuen, die an anderen Angstzuständen, Platzangst etc. leiden, eine große Zahl von Wutszenen als Komplexe im Unterbewußtsein zu Determinantengruppen aufgebaut und durch ganz bestimmte Komplexreize macht sich bei ihnen anfallsweise ein Wutgefühl geltend. Während der Analyse treten diese Szenen wieder ins Bewußtsein und man kann konstatieren, daß solche Individuen aus bestimmten Gründen Monate und Jahre hindurch wegen einer bestimmten Angelegenheit, über die sie nicht hinwegkommen konnten, Wut verdrängt hatten. Wieder in anderen Fällen kann bei einer Angstneurose der Wutaffekt eine so große Rolle spielen, daß man im Zweifel sein kann, ob man die Neurose Wutneurose oder Angstneurose nennen soll. Auch kann sich bei solchen Zuständen noch das Ärgergefühl mit hineinmischen. Ich konnte solche Zustände genau analysieren und zur Heilung bringen. Aus bestimmten Gründen ist es mir aber unmöglich, die Analysen wiederzugeben, aus Rücksicht auf die Patienten. Es spielen da so persönliche Momente und auch äußere Verhältnisse eine solche Rolle, daß es den den Patienten einigermaßen Nahestehenden gelingen würde, sie wieder zu erkennen. Hier läßt sich aber ein Zusammenhang zwischen Wut und Sexualaffekt in der Weise herausfinden, daß beim erstmaligen Zusammentreffen mit dem Sexualproblem der Affekt der Wut empfunden wurde. Solche Individuen wurden vor dem Zusammentreffen mit dem Sexualproblem behütet und nun werden sie, die ungewöhnlich fein empfinden, in roher Weise in dem, was sie instinktiv als etwas Hohes und Hehres empfunden hatten, verletzt. Es können sich da recht komplizierte, mit den verschiedenen Affekten zusammenhängende Neurosen entwickeln, die sich als Zwangsvorstellungen oder Phobien darstellen, deren Inhalt rein sexueller Natur ist.

Auf der gleichen Basis der durch Affektverdrängung entstandenen neurasthenischen Schwäche entstehen Zustände, bei denen die Libido selbst wie ein eingeklemmter Affekt sich darstellt, d. h. der Affekt tritt als krankhaft gesteigert so in den Vordergrund und wird in diesem erhalten durch die fortdauernde Verdrängung des Sexualaffektes. So lassen sich die nicht selten vorkommenden Zustände erklären, die als ein krankhaftes, oft außerordentlich quälendes Verlieben in Erscheinung treten. Die Patienten befinden sich in der Regel in einem lebhaften Konflikt, weil ihr Zustand von ihnen als ganz und gar vernunftwidrig empfunden wird. Ich konnte solche Fälle beobachten, wo die Patienten über den Zwang ihrer Gefühle in die heftigste Erregung gekommen sind, nicht mehr schlafen konnten, ganz ruhelos wurden, so daß sie sich der Irrenanstalt verfallen wähnten. Die Nähe bestimmter Personen löste ihre Libido in einer geradezu anfallsweisen Aıt aus, so daß sie nur mit Mühe vernünftig bleiben konnten. Erfolgt ein solches pathologisches Verlieben von seiten gebildeter, ethisch hochstehender Personen gegenüber urhäßlichen, durchaus ungebildeten, die in keiner Weise zu der betreffenden Person passen, so wird das inadäquate Verhältnis deutlich empfunden. Recht schwierig kann sich ein solcher Zustand bei hochgebildeten und ethisch hochstehenden Menschen gestalten. Es kann da zu ganz tragischen Konflikten kommen und andererseits ein sich immer mehr steigernder neurasthenischer Depressions- oder Angstzustand herausbilden — immer bei psychoneurotischer Veranlagung —, bei dem bald die einen, bald die anderen Symptome in den Vordergrund treten. Es kann sich um quälende innere Unruhe, leichtere, bis sehr schwere Angstzustände handeln, geistige Arbeitsunfähigkeit, nervöse Magen- oder Darmerscheinungen, Kopfschmerzen, Schwindelgefühle oder auch um Schlaflosigkeit, Unfähigkeit einzuschlafen, oberflächlichen Schlaf, lebhafte Träume, leichtes Erwachen mit oder ohne Angstgefühle. Forscht man in solchen Fällen nach der Ursache, so kann man mit Sicherheit neben der psychoneurotischen Anlage eine Jahre hindurch fortgesetzte Sexualverdrängung als solche eruieren. Diese Sexualverdrängung hat ihre Ursache teils in der mangelhaften Aufklärung über das Sexualleben in der Ehe, teils in äußeren Verhältnissen, wo der Mann gezwungen ist, abstinent zu leben und er die Erregungen aktiv mit dem Willen verdrängt. Oder es handelt sich, allgemeiner ausgesprochen, um ein mangelhaftes Abreagieren der Sexual- und Liebesgefühle aus den verschiedenen Gründen, die wir später noch kennen lernen werden. In diesen Fällen ist es bei genauerem Zusehen stets die Übertragung der Libido, die das Krankheitsbild beherrscht. Man kann den Eindruck gewinnen, als handelte es sich quasi um einen Zustand, den man früher mit eingeklemmtem Affektzustand bezeichnete. Gerade in diesem Falle aber wird es einem klar, daß das Persistieren des Affektes auf nichts anderem beruht, als daß der nun einmal assoziativ verknüpfte — übertragene — Affekt immer wieder neu besetzt wird infolge der Verdrängung. Es handelt sich in diesen Fällen um eine Neurose, bei der die Libido so im Vordergrund steht in ihrer physischen wie psychischen Komponente, wie die Angst bei der Angstneurose.

Über Schmerzneurosen.

Einer besonderen Besprechung möchte ich noch die bei einer großen Zahl von Neurosen auftretenden Schmerzen unterziehen, um auf Grund meiner Beobachtungen die sich hieraus ergebende Auffassung darlegen zu können. Bei einer großen Zahl von psychoneurotischen Zuständen hören wir die Klagen der Patienten, daß sie bald vorübergehend, bald anhaltend von heftigen Schmerzempfindungen geplagt werden. Da in allen diesen Fällen eine organische Ursache der Schmerzen nicht nachweisbar ist, so begnügt man sich in der Regel mit der Konstatierung der nervösen Ursache der Schmerzen, tröstet die Patienten, daß die Schmerzen nur nervöser Natur sind, spricht ihnen zu, daß daraus nichts

Böses entstehen könne und — entläßt sie mit einem neutralen Medikament. Da diese Schmerzen trotzdem die Patienten fortwährend quälen, sie immer wieder mit ihren Klagen abgewiesen werden, weil sie ja nervöser Natur sind, so tritt leicht zwischen Arzt und Patienten ein disharmonisches Verhältnis ein. Die Patienten bekommen die Empfindung, als glaube nicht nur der Arzt, sondern auch ihre Umgebung nicht, daß diese Schmerzen wirklich empfunden werden und daß man das Leiden für eingebildet hält. Spricht man dann noch nach der allgemeinen Regel: was man nicht erklären kann, das sieht man als hysterisch an, von hysterischen Schmerzen, so verletzt man die in der Regel überaus zartfühlenden Patienten in ihrem Innersten; der Arzt verliert dann selbstverständlich das Vertrauen des Kranken. Andererseits schädigt er dessen Stellung in der Familie; man hört nicht mehr auf die Klagen des Patienten, man hält ihn für einen eingebildeten Kranken, der seinen Pflichten nachkommen könne, wenn er nur wolle. Denn wenn man so gesund aussieht und so guten Appetit entwickelt, so könne man nicht krank sein und auch nicht solche Schmerzen haben. Daß solche Patienten so auch in ihrem Vertrauen zu sich selbst erschüttert werden und dadurch ihr Zustand sich erst recht verschlimmert, liegt klar zutage. Schon aus diesen Gründen scheint es mir wichtig zu sein, sich Klarheit darüber zu verschaffen, wie es sich mit diesen Schmerzen der Psychoneurotiker verhält. Vorausschicken muß ich, daß ich auf Grund meiner Beobachtungen diese sog. nervösen Schmerzen zu den Unlustaffekten rechne und nicht diese Schmerzempfindung zu den Sinnesempfindungen im gewöhnlichen psychologischen Sinne. Die Schmerzen als Sinnesempfindungen entstehen durch einen Sinnesreiz, während diese Schmerzen, nach meiner Ansicht, auf Grund ihrer Entstehungsweise zu den Unlustgefühlen gerechnet werden müssen.

Wir können beobachten, daß es eine Gruppe z. B. von Kopfschmerzen gibt, die lediglich durch die Verdrängung von Affekten entsteht. Die Analyse solcher Fälle zeigt uns, wie eine Unmasse von gefühlsbetonten Vorstellungen — die Gefühlsbetonung kann durch jeden Affekt erfolgen — im Unterbewußtsein aufgespeichert ist und daß deren Katharsis den Patienten von seinem oft seit Jahren bestandenen Leiden befreit. Solche Kopfschmerzen können der eigentlichen Migräne sehr ähnlich werden, ja die Fälle sind durchaus nicht selten, wo ein migräneartiger, heftiger Anfall lediglich nach einer starken Affektäußerung entsteht. Ein Beispiel dieser Art möge hier folgen.

Fall 8: Bruchstücke aus der Krankengeschichte von Frau Susanne S., 26 Jahre alt.

25. X. 07. Patientin klagt über Kopfschmerzen, bald an beiden Seiten, dann am Hinterkopf und auf der Scheitelhöhe. Es ist ein dumpfer Druck, oft aber auch Stechen und Kribbeln. Heftiger treten diese fortwährend andauernden Schmerzen nachmittags von 4—6 Uhr auf, hie und da auch vor 12 Uhr mittags. Vor wenigen Monaten habe sie vor dem Einschlafen Herzklopfen gehabt. Öfters müsse sie am Tage seufzen und habe ein Druckgefühl auf der Brust, sie habe immer ein Bedürfnis nach frischer Luft. Patientin hat vor vier Jahren eine Blinddarmoperation durchgemacht. Ein Jahr vorher und nach der Operation habe sie nervöses Erbrechen gehabt. Bei Aufregungen trete sehr leicht Erbrechen ein, ebenso bei Ermüdung. Die Kopfschmerzen traten vor ¾ Jahren ein und zwar nach dem Tode der Mutter. Die Mutter war vorher krank, so daß Patientin auf den Tod vorbereitet war. Sie war zu Besuch bei Patientin, während diese im Wochenbett lag. Sieben Tage nach einer Geburt hatte Patientin einen Schrecken. Sie lag zu Bett und hörte einen Schrei in einem Nebenzimmer, sie rief um Hilfe, es

kam aber niemand und so verlief einige Zeit. Sie selbst konnte nicht aufstehen, dann kam ein Verwandter. Die Mutter, die an Anfällen litt, war umgefallen. Patientin war aufs heftigste erschrocken. Patientin ist sehr grüblerisch veranlagt und hat sich viel in Gedanken mit dem Leiden der Mutter beschäftigt. Die Mutter reiste dann ab und einen Monat später starb sie. In der Zwischenzeit war Patientin ohne Nachricht, wie es um die Mutter steht und das regte sie sehr auf. Ebenso die Nachricht vom Tode. Während des Wochenbettes hatte Patientin häufig Kopfschmerzen an der Stirne und im Hinterkopf. Diese traten besonders nach dem Stillen auf. Die Untersuchung und weitere Nachforschung ergab, daß diese Kopfschmerzen nur nervöser Natur sein können. Ich entschloß mich deshalb zu einer Analyse. Patientin ist sehr leicht zu hypnotisieren. Bei der Berührung der schmerzhaften Stellen am Kopf produziert sie sofort die Szene, wie sie im Wochenbett liegt und die Mutter nebenan im Zimmer einen Anfall bekommt. Patientin liegt mit größter Angst zu Bette, ist stark aufgeregt, weil sie das Bett nicht verlassen kann, um der Mutter zu Hilfe zu kommen.

30. X. 07. Hypnose gelingt sofort. Durch Berühren der schmerzhaften Punkte an den Schläfen steigern sich zunächst die Schmerzen, darauf tritt Angstgefühl auf und dann sieht sie eine Abschiedsszene vom Vater. Patientin liegt im Bett, hat Influenza und Blinddarmentzündung. Der Vater hat sich entschlossen, seine kaufmännische Stelle zu verlassen und sich eine neue Existenz zu suchen, weil er sich durch eine Inkorrektheit unmöglich gemacht hatte. Er nahm nun Abschied und wußte selbst nicht, wohin er sich begeben sollte. Dann durchlebt sie im Fluge die nächstfolgende Zeit, es treten ihr Szenen auf, bei denen sie angsterfüllt ist, die aber so schnell an ihr vorüberziehen, daß sie das Gesehene nicht besprechen kann. Das alles ereignete sich vor fünf Jahren. Patientin bricht in heftigstes Weinen aus, sie lebt ganz in der Vergangenheit und kann sich jetzt gehen lassen. Nachdem sie ruhiger geworden, durchlebt sie eine Szene, wie der Mann eines Tages nach Hause kommt, ganz bleich, er hatte soeben eine Zahnoperation überstanden. Patientin lag im Bett und erschrak heftig, als sie den Mann sah. Dann sieht sie eine Szene vom darauffolgenden Sonntag. Der Mann bekam eine Herzschwäche, worüber Patientin aufs heftigste erschrak. Patientin durchlebt das alles sehr deutlich und mit starken Affekten wieder. Sie beruhigt sich nach und nach, die Kopfschmerzen haben nachgelassen und es bleibt nur ein dumpfes Gefühl.

1. XI. 07. Nach der letzten Sitzung sei ihr leichter gewesen, sie fühlte sich wohler, schlief nachts gut und am folgenden Tag ging es am Vormittag ordentlich. Am Abend um 5 Uhr sei Erbrechen aufgetreten und heftiges Kopfweh bis in die Nacht hinein. An diesem Erbrechen habe sie vor, während und nach der Blinddarmoperation gelitten. Letzte Nacht habe sie schlecht geschlafen; wegen der Schmerzen habe sie nicht einschlafen können; jede geistige Anstrengung — auch wenn sie sich freut — macht Kopfschmerzen. Heute sei ihr der ganze Kopf eingenommen. Hypnose: Druck auf die Schmerzstelle am Kopf. Patientin sieht sich im Schwesternhaus im Krankenzimmer vor der Operation, sieht wie alle Vorbereitungen getroffen werden, sieht den Operateur und alles im Saal. Jetzt riecht sie den Äther, es wird ihr schlecht und sie schläft ein. Dann sieht sie die aufregende Abschiedszene, dann die Szene des Wiedersehens mit den Eltern und regt sich dabei furchtbar auf. Nach und nach wird sie ruhiger, die Kopfschmerzen nehmen ab, doch wühlt es noch nach.

12. XI. 07. Vom 4. bis 9. XI. Menses mit starken Kopfschmerzen an beiden Parietalhöckern. Nach der Periode waren die Kopfschmerzen besser, aber doch noch vorhanden. Hypnose: Sie durchlebt eine Familienszene, die sich vor 14 Jahren ereignete; es kommt die Nachricht vom Tode des Großvaters mütterlicherseits. Dann eine Szene, wie eine Freundin der Mutter diese tröstet. Dann ziehen blitzschnell andere Bilder vorüber. Dann sieht sie den Großvater väterlicherseits krank, sie sieht ihn zu Bett liegen, zuerst krank und dann tot. Darauf sieht sie den Umzug der Großmutter, es folgen eine Reihe von Bildern, die ihr einen tiefen traurigen Eindruck machten. Nach einiger Zeit schrickt Patientin zusammen, sieht sich 16—17 Jahre alt, sieht den Vater — er hatte sich ins Bein gehackt. Darüber ist sie stark aufgeregt. Dann sieht sie eine kleine zweijährige Kousine, die sich ver-

brüht hatte und nach 1½ Tagen gestorben ist. Jetzt sieht sie deren Beerdigung. Nach und nach beruhigt sich Patientin wieder; die Kopfschmerzen sind besser geworden.

15. XI. 07. Gestern und vorgestern, zeitweise Kopfschmerz an den Seiten und am Hinterkopf, von wechselnder Stärke. Im Gemüt fühle sie sich leichter. Wenn sie jetzt an die Zeit des Todes der Mutter denkt, so komme ihr alles nicht mehr so schwer vor. Hypnose: Patientin durchlebt eine Szene, die sie nicht selbst miterlebt, sondern die der Ehemann ihr erzählt hatte; dessen Vater verunglückte eines Tages, ein Balken war ihm auf den Kopf gefallen, er hatte sich eine Wunde zugezogen, die genäht werden mußte. Als Patientin dies hörte, hatte sie großes Mitleid. Sie stellte sich die Szene vor. Dann sieht sie eine Szene, wie ihr einjähriger Knabe einen Anfall von Stimmritzenkrampf hatte. Patientin ist dabei sehr aufgeregt. Jetzt ziehen eine Masse von Szenen aus ihrem Leben blitzartig vorüber. Dann lustige Szenen mit ihrem Bruder. Patientin lacht erst hell auf, weiß gar nicht, warum sie lacht und dann erst kommen die lustigen Szenen. Dann sieht sie ein krankes Kind, eine kleine Kousine im Spital wegen Blinddarmentzündung. Dann eine Szene, wie sie 18 Jahre alt ist und ihren Vater beobachtete, der ihr mit einem Male so alt vorkam. Das ergriff sie so, daß sie weinen und das Zimmer verlassen mußte. Dann durchlebt sie eine Szene, die zwischen Vater und Mutter stattfand. Diese läßt sie jetzt in der Hypnose die Stellung der Beiden zueinander erkennen; sie habe den Vater immer besser verstanden als die Mutter. Dann sieht sie eine Szene beim Arzt. Sie hat große Angst, sie wird gynäkologisch untersucht. Ich vertiefe nun den Schlaf suggestiv und lasse Patientin ausruhen, sie ist müde, hatte letzte Nacht wenig geschlafen.

29. XI. 07. Patientin war 10 Tage verreist. Es ging ihr ordentlich, die Reise tat ihr gut, doch war sie nicht ganz frei von Kopfschmerzen. Seitdem sie zurückgekehrt ist, hatte sie durch die Kinder gestörte Nächte. Hypnose: Patientin durchlebt eine Reihe von Szenen. Sieht, wie die Mutter gekommen ist, nachdem der Vater abgereist war, um sich eine Existenz zu suchen. Die Mutter mußte alles einpacken, ohne zu wissen, wo sie wieder auspacken werde. Patientin war damals krank, konnte der Mutter nicht beistehen und das tat ihr weh. Dann sieht sie eine Reihe von aufregenden Familienszenen, die sich um den Vater drehten. Dann sieht sie eine andere Reihe von Szenen, die auch vom Vater handeln. Sie hatte gehört, wie man sich über das inkorrekte Verhalten des Vaters aufgehalten hat; sie stellte sich das alles vor und sieht die Szene wieder, ohne sie selbst erlebt zu haben. Dann sieht sie Besuch von hochangesehenen Männern, die früher zu ihrem Vater gekommen waren, und die einen tiefen Eindruck bei ihr hinterlassen hatten. Dann wieder sieht sie ihren Bruder im Spital, der operiert worden war. Die Kopfschmerzen sind nach der Hypnose besser.

12. XII. 07. Die Schmerzen im Kopf bestehen noch; sie setzen aber eher aus. Die Schmerzen am Hinterkopf seien viel besser, an Stirne, Schläfen und Scheitelhöhe bestünden sie noch fort. Ihr Schlaf sei besser geworden; das tue ihr gut. Auch seien die Kopfschmerzen während der letzten Menses geringer gewesen, allerdings hatte sie auch während dieser Zeit mehr Ruhe wie sonst. Hypnose: Sieht eine Szene, wie eines Morgens die Mutter vor vier Jahren nach einem Badeorte abreist, eine Tante reist mit ihr. Die Mutter weint sehr, es war dies nach dem Unglück mit dem Vater. Dann sieht sie, wie die Mutter nach einigen Wochen wieder zurückkehrt, Patientin ist ganz erschüttert, geht an die Bahn, die Mutter abholen, sie wollte die Mutter bei sich behalten, aber die Großmutter wollte, daß sie eine Zeitlang zu ihr käme. Patientin regte sich hierüber stark auf. Es werden ihr eine Reihe von Details bewußt, die sie damals schmerzlich berührten. — Nach einigen Minuten schrickt Patientin zusammen, der Vater hatte ihr eine Ohrfeige gegeben, er war zornig über sie geworden und ließ sich dazu hinreißen, trotzdem ein Freund der Familie zugegen war. — An diese Szene habe sie gar nicht mehr gedacht. Sie hat einen tiefen Eindruck auf sie gemacht. Es war zur Zeit, als sie das letzte Jahr in die Schule ging. Jetzt spürte sie die Ohrfeige wieder, nicht so stark, wie damals aber doch deutlich. Die Kopfschmerzen an der Stirne sind jetzt sehr stark. Die Patientin ruft: „Ach Gott muß das wieder kommen" und erzählt dann: „Als 16

bis 17jähriges Mädchen habe sie viel an Krämpfen während der Menses gelitten und mußte viel liegen. Sie litt damals viel und die Mutter kannte das gar nicht. Patientin aß damals nicht recht, wollte das Unwohlsein und die Schmerzen verheimlichen. Diese Zustände waren für sie während der Brautzeit sehr peinlich, sie mußte zu Bette liegen und der Bräutigam wußte nicht, warum die Patientin zu Bette lag. Die Mutter gab ihm keine Aufklärung und legte der Sache keine Bedeutung bei. Mit der Mutter konnte sie sich nicht aussprechen und so lebte sie in jener Zeit in fortwährender Aufregung. So durchlebt sie jetzt einen Sonntag, an dem sie unwohl ist, und der Bräutigam zu Besuch kam. Sie kämpfte mit sich, wollte, daß der Bräutigam wisse, um was es sich handelt. Sie regte sich darüber auf. Am Abend stand sie auf, war sehr stark aufgeregt, zitterte und kämpfte ihre Aufregung nieder. Sie nahm sich zusammen, so sehr sie konnte. Es sei ihr immer so schwer gewesen, da war das der Grund, daß ihr Mann den Zustand nicht kannte.

17. XII. 07. Bis gestern wenig Kopfschmerzen, die Kopfschmerzen am Hinterkopf sind weggeblieben. Hypnose: Sieht erst Bilder schnell vorüberziehen, die sie nicht festhalten kann. Dann sieht sie sich als kleines Mädchen beim Vater, der ihr erzählt, daß seine Mutter blind geworden und mit 35 Jahren gestorben sei. Dann sieht sie Szenen zwischen Vater und Mutter. — Sieht sich in ihrem 6. Lebensjahr. Sie sitzt auf einem Tritt und weint, weil die Mutter weint; dann sieht sie sich 15 Jahre alt — man zeigt ihr den eben geborenen Bruder. Dann sieht sie die Szene mit einer Frau, die stets gegen die Heirat der Patientin war und sie sehr aufregte; es kam zwischen beiden zu einer Auseinandersetzung. — Diese Szene durchlebt sie in heftigster Erregung. — Jetzt folgen eine Reihe von Szenen aus der Zeit vor ihrer Verlobung. Man hatte gegen sie intrigiert, sie hat sich stark darüber geärgert, und durchlebt jetzt diese Szenen: so mit einem etwas älteren Herrn, der sie immer schulmeistern wollte, sie neckte und streichelte, er aß mit am Tisch; er war ihr unsympathisch. Sie ärgerte sich über ihn. Dann durchlebt sie die Szene, wie ihr Mann die Absicht kund gibt, sie zu heiraten. Es kam dann auch jener ältere Herr dazwischen.

20. XII. 07. Am 17. abends ging es ihr besser. Am 18. und 19. hatte sie vor dem Einschlafen Schmerzen an der Stirne und den Schläfen und dabei Schwindelgefühle, ebenso gleich wieder am folgenden Morgen beim Erwachen. Heute Morgen hatte sie weniger Kopfschmerzen. Hypnose: Sieht sich 17 Jahre alt zu Hause im Bett, hat Menses, es ist ihr schwer und bang. Ihr Bräutigam schrieb ihr, sie fühlte sich aber unglücklich, weil sie glaubte, man könnte denken, sie hätte den Bräutigam nicht gern. Sie mußte ihm hinter dem Rücken der Eltern schreiben, sie hatte Angst, die Briefe zu spedieren, lebte deshalb in Angst. — Dann lacht sie in der Hypnose, sieht eine Szene mit dem Vetter, der ihr die Poste restante-Briefe holte. Dann sieht sie sich im Bett, sie hatte eben die Masern, der Zahnarzt kommt, zieht ihr einen Zahn, der Bräutigam ist anwesend, sie ist gerührt über dessen Aufmerksamkeit. — Dann sieht sie eine Szene aus dem vorigen Jahr. Ihr einjähriger Knabe schreit, er hatte Stimmritzenkrampf, sie macht sich Vorwürfe, weil sie ihn lange schreien ließ. Dabei ist es jetzt Patientin sehr schwer, sie atmet tief. Dann sieht sie eine Szene vom Jahr vorher, acht Tage nach der Geburt des Knaben, die Mutter hatte einen Anfall und wußte nicht, was sie tat. Patientin war sehr aufgeregt, sie beruhigte selbst die Mutter und sprach ihr zu. Dann wieder durchlebt sie Szenen, wo sie die Mutter nachts weinen hört, worüber sich die Patientin sehr aufregte; ihre Mutter weinte, weil man ihr ihr Enkelkind nicht anvertraute. Das tat Patientin so weh. Dann sieht sie Szenen zwischen Vater und Mutter. Dann gerät Patientin in furchtbare Aufregung, weint fürchterlich, es schmerzt sie außerordentlich, weil die Mutter dann starb, ohne vor ihrem Tode den Vater noch gesprochen zu haben. Patientin ist tief bewegt. Nachdem sie sich beruhigt hat, erwacht sie, die Kopfschmerzen haben nachgelassen.

23. XII. 07. Patientin klagt wieder über starke Kopfschmerzen, sie hat letzte Nacht wenig geschlafen, ihr Kind zahnt und störte sie. Hypnose: Im Moment, wo Patientin einschläft, tritt Angst auf und die Kopfschmerzen lassen nach. Sie sieht eine Szene mit dem nun auswärts lebenden Vater, ist sehr erregt. Dann eine Reihe von Szenen, die sich nicht wiedergeben lassen, wo sie tiefes Mitleid mit dem Vater empfindet. Patientin weint, beruhigt sich dann, erwacht er-

leichtert, das Kopfweh ist besser. Hypnose: Sieht sich als 10jähriges Mädchen in Behandlung eines Arztes wegen Verkrümmung ihres Rückens. Sie sieht sich deutlich im Apparat, hat Angst, ihr Zustand werde nicht mehr gut. Dann sieht sie eine Szene, wie der Vater den Bruder schlägt, sie empfindet starkes Mitleid und einen Druck, weil sie sich nie über die Behandlung des Bruders durch den Vater, die sie nie billigen konnte, auszusprechen vermochte. — Dann plötzlich sieht sie sich als vierjähriges Kind auf dem Schoße eines berühmten, hochangesehenen Mannes, empfindet große Freude, fühlt sich besonders geehrt. Patientin wird in tieferen Schlaf versetzt zum Ausruhen. Sie erwacht dann ohne Kopfschmerz, der Kopf ist nur noch etwas eingenommen.

27. XII. 07. Nach der letzten Sitzung ging es ihr viel besser, die Nacht wäre sehr gut geworden, aber sie wurde durch die Kinder gestört. Am 25. XII. ging es ihr sehr gut. Heute gegen den Morgen hatte sie einen Traum, in dem sie erschrak, sie träumte vom Vater. Sie wurde im Traume gestört und erwachte mit Kopfschmerzen. Hypnose: Sieht sich bei der Trauung, hört eben die Traurede, aber nicht deutlich, sie sei damals zu erregt gewesen, um alles in sich aufzunehmen. Dann sieht sie sich beim Hochzeitsmahl. Darauf zieht eine ganze Reihe von Szenen von Todes- und Unglücksfällen an ihr vorüber. So der Tod eines Kindes, der Tod der Mutter, so die Operation und der Kokainunfall des Mannes. Das sei alles an einem Freitag gewesen. Dann folgen noch eine Reihe ähnlicher Szenen.

31. XII. 07. Seit der letzten Sitzung starke anhaltende Kopfschmerzen an der Stirne und Hinterkopf. Patientin erwartet den Eintritt der Menses. Hypnose: Sieht die Mutter, diese macht ihr in einem fremden Hause Vorwürfe, sie habe den Vater lieber als die Mutter; das kränkte sie tief. Dann sieht sie wieder Szenen zwischen Vater und Mutter während ihrer frühen Jugendzeit. Beide hatten sich nicht verstanden und das machte alles tiefen Eindruck auf die Patientin. Dann folgen Szenen zwischen Vater und Bruder, die sich auch nicht verstehen. Dadurch werden wieder starke Gefühle in ihr geweckt. Patientin fühlt sich nun besser.

14. I. 08. Schon als Mädchen hatte sie während der Menses Angst. Die ersten Male waren diese ohne Beschwerden aufgetreten. Patientin erinnert sich, daß sie mehrmals während der Menses heftige Aufregungen und Angstzustände erlebt hat. Nach dem Eintreten der Menses waren diese nach körperlicher Anstrengung ausgeblieben und traten danach nur mit heftigen Schmerzen auf. Während der Verlobungszeit wünschte sie, daß der Mann wisse, wie sie während dieser Zeit leide. Hypnose: Es treten ihr die Erinnerungen an die Einwirkung auf die Menses auf. Einmal als junges Mädchen, als die Menses eines der ersten Male aufgetreten waren, mußte sie Nachts aufstehen, in die Küche gehen und für die Großmama Milch heiß machen. Patientin fror, sie hatte sich nicht angekleidet und bekam Schmerzen. Die Menses blieben dann aus. Dann sieht sie sich eines Abends in der Familie bei Tisch sitzen, hat sehr starke Krämpfe, so daß sie nicht im Zimmer bleiben konnte. Die Schmerzen waren rasend, sie hatte damals viel Aufregungen durchgemacht durch die Pflege der Großmutter. Dann blieben die Menses aus und kamen mit furchtbar starken Schmerzen wieder, so daß sie danach ganz schwach war.

17. I. 08. Hypnose: Nach wenigen Minuten erwacht Patientin mit einem Schrecken, sie weiß nicht, warum sie erschrocken ist. Nochmals eingeschläfert, sieht sie einen guten Bekannten, über den sie gestern die Nachricht von dessen Tod erhielt. Das ging ihr sehr nahe. — Jetzt sah sie ganz blitzartig eine Szene, die sie nur von der Erzählung her kennt: Sie sei ein halbes Jahr alt gewesen, da hatten in einem Zimmer die Vorhänge gebrannt, da hatte sie eine Tante aus dem Feuer herausgeholt. Das habe man ihr als Kind öfters erzählt. — Dann sieht sie eine Szene, wie sie vier Jahre alt war und mit dieser Tante im Wald spazieren ging. Sie hörten Lärm und sahen dann Männer mit Stöcken im Dickicht herumlaufen. Die Tante und auch sie hatten Angst. Hypnose: Nach einigen Minuten tritt Angst auf. Sie sieht nun ihren Vater abreisen, es war ihr schrecklich, denn man wußte nicht, wohin er reiste. — Patientin war in größter Aufregung für den Vater und fürchtete damals, sie verliere den Verstand.

Nach weiteren sechs Sitzungen, in denen gleichartiges Material zutage gefördert wurde, ging es Patientin besser. Durch Erkrankung des Mannes und dann eines Kindes wurde die Behandlung unterbrochen. Die Kopfschmerzen hatten sich ganz erheblich gebessert, Patientin wurde viel widerstandsfähiger und erholte sich auch körperlich sehr gut. Ich sehe Patientin von Zeit zu Zeit, die Besserung ihres Zustandes hat angehalten und auch ihr Aussehen ist ein viel frischeres, sie ist widerstandsfähiger und wird durch Gemütserregungen nicht mehr so stark mitgenommen,

Unterm 13. VI. 12 schreibt mir der Ehemann im Auftrage der Patientin — weil sie meint, das beste Urteil über die Nerven der Frau habe der Mann — daß er mir recht Gutes zu berichten habe. „Der Erfolg der Behandlung war ein dauernder und es sind die Kopfschmerzen in der früheren Heftigkeit und Konstanz nicht wiedergekehrt. Auch das Allgemeinbefinden ist ganz wesentlich besser, wenn es immerhin ja noch zeitgemäß nervös ist und hie und da zu wünschen übrig läßt".

In anderen Fällen von Kopfschmerzen oder anhaltendem Kopfdruck, auch von schmerzhaften Sensationen, kann man sich des Eindruckes nicht erwehren, als seien diese Zustände genau so wie die schmerzhaften Empfindungen in den verschiedensten Körperorganen, bedingt durch die aufgespeicherten Affekterregungen selbst. Es ist, wie wenn die starke Spannung der Affekterregung diese Schmerzen verursachte. Im Verlaufe der Analyse, wo sich solche Zustände bisweilen einstellen, kann man mit aller Deutlichkeit wahrnehmen, wie nach dem Abreagieren stark gefühlsbetonter Vorstellungen, wie auch von nicht assoziativ verbundenen Affekten sofort ein Nachlassen dieser Erscheinungen eintritt. Nur wer selbst solche Beobachtungen an den Kranken zu machen im Falle war, wird sich davon überzeugen können, daß es unmöglich eine suggestive Beeinflussung allein sein kann, die diese Dauerwirkung hervorruft. Wer die Wirkung der Suggestion kennt, wird sich immer wieder die Frage vorhalten müssen, wie weit sie in diesem Falle in Betracht fällt; wer aber Gelegenheit hat, immer wieder die Wirkung des Abreagierens starker Affekte zu beobachten, kann sich eine Vorstellung von den hierbei sich entfaltenden Kräften machen und wird eher geneigt sein, das Verschwinden dieser schmerzhaften Affektionen auf das Eliminieren solcher latent wirkenden Kräfte zurückzuführen, als auf die freilich nur schwer total auszuschließende Suggestion.

In einer Reihe von Fällen kann man mit Sicherheit eruieren, daß es sich bei solchen Schmerzaffektionen um die Wiederbesetzung früherer Bahnen, die zur Schmerzerregung führten, handeln muß. Wir können uns diese Vorgänge nicht anders als wie rein mechanisch vorstellen, wenn wir auch niemals in die Lage kommen werden, hierfür einen strikten Beweis zu erbringen. Solche schmerzhafte Zustände sieht man im Verlauf von Analysen auftreten, wenn eine assoziative Anregung der entsprechenden Komplexe stattgefunden hat. Mit dem Abreagieren dieser im Unterbewußtsein schlummernden Komplexe verschwinden die zugehörigen Schmerzen dauernd. Ich lasse einige Beispiele folgen; andere finden sich noch enthalten in mehreren der später folgenden ausführlichen Analysenberichte. So konnte ich erst vor kurzem eine Dame von hartnäckigsten Schmerzen in der Muskulatur des Halses befreien, von denen sie Monate hindurch in heftiger Weise geplagt war, durch das Abreagieren der Szenen, die sie gelegentlich einer schwierigen Kropfoperation ohne Narkose durchlebt hatte. Im Halbschlafzustand durchlebte sie die betreffenden Szenen mit allen Empfindungen aufs genaueste wieder. Nach dem Abreagieren waren die Schmerzempfindungen dauernd verschwunden. Solche Beispiele könnte ich in großer Zahl anführen. Ich habe beim Studium dieser Störungen den Eindruck gewonnen, als persistieren solche Schmerzen, wie auch andere Affektzustände einfach dadurch, daß andere Affekte, durchaus nicht immer der Sexualaffekt, verdrängt werden und die früher erregten Bahnen immer wieder neu besetzen. Die Entstehungsweise solcher Schmerzen können wir uns aber auch noch in anderer Weise erklären. Alle Psychoneurotiker haben, wie schon oft hervorgehoben, eine außerordentlich tiefe Empfindung, aber auch ein nicht minder lebhaftes Vorstellungsvermögen und wie schon früher erwähnt, besitzen sie ein sehr starkes Mitleids- und Identifikationsgefühl. Solche Patienten sind imstande, sich die Schmerzen wie auch die Unlustgefühle anderer außerordentlich lebhaft vorzustellen, sie identifizieren sich mit anderen Leidenden. Es ist dies ein ganz hervorstechender Zug der Psychoneurotiker. Solche Patienten sind imstande, z. B., wenn sie eine Waffe sehen, ein Messer etc., sich die Schmerzen sehr lebhaft vorzustellen, die die betreffende Waffe verursacht. Von jedem Unglücks- und Krankheitsfall, von dem sie hören oder lesen, werden sie ergriffen, sie identifizieren sich mit den betreffenden Leidenden und spüren geradezu deren Schmerzen und Seelenqualen. So entstehen auch Komplexe in gleicher Weise, wie wenn die Patienten das sich Vorgestellte selbst erlebt hätten. Während der Analyse solcher Zustände kann man sehr häufig eruieren, wie sowohl die Schmerzen, die die Patienten an sich selbst vorgestellt oder an anderen quasi miterlebt haben, selbst zu Komplexen werden und nun durch die bei solchen Patienten stets vorhandenen verdrängten Affekte neu besetzt werden. Das Studium solcher Zustände zeigt uns aufs deutlichste, wie unrecht man solchen Kranken tut, wenn man ihnen nicht glaubt, daß sie Schmerzen haben. Dies glaubt man um so weniger, weil diese Schmerzen zunächst ganz unerklärlich sind, da sie ohne jeden äußeren Zusammenhang nach den verschiedensten Körperregionen projiziert und dort empfunden werden. So scheint ihr Auftreten ganz unerklärlich zu sein. Wenn wir nun aber wissen, daß bei solchen Individuen jeder je empfundene Schmerz oder auch nur jede Schmerzvorstellung, die sich auf das Individuum selbst oder auf andere bezieht, wieder empfunden werden kann — natürlich nicht gleichzeitig, sondern den Komplexanregungen entsprechend — so entwirrt sich für unsere Erkenntnis das Chaos der vielen Schmerzen, über die diese Patienten fortwährend zu klagen pflegen. Unsere Stellung diesen Kranken gegenüber wird eine ganz andere, wenn wir nun wissen, daß all diese Schmerzen wirklich empfunden werden, genau in der gleichen Weise, wie wenn die entsprechenden körperlichen Störungen zugrunde liegen würden. Die unsichere Lokalisation dieser Schmerzaffektionen durch die Patienten spricht eben für die rein psychische Auslösung und Projektion nach außen. Unsere Auffassung vom — wenn ich so sagen darf — Mechanismus dieser Zustände wird am besten verdeutlicht durch folgende Fälle:

Fall 9: Frau Nelly S., 24 Jahre alt, verheiratet seit 1½ Jahren, hat keine Kinder.

12. II. 07. Der Ehemann gibt an, daß seine Frau stets vor der Periode enorm reizbar sei und mit ihren besten Freunden böse werde. Sie habe dabei starke Schmerzen, überall, kein Zentimeter ihres Körpers, der ihr nicht wehe tue. Dabei klage sie über Schläfrigkeit und Müdigkeit; beim Essen fallen ihr die Augen zu. Sieht gut aus, ist zu keiner Kraftleistung fähig. Strengt sie sich an, so bekommt sie Kopfweh. Weil die Krämpfe während der Periode so stark waren, benutzte sie Mensol; an die Wirkung glaubte sie nicht, doch sei die Periode ohne Krämpfe gekommen. Beim geringsten Ärger, bei einem sie verletzenden Wort müsse sie erbrechen, ebenso während der Periode. Im November 1906 nach einer Szene

mit ihrer Mutter eine außerordentlich heftige Aufregung. Im Verlauf des Sommers 1906 habe Patientin einige energische Suizidversuche gemacht. Am 3. II. 07 beim Beginn der Menses Versuch, sich durch Leuchtgas zu töten. Bei der letzten Periode trat erst starke Reizbarkeit auf, es erfolgte zunächst keine Blutung, keine Krämpfe, heftige Schmerzen. Diese Reizbarkeit dauerte 10 Tage an. Dann tritt Ruhe ein, wie wenn alles vorüber wäre; nach einem Tag treten dann die Blutungen ein. Dann sei es ihr, wie wenn alles wund wäre, hat Schmerzen im Mastdarm. Bis zu 19½ Jahren seien die Menses in großen Abständen und sehr spärlich und nur dreimal aufgetreten. Es sei ihm aufgefallen, daß das Erbrechen schon aufhöre, wenn er seine Frau zärtlich an der Taille umfasse.

16. II. 07. Patientin selbst gibt an, daß sie 10 Tage vor der Periode sehr müde sei; auch wenn sie die ganze Nacht geschlafen habe, erwache sie am Morgen todmüde, sei verzweifelt, sie weine, meint dann sie habe zu wenig Geld, trotzdem sie in ruhigen Zeiten einsieht, daß dem nicht so ist. Dabei habe sie Angstgefühle, sie könne nicht mehr aufschauen, wenn der Zustand auf der Höhe ist; es sei ihr, wie wenn sie nicht mehr recht denken könne. Solche Zustände treten auch auf, wenn Patientin getäuscht wird, nachdem sie sich sicher auf etwas verlassen hat. Die Periode sei stets sehr schmerzhaft, sie verliere alle 6—7 Wochen wenig Blut. Schon mehrere Tage vor der Periode sei sie gereizt, mürrisch, ganz unbrauchbar. Mit Eintritt der Periode trete Besserung ein und bleibe solange die Schmerzen anhalten. Die Schmerzen haben sich in letzter Zeit von einer Periode zur anderen gesteigert. Bis zu ihrer Ehe sei sie guten Humors gewesen, Verstimmungen hätten während der Verlobungszeit begonnen, Sie habe ihren Bräutigam nicht eigentlich geliebt, er fragte sie ums Heiraten, nach sechs Monaten sagte sie zu, während einer Erkrankung an Brustfellentzündung, als er sie besuchte. Sie hätte gesehen, wie es ihn rührte, sie so krank zu sehen, da erwachte Liebe in ihr. Nachdem sie gesund geworden war, gab sie das Jawort. Dann aber besann er sich wieder und das tat ihr weh. Es dauerte sechs Wochen. Während er sie vorher jeden Tag fragte, ob sie ihn heiraten wolle, so ließ er sie nun sechs Monate warten. Sie lebte in fortwährender Aufregung, sie sahen sich täglich und er sagte nicht zu. Das habe ihr im Innern weh getan. Trotzdem er dann zusagte, sei es ihr nie mehr wohl gewesen. Sie sei mit 15 Jahren von zu Hause fort, der Tod des Vaters habe stark auf sie gewirkt, die Mutter habe nochmals geheiratet; mit dem 2. Vater habe sie sich nicht verstanden. Mit 20 Jahren habe sie sich schon einmal verlobt. Sie sah den Bräutigam mit anderen Damen, worüber sie sehr erschrak. Die Verstimmungen treten täglich auf, sie möchte am liebsten im Bett sein, nichts hören und nichts sehen.

25. II. 06. Durch selbst kleine Enttäuschungen gerate sie in eigentümliche Gefühle. In einem solchen Gefühl sei sie gestern ohne Hut an die Limmat gesprungen. Am Quai angelangt, kam sie wieder zur Besinnung, kam noch erregt nach Hause, hatte Brechreiz, und mußte längere Zeit fort erbrechen. Durch sexuelle Gefühle werde der Brechreiz verdrängt. Beim sexuellen Verkehr sei sie frigide. Libido empfinde sie nur im Traum, da empfinde sie den Akt mit dem Manne. Sexuelle Gefühle habe sie oft, wenn der Mann nicht da ist, empfinde es, daß der Mann sie zu wenig herze und kose und ihr zu wenig entgegenkomme.

Beim Eruieren der Gründe der Frigidität fällt der Patientin ein, daß sie mit 17 Jahren dabei war, als die Dame, bei der sie in der französischen Schweiz in Stellung war, geboren hat. Sie sah den Verlauf der Geburt, der Anblick sei ihr furchtbar, ein großer Schrecken gewesen. Es sei ihr schlecht geworden, die Madame sei sehr schlecht dran gewesen. Patientin habe nun immer Furcht gehabt vor einer Geburt. Im Anfang der Ehe habe sie sehr starke Angst gehabt vor dem sexuellen Verkehr, nie Libido empfunden. Die Angst habe allmählich abgenommen, sei aber immer noch hie und da vorhanden, weil sie meine, kein Kind zu bekommen. Die Szene von jener Geburt sehe sie beim Akt und im Schlafe. Daß dieser Schrecken die Ursache ihrer Empfindungslosigkeit sein könne, daran habe sie nicht gedacht. Das Erbrechen bestehe seit Dezember letzten Jahres 1905, nach Ärgererregungen treten die Perioden schon nach 14 Tagen wieder auf.

26. II. 07. Es sei ihr gestern viel leichter gewesen, war mit dem Mann im Theater, was sie sonst in der letzten Zeit nicht mehr tat. Sie hätte früher öfters

mitten drin erschöpft fortgehen müssen. Sie habe sich amüsiert, keine Verstimmung, keine Angst gehabt, auch heute nicht. Sie habe sehr gut geschlafen, wisse nichts von Träumen und fühle sich wohl wie schon lange nicht. Sie berichtet, ihre Verstimmungen führen plötzlich zu Entladungen, in denen sie wegwerfen müsse, was sie gerade in Händen habe, wenn es auch kostbare Dinge sind. Solche plötzliche Entladungen treten auf bei Enttäuschungen, oder wenn man ihr Unrecht tut. Manchmal verspüre sie längere Zeit etwa zwei oder drei Tage keine Angst, dann aber oft sehr stark und zu allen Zeiten, und zwar so stark, daß sie gar nicht mehr denken könne. In letzter Zeit sei ihr mehrmals der Trieb gekommen, sich umzubringen. In einem solchen Anfall habe sie schon den Gashahnen geöffnet, ein andermal sei sie fortgesprungen, sei einige Häuser weit gelaufen, dann aber wieder zu sich gekommen. Danach sei sie furchtbar müde gewesen. Sie habe immer gemeint, ihr Mann sei an allem schuld, er liebe sie nicht mehr, sei ihr nicht treu und sie wolle sich scheiden lassen. Zweimal sei sie ihm nachgelaufen, um zu sehen, wo er hinging, dann schämte sie sich wieder darüber. Schon vor der Ehe habe sie Angst vor einer Geburt gehabt. Der Mann habe sie ausgelacht. Bei der Defloration habe sie so starke Angst gehabt, daß sie von einem Schmerz fast nichts spürte. Libido habe sie bis in der letzten Zeit nur hie und da beim Akt nur ganz gering empfunden. Oft habe sie nach dem Verkehr mit dem Manne Brechreiz und erbreche die ganze Nacht hindurch. Am Tage nach einem Akt ohne Libido sei ihr Zustand immer um so schlimmer gewesen, besonders die Angst stärker.

Patientin erinnert sich, daß sie bei jenem Schrecken, als sie die Geburt sah, erbrechen mußte und zwar sehr stark und lange Zeit fort. Sie habe damals mehrere Tage nichts arbeiten können und auch nichts essen. Es habe sie arg mitgenommen. Es war im Jahre 1899 in C.

1. III. 07. Drei Hypnoseversuche gelingen gut.

2. III. 07. Es wird beim Versuch einzuschläfern, eine genügende Schlaftiefe nicht erreicht, als Grund hierfür gibt sie an, daß sich Patientin über ihre jüngere Schwester, die bei ihr lebt, geärgert hat. Der Affekt klingt noch nach.

5. III. 07. Sowie sich Patientin ärgere, trete Angstgefühl auf. Patientin kommt mit starken Kopfschmerzen, sie sei gestern mißmutig und weinerlich wie vor Beginn der Menses gewesen. Nachts sei sie immer wieder aufgewacht, hatte Beklemmungen und Angst. Sie träume viel: Sie habe im Hemd im Freien stehen müssen, den Mann mit anderen Frauen gesehen; habe schwimmen müssen, sei nicht ans Ufer gekommen und in Gefahr zu ertrinken gewesen. Am Morgen müder als am Abend. Wegen der Kopfschmerzen keine Hypnose.

12. III. 07. Die letzten acht Tage Menstrualbeschwerden, sehr gereizt gegen den Mann und die Schwester. Sie wollte sich scheiden lassen, wollte fort, das wäre ihr größtes Glück. Habe dabei Bangigkeits- und Ekelgefühle vor allem, sei ganz energielos. Am 8. und 9. III. sei sie verreist gewesen. Durch die Ablenkung sei es gut gegangen. Am 10. III. sei es aber wie sonst gewesen, und wieder zu Szenen gekommen. Am 11. habe sie große Bangigkeit gehabt. Bromkali mache sie ruhiger.

Hypnose ergibt zweimal Schlaf mit mittlerer Tiefe. Patientin wird im Schlaf beruhigt wegen der Menses, weitere Analyse verschoben.

19. III. 07. Periode sei mit großen Schmerzen verlaufen. Diese Schmerzen hätten sich von einem Mal zum andern gesteigert. Zuerst treten 4—5 Tage lang Schmerzen wie bei der Periode auf, doch keine Blutung; dann mit Eintritt der Blutung steigern sich die Schmerzen. Diese treten anfallsweise auf, sich steigernd und dann wieder nachlassend. Die Stimmung ist dabei unerträglich, gereizt, mißmutig mit großer Angst vor den Schmerzen. Die Stimmung werde immer schlimmer, je größer die Schmerzen werden. Mit dem Eintritt ruhiger Blutung tritt Besserung ein, während vorher nur wenige Tropfen Blut mit großen Schmerzen wehenartig ausgestoßen werden. — Patientin erzählt, daß sie an Fastnacht vor zwei Jahren auf der Straße eine Prügelei von drei maskierten Männern sah und dabei einen großen Schrecken erlebt habe. Der eine Mann habe dabei dem anderen fast die Nase weggebissen. Damals sei die Periode drei Monate lang ausgeblieben, sie sei vor der Ehe überhaupt spärlich gewesen; nach diesem Schrecken sei sie plötzlich wiedergekommen. Wenn sie etwas zornig aufrege, so könne die Periode, wenn sie schon

einige Tage oder Wochen vorbei gewesen war, für einige Stunden oder für einen halben Tag wieder auftreten. Einmal sei die Periode spärlich gewesen, da liebkoste sie der Mann, als sie miteinander ausgehen wollten. Da mit einem Male sei ein solcher Schwall von Menstrualblut gekommen, daß Patientin nicht mit ausgehen konnte. Überhaupt könne ein freundlicher Blick des Mannes oder der Schwester die Blutung erleichtern und reichlicher machen, während das Gefühl von Zorn Schmerzen erzeuge und die Blutungen spärlicher mache. Oft, wenn die Blutung vorbei ist, könne Zorn sie hervorrufen, dann aber während die Blutung noch da ist, kann Zorn sie aufhören machen. Hypnose. Patientin schläft schnell ein, schläft ruhig in mittlerer Tiefe.

21. III. 07. Hypnose. Schläft schnell ein, wird suggestiv nach C, in das Schlafzimmer der Madame versetzt. Sieht die Madame im Bett, sofort beginnt die Geburt. Patientin fängt an zu jammern, sie sieht das Kind, das Blut, wird ohnmächtig, hat Brechreiz, erbricht, sieht sich in einem Stuhle sitzen. Es ist ihr schlecht, wird ins Bett gebracht, weint bitterlich, jammert über die arme Frau, ruft immer: „Die arme Frau, ach die arme Frau", weint, erwacht aus der Hypnose, weil sie kein Taschentuch hat. Es wird gereicht. Auf Suggestion des Schlafes hin schläft sie sofort wieder ein und sieht sich im Bett in C. Auf die Frage: „Was ist jetzt?" antwortet sie: „Man bringt mir Wasser". Es wird gereicht, sie trinkt schlafend, richtet sich dazu auf, weint dann wieder stark, ruft: „die arme Frau", wimmert und spricht dann weiter „jetzt kommt der Herr Doktor, jetzt kommt der Herr Doktor zur Frau", weint, wimmert und ruft: „Lina, Lina". Auf die Frage, wo sie sei, sagt sie: „allein zu Bett". Diese Szene dauerte bis jetzt Dreiviertelstunden. Sie jammert und stöhnt, wirft sich auf dem Divan herum. Nach weiteren 7 Minuten erwacht sie, schaut sich wie im Traum um, schläft sofort wieder ein, verlangt Wasser. Nach weiteren 8 Minuten fängt sie wieder an zu weinen, jammert über die arme Madame, sagt in jammerndem Tone: „Nein das möcht ich meiner Lebtag nicht" stöhnt, weint und wimmert; ruft dann wieder: „Lina, Lina", weint und stöhnt, frägt: „Wer schreit so", ruft: „Ach, ach" und weint. Allmählich atmet sie ruhiger. Nach einer Stunde und 10 Minuten seit dem Beginn der Hypnose schläft sie ruhig und tief. Nach weiteren 8 Minuten erwacht sie aus tiefem Schlaf von selbst. Es ist ihr etwas übel, weiß nur etwas von der Geschichte, keine Details, nichts, daß sie ein Taschentuch vermißte, nichts, daß sie erbrochen hat. (Lina ist die Köchin).

22. III. 07. Gestern Abend sei sie ruhig gewesen, habe sich über eine Aufmerksamkeit des Mannes freuen können, habe viel geplaudert, sei spät zu Bett gegangen, habe unruhig geschlafen und viel geträumt. Heute sei sie müde, habe aber keine Angst. Auf dem Heimwege habe sie gestern Schmerzen in der linken Seite des Unterleibes bekommen und solche Schmerzen, wie sie früher bei den ersten Monaten der Ehe gehabt. Als Folge sei immer ein Ausfluß aufgetreten, so auch gestern. Stets sei es so, wenn sie sich aufrege.

Wird in Hypnose versetzt in Gegenwart von Herrn Prof. Forel und Herrn Dr. Ötker. Suggestiv nach C. versetzt in die damalige Wohnung verändern sich sofort ihre Gesichtszüge. Sowie ich frage: „Sehen Sie die Betten und die Madame?", beginnt sie zu schreien und zu jammern, aber viel geringer wie gestern. Durch Fragen, was sie gerade durchlebt, überzeuge ich mich, daß alles wie gestern sich abspielt, nur äußert sie viel weniger Affekt; sie weint und jammert im Schlaf. Gefragt, warum sie so jammere, sagt sie im Schlaf: „Sie könne nicht einschlafen, sie höre die Madame so stark schreien". Als der Herr des Hauses in ihr Schlafzimmer kommt, fängt sie von neuem an zu jammern. Nach und nach tritt Beruhigung ein. Patientin verfällt in ruhigen tiefen Schlaf. Dann sucht sie im Schlaf mit den Händen herum, tastend nach etwas; gefragt: „Was suchen Sie", antwortet sie: „Wasser". Sie trinkt schlafend. Nach einer halben Stunde erwacht sie, ist sehr müde, verdrießlich schläfrig. Nochmals in Schlaf versetzt, wird ihr Ruhe und gute Stimmung suggeriert. Nach 10 Minuten ist sie wach, noch müde, aber bei guter Stimmung.

23. III. 07. Fühlte sich gestern leicht auf dem Herzen, sei dann gleich schlafen gegangen, habe die Nacht durchgeschlafen, geträumt und aufgeschrieen

Warum, wisse sie nicht. Sie sei um 8 Uhr erwacht, sehr ruhig gewesen und habe heute keine Angst verspürt.

Hypnose. Nach C. versetzt, sieht sie sofort wieder die Szene, stöhnt leise. Gefragt warum, sagt sie: „Die Madame müsse leiden", durchlebt alles wieder, nur schneller, und mit geringem Affekt. Sie durchlebt alles in ca. 6 Minuten, erwacht und lacht, gähnt, reibt sich die Augen, schläft von selbst wieder ein und erwacht nach 8 Minuten von selbst, weiß nicht, wo sie ist, ist sehr müde und schläft von selbst wieder ein, verfällt in tiefen Schlaf, greift sich nach dem Kopf und erwacht. Es sei ihr übel, sie habe Kopfweh. Ich gebe ihr Suggestionen gegen das Kopfweh und Übelsein. Patientin schläft ruhig, 12 Minuten, als sie erwacht, ist es ihr sehr wohl. Patientin sagt: sie glaube, sie könne jetzt ganz ruhig einer Geburt zusehen, auch habe sie keine Angst mehr vor einer solchen und auch nicht mehr beim sexuellen Verkehr.

25. III. 07. Sie sei am 23. vergnügt nach Hause gekommen, gegen 10 Uhr kam sie in der Unterhaltung mit dem Manne auf Geldangelegenheiten zu sprechen. Da trat Angst auf, das bewirkten stets Geldangelgenheiten, sobald sie nachdenken müsse. Sie hätte von ihrem eigenen Gelde etwas für den Haushalt bezahlen wollen, das eigentlich nicht unbedingt nötig gewesen wäre. Es sei etwas Luxuriöses gewesen. Sie habe es nun nicht bezahlen können und das habe die Verstimmung angeregt. Die Nacht sei schlecht gewesen, sie träumte viel, sie müsse ins Burghölzli, schlief sehr unruhig bis morgens um 5 Uhr. Dann habe sie ruhig weiter geschlafen bis um 9 Uhr. Die Stimmung blieb gut bis jetzt. Die Nacht vom 24./25. sei gut gewesen, eine der besten seit langer Zeit.

In Hypnose versetzt, schläft sofort ein. Sieht sofort die Geburtsszene, ihr Gesichtsausdruck ändert sich, atmet tief. Gefragt, was sie sehe: „Das Kind, sind Sie nur still, es wird bald besser", reibt sich die Arme, es sei ihr nicht gut. Auf die Frage: „Was ist jetzt?" „Ich muß helfen, ich muß helfen", sie könne nicht sehen, wie die Madame leiden müsse. Sie spricht mit der Madame, sie solle nur zufrieden sein, es komme bald besser. Nach einigen Minuten sagt Patientin, sie sei müde, sie sei in ihrem Zimmer, bald müsse sie sitzen, bald liegen. Auf die Frage: Was ist Ihnen „Sie habe schwer, sie möchte nicht zusehen." Nach einiger Zeit erwacht Patientin, schläft aber von selbst wieder ein. Auf die Frage: „Wo sie sei", sagt sie: „Im Bett, es sei ihr noch nicht ganz gut". Nach 20 Minuten vom Beginn der Hypnose an erwacht sie aus tiefem Schlaf, in dem sie ganz regungslos dalag. Patientin hat keine genaue Erinnerung an den Inhalt der Szene, sie weiß nur, daß sie mit der Geburtsszene beschäftigt war. Genaues aus jener Zeit habe sie überhaupt nie gewußt. Patientin gibt dann im Wachen an, wenn sie beim Akt eine Spur von Libido gehabt habe, habe sie danach Kopfschmerzen gehabt, die intensiv vom Rücken herauf ausgestrahlt haben. Je größer die Libido gewesen sei, um so größer wären dann auch die Schmerzen; war keine Libido da, so hatte sie auch keine Schmerzen. Am anderen Tag stets genau 24 Stunden nach dem Akt sei das gleiche Kopfweh wieder aufgetreten. Am 23. III. ein Akt mit intensiver Libido stattgefunden, sie habe keine Schmerzen mehr.

Seither seien jedesmal nach dem Abreagieren Schmerzen in der linken unteren Seite des Abdomen aufgetreten, und zwar so stark, daß die Patientin über die Behandlung doch etwas mißmutig war. Diese Schmerzen seien vor 1½ Jahren kurz nach der Hochzeit aufgetreten, wieso wisse sie nicht. Eben empfindet Patientin, als sie wieder weggehen will, diese Schmerzen. Sie nimmt auf dem Divan Platz, ohne Hypnose lasse ich die Augen schließen und drücke auf die schmerzhafte Stelle. Es tritt keine Vorstellung, kein Bild auf.

Hypnose. Wann hatten Sie diese Schmerzen zuerst? „Vor 1½ Jahren." Unter welchen Umständen? „Direkt nach einem Verkehr". Was hatten sie für eine Vorstellung nach jenem Verkehr? „Ich hatte Angst, ich sei schwanger". Haben Sie jetzt noch Angst davor? „Nein". Haben Sie jetzt noch Schmerzen? „Nein". Erwacht auf Suggestion, hat keine Schmerzen.

26. III. 07. Die Schmerzen sind nach einer Stunde wieder aufgetreten, waren aber erträglich. Infolge Genuß von Kaffee zum Nachtessen habe sie wenig und unruhig geschlafen, blieb frei von Angst. In der Nacht Akt mit Libido wie nie

zuvor, danach auch keine Schmerzen wie sonst, schlief danach gut. Sie fühle sich viel normaler, nicht mehr so gereizt, habe nicht mehr so viel Sehnsucht nach dem Manne. Könne ihrer Arbeit nachgehen, habe keine Angst vor Schwangerschaft, wäre froh, ein Kind zu bekommen. Nach Details der Geburtsszene gefragt, sagt sie, es sei schrecklich gewesen, es sei ihr schwindlig geworden, sie habe die Madame eine Zeitlang am Arm gehalten, sie wisse den Hergang nicht recht. Sie war dabei, als die Zange angelegt wurde, aber sie wisse nichts mehr davon. Es sei ihr jedenfalls ganz schlecht gewesen. Wie sie ins Bett gekommen, weiß sie nicht; sie wisse nur, daß es ihr schlecht war, erbrechen mußte, und Wasser trank. Wenn sie daran denke, sehe sie noch das Kind im Blut und denke an das fürchterliche Geschrei, das ihr stark in der Erinnerung geblieben, hingegen alles Übrige wisse sie nicht so recht. Sie fühle sich leichter, nur könne sie sich nicht bemeistern, wenn sie gereizt werde, sie sei leicht reizbar.

Hypnose. Sofort in der Geburtsszene, atmet schwer, sie sehe alles genau wie damals, bleibt ruhig. Sie durchlebt die Szene wieder ganz genau, äußert dabei aber wenig Affekt. Nach 5 Minuten antwortet sie auf die Frage, was geschehe, „Das Kind sei gekommen, es schreit". Patientin krächzt und stöhnt. Sie sieht das Blut; dann komme der Herr, ihm sei es schlecht geworden. Patientin stöhnt, atmet tief und stoßweise. Sagt von selbst: „Es ist gut, wenn es vorbei ist", „es ist vorbei". Wo sind Sie? „Sie bleibe noch da". Was tun Sie? „Sie müsse helfen". Nach 12 Minuten macht Patientin Greifbewegungen nach beiden Seiten, um sich zu halten. Es gehe alles ringsum mit ihr, stöhnt und krächzt einige Male, dann wird sie wieder ruhig. Dann stöhnt sie wieder, erhebt den Kopf, greift nach dem Hinterkopf. Der Kopf tue ihr so wehe, jammert, atmet dann tief und versinkt gleich wieder in tieferen Schlaf. Nach 3 Minuten erhebt sie den Kopf, reibt sich die Augen und erwacht. Sie habe gemeint, der Kopf tue ihr weh, aber sie habe es nur gemeint. Sie habe ein Angstgefühl gehabt, sie könne Arme und Beine nicht bewegen, darüber sei sie erwacht.

Nochmalige Hypnose. Gefragt: „Woran sind Sie erwacht?" „Sie habe so Schmerzen im Kopf gehabt. Die Kopfschmerzen habe sie vom Zusehen, jetzt seien die Schmerzen weg". Wie steht es mit den Schmerzen im Unterleib? „Diese seien gekommen, gerade wie sie danach gefragt wurde." Wann sind die Schmerzen entstanden? „Vor 1½ Jahren sofort nach einem Akt ohne Libido". Wie sind diese Schmerzen entstanden? „Sie hätte nicht zum Manne sollen, sie hätte nicht heiraten sollen, es fehle ihr immer etwas". Wie sind die Schmerzen entstanden? „Sie habe gedacht, sie sei in anderen Umständen" und dann? „Dann habe sie erbrechen müssen, dann kamen die Schmerzen an der Seite". Warum haben sie erbrochen? Weil das das Zeichen von anderen Umständen ist; die Schmerzen kommen von der Angst" sagt sie. Druck auf die schmerzhafte Stelle mit zwei Fingern. Nach einiger Zeit frage ich: „Was sehen Sie?" (Patientin schläft ziemlich tief). Sie stöhnt: „Sie sehe das Kind und die Geschichte". Nach einigen Minuten bessern die Schmerzen, dann sieht sie nichts mehr (es werden ihr keine Suggestionen gegeben). Patientin erzählt noch, daß die Schmerzen auch gestern nach dem Verkehr aufgetreten seien. Sie erwacht von selbst. Im Wachen gefragt: „Was haben Sie gesehen, als ich die Stelle im Abdomen links unten drückte?" sagt sie: „Sie habe nur den Moment gesehen, wie das Kind mit dem Kopfe erschien, nur diesen Moment, weiter nichts". Wegen dieser Schmerzen ließ sich Patientin vor 1½ Jahren mehrmals spezialistisch untersuchen; der Befund war stets negativ.

27. III. 07. Nach der Sitzung sei es gut gegangen, sie sei schmerzfrei geblieben und habe guten Humor gehabt. Sehr gute Nacht und ruhig geschlafen. Der sexuelle Verkehr sei ganz anders geworden, auch sonst ihre Gefühle dem Manne gegenüber. Heute Morgen 10 Uhr sei beim Aufräumen und Reinigen der Zimmer im Unterleib links unten ein dumpfes Gefühl aufgetreten, das sich etwas steigerte, aber nicht stark, sonst habe sie über nichts zu klagen.

Hypnose. Sie sieht sofort wieder das Schlafzimmer und die Geburtsszene, schläft ruhig mit gerötetem Gesicht, atmet tief, bleibt regungslos liegen. Nach 10 Minuten sagt sie auf die Frage, was ist? „Es sei alles vorbei, es mache ihr nichts mehr, auch wenn sie selbst gebären sollte." Nach 5 Minuten auf die Frage wo sind

Sie? „Alles ist vorbei, sie schlafe jetzt in ihrem Zimmer. Nach 5 Minuten reibt sie sich die schmerzhafte Stelle im Abdomen, sieht dann die Szene jener Nacht, als jener Schmerz entstanden ist. Druck auf die Stelle im Abdomen links unten. Empfindet sehr starke Schmerzen, sieht die Geburt, das Kind durchschneiden. Schmerz verschwindet. Nach einiger Zeit nochmals Druck auf diese Stelle, tritt die Szene wieder auf. Sie sagt: „Sie wolle lieber von ihrem Manne nichts mehr wissen." Der Schmerz verschwindet wieder, Patientin schläft weiter. Auf Druck keine Reaktion mehr.

Nochmalige Hypnose. Es tritt auf Druck der betreffenden Stelle keine Reaktion mehr ein. Patientin wird suggestiv geweckt. Im Wachen gibt sie an, daß der Schmerz seinerzeit während des Aktes aufgetreten sei.

28. III. 07. Der Humor sei seit gestern stets gut, die Stimmung eine ganz ungetrübte. Sie habe gar keine Schmerzen und habe von 10—½9 Uhr geschlafen.

Hypnose. Auf Suggestion beginnt sofort die Geburtsszene. Patientin bleibt ganz ruhig, atmet tief. Nach 7 Minuten sagt sie: „Es sei alles vorbei, sie sei in ihrem Zimmer und wolle noch etwas schlafen." Dann klagt sie wieder über die Schmerzen im Abdomen links unten, greift mit der Hand danach. Gefragt, wo sie sei, sagt sie: „Daheim" und erwacht. Patientin gibt an, daß sich an die Geburtsszene sofort die Szene angeschlossen habe, in der die Schmerzen aufgetreten sind.

Hypnose. Bei Druck auf die betreffende Stelle im Abdomen sieht sie die Szene, in der die Schmerzen aufgetreten sind und hat deutlich wieder die Vorstellung, wie das Kind durchschneidet. Wie sie das sieht, sagt sie dann von selbst: „Da ist ja nichts mehr dabei". Mit der Entfernung der Hand von der betreffenden Stelle verschwinden auch die Schmerzen. Patientin erwacht von selbst, ist munter und schmerzfrei und sagt von selbst: „Wie sie sich freuen würde, wenn sie Mutter werden könnte."

2. IV. 07. Es geht gut, keine Angst, keine Schmerzen, sie ist zufrieden, alles sei normal, nur sei sie noch sehr empfindlich; sie könne nicht gut überlegen, wenn es schnell geschehen sollte.

Hypnose. Sieht ganz schnell die Geburtsszene, sagt von selbst: „Es mache ihr nichts, sie würde sich freuen, wenn es bei ihr soweit wäre, sie möchte gerne Mutter sein. Sie durchlebt die Geburtsszene, die Szene in ihrem Zimmer, bleibt vollständig ruhig. Nach 14 Minuten erwacht sie, sagt, sie habe jetzt aber tief geschlafen, wisse gar nichts, was im Schlaf geschehen sei. Patientin erzählt, daß sie neulich, als der Mann nach der Analyse am 23. III. sie abholte, mit ihm zu zwei älteren Damen ging, denen der Mann in ihren geschäftlichen Angelegenheiten mit Rat beistehe. Dort bei diesen sei ihr ein Ekelgefühl gekommen, sie wisse nicht, warum. Sie sei nicht eifersüchtig, sondern freue sich selbst darüber, daß der Mann den Damen helfe. Plötzlich hätte sie auf dem Heimweg nicht mehr mit ihm gehen können, ihm nicht mehr antworten können, es wurde ihr schwindlig, sie wurde bleich, kurios.

In Hypnose und suggestiv in jene Szene versetzt, wo das Ekelgefühl auftrat, durchlebt sie alles wieder. Sie geht mit dem Mann durch die Straßen, sieht genau den Weg, den sie machen, der Mann erzählt ihr von den Damen. Die Ekelgefühle kommen daher, daß sie meint, der Mann könne schuld sein daran, daß eine der Frauen geistesgestört sei; der Mann habe ihr früher vielleicht den Kopf verdreht. Sie sehe jetzt ein, daß das nicht der Fall ist, daß alles vorbei ist, das sei alles früher gewesen, der Mann habe früher wohl auch andere Frauen gehabt. Sie wisse nicht, warum das Ekelgefühl gekommen sei. Es sei ihr plötzlich die Idee gekommen, der Mann habe zu jener Dame Beziehungen gehabt, sie wisse aber, daß dem nicht so ist. Bei Druck auf die betreffende Stelle im Abdomen links unten empfindet sie geringen Schmerz und sieht dabei wieder den Kopf des Kindes kommen.

23. IV. 07. Am 3. IV. nach Angabe des Mannes habe Patientin Schmerzen bei der Periode gehabt, Brechreiz, Schmerzen beim Stuhl, beim Urinieren so stark, daß sie um Hilfe schrie, selbst das Essen tue ihr weh. Am 4. IV. sei das Befinden und der Schlaf gut gewesen. Am 4. und 5. IV. habe Patientin eine Zahnwurzelent-

zündung gehabt. Am 15. IV. sei Patientin reizbar gewesen wie früher; am 16. IV. sehr gut, am 17. IV. habe sie Erbrechen und Schwindel gehabt. Dann wurde der Humor gut, Patientin fange an, sich zu beschäftigen und sich zu unterhalten. Die Menses hätten am 11. IV. eintreten sollen, sind aber noch nicht eingetreten. In der ganzen Zeit habe sie keine Angstgefühle mehr gehabt, auch nicht vor der Periode, nur im Traum. Einmal Erbrechen nach dem Akt, entsetzliche Kopfschmerzen nach einer Nacht, in der sie den Akt im Traum durchlebte.

Patientin selbst gibt an, sie habe nie mehr Angstgefühle in der Zwischenzeit gehabt, sie sei jetzt ruhig, auch nicht gereizt, es sei kein Vergleich mehr mit früher. Nur einmal sei sie verstimmt gewesen. Die ersten 8 Tage nach der letzten Sitzung seien die besten gewesen während der Ehe. Die Schmerzen in der Seite seien nicht mehr gekommen.

Hypnose. Durchlebt in wenigen Sekunden ohne Erregung die Szene und sagt dann: „Es ist alles vorbei“. Druck auf die Stelle im Abdomen ruft die entsprechende Szene hervor. Sie sieht das Kind durchschneiden, empfindet aber keinen Schmerz mehr. Nach dem Grund ihrer Mißstimmungen gefragt, spricht sie sich über den Mann aus, der in seinem Wesen nicht zu ihr passe. Er sei zu förmlich, zu wenig herzlich, genüge ihr auch in sexueller Hinsicht nicht; er sei zu hypochondrisch.

24. IV. 07. Patientin gibt an, die Schwindelanfälle seien zuerst im Beginn der Ehe nach dem sexuellen Verkehr aufgetreten und haben 5—6 Tage gedauert. Heute ginge es ihr so gut, wie schon lange nicht. Sie ist heiter und gesprächig. Patientin ist freudiger Hoffnung, Mutter zu werden. Es wird deshalb von einem weiteren Abreagieren abgesehen.

26. IV. 07. Patientin berichtet, daß die Menses vollständig schmerzfrei eingetreten seien.

4. V. 07. Die Menses sind ohne jede Störung wie zur Zeit vor der Ehe eingetreten, haben vier Tage gedauert. Nur etwa eine Stunde habe sie etwas Brechreiz und Übelkeit empfunden, hie und da ganz kurze Schwindelanfälle. Am 29. IV., noch während sie unwohl gewesen sei, sei Heiserkeit aufgetreten. Patientin spricht noch heute etwas unrein, empfindet keinen Hustenreiz und keinen Schmerz, keinen Schmerz im Unterleib; Sexualverkehr normal.

Hypnose. Sie habe am 29. IV. ganz gut sprechen können bis vormittags 10 Uhr. Da habe die Schwester sie gefragt, wieviel Milch sie nehmen solle. Als sie antwortete, habe sie gemerkt, daß sie kaum sprechen könne. Es sei ihr auffallend vorgekommen, daß sie heiser wurde, trotzdem sie nicht ausgegangen gewesen sei. Die Schwester hatte einige Tage Schmerzen im Hals, Schluckschmerzen und Husten. Patientin spricht jetzt im Schlaf ohne heiser zu sein. Ihr Befinden sei sonst befriedigend, Stimmung stets gut. In der Hypnose Druck auf das Abdomen links unten macht weder Schmerz, noch tritt ein Bild auf.

10. V. 07. Es geht gut, erinnert sich nur an die Geburt, daß es ihr nicht gut war, daß man sie in ihr Zimmer brachte, die näheren Umstände wisse sie nicht.

Hypnose. Patientin durchlebt jene Fastnachtsszene, sofort ändern sich Gesichtsausdruck und Atmung. Sie seufzt und stöhnt, sieht wie sich die Leute prügeln, wie einem die Nase fast abgebissen wird, ruft: „Ich hole die Polizei, ich hole die Polizei“. Dann auf die Frage, was jetzt?, sagt sie: „Sie nehme eine Droschke und fahre mit der Freundin heim.“ Nachdem Patientin beruhigt ist, wird nach weiteren Schrecken geforscht: Vor 1½ Jahren habe sie beim Schwimmen im See einen Krampf bekommen, sie konnte nicht mehr weiter schwimmen, die Periode sei aufgetreten. Man holte sie heraus, sie war sehr erschöpft. Die Periode sei dann wieder verschwunden. — Dann mit 14 Jahren habe sie ein Hotelier, als sie in einem Hotel das Kochen lernte, plötzlich umarmt und geküßt. Sie schrie, so daß der Portier kam, wodurch die Szene beendigt wurde. Sie ging dann nicht mehr dorthin.

13. V. 07. Keine Angst, keinerlei Beschwerden, nur seit drei Wochen Schnupfen und Heiserkeit abwechselnd. Hat sie Schnupfen, so ist sie nicht heiser, ist sie heiser, so ist sie ohne Schnupfen. Der Husten ist von wechselnder Stärke mit Atemnot. Hie und da Schwindelanfälle von kurzer Dauer. Die Heiserkeit trat nach der letzten Periode auf. Patientin war am 25. IV. abends stark sinnlich erregt. Da kam der

Freund des Mannes, der ihr in verständnisloser Weise schon oft das gemütliche Zusammensein mit dem Mann gestört hat, zum Schach spielen. Patientin ärgerte sich, es wurde sehr spät. Es hatte schon längere Zeit kein Verkehr stattgefunden. Patientin hat dann schlecht geschlafen, träumte von sexuellem Verkehr. Aber stets nach solchen Träumen habe sie am anderen Tag Kopfschmerzen und sei verstimmt. Diesmal blieben Kopfschmerzen und Verstimmung weg, aber die Heiserkeit war da und blieb trotz inzwischen mehrfach erfolgten Verkehrs. Patientin sei sonst dem Schnupfen nicht unterworfen. — Sie fühle in der Nase Erleichterung, die Stimme ist noch belegt.

Hypnose. Patientin durchlebt jenen Abend in allen Details. Der Schnupfen ist verschwunden, sie spricht mit heller klarer Stimme. Sie erzählt, daß sie sich jedesmal ärgerte, wenn sie an jenen Abend gedacht habe.

16. V. 07. Die Besserung nach der letzten Sitzung blieb bis 9 Uhr abends. Sie machte dann Aufgaben mit der Schwester, ärgerte sich über diese, weil sie stark zerstreut war und mit dem Ärger kam der Husten wieder. Wenn sie abgelenkt sei durch Lektüre oder Klavierspielen, sei alles weg. Sowie sie irgend etwas sieht, das ihr Unlust macht, oder gar sie ärgert, so gehe es mit dem Husten oder Schnupfen wieder los. Durch den Husten käme nie Auswurf zutage; das Sekret der Nase sei hell wie Wasser. Gestern Abend beim Akt keine Libido, danach Husten und Schnupfen stärker. Während sie hiervon spricht, gerät sie in starkes Husten. Patientin klagt über starken Schmerz im Hinterkopf, der sich von hinten heraufziehe. Patientin habe keine Angst weder vor der Periode noch vor einer Geburt.

Hypnose. Durchlebt ganz schnell die Geburtsszene, bleibt ohne Reaktion. Ebenso keine Reaktion bei Druck auf die schmerzhafte Stelle im Abdomen. Patientin erzählt, daß sie stets nach der Periode sehr libidinös sei, sonst nie so. Stets wenn sie eine Umarmung erwarte, so trete ein Ereignis dazwischen. Es werden ihr eine Reihe solcher Szenen bewußt, so gleich nach der Hochzeit. Sie durchlebt die Szene, dann durchlebt sie eine Szene vom März 1906. Der Mann hatte Katarrh und Husten. Er vernachlässigte sie viele Wochen, hatte hypochondrische Ideen, meint, daß er in dieser Zeit abstinent bleiben müsse, auch gerade in der Zeit, wo Patientin nach den Menses starke Gefühle hatte. Sie fände das verrückt. Es sei langweilig, sie weint, weil der Mann kein Verständnis für sie habe und weil er alles als Pflicht fühle, wo ein anderer Mann Liebe empfinde. Früher sei er den Frauen nachgesprungen, die ihm gefielen, jetzt sei er ein langweiliger Rest; Enttäuschungen gäbe es jeden Tag. Der Mann kenne kein Vergnügen, keine Freude, er sei so langweilig, ekelhaft, dann lache er sie noch so „dreckig“ aus. Patientin erzählt, daß sich ihr Zustand jedesmal verschlimmere nach einem Akt ohne Libido. Wie sie das sagt, bricht ein Hustenanfall aus. Die Heiserkeit blieb seit der letzten Sitzung weg.

18. V. 07. Am 16. V. abends stark Kopfweh im Hinterkopf wie vor der Sitzung. Nach normalem Akt besser, gut geschlafen, kein Husten und Schnupfen bis gestern Abend. Sie ärgert sich, weil die Nichte am Badeofen das Gas nicht richtig geschlossen hatte. Sie bekam Husten und Schnupfen und mußte erbrechen. Hat gut geschlafen. Heute Morgen Ärger mit der Hausmeisterin wegen der Badewanne. Dadurch stärkere Kopfschmerzen und Erbrechen. Die Heiserkeit sei weg, sie habe Schnupfen. Sowie sie an etwas von früher denken müsse, das sie geärgert hat, komme der Husten. Die Gefühle gegen den Mann sind besser.

Hypnose. „Sie werden sofort die Szene durchleben, die schuld war an dem Ärger, der Ihren Husten verursacht hat.“ Kurz darauf sieht sie ihren Mann und dessen Freund. Sie spielen Schach, sie sieht zu. Sie habe das Gefühl, sie möchte jenen Herrn am liebsten hinauswerfen. Um 10 Uhr kommt man nicht in ein fremdes Haus, sie ärgere sich kolossal. Sie seien ½ Stunde beisammen gesessen, hätten Klavier gespielt und wollten gerade zu Bett gehen. Beide seien libidinös gewesen, sie selbst sehr stark. Jetzt sieht sie sich, wie sie allein zu Bett geht, sie ruft ihren Mann; er sagt, nach der ersten Partie komme er. Jetzt hört sie, daß sie nochmals anfangen. Vor Aufregung muß sie erbrechen. Jetzt schlafe sie ein. Patientin schläft ruhig. Nach einigen Minuten sage ich zu ihr: „Jetzt werden sie die Szene mit Ärger durchleben, die mit der durchlebten in Zusammenhang steht.“ Bis jetzt hat Patientin nie gehustet in der Hypnose, jetzt bricht ein Krampfhusten aus. Was ist ihnen eingefallen? „Sie sei noch krank. Von dem Schrecken sei sie so wankelmütig. Alle Momente sei ihr Empfinden ein anderes.“ Nochmals nach einer ähnlichen Ärgerszene gefragt, erzählt sie: „Im März 1906 habe der Mann Husten und Schnupfen gehabt. Es war ein schwerer Luftröhrenkatarrh. Er hätte auch so husten müssen wie sie selbst. Der Katarrh habe 6 Wochen gedauert. Er vernachlässigte sie einige Wochen und sei mürrisch gewesen. Nach den Menses sei sie sehr libidinös gewesen, er verweigerte eine Umarmung und sagte, er müsse warten bis der Katarrh vorbei sei. Das habe sie geärgert. Der Mann sei ganz hypochondrisch gewesen, sie habe den ganzen Tag mit ihm zu tun gehabt, hätte den ganzen Tag für ihn kochen müssen. Er meinte, je mehr er seinem Körper zuführe und nichts ausgebe, um so eher werde er gesund. Sie habe sich über ihn geärgert. Sie durchlebt jetzt die Szene und die Gefühle des Ärgers und hustet krampfartig. Dann durchlebt sie nochmals die Szene vom Schachabend, sie setzt zum Husten an, hustet aber nicht mehr. Patientin verfällt dann in tiefen Schlaf. Nach einiger Zeit klagt sie über Kopfweh am Hinterkopf. Referent drückt auf die schmerzhafte Stelle. Nun wird es ihr schlecht, bekommt Brechreiz, sieht und fühlt sich mitten im Akt. Nach einigen Minuten „es werde ihr besser“, verfällt in tiefen Schlaf. Sie habe noch etwas Kopfweh, es sei ihr nicht mehr übel. Auf Frage gibt Patientin an, daß sie den ersten Akttraum drei Monate nach der Hochzeit gehabt habe. Der Mann habe damals Wein getrunken gehabt, sie sei sehr erregt gewesen, sei eingeschlafen und bekam diesen Traum. Dabei sei sie stets sehr erregt, habe viel stärkere Gefühle als in der Wirklichkeit. Nach dem Traum sei sie erschöpft und habe Kopfweh.

24. V. 07. Die Heiserkeit sei weggeblieben. Schnupfen und Husten seien am 20. wiedergekommen, sie habe sich geärgert. Es sei um 10 Uhr ein Besuch unangemeldet gekommen und sie sei noch nicht angekleidet gewesen. Da habe sie sich geärgert und sofort sei der Husten und Schnupfen wieder gekommen, aber nicht mehr so stark. Sie habe auch nachts weniger gehustet. Seit dem 22. V. habe sie oft alles rosarot gesehen, meinte, ihre ganze Wäsche sei gefärbt. Zugleich seien auch Kopfschmerzen aufgetreten; es sei ein Bohren gerade über den Augenbrauen. Mit diesen Beschwerden habe sie den Geruch und Geschmack verloren. Sie rieche absolut nichts und könne weder süß noch sauer unterscheiden. Zur Kontrolle erhält Patientin ein Pfefferminzcachou. Sie schmeckt nichts.

Hypnose. Druck auf die schmerzhafte Stelle über den Augenbrauen. Gleich darauf sieht sie rote Wäsche und ärgert sich. Sie erzählt dann: „Ein rot gefärbtes Taschentuch hätte nicht in die Wäsche sollen; die Wäscherin sagte, es mache nichts. Dann ertappte sie die Wäscherin, wie sie ein Hemd und Seife stehlen wollte. Darüber habe sie sich furchtbar geärgert, sah die Wäsche rot, und bekam im gleichen Moment die heftigen Kopfschmerzen.“ Patientin durchlebt die Szene ganz deutlich und wird danach stark libidinös. Dann erzählt sie im Wachen, daß sie am 20. V. sich über den Mann geärgert habe, so daß sie dann Blut erbrochen habe, starken Schwindel empfand und Suizidideen aufgetreten seien. Sie wollte vom Mann fort, wollte sich scheiden lassen. Am Tage darauf habe sie gearbeitet, sei ganz ruhig gewesen, bis die Wäscherin das rote Taschentuch mit der anderen Wäsche kochen und noch stehlen wollte. Dies reproduziert sie ganz vergnügt.

30. V. 07. In der Zwischenzeit sei es gut gegangen, Schlaf und Stimmung seien gut. Schnupfen und Heiserkeit seien fort, husten müsse sie noch, wenn sie an etwas denkt, das sie früher geärgert hat. Die Menses habe sie am 26. V. erwartet, sie blieben ohne Beschwerden aus. Patientin erbreche seit vier Tagen, hofft sie sei gravida. Sie sei jetzt sehr gut mit dem Mann, sei guter Stimmung, die Scheidungsidee weist sie weit von sich. Sie sei viel libidinös, der sexuelle Verkehr normal; auch wenn sie den Akt träumt, treten keine Kopfschmerzen mehr auf. Sie denke mit Ruhe an die Geburt eines Kindes, das mache ihr gar nichts mehr. Sie sei frei von Angst, auch im Schlaf, sie schlafe sehr ruhig und angenehm.

18. VI. 07. Periode ist ohne Schmerzen und Beschwerden eingetreten, es geht ausgezeichnet, nur Ärger wirkt noch unangenehm.

21. VIII. 07. Es gehe sehr gut, keine Angst, keine Schmerzen. Periode in drei Wochen wiederkehrend, spüre sie kaum. Lebe jetzt in glücklicher Ehe, sie

habe nie geglaubt, daß es noch so gehen könne, denn früher habe sie stets geglaubt, sie müsse sich scheiden lassen. Die Gefühle gegen den Mann seien normal, wenn er lieb ist.

13. XI. 07. Es geht viel besser, nur Ärger verändere ihren Zustand. Vor einiger Zeit habe sie körperlich zugenommen, es wurde ärztlich Beginn der Gravidität konstatiert. Da habe sie sich neulich geärgert und habe im Ärger so stark Betten ausgeklopft, daß eine Blutung auftrat. Seitdem sei sie leicht mißgestimmt, sowie etwas zwischen den Ehegatten vorkomme. Bei der letzten Periode etwas Schmerzen, doch sei das Befinden ganz anders wie früher.

Zu der Krankengeschichte möchte ich die Bemerkung machen, daß bei der Patientin das Abreagieren in der Regel dadurch erfolgte, daß ich sie meist suggestiv in die betreffenden Szenen hineinversetzen mußte, damit sie die verdrängten Affekte in genügender Weise abreagieren konnte. In einzelnen Sitzungen geschah dies von selbst oder in der eigenartigen Weise, daß die Szenen durch Berühren der Schmerzpunkte zum Abreagieren kamen.

Sehr interessant zeigt sich die Wirkung der Affekte bei der Entstehung und dem Verschwinden körperlicher Symptome, wie z. B. bei der Heiserkeit und dem Schnupfen.

Während hier das ganze Krankheitsbild durch Anomalien des Sexualaffektes bedingt war, können wir in dem nachfolgenden Falle deutlich erkennen, daß ganz ähnliche Schmerzzustände sich durch die unterbewußte Aufspeicherung von Affekten geltend machen können, ohne daß dabei dem Sexualaffekt eine Rolle, jedenfalls aber nur eine unbedeutende zukam, wenn dies auch aus der Krankengeschichte sich anders zu ergeben scheint.

Fall 10: Friedrich V., geb. 1876.

27. II. 11. Patient klagt über Schmerzen im Kopf, vom Hinterkopf nach vorn gegen die Stirne ausstrahlend. Wenn er sich aufrege, bekomme er Krämpfe am Herzen, dann Schmerzen in den Beinen, im Kreuz und im Kopf. Habe er die Schmerzen im Kopf, dann treten auch die Schmerzen im Kreuz auf. Diese seien dann so stark, daß er fast nicht absitzen oder aufstehen könne. Die Schmerzen im Kopf treten auch in der Nacht auf, er erwache ungefähr um 1 Uhr, da sei es ihm dann, als schiebe sich ein Deckel unter der Hirnschale vor. Er habe dann das Gefühl, als werde ihm etwas vorgeschoben, so daß er nicht mehr schlafen könne. Dieser Zustand bestehe seit Dezember 1906. Er sei wechselnd. Es sei schon so gewesen, daß nur je am Freitag und Samstag, wenn er beruflich überarbeitet ist, die Schmerzen auftreten und zwar dann nach dem zweiten Frühstück bis nachmittags 4 Uhr. Dann habe er wieder Ruhe. Patient klagt, er habe keine Energie mehr, sein Gedächtnis habe gelitten und wenn er einige Minuten mit jemandem spreche, so fange es ihm an, vor den Augen zu flimmern. Am 9. Dezember 1905, abends zwischen 4 und 5 Uhr, hatte er einen Unfall. Patient ist Angestellter eines großen Geschäftshauses und hatte die Bestellungen der Pakete des Geschäftshauses zu besorgen. Der Wagenführer war in einer engen Gasse weggegangen, um eine Laterne zu holen. Patient fuhr mit dem Wagen weiter, um dann Pakete vertragen zu können. Es war dies in einer engen, steilen Straße und während er dem Wagen Pakete entnahm, kam derselbe ins Rollen. Ein Knabe kam unter den Wagen und wurde getötet. Patient hatte einen heftigen Schrecken und war so aufgeregt, daß er stundenlang liegen bleiben mußte. Es kam zu gerichtlichen Untersuchungen und Verhandlungen. Das Verfahren wurde erst sistiert, dann wieder aufgenommen. Dazu kam noch, daß ihm seine Frau nicht treu war und Schulden gemacht hatte und er zu jener Zeit mit ihr im Scheidungsprozeß lag. Am 9. Dezember 1905 passierte dieses Unglück und am 13. Dezember wurde er von der Frau geschieden. Im Juli 1906 stand er vor Obergericht und im August vor Schwurgericht. Er wurde freigesprochen. Alle diese Vorgänge und alles, was sich darauf bezog, regte Patient sehr auf. Patient klagt jetzt über sehr starke Angstgefühle; sowie er Geräusche höre, meint er, es komme jemand hinter ihm her. Wenn er

irgend etwas tut, meint er, er werde beobachtet und er mache es nicht recht; wenn er jemanden sehe sprechen, meint er, es werde schlecht von ihm gesprochen.

1. III. 11. Patient erzählt von sich, daß er die Eigenart habe, sich sehr wenig auszusprechen. Alles, was ihn bewege, mache er mit sich selbst ab, so sei es auch mit all dem Schweren gewesen, das er durchgemacht habe. Patient kam, bevor er seinen jetzigen Posten vor ungefähr 15 Jahren erhielt, ziemlich viel in der Welt herum. Er lebte dann mit seiner Mutter und hatte mit ihr viele Unannehmlichkeiten zu erleben, weil sie von ihm stets mehr Geld verlangte, als er verdiente. Er sei stets empfindlich gewesen und jede Ungerechtigkeit habe ihn doppelt hergenommen. So wie jetzt sei ihm das Leben nie verleidet gewesen. Er könne nachts nicht schlafen und schlafe er bis 1 Uhr, dann erwache er und es komme ihm alles mögliche in den Kopf, oder er habe gräßliche Träume und dann könne er nicht wieder einschlafen. Am meisten belästigen ihn jetzt die Kopf- und Kreuzschmerzen und dann auch das Gefühl, das ihn mitten in der Arbeit überfalle, wie wenn er beobachtet werde. Hie und da, wenn Patient gereizt werde, bekomme er Wutanfälle, besonders, wenn er nach dem Essen gereizt werde — Patient meint, sein Magen arbeite nicht — da reize ihn das kleinste Wort. Er lebe fast immer im Ärger darüber, daß ihn seine Frau so hintergangen habe. Hypnose. Patient schläft sofort ein. Nach einigen Minuten öffnet er die Augen ganz erstaunt und meint, es sei jemand von der Seite an ihm vorübergegangen. Schläft dann von selbst weiter. Schrickt zweimal sehr heftig zusammen und ruft: „Was ist auch wieder mit dem Wagen.“ Er ist sehr stark erregt, öffnet die Augen, frägt: „Wo ist der Herr Bezirksanwalt?“ Nach einigen Minuten kommt er zu sich. Befragt, was sei, sagt er, er habe jetzt das Unglück mit dem Knaben wieder durchlebt, und liege in einem Hause auf dem Bett. Er wird erst nach und nach wach und sagt, er habe das Pferd gesehen, wie es die Straße hinunterlief, wie der Knabe unter die Rä — erschrickt — Räder gekommen ist, das Pferd gestürzt ist, wie er ins Geschäftshaus sprang, das Pferd aufhob, den Wagen auf die Seite stellte. Er sah, wie der Knabe unter das Rad kam, wie Leute ihn aufhoben etc. Dann habe er sich auf dem Bett liegen gesehen, sah, wie die Sanität und der Bezirksanwalt kam. Er hatte dann eine Art Brandgefühle, heftigsten Durst damals und auch jetzt wieder verspürt. Auch jetzt habe er wieder den Geschmack der Hoffmannstropfen gehabt, die man ihm damals gegeben hatte. Dann wurde das Verhör aufgenommen, er sah den Bezirksanwalt neben sich sitzen, er habe ihm noch Antwort gegeben und mitten drin sei er erwacht. Patient habe alles deutlich wieder durchlebt. Ebenso die Gerichtsszene, auch die Unglücksszene mit dem Knaben. Auch die Gefühle, wie er sie damals hatte, fühlte er deutlich wieder.

3. III. 11. Patient war nach der letzten Sitzung weniger ängstlich, ruhiger. Er traf Verwandte seiner Frau, mit denen er früher nicht sprechen konnte, gestern konnte er ohne Aufregung mit ihnen sprechen. In der Nacht habe er viel geträumt. Hypnose: Patient schrickt im Schlaf zusammen, öffnet die Augen, frägt: „Ist meine Frau da?, der Schuft.“ Patient durchlebt eben den Moment, wo er von seiner Frau wegzog und seine Sachen holte. Seine Frau saß mit ihrem Liebhaber im Zimmer, die Kinder dabei. Patient wurde furchtbar aufgeregt, wollte jenen die Treppe hinunterwerfen. Da wurde er von ihm mit dem Revolver bedroht. Als Patient dann mit der Hundspeitsche zuschlagen wollte, da stand die Frau mit dem Kind vor ihn hin. In dem Moment, wo er den Revolver vor sich sah, schreckte er zusammen. — Patient durchlebt die ganze Szene in starker Erregung wieder.

4. III. 11. Patient fühlt sich ruhiger, im Kopf freier, hat bis 3 Uhr geschlafen, dann sei er aufgeregt, innerlich unruhig gewesen, konnte gegen 5 Uhr wieder einschlafen und schlief bis 8 Uhr. Die Kopfschmerzen seien bedeutend besser, sie seien nicht mehr so stark, sie treten nicht mehr so häufig auf. Hypnose: Patient sieht eine Menge von Szenen vorüberziehen und durchlebt dann eine erregte Szene mit einer Verwandten.

6. III. 11. Seit der letzten Sitzung unruhiger, hatte wieder starke Magen- und Rückenschmerzen, wenig Appetit, Kopfweh, mußte wieder studieren, Schlaf wechselnd. Hypnose: Patient schrickt im Schlaf mehrmals zusammen, einige Male sehr heftig, macht allerlei Bewegungen mit den Händen, atmet rasch und tief,

keucht zeitweise, macht Abwehrbewegungen, schläft mit offenen Augen weiter, dann springt er auf, sagt, er könne nicht mehr liegen bleiben, es verjage ihn. Patient gibt an, er sei erschrocken, wie ihm sein Vorgesetzter vorwarf, daß er bei seiner Arbeit zu viel Zeit brauche. Er wurde dann ohne weiteres vor seinen obersten Chef zitiert. Das war kurz nach dem schweren Unglücksfall. Man hatte falsche Angaben über ihn gemacht. Bei der Unterredung sei er furchtbar aufgeregt gewesen, er verlangte eine Untersuchung, diese ergab seine Rechtfertigung. Patient war infolge der Aufregungen, die der Unglücksfall mit sich gebracht hatte, in seinen Arbeitsleistungen allerdings vermindert. Diese Szenen durchlebte er jetzt genau wieder. — Patient erhielt dann Urlaub zum Ausruhen. Gleich nach diesem Vorfalle im Geschäfte, der ihn stark mitgenommen hatte, bekam er die Vorladung vor Obergericht. Beim Empfang derselben war er erschrocken, weil er der Meinung lebte, seine Angelegenheit sei sistiert worden vom Gericht. Er kam hierüber in starke Aufregung. Jetzt nachdem er wieder alles durchlebt und sich ausgesprochen hat, sei es ihm wieder leichter.

7. III. 11. Nach der letzten Sitzung ging es ordentlich; nachts konnte er nicht leicht einschlafen, sei am Morgen mißmutig erwacht, fühlte im Rücken Schmerzen, wie wenn alles zerreißen wollte. Hypnose: Patient durchlebt die Szene, wie er die Mutter des verunglückten Knaben auf der Straße trifft. Er erschrak. — Patient gibt an, daß er jedesmal nach dem Abreagieren einer Szene oberhalb des rechten Auges Schmerzen bekomme. Hypnose: Patient erschrickt mehrmals. Er durchlebt verschiedene Szenen auf der Straße, wo er Leute traf, von denen er annahm, daß sie ihn für einen Faulenzer und Simulanten halten. Das sei ihm unangenehm gewesen.

8. III. 11. Nach der letzten Sitzung sei er sehr müde gewesen, so daß er schlafen mußte. Auch habe er starke Kopfschmerzen gehabt. Er habe dann ordentlich geschlafen, es gehe ihm ordentlich. Schmerzen habe er nur hie und da, auch habe er im rechten Arm zwei Stunden lang ein Gefühl gehabt, als wäre er gelähmt. Hypnose: Nach einigen Minuten verzerrt er das Gesicht, atmet tief, beißt die Zähne zusammen, erschrickt mehrere Male, atmet bald ruhig, bald sehr erregt, dann wieder, wie wenn er Schmerzen hätte, dann wieder stöhnt er in höchster Erregung, fährt sich mit der Hand an den Kopf, öffnet dann die Augen, sitzt unter Krächzen und Stöhnen auf, dann sinkt er wieder zurück und atmet tief und erregt. Mit offenen Augen schrickt er noch mehrmals zusammen. Nachdem er sich etwas beruhigt hat, erzählt er, er habe jetzt die ganze Verhandlung vor Schwurgericht wieder durchlebt. Er sah sich zu seinem Anwalt ins Bureau gehen, ging mit ihm zur Bahn und fuhr mit ihm zur Schwurgerichtsverhandlung. Er sei sehr aufgeregt gewesen, und habe starkes Angstgefühl gehabt. Alles sieht er ganz deutlich wieder. Es war ihm vorgehalten worden, daß er am Wagen die Spannvorrichtung nicht angezogen gehabt hatte. Dafür waren zwei Zeugen da. Da sei er heftig erschrocken, und er habe doch gewußt, daß er die Spannvorrichtung erst wieder aufgemacht habe, um das Pferd, das in eine Wasserdole geraten war, befreien zu können. Der Fuhrmann und ein Wagner hatten ausgesagt, die Spannvorrichtung sei nicht angezogen gewesen, denn sonst hätte der Wagen nicht weiterfahren können. Als er das hörte, sei er erschrocken. Der Fuhrmann hatte ausgesagt, daß das Pferd das beste des Meisters gewesen sei. Der Anwalt konnte nachweisen, daß das Pferd schon öfters durchgebrannt sei und der Fuhrmann schon wegen falschen Zeugnisses verurteilt worden war. Alles durchlebt er deutlich wieder. Auch die bangen Momente, als sich der Gerichtshof zurückgezogen hatte, wie in der Pause der Anwalt zu ihm kommt, ihm die Hand drückt und sagt, seine Sache stehe gut. Deutlich habe er auch die Szene durchlebt, wie er sich selbst verteidigte. Er wurde freigesprochen. Alles habe er wieder mit den gleichen Gefühlen durchlebt. — Patient klagt wieder über Kopfschmerzen.

9. III. 11. Heute sei sein Kopf frei, aber in den Armen und Beinen habe er stärkere Schmerzen. Letzte Nacht habe er sehr unruhig geschlafen. Im Traum sei er in einem fort vom Wagen weg hin zu der Stelle gelaufen, wo der Knabe getötet wurde; es sei ihm dabei gewesen, wie wenn immer jemand hinter ihm herspringe. Hypnose: Durchlebt die Szene wieder, wie ihn ein Sanitätspolizist nach Hause

bringt nach dem Unfall. Dann sieht er, wie der Arzt kommt und ihn untersucht; dieser befiehlt, daß die Waffen, die Patient im Zimmer hatte, entfernt werden müssen. Er hört alles ganz genau wieder, was dieser anordnet und sieht alles deutlich. Dann sieht, er, wie einer seiner Vorgesetzten zu ihm kommt und sich genau angeben läßt, wie sich alles zugetragen hat. Dabei ist Patient sehr aufgeregt. Dann sieht Patient sich wieder auf der Straße, sieht den Wagen in Bewegung, sieht, wie er das Pferd nicht mehr halten kann und wie er vom Pferde springt. Patient erschrickt und wacht auf. Er habe alles deutlich gesehen. Den Platz, auf den der Wagen zufuhr, habe er nur noch so flimmern gesehen. Das Überfahren des Knaben habe er nicht mehr gesehen. Patient sei vorher abgesprungen, er wollte dem Pferde in die Zügel fallen, hatte Sandalen an, schlipfte aus und fiel hin. Wie er wieder aufstand und dem Wagen nachspringen wollte, rief er: „Obacht, Obacht." Aber da war es schon geschehen.

10. III. 11. Patient sagt, sein Kopf sei ordentlich, in den Beinen fühle er sich müde und habe noch Schmerzen im Rücken. Er habe ordentlich, bis 4 Uhr geschlafen, aber dann immer phantasiert. Gegen früher fühle er sich ruhiger und nicht mehr so reizbar. Hypnose: Er sieht sich an jenem Platz, wo der Wagen zum Stehen kam, das Pferd hatte den Fuß in der Dolenrinne, man hatte den Wagen zurückgestoßen, dann ging er zum Knaben hin, dann wieder zum Wagen, von da wieder ins Geschäft. Er sei sehr aufgeregt gewesen und habe nicht gewußt, was er tun sollte. Nachdem er seinem Vorgesetzten Mitteilung vom Vorgefallenen gemacht hatte, wurde er zu Bett geführt. Er sieht noch den Sanitätspolizisten, dann erwacht er. Patient hat wieder Kopfschmerzen.

11. III. 11. Gestern Abend ging es ihm ordentlich, nur sei er müde gewesen, habe die Nacht durchgeschlafen. Beim Erwachen sei er unruhig gewesen, weil er geträumt hatte. Im Traum sah er sich wieder beim ersten Verhör, sah sich im Gerichtsgebäude auf der Treppe warten, sah auch die Mutter des verunglückten Knaben. Er sei im Traume sehr aufgeregt gewesen, es habe in ihm gezappelt. Heute fühle er sich im Kopf sehr gut, aber im Körper fühle er eine Erregung, dagegen weniger Schmerzen im Kreuz. Hypnose: Patient stöhnt und seufzt im Schlaf, schreckt auch einige Male zusammen. Er durchlebt wieder eine Streitszene mit seiner Frau. Dann eine Szene mit ihr und ihrem Liebhaber am Bahnhof. Dann Szenen mit dem letzteren und andere auf dieses Verhältnis bezügliche Ereignisse. Dann sieht er sich während der Scheidungsverhandlung im Gerichtssaal. Er sieht alles ganz deutlich wieder, fühlt wieder alles, so wie damals. Teils empfindet er Wut darüber, daß es ihm so ging, teils Freude, diese Frau los zu werden. Dann sieht er eine Szene mit ihr im Korridor des Gerichtshauses, nachdem sie hatten abtreten müssen. Sie machte ihm Vorwürfe, weil sie mehr sagen mußte, als ihr lieb war. Nach einer weiteren Szene mit ihr auf der Straße erwacht Patient.

13. III. 11. Eine Stunde nach der Sitzung sei er gestern noch erregt gewesen. Dann sei es ihm ordentlich gegangen, nur habe er etwas Kopfweh gehabt. Heute fühle er sich im Kopfe gut, verspüre aber etwas Rückenschmerzen. Beide Nächte habe er ordentlich geschlafen, innerlich fühle er sich ruhiger. Hypnose: Patient durchlebt das erste Verhör im Gerichtsgebäude durch den Bezirksanwalt. Es wurde nochmals von ganz vorn ein genaues Protokoll aufgenommen mit jeder Kleinigkeit. Dabei sei er sehr aufgeregt gewesen. Die Sache sei ihm wieder durch Mark und Bein gegangen. Dann durchlebt er die Szene, wie er die Vorladung vor Obergericht bekam, wie er dann dort im Korridor wartete, wie er in den Gerichtssaal tritt, wie er dort gefragt wird, ob er die Schuld anerkenne oder nicht. Er antwortete: „Nein." Dabei war er sehr aufgeregt und diese Erregung fühlte er auch jetzt wieder.

15. III. 11. Seit dem 13. am Abend sei er erregt. Er könne nicht gut einschlafen. Gestern habe er wieder einen Konflikt mit seiner Verwandten gehabt. Dabei habe er sich stark aufgeregt und sei sehr reizbar gewesen. Er habe Kopfschmerzen bekommen, mußte wieder studieren und sei ganz weg gewesen. Auch heute sei er noch erregt und habe noch Schmerzen im Kopf und im Kreuz. Ich lasse Patienten zu seiner Beruhigung ruhig liegen, da schläft er von selbst ein und durchlebt eine Szene vom 13. III. abends. Da habe er auf der Straße, während er mit

einer Dame ging und rauchte, seinen Vorgesetzten getroffen. Das sei ihm unangenehm gewesen, habe ihn aufgeregt, weil jener es im Geschäfte melden könnte. Hypnose: Patient sieht ganz schnell mit nur ganz kurzer Erregung die Szenen vom Unglücksfall vorüberziehen; auch die vom Gericht. Er empfindet dabei ein Kitzelgefühl bis in die Füße hinunter. Hypnose: Nach wenigen Minuten fängt Patient an zu stöhnen, er schüttelt sich, wälzt sich dann hin und her, macht den Eindruck, als empfinde er Schmerzen, zuckt mit den Beinen, dann erwacht er mit starkem Kopfweh; er könne nicht mehr liegen bleiben, klagt über starkes Angstgefühl, läuft stöhnend und seufzend im Zimmer herum. Dann erzählt er, er habe eben durchlebt, wie er die Vorladung vor Schwurgericht bekommen habe. Er sei darüber furchtbar aufgeregt gewesen, bekam Herzkrämpfe, er wußte selbst nicht mehr, was mit ihm sei. Nach einiger Zeit konnte er weinen. Dann sei es ihm leichter geworden. Alle diese Szenen habe er deutlich wieder durchlebt. Er sei so erregt gewesen, daß er mit dem Kopf gegen den Kasten schlug, an den er sich angelehnt hatte. Er habe ein so starkes Angstgefühl gehabt, Schmerzen am Herzen, daß er nicht mehr wußte, was er tat. Eben habe er wieder eine abscheuliche Angst durchlebt, wie damals. Es sei ihm ganz schwach geworden und er fühle eine furchtbare Spannung im Hinterkopf. Ehe diese Szene aufgetreten sei, habe er momentweise den Wagen gesehen, wie er ihn öffnete, um ihm Pakete zu entnehmen, dann den toten Knaben, den Fuhrmann und den Bezirksrichter, dann erst sei die Szene gekommen, wie er die Vorladung vor Schwurgericht erhielt.

16. III. 11. Gestern sei er nach der Sitzung ganz schwach, matt und müde gewesen und habe starke Schmerzen empfunden. Er habe kaum gehen können. Nach Hause gekommen, sei er gleich zu Bett gegangen, mußte studieren, konnte aber nicht einschlafen bis gegen Morgen. Nach dem Erwachen sei er noch müde und matt gewesen, habe Kopfweh gehabt. Nach dem Mittagessen habe er einen Spaziergang gemacht und jetzt gehe es ihm wieder ordentlich. Hypnose: Patient zuckt im Schlaf mehrmals zusammen, atmet unregelmäßig, tief und erregt, bewegt bald die Hände, bald die Beine. Dann schimpft er laut auf das andere Geschlecht, stöhnt, fährt mit den Händen herum und schrickt öfters zusammen. Dann wird er ruhiger, bewegt dann wie ungeduldig die Füße, schrickt zusammen, liegt noch eine Weile mit offenen Augen da und dann erzählt er, daß es zwischen ihm und seiner Verwandten, mit der er in gemeinsamem Haushalt lebt, Zank und Streit gegeben habe vor längerer Zeit; er sei erst um 1 Uhr zum Essen heimgekommen und da machte sie ihm laute, ungerechte Vorwürfe. Darüber habe er sich sehr stark aufgeregt, weil absolut kein Grund vorlag, ihm Vorwürfe zu machen. Er wollte einfach weglaufen, da habe sie ihn zurückgehalten. Solche ungerechte Vorwürfe müsse er öfters ertragen.

20. III. 11. Nach der letzten Sitzung sei er stark aufgeregt gewesen. Er konnte nachts nicht einschlafen. Am 17. III. habe er den ganzen Tag Kopfweh und Rückenschmerzen gehabt, die Nacht habe er wenig geschlafen. Am 18. III. sei er aufgeregt gewesen, innerlich unruhig, jedes Wort habe ihn aufgeregt und ganz plötzlich sei er mißmutig geworden. In der folgenden Nacht habe er gut geschlafen. Gestern sei es ihm ordentlich gegangen, so daß er eine größere Fußtour machen konnte. In der Nacht habe er dann wenig geschlafen. Jetzt habe er Kopf- und Rückenschmerzen. Hypnose: Heute morgen sei er im Wald auf dem Zürichberg spazieren gegangen. Jetzt sieht er sich wieder dort, der Wind regt ihn auf. Hypnose: Durchlebt, teilweise mit viel Affekt eine Reihe von Szenen mit Auseinandersetzungen mit seiner Verwandten. Diese wolle immer, kaum daß er zu Hause ist, wissen, was er getan und wo er gewesen sei.

21. III. 11. Letzte Nacht gut geschlafen. Heute geht es ihm ordentlich. In zwei Hypnosen bleibt er völlig ruhig.

23. III. 11. Gestern abend sei er etwas unruhig geworden, habe mit Unterbrechung geschlafen. Heute gehe es ordentlich, er habe wieder im Geschäfte der Verwandten arbeiten können, was schon lange nicht mehr der Fall gewesen sei. Hypnose: Atmet tief erregt, zuckt wiederholt zusammen, bewegt Hände und Beine, dann erwacht er, sitzt auf, starrt vor sich hin. Ich spreche ihn an, er hört aber nichts davon, sinkt dann wieder zurück, und hält die Hände vor sein Gesicht. Dann

erwacht er voll innerer Unruhe, es schüttelt ihn förmlich, er ist stark erregt. Patient kann nicht mehr liegen bleiben, er muß aufstehen und im Zimmer umhergehen. Nach einiger Zeit erzählt er, es sei im September 1905 gewesen. Nach einer Abwesenheit von acht Tagen sei er zurückgekehrt. Seine Frau, sein Bruder und ein damaliger Freund haben ihn an der Bahn abgeholt. Sie kehrten dann in einem Restaurant ein. Als er hinaus ging, sei ihm der Bruder nachgekommen und habe ihm erzählt, daß seine Frau die Scheidung eingegeben habe. Sein Freund sei ihr Geliebter und sie sei ihm während seiner Abwesenheit untreu gewesen. Er ging sofort weg, der Bruder eilte ihm nach, es kam dann zu sehr erregten Szenen, die er alle genau wie damals wieder durchlebte.

24. III. 11. In der Nacht vom 22./23. schlecht geschlafen. Gestern und heute sei sein Befinden ein ordentliches gewesen. Hypnose: Patient zuckt öfters zusammen, atmet tief, rotiert krampfhaft die Beine nach auswärts. Darauf wird er wieder ruhiger, dann atmet er wieder erregt und zuckt schmerzhaft zusammen. Nach dem Erwachen erzählt er, er habe eine Szene durchlebt, die sich vor Jahren zutrug. Er habe um 6 Uhr ins Geschäft gehen sollen und habe sich verschlafen. Darüber habe er sich furchtbar aufgeregt. Dann durchlebt er einen Krach mit einem seiner Vorgesetzten. Man hatte ihm zwei Tage Urlaub zugesagt und dann wieder abgesprochen, um einem anderen Angestellten frei zu geben. Darüber sei er wütend geworden. Er sollte damals zur Hochzeit eines Verwandten. Dieser war heute mit seiner Frau bei ihm zu Besuch.

25. III. 11. Patient fühlt sich heute sehr müde, aber ruhiger. Er fühle eine Spannung im Kopf, die Schmerzen im Kreuz sind geringer, er habe wenig und unruhig geschlafen. Seit einigen Tagen fühle er sich wohler und nicht mehr so leicht erregbar. Hypnose: Patient schläft stets sehr schnell ein, er schläft wieder unruhig, schrickt wiederholt heftig zusammen, wird sehr erregt, atmet tief und seufzt, wie wenn er Schmerzen hätte. Er habe heute in der Zeitung gelesen. Dadurch sei ihm sein drittes Verhör wieder gekommen. Der Untersuchungsrichter habe darauf hinaus wollen, ihn verurteilen zu lassen und habe ihm vorgemalt, daß er mindestens sechs Monate Gefängnis bekomme. Er warf ihm vor, daß er das Pferd geführt habe,' obwohl er von Pferden nichts verstehe (was durchaus nicht richtig war). In großer Erregung habe er die ganze Szene wieder durchlebt. Daneben seien ihm Szenen mit Auseinandersetzungen mit seinen Vorgesetzten aufgetaucht.

27. III. 11. Am 25. III. nach der Sitzung sei er verstimmt und aufgeregt gewesen. Die Nacht war ordentlich. Auch gestern sei es ganz ordentlich gegangen, er sei ganz ruhig gewesen und konnte sich ganz ausnahmsweise ruhig mit seiner Verwandten besprechen, während er sonst bei solchen Gesprächen mit ihr sofort erregt wurde. Patient klagt noch über sein Gedächtnis, er empfinde immer noch eine Art Spannung im Gehirn. Hypnose: Durchlebt wieder mehrere Aufregungsszenen und eine sehr starke Angstszene.

28. III. 11. Hatte sich am Abend geärgert, schlief die letzte Nacht schlecht. In der Hypnose sieht er viele Bilder schnell vorüberziehen, kann keines festhalten.

29. III. 11. Gestern ziemlich aufgeregt, heute Kopfweh und Rückenschmerzen. Heute ist er ruhiger. In der Hypnose erregt, fährt zusammen, durchlebte eine Szene mit seinem Vorgesetzten. Es war vor fünf Jahren: er sollte avancieren. Es war gerade nach seinem Unglücksfall. Schon zweimal war ihm sein direkter Vorgesetzter dazwischen gekommen und verhinderte sein Avancement, das sein Chef ihm versprochen hatte. Darüber habe er sich sehr stark geärgert. Er avancierte, bekam aber einen unangenehmen Posten, der mehr ein Strafposten war. Darüber habe er sich furchtbar aufgeregt.

30. III. 11. Gestern sei es ordentlich gegangen. Die Nacht war gut. Heute starke Kopf- und Kreuzschmerzen. In zwei Hypnosen ist Patient sehr erregt, hat außerordentlich starkes Herzklopfen, aber es treten keine Bilder auf.

31. III. 11. Gestern Morgen nach der Sitzung erregt. Gegen Abend wurde der Zustand wieder besser. Er söhnte sich dann mit seiner Verwandten aus. Die Nacht war gut. Heute ist er leicht erregbar. Die Kreuzschmerzen sind besser. Hypnose: Nach einiger Zeit ist Patient im Schlaf erregt, dann lacht er. Nach dem Erwachen erzählt er, daß er die Konversation mit der Verwandten vom 26. l. Mts.

über beidseitige Fehler wieder durchlebt habe. Patient hat sie ausgelacht, weil sie ihn so schulmeistere etc. Er schlug vor, sich zu trennen, weil sie sich nicht mehr vertragen. Wenn er nach solchen Auseinandersetzungen zu Bette gehe, so fange er an zu studieren und dann könne er nicht schlafen. Jetzt beim Wiederdurchleben sei er wieder aufgeregt gewesen. Immer nach solchen Szenen halte er sich vor, ob wirklich mit ihm nicht auszukommen sei. Nach jeder Aufregung habe er Kopfweh.

1. IV. 11. Nach der letzten Sitzung ging es ordentlich, mittags Kreuz- und Kopfschmerzen, am Abend ging es gut, fühlte sich sehr müde, konnte nicht leicht einschlafen. Schlief dann aber gut bis 5 Uhr morgens. Fühlt sich heute leicht erregbar, zappelig, klagt über Stirnkopfschmerz. Hypnose: Sieht eine Szene mit seinem Vorgesetzten, er wollte mit ihm reden, konnte aber nicht. Dann eine Szene, wie er zu spät zum Dienst kommt. Sein Vorgesetzter macht ihm Vorwürfe und sagt ihm, er müsse eben früher zu Bette gehen. Patient ließ sich die Zurechtweisung nicht gefallen. Er gehe fast nie am Abend aus, sagte, daß er überanstrengt sei, man solle ihm diese Vorwürfe ersparen. Der Vorgesetzte machte Rapport an den Geschäftsherrn, mit dem Antrag, dem Patienten eine Mahnung zu geben. Das war im Januar. Patient wollte einige Tage frei haben, um ausruhen zu können, da er Neuralgien habe. Er habe aber keinen Urlaub bekommen. Dann durchlebt er eine Szene, wie er verschlafen erwacht und zu spät aufs Bureau kommt. — Nach dem Abreagieren klagt Patient über starken Hinterkopfschmerz.

4. IV. 11. Patient war zwei Tage verreist, fühlte sich ganz gut, war innerlich sehr ruhig, frei von Schmerzen, hatte nur noch das Gefühl von Spannung. Am zweiten Tage seiner Reise habe er einen fünfstündigen Marsch gemacht. Heute sei der Kopf etwas bedrückt, es gehe ihm gut, seit einer Stunde habe er etwas Spannungen im Kreuz. Hypnose: Durchlebt wieder einen Traum von der Nacht vom 1. auf den 2. April. Er träumte von Schlangen in den brasilianischen Urwäldern, die ihm an den Beinen hinaufkletterten und bissen. Er erwachte, stand auf und als er dann wieder zu Bett gegangen und eingeschlafen war, sei der Traum wieder gekommen. Dann durchlebt er die Szene wieder, wie er vor 14 Tagen den Besuch seines Freundes und Kollegen hatte. Dieser brachte ihm Grüße von der Kundschaft und von seinem Vorgesetzten. Darüber habe er sich aufgeregt. In der Hypnose gibt Patient an, es arbeite etwas in ihm, was sich bewußt machen wolle, er habe ein ängstliches Gefühl dabei und verspüre in den Beinen ein kurioses Gefühl.

5. IV. 11. Patient fühlt sich im ganzen ruhiger. Heute Kopf- aber keine Rückenschmerzen. Hypnose: Patient ist im Schlafe stark erregt. Er durchlebt jetzt die Szene, wie nach Ablauf der Rekursfrist des Scheidungsurteils verschiedene Rechnungen von seiner Frau einliefen, so daß er 650 Fk. mehr zahlen mußte für Schulden der Frau, als vertraglich bedungen war. Dabei sei er sonst überfordert worden von ihr, damit sie ihren Geliebten unterstützen konnte. Patient war hierüber sehr stark ärgerlich aufgeregt. Das sei vor fünf Jahren gewesen. — Nach dem Erwachen gibt er an, daß er über solche Sachen nachdenken müsse, wenn er nicht schlafen könne. Nach dem Erwachen klagt er über Schmerzen im Hinterhaupt.

6. IV. 11. Patient gibt an, nach der gestrigen Sitzung sei es nicht gut gegangen Es habe in ihm gekocht und er habe Kopfweh zum Zerspringen gehabt. Nach einem Mittagsschlaf sei es besser geworden. Nachts konnte er nicht einschlafen, aber heute Morgen fühle er sich sehr wohl. Hypnose: Durchlebt eine Streitszene mit zwei Kollegen, die vor 1½ Jahren stattfand. — Hypnose: Patient schläft unruhig, schrickt viel zusammen. Durchlebt einen Streit mit einem früheren Kollegen. Es war im August 1909. Man hatte ihm die ganze Arbeit des Kollegen für vier Tage überlassen.

7. IV. 11. Patient war nach der gestrigen Sitzung erst sehr erregt, dann sehr müde, gegen Abend ging es ihm besser. Er schlief von 10—9 Uhr gut. Heute fühle er sich ruhig, aber wie lahm und zerschlagen. Hypnose: Durchlebt eine Szene von gestern Nachmittag wieder. Er spielte mit seinem Freunde Karten. Patient gewann und war ganz aufgeregt. Dann seien sie ins Diskutieren gekommen. Dabei war er sehr aufgeregt. Dann war es 9 Uhr geworden, er wollte noch etwas ausgehen und da wollte ihn die Tante daran hindern. Er ging aber mit.

8. IV. 11. Der gestrige Tag war gut. Nachts habe er schlecht geschlafen, sei unruhig gewesen. Heute fühle er sich etwas erregt, spürt etwas Spannung im Kopf, fühlt sich müde. Hypnose: Durchlebt einen Traum der letzten Nacht wieder: Es habe ihm jemand mit dem Rasiermesser die Ohren abgeschnitten. Patient war auch jetzt wieder sehr erregt dabei. Wer das getan, das habe er nicht gesehen.

10. IV. 11. Am 8. IV. habe er sich unruhig gefühlt, nachts schlecht geschlafen. Der gestrige Tag sei ordentlich gewesen, nur habe er sich müde gefühlt und Spannung im Kopf verspürt. Patient gibt heute an, daß er die Rückenschmerzen das erste Mal in der Schwurgerichtsverhandlung gespürt habe. Die Verhandlung habe den ganzen Tag gedauert und er mußte wegen seiner heftigen Erregung stehen. Schließlich habe er sich dann vor Schmerzen gar nicht mehr getraut, abzusitzen. Heute gehe es ihm ganz ordentlich; er habe keine Schmerzen mehr im Rücken. Hypnose: Sieht wieder Szenen vom 8. l. Mts., wo er am Abend beim Kartenspiel sich stark aufgeregt hat. Sie haben auch viel diskutiert dabei. Das alles sah er ganz deutlich wieder.

11. IV. 11. Patient gibt an, daß es ihm gut gehe, er fühle sich müde und habe etwas Spannungsgefühl im Kopf. In zwei Hypnosen bleibt er ruhig.

13. IV. 11. Patient konnte die letzten Nächte nicht einschlafen, er habe studieren müssen. Im Kopf habe er noch Spannungsgefühle, fühle sich sehr müde und abgespannt. In zwei Hypnosen treten keine Szenen mehr auf.

Patient wird der Rat erteilt, die nächsten Wochen an einem südlichen Kurort zuzubringen. Von dort schreibt er unterm 18. IV. 11, im ganzen gehe es sehr gut, nur spüre er hie und da noch Spannungen im Kopf und fühle sich müde.

12. 5. 11. Patient ist von seiner Erholungsreise zurückgekehrt. Es geht ihm gut. Von Rückenschmerzen spüre er nur noch bei Witterungswechsel und Überanstrengung etwas. Alle Schmerzen seien acht Tage nach Schluß der Analyse verschwunden gewesen. Auch sein Kopf sei ganz frei geworden. Sein Humor sei ganz bedeutend besser; er könne wieder frei mit den Leuten sprechen, fühle sich viel freier und könne sich freier bewegen. Er fühle sich wieder selbständiger und kann sich nun über die unglückliche Affäre stellen. Auch sei er nicht mehr so schreckhaft. Patient nimmt am 15. seinen Dienst wieder auf.

22. V. 11. Patient hat vor acht Tagen seinen Dienst wieder angetreten, klagte jeweils am Morgen über Kopfschmerzen am Hinterkopf, die nach vorn ausstrahlen oder auch im ganzen Kopf hin und her fahren. So sei es am 15., 16. und 17. V. gewesen. Am 18. V. sei es ihm mit Eintritt des Regenwetters sehr gut gegangen, ebenso die folgenden Tage. In der Nacht vom 18./19. Mai habe er schlecht geschlafen. Er sei etwas stark müde gewesen, hatte Schmerzen im Kopf und Druck wie früher. Gestern sei er unfähig gewesen, seine Gedanken zu sammeln, am Abend ging es wieder besser. Sowie er sich anstrenge, bekomme er Schmerzen im Kopf, es flimmert ihm dann vor den Augen und er könne nicht mehr denken. Sonst fühle er sich bedeutend ruhiger und wäre zufrieden. Seine jetzigen Erscheinungen will er auf einen alten Stirnhöhlenkatarrh, der ihn immer noch belästige, zurückführen: Hypnose: Patient sieht ohne irgend einen Affekt Bilder von seinem Kuraufenthalt (Lugano). Dann sieht er sich am 14. V. im Zuge von Schaffhausen heimwärts fahren. Auf der Station Neuhausen hört er im Wagen einen fürchterlichen Schrei — ein Knabe wurde vom Zug überfahren. — Patient wurde hierdurch innerlich sehr aufgeregt und sofort an seinen Unglücksfall erinnert. Er war nicht imstande, zum Fenster hinauszuschauen und er blieb in starker Erregung bis nach Zürich, weil man im Zuge von nichts anderem sprach. Nach dem Abreagieren fühlt er sich etwas ruhiger. Patient erzählt dann, daß er sich im Dienst etwas aufregte, weil er ins Kontor gerufen wurde, um sich wegen zweier Tage Urlaub, für die er kein ärztliches Zeugnis beigebracht hatte, zu verantworten. In der nächsten Hypnose bleibt Patient völlig ruhig.

Früjahr 1912. Andauernd gutes Befinden.

In vielen Fällen gelingt es bei der Analyse im Halbschlafzustand, das Wiederauftauchen der Komplexe der diesen Schmerzen zugehörigen Szenen assoziativ zu begünstigen, indem man die Stellen, nach denen die Schmerzen verlegt wurden, berührt. Es handelt sich dabei an den betreffenden Körperstellen um schmerzhafte Druckpunkte. Ruft man so durch Druck den entsprechenden Schmerz hervor, so treten dann die zugehörigen Szenen ins Bewußtsein, der Patient reagiert sie ab. Mit dem Abreagieren verschwindet auch der Schmerz an den betreffenden Stellen. Aus diesem Experiment geht hervor, daß es sich durchaus nicht um anatomische Veränderungen an der Peripherie handeln kann, sondern um rein psychische Vorgänge. Zieht man nun die Suggestibilität solcher Patienten in Betracht, so kann man, wenn man diese Erfahrung nicht sehr häufig gemacht hat, zu der Auffassung kommen, daß es sich hier wiederum nur rein um die Wirkung der Suggestion handelt. Gewiß läßt sich deren Einfluß niemals, wie ich das schon oft hervorgehoben habe, gänzlich ausschalten. Ein Urteil hierüber kann man eben nur dann sich bilden, wenn man selbst die Wirkung der sich hierbei entladenden Affekte beobachtet hat. Wohl aber vermögen wir auf Grund solcher Beobachtungen uns Klarheit über die suggestive Wirkung der Behandlung solcher Schmerzpunkte, sei es durch Massage oder Elektrizität, verschaffen. Durch solche Prozeduren erreichen wir nur, daß die Wirkung der Affekte, da sie nicht zum Abreagieren gebracht wurden, sich an anderen Regionen des Körpers geltend machen, verschoben werden, je nach den unterbewußten Determinanten und den auslösenden Komplexreizen.

Ich bin mir wohl bewußt, daß diese theoretischen Auseinandersetzungen zunächst, ohne Nachprüfung, als willkürliche Annahmen und als ganz haltlos beurteilt werden. Wer aber solche Patienten eingehend studiert, so eingehend, wie es eben nur bei der psychanalytischen und psychokathartischen Methode möglich ist und nicht in der Sprechstundenpraxis oder anläßlich eines Krankenbesuches, auch wenn er nicht dazu dient, die Patienten von ihren Schmerzempfindungen abzulenken, der wird auf Grund von Hunderten von Beobachtungen sich meiner Auffassung anschließen. Nur ein ganz konsequentes Verfolgen solcher Schmerzzustände ist imstande, Klarheit über ihre Genese und ihre Entäußerung zu schaffen, soweit dies eben bei unseren heutigen Methoden überhaupt möglich ist.

Neurosen des Müdigkeits- und Unlustgefühls.

Ich möchte hier auf einige Beobachtungen über Unlustgefühle etwas genauer eingehen, die ich bei den Analysen zu machen Gelegenheit hatte. Außer den besonders der Angst und dem Schmerz nahestehenden Unlustgefühlen treffen wir unter den Symptomen der psychoneurotischen Störungen bekanntlich sehr häufig Ermüdungsgefühle und Schwindelgefühle. Diese Affekte können so im Vordergrunde einzelner Störungen stehen, daß sie dem psychoneurotischen Zustande das Gepräge geben. Eine genauere Untersuchung wird aber stets noch andere psychoneurotische Symptome zutage fördern, so daß die Diagnose, die manchmal differential-diagnostisch organischen Störungen gegenüber etwas Schwierigkeiten bieten kann, zu sichern ist. Diese Unlustgefühle können genau so verdrängt und unterbewußt mit den ihnen zugehörigen Szenen aufgespeichert werden oder sie können durch die Konversion eines anderen Affektes neu besetzt, verstärkt und auch übertragen werden, wie wir das früher schon bei anderen Affektstörungen, z. B. bei den Angstzuständen, erörtert haben.

Nun sind wir gewohnt, Ermüdungsgefühle eben dann zu beobachten, wenn eine körperliche oder geistige Ermüdung stattgefunden hat; Schwindelgefühle erwarten wir dann, wenn der Körper gewisse Bewegungen gemacht hat oder wenn irgend welche Reizungserscheinungen in den Bogengängen stattgefunden haben. Diese Gefühle können wir uns aber mit der Funktion der betreffenden Organe wohl in der gleichen Art verbunden darstellen, wie etwa die Angst z. B. mit den Störungen der Funktionen des Herzens, wie auch das Angstgefühl in erster Linie in die Herzgegend verlegt wird. Ich sage in erster Linie, denn es gibt Fälle, in denen die Angstgefühle in die Magengegend, in das Abdomen und auch merkwürdigerweise gar nicht so selten in die Extremitäten verlegt werden. Diese Gefühle können aber als Unlustgefühle auch selbständig auftreten oder in irgend einer Weise assoziiert werden, wie eben andere Affekte, z. B. die Angst auch. Die folgende Krankengeschichte wird diese Verhältnisse in bezug auf Unlustgefühle, besonders Ermüdungsgefühle, ihre Verdrängung und Verlegung nach dem Gesetze der Wiederbesetzung früherer Bahnungen klarlegen.

Fall 11: Sebastian T., 25 Jahre alt.

Patient klagt, daß ihm die rechte Hand beim Schreiben und Zeichnen sehr leicht ermüde; dann bekomme er ein „blutgeschwollenes Gefühl von Schwere", darauf sei der Zustand der Hand so, daß ein ruhiges Schreiben oder Zeichnen nicht mehr möglich sei. Die Hand, der ganze Arm ist ihm dann sehr schwer. Bei Gemütsbewegungen tritt diese Schwäche der Hand leichter auf; hat er das Gefühl der Schwere in der Hand, so ärgere er sich, daß er sie nicht gebrauchen könne. Sonst sei ihm das Zeichnen die liebste Beschäftigung. Mit diesem Zustand habe er schon von jeher, auch in der Schule, zu tun gehabt. Anfänglich habe er in der Schule die Beschwerden stets nur bei Gemütsbewegungen gehabt. So kamen ihm die Schwierigkeiten beim Schreiben, z. B. bei Klassenarbeiten, Extemporalien etc., bei Diktaten hatte er Mühe nachzukommen, die Bewegungen wurden dann hastig, die Schrift undeutlich. Dieser Zustand habe sich ganz allmählich entwickelt und sei ihm erst später zum Bewußtsein gekommen. Geturnt habe er stets gerne und gut, dabei habe er keine Schwäche gefühlt; das Schwächegefühl trete nur bei feineren Bewegungen auf. Es war immer erst eine momentane Unfähigkeit ruhig zu schreiben aufgetreten. Dann stellt sich später das, wie er es selbst bezeichnet, „blutgeschwollene" Gefühl ein, die Ermüdung — ein Gefühl, wie es z. B. nach angestrengtem Fechten auftritt. — Über die Ursache dieses Zustandes weiß Patient nichts. Er weiß nur, daß dieser Zustand von Jugend auf bestanden hat. Neben den genannten Beschwerden klagt Patient auch über ein Müdigkeitsgefühl im Kopf, das auch von jeher aufgetreten sei. So fühlte er sich stets müde im Kopf, wenn er zur Schule ging. Es trete bei ihm ein Ermüdungsgefühl ein, wenn er jemanden ansehe. Er habe dann das Gefühl, sein Auge sei nicht klar; er fühle dann einen Blutandrang nach dem Auge. Während der Schulzeit habe er viel an Kopfweh gelitten. Dieses sei aber jetzt besser. Patient hatte von jeher Neigung zu praktischer Betätigung. So beschäftigte er sich von Jugend auf stets mit Tischlerei. Ebenso hatte er stets große Lust zum Zeichnen, fühlte aber, daß seine Hand nicht dazu geeignet sei wegen der Müdigkeitsgefühle. Nach absolviertem Gymnasium war er drei Jahre als Kaufmann tätig. Da auf dem Bureau kostete es ihn Anstrengung, überhaupt zu schreiben. Hierdurch habe sich sein Zustand verschlimmert. Sein Leiden sei ihm unerklärlich gewesen und deshalb habe er sich mit niemandem darüber ausgesprochen. Vor sechs Jahren habe er einen Arzt konsultiert. Dieser riet ihm kalte Abwaschungen an. Der Erfolg blieb aus. Bei Aufregungen kam es vor, daß er bisweilen gar nicht schreiben konnte. Dadurch sei er häufig in eine schiefe Lage gekommen, hatte peinliche Gefühle und dabei empfand er stets unangenehme Schmerzen in der Magengegend. Als sich dieser Zustand immer mehr verschlimmerte, ging er nochmals zu seinem Arzte; dieser meinte dann, der Zustand komme daher, weil Patient nicht genug esse. Er riet ihm, er solle sich nicht so viel einbilden, das Meiste seines Zustandes beruhe auf Einbildung. So habe Patient fortgewurstelt mit seinem Zustand. 1903 habe er einen Nervenarzt konsultiert; dieser behandelte ihn mit Elektrizität, warmen Bädern, kalten Duschen und Massage. Er hatte damals anhaltende Schmerzen in der Hand. Zeitweise habe sich der Zustand gebessert, sobald er sich aber anstrengen mußte, kamen die Schmerzen wieder. Er habe schon damals für sich die Empfindung gehabt, daß das Leiden von innen heraus käme und daß man ihm äußerlich nicht beikommen könne. Durch die Behandlung sei er immer mehr heruntergekommen, so daß er sich oft nicht zu helfen wußte. So kam er zur Überzeugung, daß der Beruf als Kaufmann für ihn nicht der Richtige sei, er war ihm unsympathisch und bezog auch darauf das Bestehen der Beschwerden. Er meinte, hätte er einen anderen Beruf, der ihm besser läge, so würde sein Befinden auch ein besseres sein. Er entschloß sich dann vor drei Jahren, Hochbau zu studieren, weil er gerne zeichnet und sich gern praktisch betätigt; auch hoffte er, die viel freiere Bewegung als Student werde das Leiden verschwinden machen. In seinen ersten zwei Semestern blieb er ohne Behandlung; er arbeitete nicht viel mit der Hand, andere Beschäftigung und Sport wirkten sehr gut. Die Zeichnungen, die er machen mußte, konnte er mit Ausnützung günstiger Zeiten fertigstellen. Im ersten Jahr seines Studiums habe er keine dauernden Schmerzen gehabt, im zweiten Jahr blieb das Müdigkeitsgefühl während und nach der Arbeit bestehen. Ein nun konsultierter Nervenarzt behandelte ihn wieder mit Elektrizität und verordnete Seebäder. Es trat kein Erfolg ein. Die Ruhe in den großen Ferien wirkte günstig, so daß es im Anfang des Wintersemesters gut ging. Ostern 1906 legte er das erste Examen ab. Dann war er aber mit den Kräften in der Hand ganz fertig. Er wurde dann zu einem bekannten Nervenarzt geschickt. Dieser riet vorsichtiges Leben, Diät in allen Dingen und Übung großer Selbstzucht. Im nächsten Sommersemester zeichnete er fast gar nichts, um die Überanstrengung so bemeistern zu können. Er hielt sich viel im Freien auf. Eine wesentliche Änderung trat nicht ein. Da er sich selbst sagte, mit äußerlichen Einwirkungen sei da nichts zu helfen, so konsultierte er keinen Arzt mehr. Am Ende des ersten Jahres sagte er sich aber, so könne es nicht weiter gehen. Im Wintersemester konnte er dann ordentlich arbeiten und er hatte Freude an seinem Beruf. Plötzlich aber ging die Hand nicht mehr mit, es sei ihm gewesen, wie wenn sie abgehackt, d. h. nicht mehr da wäre. Sein körperlicher Zustand sei immer im gleichen Verhältnis gewesen wie die Hand; er sagte sich schließlich, so könne nichts aus ihm werden, da er auf die Momente günstiger Arbeitsmöglichkeit lauern müsse.

27. III. 07. Wann die Störung zuerst aufgetreten sei, könne er nicht sagen. Schön schreiben habe er nie können, seine Schrift sei stets eine mittelmäßige gewesen. Er habe stets hastig geschrieben, wenn er in Gemütsbewegung war. Er erinnert sich, daß er während seiner kaufmännischen Lehrzeit zu Hause habe besser schreiben konnen, als im Geschäfte, wo es nur mit Mühe ging. Die Haltung der Feder oder des Stiftes sei ohne Einfluß. Wie er sich erinnert, habe die Störung schon mit 16 Jahren bestanden. Er habe damals stets hastig geschrieben, sei beim Schreiben innerlich unruhig gewesen.

30. III. 07. Er erinnert sich, in der Schule, besonders auch als Student, beim Studium sehr leicht ermüdet zu sein; nach einer Stunde Vorlesung habe er schon das Bedürfnis sich auszuruhen empfunden; er habe nur mit Zwang weiter arbeiten können, und es wäre dann nichts Vernünftiges mehr bei seiner Arbeit herausgekommen. Er konnte aber dann doch weiter arbeiten und wenn er sich dazu gezwungen hatte, so ging es dann sogar besser. Er war dann so normal, daß er mit sich zufrieden gewesen sei. So sei es oft am Nachmittag gewesen. Hie und da habe er dann ein Müdigkeitsgefühl im Kopf gehabt, so daß er Mittags abliegen mußte. Patient ist selbst überzeugt, daß diese Zustände eher von psychischen Einflüssen abhängig sind, als von eigentlicher Ermüdung. Er sei von jeher befangen gewesen; die Befangenheit habe bei ihm stets eine Rolle gespielt.

22. IV. 07. In den Osterferien habe er sich gut befunden. Er habe sich mit seiner Zeit allem anpassen können; wenn er die Ermüdung gefühlt habe, habe er ausgeruht. Hie und da an manchen Tagen fühle er einen Druck in der Magengegend, ist dies der Fall, dann trete gleichzeitig eine niedergedrückte Stimmung ein. Arbeite

er dann trotzdem, so sei das Ermüdungsgefühl am ganzen Körper vorhanden gewesen, im rechten Arm aber besonders als „blutgeschwollenes Gefühl".

24. IV. 07. Am 22. und 23. IV. habe er von 9—12 Uhr anhaltend aquarellieren und zeichnen können, ohne daß seine Hand ermüdet sei. Wohl habe er im Kopf dabei Müdigkeit gespürt; gestern sei es ganz gut gegangen.

Hypnose gelingt sofort. Patient gerät leicht in Schlaf mittlerer Tiefe und ist in der ersten Hypnose schon imstande, im Schlaf zu antworten ohne zu erwachen. Bei der Exploration in Hypnose nach dem Zeitpunkt, an welchem die Ermüdungsgefühle aufgetreten seien, sagt Patient, mit 13 Jahren habe er eine Nierenentzündung durchgemacht; zu jener Zeit habe er die Ermüdungsgefühle noch nicht gehabt. Nach einigen Minuten fällt Patienten ein, daß er an einem Sonntag Morgen eine ganze zitterige Hand gehabt habe, nachdem er eines Sonnabends abend ein warmes Bad genommen hatte. Am Abend vorher habe er nichts gefühlt, aber am Sonntag morgen habe er keinen Gegenstand in die Hand nehmen können, ohne zu zittern. Nach warmen Bädern am Sonnabend habe sich das Zittern öfters wiederholt, besonders dann, wenn das Bad sehr heiß gewesen sei. Er habe das als merkwürdig aufgefaßt, habe aber keine Angst dabei empfunden. Das sei stets am Sonntag Morgen der Fall gewesen; am Abend vorher habe er nichts davon gespürt. — Nach der Hypnose berichtet Patient, die Sache mit dem Zittern am Sonntag morgen sei ihm im Laufe der Woche einmal eingefallen; er habe diese Erinnerung im Schlaf wieder gesucht.

27. IV. 07. Nach der letzten Sitzung sei er im Kopf müde gewesen, ebenso auch am 25. IV.; dann folgte die Armmüdigkeit dahinterher. Patient gibt an, er habe nie, während er im Bad war etwas Auffallendesge fühlt, sondern nur am darauffolgenden Sonntag, wenn das Bad reichlich warm gewesen sei. Es sei dies drei- bis viermal, ev. auch öfters der Fall gewesen. Er habe dann eine allgemeine Schwäche im Körper gespürt und sei beim Gehen unsicher gewesen. Auch im Arm habe er dann ein Gefühl von Unsicherheit gehabt, es sei ein Unvermögen gewesen, etwas zu halten; er habe nicht die Gewalt zum Greifen gehabt und dabei so ein Kribbeln verspürt. (Druck auf die Nervenstämme im Oberarm erzeugt das gleiche Kribbelgefühl.) — Das Gefühl, die Hand nicht in der Gewalt zu haben, verursache ihm ein Gefühl innerer Unruhe, d. h. das Gefühl der inneren Unruhe sei eigentümlich und gleichzeitig, oder es könne auch dem Gefühl der Unsicherheit vorausgehen.

3. V. 07. Diese Woche habe er gut zeichnen können, er fange an, daran Freude zu haben; auch könne er geistig ordentlich arbeiten. Nachmittags nach dem Essen habe er öfters das Gefühl des „Blutgeschwollenseins", das sich aber beim Arbeiten wieder verliere. Hypnose: Patient gibt im Schlaf an, daß ihm das heiße Bad sehr angenehm gewesen sei; er war dann recht müde und habe fest geschlafen. Er erinnert sich, daß er am Morgen nach dem ersten heißen Bad nicht sicher stehen konnte und auch mit beiden Händen nicht sicher zu greifen vermochte. Er sei darüber nicht erschrocken; nach einigen Anstrengungen sei der Zustand wieder verschwunden. In der Schule sei es ein allgemeines Müdigkeitsgefühl gewesen, das sich im Arm geäußert habe und ihm stark zusetzte. Im Arm allein seien die Erscheinungen erst nach der Schulzeit aufgetreten. Die allgemeine Müdigkeit trat oft auf; er erklärte sich diese als eine Eigentümlichkeit seiner selbst, wie jeder eben seine Anlagen habe. Er meint, daß seine Nerven und sein Gehirn sehr leicht erschöpfbar seien; er glaube dies auf Grund seiner Erfahrungen. Einige Male im Frühling sei er ganz müde von der Schule heimgekommen, nicht so wie seine Kameraden; das sei ihm aufgefallen. So erinnert er sich auch an einen bestimmten Morgen, an dem er mit seinem jüngeren Bruder zur Schule ging. Da sei ihm aufgefallen, wie sehr frisch dieser gewesen sei, während er müde war; er habe eine sehr unlustige Empfindung gehabt. Damals sei er ca. 14 Jahre alt gewesen. — Nach dem Erwachen sagt Patient, er habe ruhig geschlafen und sehr deutlich in den früheren Zeiten gelebt.

7. V. 07. Patient gibt an, es gehe ihm im allgemeinen ordentlich; er könne ordentlich zeichnen, habe nicht mit Schwierigkeiten zu kämpfen, er zeichne so viel wie nötig ist ohne Beschwerden. Im Vergleich mit der Zeit vor Ostern sei es sehr viel besser mit ihm. Er fühle sich auch psychisch besser und er arbeite verhältnismäßig jetzt ziemlich viel.. Zuerst sei beim Schreiben in der Jugend das Gefühl all-

gemeiner Müdigkeit aufgetreten. Später, während seiner Lehre, mit 18½ Jahren, sei ihm das Müdigkeitsgefühl in der Hand aufgefallen. Im Anfang der Lehrzeit habe er kein Wort schreiben können. — Es sei einfach eine Befangenheit gewesen. Wenn er mit seinen Chefs zu tun hatte, so äußerte sich die Befangenheit beim Sprechen oder beim Überlegen. Am ersten Tage, als er in das Geschäft eingetreten war, habe er Paketadressen zu schreiben bekommen. Er habe furchtbar zitterig geschrieben, Buchstabe für Buchstabe; warum wisse er nicht, es sei ihm unerklärlich. Mit 13 Jahren beim Eintritt der Geschlechtsreife habe er Grausamkeitsgefühle gehabt; so habe er sich am Arm gebrannt mit einem Streichholz. Auch habe er sich mit dem Messer in die Hand geschnitten, das habe ihm angenehme sexuelle Gefühle gemacht. Diese Eigentümlichkeiten haben sich verloren, aber um jene Zeit habe ihn das Grausamkeitsgefühl stark gequält. Er sei ein eifriger Katzenjäger gewesen, habe aber nie Tiere gequält. Daß er überhaupt solche Gefühle hatte, das habe ihn schwer gekränkt. In der Hypnose gibt Patient an: Die Grausamkeitsgefühle hatten ihn sehr geängstigt, als er sie in sich entdeckte. Er mußte immer überlegen, woher das kommen mochte. Einmal habe er sich gesagt, es möge wohl ererbt sein. Ob er einen Anhaltspunkt damals dafür gefunden, wisse er nicht mehr. Mit 13 Jahren habe er eine Nierenkrankheit durchgemacht; die Glieder und das Gesicht seien damals geschwollen gewesen. Die Müdigkeitsgefühle in der Schule traten längere Zeit nach der Nierenkrankheit auf. In tiefer Hypnose in die Szene jenes Nachmittags versetzt, an dem er in das Geschäft eintrat, gibt er an: Seine Beängstigung käme aus einem Gefühl der Unsicherheit, er hätte ganz gut alle Arbeiten machen können, wenn er allein gewesen sei; wenn dies nicht der Fall war, so wäre sein Zustand derselbe gewesen, wie in der Schule vor einem Extemporale. Er sei dann in einen hastigen unruhigen Zustand geraten und habe dabei das Gefühl gehabt, als warte jemand darauf, um seine Arbeitsleistung zu beurteilen. Er sei dann in einer inneren Spannung gewesen. Eine Rolle spiele dabei der Umstand, daß er sich im Schreiben nicht sicher fühlte. Seine Handschrift sei nicht gut gewesen. Die Hauptsache beim Schreiben sei die innere Unruhe gewesen. Er habe ungern Adressen geschrieben, weil dann andere seine schlechte Handschrift gesehen hätten. Es sei eine eigentümliche Unruhe in ihm gewesen, wenn er Adressen hatte schreiben müssen. Er erinnert sich, daß es einen starken Eindruck auf ihn gemacht hat, als ihm ein Lehrer in einer der oberen Klasse sagte, er schreibe wie ein Schüler der ersten Gymnasialklasse. Er erinnere sich, daß er als kleiner Knabe stets von einer Tante bei seinen Schularbeiten beaufsichtigt wurde. Dabei habe er immer etwas wie starkes Schuldgefühl empfunden, das ihm furchtbar unangenehm gewesen sei. In der Lehrzeit erinnerte er sich, daß er mit dem Angstgefühle, das ihn beim Schreiben beherrscht habe, gekämpft habe. Er habe sich dann immer mit aller Gewalt gezwungen, doch zu schreiben. Das sei Tag für Tag so gegangen.

11. V. 07. Es ging ganz gut, zeichnet ohne Ermüdung. Gestern habe er sich stark angestrengt, er sei auf einen Baum geklettert und habe Maikäfer abgeschüttelt. Danach sei er müde im Arm gewesen. Dann habe er gezeichnet von 9—12 Uhr, währenddessen sei die Müdigkeit verschwunden. Er ermüde auch geistig nicht mehr so leicht. Er fühle sich frei und heiter und habe Freude an seinem Beruf. Hypnose: Patient wird aufgefordert, seine Jugendzeit vor der Schule nach starken Einwirkungen zu durchsuchen. Es fällt ihm nur eine Angstszene ein, als er 5—6 Jahre alt war. Da verfolgt sie ein Bauer, weil sie auf dessen Wiese herumgelaufen seien. Der Bauer hatte ihnen Angst gemacht, so daß sie fortliefen und nach Hause rannten. Dann erinnert er sich, wie er schon als kleiner Junge mit Unbehagen in die Schule gegangen sei; die Schule habe ihm nicht behagt, die Beschäftigung dort nicht zugesagt. Patient gibt an, er sei außerordentlich gewissenhaft erzogen worden, so daß er zu stark auf den Erfolg seiner Leistungen habe achten müssen. Es sei stets etwas Erzwungenes bei ihm gewesen, so daß er nie seinen eigenen Gefühlen habe folgen können.

3. VI. 07. Es gehe ordentlich, er habe kein Ermüdungsgefühl, trotzdem er drei Stunden anhaltend gezeichnet habe. Einige Male habe er sich ohne äußeren Grund bedrückt gefühlt, als er von seiner Pfingstreise zurückkam. Er habe starke Unlustgefühle gehabt und konnt nur mit Mühe die ihn beherrschende Stim-

mung bekämpfen. Sein direktes Müdigkeitsgefühl sei lange nicht mehr so stark wie früher. Auffallend sei ihm, daß er immer ein Gefühl von Befangenheit habe. Dabei empfinde er einen Druck in der Magengegend, der sehr leicht auftrete. Dieser Druck habe sich während seiner Lehrzeit als unangenehmer Schmerz geltend gemacht. Er meint dieser Druck sei eine Folge oder eine Begleiterscheinung seines Befangenheitsgefühls. Woher das kommt, das wisse er nicht. Sein Magen sei sehr gut. Er empfindet den Schmerz direkt unter dem linken Rippenbogen. Hypnose: Patient schläft ganz schnell ein. Ich drücke während des Schlafes auf die betreffende Stelle. Patient denkt sofort an das kaufmännische Bureau seiner Lehrzeit; dann sieht er sich dort auf dem Bureaustuhl sitzen, sieht sich schreiben. Dort sei es ihm wegen des Gefühls, nicht schreiben zu können, stets sehr peinlich gewesen. Patient gibt dann an, die Befangenheit trete stets dann ein, wenn er nicht wisse, was er wolle. Wenn er gedrückter Stimmung sei, so beschäftigen ihn Vorstellungen, die ganz selbständig arbeiten; es fehle ihm dann ein Gegengewicht, um die Wirkung dieser Vorstellungen zu verändern. Er habe immer die Empfindung, wenn die gedrückte Stimmung da ist, daß er nicht wisse, was er wolle. Er müsse dann, von kleinen Sachen ausgehend, ein bestimmtes Ziel im Auge haben. In solchen Zuständen habe er allgemeines Unlustgefühl und sei des Lebens überdrüssig. Solche Zustände treten sehr verschieden auf, zeitweise öfters, zeitweise selten. Dann treten diese Unlustgefühle am Morgen beim Erwachen auf. Ist er gut in der Arbeit drin, so seien sie schnell fort, wisse er aber nicht, was er wolle, dann werde er diese Gefühle nur schwer wieder los.

7. VI. 07. Es geht gut. Er könne arbeiten, sei relativ guter Stimmung und er sei nun überzeugt, später seinen Beruf ausüben zu können. — Der Druck in der Magengegend sei allmählich entstanden, in der letzten Schulzeit, erst mit 18 bis 18½ Jahr. Während der Lehrzeit sei ihm dieser Druck unangenehm geworden. Auch jetzt empfinde er dieses Druckgefühl noch sehr leicht. Hypnose: Druck auf die betreffende Stelle: Patient sieht Szenen im Bureau während der Lehrzeit. Jetzt eine unangenehme Szene, wie der Chef seine Schreibarbeit kritisiert. Dann eine Szene, wo er heftige Vorwürfe für eine schlechte Bureauarbeit (Rechnungen) bekommt. Patient fühlt dabei, daß hieran lediglich sein Zustand Schuld ist und fühlt sich stark geknickt. Über diese Vorfälle habe er sich mit niemanden ausgesprochen, weil er sich sagte, daß ihn niemand verstehen würde. Jetzt sieht er eine Szene, wo er sich des Morgens im Bett befindet, und Magenschmerzen hat. — Wenn er des Morgens den Druck in der Magengegend empfinde, so habe er Unlustgefühle, peinliche Gefühle, es ist ihm, wie wenn von dort aus Unlustgefühle ausstrahlen.

12. VI. 07. Am 8. VI. habe er beim Aufwachen ein Schwächegefühl in der rechten Hand empfunden. Dieses habe ihn am Zeichnen gehindert. Er konnte dann aber doch noch 3½ Stunden mit größeren Unterbrechungen zeichnen. Er spürte dieses Schwächegefühl auch an den folgenden Tagen; auch heute noch, aber sicher habe er am 7. VI. noch nichts davon gespürt. Hypnose: Ich suche die Träume aus der Nacht vom 7. auf den 8. VI. zu eruieren. Das gelingt nicht. Durch Druck auf die Magengegend reproduziert Patient wieder die Vorstellungen und Gefühle, die sich auf die in der letzten Sitzung zutage geförderten Ereignisse und deren Zusammenhang mit seinem Leiden beziehen. Dann sieht Patient sich in einer Straße des Ortes, wo er seine Lehrzeit machte, wo er darüber nachdachte, ob er über seinen Zustand einer älteren Schwester schreiben sollte, um sich mit ihr auszusprechen. Er sieht deutlich die Straße, wo er die Überlegung machte; aber es habe in seiner Natur gelegen, daß er sich eben nicht aussprechen konnte. So habe er auch das Letztere nicht geschrieben. Er habe auch das Gefühl gehabt, seine Schwester werde an dem Zustand nichts ändern können und so fühlte er sich, die Straße in sich selbst versunken durchschreitend, sehr unglücklich. Nachdem er diese Straßenszene durchlebt, verschwindet das Bild wieder. Bei Druck auf die Magengegend sieht er sich sofort wieder, im Kontor sitzen und macht Überlegungen, wie seinem Zustand abgeholfen werden könnte. Immer wieder sei er zu dem Schlusse gekommen, daß sein Zustand weniger an den äußeren Umständen läge, als an ihm selbst. Dann überlegt er, wie der Zustand zu überwinden wäre,

ob er durch Berufswechsel geändert werden könnte. Er sei dann zu der Ansicht gekommen, daß dies allein es nicht machen würde, und so entschloß er sich, die Lehrzeit auszuhalten. Dann sieht er eine Szene mit einem ihm unsympathischen Reisenden. Dieser sei ihm unangenehm gewesen, weil er immer dumme Witze machte, über die er sich ärgerte. An dem Ort seiner Lehre in Bern hatte er einen Onkel, zu dem er sonst gern gegangen sei. In dieser Zeit habe er sich zu Besuchen zwingen müssen, weil ihm die Lust dazu fehlte.

15. VI. 07. Nach der letzten Sitzung sei er am Nachmittag und am Abend müde und nicht mehr arbeitsfähig gewesen; hingegen die folgenden Tage. Am 13., 14. und heute gehe es besser; gestern habe er sich auch körperlich frisch gefühlt, so daß er Lust zum Turnen hatte, und auch turnte. Die Lust zur Arbeit sei besser, besonders der gestrige Tag sei gut gewesen. Heute habe er von 8 bis 12 Uhr meist gezeichnet. So anhaltend wie jetzt habe er überhaupt noch nie arbeiten können. Hypnose: Druck auf die Magengegend. Patient sieht Szenen im Bureau mit dem Buchhalter. Er habe einen Brief schreiben sollen, der ihm unangenehm war. Dann sieht er sich müde nach Hause gehen, sieht sich, wie er allein ist, um Ruhe zu haben. Dann eine Szene, wie er nach einigen Tagen Ferien wieder nach Bern ins Geschäft ging und am Morgen starke Unlustgefühle mit Schmerzen in der Magengegend hatte.

18. VI. 07. Es geht gut; konnte gestern gut arbeiten, hat heute kein Ermüdungsgefühl, sein Befinden sei befriedigend. Hypnose: Druck auf die Magengegend: sieht sich auf dem Heimweg von der Schule, es ist Mittags, er ist gedrückter Stimmung, fühlt sich sehr müde, hat allgemeines Unlustgefühl. Er ist in der 4. Gymnasialklasse. In der Schule sei ihm die Mathematik am unangenehmsten gewesen. Er sieht jetzt das Schulzimmer. Er sucht nach einer unangenehmen Szene aus jener Zeit. Da taucht ihm eine Szene auf, wie er einen Aufsatz zurückerhält und der Lehrer ihn wegen eines Vergleichs tadelte, den er gemacht hatte, den Patient für gut hielt, der Lehrer aber für unrichtig. Das sei ihm sehr unangenehm gewesen, ja im Augenblick sogar peinlich. Jene Müdigkeit, von der Patient eben gesprochen, müsse aber nach einem anderen Anlaß gewesen sein. Diese Szene sei ein Mittelpunkt von Ermüdungserinnerungen, die gerade zusammenkamen, als er von der Schule heimging. Damals habe er sich dem Zustand gegenüber ohnmächtig gefühlt. — Jetzt sieht er sich als Schüler der 3. Gymnasialklasse auf der Straße auf dem Heimweg von der Schule begriffen. Er ist müde im Auge und Kopf, der Verkehr auf der Straße tut ihm weh; er sieht die Leute auf der Straße, wo er die Überlegung machte, daß er gegen dieses Müdigkeitsgefühl ohnmächtig sei. Dabei denkt er über seine Unlust und seine momentane Lage nach.

22. VI. 07. Am 18. VI. ging es ordentlich. Am Abend um 6 Uhr nahm er ein Bad im See. Danach trat das Müdigkeitsgefühl im rechten Arm auf, wie nach dem Turnen und überhaupt nach Arbeit, die die Hand anstrengt. Diese Müdigkeit dauerte auch am nächsten Morgen noch an nach dem Erwachen; er konnte doch arbeiten, war aber dabei müde, und hatte die Hand nicht so in der Gewalt. Ein Grund zur Ermüdung sei nicht dagewesen. Am 19. VI. abends habe er geturnt. Da sei das Müdigkeitsgefühl wieder da gewesen; er suchte es durch Vorstellungen zu überwinden. Am 20. VI. sei die Müdigkeit noch vorhanden gewesen. Er habe aber doch gearbeitet, nur nicht so feine Sachen gezeichnet; gestern und heute habe das Gefühl abgenommen, so daß er jetzt nur noch eine kleine Schwere im rechten Arm empfinde, die beim Zeichnen noch hindernd wirke. Hypnose: Patient wird suggestiv in die Zeit versetzt, wo das Müdigkeitsgefühl zuerst eingetreten sei. Patient sieht deutlich die Szene, wie er im Bad sitzt, das Wasser sei ihm zu warm gewesen, habe 30^0 Reaumur gehabt, er habe es direkt als angenehm empfunden und erst am anderen Morgen sei das Schwächegefühl aufgetreten und zwar im ganzen Körper. Das Müdigkeitsgefühl habe er das erste Mal nach einer Zeichenstunde empfunden in der Schule. Das sei Jahre nach jenem Bade gewesen. Das Müdigkeitsgefühl sei nach einer intensiven Anstrengung beim Zeichnen aufgetreten, das sei in der 2. Gymnasialklasse gewesen. Da habe er gezwungen krampfhaft gezeichnet, der Strich sei nicht glatt gegangen, da habe

er alle seine Kraft angespannt. Er habe das dunkle Gefühl, daß dies damals gewesen sei, aber jetzt fallen ihm deutlicher die Zeichenstunden der 1. Gymnasialklasse ein. Er komme darauf mittelst der damals angefertigten Zeichnungen. Er findet den Grund in zu großer Anstrengung des Armes. In der ersten Zeit habe er keine Unlustgefühle gehabt. — Bei Druck auf die Magengegend tritt ihm nach einigen Minuten eine Szene auf, wie er während seiner Lehrzeit das starke' Druckgefühl in der Magengegend dadurch zu bekämpfen suchte, daß er sich an die Tischkante lehnte und die Faust in die Magengegend drückte.

29. VI. 07. Es ging seit 26. VI. weniger gut; er sei im Zeichnen gehindert gewesen, so daß er nicht befriedigend zeichnen konnte. Am 26. VI. wohnte er der Rekrutierung bei; er wurde zum Militärdienst angenommen. Hypnose: Schläft sofort ein. Nach Druck auf die Magengegend reproduziert er die Szenen bei der Rekrutierung. Dann kommt ihm in Erinnerung, wie er in der 6. Primarklasse auf einem Ausfluge ein allgemeines Müdigkeitsgefühl hatte, wie schon öfters vorher. Dann kam ihm ein Erinnerungsbild aus der Primarschule, wo er durch den Geruch des Leders der Schulranzen ein Gefühl des Unbehagens hatte.

2. VII. 07. Machte Sonntags einen Ausflug. Schon am Morgen hatte er starkes allgemeines Ermüdungsgefühl. Augen und Kopf waren müde, er hatte das Gefühl, er könne nicht aus den Augen sehen. Dieses Gefühl hielt noch am Nachmittag und Abend an; am Montag war es verschwunden. Gestern und heute hatte er bei angestrengter Arbeit im rechten Arm keine Ermüdung. Klagt heute über stechenden Kopfschmerz im Hinterkopf, ausgehend von einer Stelle hinter dem Musculus sternocleidomastoideus rechts auf der Höhe des Ohrläppchensende. Druck auf diese Stelle steigert den Kopfschmerz, macht ihm Übelbefinden im Magen und ruft eine Szene hervor, die er deutlich sieht; wie er als Schüler von 15 bis 16 Jahren heftigen Kopfschmerz hatte; sieht sich in seinem Zimmer, wie er dann zu Bette geht und er verfolgt die Szene bis er einschläft; nach dem Erwachen bestehen die Kopfschmerzen noch fort.

9. VII. 07. Die letzten Tage sei es gut gegangen. Hypnose: Es taucht ihm die Erinnerung auf, wie er in der Schule stets stolz darauf gewesen, wie gut er als Turner war; in den unteren Klassen sei er der Beste gewesen. Bei starken körperlichen Anstrengungen habe er hie und da Müdigkeit im Kopf empfunden. In der Schule sei er durch Mißerfolge leicht geknickt gewesen. Er habe den Eindruck, daß der Anfang all seiner Unlustgefühle und Ängstlichkeit durch seinen Charakter gegeben sei; er sei von jeher ängstlicher Natur gewesen. Aus der Zeit der 5. und 6. Primarschulklasse erinnert er sich, daß er nur bei Ausflügen allgemeines Müdigkeitsgefühl gehabt habe. Dieses Gefühl sei später durch die Art der Beschäftigung in der Schule gekommen; die Beschäftigung in der Schule habe ihn nicht befriedigt. — Es seien Unlustgefühle gewesen, die dann das Müdigkeitsgefühl ausgemacht haben

12. VII. 07. Konnte gut arbeiten, aber die Ermüdung trete noch leicht ein. Wisse er, was er wolle, so gehe es ganz gut, so sei es auch beim Schreiben. Ebenso hänge jedes Unlustgefühl mit einer Unsicherheit zusammen. Er entschließe sich auch nicht leicht, wenn es sich um Entscheide handelt. Wisse er, was er wolle, so empfinde er das als eine Wohltat. Patient erinnert sich, daß er in der Schule bei Erregungen, z. B. während des Schreibens oder Zeichnens zitterte und dann durch Kraftanstrengung das Zittern niederzuhalten suchte; dadurch sei er stets stark ermüdet. Das sei sicher so während der ersten Zeit seiner Lehrzeit gewesen. Kleinste Ursachen wirken bei ihm erregend, dann zittere er am ganzen Körper leicht. Solche Erregungen suche er dann durch Kraftanstrengung niederzuhalten. Dadurch komme aber nur „Gequältes und Gedrücktes“ heraus. Beim Suchen nach solchen Erregungen in der Hypnose tritt ihm folgende Szene auf: Er sieht sich in der Untersekunda; beim Diktat eines Extemporale zittert er infolge der Aufregung und Spannung. Da habe der Lehrer die Hand des Patienten erfaßt und ihm gesagt: „T. nicht so hastig“. Schon in den Primarschulklassen habe er beim Schreiben gezittert, wenn es darauf ankam, schön zu schreiben. — Jetzt sieht er sich in einer Schreibstunde in der 5. Primarklasse. Er schreibt. Er weiß zunächst nicht, ob das Schlechtschreiben durch seine Unbeholfenheit oder durch seine Er-

regung bedingt ist. Es wird ihm nicht klar, was es von beiden ist; er hätte es damals wohl selbst noch als Unbeholfenheit angesehen. Das Bild der ganzen Szene sieht er zunächst nicht ganz klar, nach und nach wird es immer klarer und nun sieht und fühlt er, wie er krampfhaft schreibt. An die Müdigkeit von damals kann er sich nicht erinnern. — Nun tritt eine Szene aus einer Zeichenstunde ein, es mag in der 2. Gymnasialklasse gewesen sein (14—15 Jahre alt), da habe er am Ende der Stunde das Gefühl der Wärme und Blutgeschwollenheit im Arm gehabt. Damals habe er wohl mehr eine Ungelenkigkeit der Hand überwinden wollen. — Das Gefühl habe er von jeher gehabt, daß sein eigentümliches Gefühl im Arm mit seinem inneren Wesen im Zusammenhang stehe. In der 3. Gymnasialklasse habe er einem Freunde gesagt, daß es für ihn nötig sei, einen Beruf zu finden, der ihn voll befriedige, weil er das bestimmte Gefühl gehabt habe, daß dies für ihn notwendig sei.

14. VII. 07. Es geht ordentlich. Er habe gestern ca. fünf Stunden gezeichnet und danach noch zwei Stunden geschrieben, ohne danach eine erhebliche Ermüdung zu fühlen. Heute morgen beim Erwachen habe er noch ein Müdigkeitsgefühl im Arm empfunden, das aber während des Ankleidens verschwunden sei. Er sei nun über seinen Zustand beruhigt und fühle sich freier.

10. VIII. 07. Am 17. VII. habe er streng gearbeitet, gezeichnet. Am Abend habe er noch einen längeren Brief schreiben müssen; hierdurch habe er sich ermüdet und da sei am nächsten Tage die Hand wie ein Klotz so plump gewesen, auch habe er wieder das Gefühl des Blutgeschwollenseins gehabt. Am Tage habe er sich noch über seine Leistungsfähigkeit gefreut. Dies sei eine direkte Übermüdung des Armes gewesen. Es brauchte eine Woche zur Erholung und dann bedurfte es der Übung, um die Hand wieder willig und geübt zu machen. Danach habe er eine 12tägige Wanderung in den Alpen gemacht; dabei habe er sich erholt und sei jetzt wieder ganz frisch.

13. VIII. 07. Patient ist gut erholt und arbeitsfähig.

Durch verschiedene Explorationen ergab sich, daß das Sexualleben des Patienten normal war.

Mit Semesterschluß siedelt er an eine andere polytechnische Hochschule über. Dann machte er seine Rekrutenschule. Aus jener Zeit gab er mir Nachricht, daß er seinen Dienst tun könne, ohne wesentlich gehindert zu sein. Im Februar 1908 teilte er mir mit, daß sein Befinden ganz befriedigend sei.

Obwohl diese Krankengeschichte uns einen Einblick in einen ausgesprochenen psychoneurotischen Zustand bietet, so gibt sie mir doch Veranlassung, daran anschließend auf eine Störung zu sprechen zu kommen, die diesem Zustande äußerlich und innerlich nach meiner Auffassung sehr verwandt ist und mir selbst neben anderen Erfahrungen den Schlüssel zu einem tieferen Verständnis gegeben hat. Es ist dies der

Schreibkrampf.

Es ist nicht meine Absicht, dieses Leiden hier erschöpfend zu behandeln, sondern nur die Gesichtspunkte wiederzugeben, die sich mir beim Studium der Psychoneurosen in bezug auf dieses Leiden geboten haben. Die Auffassung, daß der Schreibkrampf eine bei Neurasthenie auftretende Störung ist, dürfte allgemein anerkannt sein. Nun kann man bei allen Formen des Schreibkrampfes beobachten, daß sich auf einer neurasthenischen Basis ein chronischer Ermüdungszustand in bestimmten Muskelgruppen ausgebildet hat. Um ihren Berufspflichten nachkommen zu können, müssen solche Patienten in der Regel ihre ganze Energie anwenden, um die Ermüdung und die Schmerzempfindungen in den überanstrengten Muskeln zu überwinden, d. h. zu verdrängen. So rechne ich die Schreibkrampfstörungen mit zu den Affektstörungen, wie ja alle neurasthenischen Formen hierzu gehören. Aber erst der Einblick, daß der Zustand sich durch diese Verdrängung von Unlustgefühlen immer mehr und mehr verschlimmern muß, zeigt uns auch den Weg für die Heilung dieser Zustände.

Es ist ganz müßig, in solchen Fällen den Schreibkrampf als solchen zu behandeln, ohne den neurasthenischen Zustand zu bekämpfen und seinen Ursachen nachzugehen. Denn die primäre Ursache ist niemals der Schreibkrampf selbst, sondern es handelt sich entweder um eine Erschöpfungsneurasthenie oder um eine Neurasthenie durch Affektverdrängung, auf der sich das Leiden aufbaut. Und nun kann man beobachten, wie so sich der Schreibkrampf auf dieser Basis entwickelt, wenn man in jedem einzelnen Falle den Mechanismus des Schreibens selbst studiert. Es handelt sich in jedem Falle um entweder eine falsche Federhaltung, bei der eine Überanstrengung der Muskeln in Betracht fällt, die dazu dienen, den Federhalter selbst zu halten oder um eine falsche Führung der Hand. Hierbei kommen folgende Fehler in Betracht, auf die vor allem die Schreiblehrer hingewiesen werden sollten. Bei einem größeren Beobachtungsmaterial können wir erkennen, wie Autoritäten der Kalligraphie ihre fehlerhafte Schreibhaltung ins Volk bringen und so geradezu zur Züchtung von Schreibkrampffällen beitragen. Es handelt sich dabei am häufigsten um den Fehler, daß die Hand entweder auf den kleinen Finger selbst oder auf den Ringfinger und kleinen Finger oder auf den Kleinfinger-Handballen gestützt wird. Nun schreiben die Patienten so viele Buchstaben von dem gleichen Stützpunkt aus, als es ihnen durch Adduktion der den Federhalter führenden Finger gelingt. Durch diese Schreibweise werden die Buchstaben immer kleiner und man kann eine solche fehlerhafte Schreibhaltung schon allein aus der Schrift erkennen. Sowie die Maximaladduktion erreicht ist, wird ein neuer Stützpunkt genommen und zu diesem hin immer wieder in der gleichen Weise eine Adduktion ausgeführt. Wieder in anderen Fällen entsteht eine fehlerhafte Schreibhaltung durch zu festes Auflegen des Vorderarmes. Auch damit findet eine Überanstrengung der in Betracht fallenden Muskelgruppen statt. Man muß jeden einzelnen dieser Fälle analysieren und nach Beseitigung der neurasthenischen Beschwerden muß man auf die Einübung einer richtigen Feder- und Handführung eventuell mit Hilfe eines aufgeklärten Schreiblehrers hinwirken. Wer Erfahrung in solchen Fällen hat, weiß, wie leicht dies gesagt, aber wie schwer es durchzuführen ist. Je länger solche Zustände bestehen und je älter die Patienten sind, um so schwieriger ist eine Besserung oder Heilung zu erzielen. In Anbetracht der schweren Leiden, die diese Zustände mit sich bringen, der ökonomischen Schädigung der Patienten und ihrer Familien, kann nicht genug darauf hingewiesen werden, wie wichtig ein richtiger Schreibunterricht für die Prophylaxe dieser ganz sicher vermeidbaren Krankheitszustände ist. Wenn ich diese Störungen hier besonders erwähne, so geschieht es mit Rücksicht auf ihre Entstehungsweise. In all diesen Fällen muß durch den Willen sowohl die Übermüdung, wie auch die Schmerzempfindung, die durch den Schreibkrampf verursacht ist, überwunden werden. Die ganze neurasthenische Entstehungsweise, wie die sich immer mehr herausbildende stetige Verschlimmerung sind nach meinen Beobachtungen lediglich auf die Verdrängungen der Unlustgefühle zurückzuführen. Alle diese Zustände entwickeln sich, wie schon hervorgehoben, auf neurasthenischer Basis.

Neurosen des Fremdgefühls.

Sowohl während der Analyse verschiedener Krankheitsfälle, siehe auch Fall 40, Wilhelm Z. und Fall 28, Fr. Marie J., als auch bei Krankheitszuständen mit bestimmtem Gepräge läßt sich die Entstehung einer Reihe von Gefühlsstörungen auf Narkosen mit Chloroform oder Äther zurückführen und zwar besonders auf Narkosen in den ersten Lebensjahren. Es scheint mir wichtig zu sein, hierauf hinzuweisen, weil solche in der Regel stark psychoneurotisch veranlagte Kinder durch ihr Wesen dem Chirurgen auffallen müssen. Sowohl die einzelnen Eindrücke vor, während und direkt nach der Operation können bei solchen Kindern zum primären Komplex von Determinantengruppen werden. Besonders eigentümlich sind die während der Narkose sich einstellenden Störungen im Gefühlsleben. In einem von mir analysierten Falle wurden solche ganz eigenartigen Gefühle Jahre hindurch im Traume immer wieder durchlebt und bildeten zahllose Determinanten für ein außerordentlich kompliziertes Krankheitsbild. Neben diesen eigenartigen Gefühlen führten schreckhafte Visionen während der Narkose, die auch im Traumleben weiter gesponnen wurden und mit späteren Erlebnissen in Verbindung traten, zu eigentümlichen Symptomen. Unter den mannigfachen, von den Patienten geschilderten Gefühlen spielt besonders ein Fremdgefühl das sich bald auf einzelne Körperteile, bald auf den ganzen Menschen bezieht, eine große Rolle. In einem von mir behandelten Falle steht dieses Fremdgefühl ganz im Vordergrund. Der Patient hatte das Gefühl, er sei nicht er selbst, sein Körper sei tot, seine Seele sei in einem ganz anderen Menschen. Am verständlichsten wird dieser Zustand, wenn ich ein von dem Patienten angeführtes Beispiel wiedergebe: So sei es ihm, wenn er z. B. einen Tramwagen verlasse, als fahre er, der wirkliche Er, noch fort, er sei sich dann so fremd, als wäre er gar nicht ausgestiegen. Der Zustand ließ sich auf eine im Alter von $3\frac{1}{2}$ Jahren wegen Prolapsus ani vorgenommene Untersuchung in Chloroformnarkose zurückführen.

Fall 12: Bernhard O., cand. jur., 23 Jahre alt.

August 1911. Patient klagt, daß er seit drei Jahren das Gefühl habe, daß er nicht er sei, sondern ein anderer; so sei es ihm, wenn er im Zimmer mit Freunden sitze, als wäre er es nicht, als wäre er wo anders. Er weiß nicht, wo er ist, er habe nur das Gefühl, daß er wo anders ist, aber der, der im Zimmer ist, das ist er nicht. Mit dem Verstand begreife er sehr wohl, daß es nie so sein kann, daß das ein Unsinn ist, aber sein Gefühl ist so, daß er es nicht ist. Dieses Fremdgefühl habe er immer. Daneben habe er Angstgefühle, fühle sich niedergeschlagen, jeweilen am Abend bekomme er Herzklopfen und so starke Angstgefühle, daß er nicht stehen oder gehen konne. Er fühle dann sehr starke Angst, könne nicht mehr ruhig sitzen, müsse herumlaufen, wo er auch sei und das Herzklopfen werde so stark, daß er die Pulsation im Halse fühle. Die innere Unruhe, die ihn in solchen Zuständen beherrsche, werde so stark, daß er nicht sitzen bleiben könne. Er wisse dann nicht, was er mit seinem Körper, den Händen oder Beinen anfangen solle. Am Morgen fühle er sich gewöhnlich etwas ruhiger. Ähnliche Angstgefühle überfallen ihn im Theater und überall da, wo viele Menschen sind, auf der Straße etc. In diesen Angstanfällen habe er auch ein starkes Schwindelgefühl, das Blut gehe ihm ins Gesicht und er fühle dort eine starke Hitze. Wird die Angst und das Fremdgefühl sehr stark, so bekomme er das Gefühl, als falle er um. Patient gibt mir an, als er vier Jahre alt gewesen sei, habe er in der linken Hand das Gefühl bekommen, als wolle sie einschlafen. Dann ging dieses Gefühl auf den Arm, dann auf die Brust über. Und dann habe er ein eigenartiges Druckgefühl in der Kehle bekommen. Dann sei dies auf die Zunge übergegangen, so daß er nicht mehr sprechen konnte. Er habe dann die Gegenstände nicht mehr bezeichnen und sich dann auch nicht mehr die Bezeichnung vorstellen können. Ferner konnte er damals nicht mehr richtig sehen, er sah die Gegenstände nur teilweise, bald nur den einen, bald den anderen Teil davon. Dann hatte er heftige Kopfschmerzen an verschiedenen Punkten des Kopfes. Wenn diese aufgetreten waren, so fühlte er danach eine Schwäche im

Körper, bisweilen habe er danach erbrechen müssen. Diese Anfälle traten bis vor vier Jahren auf, seit seinem 4. Lebensjahre und zwar nach Aufregungen oder körperlicher Ermüdung. Sie begannen mit den Sehstörungen. Es sei ihm dann jedesmal gewesen, als wäre ihm ein Netz vor den Augen. Oder er fühlte zuerst die Störungen in der Hand. Patient sei niemals schreckhaft gewesen. Der letzte derartige Anfall trat vor mehreren Jahren während des Maturitätsexamens auf; Patient hatte sich damals große Angst gemacht, er müsse, weil er in der Mathematik durchgefallen war, noch ein Jahr lang in die Schule gehen. Nervös sei er immer gewesen, aber nachdem er ein Jahr völlig frei von allen Beschwerden geblieben war, kam das Gefühl, als scheine es ihm, daß er nicht er sei. Diese Spaltung seiner Persönlichkeit, wie Patient sich selbst ausdrückt, bestehe seit drei Jahren. Am Morgen beim Aufstehen fühle er sich schon sehr schwach, aber das Gefühl der Schwäche sei in psychischer Hinsicht stärker als in physischer. Angstgefühle habe er den ganzen Tag, und zwar weil er diese Spaltung seiner geistigen Persönlichkeit fortwährend fühle. Am Abend kämen dann direkte Angstanfälle. Diese Spaltung seiner geistigen Persönlichkeit fühle er in einem fort, sowie er am Morgen die Augen öffne. Nur selten könne er sich so zerstreuen, daß er es nicht fühle. Diese Zustände werden noch besonders unangenehm durch stundenlanges Herzklopfen. Dieses Herzklopfen sei oft so, daß er meine sterben zu müssen. Dann wieder fühle er wie anfallsweise einen Druck im Unterleib, dann gehe ihm das Blut ins Gesicht, er bekomme dann Schwindelgefühle, dann werde es ihm schlecht. Diese Zustände seien die schlimmsten, denn dann sei auch das Fremdgefühl am stärksten, und die innere Unruhe geradezu peinvoll.

Patient ist leicht zu hypnotisieren. Nach einer Reihe von Hypnosen kommt ihm die Erinnerung an eine Operation, als er drei Jahre alt war. Er habe damals eine Geschwulst am Rücken gehabt. (Es stellte sich später heraus, daß es ein Prolapsus ani war.) Er habe damals während der Chloroformnarkose große Angst gehabt, und während er in der Narkose war, alles gehört, was um ihn vorging. Seit dieser Operation sei er in seinem Wesen verändert gewesen, nervös geworden und habe oft ohne Grund geweint. Er galt damals für launisch.

8. X. 11. Da Patient im Halbschlafzustand nichts zutage förderte, so hielt ich ihm die Narkosemaske mit wenigen Tropfen Chloroform vor. Patient kam so in tieferen Schlaf. Das Chloroform war ihm sehr unangenehm, er wich dem Geruche aus. Vor den Augen sah er hell, heller als in der Hypnose. Er hatte dabei immer das Gefühl, er falle, wie er dies sonst beim Einschlafen habe, nur sei es jetzt viel stärker gewesen. Während des Schlafes und nach dem Riechen des Chloroforms habe er einen Druck im Halse und starkes Herzklopfen gefühlt, aber kein Angstgefühl. Patient gibt an, daß der Schlaf tiefer als ohne Chloroform gewesen sei.

9. X. 11. Hypnose mit leichter Chloroformnarkose: Patient bekommt sehr starkes Angstgefühl, die Herzaktion wird außerordentlich lebhaft, der ganze Körper zittert, der Kopf gerät in stark nickende Bewegung. Patient gibt nach dem Erwachen an, das Fremdgefühl sei sehr stark gewesen. In den Händen habe er das Gefühl gehabt, als wären sie ohne Blut, ihm ganz fremd. Dabei habe er im ganzen Körper ein starkes Kältegefühl gehabt, so daß er zittern mußte. Mit dem Kopf habe er immer nicken müssen. In der nächstfolgenden Hypnose mit leichter Chloroformnarkose wurde es ihm vor den Augen ganz hell. Er sah seinen Vater, aber nicht ganz deutlich. Er habe nicht so ausgesehen wie jetzt, sondern wie früher. Patient habe ein sehr starkes Angst- und Fremdgefühl gehabt. Sowie er am tieferen Einschlafen sei, sei es ihm, als habe er einen Schrecken. Dann höre er auch ein Geräusch im Ohre und fühle eine Schwäche, dann sei es ihm, als falle er.

11. X. 11. Nach der gestrigen Sitzung habe Patient das Gefühl von Schwäche, Kopfschwindel und Fremdgefühl wie sonst gehabt. Aber am Abend seien alle diese Beschwerden viel stärker als sonst gewesen, aber doch habe er sich dabei ganz ruhig und besser als sonst gefühlt. Das Fremdgefühl habe ihn sonst immer stark aufgeregt und er habe dabei eine innere Unruhe gefühlt. Das sei gestern abend nicht der Fall gewesen.

13. X. 11. Patient gibt an, daß es ihm vorgestern und gestern noch schlechter ging als sonst, den ganzen Tag habe er Schwäche und Kopfschwindel gehabt und

das Fremdgefühl habe ihn noch mehr als sonst belästigt. Vorgestern abend gegen 8 Uhr habe er einen Anfall gehabt, dabei ein starkes Druckgefühl im Leibe, Herzklopfen und sehr heftige Angstgefühle. Er mußte seine Wohnung verlassen und laufen. Gestern früh sei es etwas besser gewesen, doch sei er den ganzen Tag in einer inneren Unruhe gewesen und habe ein starkes Fremdgefühl gehabt. Hypnose mit leichter Chloroformnarkose: Nach einiger Zeit habe sich ihm die Vorstellung eines großen Zimmers aufgedrängt. Dort waren mehrere Personen, die alle schnell herumliefen, dann habe er eine Zeitlang nichts mehr gehört. Dann wieder ein Durcheinander von Stimmen, während er ein starkes Angstgefühl hatte und einen eigentümlichen Druck im Innern des Halses fühlte. Dann fühlte er, wie erst die Hände, dann die Füße, dann die Beine und schließlich der ganze Körper ihm fremd waren, nicht ihm gehörten. Dieses Fremdgefühl war eine ziemlich lange Zeit hindurch, bevor die Vorstellung des Zimmers etc. aufgetreten war, sehr stark, deutlicher als wie er es je zuvor gefühlt hatte. Es sei ihm gewesen, wie wenn es nicht seine Hände etc. wären. Er habe aber auch Gesichter gesehen, aber nicht deutlich. Das ganze Bild sei schwach gewesen und die Personen habe er sich nicht persönlich vorgestellt. Jetzt nach der Narkose habe er das Gefühl der Schwere im Kopfe. Er fühle weniger deutlich, als wenn seine Hände nicht ihm gehörten. Jetzt fühle er auch noch den Druck im Hals, den er sonst im Wachen nie fühle.

14. X. 11. Gestern habe er bis zum Abend das Fremd- und Angstgefühl stärker als sonst gefühlt. Um 10 Uhr abends vor dem Schlafengehen habe er plötzlich ohne äußere Veranlassung kein krankhaftes Gefühl mehr gehabt. Er fühlte sich ganz ruhig, sehr gut. Seit heute früh und so auch jetzt empfinde er wieder starkes Fremd- und Angstgefühl. Um seinen Zustand begreiflicher zu machen, erzählt er: Als er jetzt aus dem Tram sprang, sei es ihm gewesen, als sei der ihm fremde Mensch aus dem Tram gesprungen und der echte „Ich" fahre weiter. Solche Situationen der Trennung in zwei Persönlichkeiten habe er öfters.

16. X. 11. Das Fremdgefühl habe ihn vorgestern nicht verlassen. Am Abend trat eine solche Steigerung ein und überfiel ihn eine so große Angst mit schrecklichem Herzklopfen und unregelmäßigem Atmen, daß er meinte, er werde gleich verrückt. Alles Blut sei ihm in den Kopf gestiegen, so daß das Gesicht brannte, dabei ein heftiger Druck im Leib — es sei schrecklich unangenehm gewesen. Dieser Anfall dauerte 1½ Stunden. Er habe weder ruhig sitzen, noch sprechen können. Gestern habe er keinen Anfall, aber den ganzen Tag ein Schwäche- und das Fremdgefühl gehabt. Hypnose: Patient kommt in tieferen Schlaf, das Fremdgefühl wird ziemlich stark, das Gesichtsfeld heller. Patient erzählt, nach der letzten Chloroformnarkose habe er noch lange Zeit immer ein Gesicht deutlich vor sich gesehen, so deutlich, daß er es der Mutter beschreiben konnte. Diese erkannte auf die Beschreibung hin den Arzt wieder, der den Patienten, als er 3—4 Jahre alt war, in der Chloroformnarkose untersucht hatte.

17. X. 11. Gestern sei er ruhiger gewesen, trotzdem das Fremdgefühl dagewesen sei. Heute ebenso. Das Fremdgefühl sei viel weniger als sonst, er fühle sich jetzt selbst „zu Hause". Hypnose: Das Fremdgefühl war stärker aufgetreten, Patient sieht helle Flächen. Hypnose mit leichter Chloroformnarkose: Das Gesichtsfeld wurde heller, bekam Kopfschwindel, meinte zu fallen, konnte nicht ruhig liegen, in den Händen Fremdgefühl.

19. X. 11. Gestern und heute das Fremdgefühl weniger intensiv, aber doch vorhanden, manchmal so 10 Minuten lang stärker, dann wieder weniger intensiv, aber nie ganz frei davon. Hypnose: Das Gesichtsfeld wird hell, die Gefühle des Sichfremdseins werden stärker, er habe immer das Gefühl gehabt er falle.

20. X. 11. Gestern und heute ruhig, das Fremdgefühl nicht so intensiv, er fühle sich nicht mehr so geplagt. Hypnose mit leichter Chloroformnarkose: Das Gesichtsfeld wurde heller, Patient gerät in sehr starke Angst, hat heftiges Herzklopfen, das Fremdgefühl sehr intensiv, die linke Hand wird ihm noch mehr als die rechte ganz fremd und er hat das Gefühl, sie sei so schwer, daß er sie nicht aufheben kann.

21. X. 11. Der gestrige Tag sei gut gewesen, er habe wohl Fremdgefühle gehabt, aber keine innere Unruhe. So habe er sich nicht belästigt gefühlt. Er

blieb auch ruhig am Abend, trotzdem das Fremdgefühl stärker wurde. Auch heute gehe es ihm gut. Das Fremdgefühl ist wohl da, aber es ist nicht stark und belästige ihn nicht. Hypnose: Das Gesichtsfeld wird hell. Durch das Einatmen von Chloroform wird dann das Gesichtsfeld sehr hell, das Angstgefühl sehr stark, ebenso das Herzklopfen. Danach fühlte er sich wieder leichter.

23. X. 11. Am 21. habe er sich ruhig gefühlt, trotzdem er Fremdgefühle gehabt habe, es belästigte ihn nicht. Gestern habe er wieder in geringem Grade innere Unruhe verspürt und das Fremdgefühl. Abends um 10 Uhr bekam er einen Anfall von Herzklopfen und sehr deutlichem Fremdgefühl und Angst. Er mußte dabei mit dem Kopfe schütteln, wie er das gewöhnlich auch in der Hypnose und Chloroformnarkose tut. Der Anfall habe eine halbe Stunde gedauert. Hypnose: Das Gesichtsfeld wird hell, das Fremdgefühl etwas stärker, er hört Geräusche in den Ohren, wie stets in der Narkose, ebenso fühlt er Hände und Füße schwer.

25. X. 11. Vorgestern viel und starkes Fremdgefühl. Es trat kein Anfall auf. War gestern verreist, dabei war das Gefühl stärker und es ist besonders stark, wenn Patient ermüdet ist. Hypnose: Als das Gesichtsfeld hell wurde, wird ihm Chloroform gereicht. Er fühlte dann die Hände stark fremd, das allgemeine Fremdgefühl wurde stark, bekam Herzklopfen, Ohrengeräusche und Angst. Stets nachdem Patient etwas Chloroform eingeatmet hat, fängt er an mit dem Kopfe zu nicken, bewegt ihn auch so, als wenn er dem Chloroform entfliehen wollte, dann macht er intensive Bewegungen mit der Zunge und dem Unterkiefer, als wollte er schlucken und könne nicht, dann greift er sich nach der Kehle, dann wieder nach der Herzgegend. Diese Bewegungen treten immer in ganz typischer Weise auf, werden aber nach und nach immer weniger intensiv. — Patient schildert mir heute, daß er bei seinen Erinnerungen das Gefühl habe, als bezögen diese sich nicht auf ihn. So erinnert er sich wohl, daß er gestern in Bern war, es scheint ihm aber, als wäre das gar nicht er gewesen, der in Bern war.

26. X. 11. Gestern und heute starkes Fremdgefühl und Herzklopfen. Letzteres dauerte auch heute an. Es war ihm heute schon, als wolle sein ganzes Blut zu den Augen, so daß es ihm ganz dunkel geworden sei. In den Händen habe er gestern und heute starkes Fremdgefühl. Er gibt noch an, als das Fremdgefühl vor drei Jahren zuerst auftrat, da habe er es zuerst in den Händen gefühlt. Es sei ihm dann immer gewesen, wenn er etwas mit den Händen tun wollte, als wären es nicht seine Hände. Hypnose mit Chloroform, nachdem das Gesichtsfeld hell geworden war: Fremdgefühl wird sehr stark, Patient schrickt heftig zusammen, weiß aber nicht warum, hat sehr großes Angstgefühl, das Herzkopfen wird hörbar, starkes Ohrengeräusch, in den Händen starkes Fremdgefühl. — Während Patient das Chloroform bis gestern noch fürchtete, es sei ihm ganz schrecklich gewesen, es zu riechen, so gibt er heute an, daß es ihm nun ganz angenehm zu riechen sei.

27. X. 11. Gestern sei es ihm eine kurze Zeit gut gewesen, das Fremdgefühl habe ihn nicht beunruhigt. Dann auf einmal sei das Fremdgefühl sehr stark geworden, besonders in den Händen sei es den ganzen Tag intensiv geblieben. Heute Morgen habe er Geräusche in den Ohren gehabt und ein Gefühl, wie wenn er in Ohnmacht fallen solle. Dabei starkes Herzklopfen. Hypnose mit Chloroform: Patient gerät in sehr starke Angst, hat heftiges Herzklopfen, macht die typischen Bewegungen, hat sehr starkes Fremdgefühl, besonders aber in den Händen. In der darauffolgenden Hypnose ohne Chloroform werden Angst und Fremdgefühle sehr stark. Patient gibt dann an, es sei ihm gewesen, als müsse etwas mit ihm passieren.

28. X. 11. Gestern nach der Sitzung und den ganzen Tag sei er müde gewesen. Er habe leichte Schmerzen in der Herzgegend gespürt. Die Fremdgefühle seien nicht stark gewesen. Ganz kurze Zeit, sekundenweise, sei es ihm gewesen, als wenn er sich normal fühlen könnte. Die Hände habe er auch nicht die ganze Zeit fremd gefühlt. Hypnose mit Chloroform: Starke Angst, stärkeres Fremdgefühl, fühlte die Hände fremd, als wenn sie nicht ihm gehörten.

30. X. 11. Patient gibt an, der Zustand sei jetzt sehr veränderlich. Das Fremdgefühl habe er immer, aber bald sei er in Unruhe, habe Herzklopfen und Schmerzen in der Herzgegend, bald sei er ruhig. Gegenüber früher sei sein Zustand doch leichter. Gestern Abend um 10 Uhr habe er sich ruhig gefühlt, das

Fremdgefühl sei nicht stark gewesen. Während des gestrigen Tages habe er einen Druck im Unterleib gehabt, so daß er nicht gut atmen konnte und mit dem Kopfe schütteln mußte. Er habe den Anfall ruhig vorübergehen lassen, in 10 Minuten sei er wieder ruhig gewesen. (Patient ist über den Vorgang der Verdrängung genau aufgeklärt.) In den letzten Tagen habe er immerwährend ein Geräusch im Ohr. Hypnose mit Chloroform: Das Gesichtsfeld wurde hell, das Fremdgefühl sehr stark, es sei ihm gewesen, als sei es nicht sein Körper. Hatte das Gefühl, als könne er sich nicht rühren, dabei starke Angst, fast kein Herzklopfen. Gleich nach dem Schlafen fühlte er die Hände nicht mehr fremd, aber während des Schlafes fühlte er sie noch mit dem ganzen Körper fremd.

31. X. 11. Das Fremdgefühl sei den ganzen gestrigen Tag über schwach gewesen, er habe sich ruhig gefühlt, hatte keine Angst und keinen Anfall. Auch heute gehe es ihm gut. Er fühle wohl das Fremdgefühl noch, aber schwach. Gestern habe es ihn gar nicht belästigt. Patient gibt an, wenn er im Unterleib einen Druck empfinde, bekomme er Schwindelgefühle. Trete dieser Zustand auf der Straße auf, so könne er sehr schnell gehen, nur nicht langsam. Hypnose mit Chloroform: Das Fremdgefühl wird nicht sehr stark, aber doch verstärkt es sich gegenüber dem Zustand im Wachen. Sowie er das Chloroform roch, habe er ein Geräusch im Ohr bekommen und das Gefühl von Drehschwindel. Der ganze Körper sei ihm wie versteinert gewesen. Besonders intensiv fühlte er diesen Zustand in den Händen. Nach dem Erwachen fühlt sich Patient leichter, das Fremdgefühl ist gering.

1. XI. 11. Gestern sei er bis 2 Uhr nachmittags ruhig gewesen. Dann sei ein starker Anfall von Fremdgefühl, Herzklopfen und innerer Unruhe aufgetreten. Er habe sich dann ruhig hingelegt und sich den Gefühlen einfach überlassen. Er sei dann eingeschlafen, später ruhig erwacht, doch sei das Fremdgefühl dagewesen. Gestern Abend sei er im Theater gewesen. Wie immer, wenn er sich in einer Menge befinde, sei es ihm gleich schlechter geworden. Während eines Aktes kam ein Anfall, er überließ sich diesem, konnte sich nicht zerstreuen, es war ihm, als sei ihm alles Blut im Kopf, dieser brannte ihn, hatte das Gefühl großer Unruhe und besonders starkes Fremdgefühl in den Händen. Wenn er so in einer Menge sitze, sei es ihm, als wenn e r es nicht wäre, es ist ihm, als ob nicht e r höre, nicht e r sehe. Hypnose mit Chloroform: Das Gesichtsfeld war sehr hell, das Fremdgefühl sehr stark. Sowie es hell war vor den Augen, habe er fast das Bewußtsein verloren. Die Angst wurde sehr stark, in den Ohren habe er ein schrecklich starkes Geräusch gehabt, der ganze Körper sei ihm wie ganz steif, fremd, steinern gewesen, so daß er das Gefühl hatte, er könne sich gar nicht bewegen. Die Hände seien ihm auch beim Erwachen noch ganz fremd geblieben. Das Gefühl, als wenn der Körper fremd, steinern sei, das trete auf, wenn die Chloroformmaske entfernt und er seine Augen noch geschlossen halte. In diesem Zustand wisse er nicht, wie seine Arme und seine Beine liegen. Das Herzklopfen sei sehr stark gewesen.

2. XI. 11. Das Fremdgefühl in den Händen blieb gestern und heute, das Fremdgefühl im Körper schwankte, war aber nie sehr stark. Patient klagt über Schmerzen in der Herzgegend, hat immer Geräusche in den Ohren. Hypnose mit Chloroform: Fühlte sich wieder steinern, Ohrengeräusch sehr stark, wenig Angst, wenig Herzklopfen, die Hände fühlte er nicht stark fremd, nur so lange, als der ganze Körper stark fremd war, waren es auch die Hände, hatte das Gefühl, als ginge das Blut zum Kopf. Hypnose mit Chloroform: Gleich nach dem Vorhalten der Chloroformmaske fühlte Patient eine furchtbar schreckliche Angst, er bekam ein Schwindelgefühl, als falle er, dabei empfand er im Halse ein starkes Druckgefühl, so daß er nicht schlucken konnte. Das Fremdgefühl war sehr stark, die Hände fühlte er fremd, er habe ein abgestumpftes Gefühl darin gehabt. Seine eigene Stimme sei ihm, als er nach der Hypnose anfing zu sprechen, fremd vorgekommen. Das sei auch früher manchmal so gewesen.

4. XI. 11. Gleich nach der gestrigen Sitzung sei es ihm besser gegangen. Bald aber sei das Fremdgefühl wieder stärker geworden. Gegen Abends 7 Uhr habe er einen Anfall mit Angst und sehr starkem Fremdgefühl gehabt, so daß es ihm schien, er sei gar nicht er. Nach einer Stunde sei der Anfall vorüber gewesen, aber das Fremdgefühl blieb noch. Die Hände seien ihm fremd gewesen, und wenn

er sprach, so sei es ihm gewesen, als wäre das nicht seine Stimme. Hypnose mit Chloroform: Durchlebt alle Gefühle wieder, wie gestern, nur etwas weniger intensiv.

6. XI. 11. Zustand wechselnd. Hypnose mit etwas größerer Chloroformgabe: Das Herzklopfen wird sehr stark, ebenso das Angstgefühl und das Fremdgefühl. Dabei empfindet Patient starken Druck im Hals. Nach der Narkose waren ihm die Hände fremd.

7. XI. 11. Nach der gestrigen Sitzung sei er bis zum Abend ganz ruhig geblieben. Minutenweise sei er ohne Fremdgefühl gewesen. In der übrigen Zeit war es ganz schwach, so daß er es kaum merkte. Heute geht es ihm auch gut, nur habe er etwas Schmerzen in der Herzgegend. Heute macht Patient über sein Sexualleben folgende Angaben: Seit seiner Krankheit seien die sexuellen Erregungen gering, vorher aber auch nicht sehr stark gewesen. Von seinem 14.—19. Jahre habe er zeitweise onaniert, eine aktive Unterdrückung der sexuellen Erregungen habe mit 18 oder 19 Jahren begonnen, sei auch noch in letzter Zeit vorgekommen. Vor zwei Jahren, als Patient schon krank war, habe er einige Zeit hindurch regelmäßig Sexualverkehr gehabt. Patient erklärt mir ganz von sich aus, wie er es gelernt habe, seine sexuellen Gefühle mit dem Willen zu unterdrücken. (Wird über das Sexualleben aufgeklärt.) Hypnose wird ziemlich tief, das Gesichtsfeld hell, das Fremdgefühl verstärkt sich nicht.

8. XI. 11. Es gehe gut. Gestern habe er nur einige Minuten hindurch das Fremdgefühl wieder gehabt. Es ging ganz schnell vorüber. Auch heute gehe es ihm gut. Wenn er auch das Fremdgefühl in geringem Grade spüre, so belästige es ihn doch gar nicht. Hypnose mit Chloroform, bis zum Eintritt der Narkose: Patient wehrt sich stark gegen das Chloroform, gerät in heftige Erregung, greift sich nach dem Halse, macht krampfhafte Bewegungen mit der Zunge, mit dem Unterkiefer, macht krampfhafte Schluckbewegungen, greift sich nach dem Gesicht, weicht mit dem Kopfe aus. Nach dem Erwachen gibt er an, das Fremdgefühl sei besonders stark gewesen, die Angst außerordentlich heftig, ebenso das Herzklopfen, der Druck im Hals sehr intensiv. Er wisse, daß er im Schlafe nach dem Gesicht gegriffen habe. Dieses sei ihm, wie die Hände fremd gewesen, als wenn sie ihm nicht gehörten. Jetzt nach dem Erwachen habe er wieder das Gefühl, daß sie ihm gehören. Das Geräusch im Ohre war während der Narkose und ist jetzt noch, sehr stark. In den Händen fühle er sich noch fremd, seine Stimme scheine ihm so, als spreche nicht er. Psychisch fühle er sich sonst nicht fremd. Es sei ihm jetzt, als wäre das Fremdgefühl in den Händen und das für die Stimme anders bedingt. Es sei ihm, als wenn seine Stimme etwas Besonderes sei.

10. XI. 11. Es gehe ordentlich. Das Fremdgefühl sei noch da, beunruhige ihn aber nicht mehr. Zeitweise, aber nur kurz, sei er frei von dem Fremdgefühl, so wie es in den letzten acht oder neun Monaten nie der Fall gewesen sei. Patient gibt an, er sei jetzt auch wieder imstande, sich ohne Mühe geistig zu beschäftigen. Keine Hypnose.

11. XI. 11. Gestern bis Mittag ging es ziemlich gut. Dann bis zur Nacht schlechtes Befinden. Habe starkes Fremdgefühl, Angst und Herzklopfen gehabt. Habe nur unregelmäßig atmen können. Um ½9 Uhr sei es ihm sehr schlecht gegangen. Gestern habe er auch die Hände fremd gefühlt. Patient schrieb gestern über seinen Zustand. Da habe ihm die Mutter von seinen Angstzuständen in der Jugend erzählt. Damals habe er immer Angst gehabt, er müsse sterben. Hypnose mit Chloroform bis zum Eintritt der Narkose: Starkes Angstgefühl, heftiges Herzklopfen, so daß Patient meinte, das Herz zerspringe ihm. Druck im Hals nicht mehr so stark wie früher. Er wollte sich im Schlafe die Maske wegtun wegen des Herzklopfens und der Atemnot. Das Fremdgefühl sei nicht sehr stark gewesen, auch nicht in den Händen. Jetzt nach dem Erwachen sei er frei von Fremdgefühl, aber er habe das Gefühl, es fehle ihm doch noch etwas, es sei noch etwas da, das nicht sein müsse.

13. XI. 11. Nach der letzten Sitzung seien ihm die Hände wieder fremd gewesen, d. h. rein psychisch, denn er fühle wohl, daß er sie bewegen könne, aber er fühle sie psychisch fremd. Dann habe er den ganzen Tag Herzschmerzen und Herzklopfen gehabt. Auch das Fremdgefühl des Körpers sei dagewesen. Wenn

er mit seiner Mutter im Zimmer saß, sei es ihm gewesen, als säße nicht er da, sondern ein ganz anderer, der rechte Er wäre wo ganz anders. Am 11. XI. abends um 7 Uhr habe er einen Anfall von Unruhe gehabt. Er habe nicht liegen können, mußte mit dem Kopfe nicken, wie in der Narkose, hatte Herzklopfen und Schmerzen in der Herzgegend. Es sei ihm so eng geworden, daß er den Hemdenkragen entfernen mußte. Auch empfand er innen im Halse einen Druck. Auch gestern sei es ihm schlecht gegangen. Die krankhaften Gefühle seien sehr stark, auch sei er deprimiert gewesen. Als er am Abend am Tische saß gestern, sei es ihm gewesen, als falle er um. Abends 8 Uhr habe er einen starken Anfall mit Angst gehabt, Fremdgefühl und Zittern der Hände und Füße. Er habe dem Gefühl den Lauf gelassen, konnte aber nicht lange liegen bleiben. Hypnose mit Chloroform bis nahe an die Narkose: Starkes Herzklopfen, Angstgefühl einige Momente wenig Druck im Hals, das Fremdgefühl nicht stark. Nach dem Erwachen ist ihm seine Stimme fremd.

16. XI. 11. Zustand sehr schwankend. Hypnose mit Chloroform: Sehr starkes Fremdgefühl, Herzklopfen, Angst, Druck im Hals, sehr starke Geräusche im Ohr.

18. XI. 11. Nach der letzten Sitzung habe er sich bedeutend besser gefühlt bis 5 Uhr nachmittags, obwohl die Fremdgefühle da waren. Um diese Zeit kam ein unruhiges Gefühl über ihn, das ca. zwei Stunden andauerte. Dann wurde es ihm wieder leichter. Die Fremdgefühle waren in geringem Grade vorhanden. Gestern sei er ganz früh, als er noch zu Bette lag, einige Minuten von allen krankhaften Gefühlen frei gewesen. Das sei wunderbar für ihn gewesen. Dann aber kamen die Gefühle wieder, aber in geringerem Grade, bis 4 Uhr nachmittags. Dann ging es ihm schlechter bis zum Schlafengehen. Das Fremdgefühl sei gering gewesen, aber die Angst und Unruhe sehr stark. Es sei ihm dabei immer gewesen, als passiere etwas. Um 11 Uhr kam ein sehr starker Angst- und Herzklopfenanfall mit heftigem Druckgefühl, als läge ihm ein Gewicht auf dem Magen; dabei habe er unregelmäßig atmen müssen. Er verspürte ein Zucken in den Schultern, zitterte am ganzen Körper und mußte mit dem Kopf schütteln. Dieser Zustand dauerte eine Stunde an. Seitdem ist er wechselnd. Es sei ihm gewesen, als müsse er schreien, er werde verrückt. Er wußte gar nicht mehr, was er wollte oder sollte. Das Fremdgefühl sei dabei gar nicht so stark gewesen, die Hände nicht fremd, aber die Angst war sehr intensiv. Während des Anfalles sei es ihm gewesen, als dränge alles Blut gegen den Kopf. Er spüre dann ein Brennen um die Augen und an der Stirne. Heute ist der Zustand ein wechselnder, nicht gut. Hypnose mit Chloroform: Es kam eine große Ruhe über ihn, nachdem er starke Schluckbeschwerden, Herzklopfen, geringe Angst und Fremdgefühl gehabt habe. Gleich nach dem Erwachen habe er das Fremdgefühl wieder stark gefühlt. Es dauere jetzt noch an.

20. XI. 11. Vorgestern habe das starke Fremdgefühl bis abends 6 Uhr angedauert. Dann sei ein Anfall mit Herzklopfen, großer Unruhe und verstärktem Fremdgefühl gekommen. Nachdem dieser vorüber war, sei es ihm besser gewesen als am Vormittag. Gestern sei der Zustand bis zum Abend wechselnd gewesen. Von 9 Uhr abends an ging es ihm schlechter, hatte Unruhe, Kopfnicken, Herzklopfen und Herzschmerzen, unregelmäßiges Atmen durch Zusammenschnüren der Brust, auch sei das Fremdgefühl stärker gewesen. Hypnose mit Chloroform: Patient fängt erst bei einer gewissen Tiefe der Chloroformnarkose an, zu reagieren. Die qu. Gefühle wurden eine kurze Zeit verstärkt; jetzt nach dem Erwachen seien ihm die Hände und Stimme fremd, klagt über starkes Geräusch, in den Ohren. Jetzt fühle er sich ruhiger.

22. XI. 11. Vorgestern nach der Sitzung blieb das Fremdgefühl gleichmäßig fortbestehen, zwar nicht sehr stark, aber doch in belästigender, unangenehmer Weise. Patient ist etwas aufgeregt, innerlich unruhig, es dauert ihm zu lange, bis er gesund wird, er hat zu wenig Ablenkung hier. Vorgestern leichter Angstanfall, gestern nachmittags 2 Uhr und abends 9 Uhr ein Anfall mit sehr starkem Herzklopfen und einem so starken Hitzegefühl im Gesicht, als wäre dieses in der Nähe einer Lampe. Er hatte Schwindelgefühle und beim Einatmen sei es ihm gewesen, als stecke ihm etwas in der Kehle. Dabei habe er mit dem Kopf nicken

müssen, konnte nicht liegen, sondern mußte im Zimmer hin und her gehen. Die Anfälle dauerten je eine Stunde. Hypnose: Hört starkes Geräusch in den Ohren; die Gefühle blieben sich gleich.

27. XI. 11. Das Fremdgefühl ist gleichmäßig, aber geringer wie sonst. Die Angstanfälle seien geringer geworden, er habe einen oder zwei am Tage und gestern Abend vor dem Einschlafen einen starken Angstanfall gehabt, obwohl es ihm vorher ganz gut gegangen sei. Tiefere Hypnose mit ganz wenig Chloroform: Patient gerät in nicht sehr starke Angst, das Fremdgefühl verstärkt sich. Die Hände werden ihm nicht mehr fremd. Jetzt fällt es dem Patienten auf, daß dies auch schon die letzten Male nicht mehr der Fall gewesen sei.

29. XI. 11. Vorgestern und gestern sei es ihm gewesen, als ob die Fremdgefühle eingepreßt wären, so daß er sie nicht mehr deutlich fühlen könne. Angst habe er nur einige Male abends für einige Momente gehabt. Er fühle sich viel wohler und freier. Hypnose mit wenig Chloroform: Kein Fremdgefühl in den Händen. Das sonstige Fremdgefühl nicht stark, keine Angstgefühle, im Hals leichtes Druckgefühl, kurz vorübergehendes Nicken mit dem Kopfe. Nach dem Erwachen ist das Fremdgefühl da, aber es ist nicht so deutlich, viel weniger als früher.

1. XII. 11. Vorgestern sei das Fremdgefühl sehr schwach gewesen. Wenn er sich dann fragte, was er fühle, so konnte er es sich selbst nicht klar machen. Das Fremdgefühl sei ganz schwach gewesen. Auch habe er keine Angstgefühle mehr gehabt, wohl aber eine leichte, hie und da stärker werdende innere Unruhe während des ganzen Tages. Ebenso sei es gestern bis zum Abend gewesen. Dann habe er zwischen 10 und 11 Uhr einen Anfall mit sehr starkem Angst- und Fremdgefühl gehabt. Das Fremdgefühl sei dabei wieder nur momentweise sehr stark gewesen. Dabei habe er heftiges Herzklopfen und Geräusche in den Ohren gehabt. — Im ganzen fühle er sich besser und ruhiger, doch fühle er sich viel müde und schwach, als wenn er einschlafen könnte. Er habe ein starkes Schläfrigkeitsgefühl. Hypnose mit Chloroform: Das Fremdgefühl sei einige Sekunden lang sehr stark gewesen, keine Angst, geringes Herzklopfen, starke Geräusche im Ohr, keine Fremdgefühle in den Händen. Dieses sei überhaupt nie mehr gekommen.

4. XII. 11. Er fühle sich ängstlich, innerlich unruhig, habe stets so ein Gefühl, wie wenn er sich vor dem Examenprofessor befinde. Das Fremdgefühl sei nie sehr stark, aber er fühle sich geistig nie frei. Er fühle seinen Zustand weniger, wenn er sich allein befinde, als in Gesellschaft. In großer Gesellschaft bekomme er Angst und Schwindel, fühle das Blut ins Gesicht steigen und einen Druck in der Magengegend. Auch in kleiner Gesellschaft fühle er sich stärker fremd, als allein. Er höre dann auch seine Stimme fremd, und dann scheine es ihm gleich, als wenn er es nicht wäre. Hypnose: Starke innere Unruhe und Fremdgefühl, starkes Geräusch in den Ohren. Durch Hinzufügen von Chloroform bis zur leichteren Narkose tritt eine leichte Verstärkung der Gefühle auf. Patient gibt an, sowie er das Chloroform rieche, höre er, wenn er dann spreche, seine Stimme fremd. Nach dem Erwachen sagt er, es sei ihm, als läge da ein Mensch ohne ich, ohne Subjekt; die Stimme ist ihm nicht mehr fremd.

6. XII. 11. Inzwischen keinen starken Anfall mehr. Dadurch sei auch das Fremdhören der eigenen Stimme nicht mehr aufgetreten. Das Fremdgefühl sei vorgestern nicht stark gewesen. Gestern abends 6 Uhr wurde er beim Lesen sehr ängstlich, aufgeregt, hatte dabei ein Gefühl von Schwäche, es sei ihm gewesen, wie wenn er etwas erwarte. Das Fremdgefühl in den Händen ist nicht wieder gekommen, auch keine Angstanfälle; hingegen habe er fast immer Klingeln im Ohr. Hypnose: Das Ohrgeräusch wurde stärker, mußte mit dem Kopf nicken, etwas Herzklopfen, das Fremdgefühl momentweise stärker. Hypnose: Das Fremdgefühl ist stärker, auch das Herzklopfen, das Klingeln in den Ohren sehr stark.

27. II. 12. Patient war anfangs Dezember nach Hause gereist. Er gibt an, das Fremdgefühl sei wohl noch da, aber nicht mehr so deutlich wie früher. Es sei ihm öfters nur gewesen, als fehle ihm etwas, aber er habe selbst nicht sagen können, was es sei, das ihm fehle. Starke Angst, besonders in Anfällen, habe er nur einige Male gehabt; diese haben auch nicht mehr so lange wie früher ge-

dauert, nach 1—1½ Stunden habe er sich immer wieder ruhiger gefühlt. Herzklopfen habe er fast jeden Tag gehabt, ebenso Schwindelgefühle. Noch immer könne er nicht in einer großen Masse von Menschen bleiben, auch nicht im Theater oder Konzert. Es überfalle ihn eine Unruhe und er müsse mit dem Kopfe nicken. Er müsse dann stets fortlaufen. Die geistige Arbeit gelinge ihm noch nicht. Er fühle die ganze Zeit etwas Unangenehmes, es sei nicht Fremdgefühl, aber ihm ähnlich. Wenn er früher zurückdachte, z. B. was er eine Stunde früher getan habe, oder oft schon war es so, nach einer Minute, so habe er das Gefühl gehabt, das sei er nicht gewesen, der das Betreffende durchlebt habe. Das fühle er jetzt nicht mehr so, aber Unruhe habe er fast den ganzen Tag. Wenn Fremdgefühl aufgetreten sei, so habe er es nur noch einige Male einige Minuten lang gefühlt. Sowie er sich in einem Zustand der Ermüdung fühle, seien alle diese Unlustgefühle stärker. Der Schlaf sei stets gut. Öfters dauere es längere Zeit, bis er einschlafen könne. Das sei der Fall, wenn er etwas aufgeregt sei und Unruhegefühle habe.

28. II. 12. Hypnose ergibt nichts.

29. II. 12. Patient hatte gestern Abend Angst und Herzklopfen. Hypnose ergibt nichts. Mit leichter Chloroform-Anräucherung entsteht Angstgefühl, deutliches Fremdgefühl, Herzklopfen, Ohrengeräusch, Nicken des Kopfes, Schnappen mit dem Mund, auch Druckgefühl im Hals; vor den Augen wurde es ihm nicht ganz hell.

1. III. 12. Eine Stunde nach der letzten Sitzung sei er ganz ruhig gewesen, dann habe er Herzklopfen bekommen, Druck in der Magengegend, Ohrensausen und Kopfschwindel. Das Fremdgefühl sei nicht so deutlich gewesen, aber er fühlte etwas sehr Unangenehmes, doch wird ihm das weniger bewußt wie früher. Hypnose mit wenig Chloroform: Verspürt nur den Druck im Hals und etwas stärkeres Fremdgefühl.

2. III. 12. Nach der letzten Sitzung ruhig, nur habe er das Gefühl gehabt, daß die Herztätigkeit aussetze. Nachmittags um 2 Uhr und abends von 9 bis 11 Uhr habe er einen Anfall von Angst, Herzklopfen und Unruhe gehabt, dabei wieder momentweise das Gefühl, als werde er verrückt, er müsse aufspringen. Heute Morgen ruhig, aber doch ein unangenehmes Gefühl, aber das Fremdgefühl werde ihm nicht mehr bewußt. Es ist ihm, als ob das Fremdgefühl sich zurückgezogen habe, verdrängt wäre. Hypnose mit wenig Chloroform: Patient wehrt sich gegen das Chloroform, er könne nicht ein- und ausatmen; hatte ein Gefühl von Druck im Hals, sehr starke Herzaktion, fühlte das Aussetzen des Herzens, das Fremdgefühl stärker. In den Händen sei es nie wieder aufgetreten. Er habe nur vorübergehend ein helles Gesichtsfeld gehabt.

4. III. 12. Gestern Minuten dauernde Angstzustände, aber nicht mehr so stark wie früher. Bei größerer Unruhe empfinde er immer noch einen Druck im Unterleib und Schwindel. Das Herzklopfen sei gestern besser gewesen. Hypnose mit Chloroform: Sowie er das Chloroform riecht, bekommt er Herzklopfen, dann Druck im Hals, aber keine Angst. Das Gefühl des geistigen Fremdgefühls sei stärker gewesen, aber er habe kein körperliches Fremdgefühl mehr. — Patient gibt an, daß er in den letzten Tagen imstande sei, geistig zu arbeiten, wenn auch noch nicht viel.

5. III. 12. Am Tage fühle er sich nun ruhig, aber körperlich schwach. Er könne nicht da gehen, wo viele Menschen sind. Da bekomme er Schwindel und Angstanfälle. Am Abend sei es ihm gewesen, als höre das Herz auf zu schlagen. Dabei Ohrengeräusch und Druck im Abdomen. Tiefere Hypnose, wenig Chloroform: Patient bleibt ganz ruhig.

6. III. 12. Nach der gestrigen Sitzung ordentlich. Nachmittags 2 Uhr, als er auf der Straße ging, überfiel ihn ein Gefühl von innerer Unruhe, auch die anderen Gefühle waren deutlich und es war ihm wieder, als sei er nicht er; er gehe hinter sich, dabei hatte er ein Gefühl, er solle den Kopf umdrehen, um sich selbst zu suchen. Dieser Zustand dauerte ¾ Stunden. Danach habe er noch ein unangenehmes Gefühl gehabt. Er machte einen Besuch bei einem Landsmann. Dann sei er in ein Restaurant gegangen, um zu essen. Er mußte warten, bis man ihn bediente. Die Menschen um ihn herum und besonders das Warten mit dem Ge-

danken, da er nun bestellt habe, könne er nicht hinaus, wenn er wolle, das regte ihn auf. Er konnte sich aber beherrschen, blieb, aß aber gierig, um wieder fortzukommen. Er sei wie verrückt weggesprungen. Dabei hatte er Druck im Kopfe, Schwindelgefühl und starkes Herzklopfen. Er eilte nach Hause, dachte erst, er wolle auf dem Weg absitzen, aber es trieb ihn weiter. Zu Hause lief er dann im Zimmer umher. Nachdem der Anfall vorbei war, habe er sich, wie auch heute noch, fremd gefühlt. Er habe heute das Gefühl großer Schwäche und Geräusch in den Ohren. Hypnose mit leichter Chloroformnarkose: Alle krankhaften Gefühle treten stark auf. Nach dem Erwachen das Gefühl von Schwäche, etwas Fremdgefühl, Geräusch in den Ohren, sagt, in der Narkose könne er nicht atmen. In der Zunge habe er, wie früher, während seiner Anfälle ein Gefühl, das er nur schwer beschreiben könne. Es sei ihm, wie wenn die Zunge tot wäre.

8. III. 12. Kein Anfall, geringe Unruhe, konnte sich mit Lesen beschäftigen, war ziemlich ruhig, hat dabei nichts beobachtet, hatte Momente, wo er meinte, daß ein Anfall komme. Gestern habe er den ganzen Tag nichts deutlich gefühlt, sei aber doch innerlich bis abends erregt gewesen. Am Abend war das Fremdgefühl wieder ziemlich stark. Als er zu Bette lag, hatte er Herzklopfen und innere Unruhe. Hypnose mit Chloroform: Das Fremdgefühl wird sehr stark. Plötzlich sei es wie ein verrückter Zustand geworden. Vor den Augen war es hell und dann einige Sekunden dunkel, dabei habe er zitternde Funken gesehen.

9. III. 12. Es ging ordentlich, kein Anfall, nur abends zwischen 8 und 9 Uhr etwas unruhig, dann sei es ihm so ruhig gewesen, wie schon lange nicht, trotzdem das Fremdgefühl undeutlich vorhanden gewesen sei. Auch tagsüber seien die Gefühle undeutlich gewesen, und zwar so, daß er an geistiger Arbeit dadurch nicht gestört wurde.

11. III. 12. Am 9. III. habe er den ganzen Tag Unruhegefühle gehabt. Gestern abend ein ganz kleiner Anfall mit Herzklopfen und Fremdgefühl. Tagsüber sei es ihm, als wäre das Fremdgefühl verdrängt, an seiner Stelle habe er ein großes Unlustgefühl, das ihn stark belästigt.

12. III. 12. Gestern den ganzen Tag ging es schlecht. Um 2 Uhr nachmittags ein Anfall von Angst, Unruhe, Herzklopfen und Fremdgefühl, das aber nicht mehr so stark auftritt, dafür aber ein starkes Unlustgefühl. Hypnose mit Chloroform: Das Fremdgefühl wird sehr stark, hat starke Schluckbeschwerden, Zunge und Kehle seien ihm wie tot gewesen. Vor den Augen war es ziemlich hell geworden.

14. III. 12. Am 12. III. viel Unruhe, besonders am Abend. Auch gestern am Tag viel Unruhe. Am Abend wieder Herzklopfen und Angst, momentweise das Gefühl, er werde verrückt. Danach aber ganz ruhig. Heute ruhig, leicht ablenkbar, sowie er aber wieder an sich denkt, fühle er die Gefühle wieder. Auch werden diese deutlicher, wenn er mit jemandem sprechen müsse. Das Fremdgefühl hat anhaltend abgenommen. Jetzt seien es mehr Unlustgefühle allgemeiner Natur, die ihn belästigen. Hypnose mit Chloroform: Der Druck im Hals wurde stärker wie sonst, das Fremdgefühl kam in geringerem Grad, als die Chloroformmaske entfernt worden war. Keine Angst. Nach dem Erwachen fühlte er sich freier.

16. III. 12. Am 14. abends Unruhegefühle. Kein Anfall. Gestern am Tag ruhig, die Gefühle gering. Am Abend eine halbe Stunde lang Unruhegefühle. Heute sei der Zustand erträglich. Hypnose: Patient blieb ruhig, sah nur helle Flecken.

18. III. 12. Kein Anfall, fühlt sich ruhiger. Die Gefühle haben ihn nicht beunruhigt. Als er gestern abend zu Bette lag und las und einmal schlucken mußte, da kam es über ihn, wie in der Narkose, er mußte dann Schluckbewegungen machen, fühlte einen Druck im Hals und mußte mit dem Kopfe nicken. Hypnose: Sieht helle Flecken, keine Steigerung des Fremdgefühls, das er auch im Wachen nicht mehr deutlich fühlt. Das Geräusch in den Ohren war stark.

20. III. 12. Am 18. III. sei er den ganzen Tag und abends ganz ruhig geblieben. Es ging ihm sehr gut. Es sei ein ganz undeutliches Gefühl dagewesen, wie etwas Fremdgefühl. Wenn er allein ist, fühle er nichts mehr, aber wenn er z. B. an seinen Freund denkt, fühlt er nicht, daß dies sein Freund ist, sondern daß ein

anderer dessen Freund ist. Vorgestern gar keine Angstgefühle, gestern nur 10 bis 15 Minuten lang. Dabei habe er gezittert wie vor Kälte. Die geistige Arbeit konnte er ziemlich gut leisten.

22. III. 12. Kein Anfall mehr. Am Tage ruhig, leicht ablenkbar durch Lesen. Am Abend ist das Fremdgefühl noch etwas deutlicher, aber er habe keine Angst, kein Herzklopfen, keine innere Unruhe. Die letzten Tage gehe es ihm besser. Hypnose mit Chloroform bis zu Beginn der Narkose: Das Fremdgefühl wird stark, keine Angst, starker Schluckkrampf, in der rechten Hand habe er das Gefühl gehabt, wie in seiner Kindheit, sie war ihm wie eingeschlafen und er fühlte ein leichtes Stechen darin. Vor den Augen sei es ihm zeitweise hell gewesen, aber gesehen habe er nichts. Nach dem Erwachen habe er wie am Abend und wenn er sich hinlegt, ein Klingeln in den Ohren. Wenn er nicht daran denke, habe er auch keine Fremdgefühle.

In der folgenden Zeit war der Zustand ein schwankender. Wegen eines Katarrhs mußte die Behandlung unterbrochen werden. Er verschlimmerte auch seinen Zustand, der besonders dadurch sich unangenehm machte, daß Patient immer das Gefühl hatte, als wolle das Herz aussetzen. Neben Tagen, wo er sich sehr gut befand, wo jedes Fremdgefühl, wie auch Angst und Herzklopfen wegblieben, kamen solche, wo er wieder besonders durch das Herzklopfen stark belästigt wurde.

In den nun folgenden Sitzungen reagierte Patient nur ab, wenn ihm ganz kurze Zeit die Chloroformmaske mit wenigen Tropfen Chloroform vorgehalten wurde. Das Angstgefühl nahm immer mehr ab, ebenso das Fremdgefühl, wie das Druckgefühl im Hals, bei dem er stets das Gefühl hatte, als müsse er ersticken, da er nicht atmen konnte.

Am 11. IV. 12 gibt Patient an, daß es ihm besser gehe, daß ihn das noch zeitweise, aber in geringem Grade auftretende Fremdgefühl nicht mehr so beunruhige. Patient beschäftigt sich sehr viel mit seinem Zustand, da er nur wenig arbeiten kann. So erzählt er, daß er sich gestern Abend, als er allein war, in seinem Zimmer die Vorstellung machte, daß wenn ein Bekannter zu ihm kommen würde, es ihm so sein würde, als wenn nicht er mit seinem Ich sprechen würde, sondern als wenn es ein fremder Mensch wäre. So spürte er auch gestern, als er vom Diwan aufstand, als wenn der „echte Ich“ dort liegen geblieben und ein Fremder aufgestanden wäre. So sei es ihm früher sehr oft gewesen. Er habe dann zurückschauen müssen nach dem echten Ich. In der letzten Zeit seien diese Zustände seltener geworden. Die Angstanfälle blieben immer mehr aus.

23. IV. 12. Das Fremdgefühl ist besonders dann geringer, wenn er allein ist, wenn er mit jemandem spreche, komme es ihm vor, als wenn nicht er dabei wäre, als wenn sein „echtes Ich“ an einem anderen Platz wäre. In der Hypnose wird ihm die Erinnerung an den Beginn seiner Störung mit dem Fremdgefühl deutlich.

24. IV. 12. In der Hypnose mit Chloroformanräucherung hat er das Gefühl, als wenn er in Ohnmacht fallen sollte. Dabei tauche ihm die Erinnerung auf, daß er mit ungefähr 15 Jahren in dem gleichen Zustand war, als er sich eine Verletzung an der Hand zugezogen hatte: er war in der Schule die Treppe heruntergefallen. In der Hypnose durchlebt er wieder die Schmerzen, das Gefühl von Schwäche und Fremdgefühl ziemlich stark, die Hände, besonders die linke Hand, die Kehle, die Zunge und Lippen seien ihm wie eingeschlafen gewesen. Dieses Gefühl habe er früher in der Zunge beim Sprechen gehabt, da habe er z. B. auch Gegenstände nicht benennen können. Wenn er sich doch zwang, dies zu tun, da habe er die Buchstaben verwechselt, weil ihm die Zunge zu schwer gewesen sei. So einen Zustand habe er jetzt durchlebt. — Das Gefühl, als falle er in Ohnmacht, mit Schmerzen in der Herzgegend, Fremdgefühl mit dem Gefühl des Eingeschlafenseins von Händen, Kehle und Zunge hatte er noch in den folgenden Hypnosen mit Chloroformanräucherung. Am Tage war er empfindsamer geworden und litt besonders stark unter Herzklopfen, Schwächegefühle, schwerem Kopf und zeitweisen Angstanfällen. Die Symptome verschwanden in den folgenden Sitzungen immer mehr, das Fremdgefühl trat immer mehr und mehr zurück. In den Hypnosen mit Chloro-

formanräucherung wurde er immer ruhiger, fühlte nichts mehr als höchstens ein geringes momentanes Stechen in der Herzgegend.

Am 12. V. 12 gibt Patient an, daß es seit drei Tagen gleichmäßig gut gehe, kein Fremdgefühl mehr habe, nur hie und da fühle er sich noch unsicher, ob das Fremdgefühl fort sei, auch keine Angst, keine Unruhegefühle mehr, nur hie und da noch Herzklopfen. Der Schlaf sei gut, der Appetit wegen der Hitze gering. Er könne sich geistig gut beschäftigen. Patient sagt von selbst, seitdem er krank sei, sei sein Zustand noch nie anhaltend so gut gewesen. Er habe auch keine Angst mehr vor der Menge, habe auch in den letzten Tagen ruhig im Restaurant essen können, trotzdem viele Menschen da waren. In der folgenden Zeit traten noch Schwankungen auf, besonders wurde er durch die leichte Erregbarkeit des Herzens belästigt. Am Herzen selbst war nie eine somatische Anomalie nachweisbar.

Am 15. VI. 12 klagt Patient über die leichte Erregbarkeit des Herzens. Die Angstanfälle seien seit drei Wochen weggeblieben, das Fremdgefühl belästige ihn nicht mehr, er fühle es gar nicht, wenn er sich beschäftige, auch wenn er meint, es sei noch vorhanden, so fühle er es nicht so deutlich, daß er mit Sicherheit sagen könne, ob es überhaupt noch da sei. Es trete manchmal nur so momentweise auf; wenn er spürt, als ob er nicht *er* wäre und er sich dann vergewissern wolle, so sei es schon wieder verschwunden. Hie und da fühle er noch am Abend, daß er mehr erregbar sei und eine leichte Unruhe, als wenn ihm etwas passieren würde. Das sei aber nicht jeden Tag so, sondern nur hie und da. Zu geistiger Arbeit sei er jetzt zeitweise fähig, seine Hauptaufregung komme jetzt vom Herzen.

Um Patienten in ein anderes Milieu versetzen und seiner Herzerregbarkeit abhelfen zu können, schickte ich ihn zu einer Kur nach Nauheim.

Unterm 8. Juli teilte mir der Patient mit, daß es ihm bedeutend besser gehe, das Fremdgefühl sei fast vollständig weg, das Herz werde auch ruhiger. Er fügt hinzu, daß er jetzt zweifellos sagen könne, ich hätte ihm das Leben gerettet. Das dürfte insofern richtig sein, als der Patient sehr oft verzweifelt war und sich sehr stark mit Suizidideen trug, von denen man ihn immer wieder abbringen mußte.

Die ausführliche Wiedergabe der Krankengeschichte erfolgte, um zu zeigen, wie ein Abreagieren im Halbschlafzustand allein nicht erfolgt, wenn die primären Erlebnisse in einer Narkose stattgefunden haben. Wie sich in einzelnen Krankengeschichten erwähnt findet, mußte ich schon öfters zum Chloroform oder Äther greifen, um in der Narkose entstandene Komplexe zum völligen Abreagieren bringen zu können. Ich mußte dies auch in anderen, nicht wiedergegebenen Fällen tun. Auf Grund meiner Erfahrungen werde ich oft zu dieser Anwendung von Chloroform oder Äther geführt, wenn sich eigenartige Symptomenkomplexe zeigen, wie sie eben nur in Narkoseträumen entstehen können. Es sind dies vor allem Gefühlsträume. Solche Narkoseträume spielen dann im späteren Traumleben eine eigentümliche Rolle; sie werden Jahre und Jahrzehnte hindurch fortgesponnen, nicht selten lediglich als Gefühlstraum, ohne Verbindung mit irgend welchen Vorstellungen. Man muß dies wissen, um gerade, wie im vorliegenden Falle, konsequent im Abreagieren der Gefühle fortzufahren, bis man ans Ziel kommt, wenn man seiner Sache sicher ist, daß es sich um einen psychoneurotischen Zustand handelt. Die außerordentlich große Menge von pathologischen Affekten entsteht durch das fortwährende Verdrängen. Es ist deshalb bei der Behandlung außerordentlich wichtig, die Patienten gleich von Anfang an auf ihr sich selbst schädigendes Verhalten aufmerksam zu machen und sie so zu instruieren, daß sie beim Auftreten der pathologischen Gefühle jedes Verdrängen vermeiden. Gerade der vorliegende Fall zeigt, wie wenige primäre Erlebnisse den Ausgangspunkt des neurotischen Zustandes bilden. Deutlich geht aus der Krankengeschichte hervor, wie sich der Zustand in der frühen Jugendzeit gebildet hat und erst in späteren Jahren zum Durchbruch gekommen ist. In mehreren Fällen passierte es mir, daß die Patienten in ganz charakteristischer Weise zunächst vergessen hatten, mir von in Narkose durchgemachten Operationen zu erzählen. Erst ihr eigenartiges Verhalten bei der Hypnose — die Angst vor dem Einschlafen, ein plötzliches Sichabwenden beim Beginn des Schlafes oder erst im Halbschlafzustand auftretende eigenartige Gefühle, besonders Fremdgefühle im ganzen Körper oder in Extremitäten oder wieder Bewegungen des Mundes, des Unterkiefers, der Zunge, auffallende Schluckbewegungen etc. — ließ mich Verdacht schöpfen, ob der Patient nicht eine Narkose durchgemacht hat. Ebenso können es besonders starke Lichterscheinungen sein, die im Halbschlaf darauf hinweisen. So treten bei der Bromäthylnarkose offenbar äußerst intensive Lichterscheinungen auf, kehren im Halbschlafzustand wieder und legen den erwähnten Verdacht nahe. Besonders wird dieser Verdacht noch bestärkt, wenn sich eine Idiosynkrasie gegen den Geruch von Chloroform, Äther, Bromäthyl etc. konstatieren läßt. Man muß diese Umstände kennen, besonders weil man in einzelnen solchen Fällen gar nie zu einem eigentlichen Schlafzustand gelangen kann, weil assoziativ die gleiche Angst wieder angeregt wird, wie sie zur Zeit der Narkose bei der Operation vorhanden war. Erst nach dem Abreagieren dieser Narkoseangst kommt es überhaupt zum Schlafen oder wenn sich der Narkosekomplex während der Behandlung eingestellt hat, schreitet das Abreagieren erst wieder vor, wenn dieser wieder bewußt und abreagiert worden ist. Daran muß man stets auch bei Fällen denken, die sonst gut abreagieren und plötzlich beim Abreagieren nicht weiter kommen. Selbstverständlich sind für ein solches Versagen meist andere Momente die Ursache, wie starke Verdrängungen, Affektspannung, Peinlichkeitsgefühle oder das Fehlen der assoziativen Anregung für den der Bewußtseinsschwelle nahen Komplex. Diese Angstzustände vor, während und nach der Operation spielen bei psychoneurotisch veranlagten Zuständen eine ganz außerordentlich große Rolle, sie finden sich in den Analysen immer wieder. In mehreren Fällen, die ich beobachten konnte, spielten gerade diese Angstzustände in früher Jugend eine den Krankheitszustand determinierende Rolle. In dem vorliegenden Falle dürfte dem auch so sein. Oder diesen Angstzuständen und dem der Operation folgende Schwächezustand kommt eine die Krankheit auslösende Rolle zu. Für ein psychoneurotisch veranlagtes Kind, das schon in früher Jugend Angstzustände haben kann, ohne daß es die Umgebung oder auch der behandelnde Arzt ahnt, bedeutet eine Operation soviel wie der Tod. Von dem Moment an, wo ein solches Kind weiß, daß es in ein Spital verbracht wird, macht es sich mit dem Gedanken ans Sterben vertraut und durchlebt eine Unmasse von Szenen in solcher Angst, daß sie zu Determinanten des späteren Krankheitszustandes werden. Die Abschiedsszene von zu Hause, der Eintritt ins Spital, die Beobachtungszeit dort, die Vorbereitung zur Operation, der erstmalige Transport in den Operationssaal, der Aufenthalt dort, die zahlreichen Eindrücke von den zur Operation gehörigen Apparaten, jede einzelne Handlung, jeder Schritt der Umgebenden, jedes Geräusch wird in der Sterbensangst aufgenommen und unterbewußt aufbewahrt. Da diese Szenen sich abspielen, ohne daß die Umgebung es ahnt, so möchte ich hier auf deren Bedeutung hinweisen. Selbstverständlich liegt es mir fern, den chirurgischen Kollegen hieraus den mindesten Vorwurf zu machen, denn bei dem Betrieb einer chirurgischen Klinik ist es unmöglich, sich viel um die Psyche des Einzelnen zu kümmern und die Patienten sind bei ihrer eigenartigen psychischen Reaktionsweise nicht imstande, sich über diese Zustände, die so peinlich für sie sind, zu äußern. Es dürfte aber doch in Erwägung gezogen werden, da die psychoneurotische Veranlagung eine sehr stark verbreitete ist, ob es sich in chirurgischen Kliniken nicht durchführen ließe, den Patienten diese Aufregungen möglichst zu ersparen, dadurch, daß sie schon in einem Schlafzustand in den Operationssaal verbracht werden und rechtzeitig durch einen der Assistenzärzte oder hierzu geeignetes Personal möglichst beruhigt werden von dem Zeitpunkt an, wo der Patient weiß, daß und wann er operiert werden soll. Ganz besonders noch sehe ich mich veranlaßt, vor Operationen ohne Narkose bei psychoneurotisch veranlagten Individuen zu warnen. Der nachfolgende Fall (13, Frau Therese R.) ist hierfür ein warnendes Beispiel. Es ist für solche Patienten ein schlechter Tausch, wenn sie wohl von ihrem Leiden, wie z. B. einem Kropf, befreit sind, dann aber eine Psychoneurose zum Ausbruch kommt, die ihnen jede Lebensfreude und Arbeitsfähigkeit raubt. Gewiß dürfte ein solches Vermeiden nicht leicht sein, aber es sollte doch jeder Arzt befähigt sein, wenn er, wie dies doch in jedem Falle geschieht, die Anamnese aufnimmt, sich über den psychischen Zustand und die Reaktionsweise eines Patienten, der ihm auf Leben und Tod übergeben wird, zu orientieren. Wäre eben die psychologische Durchbildung unserer Ärzte auf der Höhe, gerade so selbstverständlich wie die anatomische, so würden sich da gar keine Schwierigkeiten ergeben. Bekanntlich aber ist die Psyche für den heutigen Arzt meist das Nebensächlichste. Wenn aber das „nihil nocere“ das erste Prinzip des Arztes sein muß, so müssen sich eben auch die Chirurgen dazu bequemen, dem psychischen Zustand ihrer Patienten mehr Rechnung zu tragen, als dies ganz im allgemeinen geschieht. Von größter Bedeutung ist — darauf möchte ich mit Nachdruck hinweisen — der Narkosezustand des psychoneurotischen Patienten. Wenn solche Psychoneurotiker narkotisiert werden, so sollten sie in völligem Narkosezustand in den Operationssaal gebracht werden. In diesem Zustand kann ihre Psyche gar nichts mehr in sich aufnehmen; sowie aber die Narkose nur einen Halbschlaf darstellt, so liegen sie wohl bewegungslos da, scheinen nicht zu reagieren, hören aber alles, was um sie vorgeht und zwar im stärksten Angstzustand. Dieser Zustand ist für solche Patienten in psychischer Hinsicht außerordentlich gefährlich. Jeder einzelne Sinneseindruck, der durch das Ohr oder durch die Haut oder durch die Nase, den Mund in die Psyche gelangt oder die rein psychischen Gefühle, die in diesen Zuständen auftreten, ebenso die Träume, die in diesen Zuständen entstehen, können zu Komplexen und zum Ausgangspunkt von Determinanten werden, die das spätere Schicksal des Patienten bestimmen. Nicht allein die Narkose und alle die Vorgänge, die mit der Operation im Zusammenhang stehen, sind hier von ausschlaggebender Bedeutung, sondern der der Operation folgende körperliche Schwächezustand bietet einen günstigen Boden für die Entstehung einer Neurose, entweder in dem Sinne, daß zur Zeit der Operation besonders bei jugendlichen Individuen die primären Komplexe ins Unterbewußtsein gelangen, oder daß, wenn diese schon vorhanden waren, eine weitere Aufspeicherung stattfindet, oder daß die Aufspeicherung schon so weit gediehen war, daß nun die Affektzustände einen so hohen Spannungsgrad erreichen, daß die Neurose in dem der Operation folgenden Schwächezustand zur Manifestation gelangt. Es scheint mir wichtig zu sein, auf diese Verhältnisse hinzuweisen, weil sie in mannigfacher Hinsicht einen tieferen Einblick in den Zusammenhang von operativen Eingriffen und der Entstehung von Neurosen gewähren. Aus diesem Grunde möchte ich die Krankengeschichte einer Patientin wiedergeben, bei der die während einer Kropfoperation ohne Narkose zur Verdrängung und unterbewußten Aufspeicherung gelangten Gefühle und Schmerzen in der Psychoneurose eine wesentliche Rolle spielten:

Fall 13: Frau Therese R.

Ich wurde zu Patientin gerufen, weil sie seit längerer Zeit an Angstzuständen und großem Müdigkeitsgefühl leidet. Dabei hat sie oft das Gefühl im Halse wie wenn sie ersticken müßte und außerdem heftige Schmerzen im Genick und starke Schwindelgefühle. Diese Schmerzen treten besonders während der Angstanfälle auf und zwar so stark, daß es sie förmlich „zusammenziehe". In der letzten Nacht hatte sie einen so starken Angstanfall, daß sie meinte, ihr Ende sei nahe. Es wäre so schauderhaft gewesen, daß sie meine, einen solchen Anfall könne sie nicht mehr ertragen. Sie bittet deshalb, die von ihrem Arzte vorgeschlagene psychanalytische Behandlung bei ihr durchzuführen.

6. X. 11. Patientin schläft sofort ein, lernt gleich, sich richtig zu verhalten und sieht eine Szene undeutlich mit einer Tragbahre, wie ein Bett. Sie erzählt dann nach dem Erwachen, sie habe in der letzten Nacht immer etwas geträumt und dann sei ein Angstanfall gekommen. So das erste Mal um Neujahr herum.

13. X. 11. Hypnose: Patientin hat starke Angst, sieht schwarze Gestalten vorüberziehen, die sie aber nicht festhalten könne. Dann fängt sie im Schlafe an heftig zu weinen, sie habe Angst, sie müsse an Bestimmtes denken. Nach dem Erwachen äußert sie: da fühlt man erst, was alles in einem ist.

16. X. 11. Patientin sieht wieder allerlei vorüberziehen, kann aber nichts festhalten. Hypnose: Gerät in starke Angsterregung, sieht den Arzt, der ihre Struma gerade vor einem Jahr operierte, in ein Zimmer kommen. Hypnose: Patientin gerät in starke Angst, klagt über heftigen Schwindel, hat Schmerzen im Hals und beim Schlucken sei es ihr wie bei der Strumaoperation, die ohne Narkose durchgeführt wurde. Ebenso habe sie die starken Schmerzen im Genick wieder wie bei der Operation. Genau die gleichen Schmerzen habe sie später öfters empfunden.

17. X. 11. Gestern nach der Sitzung sei sie bald wieder ruhiger geworden, spürte nur die Nackenschmerzen eine Zeitlang, wie nach der Operation auch. Die Nächte seien in der letzten Zeit gut gewesen ohne Schlafmittel. Hypnose: Patientin durchlebt unter heftigster Erregung ganz genau wieder alle Szenen, wie bei der Operation ohne Narkose. Sie fühlte wieder die verbundenen Augen, wie ihr jemand die Ohren zuhielt. Die Extremitäten waren fest gebunden, was man deutlich an der Hemmung ihrer Bewegungen während der heftigsten Erregung beobachten konnte. Sie durchlebt jetzt genau wieder die Schmerzen an der Operationswunde, und im Genick infolge der starken Rückwärtsbeugung des Kopfes. Sie empfindet genau wieder das dumpfe Gefühl im Kopf, wie es ihr schlecht wurde, auch den Schmerz im Rücken, und die außerordentliche Angst wie damals. Dann habe sie sich wieder zusammengenommen. Patientin jammert und stöhnt, atmet in heftigster Erregung. Nach dem Erwachen erzählt Patientin alle Einzelheiten, die sie ganz deutlich wiedergesehen habe. Nach dem Erwachen ist es ihr übel, Arme und Hände sind ihr wie tot, genau wie damals nach der Operation. Während der Operation habe sie sich mit nichts wehren können, nur mit der Brust konnte sie sich bewegen. Sie habe sich nur zeitweise während der Operation zusammennehmen können und dann sei sie ruhig und gefaßt gewesen. Auch jetzt habe der Operateur, wie damals, mit ihr gesprochen. Patientin gibt von selbst an, daß sie während ihrer Angstanfälle genau so wie jetzt Krämpfe in den Armen gespürt habe. Die Hände habe sie wie tot gefühlt. Patientin durchlebte die Operation wieder in einer Hypnose von ca. $3/4$ Stunden Dauer. Nach dem Erwachen ist Patientin erschöpft und klagt über ein Surren im Hinterkopf.

20. X. 11. Nach der letzten Sitzung sei sie sehr müde und erschöpft gewesen, meint, sie könne jetzt noch einige Tage fortschlafen. In der ersten Nacht nach der letzten Sitzung habe sie viel geträumt, die anderen Nächte aber gut geschlafen. Heute klagt sie über Schmerzen im Kreuz. Ihr Humor sei bedeutend besser. Nach der letzten Sitzung fühle sie sich innerlich freier, es sei ihr, wie wenn ihr ein Stein vom Herzen wäre. Im Kopf habe sie noch immer etwas Gefühl von Dusel, zeitweise auch Herzklopfen, besonders beim Laufen, ebenso bei ihrem Mittagsschlaf, während sie tief schlafe. Dann trete auch Angstgefühl dazu. Hypnose: Das Gesichtsfeld wird hell, es tritt keine Angst und keine Szene auf. Hypnose: Patientin sieht etwas Weißes, wie ein Bett, empfindet dabei Angst.

23. X. 11. Patientin fühlt sich viel leichter, schläft ruhiger und tiefer. Früher habe sie nicht einschlafen können, wenn der Mann ausgegangen war. Das gehe jetzt ganz gut. Sie klagt darüber, daß sie noch nicht nähen könne, Hände und Arme tun ihr weh. Sie könne gar nichts anrühren. Der Kopf sei noch etwas müde, doch konnte sie gestern einen größeren Spaziergang machen, wie seit Monaten nicht mehr. Hypnose: Sieht noch Szenen von der Operation. Sie sah, wie das Blut floß und hatte Schluckweh. Während der ½stündigen Hypnose schluckte Patientin viel in krampfhafter Weise. Dann jammerte sie im Schlaf: „O, mein Kropf." Der Arzt hatte ihr den herausoperierten Kropf gezeigt. Sie weinte viel, stöhnte, die Hände waren ihr wie im Krampfe. Dabei hatte sie sehr starke Schmerzen im Genick und jammerte darüber. Dann erblickte sie ihren Mann, der nach der Operation bei ihr war. In der Hypnose habe sie sehr starke Angst und furchtbare Schmerzen am Halse gehabt. Nach der Hypnose sind ihr die Arme noch ganz steif, wie wenn sie gebunden gewesen wären.

30. X. 11. Nach der letzten Sitzung, als Patientin heimkam, war es ihr sehr schwindlig; die Nacht darauf schlief sie sehr gut. Die drei folgenden Nächte konnte sie aber nicht schlafen, dann aber mit Veronal natrium. Patientin klagt über sehr starke Rückenschmerzen, hat aber keine Angstgefühle mehr gehabt. Am 27. X. habe sie wie sonst auch regelmäßig eine Blutwallung gegen den Kopf gehabt. Da wurde das Gesicht rot und aufgedunsen. Dann kam ein Angstanfall mit Erbrechen so stark, daß sie sich auch am Nachmittag kaum erholen konnte. Die nächsten Tage habe sie sich schwach gefühlt und immer in der Angst gelebt, daß so ein Anfall wiederkommen könne. Jetzt habe sie immer das Gefühl, als wolle ein Angstanfall kommen. Es ist ihr immer, als schwebe ihr ein Erlebnis vor, an das sie immer denken müsse, wo sie von zwei Pferden fast überfahren worden wäre. Patientin erzählt nun den Hergang im Wachen: Pferde waren auf einer Straße durchgegangen, auf deren einen Seite sich Felsen befanden, auf der anderen ein steiler Abhang. Unterhalb des Abhangs war das Trace der Eisenbahn. Die Pferde, die rasend daher kamen, stürzten unmittelbar vor ihr nieder und dadurch sei sie gerettet worden. Von diesem Schrecken an habe sie daran gelitten, daß sie in den Händen und in den Füßen keine Gefühle mehr gehabt habe und stets, wenn diese Gefühllosigkeit auftrat, wurde sie von Angstgefühlen überfallen. Dieser Vorfall ereignete sich im Februar 1909. Patientin gibt noch an, in der letzten Zeit habe sie viel von Schiffen und Pferden geträumt. In der nun folgenden Hypnose durchlebt Patientin die Szene, wie sie sich in Amerika für die Heimreise einschiffte. Sie sieht alles ganz deutlich, wie das Schiff herausfährt, sie nimmt Abschied von einer Tante, sieht sich die große Treppe zum Schiff hinaufgehen, hat Angst für ihr Kind, dessen Namen sie im Schlaf laut ruft. Sie durchlebt alles in größter Angst unter Stöhnen wieder.

31. X. 11. Patientin sieht eine Szene bei einem gesellschaftlichen Anlaß, wie dort der Mann im Saal in Gegenwart des eigenen Kindes einen Anfall bekommt. Patientin ist sehr stark erschrocken, durchlebt starke Angst, sie sah jetzt den Saal, aber nicht den Mann wieder.

1. XI. 11. Patientin leidet sehr stark an Frieren, besonders heftig während des Unwohlseins. Nachts schlafe sie nur oberflächlich und infolge lebhafter Träume unruhig. Angstgefühle habe sie keine gehabt, aber viel innere Unruhe, besonders wenn sie sich beschäftigen will. Außerdem leide sie viel unter Kopfschmerzen an den Schläfen und im Hinterkopf. Seit der Operation habe sie auf der linken Ge-

sichtshälfte ein Kältegefühl. Hypnose: Sieht sich im Schiffe auf dem Wasser fahren. Sieht die Wellen, hat dabei Angst, aber nicht sehr stark.

2. XI. 11. Patientin habe letzte Nacht nicht einschlafen können, sie habe die ganze Nacht gefroren. Hypnose: Durchlebt eine Reihe von Szenen von ihrem Aufenthalt in Amerika. So sieht sie, wie ihr Töchterchen einmal die Treppe herunterfiel. Dann sieht sie Gegenden, wo sie starke Angstgefühle hatte, sieht dabei aber nichts, das ihr Angst gemacht hatte, aber sie habe bei vielen Gelegenheiten wegen der Unvorsichtigkeit der Amerikaner immer viel Angst gehabt, so z. B. schon, wenn sie zum Zug ging, um einzusteigen. Hypnose: Durchlebt mit großer Angst einen heftigen Schrecken, nach dem sie genau wie bei der Szene, als die Pferde durchgingen, wie gelähmt gewesen sei. Sie sieht nur etwas von dem Stadtteil, den sie damals gesehen hat. Auch dabei empfand sie Schmerzen in den Beinen und in den Armen.

Patientin gibt heute, da ein Befragen absichtlich vermieden wurde, von selbst an, daß seit dem Abreagieren der Operationsszenen die früheren hartnäckigen und lebhaften Schmerzen am Halse verschwunden seien.

3. XI. 11. Patientin gibt an, daß sie sich wohler fühle. Die Nächte seien besser, sie klagt aber über starkes Müdigkeitsgefühl. Hypnose: Starkes Angstgefühl, Gesichtsfeld hell. Sieht kein Bild, es wimsle ihr im Kopf. Hypnose: Durchlebt Szenen von der Schiffsreise. Das Schiff mußte eine Nacht still liegen wegen eines Schraubendefekts. Da habe sie starke Angst gehabt, es passiere etwas. Dann durchlebt Patientin unter heftigster Angst die früher erzählte Szene mit den Pferden. Sie sieht alles ganz deutlich wieder, auch die Dame, mit der sie damals spazieren ging. Das sei damals ganz entsetzlich gewesen. — Nach dem Abreagieren sagt Patientin, wenn sie nur die Angstszene durchleben könnte, die sie vor vier Jahren durchlebte, als ihre Mutter gestorben war. Diese habe eine Apoplexie erlitten und sei nach drei Tagen gestorben. Das habe sie furchtbar mitgenommen. Sie habe furchtbare Angst vor der Leiche gehabt. Diese Leichenangst käme daher, daß sie als 17jähriges Mädchen bei der Sektion eines Bruders dabei gewesen sei. Dabei habe sie sehr starke Angst gehabt und seit jener Zeit habe sie Angst vor dem Sterben und vor Leichen. Sie hatte den Bruder, der an Blinddarmentzündung erkrankt war, gepflegt. Er starb innerhalb drei Tagen; ein Jahr vorher war auch ein 14jähriger Bruder infolge einer Unterleibsverletzung gestorben.

10. XI. 11. Wegen Menses Unterbruch der Behandlung. Patientin gibt an, ihr Humor sei besser geworden. Sie habe keine Angstzustände mehr gehabt, nur noch hie und da Anflüge von Angst. Kopf- und Kreuzschmerzen seien vom 20. X. bis 8. XI. verschwunden gewesen. Der Schlaf sei gut, sie fühle deutlich eine innere Erleichterung und könne jetzt wieder mehr schaffen als je. Hypnose: Patientin sieht viele Bilder vorüberziehen, hat Angst dabei, kann aber kein Bild halten. — Letzte Nacht habe sie einen Angsttraum gehabt: Ihr in Amerika lebender Bruder, von dem sie lange nichts gehört habe, sei gestorben. Hypnose: Patientin durchlebt mit starker Angst die Szene, wie man ihr, als sie in Amerika war, das Telegramm mit der Nachricht bringt, daß ihre Schwiegermutter gestorben sei. Damals sei sie entsetzlich erschrocken. Es war im Frühling 1910. Jetzt durchlebte sie die Szene mit großer Angst wieder. Dann sieht sie deutlich das Sterbezimmer der Mutter. Diese starb vor vier Jahren. Sie sieht sich im Gespräch mit dem Arzte, empfindet dabei starke Angst. Die Mutter selbst sieht sie nicht. — Es sei damals vor vier Jahren eine schreckliche Zeit für sie gewesen, der Mann sei nach Amerika gereist und sie sollte nachkommen. Hypnose: Patientin durchlebt mit starker Angst diese Szene wieder, wie der Arzt das letzte Mal zur Mutter kam. Patientin hatte die Mutter gepflegt, dem Vater habe man nichts sagen dürfen. Dann sieht sie die Szene, als eben die Mutter gestorben war. Da habe sie eine furchtbare Angst überfallen, keine Mutter mehr zu besitzen. All das habe ihr damals sehr zugesetzt.

11. XI. 11. Nach der gestrigen Sitzung sei es ihr gut gegangen. Es sei ihr leichter gewesen, nur der Kopf etwas duslig, konnte aber zu Hause arbeiten; es sei ihr ganz wohl gewesen. Sie habe gut geschlafen, viel, aber ohne Angst geträumt. Auch heute gehe es gut. Patientin gibt heute von selbst an, daß ihr aufgefallen

sei, daß seit dem Aufhören der Schmerzen am Halse die Narbe von der Kropfoperation blaß werde, während sie bisher immer noch rot gewesen sei. — In zwei Hypnosen ziehen unter starken Angstgefühlen Szenen vorüber, deren Inhalt die Mutter, die Sterbeszene und die Beerdigung bilden. Patientin vermag aber kein Bild zu halten. (Patientin dürfte noch zu müde sein.)

13. XI. 11. In der Nacht vom 11. auf den 12. XI. habe sie gut geschlafen. Gestern habe sie den ganzen Tag einen eingenommenen Kopf gehabt, konnte aber spazieren gehen. Angstgefühle habe sie weder bei Tag noch bei Nacht gehabt; sie friere immer entsetzlich. Hypnose: Patientin durchlebt mit starker Angstaufregung die Szene, wo der Arzt sagt, daß die Mutter sterben müsse. Dann sieht sie die darauffolgenden Szenen mit den Geschwistern und empfindet jetzt wieder den gleichen Schmerz in der Herzgegend, wie damals, auch ein Zucken im Kreuz. Die Schmerzen in der Herzgegend habe sie damals noch lange Zeit hindurch gefühlt. Dann sieht sie die Mutter auf dem Totenbett, dann wie man sie fortgetragen hat. Hypnose: Durchlebt jetzt eine unangenehme Szene mit einer Schwägerin, wobei sie Angst und Ärger hatte. Die Angst bezog sich auf den Mann, die Schwägerin hatte ihr Vorwürfe gemacht. Patientin hielt trotz aller Güte die Schwägerin nicht für aufrichtig. Patientin sieht alles ganz genau wieder, jede Kleinigkeit ganz deutlich. Jetzt habe sie die Schwägerin gern und liebe sie. Aber solche früheren Erlebnisse seien noch in ihr gewesen.

15. XI. 11. Hypnose: Patientin durchlebt die Abschiedsszene mit ihrem Vater am Bahnhof vor 3½ Jahren. Sie war damals zu spät, hätte fast den Zug versäumt. Sie sieht alles wieder ganz genau und gerät wieder in die Aufregung und in die Angst und in den Schmerz, denn es tat ihr so weh, abzureisen. Hypnose: Patientin durchlebt nur heftige Angst und sieht Bilder, die sie nicht halten kann, vorüberziehen.

17. XI. 11. Es ging die letzten Tage gut, nur im Genick verspüre sie eine gewisse Steifheit und Zucken oder Druck im Kopf, so über der Stirne eine gewisse Schwere. Der Schlaf sei ordentlich. Hypnose: Patientin durchlebt jetzt mit sehr starker Angstaufregung das Erdbeben wieder, das gestern Abend um 10 Uhr 27 Minuten stattfand. Sie sei zu Bett gelegen, es sei ein Knacken und Schwanken wie auf dem Schiff gewesen. Das habe sie jetzt alles wieder deutlich durchlebt. Sah, wie der Mann Licht gemacht hatte, sah ihr kleines Töchterchen wieder ganz deutlich, wie es schlafend im Bett lag. Nach der Hypnose sagt Patientin, sie habe jetzt die Angst wieder so stark durchlebt wie gestern, sie sei aber auch so erschrocken, wie schon lange nicht mehr. Hypnose: Durchlebt die Szene von der Abreise des Mannes nach Amerika. Um sich gegenseitig den Abschied zu erleichtern, teilte er ihr durch einen Brief mit, daß er abreist. Patientin sieht wieder das Zimmer, in dem sie den Brief empfing. Einige Wochen später sei dann ihre Mutter gestorben.

20. XI. 11. Hypnose: Patientin durchlebt eine starke Ärgerszene, die sie mit der Schwägerin hatte. Sie mußte den Ärger für sich behalten und das habe sie geplagt.

22. XI. 11. Gestern habe sie sich übermüdet und dadurch sei ein leichter Angstanfall aufgetreten, der sie aber nicht weiter aufregte. Sie sei dabei ruhig geblieben. Heute empfindet sie Schmerzen hinter den Ohren und an der Stirne. Die Nächte seien gut, aber sie träume viel. Hypnose: Starke Angst, es ziehen viel Bilder vorüber, sie kann keines halten. Hypnose: Durchlebt Szenen mit einem Onkel, der ihr Vorhalte machte. Dann folgen eine Reihe von Szenen mit starken Aufregungen. Hypnose: Patientin hat starke Angst, kann nichts festhalten.

24. XI. 11. Patientin hat keine Angstgefühle mehr, aber den ganzen Tag hindurch eine innere Unruhe und Surren im Kopf. Der Schlaf sei ein oberflächlicher, sie erwache leicht und träume viel. Patientin ist mit Wohnungswechsel beschäftigt und dadurch unruhig. Hypnose: Durchlebt Angst, sieht nichts, empfindet wieder einen Druck, Kopfschmerz. Hypnose: Durchlebt starke Angst, hat das Gefühl, man gebe ihr Äther und es drängt sich ihr die Vorstellung auf, sie durchlebe die Angst vor der Narkose bei der Geburt des Töchterchens. Klagt über einen starken Druck auf der Brust, der in gleicher Weise hie und da auch sonst

auftrete. Patientin gibt an, sie habe große Angst vor Äther, sie könne ihn nicht riechen.

27. XI. 11. Die letzten Nächte schlecht eingeschlafen. Patientin klagt wieder über Schmerzen in den Händen, sie fühle sich elend und müde. Die Hände seien bald blau, bald wieder weiß. Sie habe oft das Gefühl, als wollten die Beine nicht mit und empfindet starke Schmerzen darin. Sie habe keine Angstgefühle gehabt, aber die letzten Tage sei sie wieder deprimiert. Hypnose: Empfindet starkes Tosen im Kopf, es sei ihr wie im Narkosetraum bei der Geburt. Sie durchlebt wieder den Traum, wie damals; sie fahre mit dem Manne im Auto und stürze hoch herunter. Dabei empfindet sie ein sehr starkes Schwindelgefühl, alles gehe mit ihr ringsum. Das durchlebet sie genau wieder so. Der Schwindel hält in starkem Grade noch nach dem Erwachen an. Sie habe, bevor der Sturz mit dem Auto kam, auch jetzt wieder ein sehr starkes Angstgefühl empfunden. Ein dumpfes Gefühl im Kopf blieb noch einige Zeit nach der Hypnose fortbestehen. Dann wurde es ihr wieder hell im Kopf.

Aus äußeren Gründen wurde die Behandlung hier abgebrochen. Das war auch möglich, da es der Patientin gut ging. Mitte Juli 1912 stellte sie sich wieder vor. Patientin sieht blühend aus und gibt an, es gehe ihr sehr gut; doch fühle sie, daß noch nicht alles bei ihr entfernt sei; sie spüre zeitweise deutlich, daß noch frühere Aufregungen in ihr wirken. Sie wünscht, daß die Behandlung noch fortgesetzt werde.

Das psychoneurotische Schwindelgefühl.

Noch deutlicher wird uns die Konversion eines Affektes in den anderen und zwar auch unter sicherem Ausschluß des Sexualaffektes durch die folgende Krankengeschichte. Darin ist das Hauptsymptom Schwindelgefühl, das durch unterbewußt aufgespeicherte Angst infolge zahlreicher Schrecken entstanden war. Diese Beobachtung dürfte einem psychologischen Experiment nahekommen.

Fall 14: Georg M., geb. 1873, seit 6 Jahren Wagenführer der städtischen Straßenbahn.

15. 4. 11. Patient gibt an, daß er seit vier Jahren an starkem Kopfdruck, Hitzegefühlen und vor allem Schwindelgefühlen leide. Er schlafe gut, träume aber viel, doch habe er keine Angst im Traum. Patient hat auch am Tag keine Angstgefühle. Er befinde sich nun seit einem Monat außer Dienst, der Zustand sei aber immer gleich geblieben. Der Schmerz im Kopf strahle von hinten nach vorn. Ärgere er sich, so verstärke sich der Schmerz; er sei sehr reizbar geworden, werde leicht jähzornig und vergesse sich im Reden. Wenn er sich ärgere, so suche er den Ärger zu verschlucken. Patient erzählt, daß er früher mehrere Tramunfälle gehabt habe. So sei ihm vor zwei Jahren ein Kind unter den Wagen gesprungen, er habe es aber retten können, er sei auch dabei nicht stark erschrocken. Er gibt an, daß er sich über alles ärgere, wenn man nicht tue, was er sagt. Er werde dann nervös. Seine Hauptklage besteht darin, daß er stets starkes Schwindelgefühl habe, wenn er den Tramwagen verläßt. Dann gehe alles mit ihm ringelum. Es sei ein „Trümmel" (Schwindel), der mache ihn ganz schwermütig. Es greife auch die Augen an, er könne dann gar nicht mehr recht deutlich sehen. Solange er fahre, verspüre er absolut keinen Schwindel. Körperlich läßt sich an Patienten nichts Abnormes nachweisen, nur die Patellarreflexe sind etwas gesteigert — keine Sexualververdrängung.

4. V. 11. Um eine organische Ursache mit Sicherheit ausschließen zu können, ließ ich den Patienten durch den Kassenarzt, Herrn Privatdozent Dr. Nager, Spezialarzt für Ohrenkrankheiten, untersuchen. Das Ergebnis war ein negatives. Patient schildert heute seinen Zustand genauer: Nach dem Verlassen des Wagens dauere das Schwindelgefühl manchmal stundenlang an, oft bis zum Zubettegehen. Dann habe er tagsüber oft momentan einen heißen Kopf. Dieser überdecke dann den Trümmel, d. h. er achte diesen dann weniger. Manchmal sei es ihm schon so gewesen, wie wenn die Störung vom Magen her käme. Schon seit Jahren will er

bemerkt haben, daß der Schwindel weniger auftrete, wenn er Spätdienst hat und nicht Frühdienst. Der Schwindel habe sich ganz schleichend eingestellt. So habe er anfänglich gedacht, er trete auf, wenn er am Morgen Kaffee trinke. Er trank dann Milch. Dann schob er ihn aufs Essen. Dann glaubte er, der Genuß alkoholischer Getränke oder das Rauchen sei schuld. Er lebt deshalb in letzter Zeit abstinent. Aber nichts von allem war schuld am Schwindelgefühl. Schließlich mußte er sich überzeugen, daß es stets nur nach dem Fahren auftrete und zwar sofort, wenn er den Wagen verläßt. Er könne den Zustand so nicht mehr ertragen, er befürchte, schwermütig zu werden und es sei ihm furchtbar peinlich, daß er zu Hause von seinen Kindern gar nichts mehr ertragen könne, so reizbar sei er geworden.

11. V. 11. Am 1. Mai habe er beim Verlassen des Tramwagens mehr Schwindel gehabt als sonst, weil so viel Leute auf den Straßen waren. In den letzten Tagen sei es hie und da etwas besser gewesen, aber der Zustand wechsle eben sehr. Beim ersten Hypnoseversuch schläft Patient sofort ein.

12. V. 11. Zwei Hypnosen. In der zweiten sieht er das Gesichtsfeld heller werden.

13. V. 11. In zwei Hypnosen kommt Patient in etwas tieferen Schlummer, das Gesichtsfeld bleibt anhaltend hell, er sieht etwas, das sich wie Wolken bewegt.

17. V. 11. Zustand schwankend. Hypnose: Patient schrickt ziemlich stark zusammen. Er durchlebt eine Szene, wie er vor 9 Jahren von einem Baugerüst in einen dunklen Raum fiel und sich eine Sehne am Bein zerriß. Patient sah jetzt den Raum und die ganze Szene dehr deutlich wieder.

20. V. 11. Patient gibt an, es gehe besser, der Schwindel sei nicht mehr so stark. Solchen Wechsel habe er immer alle 2—3 Wochen. Hypnose: Er sieht bald das Gesichtsfeld so hell, wie wenn ihm die Sonne in die Augen scheinen würde. Er sieht massenhaft Autos und Velos vor dem fahrenden Tram herfahren. Er müsse immer läuten. Besonders sah er eine Szene am Bahnhofplatz und er sieht noch, wie sich ein Liftboy eines dortigen Hotels umdreht vor dem Wagen, als Patient schellte. Bei all diesen Szenen blieb er ruhig.

22. V. 11. Der Schwindelzustand dauert an. Patient meint auch heute wieder, er hänge wohl mit dem Magen zusammen. Hypnose: Nachdem das Gesichtsfeld hell geworden, fährt Patient plötzlich heftig zusammen — er meint, es sei ein Kind unter dem Wagen. Dem war auch so. Es war vor vier Jahren an der Geßnerbrücke. Drei Kinder hatten „Fangens“ gespielt. Davon lief ihm eines plötzlich vor den Wagen und wurde umgeworfen und kam vor das Schutzbrett zu liegen. Er konnte plötzlich den Wagen zum Stehen bringen, wäre er noch 20 cm weiter gefahren, so wäre das Unglück dagewesen. In der nächsten Hypnose sieht er unbedeutende Dinge, verfällt dann in eigentlichen Schlaf und sieht Szenen, die nicht passiert sind. Das kann er ohne jeden Zweifel mit Sicherheit erkennen.

24. V. 11. Am schlimmsten sei es mit dem Schwindel, wenn er vom Frühdienst abgelöst werde. Es werde dann wieder besser, wenn er $\frac{1}{4}$—$\frac{1}{2}$ Stunde sich hingelegt hat, aber ganz verschwindet der Schwindel auch dann nicht. Es sei ihm stets, als verschwinde alles vor ihm, er sehe dann auch nicht so gut, es sei ihm dann alles trüb. Hypnose: Nach einigen Minuten schrickt Patient plötzlich zusammen und macht mit dem rechten Arm eine schnelle Bewegung. Patient sagt, es habe „geklöpft“ (geknallt), es habe den Automaten herausgeschlagen und er habe ihn (daher die Armbewegung) wieder eingeschaltet. Durch den Schlag, der wie ein Schuß gewesen sei, sei er erschrocken. Er habe die Szene ganz deutlich gesehen, es war an der Weinbergstraße. Das sei ihm dort beim Berganfahren oft passiert und er sei manchmal darüber erschrocken. Die Szene, den Feuerschein und die Umgebung habe er deutlich gesehen. Patient fügt von selbst hinzu, solche Szenen kämen ihm oft im Schlafe.

26. V. 11. Patient ist heute infolge einer schlaflosen Nacht durch die Erkrankung seiner Frau übermüdet. In der Hypnose treten massenhaft Bilder auf, sie gingen aber schnell weg, wie er selbst sagt, wie im Kinomatographen.

29. V. 11. Patient gibt an, daß er seit dem 27. V., wo er am Morgen den Wagen verließ, zu seinem großen Erstaunen keinen Schwindel mehr spürte. Er

ist auch seitdem nicht wieder gekommen. Jetzt habe er den Zustand seit mehr als drei Jahren ertragen müssen. Dieser habe sich ganz langsam entwickelt und nun sei es ihm seit zwei Tagen, wie wenn er neu geboren wäre. Patient hat gestern und heute Freitage. Hypnose: Nach einigen Minuten macht Patient mit dem Kopf, die Gesichtszüge verzerrend, eine unwillige Bewegung. Gefragt, was er sehe, sagt er, es sei ihm auf der Militärstraße bei einem bestimmten Hause — er sah die Szene aufs deutlichste wieder — ein Pferd vor den Wagen gesprungen. Das war vor ungefähr drei Monaten. Das Pferd kam ungeschirrt aus dem Stall und sprang plötzlich vor den Wagen hin. Patient gibt an, er sei damals sehr stark erschrocken, habe aber den Wagen sofort halten können, so daß nichts passierte. Er ist erstaunt, wie deutlich er alles gesehen habe und wie er heftig wieder erschrocken sei. In der nächsten Hypnose bleibt Patient ganz ruhig, es tritt auch nach längerer Zeit kein Bild auf.

Am 15. Juli 1911 schreibt Patient einen sehr dankerfüllten Brief: „Befreit von allen Schmerzen, freue ich mich aufs neue meines Daseins auf Gottes schöner Erde und bin wieder imstande, die Pflichten meines Berufes zu erfüllen.“

Unterm 15. Juni 1912 teilt er mir mit, „daß er von seinem Schwindel nach der Behandlung mehrere Monate befreit war; leider habe er durch den aufregenden Dienst wieder Spuren bemerkt, aber nicht in dem Maße wie vorher.“

Das Schwindelgefühl ist ja ein sehr häufiges Symptom bei Psychoneurosen. So tritt es auch oft bei Angstzuständen auf. Durch die Analyse läßt sich nachweisen, wie das Schwindelgefühl sich mit dem Angstgefühl mischt und wie jedes dieser Gefühle durch eine Reihe von Determinanten bedingt sein kann. Ob das Schwindelgefühl nicht auch unter anderen Bedingungen auftritt, wie z. B. durch allzu starke Affektspannungen, möchte ich zunächst noch dahingestellt sein lassen. Verschiedene Beobachtungen ließen mich an diese Entstehungsweise denken.

Ich weise hier auf einige Szenen in der Analyse der Patientin mit Platzangst, Frau Marie J. hin (Fall 28), (weitere Bruchstücke dieser Analyse werden wir unter der Platzangst reproduzieren). Hier handelt es sich für uns darum, zu zeigen, wie das Schwindelgefühl, das durch die Bewegung des Körpers oder durch das Ansehen von Bewegungen entstanden ist, durch Angst verdrängt wurde. Das Schwindelgefühl tritt dann assoziativ angeregt wieder ins Bewußtsein, allein oder kombiniert mit Angst. Siehe Sitzungen vom 23. X., 24., 25., 27. und 29. XI. 1907; 4., 8., 9. XII. 1907 (S. 170, 177 u. ff.).

Dieses abreagierte Schwindelgefühl fasse ich allein durch Verdrängung entstanden auf. Solche Patienten verdrängen das Schwindelgefühl, wie andere Unlustgefühle und speichern sie genau in der gleichen Weise auf; nach dem Abreagieren fällt das Schwindelgefühl als Krankheitssymptom weg.

Ein weiterer Beleg hierfür dürfte auch der folgende Fall sein:

Fall 15: Paul T., geboren 1873, Eisenbahn-Ingenieur.

Patient kommt am 14. I. 07 zu mir und klagt über Schwindelgefühle, ein Gefühl der Unsicherheit und Bangigkeit beim Gehen auf der Straße. Diese Beschwerden habe er seit Dezember 1902, sie treten auf, wenn er vom Trottoir auf die Fahrbahn oder von der Fahrbahn auf das Trottoir gehe, oder auch wenn er von der gepflasterten Straße auf nicht gepflasterte Straßen komme, kurz bei jedem Wechsel des Straßenmateriales. Seit Frühjahr 1905, wo es ihm das erste Mal in der Hofoper in Wien passierte, empfindet er in Theatern, in Bahnhofhallen, Sammlungen ein Druckgefühl auf der Brust, eine Unsicherheit in den Beinen. Solche Erscheinungen treten nie auf, wenn er in seinem Berufe als Eisenbahn-Ingenieur sich auf der Strecke befinde, nie beim Radfahren oder Schwimmen. Ein solches Gefühl der Unsicherheit habe er Anfang 1906 bei einem Bahnbau beobachtet an einer Brücke, wo sich an steiler Stelle zwei Hölzer ohne Geländer befanden. Sonst habe er keine Kopfschmerzen, nur eine Schmerzempfindung vom Rücken hie und da in die linke Hüfte ausstrahlend; er könne gut und angestrengt arbeiten. Hie und da habe er Ohrensausen, das er beim Arbeiten nicht beachte. In der Jugend sei er furchtsam gewesen und er erinnere sich, daß er sich als Kind von 7—8 Jahren aus Furcht vor etwas Unbestimmtem mit der Bettdecke ganz zugedeckt habe. Patient erinnert sich, daß dieses Schwindelgefühl das erste Mal vor drei Jahren aufgetreten ist, als er bei einem Bahnbau über eine im Bau begriffene, eiserne Brücke ging. Die Brücke war 25 m über dem Fluß, er lief über die Tragwand, hatte Nagelschuhe an und lief, auf den Nieten. Da plötzlich, als er in der Mitte des Flusses war, und er ganz frei lief, ohne sich am Gerüst zu halten, fiel sein Blick auf den darunter fließenden Fluß. Es überkam ihn Schwindel und starkes Angstgefühl, er mußte sich am Gerüst halten, sonst wäre er zu tot gefallen und mußte von den eisernen Wangen weg einen Schritt nach dem Innern der Brücke machen, wo sich ein Bretterbelag befand, der zum Verkehr der Arbeiter diente. Patient erinnert sich, daß er vor ungefähr 10 Jahren bei einem anderen Brückenbau, der 107 m über dem Flusse war, über die unfertige Brücke ging und sich ganz sicher fühlte. — Nach diesem ersten Angstanfall mit Schwindelgefühl habe er auch beim Überschreiten steinerner Brücken Schwindelgefühle gehabt. Bald nach jenem Anfall, etwa zwei Monate danach, ging er wieder an einem Abend über diese Brücke, die nun mit Schwellen belegt war: Es war sehr unsicher, die Schwellen wackelten und das Gehen war noch durch den auf den Schwellen liegenden Reif erschwert. Dazu hatte er noch genagelte Schuhe an, ein Kollege ging voraus, dem sei es auch nicht wohl dabei gewesen, sie liefen schnell hinüber — noch nie sei er so schnell über eine Brücke gegangen wie damals. Er hatte starke Angst, weil er durch die genagelten Schuhe sehr unsicher war. Als er die Brücke passiert hatte, sagte er seinem Kollegen, er werde in seinem Leben nicht mehr über eine solche unfertige Brücke gehen. Dies war im August 1902. — Im Dezember 1904 hielt er sich in Breslau auf, dort habe er das Gefühl auf der Straße und auch im Theater noch nicht gehabt. Es trat zum ersten Male im Februar 1905 in der Oper in Wien auf, er saß damals im 1. Rang.

17. I. 07. Patient erinnert sich, daß das Schwindelgefühl auf der Straße das erste Mal im Januar 1905 in einem Dorfe aufgetreten sei, wo sie beim einem Bahnbau ein Barackenlager errichtet hatten. Vor den einzelnen Baracken, die ein Lager bilden, waren Bretter gelegt, die eine Art Trottoir bildeten. Kurz vorher hatte er eine Schlittenfahrt bei starker Kälte gemacht, er war den ganzen Tag draußen im Schlitten und hatte sich erkältet. Er mußte einige Tage im Bett bleiben. Er fühlte sich noch schwach und unpäßlich, ging aber doch aus, lief über die Bretter, die längs der Baracken lagen und da überfiel ihn das Schwindelgefühl wieder. An weitere Erlebnisse mit Schrecken kann sich Patient nicht erinnern; Patient ist leicht in Hypnose zu versetzen.

21. I. 07. Patient erzählt noch von einem Schrecken, den er im Jahre 1903 erlebte. Er fuhr mit einem Wagen durch einen hochgehenden Fluß. Der Kutscher fuhr auf Steine auf, Patient wurde an die Wagenlehne geworfen, so heftig, daß danach Blut im Urin auftrat.

Hypnose gelingt wiederholt.

23. I. 07. Patient berichtet, daß er 1½ Stunden in den Straßen spazieren gegangen sei ohne Schwindelgefühl. Patient dachte aber nicht daran, daß überall Schnee liegt. Ferner erzählt er, daß er stets Schwindelgefühl habe, wenn er im Hauptbahnhof den Zug verläßt und in die Bahnhofhalle eintritt, besonders dann, wenn er in die Höhe schaut und die Eisenkonstruktion der Halle besieht.

Hypnose: Patient sieht nach einiger Zeit, aber unklar, die Szene auf der unfertigen Brücke.

26. I. 07. In der Hypnose wird ihm eine Szene bewußt aus seinem 18. Lebensjahr. Er ging allein über die Thurbrücke bei Andelfingen. Als er ungefähr in die Mitte kam, überfiel ihn ein Angstgefühl, obwohl er gar nicht hätte herunterfallen können. Was er damals fürchtete, weiß er selbst nicht. — Dann erinnert er sich, daß er 5—6 Jahre alt auf seinem Weg in die Stadt über eine Bahnüberführung gehen mußte. Der Boden dieser Überführung bestand aus Brettern, diese hatten 2—3 cm Zwischenraum. Da sei er immer mit einem Fuß über diese Bohlen gegangen, damit

er nicht durch diese Fugen falle, er gab sehr acht, daß er nicht auf die Fugen trat, schaute immer durch die Fugen und hatte Angst dabei. Seine Kameraden lachten ihn darüber aus. Wenn er mit der Mutter diesen Weg ging, so führte sie ihn an der Hand. Nachdem die Mutter einige Male mit ihm darüber gegangen war, ging er später allein.

30. I. 07. Patient hat als Ingenieur eine große Zahl von Schrecken erlebt, so einen Zusammenstoß auf der Draisine mit einem Zug, dann wenigstens 10 Dynamitexplosionen.

Hypnose: Gelingt leicht, die Szene auf der im Bau befindlichen Brücke erscheint ihm verschwommen.

2. II. 07. Patient erinnert sich einer Szene, die ihn sehr stark aufregte. Ein Arbeiter ging von einem Rollwagen herunter, kam unter die Räder, ein Rad schnitt ihm die Oberschenkel entzwei, der Arbeiter verblutete, da man den Arzt nicht auffinden konnte.

In der Hypnose durchlebt Patient die Szene auf der Brücke, das Bild verschwindet, sobald Patient in die Mitte der Brücke kommt. Seit der Sitzung am 30. I. hat Patient kein Schwindelgefühl mehr in der Bahnhofhalle, auch nicht mehr beim Passieren der Helmhaushalle, die er probeweise sofort nach der letzten Sitzung durchlief.

4. II. 07. Bei einem 20 Minuten langen Warten und Hin- und Hergehen im Hauptbahnhof hat er noch ein unangenehmes Gefühl, aber keinen Schwindel, auch dann nicht, wenn er die Deckenkonstruktion betrachtet.

Hypnose: Sieht die Brückenszene wieder, bleibt aber undeutlich.

7. II. 07. Der Schnee ist auf den Trottoirs verschwunden, trotzdem trat kein Schwindel mehr auf, auch nicht in der Bahnhofhalle.

Hypnose: Durchlebt die Szene auf der Brücke, die erste Straßen- und Theaterszene mit Schwindel und Angst, ebenso den Unfall des Arbeiters. Bei letzterem erschrickt er heftig, alle Szenen wurden sehr deutlich.

13. II. 07. Patient war am 7. II. im Theater, er saß im ersten Rang, er fühlte sich absolut sicher, hatte weder Angst- noch Schwindelgefühl. Ebenso sind die Erscheinungen auf der Straße und in den Bahnhofhallen verschwunden. Patient erzählt, gestern sei er in seinem Quartier rasch den Berg heraufgegangen und habe, oben angekommen, ein unbehagliches Gefühl mit Angst gehabt, sowie das Gefühl kalter Füße. — Ich versuche Patienten im Schlaf suggestiv in die gleiche Szene wie gestern zu versetzen. Beim zweiten Versuch taucht ihm die Vorstellung auf, das gleiche Gefühl habe er vor zwei Jahren gehabt, als er auf dem an diesem Wege befindlichen Postamt eine Karte gleichgültigen Inhaltes schrieb. Jetzt sieht er sich im Postamt. Der Raum ist überheizt, es ist eine furchtbare Hitze, die Heizung befindet sich unter dem Pult und strömt die Hitze gerade gegen ihn. Während des Schreibens überkommt ihn das Gefühl einer nahen Ohnmacht. Gestern kam ihm das Gefühl — das wird ihm jetzt deutlich — als er das Postgebäude sah. Er ging auch gestern wieder in das Postamt und es war wieder so heiß dort, doch sei er beschäftigt gewesen und beachtete dies nicht weiter. Das Gefühl sei vorher gekommen im Postamt selbst und nachdem er es verlassen, sei es ihm wohl gewesen. Patient durchlebt die Szene mit aller Deutlichkeit wieder und erwacht dann.

Da die Erscheinungen, die Patienten zu mir führten, verschwunden waren und blieben, so hielt er eine weitere Behandlung für nicht mehr nötig.

Hysterische Dämmerzustände.

Einen interessanten Einblick in die Psychologie der sog. hysterischen Dämmerzustände bot mir der nachfolgende Fall:

Fall 16: Bruno S., geb. 1892.

Im Mai 1910 wurde ich zu Patienten gerufen, er befand sich in einem ausgesprochenen Dämmerzustand mit deutlichem Gansersymptom. Er sieht mich mit großen erstaunten Augen an, ist hie und da etwas orientiert und gibt dann im nächsten Augenblick wieder in typischer Weise Fehlantworten. Patient bleibt ruhig zu Bett, bei entsprechender Pflege verschwanden die Symptome innerhalb acht Tagen vollständig.

6. VI. 10. Patient erinnert sich heute nur dunkel, daß ich ihn besucht habe, als er noch zu Bette lag. Patient war am 1. Mai an eine neue Stelle getreten. Zunächst ging es ihm gut, nach und nach wurde er vergeßlich und immer vergeßlicher. So bekam er Aufträge von seinen Vorgesetzten, die er dann gleich wieder vergessen hat. Er wußte wohl, daß man ihm etwas gesagt hatte, wußte aber nicht, was es war. So verrichtete er auch Arbeiten, an die er sich kurze Zeit darauf nicht mehr erinnern konnte, daß er sie getan hatte. An Abenden, an denen er müde war, kam es dann vor, daß er bei Arbeiten, die er schon hunderte Male gemacht hatte, fragen mußte, wie man das machen müsse. Ja es kam vor, daß er die gleiche Arbeit schon am Morgen gemacht hatte und am Abend wieder fragen mußte, wie man sie mache. Eines Tages wurde er ohnmächtig und ins Spital verbracht. Er blieb in einem Dämmerzustand, bis er dann zu Hause allmählich wieder klar wurde. Solche Zustände mit Verwirrtheit habe er im August 1909, als er an einer Stelle in Rorschach und im September 1909 in gleicher Stelle in Rom war. Jedesmal sei es ihm schwindlig geworden, hatte alles vergessen, was man ihm sagte und körperlich habe er sich so schwach gefühlt. In Rorschach sei es nur Schwindel gewesen, ganz schwach, er merkte es besonders am Abend, wenn er den ganzen Tag gearbeitet hatte, er sei kolossal vergeßlich geworden. Diese Vergeßlichkeit war nicht immer gleich, sondern wurde schlimm, wenn er streng gearbeitet hatte. Im September 1909 in Rom sei es anders gewesen, da habe er öfters das Bewußtsein verloren, wurde schwindlig, wußte gar nicht mehr, daß er in Rom ist, wußte nicht, was um ihn vorging und meinte, er sei in Zürich. Als er dann im Winter 1909/10 daheim war, habe er nie solche Zustände gespürt und Angstgefühle und Herzklopfen habe er nie gehabt. Jetzt schlafe er wieder gut, in seinen schlechten Zeiten habe er viel von seinem Berufe geträumt, hatte immer Angst im Traum, daß er bei seiner Arbeit etwas versäumt habe.

9. VI. 10. Patient erinnert sich noch gut, daß er Ende Mai 1907 einen Tramunfall erlitten hat. Er war im Begriffe zum Zahnarzt zu gehen, und hatte sich ein Buch zum Lesen mitgenommen. In der Nähe vom Helmhaus sei ihm das Buch heruntergefallen. Wie er dort das Trottoir betrat, bemerkte er den Verlust des Buches, er sieht, wie das Tram vom See her kommt, aber nicht das vom Rathaus herkommende. Es war Regenwetter, er rutschte aus, das vom Rathaus herkommende Tram erfaßte ihn und er wurde bis zur Ecke vom Sonnenquai vom Tram mitgeschleift. Von dem Moment an, wo er unter dem Tram war, wußte er nichts mehr von sich. Er schrie, wie er erfaßt wurde, und hörte noch die Leute schreien. Am nächsten Tag sah er seinen Bruder, wie er zum Fenster hinausschaute. Das regte ihn auf, er schrie und kam in kolossale Angstaufregung. Sonst sei ihm nie etwas passiert. Nur erinnert er sich, daß er beim Spielen im Schulhof in der 3. Klasse den Arm gebrochen hat. Hypnose: Patient schläft sofort ein. Ich gebe ihm die nötigen Verhaltungsmaßregeln im Schlafe. Nach sofort eingeleiteter zweiter Hypnose sieht er das Gesichtsfeld hell, er spricht im Schlaf, gibt auf Fragen Antwort. Dann sieht er sich im Theater und sieht Kainz in Cyrano. Er sieht alles so deutlich, fast wie im Theater selbst. Patient sagt, er habe der Vorstellung im letzten Winter beigewohnt und sei von der Darstellung ganz ergriffen gewesen. Dabei hatte er den Wunsch, so hätte er auch spielen mögen. Er sah jetzt die letzte Szene. Er sieht Cyrano, wie er durch Meuchelmord fällt, wie er im Fieber nach seinen Feinden sticht. Die Eindrücke habe er mit sich verarbeitet. — Patient ist erstaunt, wie deutlich er alles gesehen hat.

11. VI. 10. Hypnose: Er sieht wie die Großmutter hingefallen ist. Er ist mit ihr auf der Straße, da kommt ein Wagen, er sieht, wie er über die Großmutter hinwegfährt. Jetzt steht sie wieder auf. Patient erwacht in der Erregung und weint. Er habe so starke Angst empfunden. Er erzählt nun, er sei noch ganz klein gewesen, als dies passierte, es war oben am Zürichberg, die Großmutter sei hingefallen und im gleichen Moment sei von oben ein Wagen gekommen. Im letzten Moment habe sie noch aufstehen können. Seine Schwester war auch dabei. Er meint, er sei zu jener Zeit in den Kindergarten gegangen. Die Szene sei ziemlich deutlich gewesen, er habe Angstgefühl dabei empfunden.

13. VI. 10. Patient sieht sich hier in einer Kirche an der Schillerfeier 1905. Er spielte den Melchthal. Bei der einen Szene sieht er, während er spielt, einen bekannten Herrn, wie er Tränen in den Augen hat. Das machte auf Patienten einen tiefen freudigen Eindruck. Die ganze Szene mit diesem Eindruck durchlebt er eben deutlich wieder. Hypnose: Patient sieht sich in der Schule in der ersten Sekundarklasse, ca. 13 Jahre alt. Er kann eine Rechnung nicht machen. Da bekam er mit roter Tinte eine Strafnote. Der Lehrer hatte Patienten lange wegen einer Rechnung befragt und Patient hatte sie nicht gelernt. Er hatte kolossale Angst. Er sieht sich dann nach der Stunde noch, wie er das Schulhaus verläßt. Das sah er alles ganz deutlich wieder. Hypnose: Patient durchlebt mit starker Erregung den letzten Akt von Macbeth, wie er sich rüstet und den letzten Kampf ausficht. Das habe einen tiefen Eindruck auf ihn gemacht, besonders die letzten Worte, wie der Diener kommt und sagt, der Wald habe sich in Bewegung gesetzt und Macbeth erwiderte, das sei nicht wahr, er sei ein Lügenknecht. Der Diener besteht darauf und Macbeth antwortet, wenn es nicht wahr sei, lasse er ihn am nächsten Baum erhängen, wenn es wahr sei, könne er das gleiche mit ihm machen. Das habe der Schauspieler großartig wiedergegeben. Die ganze Szene habe er eben deutlich wieder durchlebt. Macbeth sei sein Lieblingsstück, er habe es zum zweiten Male gesehen und jetzt durchlebte er die Szene bei der zweiten Aufführung. Er sah sich jetzt beim Wiederdurchleben noch in Erregung, wie wenn er selbst gespielt hätte, aus dem Theater heimgehen. Er entschloß sich, diese Rolle selbst zu spielen.

15. VI. 10. Hypnose: Sieht sich, wie er eben in der Hottingerstraße vor einigen Jahren dazu kommt, wie ein Mann von einem Automobil überfahren wurde. Das Auto war ihm über die Oberschenkel gegangen; der Chauffeur zieht ihn vor, nimmt ihn in seinen Wagen und fährt mit ihm fort, der Verletzte konnte nicht mehr gehen. Patient schaute zu, war in starker Aufregung, war erschrocken und hatte tiefes Mitleid. Diese Szene sei nicht ganz so deutlich geworden, aber die Gefühle waren da, zwar nicht so stark. Hypnose: Bleibt ruhig, sieht nichts. Hypnose: Sieht sich im September 1909 in Florenz auf der Reise nach Rom. Er hatte im Bahnhof den Zug verlassen und kaufte sich Trauben. Wie er an den Perron zurückkommt, ist der Zug im Fahren, er kann die Coupétüre noch aufreißen und hineinkommen. Dabei war er sehr erregt, er hatte sein ganzes Gepäck im Zug. Er durchlebt die Szene mit Angst sehr deutlich wieder.

17. VI. 10. Hypnose: Patient schläft ruhig, hat einen ängstlich weinerlichen Gesichtsausdruck, er atmet tief, wie wenn er Angst hätte, er schrickt mehrmals heftig zusammen. Patient erwacht mit Weinen. Er erzählt, daß er deutlich die Szene wieder durchlebt hat, wie ihn der Tram umgeworfen und er unter das Schutzgitter gekommen ist. Deutlich habe er das Kreischen der Räder gehört, eine Zeitlang blieb er unter dem Gitter. — Es war ein furchtbarer Schrecken, er fühlte und sah alles deutlich wieder, auch wie man ihn hervorholt. Dann verschwand das Bild langsam wieder, Beim Wiederdurchleben habe er sehr starkes Angstgefühl gehabt. Hypnose: Patient schläft mit freudigem Gesichtsausdruck. Er durchlebt eine Szene aus den letzten Jahren, als er eines Morgens früh im Mai durch den Wald auf dem Zürichberg gewandert ist, er sah die Stadt wieder, wo alles noch in tiefem Schlaf zu liegen schien, lange war sein Blick gebannt, dabei hörte er den Gesang der Vögel, es war ein tiefer freudiger Eindruck. Dabei habe er denken müssen: „Die Welt ist doch schön.“ Das Bild ist nach und nach wieder verschwunden.

21. VI. 10. Patient gibt an, daß er sich viel freier fühle, wenn er jetzt lese, so gehe es ihm viel leichter, früher sei er nur schwer nachgekommen. Hypnose: Sieht sich am letzten Pfingstsonntag, er ist auswärts an einer Stelle. Drei seiner Freunde besuchten ihn und sie machten einen Spaziergang miteinander. Um 5 Uhr mußte er seine Arbeit wieder antreten. Um ½ 5 Uhr kam er mit seinen Freunden zurück, und ärgerte sich, weil er seinen Dienst wieder antreten mußte. Als die Freunde sich von ihm trennten, tat es ihm weh. In seinen Gedanken war er dann nicht bei seiner Arbeit. Nach und nach verschwand das Bild wieder. Beim Wiederdurchleben war der Ärger der Hauptaffekt — es war gerade ein so schöner Tag. Hypnose: Sieht sich im letzten Winter an einem Abend mit seinem Freunde Schach spielend. Patient hatte mit der Königin eine Dummheit gemacht; der Freund

nimmt ihm die Königin weg und setzt ihn matt. Da ärgerte er sich über sich selbst, denn er hatte sich durch einen dummen Zug sein Spiel verdorben, trotzdem er gut gestanden hatte. Er war mit sich selbst nicht zufrieden, weil er diese Dummheit gemacht hatte. Hypnose: Er sieht sich in der Via nationale in Rom. Im Schaufenster eines Bildhauergeschäftes sieht er die Marmorfigur eines Italienermädchens in Tracht. Die Figur war so wunderbar gearbeitet, das Gesicht war wunderbar fein, so daß er einen tiefen Eindruck empfing. So oft er dort vorüberging, blieb er stets eine Viertelstunde stehen. Jetzt durchlebt er die Szene, wie er die Figur das erste Mal gesehen hat. Er habe dabei so gefühlt, ein freudiges Gefühl gehabt, wie wenn er den Künstler an seiner Arbeit gesehen hätte.

22. VI. 10. Patient gibt an, daß er sich viel leichter wie früher fühle. Hypnose: Sieht sich das erste Mal nach seiner Eröffnung im Kunsthaus am ersten Mittwoch nach dem Sechseläuten. Dort stand er lange vor dem Bild von Hermann Barrenschen: „Bildnis meiner Frau." Das habe ihn in ganz gehobene Stimmung gebracht. Auch die Frau habe Eindruck auf ihn gemacht. — Jetzt sah er es genau wieder mit den gleichen Empfindungen. Hypnose: Sieht sich vor vier Jahren auf der Schülerreise auf dem St. Gotthard. Ihrer drei waren auf dem Hospiz und gingen von der Paßhöhe aus für sich klettern. Er hatte sich verstiegen und konnte weder vor- noch rückwärts. Sie hatten Angst. Zwei konnten sich nicht rühren, da kam ein Lehrer, beobachtete und rettete sie. Die Szene durchlebt er deutlich wieder.

23. VI. 10. Hypnose: Sieht eine Szene, die er voriges Jahr erlebte. Er ging über den Löwenplatz, da wurde ein schwarzer Spitzer von einem Wagen überfahren; das Rad ging ihm über den Kopf. Patient sah es von weitem und hatte Mitleid mit dem armen Tier. Hypnose: Durchlebt die Szene, wie er im Schulhaus den rechten Arm brach. In der Pause trugen sie sich herum, er spielte das Pferd, rannte im Hof herum, stolperte über eine Baumwurzel und fiel hin. Es tat ihm erst danach weh. Ein Knabe begleitete ihn dann heim, da kam der Arzt und sagte, er müsse den Arm einziehen und sprach von „verschlafen". Der Arzt sprach leise, aber er habe ihn doch verstanden. — Jetzt sah und hörte er alles wieder, und empfand auch jetzt wieder starke Angst. Hypnose: Er sieht sich im Schwimmkurs, 11 Jahre alt. Er konnte schon schwimmen. Am Ende des Kurses durften sie in Kleidern schwimmen. Er zog alte Kleider an, einen dicken Rock, genagelte Schuhe und sie schwammen bis zum Faß hinaus; er allein konnte wieder zurück, die zwei anderen mußten sich am Begleitschiff halten. — Er freute sich über seine Leistung und jetzt empfindet er eben seine Freude wieder.

24. VI. 10. Hypnose: Patient atmet tief. Er ist in starker Erregung, er erwacht mit Tränen, und erzählt er habe nichts gesehen, aber eben wieder die Ouvertüre zu „Tannhäuser" gehört, genau wieder in allen Details, wie er sie gestern Abend im Gartenkonzert in der Tonhalle hörte. Diese Ouvertüre habe ihn gestern am meisten ergriffen. Auch früher, als er den Tannhäuser hörte, habe sie ihn am meisten ergriffen. — Jetzt im Wachen könne er sie nicht im ganzen, aber nur einzelne Teile daraus reproduzieren. Auch gestern Abend habe er, während die Ouvertüre gespielt wurde, nichts um sich gesehen, er sei ganz bei der Musik gewesen. — Patient hört sehr gerne Musik, hat aber kein Instrument spielen gelernt. Hypnose: Patient sieht wieder den gestrigen Abend; als er die Tonhalle verließ, um nach Hause zu gehen, spiegelte sich der Mond im See, da habe er für sich gedacht, wie er von einer Schönheit zur anderen komme, von der menschlichen Kunst zur Natur. — Dann dachte er an sich, wie sein Leben noch vor ihm liegt. Hypnose: Er sieht sich im Gastspiel von Alexander Moissi in Hamlet. Da habe ein Schauspieler den Rosenkranz so blöd gespielt, daß jeder Schulbub ihn hätte besser spielen können. Es war im Februar. Er hätte den Schauspieler durchprügeln können, so habe er sich geärgert und aufgeregt. Das hat er jetzt deutlich wieder durchlebt.

28. VI. 10. Es geht sehr gut. Hypnose: Er sieht sich in Rom. Er geht zum Colosseum und sieht wie ein Kerl eine Viertelstunde lang auf sein Pferd einschlug. Dadurch wurde Patient sehr erregt, das Pferd rannte dann davon. Patient hatte Mitleid und Zorn. Das Bild war nicht ganz scharf, die Gefühle aber ziemlich deutlich. Hypnose: Als er das dritte Jahr in die Schule ging, bekam er eines

Tags einen neuen Hut. Er sieht sich, wie er beim Landesmuseum in der Nähe der Limmat spielte, er rutschte aus, der Hut flog ihm vom Kopf, der Wind trug ihn fort in die Limmat. Patient bekam große Angst, er mußte ohne Hut nach Hause zurückkehren und bekam Prügel. Jetzt durchlebte er die Angst wieder, er sieht das Bild ganz deutlich, wie er auf dem Heimweg sich befindet. Wie er an der Bahnhofbrücke angekommen ist, verschwindet das Bild wieder. Hypnose: Sieht den letzten Akt von der Braut von Messina. Ein Schauspieler konnte seine Rolle nicht und sah immer nach dem Souffleurkasten. Patient lebte ganz mit dem Schauspieler, hatte große Angst; die durchlebt er eben wieder, ebenso die Gefühle, die er während des Spielens empfunden hatte. Gegen den Schluß ging es beim Schauspieler und auch bei ihm besser.

30. VI. 10. Es gehe sehr gut, er fühle sich ganz anders wie früher. Er schlafe so ruhig, auch wenn er geistig stark gearbeitet habe, früher habe er sehr aufregende Träume gehabt. Jetzt komme er sich selbst viel energischer vor. Während ihm früher alles schnell verleidet gewesen sei, so könne er jetzt nichts mehr liegen lassen. In drei Hypnosen bleibt das Gesichtsfeld dunkel.

2. VII. 10. Keine Verstimmung mehr, fühle sich sehr wohl. Zwei Hypnosen ergeben nichts.

8. VII. 10. Es gehe gut, ja sehr gut. Er fühle sich freier, in der Stimmung gleichmäßiger, er könne eher arbeiten und bei der Arbeit bleiben. Der Appetit sei sehr gut, ebenso der Schlaf, von Träumen wisse er nichts. Gestern Abend sei er wieder im Theater gewesen in „Stella und Antonie“ von Bierbaum. In zwei Hypnosen bleibt das Gesichtsfeld dunkel.

Nach der Behandlung erholte sich Patient auch körperlich sehr gut und konnte nun auch geistig anhaltend und mit großer Freude und Erfolg arbeiten. Da er ausgesprochene und hervorragende künstlerische Veranlagungen besaß, suchte ich durch Aufklärung der Eltern dem jungen Mann die Wege für eine Künstlerlaufbahn zu ebnen. Ich setzte mich mit den maßgebenden Instanzen in Verbindung, der Patient unterzog sich einer Prüfung seiner Leistungen, die er glänzend bestand. Er kam dann an eines der ersten Theater des Auslands, arbeitete mit einem Riesenfleiß an seiner allgemeinen wie künstlerischen Ausbildung, ohne dabei je irgendwie gesundheitlich eine Störung zu spüren. Trotz großen Andrangs wurde er als erster und mit Auszeichnungen an einer hervorragenden Bühne des Auslands engagiert.

Juli 1912. Bruno S. stellt sich mir vor. Er hat sich auch körperlich vorzüglich entwickelt, ist der glücklichste Mensch der Welt, kann andauernd und zeitweise sogar außerordentlich viel geistig arbeiten, ist dabei stets gesund geblieben, hatte nie wieder irgend welche Spuren seiner früheren Erkrankung. Er lebt ganz und gar in seinem Künstlerberuf. Er ist ein ganz vorzüglicher Mensch geworden und verspricht in seinem Berufe noch Hervorragendes zu leisten.

Diese Zustände kommen zum Durchbruch genau wie die psychoneurotischen bei körperlicher oder geistiger Schwächung. Man gewinnt den Eindruck, als wären die im Unterbewußtsein aufgespeicherten, stark affektbetonten Vorstellungen früherer Erlebnisse so stark, daß sie sich ins Oberbewußtsein vordrängen und dieses vorübergehend ausschalten. Versucht man in solchen Momenten mit dem Patienten in Verbindung zu treten, so erscheint er uns als desorientiert, traumhaft. Einzelne Reize perzipiert er, einzelne apperzipiert er, aber sofort werden diese wieder verdrängt durch die ins Oberbewußtsein eingebrochenen unterbewußten Vorgänge, auf die sofort wieder die Aufmerksamkeit gelenkt wird, bis wieder ein neuer Reiz von außen die Aufmerksamkeit vorübergehend zu fesseln vermag. Treten zeitweise diese Einbrüche ins Oberbewußtsein zurück, so ist der Patient wieder bei klarem Bewußtsein. Oberbewußtsein und Unterbewußtsein scheinen in einem labilen Gleichgewichtszustand zu sein. Bisher war mir die Analyse weiterer Fälle von Dämmerzuständen nicht möglich; die Zustände sind ja in den Anstalten häufiger zu treffen[1]). Die Analyse einer Anzahl solcher Fälle wird das Wesen dieser Zustände unserem Verständnis näher bringen können. Aber auch in prophylaktischer Hinsicht können wir durch die Analyse solcher Fälle lernen. Wir können bei psychoneurotischen Individuen, noch ehe es zu schwereren Zuständen kommt, durch die Katharsis befreiend wirken, wie dies im vorliegenden Falle die nachträgliche Analyse dartut.

Die sogen. neurasthenischen Verstimmungen.

In einer Anzahl von Fällen, die der Neurasthenie zugehören, beherrscht die Verstimmung das Krankheitsbild in solchem Maße, daß es ihm das Gepräge aufdrückt. Solche Patienten leiden unter verschiedenen neurasthenischen Beschwerden, sind aber meist stundenweise, bisweilen halbtagweise entweder vom frühen Morgen oder umgekehrt erst gegen Abend oder auch während des ganzen Tages von einer Verstimmung beherrscht, die sie unfähig macht zu andauernder Arbeit. Ihnen ist jede Lebensfreude genommen, ihr ganzes Fühlen und Denken so beeinflußt, daß sie sich sehr krank fühlen, ihre ganze Zukunft schwarz sehen; sie können sich über nichts freuen und fühlen sich fremd ihren nächsten Angehörigen und Freunden gegenüber. Dabei sind sie unfähig zu geistiger Arbeit, zu geistiger Konzentration, klagen über schlechtes Gedächtnis. Nicht in allen Fällen, aber doch häufig handelt es sich dabei um Schlafstörungen, verspätetes Einschlafen, schwere Träume, häufiges Erwachen mit oder ohne Angstgefühle, während in anderen Fällen auffallenderweise der Schlaf als ein guter, ja fester bezeichnet wird. Bei genauerem Nachforschen ergibt sich aber, daß dieser gute Schlaf nur scheinbar gut ist, denn das Traumleben geht mit so starken Affekten einher, daß ein erquickender Schlaf unmöglich ist. So beginnt auch in der Regel, aber durchaus nicht immer, die Verstimmung direkt nach dem Erwachen am Morgen, bisweilen aber erst einige Zeit danach. Die Patienten fühlen sich sehr unglücklich, niedergeschlagen, sehr müde und abgespannt, und es kostet ihnen am Morgen eine ganz erhebliche Überwindung, um das Bett zu verlassen. Diese Mißstimmung steht in vielen Fällen in direktem Zusammenhang mit dem Traumleben und persistiert bald kürzere, bald längere Zeit während der Morgenstunden oder auch während des Tages. Durch Ermüdung bei angestrengter Arbeit verstärken sich die Symptome und die Patienten fühlen sich um so unglücklicher, als ihnen jede Freude an ihrem Berufe, die sie früher so wohltuend empfunden hatten, nun versagt ist. Sie können sich über nichts freuen. Diese Symptome entwickeln sich aus der einfachsten Neurasthenie heraus und sie komplizieren sich weiter, je nachdem sich Angstzustände hinzugesellen, von geringerer bis zu größter Intensität — frei auftretende Angstanwandlungen, Angstgefühle und auch assoziativ ausgelöste Angst, z. B. Angst bei Erwartung, vor gewissen Personen etc. Auf Grund meiner seitherigen Erfahrngen vermute ich, daß auch diese Zustände als auf psychoneurotischer Basis erwachsen anzusehen

[1]) Inzwischen konnte ich einen zweiten derartigen Fall beobachten, den mein Mitarbeiter, Herr Kollege Ch. Strasser analysiert und geheilt hat. Wir werden diesen interessanten Fall als Beleg für unsere Ansichten demnächst in extenso mitteilen können.

sind. Aber erst ein größeres Material von verschiedenen Beobachtern dürfte zu einem sicheren Schlusse führen. Auch ist es unmöglich, eine größere Zahl solcher Fälle analytisch zu behandeln, weil sich zu dieser Behandlung viel schwerere Fälle drängen und die Heilung der leichten neurasthenischen Zustände bei Vermeidung der sie verursachenden Schädigungen eine dauernde sein kann. In den von mir analytisch behandelten schwereren hierher gehörigen Fällen zeigte sich, welche Rolle die unterbewußt aufgespeicherten, mit Unlust betonten Erlebnisse spielen. Die Lektüre der nachfolgenden Beispiele läßt in das Wesen dieser Zustände einen Einblick gewinnen.

Fall 17: Johanna Z., geb. 1887.

15. XI. 07. Patientin klagt, sie sei viel traurig verstimmt und habe starkes Schwindelgefühl, wenn sie lese, sehe sie fast nichts mehr, während einiger Augenblicke. Ferner über ein Druckgefühl von den beiden Schläfenseiten nach der Stirnmitte. Seit einem halben Jahr sei sie sehr aufgeregt und erschrecke wegen jeder Kleinigkeit. Sie erzählt, daß sie im Anfang dieses Jahres einen sehr heftigen Schrecken gehabt habe: ihr Bruder sei sehr jähzornig und habe im Jähzorn den Vater gewürgt. Sie sei dabei gestanden, sei furchtbar erschrocken und habe keinen Ton mehr von sich geben können. Ebenso sei sie furchtbar ängstlich, wenn es irgendwo brenne. Jetzt in ihrer Stelle erschrecke sie, wenn sie die „Gnädige" nur sehe. Diese sei selbst so furchtbar aufgeregt. Patientin gibt an, daß sie sehr viel träume, besonders gegen Morgen. Letzte Nacht habe sie dreimal „Mutter" rufen hören. Da sei sie erschrocken, sei aufgewacht und habe Angst gehabt.

18. XI. 07. Patientin erzählt, letzten Sommer habe sie einen heftigen Schrecken gehabt, bei einem Gewitter habe der Blitz in die Lichtleitung geschlagen. Im Schrecken habe sie der Mutter gerufen und stark geweint. Patientin klagt über starke Vergeßlichkeit. Das Druckgefühl im Kopf in der Schläfe habe sie nur, wenn sie schreibe oder lese. Mit ihrer Vergeßlichkeit sei es ganz schlimm. Wenn sie von einer Arbeit weggerufen werde, wisse sie dann nicht mehr, was sie vorher gearbeitet hatte. Angst habe sie nur, wenn sie erschrecke, keine Angst sonst, die ohne äußere Ursache auftrete. Patientin ist leicht einzuschläfern, spricht und antwortet schon in der ersten Hypnose.

28. XI. 07. Es treten in der Hypnose von selbst keine Bilder auf. Patientin wird suggestiv nach Hause ins Wohnzimmer versetzt, ihre Aufmerksamkeit konzentriert auf den Moment, wo ich die Hand von ihrer Stirne entferne und „Jetzt" sage. Da erschrickt sie heftig, ist stark erregt, weint. Nach einiger Zeit beruhigt sie sich und erzählt, sie habe eben wieder gesehen, wie der Bruder den Vater in die Ecke drückte und würgte. Nur diesen Moment habe sie gesehen, aber nicht mehr, wie andere dazwischen traten. Hypnose: Patientin erinnert sich im Schlaf, daß im Alter von 15 Jahren ein Balken auf sie fiel, sie sei erschrocken, soll leichenblaß ausgesehen haben, aber es habe ihr nichts gemacht. Dann erinnert sie sich, wie sie zwei Jahre später dabei war, als ihre Schwester in Ohnmacht fiel. Es handelte sich damals bei ihrer Schwester um eine Liebesgeschichte. Dann erzählt sie von sich selbst, daß sie vor einem Jahr in einen gleichalterigen Burschen verliebt gewesen sei, daß aber das Verhältnis seit $^3/_4$ Jahren aus sei. Das sei kurz nach dem Schrecken mit dem Vater gewesen. Das habe am allermeisten auf sie gewirkt, sie habe sich darüber aber mit ihrer Freundin aussprechen können. Jetzt sei sie aber über die Sache weggekommen. Seit letzten Herbst habe sie ein anderes Verhältnis, habe längere Zeit keine Nachrichten erhalten und sich darüber sehr aufgeregt. Patientin spricht sich im Schlaf über ihre Verhältnisse eingehend aus.

2. 12. 07. Patientin fühlt sich viel leichter und sagt, es sei ihrer Umgebung aufgefallen, daß sie auf einmal so heiter geworden sei; sie habe jetzt auch ganz anderen Appetit, kein Kopfweh mehr und weniger Angst vor ihrer Madame. Patientin erzählt, daß sie sonst zu Hause auch heiter gewesen sei, erst seit dem Juli l. J. sei sie traurig geworden. Um diese Zeit habe sie sehr viel Unangenehmes mit einer Nebenangestellten durchgemacht. Das habe ihr angst gemacht. Dann sei sie am Morgen nicht mehr gerne aufgestanden, es sei ihr angst und bang gewesen,

bis sie das Bett verlassen konnte. Hypnose: Patientin wird suggestiv in die Szene versetzt, wo, 15 Jahre alt, der Balken auf sie fiel. Sie erschrak heftig und erzählt nach dem Erwachen, daß sie die Szene genau wieder durchlebt und den Balken gespürt habe. Patientin erzählt, daß sie vor drei Jahren einen heftigen Schrecken erlebt habe. Ein Mann in ihrem Heimatort habe in der Notwehr einen Handwerksburschen erstochen. Als sie davon hörte, erschrak sie heftig. Sie wohnen außerhalb des Ortes und sie ging damals nicht mehr gern aus dem Hause. Hypnose: Patientin durchlebt nochmals die Szene zwischen Vater und Bruder. Jetzt sieht sie, wie die Mutter dazwischen kommt, wie noch andere Leute dazu eilen. Patientin erschrickt heute stärker als beim erstmaligen Abreagieren. Nach einiger Zeit beruhigt sie sich und erwacht dann von selbst.

11. XII. 07. Patientin sagt, daß es ihr besser gehe, sie habe höchst selten, eigentlich keine Angstgefühle mehr und während sie früher in einzelnen Räumen des Hauses Angst hatte, kann sie jetzt überall hingehen. Hypnose: Wird suggestiv in die Szene versetzt, als es daheim brannte. Sie sieht den Augenblick, wo sie die Nachricht erhielt, daß es brennt. Sie sieht den Feuerschein genau wie damals. Als ein Nachbar ihr die Nachricht brachte, sei sie damals sehr erschrocken, heute auch, aber nicht so stark. Hypnose: Suggestiv in die Szene zwischen Vater und Bruder versetzt, durchlebt sie dieselbe mit innerer Erregung, ist aber heute fast nicht mehr erschrocken.

9. I. 08. Patientin gibt an, sie sei nicht mehr so vergeßlich, sie arbeite viel ruhiger, sie habe nur noch Angst, wenn die Gnädige sie anfährt, sie fürchte sie aber sonst weniger. Im Verkehr mit ihren Nebenangestellten sei sie freier, ganz anders wie früher. Sie träume noch viel. So habe sie vor kurzem geträumt, wie man Mädchen erschossen habe und hatte Angst, man erschieße sie auch. Auch habe sie geträumt, ihr Haus brenne. Patientin durchlebt nochmals die Balkenszene, erschrickt aber dabei fast gar nicht mehr. Dann die Szene zwischen Vater und Sohn. Sie sieht nichts mehr. Ebenso tritt die Brandszene nicht mehr auf.

Soweit ich von Patientin nach einiger Zeit Nachricht erhielt, hat die Besserung ihres Zustandes angehalten. Eine eingehendere Analyse war in diesem Falle unmöglich, da der Patientin nicht die nötige Zeit zur Verfügung stand.

Fall 18: Fräulein Clotilde J., geb. 1887.

19. XII. 06. Patientin klagt über Angstgefühl, Schreckhaftigkeit, sie fürchte sich so viel, könne nicht allein schlafen seit 2—3 Monaten, seit dem plötzlichen Tod einer Cousine, die an Zuckerkrankheit gestorben war. Das sei ihr sehr nahe gegangen. Jene war lange Jahre verlobt und wartete auf die Heirat, da starb sie ganz plötzlich weg. Sowie sich Patientin etwas aufregt, habe sie außer der Schlaflosigkeit bald Kopfweh, bald Ohrenweh, auch Zahnweh, auch Schmerzen, wenn sie den Mund bewege. Ihr Gedächtnis habe gelitten. Wenn sie nachts schlaflos liege, habe sie Angstgefühle, es kommt ihr dann alles viel schlimmer vor, habe das Gefühl von Engigkeit und Druckgefühl in der Herzgegend. Die Angstgefühle haben im Sommer laufenden Jahres begonnen.

Von Erlebnissen, die stark auf sie eingewirkt haben, erzählt sie, daß sie im Mai 1905 verliebt gewesen sei und daß dieser Liebhaber dreimal verunglückte, während sie mit Gesichtsschmerzen zu Bette lag. Auf die Nachrichten hin sei sie sehr erschrocken und die Schrecken hätten auf ihr Gemüt eingewirkt. Patientin gibt von sich an, daß sie sich nicht über das ausspreche, was sie innerlich bewegt, sie verarbeite alles mit sich. Es sei ihr eingefallen, daß die Nachricht von Todesfällen nicht gleich auf sie einwirken, sondern daß eine tiefere Einwirkung sich bei ihr erst später einstelle. Patientin hatte im Laufe des Jahres 1906 zwei Stellen inne, in denen ihr sexuelle Zumutungen gemacht wurden. Das eine Mal näherte sich ihr ein Herr, der so tat, als wolle er sie heiraten; als er ihr dann Zumutungen machte, brach sie das Verhältnis ab und ärgerte sich anhaltend darüber. In der zweiten Stelle mußte sie von morgens 6 Uhr bis abends 11 Uhr sehr angestrengt arbeiten, auch hier verließ sie wegen sexueller Taktlosigkeiten sofort die Stelle. Seit 14 Tagen müsse sie viel weinen, während sie dies früher viel unterdrücken konnte. Patientin träumt sehr lebhaft anschließend an häusliche Vorkommnisse oder anschließend an einen Brand, der vor kurzem in nächster Nähe ihres Wohnhauses durch Brandstiftung ausgebrochen war.

28. XII. 06. Patientin gibt an, ihre Angst drehe sich jetzt immer um ihre Zukunft, wenn sie nur eine gute Stelle bekäme. Von starken Eindrücken, deren sie sich erinnern kann, weiß Patientin noch folgende anzugeben: 1893 ein Brand ganz in der Nähe ihres Wohnhauses, 1891 sei die Großmutter gestorben, Patientin sah sie tot daliegen, sie erinnert sich noch heute ganz genau daran — 1896 wurde ganz in der Nähe von ihrer Wohnung eine Frau ermordet, Patientin sah den Mörder fortführen, sie war damals stark aufgeregt. Am meisten aber schuld an ihrem Zustand sei ihre Jugend, die der Vater durch seine Trunksucht zu einer überaus traurigen gestaltet habe. Die Vorkommnisse zwischen Vater und Mutter haben sehr starken Eindruck bei ihr hinterlassen. Jetzt lebt ihr 84jähriger Großvater mit ihnen, der sehr eigen ist, viel Umstände zu Hause macht, und der gegen die verheiratete Schwester, bei der er wohnt, sehr ungerecht sei.

Die Angstgefühle treten auf, wenn sie etwas Unangenehmes erlebe, wenn sie daran denke, daß sie von zu Hause fortgehen will, besonders am Abend. Patientin wird veranlaßt, da eine Behandlung in ihrem jetzigen Milieu, wo es fast unausgesetzt zu aufregenden Szenen kommt, dasselbe zu verlassen. Sie geht zunächst zu Besuch an einen anderen Ort, um sich zu erholen und dann wird sie hier eine Stelle annehmen.

15. VI. 07. Patientin hat seit längerer Zeit eine ihr zusagende Stelle, in der sie gut arbeiten kann. Sie klagt über Kopfweh, hat Angst, wenn sie nach Hause gehen soll, bei trübem Wetter kommen ihr schwere Gedanken und wenn sie auf irgend etwas wartet, z. B. auf Briefe, dann treten ängstliche Gefühle auf.

Hypnose gelingt sehr leicht. Sie sieht eine Szene, wo sie sieben Jahre alt mit dem Vater ausgefahren ist, sie verfehlten den Weg und wären fast in den See gefahren. Sie habe damals große Angst gehabt. Patientin durchlebt die Szene ganz deutlich wieder mit starker Angst. Dann sieht sie fünf Jahre alt die tote Großmutter, sie hatte damals Angst und sie mußte viel an diese Szene denken, wenn sie zur Tante ins Haus kam, wo die Großmutter gewohnt hatte. Patientin habe damals immer gemeint, die Großmutter sei noch da und in der ersten Zeit sah sie diese immer noch dort im Bette liegen und hatte Angst davor. Patientin sieht diese Szene, hat starkes Angstgefühl. Sieht sich dann auf Besuch bei der Tante, sieht die Großmutter tot dort liegen, sie erschrickt. Dann sieht sie sich im Alter von 14 Jahren, sieht den Vater am Boden liegen, er hatte einen Schlaganfall, war sofort tot und sie kam als erste dazu ins Zimmer. Das habe sie jetzt ganz deutlich wieder durchlebt.

18. VI. 07. Patientin erzählt einige heftige Schrecken, die sie in der letzten Zeit erlebt hatte.

In der Hypnose durchlebt sie eine Szene aus ihrem 11. Lebensjahr. Es war an einem Abend um 9 Uhr kurz vor Weihnachten, da wurde sie durch einen heftigen Schrecken im Schlafe gestört, es läutete Sturm. Sie durchlebt diese Szene mit heftiger Erregung, hört Sturm läuten und erschrickt. — Dann sieht sie sich, wie sie sechs Jahre alt, sich in einem Schopf befindet, da fällt ein Kind hoch herunter, Patientin erschrak und meinte, das Kind wäre tot. Patientin durchlebt diese Szene mit starkem Schrecken.

21. VI. 07. Patientin fühlt sich abends ruhiger, hat keine Angst mehr, kann im Geschäft beherzter auftreten.

Hypnose: Sie durchlebt eine Szene aus ihrem achten Jahre. Da kam ein Bub zu ihr, sagt, er wolle ihr etwas zeigen und hielt ihr dann einen heißen Eisenstab ins Gesicht, dabei erschrak sie. Dann lacht Patientin im Schlaf, ein Bub habe ihr einen Maikäfer ins Gesicht gehalten, darüber sei sie damals erschrocken, jetzt müsse sie darüber lachen. — Dann kommt ihr eine Szene von einer Schulreise, als sie sieben Jahre alt war. Man ist beim Kaffeetrinken, sie will eine Karte kaufen, da merkt sie, daß sie ihr Geld verloren hat. Darüber erschrak sie heftig. — Dann eine Szene aus dem 11. Jahr. Es war beim Zeichnen, sie zeigt dem Lehrer ihre Zeichnung, dieser sagt ihr, die Zeichnung sei schön, aber sie hätte verbotener Weise die Punkte mit dem Lineal gemacht. Da sei sie erschrocken. Der Lehrer fragt sie, ob sie einen „Tapen“ (Schlag mit dem Stock auf die Hand) wolle, oder daß er die Zeichnung zerreiße. Sie nahm mit Angst den Tapen an, die Szene durchlebt sie ganz deutlich im Schulzimmer.

Dann sieht sie sich 4—5 Jahre alt mit einer Puppe auf dem Dache stehen. Da gehen Kinder auf der Straße vorüber, sie zeigt ihnen die Puppe, sie läßt sie herunterfallen und erschrak. Die Mutter hatte gesagt, wenn sie diese zerschlage, so bekomme sie sobald keine wieder und nun war die Puppe kaput. Sie durchlebt die Szene mit deutlichem Schrecken. — Dann durchlebt sie eine Szene, die sich vor zwei Jahren ereignete. Eines Abends, als Patientin krank zu Bette lag, kam die Schwester heim und erzählte, daß ein Monteur von einem Turm des elektrischen Werkes gefallen sei und das Bein gebrochen habe. Es war ihr Geliebter. Sie erschrak heftig und lebte mehrere Tage in Angst um ihn.

25. VI. 07. Durch unangenehme Nachrichten von zu Hause sei der Schlaf die letzten zwei Nächte schlechter, sie habe aber kein Angstgefühl mehr, im Berufe könne sie leichter arbeiten.

Hypnose: Sieht sich 7—8 Jahre alt, ist gerade im Begriffe, auf einen Baum zu klettern und sich Äpfel zu holen. Da ruft jemand, daß der Bauer käme, sie erschrak heftig, lief fort, einen Berg hinauf in starker Angst und mit Herzklopfen, bis der Bauer sie nicht mehr sehen konnte. Sie durchlebt die Szene mit Affekt sehr deutlich. — Dann sieht sie sich, fünf Jahre alt in der Kleinkinderschule. Ein Kind stieß sie um, sie fiel auf die Nase und brach das Nasenbein. Sie erschrak heftig; jetzt durchlebt sie die Szene mit Schmerz und Angst deutlich wieder. Sie sah sich deutlich als kleines Kind und alles, wie es zuging. — Dann nach 10 Minuten sieht sie sich beim Baden, sie wollte schwimmen lernen, sank unter, sie konnte noch die Hand strecken, man holte sie herauf. Sie sei erschrocken. Diese Szene habe sie jetzt nicht durchlebt, sie habe sich jetzt nur daran erinnert. Sie habe damals das Erlebnis daheim erzählt, ebenso erinnert sie sich, wie sie ein Knabe erschreckt hat, als sie 10 Jahre alt war. Es war abends, da kam dieser um eine Hausecke, gab ihr einen Stoß, sie flog zu Boden und erschrak heftig. Auch diese Szene habe sie der Mutter und ihrer Freundin erzählt. Dann durchlebt sie eine Szene, über die sie nicht gesprochen. Sie sei 12—13 Jahre alt gewesen, da sei sie allein bis spät in die Nacht aufgeblieben und habe gelesen. Ganz ins Lesen vertieft, wurde sie durch ein Klopfen erschreckt. Sie meinte zuerst, daß dies auf der Straße gewesen sei, erst nach einiger Zeit fiel ihr ein, daß es die Schwester war. Patientin durchlebte diese Szene und erschrak wieder.

28. VI. 07. Hat kein Angstgefühl mehr, an der rechten Schläfe empfinde sie öfters starken Druck bis zu Schmerzen, sonst gehe es ihr gut. Sie träume viel, seltener mit Angst, sie träume von Dingen, die sie geschenkt bekommen sollte, so einen Sommerrock, den erhalte jede Angestellte, ebenso träume sie, sie bekomme mehr Lohn etc.

Hypnose: Sie sieht sich 14 Jahre alt im Bett. Sie schlief im Zimmer neben der Mutter, da kommt die Schwester, weckt sie und sagt ihr „die Mutter ist gestorben“. Sie erschrak heftig, konnte nicht mehr schlafen und es war ihr nicht möglich, bis zum letzten Augenblick die Mutter noch einmal zu sehen. — Dann sieht sie sich während des zweiten Schuljahres im Winter auf dem Markt. Man stellte gerade Buden auf, da fliegt ihr ein Schneeball ins linke Auge, sie erschrickt heftig, sie kann das Auge nicht öffnen, hatte damals große Schmerzen.

5. VII. 07. Hat gar kein Angstgefühl mehr, fühle sich ganz anders wie früher, sie mache sich nur noch Sorgen um die Verhältnisse zu Hause.

Hypnose: Durchlebt eine Szene im Jahr 1906, als ihr in dem Geschäft, in dem sie tätig war, ein Heiratsantrag und unschickliche Zumutungen gemacht wurden. Patientin durchlebt diese Szene unter starker Erregung. Dieser Vorfall habe sie noch nachher lange beschäftigt.

10. VII. 07. Es geht ordentlich, keine Angst, kein Bangigkeitsgefühl mehr, im Dienst keine Hemmungen, schlafe gut.

6. I. 08. Sie habe keine Angst mehr, es ging im ganzen ordentlich, durch dienstliche Aufregungen habe sie 2—3 Wochen lang schlechte Nächte gehabt. In letzter Zeit sei sie spät zu Bett gekommen, um 1 oder ½2 Uhr, und mußte um 7 Uhr

wieder aufstehen. Dadurch sei der Schlaf schlechter geworden, sie könne nicht gut einschlafen, am Morgen erschrecke sie, sie könne zu spät erwachen.

Hypnose: Ich gebe ihr die Suggestion, daß sie schnell einschläft und auf den Schlag der Turmuhr (in meinem Zimmer hörbar) erwachen wird. Patientin realisierte die Suggestion prompt.

10. I. 08. Patientin erwachte am 7. I. ½ Stunde zu spät. Sie schlafe erst nach einer Stunde ein, schlafe aber ruhiger.

Hypnose: Gleiche Suggestion wie das letzte Mal.

17. I. 08. Sie schlafe gut ein am Abend, schlafe 6—7 Stunden ohne Unterbruch, dann nur noch leicht und erwacht dann alle Viertelstunden, sie habe aber ganz ausgeschlafen. Sie werde am Morgen durch eine Kameradin, die vor ihr aufstehen muß, im Schlafe gestört, Angstgefühle habe sie keine mehr.

31. I. 08. Es geht gut, hat keine Angst mehr vor dem Verschlafen, sie schlafe ganz ruhig bis punkt 5¾ Uhr, dann erwache sie ganz von selbst, wenn sie um diese Zeit aufstehen muß, sonst schlafe sie länger fort, sie fühle sich ganz gesund.

23. IX. 08. Keine Angst mehr, schläft gut, schläft ohne Angst ein, wacht pünktlich auf. Wenn sie viel oder bergauf laufen müsse, oder beim Tragen schwerer Gegenstände habe sie das Gefühl von Enge oder Herzklopfen.

26. IX. 08. Hypnose: Nach ca. 15 Minuten tritt weder ein Affekt noch eine Szene auf. Ebensowenig in nochmaliger Hypnose nach weiteren 10 Minuten. Patientin sagt, ihr Zustand sei ein ganz anderer wie früher. Aufregungen, die sie jetzt noch habe, hängen mit Sorgen um die Verhältnisse zu Hause und um ihren Bräutigam, der gegenwärtig in Südamerika in Stellung ist, zusammen.

Ich sah Patientin, die in einem hiesigen Geschäft tätig ist, hie und da, ihr Befinden ist ein anhaltend günstiges geblieben.

Fall 19: Franz W.

13. VII. 07. Vater früher jähzornig und viel betrunken, Mutter litt viel an Kopfschmerzen, sonst keine Heredität nachweisbar.

F. W. klagt über dumpfes Gefühl in der Stirne, an den Schläfen; diese Beschwerden wechseln mit Zuständen, in denen es ihm vorkommt, als hätte er das Bewußtsein nicht mehr. Mit Mühe kann er doch noch jede Arbeit verrichten, dann wieder empfindet er einen Druck auf den Ohren, Schmerzen in beiden Händen, Unterarm, Oberarm und Schultern, in den Beinen zeitweise schmerzhafte Müdigkeit. Zeitweise ist er sehr erregt, hat das Gefühl wie wenn er zitterte, zittert aber in Wirklichkeit nicht. Es fehlt ihm jede Lebenslust, sagt sich oft „Es wäre dir am wohlsten, wenn du sterben könntest, wenn jemand käme und dich umbrächte". Eine trostlose Zukunft stehe ihm vor Augen, eigentliche Angstgefühle habe er nicht, fühlt sich allgemein niedergeschlagen, kein Herzklopfen, hie und da Brechreiz beim Aufstehen, aber selten. Das Gedächtnis sei nicht mehr so gut wie früher, er habe keine Energie mehr und leide an großer Unentschlossenheit. Der Schlaf sei vorzüglich, er träume fast nie und wenn er träume, so träume er fast immer von Reisen. Er fühle sich unglücklich, dies um so mehr als er verlobt und nicht gesund sei. Einige Wochen vor Ostern ging es ihm gut, seit Ostern sei er verlobt; kaum hatte er sich verlobt, so verschlimmerte sich sein Zustand, jetzt habe er den Geschmack am Heiraten verloren. Es sei ihm, wie wenn er das Mädchen nicht mehr lieben könne, trotzdem er den festen Willen habe, es zu heiraten. Dieser Zustand habe im Januar 1906 begonnen. Im 12. oder 13. Jahr litt er an so starken Kopfschmerzen, daß er aus der Schule bleiben mußte, dann war er 12 Wochen an Gelenkrheumatismus krank. Im Jahre 1907 fiel es ihm auf, daß er oft Angst bekam, wo er sonst solche nie empfunden habe, z. B., wenn er zu seinem Chef gerufen wurde. Das Angstgefühl trat ganz unbegründet auf. Früher habe er nie solche Zustände mit Niedergeschlagenheit gehabt, sei immer lustig gewesen, habe leicht und mit Freude gearbeitet und nur ungern Ferien gemacht. Seit Mai 1907 traten Schwierigkeiten beim Arbeiten auf. Als Disponent in einem sehr großen Geschäftshause wurde er unentschlossen bei der Auswahl von Artikeln, bei allem Disponieren, so auch beim Briefeschreiben empfand er Schwierigkeiten.

Sexuell normal entwickelt, kam mit 15 Jahren von selbst zur Onanie, machte sich später Vorwürfe, las dann Schriften, in denen alle Folgezustände schwarz gemalt waren, fühlte dadurch einen Druck auf sich; hatte viel sexuelle Vorstellungen, die ihn stark quälten, machte sich Vorwürfe, nachdem er zu sexuellem Verkehr verleitet worden war. Ist leicht erregbar.

8. VIII. 07. Nach der sexuellen Aufklärung etwas ruhiger, doch ist der Zustand wechselnd. Es komme ihm vor, wie wenn er nur halb bei Bewußtsein wäre, er sei behindert beim Schreiben, habe Angst, seine Hand werde lahm. Zeitweise ist ihm die Braut verleidet, dann wieder glaubt er, er könne nicht ohne sie sein. Die Verstimmungen kommen plötzlich; mitten im besten Wohlbefinden überfalle ihn Unlustgefühl, Reizbarkeit, dann werde er melancholisch. Beim Erwachen habe er einen dumpfen Kopf, ein schwerer, unklarer Gedanke schwebe ihm vor, doch könne er selbst ihn nicht erkennen. Beim Aufstehen könne der Kopf plötzlich hell werden, da sei es ihm, wie wenn er sich sofort vergessen könne. So gehe es auch mitten im Tag, plötzlich verstimmt, könne ebenso plötzlich die Stimmung wieder besser werden.

Schon als Kind sei er sehr schreckhaft gewesen, jetzt sei dies besser; fürchtete sich als Kind leicht, es wurde ihm leicht unheimlich. Er gehe nicht gerne allein in Lokale. Patient machte eine Reihe von Schrecken durch.

Im ca. 11. Jahre bekam er einen Stein an den Kopf, war zwei Minuten bewußtlos, im 10. Jahre stürzte er von einem Trapez auf den Rücken, hatte Beklemmungsgefühle auf der Brust, fast keinen Atem mehr, sieben Jahre alt, machte er den Typhus durch; die ihn pflegende Tante erkrankte und starb daran. Mit neun Jahren erkrankte er dreimal an Gelenkrheumatismus. Als Kind fürchtete er sich vor den Szenen, die sein Vater, der früher ein Trinker war, verursachte. Damals schreckte er oft im Schlafe auf, wenn der Vater nach Mitternacht nach Hause kam und seine Tobanfälle hatte. Dadurch lebte Patient als Kind zeitweise in größter Angst, zumal der Vater oft sagte, er wolle sich das Leben nehmen. Jetzt sei der Vater ganz anders. Auf jene Szenen selbst könne sich Patient nicht mehr richtig besinnen. Als Patient ca. acht Jahre alt war, waren die Eltern schwer krank, der Vater litt an Blinddarmentzündung und war schon aufgegeben. Das machte tiefen Eindruck auf ihn.

12. VIII. 07. Patient etwas ruhiger, aber nie frei von Verstimmungen. Er erinnert sich an einen Schrecken, als er 10 Jahre alt war. Die Familie wohnte in einem großen Warenhause, das der Vater zu beaufsichtigen hatte. Mitten in der Nacht ertönte das Läutewerk; es handelte sich um einen Einbruchsversuch.

14. VIII. 07. Zustand wechselnd, gestern besser als heute; heute der Kopf nicht übel, er sei nur etwas zappelig. Patient erzählt, es sei so eigentümlich, daß er weder mit seinen Eltern, noch mit seiner Braut gerne spazieren gehe. Warum wisse er nicht, es lasse es ihm nicht zu; er fühle sich nicht glücklich dabei; es sei ihm innerlich nicht so, wie es sein müsse. Im Kopf habe er das Gefühl, wie wenn er dumm wäre, wie wenn er Unsinn reden würde; er fühle sich gedrückt, unzufrieden, egoistisch; keine Hemmungsgefühle.

Mit ca. 11 Jahren habe er mit anderen Knaben einen Waldbrand verursacht. Das war ein starker Schrecken, er hatte Angst, er käme ins Zuchthaus. Mit ca. 12 Jahren habe er einen sehr strengen Mathematiklehrer gehabt; konnte man nicht sofort antworten, so gab er Arrest; so bekam er als fleißiger Schüler in einem Quartal dreimal Arrest. Das bedrückte ihn stark. So erzählte Patient eine ganze Reihe von Schülerstreichen, wobei er viel Angst ausstand oder von Schrecken, die er erlebte. Dann wieder hatte er verschiedene Unfälle, so fiel er, 14 Jahre alt, mit dem Kopf in ein Fenster im Treppenhaus und wäre fast auf die Straße gefallen. Mit 14 Jahren ging ihm eine Patrone, als er damit spielte, los; die Kugel sauste ihm am Ohre vorbei. Mit 11 Jahren hatte er einen tiefen Eindruck, als einer seiner Kameraden durch Explosion einer Dynamitpatrone verunglückte. — Mit ca. acht Jahren war er dabei, als jemand in einem Weiher ertrank. Mit sechs Jahren war er bei einem Kaminbrand. Patient gibt an, er habe aber eine Masse von Schrecken durchlebt, an die er sich nicht mehr erinnere.

19. VIII. Hypnoseversuch gelingt.

21. VIII. Gestern starkes Kopfweh sofort beim Arbeiten, deprimiert, energie-

los. Am Abend zu Hause eine Aufregung erlebt, konnte nachts nicht schlafen; hat hie und da vorübergehend Bangigkeitsgefühl; die Welt komme ihm ganz anders vor, er sei wie in einem Dusel, er habe keine Selbstbeherrschung und kein Selbstbewußtsein.

W. ist leicht in Schlaf zu versetzen und vermag im Schlaf zu sprechen, ohne zu erwachen. Er versetzt sich in seine Jugendzeit; durchlebt wie er ca. drei Jahre alt, kopfüber ca. 25 Treppenstufen herunterstürzt, erschrak heftig (das sah er jetzt unklar, sah sich als kleinen Bub). Sieht einen Leichenwagen, der umstürzt, die Pferde gehen durch — ein Kind war im Hause gestorben — der Leichenwagen fährt an, die Pferde scheuen, der Kutscher kommt unter die Pferde, er wurde hervorgeholt. W. war ca. 5—6 Jahre alt, der Tod des vier Jahre alten Kindes habe keinen starken Eindruck auf ihn gemacht, hingegen diese Szene, die er deutlich durchlebt, aber ohne zu erschrecken (an den Vorfall habe er gar nie mehr gedacht). Dann sieht er die Spuren eines Mannes, der von einem Dach auf einen spitzen Zaun fiel, er sieht das Blut und die verbogenen Stäbe. Patient damals ca. sieben Jahre alt, das sieht er deutlich. — Dann sieht er sich drei Jahre alt in der Kleinkinderschule in die Küche eingesperrt, weil er unartig war. Er sieht, wie die Lehrerin ihn einsperrt, wie die Kinder alle auf ihn schauen, fühlt die Angst vor dem Heimkommen, da er sagen muß, was vorgefallen war.

24. VIII. 07. Klagt über wechselnde Kopfschmerzen, besonders stark beim Arbeiten, die Verstimmungen wechseln, noch keine Lebensfreude. Hie und da fühle er sich besser, besonders sein Gedächtnis. Erzählt im Wachen, wie er, 16 Jahre alt, vom Reck stürzte und sich eine Radiusfraktur zuzog, großer Schrecken. — Mit 11 Jahren zur Zeit seines Geburtstages schon acht Wochen hoffnungslos an Gelenkrheumatismus krank, mit neun Jahren ebenso schwer an Diphtheritis erkrankt, hatte damals Traumphantasien, sah Gespenster. Das fiel ihm gestern im Geschäft ein, in einem Moment, wo es ihm war, als könne er durch eine Scheibe in seinen Kopf sehen (Hypnoidzustand).

Hypnose: Suggestiv in seine Jugendzeit versetzt. Sieht sich vier Jahre alt in einer Konditorei. Da habe er ein „Guzi" genommen, er wurde erwischt, und man drohte ihm, daß man es seinem Vater sage, hat große Angst. Sieht sich auf der Straße und denkt darüber nach, wie er dazu kommen konnte. Dann schämte er sich, schämt sich jedesmal, wenn er den Mann sieht (das Bild verwischt). Sieht dann, wie er ca. acht Jahre alt mit einer Wassertanse die Treppe herunterstürzt und sieht das Wasser die Treppe herunterfließen (diese Szene erlebte er mit dem Schrecken deutlich). Dann im Keller aufgehängte Ratten ca. fünf Jahre alt, hatte damals Angst, jetzt bleibt er ruhig. — Dann fünf Jahre alt, sieht er einen Kameraden, wie er angebunden von seinem Vater geschlagen wird. — Dann sieht er sich, vier Jahre alt, wie er den Kadetten nachgeht. Da sollte er ein Bedürfnis besorgen, will in seiner Angst eine Stunde weit nach Hause springen, es passiert ihm ein Malheur, schämt sich, empfindet dies auch jetzt im Schlaf. — Dann sechs Jahre alt, sieht sich auf der Schaukel, es wird ihm auf einmal schlecht, bekommt starken Schwindel (durchlebt das genau). Seitdem kann er das Schaukeln nicht mehr ertragen. — Dann sieht er eine Szene, wie er 13 Jahre alt, im Eisenbahnzug ist. Man ruft, es sei einer zwischen die Schienen gefallen. Der Zug hält an, es stellt sich heraus, daß einer die Finger zwischen die Türe gebracht habe, die ihm abgeschlagen wurden. Er erschrak, hatte Angst (die jetzt nicht stark ist), sieht aber alles im Zug, die Gegend (Bodensee) und sieht sich wieder daheim ankommen. Er steigt aus, hat Schmerzen an den Gelenken, daß er nicht mehr gehen kann, schleppt sich heim und hat Gelenkrheumatismus.

28. VIII. 07. Zeitweise besser, der Kopf heller bis er wieder an seinen Zustand denkt.

Hypnose: Sieht die Szene, wie die Patrone losgeht, hört den Krach, hat das Gefühl in den Ohren wie damals, erschrickt aber nicht. — Dann sieht er, wie ein Hund von der Bahn überfahren wird, er war nicht dabei, sieht aber das Bild, wie er es sich damals vorstellte. —Dann sieht er sich, neun Jahre alt, in der Dachkammer, wie er nachts erwacht, sieht eine Frau im Hemd vor sich, dachte, es wäre ein Geist. Es war eine Frau, die daneben schlief; sie wollte Türe und Fenster des Unwetters wegen schließen. Er erschrak damals heftig, jetzt blieb er ruhig.

Auf suggestive Reproduktion reagiert Patient gar nicht.

Es stellt sich von selbst folgende Szene ein: Sieht sich in der Schule, 10 Jahre alt, legt sich auf die Schulbank hin, hat starkes Gefühl von Müdigkeit im Kopf. Patient erzählt im Schlaf weiter. Zu jener Zeit habe er viel Kopfweh gehabt in der Schule, badete viel, bekam dann Gelenkrheumatismus. Das Lernen habe er zu schwer genommen, war sehr eifrig, habe als 10 und 11jähriger Knabe abends bis 10 oder 11 Uhr gearbeitet.

19. IX. 07. Stimmung freier, die Depression tritt nur noch hie und da auf, fühlt sich dazwischen sehr wohl, nur noch sehr müde, klagt über Schmerzen unter den Schulterblättern, dann wieder in den Füßen, wie eine schmerzhafte Müdigkeit. Der Schlaf sei ausgezeichnet, er könne nur hinliegen und schlafen. Beim Arbeiten gehe es zeitweise sehr gut, zeitweise habe er einen schweren Kopf. Die Gefühle zur Braut seien normaler und die Besserung sei nach der letzten Sitzung eingetreten.

Hypnose. Sieht sich in der Zeit von 9—15 Jahren, seine Wohnung war gegenüber der Strafanstalt. Im Hofe der Anstalt sieht er die Sträflinge spazieren gehen, einer hinter dem anderen. W. fühlt heftige Kopfschmerzen, das Bild wird undeutlich. — Dann sieht er sich beim Militär, sieht sich beim Kompagnieexerzieren (das Bild ist sehr deutlich). Er ist Gefreiter, der Hauptmann befiehlt, daß die Chargen austreten, er bekommt den Auftrag, da alle Chargen gefallen seien, die Kompagnie zu führen. Da er lange im Bureau der Kompagnie beschäftigt war, hatte er große Angst, er könne nicht den Befehl ausführen. — Dann sieht er sich in der Schützenlinie auf dem Bauch liegend. Er ist ärgerlicher Stimmung, verwünscht das Militär, es war ein strenger Tag. Sie mußten immer auf und nieder. (Das Bild verwischt.) — Dann sieht er sich als Rekrut. Er erhält beim Fassen ein defektes Kochgeschirr; dieses zerbrach nach einigen Tagen. Er sagte Kameraden gegenüber, es sei eine Schande, solches Kochgeschirr zu verabfolgen. Ein Kamerad meldete dies dem Kammerunteroffizier. Er hatte Angst vor diesem und dachte, er bekäme Arrest. Er wurde ohne Namensnennung als vorlaut vor der Kompagnie gerügt, beim Wiedervorkommen bekäme er Arrest. (Das Bild verschwindet schnell.) — Sieht sich dann, sieben Jahre alt, als typhuskrank, fühlt sich sehr schwach, hat Sehnsucht nach der Schule, kann noch nicht gehen, liegt im Bett. Man gibt ihm die Trauerkarten vom Tode der Tante, die ihn pflegte; er sieht die Karten.

23. IX. 07. Die Verstimmungen haben nachgelassen und treten nur noch hie und da am Tage ohne äußeren Grund auf, ist zeitweise erregt, hat ein zitteriges Gefühl; was er auch macht, geschäftlich oder privat, so ist er immer etwas ängstlich dabei. Es ist noch nicht das richtige Selbstgefühl da. Er arbeitet zeitweise schwer, die Gedanken wollen in einer anderen Richtung gehen, als er sie brauchen kann.

Hypnose: Er sieht sich in einem Eisenbahnzug, er lehnt sich an die Türe, diese schlägt auf einmal auf, er schlägt an einen Pfeiler, die Scheibe und ein Wagenfenster zerbrechen. Er erschrak damals sehr. Das geschah vor zwei Jahren, wie er mit einem D-Zuge einen Tunnel passierte, fast wäre er herausgefallen. (Die Szene durchlebte er ohne Affekt.) —Dann sieht er eine Szene: Sein Vater hatte ein Stück Knochen verschluckt und wäre fast erstickt. Das war 1900. W. spürt den Schrecken deutlich wie damals. Dann sieht er seine Mutter, wie sie sich bei Reinigungsarbeiten eine Nadel in die Hand stößt (vor ca. 10 Jahren), er war nicht dabei, sie mußte operiert werden. W. war damals sehr aufgeregt darüber, jetzt blieb er ruhig. Patient hat jetzt ein schweres Gefühl in den Händen. — Sieht sich in Crailsheim (1907), der Zug fährt mit seinem Gepäck fort, während er in der Restauration frühstückte. Er fühlt die sehr starke Aufregung von damals auch jetzt wieder. Er hat damals an Händen und Füßen gezittert, das spüre er auch jetzt. — Sieht sich im Eisenbahnzug München—Leipzig mit Kollegen, diese wollen mit ihm in den Speisewagen. Er ist aufgeregt, bleibt im Coupé, wälzt sich vor Aufregung hin und her, fürchtet sich etwas zu sagen, und ist so aufgeregt, daß er nichts sagen kann, meint er werde verrückt, konnte nur unter Aufwendung aller Energie beantworten, was er gefragt wurde. Hört das Rädergerassel, fühlt sich auf den Polstern. Dann sieht er sich in Leipzig, will in seiner Verzweiflung ein elektrisches Bad nehmen, nimmt dann ein heißes Wannenbad; sieht sich dann im Bett und ist sehr aufgeregt, hat Mühe einzuschlafen. Am nächsten Morgen braucht es die größte Energie zum Aufstehen, zu Tische zu gehen etc. (Er sieht und fühlt alles ganz deutlich wie damals.)

25. IX. 07. Immer noch viel verstimmt, besonders vorgestern, konnte nicht schlafen. Mitunter sei es ihm, wie wenn seine Gedanken an einen Punkt festgenagelt werden. Bald betrifft es das Geschäft, bald seine privaten Angelegenheiten. Oft ist es ihm, wie wenn er mit seiner Braut nicht die richtige seelische Harmonie hätte. Im Körper habe er eine schmerzhafte Müdigkeit in den Gelenken.

Hypnose: Schläft sofort ein: Nach vier Minuten sieht er sich im Geschäft im dritten Stock beim Aufzug stehend — beinahe wäre er durch den Liftschacht gefallen — durchlebt alles mit Schrecken genau. Darüber sprach er mit niemandem, damit er den Schuldigen nicht ins Unglück bringe. — Sofort darauf sieht er sich, ca. sechs Jahre alt, wie er einen Kameraden falsch denunzierte, dieser habe eine Mauer zerschlagen; W. hatte es aber nur von anderen gehört. Der Vater des Knaben kam in die Wohnung des W.; dieser verkroch sich vor Angst unter das Bett und ließ sich nicht sehen. Diese Angst durchlebte er auch jetzt wieder. — Sofort darauf sieht er sich auf dem Guspisgletscher. Er kommt ins Rutschen, es überschlägt ihn; er bleibt plötzlich in einer Geröllhalde mit ziemlich starken Schürfungen sitzen. Er sieht die Szene ganz genau und spürt die Schürfungen am rechten Arm. Das Bild verschwindet wieder. — Sofort sieht er sich am eidgenössischen Sängerfest vor zwei Jahren, wie er auf einem Schiffe sich mit Feuerwerk die Finger verbrennt. Er hatte dort die Aufsicht, er brennt das Feuerwerk ab, zwei Raketen gingen ihm in der Hand los, es muß sie jemand entzündet haben, er verbrannte sich die Hand total — spürt jetzt den Schmerz. — Er bekam Angst vor seinem Chef, er könne ihm Vorwürfe machen, er hätte getrunken oder Unsinn gemacht. Sieht jetzt, wie er verbunden wird, erst durch die Sanität, sieht alle die Menschen um sich herum, hat kolossale Schmerzen. — Sieht sich 16 Jahre alt, wie er die Hand gebrochen hat. Lebte in Angst, er bekäme eine steife Hand, er war beim Turnen gestürzt. Jene Zeit zieht an ihm vorüber. Bald darauf, wie er keinen Verband mehr trug, fiel er auf einer Treppe, hatte große Schmerzen, glaubte er habe die Hand wieder gebrochen. Das durchlebte er wieder. — Dann sieht er sich, ca. 13 Jahre alt, bei einem Kinderfest. Er muß bei den Tambouren den Zapfenstreich schlagen. Ein deutscher Lehrer, der zusah, hatte ihn zu einem Glas Bier eingeladen. Es wurde W. sehr schlecht, als er den Zapfenstreich schlagen sollte, konnte er nicht aufstehen. Es war ihm fürchterlich schlecht. Er konnte erst um 9 Uhr antreten, er schämte sich, hatte Angst, er müsse austreten, weil es ihm übel werden könnte. Die ganze Szene durchlebt er genau wieder. — Ein ähnliches Bild zieht schnell vorüber, bei der Taufe einer Schwester, als er ca. 16 Jahre alt war. Er hatte zuviel gegessen und getrunken.— Dann sieht er sich im Keller mit einem Freund, dessen Mutter einen Konsumladen hatte. Sie probierten Wein, da war er danach ca. acht Tage wie tot. — Eine weitere Szene zieht vorüber. Bei seiner Konfirmation gab ihm ein Onkel zu trinken. Es wurde ihm übel, er mußte zu Bett; sieht sich im Bett.

30. IX. 07. Zeitweise ängstige er sich wegen seiner Stellung, obwohl er einsieht, daß er keinen eigentlichen Grund dazu habe, so etwas Angst habe er immer. So auch schon in der Schule. Wenn er irgend wohin sollte, kostete es eine Überwindung. Gestern ging es ihm sehr gut. Müsse er an seinen Zustand denken, so bekomme er Schwindel und Kopfweh. Mußte er nachts durch einen Wald gehen, so hatte er keine ausgesprochene Angst, wenn er aber seinen Chef etwa fragen mußte, ob er ausgehen könne, obwohl ihm dies anstandslos gewährt würde, so empfinde er starke Angst.

Hypnose: Sieht sich als kleiner Knabe; die Gardine brennt. Er kam mit einem Licht seines Kaufladens zu nahe an dieselben. — Dann schwirren ihm viele Szenen vorüber. Dann bleibt das Bild, wie er bei einem Sturm vor ca. 20 Jahren auf dem Bodensee im Dampfschiff sich befindet. Die Wellen gehen sehr hoch. Sieht, wie die Passagiere seekrank werden. Er kehrte damals mit der Mutter von einer Ferienreise nach Deutschland zurück. Diese Szene durchlebte er ohne Angst. — Dann sieht er Szenen nicht detailliert, sondern sehr allgemeine. Wie er sich bei Schularbeiten befindet, empfindet auch jetzt die Angst bei französischen Übersetzungen, er mache sie falsch. Er erkennt das Heft, es ist eine gewöhnliche Übersetzung. Er habe immer mit Angst gearbeitet, wenn er Fehler machte, so habe er das stets schwer genommen. Ebenso erging es ihm in der Lehre. Er sieht sich am Pult Fakturen schreibend. Sieht alles ganz deutlich, hat Angst, er könne etwas nicht richtig fakturieren, überliest die Fakturen zwei-, drei- und viermal. Sein Nebenkollege arbeitet sehr flüchtig, da kommen Differenzen und Reklamationen vor. Das sieht er genau, fühlt eben die Genugtuung, daß dies bei ihm nicht der Fall ist. — Sieht sich im Geschäft, wie er als Lehrling die Zeitung liest, der Chef überrascht ihn und schnauzt ihn an. W. erschrak und durchlebt die Szene mit dem Schrecken wieder. — Dann sieht er sich 16 Jahre alt im Keller seines Vaters. Es soll sich jemand eingeschlichen haben. Sie suchen den Keller ab; er hielt das Licht, denkt jeden Augenblick den Menschen hervorziehen zu können oder daß dieser schießt. Es sind viele Waren im Keller, man kann sich leicht verstecken. Sie finden niemanden, das hat ihn stark angegriffen, er zittert innerlich. Jetzt gehen sie herauf, sie werden ausgelacht, ihm war es aber nicht zum Lachen zumute. Er meinte, sie hätten nicht alles richtig abgesucht. Sieht sich nachts, das Sicherheitsläutewerk ertönt; der Vater ist verreist, er ist mit der Mutter und den Geschwistern allein. Er ist in heftiger Erregung, weiß nicht was anfangen, steht zitternd am Telephon (zittert auch jetzt), telephoniert der Polizei, diese soll das Haus umstellen, dann werde er öffnen. Unter großer Angst geht er die zwei Treppen herunter; er vermutet die Einbrecher schon im Flur, hat das Gefühl, wie wenn er ein Hämmern hört. Die Polizisten treten ein, er erzählt was vorgefallen. Sie öffnen das Magazin, die Mutter trägt die Lampe. Er schließt vorsichtig auf, man sucht, niemand ist zu finden. An der Türe nach dem Hof, die offen steht, ist der Laden aufgerissen — der Kontakt war unterbrochen, die Diebe mußten etwas gemerkt haben und waren fort. — Er war sehr aufgeregt. Jeden Abend ging er mit Angst, an einen Einbruch denkend, ins Bett. Wiederholt läuteten die Glocken infolge des Windes oder durch den Kontakt, den Mäuse herstellten. Diese Szenen habe er mit starker Angst durchlebt, an jene Zeit dachte er gar nicht mehr. Die größte Angst hatte er, wenn der Vater, dem die Überwachung der Engroslager anvertraut war, nicht zu Hause blieb. Da war es furchtbar unheimlich. — Dann sieht er eine Szene von seinem Bett aus, wie im Hause gegenüber ein Mann seine Frau schlug, sie die Treppe herunterwirft — er hört sie fallen. Patient denkt, er schlage sie tot, gerne möchte er einschreiten, hat aber Angst, er könne dabei auch noch was abbekommen. Es kommen Passanten, diese schreiten ein. — Dann sieht er zum Fenster heraus, es ist morgens 1 Uhr, ein Nachtskandal. Er erwacht mit Schrecken. Sieht wie ein Mann gestochen wird und umfällt. Er sieht die Polizei kommen, der Mann wird weggetragen. — Dann springt er die Straße herunter, ein Hund beißt ihn durch die Manschette in den Arm. Er erschrak, hatte Angst, der Hund sei tollwütig (W. spürt jetzt keine Erregung). — Dann sieht er sich auf dem Velo in der Nähe des Bahnhofes. Ein Polizist holt ihn ein, weil seine Laterne nicht brennt. Er lebt mehrere Tage in Angst vor Strafe. Die Angst und Szene durchlebt er deutlich. — Dann steigt er mit einem Freunde ins Tram, ein Passagier läßt ihn nicht aufsteigen, W. bittet darum, Passagier wird grob, W. macht Bemerkungen, der Mann will ihn schlagen. Im Moment springt beim Zuschlagen sein Stilett heraus. Da rief man „Mord und Totschlag, Polizei". W. ist stark aufgeregt, ein Polizist nimmt ihn mit nach dem Posten, es entsteht ein Auflauf als wäre es ein Volksfest. Sein Freund ging als Zeuge mit, jener Passagier drückte sich. W. wird verhört, seine Personalien werden aufgenommen. Er lebte einige Tage in Angst, was da kommen werde, da bekam er eine Warnung und der Stock wurde konfisziert.

3. X. 07. Wenn er über seine Heirat nachdenkt, bekommt er Angst. In der letzten Zeit, besonders am Morgen, starke sexuelle Erregungen. Nachts Schlaf sehr gut, träumt selten, wenn er träumt, wird er von Banditen verfolgt. Beim Einschlafen erschrickt er, wenn er ein Geräusch hört, so z. B. ein Kommando aus der benachbarten Turnhalle; das tue ihm direkt weh, verursache ihm ein unangenehmes Gefühl, wird in den Armen und Füßen dabei quasi aufgeregt. Die letzten Tage seien wieder etwas schlechter; der beste Tag, den er seit Jahren hatte, war Sonntag, der 29. September 1907.

Hypnose: Sieht nach sechs Minuten Bilder aus der Jugendzeit vorüberziehen. Sieht sich vier Jahre alt in der Kleinkinderschule, sieht den Garten, sieht sich mit anderen Kindern im Sand spielen, dann seinen Heimweg. Dann sieht er sich bei fremden Leuten am Tisch sitzen als dreijähriges Kind, wie er sich verlaufen hatte. Er sieht, etwas undeutlich, wie die Mutter kommt und ihn holt. Er will dort bleiben, es gefalle ihm. — Jetzt sieht er seinen dreijährigen Bruder, wie er entlaufen war, wie man ihn überall sucht und nirgends findet. W. selbst ist fünf Jahre alt. Man findet ihn endlich am Bahnhof auf einem Stein sitzend. Er holte ihn mit dem Vater ab (bei beiden Szenen keinen Affekt). — Dann kommt die Szene: W. ist ca. 11 Jahre alt, er raucht eine Zigarette, es wird ihm schlecht. — Nun sieht er sich mit großen Beulen am Kopf, auf der Stirne, ist im Zimmer. Die Mutter bindet ihm ein Geldstück darauf. — Nun ziehen eine Reihe von Bilder aus der Jugendzeit, aber nur undeutlich an ihm vorüber.

8. X. 07. Es ging ordentlich. Sein Gehirn lasse ihm wegen seiner Braut keine Ruhe. Es sei ihm, wie wenn er seine Braut nicht lieb habe; er sei ein furchtbarer Egoist dabei. Sonst fühle er sich freier, beim Arbeiten im Geschäft sei er in den letzten Tagen zeitweise gut daran gewesen. Dann aber habe er hie und da eine Unruhe in sich, er merke eine entschiedene Änderung gegen früher. Gestern und am 6. X. ging es sehr gut, der Druck im Kopf ist weg, nur gewisse Sachen bleiben ihm haften, an die muß er immer denken. Er kann sie nicht ausschalten, sie drängen sich, wenn er anderes denken will, unwillkürlich vor, dann komme er ins Grübeln und das wirke kolossal auf seine Stimmung.

Hypnose: Sieht sich am Limmatquai ungefähr vor einem Jahre, die Straße ist frisch besprengt, er kommt in die Tramschienen mit dem Rad und stürzt. Es war ein heftiger Schrecken (durchlebt ihn mit wenig Affekt). — Dann sieht er sich (im Jahre 1896) bei Stäfa stürzen und fällt fast in den See (wenig Affekt). — Dann sieht er eine Schlägerei in Affoltern. Italiener bombardieren ein Restaurant, weil einer der ihrigen vorher herausgeworfen worden war. Ein Gast wird in den Kopf gestochen. Es kommt der Landjäger, er gibt Schreckschüsse ab (Patient hört sie), die Italiener reißen aus, der Verletzte wird forttransportiert. W. war mit 10 oder 12 Kollegen auf einem Ausflug. Er war damals in großer Angst und Aufregung, die er jetzt wieder deutlich durchlebt. — Die Kollegen und er halfen der Polizei, einen der Täter fortzuschaffen. Das war ihm sehr unangenehm, zumal er dachte, er müsse dann als Zeuge vor Gericht, das wäre ihm peinlich gewesen. — Jetzt sieht er in der Nacht, wie ein Detektiv ein Frauenzimer festnimmt. Sie schreit um Hilfe (er hört sie). Er meint anfänglich, der Mann wolle sie mißhandeln. Sie reißt sich los, klammert sich an einen Lorbeerbaum; der Detektiv ersucht um Hilfe. Sie helfen beim Transport, sie müssen ihren Namen angeben, weil das Frauenzimmer sagt, sie sei mißhandelt worden. Das beschäftigt ihn tagelang, zumal wenn er wegen einer Dirne hätte vor Gericht gehen müssen. — Jetzt sieht er sich, wie er vor zwei Jahren mit zwei Detektivs zu einer Hausdurchsuchung gehen mußte: Eine Frau hatte im Geschäft gestohlen. Es ist ihm peinlich. Die Frau und die Kinder weinen. Es regt ihn sehr auf (auch jetzt). Die Frau wird verhaftet, jetzt sieht er den Mann von der Arbeit kommen, sieht wie dieser verblüfft ist. W. erklärt ihm die Sache. Der Mann wird weiß vor Schreck, er ist in hervorragender Stellung auf Vertrauensposten, er wollte sich das Leben nehmen. — Jetzt sieht er sich vor ca. 1½ Jahren in der X-Straße. Es hatte eine Frau in seinem und in anderen Geschäften gestohlen und wurde in dem seinigen erwischt. Da er genaue Warenkenntnis hatte, erhielt er den Auftrag, mit den Detektivs zu gehen. Er sieht sich in der Wohnung der Frau, sieht die Frau weinen, sie beteuert ihre Unschuld. Es kommen die Beweise — ganze Säcke Kaffee und Reis, die hatte der Sohn gestohlen, der in einem Restaurant als Heizer angestellt war. — Frau und Sohn wurden verhaftet, es ist ihm furchtbar peinlich, er hatte viel Mitleid mit den Leuten. — Jetzt sieht er sich nach Örlikon fahren, muß wieder Hausdurchsuchung mitmachen. Es hatten zwei Frauen gestohlen. Im ersten Hause war am Tage vorher jemand am Krebs gestorben, es macht einen furchtbar ekligen Eindruck auf ihn. Schreckliche Unordnung, schmutzige Wäsche (er sieht, riecht und hört alles wieder). Der Ehemann war dabei. Die Frau war schon verhaftet, die Großmutter den Tag vorher gestorben. — Sieht sich in der zweiten Familie, sieht im Zimmer die Kinder herumspringen, sie tun ihm furchtbar leid, es ist ein großes Mädchen da, sie lügt wie die Mutter, die Frau wird verhaftet (das Bild verschwindet).

10. X. 07. Nimmt noch alles zu schwer, die geringste Bemerkung seines Chefs oder anderer Leute nimmt er schwer ohne eigentlichen Grund. Es seien ihm Szenen in den Sinn gekommen mit seinem früheren Chef, der sehr streng und rücksichtslos war.

Hypnose: Es sei ihm, wie wenn er Schwindel empfinde, kann zunächst kein Bild festhalten. Dann sieht er eine Szene mit seinem früheren Vorgesetzten. Er sollte länger arbeiten, Patient hatte nichts gegessen, er wird sehr aufgeregt, läuft direkt weg. Am anderen Tag ist Sonntag. Er wird von seinem Chef zur Rede gestellt, es kommt zu einer heftigen Auseinandersetzung, die Sache erledigt sich. Er ist sehr aufgeregt, auch jetzt darüber wie damals, sieht alle Details. Zu Hause hatte er kein Wort darüber gesprochen. Dann wieder eine Szene mit dem früheren Vorgesetzten. Ein Puppenwachskopf war vom Tisch gefallen. W. schickte ihn zur Reparatur, ohne den Direktor zu fragen. Auf die Anfrage der Fabrik reklamierte der Direktor. W. hatte nichts gesagt, daß er den Kopf hatte fallen lassen. Der Chef sagte, Patient müsse den Kopf bezahlen, Mk. 60 (es kam aber nie dazu). Diese Geschichte gab den Anlaß zur Entlassung eines anderen Angestellten, die ungerecht gewesen wäre, nur weil W. es nicht gemeldet hatte. Daraufhin wollte auch W. seine Entlassung nehmen. Es lagen aber noch andere Gründe zur Entlassung des Angestellten vor. Tagelang kämpfte W. mit sich, ob er künden solle. (Diese Szene durchlebte er jetzt wieder.) — Nun sieht er die Szene, wie der Chef W. im Magazin beim Vesper erwischt. Der Chef schickt den Direktor; dieser macht Skandal, weil W. die Geschäftsordnung nicht einhalte und nicht im Frühstücksraum esse. W. trägt sich mit dem Gedanken, seine Entlassung zu nehmen — er spricht mit niemandem darüber.

14. X. 07. Der Kopf sei in Ruhe, aber noch hie und da etwas Schwindelgefühl bei angestrengter geistiger Tätigkeit. Im Körper das Gefühl großer Müdigkeit, ein Vibrieren, eine Unruhe, wie wenn er in den einzelnen Gliedern den Puls fühlen würde. Vorgestern nach dem Genuß einer Zigarre Herzklopfen mit Angst den ganzen Nachmittag.

Hypnose: Es ziehen eine Reihe schöner, angenehmer Bilder aus dem Bregenzerwald an ihm vorüber, dort war er vor drei Jahren. Es taucht ihm die Erinnerung auf, wie er damals unter nervösen Erscheinungen litt, Kopfschmerzen hatte, wie sein Körper vibrierte, sieht sich vor dem Hause an einem Tische sitzen, es steigt ihm der Gedanke auf, ob dies wohl wieder besser würde. Sieht die Gegend, sieht die Touren, die er machte, sich Edelweiß suchen, sieht Gemsen in einem Abgrund. Wäscht sich am Bach, das Wasser ist kalt, er geht gleich wieder heraus. Sieht sich, wie er Blumen zur Post trägt, alles ist ihm so deutlich, wie wenn er das eben durchlebte. Ist beim Coiffeur auf dem Land, ergötzt sich an der schönen Einrichtung. Dann sitzt er im Hotel am Tisch und sieht dort wie es zu- und hergeht. Jetzt sieht er die Hinreise, es regnet in Strömen, er marschiert vier Stunden im Regen auf die Alp. — Sieht sich in Rorschach bei Bekannten übernachten. Jetzt steigt ihm die Erinnerung auf, wie er schon damals mit der Nervosität, mit der Aufgeregtheit zu tun hatte; wie er schon damals Vibrieren und Zuckungen im Körper spürte. — Sieht sich mit einem jungen Herrn auf der Reise; dann sieht er sich beim Kartenspiel mit Fremden in einem Restaurant. — Es ist ein Samstagabend, Sommer 1903. Er verspürt zum ersten Male die Aufregung. Er zittert beim Spielen, ist aufgeregt, er sieht seine Mitspieler ganz deutlich. Die Aufregung legt sich wieder, warum sie auftrat, weiß er nicht. — Nun sieht er sich am Leichenbegängnis eines Soldaten seiner Kompagnie (1901). Der Soldat war an Schwindsucht gestorben. Er sieht und hört die Musik, sie spielt einen Trauermarsch. Er ist in Reih und Glied ohne Gewehr, sieht den Kirchhof, den Pfarrer, hört die Grabrede. Er erinnert sich an die Grabrede, es ist eine katholische Beerdigung. Der Vorgang machte ihm einen tiefen Eindruck. Er kannte den Kameraden gut, er starb nach kurzer Krankheit. Er mußte sich immer sagen, wie es einem gehen könne. — Jetzt sieht er sich am Leichenbegängnis seines Obersten, sieht wie die Leiche zur Überführung an die Bahn gebracht wird. Er steht in Reih und Glied, alles ist in erster Paradeuniform. Er fühlt sich stolz, sieht die Trauerparade, viele fremde Offiziere,

Uniformen von allen Truppengattungen. Sieht das Lieblingspferd des Obersten, das hinter dem Sarg hergeführt wird. — Jetzt sieht er sich das erste Mal auf Posten stehen, hat Angst, er könne einmal nicht stramm präsentieren, hat ein eigenartiges Empfinden, wie wenn man ihm allein zusieht. Es ist hoher Festtag. Viele fremde Offiziere sind da, deren Uniformen er nicht recht kannte; er war der erste Rekrut, der auf Wache vor der Fahne stand. Sieht wie er vor einem Zahlmeister präsentiert, statt stille zu stehen, er ärgert sich, den Lapsus zu machen. — Sieht, wie er von einer Sonntags-Straßenpatrouille angerempelt wird, weil er nicht grüßte. Es war schon ziemlich dunkel. Er wurde gemeldet, er war noch junger Rekrut und hatte Angst, er dürfe eine Zeitlang nicht mehr in die Stadt. — Sieht sich in der Kaserne im Bett liegen, er erwacht, es ist ihm etwas auf der Nase, es war eine Maus. Er hat sie auf einmal in der Hand, er wirft sie auf den Boden, sie bleibt liegen. Von da an hatte er einige Zeit Angst zu schlafen, bis er auf das Bureau kommandiert wurde und dort schlief. Auf dem Bureau lebte er in ständiger Angst, er könne eine Meldung vergessen, wofür er streng bestraft worden wäre Er besorgt alles, während der Feldwebel in der Kantine saß. Der Major gab in einem fort Arrest.

17. X. 07. Fühlt den Kopf freier, hat kein Kopfweh mehr, nur noch hie und da. Bisweilen beim Denken noch etwas Unklares, es ist hie und da ein Gefühl, wie wenn er leicht betrunken wäre. Die Angst dem Chef gegenüber hat nachgelassen.

Hypnose: Sieht den Herrn, bei dem er 17 Jahre alt, in der Lehre war; er leidet an Wassersucht, und hat geschwollene Beine (diese Szene schließt sich an an ein vorausgegangenes Gespräch mit Ref.). Dieser Kranke zeigte W. einmal ein Loch an seinem Fuße; W. fühlte dabei ein Grausen. Sieht seinen früheren Lehrherrn im Totenzimmer eines Spitals, er sieht die Gesichtszüge, fühlt Trauer, er tut ihm leid. Er nimmt am Leichenbegängnis teil. Er sieht, wie der Leichenzug sich formiert.

22. X. 07. Am 18., 19. und 20. X. sei er sehr deprimiert gewesen ohne irgend welchen Grund. Am wohlsten sei es ihm allein in seinem Zimmer. Es quäle ihn, daß er nicht gerne zu seiner Braut gehe. Es war ihm so schwer auf der Brust, es habe ihm fast die Kehle zugeschnürt. Der Kopf sei im allgemeinen gut, die Angst habe nachgelassen.

Hypnose: Sieht sich beim Militär. Beim Laden kommt er unvermerkt an den Abzug, durch Zufall geht der Schuß (Platzpatrone) nicht los. Er überfliegt die Situation, wenn der Schuß losgegangen wäre, empfindet Angst. Dann sieht er angenehme Bilder aus dem Militärleben. Dann wieder erlebt er Szenen: Märsche bei Regenwetter, anstrengende Arbeiten, ist mißmutig (durchfühlt dies auch jetzt). — Dann sieht er sich als Rekrut, wie er von einem alten Soldaten geschlagen wird. Er meldet es dem Feldwebel. Die alte Mannschaft ist gegen ihn, er mußte eine Zeitlang büßen; er bekam keine Auskunft von den alten Soldaten, lebte in Angst, dadurch einmal in Verlegenheit zu kommen. Er empfindet diese Angst; er hat Angst in eine Mannschaftsstube hineinzugehen, weil man nie sicher sein kann, ob einem ein Stiefel oder ein anderer Gegenstand an den Kopf fliegt. — Sieht sich, wie er zum Rapport gemeldet wird, weil sein Seitengewehr angerostet ist. Er war kommandiert und ein anderer Mann war beauftragt, das Seitengewehr zu putzen und zur Waffeninspektion aufzulegen. Er wurde gemeldet, und bekam $\frac{1}{2}$ Stunde Strafexerzieren zudiktiert. Der Hauptmann wandelte, nachdem er den Sachverhalt erfahren, die Strafe in Nachexerzieren um. Die Strafe konnte er aus disziplinarischen Gründen nicht erlassen. W. ärgerte sich, daß er als Gefreiter und Kommandierter der Kompagnie nachexerzieren mußte, diesen Ärger empfindet er auch jetzt. — Sieht sich vor der Militärzeit im Geschäft, es ist ihm alles zuwider, freut sich aus dem Geschäft zu kommen. — Sieht sich als kleiner Knabe, ein etwas älterer Knabe rempelt ihn an, er solle ihm die Zeitung, die er in der Hand hatte, geben. Er nimmt eine drohende Haltung gegen ihn ein. W. wirft plötzlich den Knaben über den Haufen und springt weg in größter Angst, wenn er ihm nachkomme, ginge es ihm schlecht; er hatte auch später noch Angst, wenn er ihn wieder treffe (empfindet auch jetzt Angst). — Jetzt spürt Patient allgemein Angst, wie in jener Zeit, wo er anfing, zu korrespondieren, ca. 20 Jahre alt. Er hatte Angst, der Brief sei nicht richtig aufgesetzt und werde nicht unterschrieben. Es kostete ihn bei gewissen Briefen Überwindung, ihn zur Unterschrift vorzulegen. Es war eine unbegründete Angst, er sei geistig nicht imstande, einen solchen Brief zu schreiben. Im Anfang hatte er als Disponent die gleiche Angst, er kaufe zu viel und nicht richtig ein. Er überschreite das Budget (empfindet jetzt Angst), er bekäme Bemerkungen, die ihn angriffen. Er durchlebt diese Situation und empfindet eine Spannung bis in den Händen und Füßen; es sei ihm, als wenn die Nerven einschlafen wollten, dabei empfindet er Angst. Es seien allgemeine Bilder; die Angst ist jetzt stärker. Er seufzt schwer — er werde seine Braut nicht lieben, so daß sie sich trennen müßten. Sieht, wenn der Bruch kommen würde, wie das Mädchen und er unglücklich würden, wie man ihn dafür ansehen wollte. — Dann sieht er sich eines Sonntags in einer gereizten Stimmung, er findet keine Worte zur Unterhaltung, er muß sich zusammennehmen, nur um eine kurze Antwort geben zu können. Er weiß, daß sein Zustand krankhaft ist, fürchtet aber, die Braut fasse ihn anders auf.

24. X. 07. Er ist zufrieden, fühlt sich freier, sieht frischer und heiterer aus. Der Kopf ist klar, die Stimmung sei nicht übel; der Braut gegenüber habe er immer noch nicht die richtigen Gefühle, doch gehe es besser.

Hypnose: Sieht eine Masse Bilder vorüberziehen aus der Kinderzeit, dann in der Eisenbahn, Szenen aus dem 9., 10., 11. und 12. Lebensjahr. Dann sieht er sich beim Himbeerpflücken — da steigt ihm mit Angst der Gedanke auf, es ist in einsamer Gegend — wenn er da von einem Strolch überfallen würde. — Jetzt kommt wieder so ein unbestimmter Gedanke, wo es ihn geschaudert habe — oder es sei ihm im Traum erschienen. — Es war im Traum, es wird ihm deutlicher. Er wurde von Strolchen überfallen und umgebracht. Es war ein Traum, den er vor ca. drei oder vier Jahren hatte. Bei solchen Träumen hatte er starke Angst und erwachte — er habe sich zum Erwachen dressiert gehalten bei schrecklichen Träumen. Sieht das Bild von der Gegend, wo er überfallen wurde, jetzt undeutlich, die Gegend ist unbestimmt; er erkennt nur einzelne Punkte wieder, wie sie damals im Traume waren. Der Traum schien stark auf ihn eingewirkt zu haben. — Dann sieht er sich im strömenden Regen von St. Gallen nach Wil fahren, der Regen hatte ihn überrascht. In Wil stieg er in den Zug nach Winterthur, dort stieg er aus. Die Mutter kam von Romanshorn dorthin. Er stieg mit der Mutter wieder ein, er hatte nicht genug Geld für die Fahrt bei sich, er war tropfnaß und hatte Angst, die Mutter nicht zu finden und weiter radeln zu müssen in Schmutz und Nässe; — er war ganz hilflos, fühlt jetzt all das Unangenehme wieder, sieht genau die Szenen am Bahnhof Winterthur, die Züge, die Menschen etc. — Dann sieht er sich vor vier Jahren bei einem Ausflug unter einem Zwetschgenbaum. Er schlägt an den Baum, es regnete Zwetschgen. Er bekam Angst, es könne jemand kommen und es könne Hiebe absetzen (das Bild verschwindet). — Dann sieht er sich beim Militär, steht auf, kann fast nicht auf dem Fuß stehen. Am Tage vorher war ein starker Marsch, der Gewaltmarsch sollte fortgesetzt werden. Der Fuß war geschwollen und brannte ihn. Er blieb zurück und wurde kommandiert; er hatte Angst, wie das ginge, wenn er mit müßte (das Bild verschwindet schnell). Empfindet Schmerzen in der Leistengegend, ist Soldat, hat Angst, er bekomme Gelenkrheumatismus, gerade so habe dieser seinerzeit begonnen. Es ging vorüber, aber er hatte Angst und spürt sie auch jetzt. — Sieht sich 7—8 Jahre alt beim Baden, er springt zum ersten Mal ins Tiefe; hat Angst, wenn er untertauche, er käme nicht wieder herauf, weiß nicht, wie es gemacht werde. Es ging gut, aber er hatte Angst und spürt dies auch jetzt. Er empfindet jetzt Angst, er schwimmt im tiefen Bassin. — Er sieht sich 6—7 Jahre alt, sieht ein Floß — man sucht einen Ertrunkenen in einem Weiher — es schaudert ihn. Er findet es schrecklich, wenn jemand ertrinken muß. Man findet ihn nicht und Patient geht fort. Er empfindet jene unangenehmen Gefühle wieder.

31. X. 07. Befinden sehr wechselnd, Tage zum Verzweifeln, ist oft melancholisch und verstimmt ohne zu wissen warum; hat keine Freude, es schießen ihm immer Gedanken durch den Kopf, die ihn quälen, die ihre Richtung gehen, wie sie wollen, deren er gar nicht Herr ist. Wäre er allein, ohne Braut, wäre es vielleicht besser. Am Morgen, wenn er erwacht, kommen ihm sofort solche Gedanken.

Der 26. X. war sehr gut, er freute sich auf den Sonntag. Dieser war aber nicht ganz gut, aber auch nicht ganz schlecht.

Hypnose: Es schießen ihm massenhaft Bilder vorbei. Sieht sich, wie er die ersten Jahre in die Schule ging, das Bild ist nicht deutlich, sieht sich immer wieder in der Schule; hat das Empfinden, wie wenn der Kopf eingeschraubt wäre. Sieht sich schließlich auf dem Kirchhof, verschiedene Bilder aus seinem 5.—8. Lebensjahr. Wie er das Grab seiner Tante besorgt; hört die Totenglocke, deren eigentümliches Geläute mache so einen Eindruck auf ihn, sie hat so einen schmerzlichen Ton. — Jetzt sieht er sich dem Kirchhof gegenüber beim Photographen, merkt, daß ihm der Kragen, den er, 4—5 Jahre alt, anziehen sollte, nicht paßt; da wurde er widerwärtig. — Sieht sich in einem großen, leeren Raum, der zieht vorüber — dann erscheinen ihm nur liebliche Bilder aus der Jugendzeit. In seinem ganzen Körper sei ein Aufruhr. — Dann sieht er einen Aufstieg von Spelterinis Luftballon, sieht wie dieser ein halbes Dach abhebt, der Ballon schwankte stark, die Passagiere waren fast herausgefallen — er fühlte sich über das drohende Unglück entsetzt.

1. XI. 07. Gestern abend und heute besserer Stimmung, heute vertrauensvoller. Im Verkehr mit seinen Vorgesetzten weniger Angst, träumt in letzterer Zeit heitere Sachen.

Hypnose: Sieht sich etwas undeutlich im Spital, dort eine Person, die mit Teer angestrichen ist (davon hörte er erzählen). Er hielt sie für cholerakrank, meinte, von der Cholera werde man schwarz. Er war damals 6—7 Jahre alt, hatte Angst, jetzt empfindet er Mitleid, aber keine Angst (das Bild verschwindet schnell wieder). Jetzt tauchen viele angenehme Szenen auf. Undeutlich sieht er das Bild von einem gestorbenen Mädchen, der Schwester eines Kameraden. Er ist ungefähr sechs Jahre alt. Das Mädchen war von einer Schaukel gefallen, bekam Hirnentzündung und starb. Patient hatte einen starken Eindruck empfangen; das war die erste Leiche, die er sah. Er sieht sie jetzt, kann sie aber nicht erkennen. Er sieht die Stube, in der der Sarg steht, die Kränze, die Leute; er erkennt den Vater. W. empfindet Herzklopfen und Mitleid. Jetzt sieht er sich bei einer Schlittenpartie, ungefähr fünf Jahre alt, hat Heimweh (empfindet es auch jetzt), denkt, er komme nicht mehr nach Hause. Das Bild verschwindet schnell. — Jetzt sieht er auf der Straße in H., wo er seine Jugendzeit verbrachte, einen Betrunkenen. Patient ist 10 Jahre alt. Der Betrunkene verrichtete ein Bedürfnis auf der Straße; sieht wie die Passanten sich entsetzen, die Buben lachen ihn aus; es ist für W. ein schrecklicher Anblick, er ist entsetzt. — Sieht sich in einer alten Gerberei, von der man sagte, es habe viele Mäuse darin; er und seine Kameraden hatten Angst vor Mäusen und Ratten. — Dann 10 Jahre alt, das Bild ist nicht ganz deutlich, sieht er sich bei einer Rauferei in der Schule. Er machte mit, wollte nicht den Philister spielen, sie gingen mit großen Stöcken gegeneinander. — Sieht einen Freund, dem durch eine Dynamitpatrone Finger abgeschossen wurden, sieht den Verband an Hand und Kopf, riecht auch das Jodoform — auch jetzt — hat Mitleid. Jetzt sieht er, damals 10 Jahre alt, den Freund ohne Verband mit verschossenem Gesicht und der verstümmelten Hand. Jetzt sieht er ihn mit schwarzer Brille, es macht großen Eindruck auf ihn. W. selbst hat eine Patrone (10 Jahre alt), in einen Holzklotz getan, Pulver herumgestopft und das Pulver mit einem Zündholz angezündet — die Kugel ging am Kopf vorbei — hört jetzt das Sausen im Ohr, durchlebt eben den Schrecken — die Hände werden ihm ganz schwer. — Jetzt sieht er mit Angst, wie sie einem reichen Mann Holz zu einem Fastnachtsfeuer stehlen, dieser wollte sie verklagen, keiner wollte es gewesen sein; hatte damals und auch jetzt große Angst.

5. XI. 07. War letzten Sonntag, 3. XI., nicht verstimmt, hatte famosen Humor, war vergnügt mit seiner Braut. Spürt im ganzen Körper eine innere Aufregung, wie wenn er tobsüchtig werden sollte. Er habe im Geschäft sehr viel Ärger und sehr viel Arbeit, daneben auch Ärger mit dem Schwiegervater.

Hypnose: Sieht sich, wie er voriges Jahr zu einer Reserveübung einberufen, in die Kaserne eilen muß, um vor Zapfenstreich dort einzutreffen. Er ist auf dem Rad, verliert einen Teil der Laterne, hat kein Licht, muß im Dunkeln weiterfahren und hat Angst, er komme zu spät. Er kam noch rechtzeitig (durchlebt die Szene sehr deutlich). — Dann sieht er schöne, angenehme Bilder, Exerzierübungen. —

Dann sieht er sich im Totenzimmer eines Verwandten, der sich erschossen hatte vor ca. sechs Jahren. Er hatte das in einem Anfall von Schwermut und Liebesgram getan. Er sieht den Toten, die Wunde, fühlt einen Schauder, hat den Totengeruch in der Nase, unangenehme Gefühle, hat Mitleid. — Jetzt tauchen ihm eine Reihe von unangenehmen Ereignissen auf, die während seiner Militärdienstzeit passiert sind: Einer hat sich erhängt, der andere erschossen, er sieht sie nicht, er hat sie auch nie gesehen. — Hat jetzt ein eigenartiges Gefühl, ein innerliches Zittern. Nun tauchen wieder angenehme Bilder auf.

7. XI. 07. Es ging leidlich, hie und da treten noch Verstimmungen auf, aber nicht mehr so stark, dann auch ein innerliches Vibrieren. Am wohlsten fühle er sich am Abend oder am Morgen, wenn er aus dem Geschäft komme, oder ins Geschäft gehe. Heute Morgen ging es ihm gut, plötzlich, wie er zum Tram geht, fing das innerliche Vibrieren wieder an. Die wahre Lebensfreude ist noch nicht da, nur hie und da könne er sich vergessen. Gestern Abend kam es ihm auf einmal, wie wenn sein Gedächtnis, sein Kopf hell würde; das ging 10—15 Minuten, dann schlug es plötzlich wieder um. Er wurde innerlich unruhig, schlief aber dann doch ein.

Hypnose: Sieht angenehme Bilder aus seinem 17. und 18. Lebensjahr, dann eine Radtour nach Luzern, wo er zu spät nach Hause kam und Angst hatte, von den Eltern gezankt zu werden. Wird vom schlechten Wetter überrascht und durchnäßt. — Dann durchlebt er eine Reihe von Szenen, in denen er sich sehr stark ärgerte, wo er sich verleumdet glaubte. — Dann eine Szene, wo er ca. 14 Jahre alt, seinen Vater in größter Erregung sieht. Dieser will fortgehen und sagt, er werde nicht wiederkehren. Er hat sich über etwas sehr aufgeregt und hatte schon früher immer gedroht, er werde sich erschießen. Patient lebte lange Zeit hindurch in Angst, weil der Vater den geladenen Revolver im Nachttisch hatte. Die Szene ist ihm sehr deutlich und er empfindet starke Angst. Dann wieder 13 Jahre alt, steht er am Telephon, er telephoniert, es wird ihm dreingeschwatzt; er sagt, man solle ruhig sein, er wird sehr gereizt, er schlug aus; da merkt er, daß es seine Mutter ist. Es setzte einen Skandal ab, er habe die Mutter geschlagen. Dieser Vorwurf habe ihn lange gewurmt — er spürt diese Gefühle auch jetzt.

9. XI. 07. Die innere Unruhe, die Vibration habe abgenommen, er ist ruhiger, viel ruhiger, hingegen ist die Verstimmung wieder stärker. Es liege ihm wie ein Stein auf dem Herzen. Das Vibrieren und diese Verstimmung wechseln sonst ab von jeher und auch die letzten Tage. Er habe noch keinen Humor, keine Freude. Am wohlsten sei es ihm, wenn er ganz allein sei. Zu Hause spreche er nicht, am wohlsten sei es ihm, wenn er im Bett liege und die Augen schließen könne. Den besten Humor habe er noch bei der Arbeit, Kopfweh habe er nie mehr gehabt, im ganzen gehe es ihm viel besser.

Hypnose: Sieht erst nur angenehme Bilder, dann kommt ihm die Erinnerung an einen schrecklichen Traum: Eine ihm bekannte Person bringt seine Frau mit einem großen Fleischermesser um. Darüber regte er sich stark auf, auch jetzt wieder. Das Bild verschwindet. Den Traum hatte er vor Jahren, er erinnert sich deutlich daran. Sieht jetzt den kleinen Mann, wie er das Messer schwingt, die Frau sieht er nicht. Patient empfindet starken Drehschwindel. — Sieht sich, wie er vor Jahren verreisen sollte, um in einer Erbschaftsangelegenheit die Unterschrift eines Onkels einzuholen. Der Vater war verreist, der Großvater war gestorben. Der Vater telegraphierte, Patient solle die Unterschrift holen. Er fürchtet den Onkel, noch mehr die Tante, hatte Angst, daß es zu einem Auftritt komme. Er sieht sich in der Eisenbahn mit der Sache beschäftigt. Ist in H., am Wohnort des Onkels, in großer Aufregung. Er trifft den Onkel nicht, er war verreist; mit der Tante wollte er nicht reden, er hatte auch den Mut nicht dazu und sie konnte auch nichts machen. Der Onkel hatte vom Großvater Geld erhoben ohne Unterschrift zu geben. Auf dem Totenbett plagt den Großvater das Gewissen, er wollte die Unterschrift, um den anderen Sohn nicht zu benachteiligen. Diese Szenen hielten längere Zeit in der Hypnose an. Patient ist dabei sehr aufgeregt. — Dann sieht er eine ähnliche Szene, wo er vor ca. fünf Jahren im Auftrage des Geschäftes zu Unterhandlungen mit einem Spediteur reist, um große Anstände zu begleichen. Es handelt sich um einen ansehnlichen Betrag. — Dann sieht er sich im März 1907 in allgemeinen Bildern, erst in Leipzig, dann in Berlin. Sieht dort das Leben und Treiben, dann am Morgen im Bett, fühlt sich krank, müde, matt, verstimmt. Jetzt fühlt er, wie wenn er von den Fußsohlen bis zum Kopf elektrisiert werde. Es ist halb angenehm, halb unangenehm, sieht dabei nichts, dann fühlt er eine kolossale Spannung im Kopf, wie wenn ihm die Kieferknochen steif werden wollten, hört den Pulsschlag im Kopf, es drücke sich gegen die Ohren. — Dann sieht er sich bei einer Konsultation bei einem Ohrenarzt. Er hatte vor zwei Jahren gedacht, das Leiden käme von den Ohren, oder von der Nase her. Fühlt, wie man ihm die Nase hinauffährt, er schnauft auf, dann wird er am Ohr elektrisiert, es sei ein fürchterliches Gefühl, hat ein Schaudern. — Dann sieht er sich April 1907 bei einem anderen Arzt während der Untersuchung. Hat Angst, er werde für krank erklärt, das wäre ihm wegen des Geschäftes nicht recht, dachte er werde verrückt. W. schildert sein Leiden, er habe starke Kopfschmerzen, ein Gefühl, wie wenn er verrückt werden sollte, er sieht, wie er genau körperlich untersucht wird. Der Arzt sagt ihm, er habe keine organischen Fehler, er leide an Gehirnerschöpfung. Das sieht und hört er alles ganz deutlich. Er wird beruhigt, da er dachte, er werde verrückt. Dann sieht er sich im Bett, äußert sich das erste Mal, es war vor der Konsultation, seiner Mutter gegenüber, wie alles mit ihm drunter und drüber gehe. Die Mutter veranlaßt ihn, zum Arzt zu gehen. Er bekam Phytin verschrieben. Der Appetit sei etwas besser geworden, sonst wurde es immer schlechter. Sieht wie er in eine Kaltwasser-Heilanstalt geht, wohin ihn sein Hausarzt schickte. Das Bahnfahren konnte er nicht vertragen. Der Sanatoriumsarzt konstatierte Neurasthenie; er blieb sechs Wochen. Er sieht sich, wie er jeden Morgen mit schweren Gedanken an seine Braut erwacht. Hört dann den Sanatoriumsarzt reden, sieht alles deutlich; dieser erklärt, es sei alles Einbildung und lacht darüber. Patient sagte dem Arzt, er solle ihm doch die Einbildung nehmen, deshalb sei er ja hier. Er vertröstet ihn und sagt, die Wirkung werde er 2—3 Wochen nachher spüren. Nun sieht er sich mit anderen Kurgästen zusammen, die ihm zureden und ihm sagen, wie es bei ihnen nach 2—3 Wochen besser geworden sei. Das verdoppelte seine Mißstimmung, weil es bei ihm nicht der Fall war. Er fühlt diese Mißstimmung, sieht eine Reihe solcher Szenen mit Kurgästen. — Dann sieht er sich in der chirurgischen Poliklinik, als ihm vor einem Jahr die Hand eingerenkt wird, die er gebrochen hatte. Sieht die Szene ganz deutlich, mehrere Studenten halten ihn, der Professor renkt die Hand ein. — Dann sieht er sich in der Augenklinik, wo seine Augen untersucht werden, er hat starke Schmerzen.

12. XI. 07. Er sei nicht mehr gerade traurig verstimmt, es dränge sich ihm der Gedanke auf, das Geschäft sei an der Verstimmung schuld — das viele Denken, die vielen Artikel, das Hasten im Geschäft. Seit Wochen sei heute der Kopf das erste Mal nicht so gut, er habe Kopfdruck, am Morgen Schmerz im Hinterkopf. Es war ihm traumartig, wie wenn er nicht bei klarem Bewußtsein wäre, auch jetzt sei der Kopf nicht ganz klar, das Schreiben falle ihm schwer. Wenn er nicht daran denke, gehe das Schreiben zeitweise, zeitweise müsse er unwillkürlich daran denken, dann gehe es nicht.

Hypnose: Sieht erst angenehme Bilder, dann spürt er eine Spannung im Kopf, dann wie einen Krampf im Gesicht. Sieht, ca. 16 Jahre alt, wie seine Mutter ihm erzählt, dem Vater sei die Stelle gekündet worden. Sie weint. Das macht einen großen Eindruck auf ihn, er empfindet großes Mitleid. Die Kündigung war schließlich nur eine Formel, wegen Umwandlung in eine Aktiengesellschaft. W. empfindet ein schweres Gefühl auf der Brust, dann sieht und fühlt er sich elend nach der Gliedersucht, 12 Jahre alt. Der allgemeine Eindruck, die Verzweiflung wirken auf ihn. — Jetzt folgen wieder angenehme Bilder, Reiseerinnerungen. Der Kopf wird freier, nur noch ein leichter Druck. Auf der Brust ist es ihm ganz schwer. Sieht einen großen, leeren Raum, dann verschwindet dieser; es kommen nur noch undeutliche Bilder.

14. XI. 07. Es fehlt noch die rechte Arbeitslust, der Kopf sei klar, nur noch am Morgen etwas dumpf. Am meisten deprimiere es ihn noch, daß er seiner Braut gegenüber, die so nett und aufopferungsfähig für ihn sei, nicht die richtigen Gefühle habe.

Hypnose: Sieht sich sofort im Traum der vergangenen Nacht, der ihm vorher nicht einfiel. Er hat Händel mit 5—6 Kameraden, er ist furchtbar aufgeregt (jetzt nicht), der Traum verschwindet wieder. — Dann sieht er eine Szene vor zwei Jahren wieder, im Wortwechsel mit einem Kollegen in einem Restaurant. W. hatte eine spaßhafte Bemerkung gemacht, der Kollege nahm sie ernst und kochte vor Wut. Er empfindet jetzt Angst, es könnte zum Krach kommen. Patient unterdrückte seine Aufregung und blieb ruhig. Er sieht sich im Restaurant sitzen, sieht und hört alles, was da ging. Jetzt sieht er sich auf der Rennbahn, sieht wie ein Motor durch die Bretterwand ins Publikum fährt — fühlt Entsetzen. — Sieht bei einem anderen Rennen vor zwei Jahren Fahrer stürzen, fühlt ein Schaudern. — Dann sieht er nur schöne Bilder, dann wieder kurze Szenen mit Ärger, dann wieder mit Angst, wo er eingeladen bei Tische sitzt und sich zwingt, Fische zu essen und Angst hat, er müsse sich erbrechen. — Dann kommen eine Reihe Schulbilder, Szenen mit dem Lehrer, der schon bei verzögerter Antwort Arrest gab. So bekommt auch er Arrest ca. 12 Jahre alt, sieht sich im Schulhof stehen, er hatte nun dreimal Arrest erhalten, das mußte ins Zeugnis kommen, er hat Angst. — Jetzt durchlebt er deutlich und mit Angst die Szene, wo der Vater eines Schülers, den er angeschuldigt hatte, er hätte an einem Hause Gips weggeschlagen, kam, um W. einzuvernehmen. Er verkroch sich unter das Bett, der Vater mußte mit seinem Sohn wieder fort.

19. XI. 07. Keine Änderung. Sieht sich, wie er im allgemeinen gegen Ärger ankämpft, aber immer unterliegt und sich doch ärgert. Er fasse alles als Ärger auf. So wenn ein Fabrikant falsch oder unpünktlich liefere, weil er gewärtigen müsse, er werde getadelt, und den Vorhalt bekäme, er solle bei anderen Firmen bestellen. (Patient hat stets die Neigung, sich vor sich selbst herunterzusetzen.) Er ist krankhaft gewissenhaft, hat immer Angst, sein Wille lasse nach, er könne faul und arbeitsscheu werden. Sieht sich im allgemeinen unzufrieden, das sei gar nicht begründet. Die Angst vor dem Chef ist ganz weg.

21. XI. 07. Das Arbeiten gehe ordentlich, er ärgere sich noch über Kleinigkeiten, macht sich Sorgen, das Geschäft gehe nicht so, wie es sollte. Er ist noch verstimmt, unzufrieden und freudlos.

Hypnose: Sieht erst angenehme Bilder, dann hat er das Gefühl der Unzufriedenheit. — Sieht sich 6—8 Jahre alt beim Beerensuchen. Statt die Beeren zu pflücken, die er gerade sieht, sucht er schon nach anderen, fühlt deutlich dabei seine Unzufriedenheit. Er sieht sich in verschiedenen Wäldern, sieht, wie er verschiedene Male zum Beerensuchen ging. Dann sieht er sich im Geschäft in unzufriedenen Stimmungen — ist mit dem Umsatz nie zufrieden. Sieht sich ca. fünf Jahre alt, wie er jedesmal einen Ärger und eine Unzufriedenheit hatte, wenn er einen Hut, der ihm nicht paßte, aufsetzen sollte. — Sieht sich im allgemeinen, wie er mit seiner Braut nicht zufrieden ist, weil ihn immer eine Geldgier drückt und er eine große Not hat, gegen dieses Unlustgefühl anzukämpfen. Seine Liebesgefühle seien noch unterdrückt, er habe den Willen, sie zu lieben, aber die inneren Gefühle fehlen. Das mache ihm Sorgen, was soll aus der Sache werden, wenn er dann verheiratet sei. Es wird ihm schwer auf der Brust. — Sieht sich, wie er sich die Finger verbrannte, die Wunde wird ihm ausgewaschen mit Lysol, er sieht sich, wie er nach Hause geht und Angst vor den Eltern hat, dann wie er Angst vor dem Chef hat. — Sieht sich im allgemeinen, wie er Sonntags unzufrieden ist, wenn er nicht weiß, was er anfangen soll, wo er hin will; macht sich dann immer, wie er es auch gemacht hat, Gedanken, so oder so wäre es besser gewesen. Dann sieht er Szenen, wo er furchtbar mißgünstig war und noch ist. Er durchlebt diese.

27. XI. 07. Die Stimmung der Unzufriedenheit ist nicht mehr so tief. Vorgestern abend beim Heimkommen fand ein plötzlicher Stimmungsumschlag statt ohne äußeren Grund. Gestern abend mit der Braut zusammen in gemütlicher und zufriedener Stimmung — Zustände, wie sie in letzter Zeit nie auftraten.

Hypnose: Sieht sich, wie er früher im allgemeinen Freude hatte, wenn er seinem Vater beim Geschäft helfen durfte. Dann andere angenehme Bilder in der Schule. Dann wieder empfindet er Angst besonders wegen der französischen Aufgaben, hatte stets einen großen Ehrgeiz in sich, zu den Ersten der Klasse zu gehören. Sieht sich in seiner Unlust zum Singen bei der Singprobe in der Schule.

Dann beim Militär, wie er als Rekrut beim Turnen, bei gewissen Übungen Mühe hatte, spürte so auch jetzt beim Klimmzug einen Stich im rechten Ellbogen, dann war die Hand jedesmal wie lahm. Gefragt, woher das komme, weiß er es nicht. Es wird versucht, die Ursache suggestiv hervorzuholen durch Konzentration der Aufmerksamkeit — es werde Patienten einfallen nach entsprechender Suggestion, Auflegen der Hand auf die Stirne und Entfernen derselben bleibt erfolglos. — Ich drücke auf den N. ulnaris am rechten Olekranon. Sofort erinnert sich W., wie ihn (ca. 12 Jahre alt) ein Schulkamerad am „tollen Knochen" drückt, dann wie er darauf (ca. 15 Jahre alt) gefallen ist. Dann die Szene beim Militär (20 Jahre alt), wo der Arm versagte, dann die Szene nach dem Handbruch, wo er meinte, er könne nach demselben wieder besser schreiben, der Handbruch (16 Jahre alt) auch die Schreibstörung beseitigen. Jetzt fühlt er das Schmerzgefühl beim Schreiben. Druck auf den N. ulnaris verursacht keinen Schmerz mehr.

Dann sieht er einen Traum aus der vorletzten Nacht, sieht sich auf der Reise nach Sibirien, dann in einem Gefängnis politische Gefangene, einer ist an den Boden gefesselt. Er hat großes Mitleid — der Wärter warnt ihn, er solle nicht von Politik sprechen. — Empfindet jetzt Unlustgefühl, sieht sich bei den Reinigungsarbeiten beim Militär. Das Unlustgefühl weicht dem Lustgefühl, das er empfand, zum Militär zu kommen, nur um aus dem Geschäft herauszukommen, indem er nur noch ungern war. Jetzt treten schöne Erinnerungen vom Militärleben auf. Dann sieht er sich auf dem Schießplatz, empfindet etwas Angst, wie er das erste Mal beim Scharfschießen war. — Patient ist müde, muß sich halten, um nicht tief einzuschlafen. — Ein Schreibversuch nach dem Abreagieren ergibt: Er schreibe gewiß anders, er empfinde eine größere Sicherheit beim Schreiben. Im Geschäft habe er auch hie und da besser schreiben können, plötzlich aber wurde es wieder schlechter. Die Schreibstörung habe er in der Schule schon gehabt; er habe beim Schreiben Angst gehabt, er sei sehr ehrgeizig gewesen, er wollte immer am schönsten geschrieben haben. Die Störung habe er dann zeitweise beim Militär auf dem Bureau gespürt, dann vor 2—3 Jahren im Geschäft. Zuerst beim Schreiben von Postkarten, dann bei Briefen. Er beobachtete, daß er besonders die kleinen Buchstaben m und n nicht deutlich machen konnte, jetzt gehe es ordentlich.

30. XI. 07. Im Schreiben keine Änderung, es fehle ihm die Kraft, seinen Gedanken die Richtung zu geben, ebenso gehe es ihm beim Lesen. Habe noch keine rechte Lebensfreude, konnte die letzten Tage nicht gut einschlafen. Heute morgen verstimmt aufgewacht, hat das Gefühl im Kopf, wie wenn er jeden Moment den Verstand verlieren wolle, kann die Gedanken nicht auf einen Punkt konzentrieren.

Hypnose: Sieht Bekannte beim Geschäft vorbeigehen, dann sieht er sich in der Gesellschaft vom letzten Sonntag. Dann kommt ihm der Gedanke, wie er das Leben früher, wie er es heute betrachtet. Jetzt komme ihm die Welt vor, wie wenn er in einem Taumel stecken würde, wie wenn er gar nicht zu Bewußtsein käme. Er betrachtet die Welt ganz anders, die Menschen kommen ihm vor wie Würmer. — Suggestiv nach Hause ins Bett versetzt zur Eruierung der Gründe des Nichteinschlafens. Sieht sich im Bett zu Hause, er sei ein unglücklicher Mensch, weil er nicht die richtigen Gefühle zu seiner Braut habe. Das hindere ihn am Einschlafen. Er trug ein verborgenes Haßgefühl gegen die Schwiegereltern in sich; sie hätten ihm nichts getan. Er findet keinen Grund. Seiner Braut gegenüber sei es ihm, wie wenn sich sein Gefühl nicht mit seinem Willen vereinbaren ließe. Kein Konflikt in Liebessachen, er kenne jetzt überhaupt kein Liebesgefühl mehr, auch sei er sexuell sehr kalt, trug sich auch schon lange Zeit mit Impotenzgedanken. Der Braut gegenüber habe er nur Pflicht- und Mitleidsgefühle, kein Liebesgefühl. Auch habe er das Gefühl, lieber wolle er sterben, als der Braut das Herz zerbrechen, solche Gedanken beherrschen und quälen ihn. Oft meine er, daß frühere Onanie daran schuld war. Diese habe er mit ungefähr 12 Jahren begonnen, kam von selbst durch eine Erregung darauf, wurde später noch dazu verführt. (Patient wird sexuell aufgeklärt.)

3. XII. 07. Die letzten Tage im Geschäft mißmutig, die Arbeit gefalle ihm nicht. Am 1. XII. in Gesellschaft der Braut sehr lustig. In der Entwickelung seiner Vita sexualis ergibt sich nichts Besonderes, nur war er oft von Gewissensbissen wegen der Onanie geplagt. — Machte sich Gedanken, warum er sich nicht wie andere

Mittags beschäftigen könne, sondern schlafe. Er dachte, dies sei ein Schwächezustand. Als er nachher bei gewissen Arbeiten vor drei Jahren nervös war, sagte er sich, die Onanie sei schuld.

7. 12. 07. Trotz starker Inanspruchnahme im Geschäft geht es doch ordentlich; hie und da noch Mattigkeit und schmerzhafte Müdigkeit im Rücken.

Hypnose: Es treten zunächst nur angenehme Bilder auf, ist aber dann durch Vorstellungen vom Geschäft, wo er jetzt außerordentlich stark in Anspruch genommen ist, unruhig; es drängen sich ihm immer wieder geschäftliche Angelegenheiten auf.

30. I. 08. Stellt sich heute vor. Es geht gut, hat keine Angst mehr, kann gut arbeiten, ist noch leicht erregbar. Die Schreibstörung trete noch auf, wenn er aufgeregt ist. Er ist im Geschäft sehr stark in Anspruch genommen. Gegenüber seiner Braut normale Gefühle. W. will im Mai heiraten. Schlaf ausgezeichnet. Bei der Arbeit empfindet er oft Freude, er sei wohl hie und da verstimmt, so wie es bei Gesunden auch vorkommt.

August 1909. Ist glücklich verheiratet, Vater eines Kindes und lebt in sehr glücklicher Ehe.

18. VI. 12. Patient teilt mir mit, daß es ihm gut geht. Er schreibt: „Seit ich bei Ihnen in Behandlung gewesen bin (also seit mindestens vier Jahren) hatte ich ärztliche Hilfe nie mehr nötig. Der allgemeine Zustand ist also ein sehr befriedigender, wenn auch zeitweilig kleinere Reaktionen eintreten, die ich aber mit etwas Energie gut überstehe. Mit meiner lb. Gattin lebe ich sehr glücklich und kann Ihnen nur danken, Ihren seinerzeitigen Rat befolgt zu haben.“

In differentialdiagnostischer Hinsicht muß ich darauf aufmerksam machen, daß sich diese Zustände von anderen Depressionszuständen bei einiger Erfahrung deutlich unterscheiden lassen. Vor allem handelt es sich bei genauerer Anamnese nicht um die periodischen Schwankungen, wie sie bei den eigentlichen depressivmanischen Zuständen vorkommen, trotz ihrer außerordentlich nahen Verwandtschaft zu denselben. Nicht selten läßt sich eruieren, daß solche Patienten aus Familien stammen, in denen depressivmanische Zustände heimisch sind; sie waren in der Aszendenz oder bei Geschwistern mit Sicherheit nachweisbar. Es fällt dann nicht auf, daß gerade die Glieder der Familie, resp. der Verwandtschaft, die Periodiker sind und diese Psychoneurotiker in ihrem Wesen auffallend gleich sind, sich gut verstehen und nicht selten gemeinsame künstlerische Interessen haben. Eine Verwechselung mit den Depressionszuständen des Depressivmanischen läßt sich auch vermeiden, wenn man beachtet, wie sehr häufig die Verstimmungen, wenn sie sich nicht am Morgen als mit dem Traumleben im Zusammenhang stehend nachweisen, als assoziativ ausgelöst eruieren lassen. In den Fällen, die lediglich durch Sexualverdrängung entstanden sind, ist es charakteristisch, daß die Verstimmungen regelmäßig zu verschwinden pflegen, wenn eine libidinöse oder Liebeserregung statthaben kann, so z. B. kann die Nähe des Ehegatten, eine liebevolle Aufmerksamkeit etc. die Depression zum Verschwinden bringen. Die Verstimmung sitzt niemals so tief, als wie die Depressionen beim Depressivmanischen. Besonders in leichteren Fällen genügt schon eine Ablenkung, um die Depression, wenigstens vorübergehend, verschwinden zu machen. Vor allem aber ist es wichtig zu wissen, daß sowohl Denkhemmungen im eigentlichen Sinne, wie psychomotorische Hemmungen völlig fehlen. Wohl können im Krankheitsbild eigentliche Angstgefühle mangeln, sie können aber vom leichtesten Bangigkeitsgefühl bis zum hochgradigsten Angstanfall sich untermischen und so zu den neurasthenischen Angstzuständen hinführen.

Wir müssen diese Unterscheidungen nach den prävalierenden Symptomen machen trotz der Einheit, zu der alle diese Zustände gehören. Dabei sollte es uns stets bewußt bleiben, daß es sich immer wieder um gleichartig veranlagte Individuen handelt und daß die Variationen der einzelnen Zustände bedingt sind einesteils durch die graduellen Unterschiede in der krankhaften Veranlagung und andernteils durch die durch äußere Verhältnisse bedingten Einwirkungen auf diese. Je eindrucksfähiger von Jugend auf das Gemüt eines Individuums, oder richtiger gesagt, je stärker ausgesprochen die psychoneurotische Veranlagung, um so fähiger ist das Gehirn von Jugend auf, Affekte in sich aufzunehmen und sie unterbewußt zu akkumulieren. Warum nun gerade der Angstaffekt sich bei diesen Krankheitszuständen so außerordentlich häufig in den Vordergrund stellt, wissen wir nicht. Wir könnten uns da lediglich teleologischen Betrachtungen hingeben, für die wir selbstverständlich niemals Beweise erbringen können. Darauf möchten wir uns hier nicht weiter einlassen.

Angstneurosen.

Wenden wir uns nun den Angstneurosen zu, so unterscheiden diese sich zunächst danach, ob die Angst sich nur als solche geltend macht, ich möchte sagen, frei und ungebunden auftritt, oder ob sie sich assoziativ verknüpft zeigt. Je nach der Art dieser assoziativen Verbindung können wir von den neurasthenischen, richtiger gesagt, von den psychoneurotischen Angstzuständen die Phobien und Zwangsvorstellungen trennen. Zwischen den beiden letzteren läßt sich nach meiner Ansicht eine prinzipielle Trennung durchaus nicht durchführen. Bei den Phobien handelt es sich um die Übertragung der Angst auf Gegenstände, Räume etc., während bei den Zwangsvorstellungen mehr die Angst mit Vorgängen des Vorstellungslebens in Verbindung mit dem Gefühl des Zweifels in Betracht kommt. Diese Unterscheidungen sind rein künstlich gemacht und entsprechen durchaus nicht den natürlichen Vorgängen. Sie können nebeneinander bestehen, oder die eine und zwar schwerere Form kann sich aus der leichteren entwickeln. Sowohl bei den Phobien, wie bei den Zwangsvorstellungen handelt es sich eine Zeitlang um psychoneurotische Angstzustände, solange eine definitive Übertragung noch nicht stattgefunden hat. Die Schwere der Krankheit wird lediglich bedingt einesteils wiederum durch den Grad der krankhaften Anlage, wie andererseits durch die äußeren Einwirkungen, die zum unterbewußt aufgespeicherten Komplexmaterial werden.

Psychoneurotische Angstzustände, Phobien und traumatische Neurosen.

Das psychoneurotische Gehirn nimmt von frühester Jugend an eine Masse von affektbetonten Eindrücken in sich auf. Diese Eindrücke erscheinen schon frühzeitig determiniert. Hat man Gelegenheit, eine große Zahl solcher Patienten genau zu beobachten, und sie zu analysieren, so drängt sich einem die Vorstellung auf, als würde gleichzeitig mit den ersten Bahnungen unterbewußt eine Art Affektspannung erzeugt, die dann stets die Tendenz in sich birgt, den Affekt immer wieder aufs neue bewußt zu machen und das Individuum zu zwingen, ihn assoziativ mit Vorstellungen, Erlebnissen etc. zu verknüpfen. Der Patient unterliegt so schon frühzeitig einem ihm unbewußten Zwange zur Übertragung der Angst. Um mich verständlicher zu machen, möchte ich sagen, die Patienten werden von den in ihnen aufgespeicherten Affekten förmlich gezwungen, ihre Aufmerksamkeit unbewußt auf Geschehnisse, Gegenstände etc. etc. zu richten, die immer wieder den gleichen Affekt assoziativ bei ihnen auslösen. Je stärker die Bahnung war und je mehr Affekte im Laufe der Zeit aufgespeichert wurden, um so leichter findet dann wieder deren Auslösung und ihre assoziative Verknüpfung statt.

Man gewinnt in manchen Fällen den Eindruck, als wirken die Komplexe wie Fremdkörper. Wie sonst der Organismus sich von Fremdkörpern zu befreien sucht, so wohnt diesen unterbewußt aufgespeicherten Fremdkörpern, den Komplexen, geradezu die Tendenz inne, sich bewußt zu machen. Dabei wird zunächst der Affekt frei und es kann nun dazu kommen, daß der Patient als Spielball seines Affektes gezwungen wird, diesen Affekt assoziativ zu verknüpfen und zwar wiederum mit Vorstellungen und Erlebnissen, die dem Komplexinhalt ähnlich sind. Je näher der Komplex durch assoziative Anregungen der Schwelle des Bewußtseins gekommen ist, um so leichter wird ein Komplexreiz stattfinden können. So reiht sich ein Erlebnis im Sinne des ursprünglichen Komplexes an das andere. Die Erlebnisse sind sich inhaltlich stets ähnlich und bilden sich so immer mehr und mehr zu den Determinanten der nachfolgenden Erlebnisse aus bis zur definitiven Übertragung des Affektes. Gegenüber diesen Affektauslösungen verhält sich der Patient in der Regel so, daß er immer und immer wieder den auftretenden Affekt mit seinem Willen zu verdrängen sucht, während der normale Mensch das Bedürfnis hat, geradezu den Drang in sich fühlt, sich über stark affektbetonte Erlebnisse auszusprechen, d. h. den Affekt alsbald nach dem Erlebnis wieder abzureagieren. Es gehört zu der Eigenart der Psychoneurotiker, diese Affekte fast stets wieder zu verdrängen, wie wir dies an anderer Stelle schon geschildert haben. In dieser Weise findet die Aufspeicherung der Affekte statt. Diese Aufspeicherung kann sich an ein einziges Erlebnis anschließen, das eben dem Patienten ganz besonders peinlich gewesen ist, das sich immer und immer wieder bewußt zu machen sucht und stets Monate, Jahre und Jahrzehnte hindurch verdrängt wird. Dieser Mechanismus bleibt dem Patienten völlig unbewußt. Hat nun eine Aufspeicherung von Affekten — meist, aber nicht immer, handelt es sich um den Angstaffekt — stattgefunden, so treten zunächst bei Gelegenheiten gewöhnlich ähnlicher Art — diese Ähnlichkeit wird dem Patienten zunächst auch nicht bewußt — leichte Unlustgefühle, leichte innere Unruhe, Bangigkeiten, Beklemmungen und schließlich immer stärker werdende Angstzustände mit Herzklopfen auf. Es können sich aber auch andere Unlustgefühle wie Schwindel, Kopfdruck oder Schmerz allein oder vikariierend einstellen. Die Patienten wissen nicht, warum diese Angst oder Unlustgefühle aufgetreten sind und suchen nach äußeren Motiven. Bald waren es Magenbeschwerden, eine schwer verdauliche Speise oder die Wärme im Raume, die schlechte Luft, die vielen Menschen, der heiße Tag, diese oder jene Erregung oder Anstrengung etc. etc., die als Ursachen ausfindig gemacht werden, wie zur Beschwichtigung der Angst. Wiederholen sich besonders die Angstanwandlungen, so fangen die Patienten an, darüber immer mehr nachzustudieren, woher sie rühren mögen. Sie suchen nun dies oder jenes zu meiden, das sie als die Ursache der sie ängstigenden Zustände ansehen. Hierdurch findet schon häufig eine Art der Übertragung statt. In nicht seltenen Fällen werden die Patienten beim Beginn des Leidens, weniger durch die Angst als durch allgemeine Unlust- und Schwächegefühle, Übelsein, Verstimmungen verschiedenen Grades, Unfähigkeit zu essen, Herzklopfen, Kopfdruck, Kopfschmerzen oder andere Schmerzen, besonders aber auch durch Schwindelgefühle belästigt. Diese Symptome machen sich oft so stark geltend, daß die Patienten von der auch daneben bestehenden, in der Regel vikariierend auftretenden Angst weniger sprechen. Das Schwindelgefühl kann ganz im Vordergrund stehen und als Hauptsymptom sich geltend machen. Forscht man genauer nach, so ergibt sich, daß das Schwindelgefühl zuerst auftritt und sich an dieses die Angst, ja wirkliche Angstanfälle anschließen. Dieser Zustand kann sich so steigern, daß die Patienten zunächst nicht mehr allein auszugehen wagen, aber schließlich sich auch nicht mehr getrauen, allein durch das Zimmer zu gehen. Diese Zustände haben sehr viel Ähnlichkeit mit der eigentlichen Platz- und Straßenangst. Entwickelt sich der Zustand weiter, so macht sich immer mehr das Angstgefühl geltend. Es kann Monate, auch Jahre dauern, bis eine eigentliche Angstneurose zum Durchbruch kommt. Das Krankheitsbild kann ohne eine solche fortbestehen. Das hängt wohl von der Entwickelung, vom Determinanten-Unterbau, den verursachenden Momenten und den Verhältnissen, in denen die Patienten leben, ab. Die eigentliche Angstneurose als solche aber tritt in der Regel erst nach längerer Zeit in die Erscheinung und zwar nach dem Eintritt einer körperlichen oder geistigen Schwächung. So kann es eine leichte, fieberhafte Erkrankung, manchmal ein etwas heftiger Katarrh, etwa in der Zeit der Menses, oft eine Influenza, öfters eine ernsthaftere Erkrankung, Gravidität oder Puerperium, oder dann eine nervöse Erschöpfung, besonders geistige Überanstrengung, schwere Erlebnisse, wie Todesfälle bei Angehörigen oder eine längere Krankenpflege, besonders mit Nachtwachen sein, die die Neurose manifest werden lassen. Ein heftiger Angstanfall, besonders oft mitten in der Nacht, nicht selten anschließend an einen Traum, läßt die Neurose zutage treten. Bisweilen, aber seltener, fand ein Ereignis statt, das in einem schon geschwächten Zustand den Patienten ängstlich aufregte und ihn den Schlaf nicht finden ließ: die Angst steigert sich dann zu einem Angstanfall. Je nach dem Determinanten-Unterbau, d. h. je nach dem Inhalt der seit Jahren unterbewußt aufgespeicherten Komplexerlebnisse, kann nun schon eine Übertragung stattfinden. Dieser Übertragung entsprechend finden dann immer wieder die Komplexreize und damit die Auslösungen des Affektes statt. So kann die Übertragung auf das Schlafzimmer selbst, auf das Nichtalleinseinkönnen in der Wohnung, im Schlafzimmer oder auf die Vorstellung der Unfähigkeit einzuschlafen, stattfinden. Lange Zeit bleibt dem Patienten die Art und Weise der Auslösung unbewußt. Sie klagen dann auch bisweilen über zeitweilig am Tage auftretende Angstzustände, oder sie klagen auch nicht, weil diese Patienten eben alles mit sich abzumachen, ihren Angehörigen alle Sorgen zu ersparen suchen. So kann die Angst, die etwa nach dem Tode eines lieben Angehörigen zunächst aufgetreten ist, stets dann sich geltend machen, wenn der Patient einen Raum betritt, in dem der Verstorbene öfters mit dem Patienten zusammen gewesen ist, oder in dem er gelebt, gearbeitet oder geschlafen hat oder besonders — gestorben ist. Sehr häufig handelt es sich bei diesen Zuständen im Stadium der Entwickelung um das Auftreten von Angst direkt nach dem Erwachen, während der Nacht oder am Morgen. Forscht man in solchen Fällen genauer nach, so kann man sich leicht davon überzeugen, daß diese Angstausbrüche in direktem Zusammenhang mit dem Traumleben stehen. Solche Patienten haben, wie das auch sonst bei Normalen der Fall ist, gegen Morgen einen oberflächlichen Schlaf, bei dem sich der mit den Traumvorstellungen einhergehende Angstaffekt bewußt zu machen vermag. Die Angst erreicht dann einen solchen Grad, daß der Patient erwacht, in vollster Angst mit heftigstem Herzklopfen. Er erschrickt noch über seinen Zustand, der ihm unerklärlich ist. Die Angst besteht dann weiter fort und ebenso das Herzklopfen. Durch die schon bestehende nervöse Erschöpfung und die Schlafstörung ist das Gehirn in der Regel schon ermüdet oder übermüdet. Der Patient fühlt sich auch nach Aufhören des Angstzustandes erschöpft, deprimiert, unlustig zur Arbeit, er ermüdet leicht bei der Arbeit, ist leicht reizbar und das Bewußtsein von seinem krankhaften Zustand macht ihn erst recht verstimmt, er sieht alles schwarz, ahnt eine schwere Erkrankung, Geisteskrankheit etc. Wir haben so häufig Zustandsbilder vor uns, die an solche der Melancholie erinnern. Sie lassen sich aber von diesen ganz deutlich und sicher dadurch unterscheiden, daß diese Angstanfälle nur in gewissen Intervallen auftreten. Wir sind imstande, ihre assoziative Auslösung nachzuweisen, wie das Auftreten der Angst im Traum und ihr Persistieren nach dem Erwachen. Ein genaueres Nachforschen ergibt die für die Psychoneurose charakteristische Anamnese, die den psychiatrisch geschulten Arzt ohne Schwierigkeit die Differentialdiagnose zwischen den anderen Angst- und Depressionszuständen machen läßt. Es scheint mir wichtig zu sein, auf die Differentialdiagnose dieser Fälle hinzuweisen, die, wenn sie schwerer Natur sind, und mit heftigen Angstauslösungen und starken Depressionen verbunden, den Angstmelancholien sehr ähnlich werden können. Die Differentialdiagnose ist wichtig, weil wir solchen Fällen durch die kathartische Methode beikommen, dem Patienten bald Erleichterung und dann sichere Heilung verschaffen können. Diese Patienten werden selten sich selbst gefährlich, trotz der oft hochgradigen Angst. Das muß man wissen, denn ihre Behandlung in den geschlossenen Anstalten ist geradezu kontraindiziert. Diese Patienten werden — ich habe dies mehrfach erfahren — dann irrtümlich wegen der Angstzustände als hochgradig selbstgefährlich in den Anstalten bei Tag und Nacht überwacht, erhalten die schädlichsten Eindrücke und werden ganz irre an sich selbst; sie verlieren noch mehr ihr Selbstvertrauen, das schon erheblich durch die Krankheit selbst leidet und sie verlieren das Zutrauen zu den Ärzten und zu den Angehörigen, weil sie trotz der Schwere ihres Zustandes ganz genau wissen, daß ihr Zustand falsch beurteilt wird und sie in unrichtiger Behandlung stehen. Die Schädigung, die solche Patienten erleiden können, ist eine außerordentlich tiefgehende und es bedarf dann einer sehr sorgfältigen, individuellen Behandlung, um das Vertrauen des Patienten wieder zu gewinnen. Als ein Beispiel dieser Art möchte ich, da mir die ausführliche Wiedergabe unmöglich ist, einen diesbezüglichen Fall hier kurz skizzieren:

Es handelt sich um eine 40jährige Dame, die durch die ständige Sorge und ca. 15 Jahre andauernde Pflege ihres von Geburt an schwächlichen, mit einer Lungenkrankheit behafteten Kindes, chronisch erschöpft war und in typischer Weise alles Unangenehme, das an sie herangetreten war, verdrängt hatte. Zuerst traten nervöse Magenstörungen auf, die nicht als nervös erkannt, lange Zeit hindurch in spezialistischer Weise mit Ausspülungen etc. behandelt wurden. Vor dieser Behandlung hatte Patientin große Angst, die sie stets, wenn sie sich dem Arzte stellte, erst niederringen mußte. Schließlich traten im Verlauf von Monaten Angstzustände auf, die sich immer mehr steigerten, zumal Patientin, die sehr intelligent ist, sich von allen Seiten falsch verstanden fühlte. Die Angstzustände erreichten einen so hohen Grad, daß sie fast den ganzen Tag anhielten und sich durch paroxysmale Steigerungen auszeichneten. Als die Angst manifest geworden war, wurde Patientin außerordentlich stark gequält, wenn das Geringste bei dem kranken Kinde vorkam; jeder Hustenstoß verursachte ihr qualvollste Angst, schon die Möglichkeit, das Kind könnte schwerer erkranken, ein etwas schlechteres Aussehen ließ sie befürchten, das Kind könnte sterben. Der Zustand steigerte sich bis zur Unerträglichkeit. Patientin konnte schließlich in ihrer Angst nicht mehr in Gesellschaft gehen, jede geringe Erregung verursachte Angstzustände, sie konnte keine Minute mehr allein bleiben. Jeder noch so geringe Erwartungsaffekt verursachte einen starken Angstanfall mit Verzweiflungsausbrüchen. Es wurde die Diagnose: Melancholie mit Selbstgefahr gestellt, die Patientin in ein Sanatorium gebracht, wo sie bei Tag und Nacht als hochgradig sich selbst gefährlich in einer für sie peinlichen Weise überwacht wurde. Die Angstausbrüche steigerten sich dort noch infolge der Übertragung der Angst auf die Umgebung. Als die Patientin in meine Behandlung kam, löste alles, was nur im entferntesten an den Aufenthalt in dem Sanatorium erinnern konnte, Geräusche oder Gerüche, ja Speisen etc. bei der Patientin einen Angstanfall aus. Es war sehr bald zu erkennen, daß es sich hier nicht um eine Melancholie, sondern nur um neurasthenische Angstzustände handeln konnte. Wie weit diese Übertragungen gingen, mag daraus hervorgehen daß die Patientin nicht zu bewegen war, sich in ein größeres Gebäude zu begeben, weil die Ähnlichkeit mit dem Sanatoriumsgebäude bei ihr Angst auslöste. Patientin erholte sich nach und nach in völliger Freiheit — sie wohnte hier in einem Hotel — ohne eingehendere Analyse so weit, daß sie jetzt ganz allein große Reisen machen und ohne irgendwelche Beeinträchtigung wieder mit ihrem Kinde leben kann; sie hat ihre volle Lebensfreude seit Jahren wieder gewonnen und behalten (20. Aug. 1912).

Die Entstehung solcher Zustände läßt sich meist, wie wir gesehen haben, auf eine Reihe von schreckhaften Erlebnissen oder auf verdrängte Unlustaffekte zurückführen. Es gibt eine große Zahl solcher Zustände, die mit der Sexualverdrängung nach meiner Beobachtung nichts zu tun haben. In vielen Fällen aber kann es die Verdrängung des Sexualaffektes allein sein, oder diese kann sich mit der Verdrängung von Unlustaffekten verbinden oder auch bei Personen auftreten, die viel Schreckerlebnisse erduldet haben. Dabei muß man in Betracht ziehen, daß durch lange Zeit hindurch fortgesetzte Sexualverdrängung, der Boden für die Schreckhaftigkeit und deren tiefere Wirkungsmöglichkeit sehr günstig vorbereitet wird. Es entsteht so der neurasthenische Boden, auf dem die Wirkung auch anderer pathogener Affekte Platz greifen kann. Dieses Zusammenwirken verschiedener Ursachen kann sich recht mannigfaltig gestalten. Besonders stark wirken solche Schreckerlebnisse, die das Sexualleben selbst betreffen. Bei diesen in der Regel tiefer gehenden Störungen kann es dazu kommen, daß, zumal bei stärkerer Veranlagung der Libido, alle Libido jahrelang verdrängt bleibt und nie empfunden wird. In anderen Fällen wird die Libido durch Unlustaffekte sehr leicht verdrängt, weil die schon unterbewußt aufgespeicherten Unlustgefühle einen labilen Gemüts-Gleichgewichtszustand verursachen und mit außerordentlicher Leichtigkeit Unlustgefühle dann in dem Moment ausgelöst werden, wo die Libido auftreten sollte. Sowie diese Unlustgefühle einen etwas stärkeren Grad erreichen, kann die Libido nicht bewußt werden, wird aber doch ausgelöst und unterbewußt in der Regel im Sinne des verdrängenden Angstaffektes oder in andere Affekte konvertiert. Bei oberflächlicher psychologischer Untersuchung könnte man in solchen Fällen die verdrängte Libido als alleinige Ursache ansehen. Eine genauere Nachforschung zeigt aber nicht selten, daß die Verdrängung des Sexualaffektes erst eine sekundäre ist.

Wir können uns hier über die in Betracht kommenden sexuellen Anomalien kürzer fassen, weil wir in einem späteren Kapitel auf diese noch näher eingehen müssen. Die mangelhafte Auslösung der Libido wird häufig einfach auf die scheinbar vorhandene Frigidität zurückgeführt. Diese Frigidität ist aber nahezu immer nur eine scheinbare; sie kann bestehen bei feinfühlenden Frauen ohne weitere Abnormität, wenn es sich lediglich um Vernunftehen handelt, bei denen das Gefühlsleben überhaupt keine Rolle spielt und die Libido quasi durch Vorherrschen von Unlustgefühlen nicht ausgelöst werden kann. Nicht selten sind die Fälle, bei denen die Libido in früher Jugendzeit verankert wurde, häufig in fetischistischer Weise. Am häufigsten sind wohl die Fälle, bei denen eine Verdrängung durch Angst, sei es vor dem Sexualverkehr selbst, sei es durch Angst vor Gravidität, stattfindet oder es handelt sich um einzelne oder auch zahlreiche sexuelle Schrecken, durch die eine solche andauernde Repulsion der Libido eintritt, daß Frigidität vorgetäuscht wird. Außer der Angst kann eine Reihe von anderen Affekten, wie Ärger, Haß, Ekel, eine Rolle spielen. Eine ganz besondere Rolle kommt dabei einem Gemisch von Wut und Eifersucht zu, das in psychoneurotischer Weise einen in die frühe Jugendzeit zurückgehenden Determinanten-Unterbau aufweist, der die psychosexuellen Traumen darstellt. Das neben der Angst und Wut hervorstechendste Krankheitssymptom ist dann die Eifersucht. Das Gefühl der Eifersucht ist selbst imstande, die Auslösung der Libido hintanzuhalten, ja sie zu verdrängen und die Eifersucht zu steigern. Solche Fälle kommen in eigenartiger Weise häufiger in den Ehen von Ärzten vor. Die Tätigkeit des Arztes wirkt als Komplexreiz auf die psychosexuellen Traumen und löst Ärger, Wut und besonders starke Eifersuchtsgefühle aus. Letztere können einen sehr hohen Grad erreichen und ein Zusammenleben der Ehegatten verunmöglichen. Außerdem können die Einengung und die Verlegung der erogenen Zonen beim Manne wie beim Weibe bei der Entstehung dieser Zustände eine Rolle spielen, ebenso mit dem Akt verbundene Schmerz- und Mitleidsempfindungen des einen oder anderen Ehegatten, die partielle oder totale Impotenz des Mannes, unbefriedigter Coitus interruptus, mangelhafte oder frühzeitige Ejakulation etc.

Bevor wir diese Erörterungen schließen, möchte ich noch ausdrücklich darauf hinweisen, daß solche Patienten nicht selten von den Angehörigen wegen ganz anderer Symptome zum Arzte gebracht werden, nämlich wegen chronischen Alkoholismus oder Morphinismus. Solche Patienten kommen besonders im Anfang der Entwickelung ihres Krankheitszustandes dazu, die Erfahrung zu machen, daß zunächst geringe Dosen von Likören, Kognak oder starken Weinen sie von der sich geltend machenden Angst zu befreien vermögen. Im Laufe der Zeit müssen sie zu immer stärkeren Dosen greifen und so verfallen sie nach und nach dem chronischen Alkoholismus. Haben solche Patienten das Unglück, in die Hände eines nicht ganz gewissenhaften leicht Morphium verschreibenden Arztes zu gelangen, so entstehen Morphinisten. Haben der Alkoholismus und der Morphinismus Jahre hindurch bestanden, so sind in der Regel die Patienten viel zu alt geworden, als daß man ihnen durch eine Analyse noch helfen könnte. Meist ist auch der Charakter so depraviert, daß man schweren Herzens die Kranken ihrem Schicksal überlassen muß. Eben wegen dieser trostlosen Folgen halte ich es für außerordentlich wichtig, auf die drohenden Gefahren hinzuweisen und sich nicht durch einen momentanen Erfolg bei der Bekämpfung der Angst durch Alkohol oder Morphium zu einem nur allzu gefährlichen ärztlichen Handeln verleiten zu lassen. Man muß sich immer vor Augen halten, daß diese Angstzustände und Angstanfälle in einer Weise bedingt sind, die ein Fortbestehen und Wiederauftreten der Symptome zur Folge haben muß.

Die Verschiedenartigkeit der Zustände, die durch die Menge des unterbewußt aufgespeicherten Affektes, durch das Zusammenwirken der verschiedenen Affekte und die Komplexerlebnisse bedingt ist, möchte ich durch eine Reihe von Beispielen illustrieren. Diese werden am ehesten imstande sein, die theoretischen Erörterungen zu erhärten.

Ich lasse zunächst einige ganz einfache Fälle von Angstzuständen folgen. Der erste Urs. H. **Fall 20:** ist im wesentlichen sexuell bedingt durch die Verdrängung der Libido. Die Angst hatte sich hier bis zu ausgesprochenem Taedium vitae gesteigert. Patientin, 26 Jahre alt, hatte in 4½ Jahren 3 Geburten und lebte nun in Angst vor Wiederschwängerung. Durch diese Angst wurde die Libido verdrängt. Sie klagt über sehr starke Angstgefühle in der Herzgegend, die Gefühle kommen vom Unterleib herauf bis zur Mitte des Sternum. Dabei verspürt sie heftiges Stechen in der Herzgegend. Sie sei ganz energielos geworden und zu den Zeiten, wo sich die Angst geltend macht, ist sie ohne jeden Appetit. Die Angstzustände treten am Morgen beim Erwachen auf und dauern jetzt bis Mittag oder Nachmittag. Sie fühle sich dann sehr unten und ist stets zum Weinen geneigt. Ist es ihr möglich, sich in eine Arbeit zu vertiefen, so komme sie über die Angstgefühle weg, aber danach fühle sie sich dann müde und schwach. Lege sie sich dann zum Ausruhen hin, so trete eine innere Unruhe auf, die sie zwingt, an Hunderte von Kleinigkeiten zu denken, über die sie sich aufregen müsse. Dabei drücke sie immer der Gedanke, daß sie als Mutter und Gattin ihren Pflichten nicht nachkommen könne. Sie sei nicht mehr imstande, ihre Dienstboten zu dirigieren, noch viel weniger, sich mit ihren Kindern abzugeben. Dieser Zustand habe 3 Monate nach dem letzten Wochenbett begonnen, jetzt seit 5 Monaten. Früher sei sie sehr energisch, leichten und frohen Sinnes gewesen. Nach dem letzten Wochenbett sei sie noch längere Zeit sehr schwach gewesen. Während des Wochenbettes starb die Schwiegermutter, dazu mußte der Mann 8 Tage nach der Geburt verreisen. Für sie war es schwer, daß sie die Schwiegermutter nicht noch einmal gesehen habe und auch nicht mit zur Beerdigung kommen konnte. Die Menses sind unregelmäßig, treten bald nach 6, bald nach 8 Wochen auf und hierdurch gerate sie jedesmal in Angst, wieder gravida zu sein. Patientin ist auch jetzt wieder in Angst, gravida zu sein. Eine gynäkologische Untersuchung beruhigt Patientin vorübergehend. Nach sexueller Aufklärung und einem Aufenthalt an einem Kurorte erholt sich Patientin wieder vollständig und ist seit Jahren gesund geblieben.

Solche Fälle sind sehr häufig. Ich erwähne diesen nur der Vollständigkeit halber. Nicht selten komplizieren sich solche einfache Fälle mit Schwindelgefühlen oder Kopfschmerzen, anderen Schmerzen, Verstimmungen oder auch Erbrechen. Gerade solche Fälle mit scheinbar unstillbarem Erbrechen, bei denen die Patienten in einen sehr schlechten Ernährungszustand geraten, wo eine körperliche Ursache ausgeschlossen ist, liegt die Ursache im Affekt — besonders im Sexualleben. Eine sexuelle Aufklärung und Regelung des Sexualverkehrs führen oft, ohne jede weitere Analyse zur Beseitigung des Krankheitszustandes.

Fall 21: Frau Clara A.

April 1909. Patientin klagt über Angstzustände, sie habe immer Angst vor nichts Gewissem, bei geringer Anstrengung breche die Angst aus. Das sei das erste Mal am 17. März 1908 gewesen. Sie war beim Zahnarzt, ließ sich einen Zahn ziehen, bekam eine Einspritzung und danach war sie verwirrt, wie gelähmt. In der darauffolgenden Nacht hatte sie Angstzustände. In den Osterferien war sie in Lugano, dort fürchtete sie das Wasser, hatte immer Angst, sie könnte hineinspringen, erst gegen den Sommer hin wurde ihr Zustand, besonders an einem Höhenkurort wieder besser. Sie sei auch fürchterlich stark mitgenomenm gewesen und hatte häufig Rückenschmerzen. Es ging dann wieder gut bis Mitte Februar, das war 3 Wochen nach dem Tode ihrer geisteskranken Mutter. Da war sie eines Nachts allein, der Mann war verreist. Plötzlich am Abend um 10 Uhr, als sie einschlafen wollte, brach ein Angstzustand aus und sie hatte gleich den Gedanken, sie sei geisteskrank. Dabei empfand sie einen Druck im Kopf, sie hätte sich gerne kalte Umschläge gemacht, wagte aber nicht das Bett zu verlassen. Dieser Zustand dauerte in der Nacht bis 2 oder 3 Uhr. In den folgenden Nächten hatte sie immer 2—3 solche Angstanfälle. Dann sei es ihr wieder gut gegangen. Nach 6 Wochen kamen die Angstzustände wieder, sie hatte damals Besuch, war Mittags ermüdet und legte sich zur Mittagsruhe hin. Im Schlaf brach dann die Angst wieder aus. Gegen Abend ging sie in die Stadt, auf dem Wege hatte sie immer ein unbestimmtes Furchtgefühl, wollte immer einen anderen Weg gehen, um sich nicht fürchten zu müssen. Sie hatte sich mit dem Mann und Verwandten in ein Café verabredet. Bei Eintritt in das Café wurde es ihr bang, es brach Schweiß aus, sie mußte grübeln, hatte Angst, sie werde geisteskrank, man müsse sie in eine Anstalt bringen. Nach und nach wurde sie ruhiger. Wie sie dann am Abend zu Bette lag, ging die Angst wieder an. Dies war dann in den nächsten 5—6 Tagen immer der Fall. Schon am Abend nach dem Essen konnte sie nicht mehr allein im Zimmer sein, auch nicht allein in den Korridor gehen. Patientin sagt, sie habe auch körperlich abgenommen, sie habe Schmerzen in den Beinen und im Rücken, ein Gefühl von Brand im Kopf und es war ihr immer beim Gehen, als müsse sie hinfallen. Sie fühle sich zeitweise auf den Beinen nicht sicher; so glitt sie auf der Treppe aus, sie erschrak und es wurde ihr wie ohnmächtig. Das habe sie ganz weggenommen. In solchen Angstzuständen sei es ihr, als ziehe sie das Wasser an, es treibe sie fast unwiderstehlich, etwas Dummes zu machen.

21. V. 09. Patientin erzählt von einem großen Schrecken, den sie gerade vor 2 Jahren gelegentlich eines Besuches in einer Irrenanstalt erlebte. Eine andere Kranke überfiel sie und dann hörte sie noch eine andere schreien. Das verursachte ihr großen Schrecken. Patientin ist leicht zu hypnotisieren. Nachdem ihr auseinandergesetzt worden war, wie sie sich zu verhalten habe, wird sie bald unruhig, schrickt zusammen und sagt, es sei ihr heiß geworden. Dann spricht sie in der Erregung, sie (die Geisteskranke) habe kommen wollen und sie von hinten packen. Doch habe sie nur geglaubt, sie komme, gesehen habe sie sie noch nicht. Patientin schläft weiter. Auf einmal ruft sie: Die Kranke kommt wieder. Patientin greift im Schlaf nach der Kranken, dann fängt sie an, fürchterlich zu weinen. Sie sieht die geisteskranke Mutter auf einem Stuhl sitzen, wie sie sie damals bei ihrem ersten Besuche gesehen hatte. Die Mutter sah verändert aus, das machte ihr einen tiefen Eindruck, sie meinte, sie sehe wie halbtot aus. Diese Szene sei ihr nicht mehr so in Erinnerung gekommen. Jetzt hat Patientin nur Angst, eine andere Kranke der Anstalt würde wieder kommen und sie packen und bitten, sie solle sie mitnehmen. Sie hat davon jetzt kein deutliches Bild.

7. VI. 09. Patientin hat die letzte Nacht so gut geschlafen wie seit längerer Zeit nicht mehr. Sie fühle sich auch am Tage ruhiger, trotzdem sie viel an die Mutter denken müsse. Im Frühling sei sie immer in Gedanken mit der geisteskranken Mutter beschäftigt gewesen. Patientin hielt sich selbst für geisteskrank und sagte sich, wenn jemand an ihr vorbeiging, du weißt auch nicht, daß du an einer Verrückten vorbeigehst. So bezog sie alles auf sich, und stellte sich vor, wie es in der Irrenanstalt ist. Hypnose: Patientin durchlebt einen starken Angstanfall wieder, den sie voriges

Jahr in der Nacht in Lugano hatte. In der Angst will sie zum Bett heraus, fort in den See; eine Verwandte, die sie begleitete, hielt sie zurück. Hypnose: Patientin steht jetzt in der Hypnose schlafend auf, hat Angst, sie will fort, sie wolle in den See, sie spricht dann mit der Verwandten, ruft ihr energisch zu: Du mußt mich nicht halten. Nach einiger Zeit geht Patientin selbst wieder aufs Sofa zurück. Patientin ist sehr erregt. Nach dem Erwachen erzählt sie, sie habe deutlich und mit großer Angst die entsprechende Szene wieder durchlebt und alles deutlich wiedergesehen, auch habe sie die Verwandte zurückgestoßen, sie habe in den See wollen.

9. VI. 09. Patientin gibt an, daß sie in der Nacht vom 7. auf den 8. VI. plötzlich mit Angst erwacht sei, sie habe sich aber bald wieder beruhigt, sonst sei es ihr ordentlich gegangen, nur sei sie gestern sehr müde gewesen. Hypnose: Sieht eine Szene aus ihrem 10. Lebensjahr. Sie sieht ihren Vater, er schaut sie so böse an, sie hat Angst, er werde den Bruder schlagen. Dann ruft sie im Schlaf, er ist so böse, mein Vater. Dann sieht sie sich als kleines Kind von 3—4 Jahren. Sie sieht auf der Straße Studenten mit Kapuzen; sie hat Angst vor ihnen und mag sie nicht sehen. Ein solcher Student erschreckt sie jetzt. Dann verschwindet das Bild wieder.

11. VI. 09. Die letzte Nacht verbrachte sie schlaflos, aber ruhig. Sie hatte am Tage sich über ihre Schwester stark geärgert. Hypnose: bleibt zunächst ruhig. In der nächsten Hypnose durchlebt sie die Szene mit der Geisteskranken in der Anstalt, die nun auf sie zukommt. Nach einiger Zeit tritt die Szene nochmals auf mit sehr starkem Affekt. Sie erzählt dann, sie sei damals so erschrocken gewesen, daß sie sich nicht bewegen konnte. Jetzt im Schlaf habe sie alles deutlich erlebt. Sie hatte auch das Gefühl, sie komme und packe sie.

14. VI. 09. Die letzten Nächte waren gut. Hypose: Sieht sich in der Anstalt beim Besuche der Mutter im Wartesaal. Patientin ist ganz ruhig dabei, sieht alles deutlich. Jetzt wird Patientin die Verbindung dieser Szene mit der beim Zahnarzt klar, wo sie sich sagt, sie könne geisteskrank werden. Hypnose: Sieht sich jetzt zu Hause eben vom Zahnarzt gekommen nach der Kokain-Injektion. Sie durchlebt wieder die Szene, wie sie zum Bett heraus will, wie man sie halten muß, weiß, daß sie konfus spricht. Es ist Mittags 12 Uhr. Sie sieht, wie man ihrem kleinen Buben das Mittagessen gibt, sie wehrt ab, man dürfe ihm nicht zu essen geben, hat jetzt starkes Angstgefühl, das damals entsetzlich gewesen sei, besonders dann noch am Abend. Da sagte sie sich, sie sei nicht recht im Kopf. Alles durchlebt sie nun deutlich wieder.

16. VI. 09. Die Nächte sind leidlich, hat keine Angst, schläft aber noch nicht durch. Sie muß sich immer noch mit der Mutter und der Irrenanstalt beschäftigen. Hypnose: Sieht die Szene, wie sie in ein Zimmer tritt und dort den Schwiegervater tot auf dem Bette liegen sieht. Sie wußte es nicht, daß er in diesem Zimmer liegt. Sie erschrak heftig. In dem Schrecken sei ihr der Ehering vom Finger gefallen, er verlor sich in den Blumen und man fand ihn den ganzen Tag nicht. Im Vorzimmer habe sie auf die Blumen geschaut und dann sei ihr Blick unvorbereitet auf das Totenbett gefallen.

In den weitern Sitzungen ergab sich unter heftigster Erregung der Patientin, daß ihre sexuellen Gefühle in fetischistischer Weise verankert sind. Sie lebt in glücklicher Ehe, versteht sich gut mit ihrem Manne, hat mehrere Kinder, aber niemals war er imstande, ihre Gefühle zu wecken. Einen tiefen Eindruck mit Erweckung ihrer vollen Leidenschaft machten zwei Männer bei ihr; einmal, als sie noch ein junges Mädchen war und später, als sie schon verheiratet war ein Mann, der noch jetzt Eindruck auf sie macht. Die Analyse ergab, daß ihre sexuellen Gefühle durch einen Vaterkomplex in fetischistischer Weise verankert sind und daß bei diesen zwei Männern ihr Fetisch wieder zur Wirkung kommen konnte. Das Bewußtwerden dieses Zusammenhanges wirkte befreiend auf Patientin, trotzdem sie sich in keiner Weise einen Vorwurf zu machen hat, da sie sich stets taktvoll und korrekt verhielt. Der Einblick in den psychischen Zusammenhang ihres eigenartigen Liebeslebens machte einen gewaltigen, tiefen Eindruck auf sie und führte zu einer völligen Entspannung und inneren Befreiung. Ihre Angstzustände und Schlafstörungen blieben dann aus; trotzdem später noch schwere Erlebnisse auf sie einwirkten.

Hypochondrischer Angst- und Depressionszustand.

Hat sich infolge der Verdrängung von Affekten, vornehmlich des Sexualaffektes, ein Schwächezustand gebildet, so kann man in häufigen Fällen beobachten, daß durch stark affektbetonte Erlebnisse der mit diesen einhergehende Affekt zum Hauptsymptom eines Krankheitszustandes wird; wenn auch andere Symptome durch die Störung im Affektleben gewöhnlich noch mit einhergehen, so können, wie das folgende Beispiel zeigt, hypochondrische Angstzustände ausgelöst werden.

Fall 22: Frau Fanny T., geb. 1875.

Januar 1907. Klagt darüber, daß sie nach dem im April 1906 an Nierenkrankheit erfolgten Tode der Schwiegermutter auf den Gedanken kam, auch sie müsse sterben. Anfangs glaubte sie, sie müsse an einer Nierenkrankheit sterben, ließ sich durch mehrmalige Untersuchung des Urins beruhigen, und zwar in bezug auf die Krankheit, nicht auf das Sterben. Im Dezember 1906 litt sie so stark an Schwindelgefühl, daß sie nicht ausgehen konnte. Gleich nach dem Tode der Schwiegermutter sei sie sehr unruhig gewesen, habe keinen Schlaf finden können. Es sei die erste Person gewesen, die sie sterben sah. — Jetzt, wenn Patientin morgens erwacht, so stellen sich sofort Angstgefühle und der Gedanke ein: „wenn es so wäre, daß sie krank wäre!" Dann muß sie an die Kinder denken, wenn sie selbst sterben müßte. Sie bringe den Gedanken trotz aller Mühe nicht weg; sie kann darüber lachen, aber der Gedanke und das Angstgefühl verlassen sie doch nicht. In der ersten Zeit nach dem Tode der Schwiegermutter konnte sie nicht in deren nebenanliegende Wohnung gehen. Sie bekam sofort Angst und mußte wieder weg. Jetzt könne sie in die Wohnung, da Patientin weiß, daß sie nicht nierenleidend ist; aber sie ist nicht gerne dort, denn wenn sie drin sein müßte, so würde sie an alles zu stark erinnert und könnte doch noch nierenkrank werden. — Gleich nach der Beerdigung mußte Patientin umziehen, um den Schwiegervater nicht allein zu lassen. Am Umzugstage hatte sie ganz den Kopf verloren. Sie konnte erst kein Licht, auch kein Tageslicht ertragen; es war ein unerträglicher Druck über den Augen. Die Angstgefühle bestehen den ganzen Tag, nur dann nicht, wenn sie abgelenkt wird; sie steigern sich erst und nehmen den Tag durch ab. Im Januar 1905 starb ein naher Verwandter nach dreitägiger Krankheit an Lungenentzündung. Sie sah ihn noch am Mittag, abends starb er. Sie erschrak darüber, bekam Angst, konnte sich nicht vorstellen, wie eine Lungenentzündung ist. Dieses Ereignis hatte sie stark mitgenommen, aber sie steht ihm anders gegenüber als dem Tode der Schwiegermutter. Weihnachten 1906 erkrankte eine Cousine des Mannes an Brustkrebs. Sie wurde frühzeitig operiert, es geht ihr gut. Patientin fühlte damals plötzlich Schmerzen in der Brust und bekam Angst. Gegen Ende Dezember 1906 erzählte der Hausarzt von einem 35jährigen Mann, der an Magenkrebs litt. Einige Stunden danach bekam sie plötzlich Angst, wenn sie das auch bekäme, verspürte Würgen und auch jetzt noch plagt sie der Gedanke an Magenkrebs. Seitdem ist die Befürchtung vor Brustkrebs weg, zumal jene Kranke geheilt ist und wieder arbeitet. Patientin glaubt nicht, daß sie Magenkrebs habe, aber die Angst mache sie daran denken. Patientin kann nicht schlafen, wenn der Mann verreist ist. Die weitere Analyse ergibt noch mehrere Schrecken in der Jugendzeit. Vor 3 Jahren war sie 8 Tage hindurch in größter ängstlicher Aufregung wegen eines Kindes von ca. 3 Jahren, das vorübergehend nicht mehr sprechen konnte. Sobald dieses Kind nur etwas kränklich ist, lebt sie in Angst, es könne Hirnentzündung bekommen, da ein Kind ihrer Schwester an dieser Krankheit gestorben ist. Mit 16 Jahren durchlebte sie einen starken Schrecken dadurch, daß ein großer Hund sie auf der Straße umwarf. Früher habe sie weder für sich noch für ihre Kinder Angst gehabt. Dann erinnert sie sich, daß vor 3 Jahren, als ein Freund ihres Schwagers, ein noch ganz junger Mann an Nierenschrumpfung gestorben war, sie schon damals etwas Angst hatte. Sie hatte nie von dieser Krankheit gehört und erkundigte sich darüber. Als sie nun hörte, was der Schwiegermutter fehle — sie war eines Mittwochs erkrankt, Freitags wurde die Diagnose gestellt und schon am Samstag abend dachte man ans Sterben — war sie aufs heftigste erschrocken. 1901, kurz nach dem zweiten Wochenbett erlebte sie einen heftigen Schrecken durch einen Brand in ihrer nächsten Nähe; sie sah direkt ins Feuer hinein und hörte die verzweifelten Hilferufe mehrerer Menschen, die dabei umkamen. Ein Mord im Herbst 1906, der im Kanton Solothurn sich ereignete, versetzte Patientin in starke Angst. Sie hatte die Nachricht an einem Abend gelesen, als ihr Mann verreiste. Sie konnte damals mehrere Nächte nicht schlafen. — An jenem Samstag abend, an dem es schlecht um die Schwiegermutter stand, war sie in großer Angst, sie könne auch nierenkrank sein. Sie fragte ihre Umgebung, ob sie nicht auch Angst hätten — sie war eben überrascht, daß der Arzt die Krankheit erst so spät entdeckt hatte. — Als schwächende Momente fallen in Betracht schnelle Folge der Geburten 1. nach 10 Monaten, 2. nach 2 Jahren, 3. nach 5/4 Jahren. Nach der 3. Geburt verspäteter Eintritt der Menses, dadurch Angst vor Schwangerschaft, verdrängte Libido und Coitus interruptus bei sonst starkem sexuellem Empfinden. Zur Zeit der Erkrankung der Schwiegermutter etwas geschwächt, hatte viel Arbeit, war etwas abgehetzt. Dazu noch die Beschwerden einer Gebärmutterknickung. — Patientin war leicht zu hypnotisieren, kam schnell in Schlaf mittlerer Tiefe. Sie durchlebt (28. I. 07) in heftiger Erregung zuerst die Szene des letzten Abends am Sterbebett der Schwiegermutter, wie sie sich mit Gewalt von ihr trennt, von den Angehörigen veranlaßt zu Bett zu gehen, wie sie in heftigster Aufregung zu Bette liegt. Dann durchlebt sie mit aller Deutlichkeit die Szene mit dem Arzt, wo er von dem Magenkrebskranken spricht.

8. II. 07. Patientin fühlt sich erleichtert; aber wenn sie allein ist, fällt ihr das Magenleiden wieder ein. Ihr Appetit sei gut, aber immer frage sie sich, ob sie heute noch essen könne. Sie empfindet die Idee selbst als etwas Fremdes in sich; sie könne sich oft nicht vortsellen, wie man so etwas haben kann. In Hypnose durchlebt sie die Szene mit dem Schrecken, wie der Arzt am Todestag der Schwiegermutter ihr und einer Verwandten eröffnete, daß es sich um ein Nierenleiden handle und daß die Kranke sterben müsse. Dann die Szene, wie sie am Sonntag morgen die Tote sieht, dabei erschrickt und dann denkt, wie schnell man so sterben müsse; daß sie etwa selbst ein Nierenleiden haben könne, da man vorher so etwas nicht merke. 13. II. 07. Es geht ordentlich. Meist ist die Idee vom Magenkrebs weg, nur hie und da muß sie sich noch dagegen wehren; doch ist diese nicht mehr imstande, sich ihrer zu bemächtigen. Patientin durchlebt in Hypnose obige Szenen nochmals. Sexuelle Aufklärung. 21. II. 07. An den Magenkrebs denkt Patientin nicht mehr, nur noch im allgemeinen ans Sterben. Dabei empfindet sie weder Bangigkeit noch Angst. Sie ist noch leicht ungeduldig, empfindsam, übelnehmend; doch sei dies schon besser wie früher. Durch die sexuelle Aufklärung Änderung im Empfinden. In der Folgezeit besserte sich der Zustand und das gute Befinden hielt so an, daß Patientin von einer weitern Behandlung absah.

In den folgenden Fällen sehen wir an einigen ausgewählten Beispielen, in welch verschiedener Art die Angst übertragen, wie diese Übertragung determiniert und zum Hauptsymptom der Angstzustände wird.

Zunächst ein Fall von Angstzuständen bei einem 8jährigen Kind; die Angst tritt auf, wenn die Mama ausgegangen ist.

Fall 23: Milly M., geb. 1901.

30. VIII. 09. Das Kind gerät in Angstzustände, wenn die Mama ausgegangen ist: es hat dann Angst, daß dem, der zu Hause bei ihr ist, z. B. dem Kindermädchen oder der Köchin, etwas passieren könnte, sie könnte fallen. Patientin ist vor mehr als 4 Jahren gefallen. Dann fiel vor einem Monat das Kindermädchen und verletzte sich am Auge. Die Mama war gerade abwesend und die Patientin erschrak. Das war das letzte derartige Ereignis. Patientin habe keine Angst, wenn Kinder fallen, sondern nur bei Erwachsenen, sie meint dann immer, es passiere ihnen etwas. Seit einem Jahre, zu welcher Zeit das Kindermädchen fiel, und sich den Arm verstauchte, ist die Angst da. Das Kindermädchen fiel dann in Ohnmacht. Patientin war im Garten und machte Schularbeiten. Das Mädchen schrie auf und da ist Patientin heftig erschrocken. Patientin ist ein hochintelligentes, sehr lebhaftes Kind, außerordentlich musikalisch, ganz hervorragend begabt mit absolutem Gehör. In den Halbschlafzustand versetzt, durchlebt sie alle die Szenen wieder, die eben erwähnt wurden.

31. VIII. 09. Patientin schlief letzte Nacht allein und ging mit dem Kindermädchen allein spazieren, was sie seither nicht getan hatte. Hypnose: Patientin durchlebt deutlich eine Szene aus ihrem 3. Lebensjahr: Sie sieht zum Fenster hinaus und das ein Jahr jüngere Schwesterchen drängt sie vom Stuhl herunter. Sie fällt gegen das Klavier und schlägt sich ein Loch in den Kopf. Sie ist heftig erschrocken, sie weint, die Großmutter kommt und zieht ihr ein Häubchen über den Kopf. Die kleine Patientin erzählt alle Details wieder, wie sie alles ganz deutlich bis in alle Einzelheiten sieht, so auch die Kleidchen, die sie und das Schwesterchen damals an hatten. Die Mutter war nicht zu Hause. Patientin habe Angst gehabt und nach der Mutter gerufen. Dann sieht sie einen bösen Streich, den sie der Großmama gespielt hat: Sie sei ärgerlich gegen die Großmama gewesen und als diese sich setzen wollte, habe sie ihr den Stuhl weggezogen und sie hinfallen lassen. Darüber sei sie erschrocken. Bei dem Schrecken erwacht sie jetzt. Das sei vor 2 Jahren gewesen. Am Abend habe sie vom Vater Schläge bekommen, und vor Schlägen habe sie stets große Angst. Hypnose: Sie durchlebt eine Szene, die sich vor einem Vierteljahr ereignete. Ihr Bruder klemmte sie zu Hause an der Reckstange, sie blutete an der Hand und lief von zu Hause fort, wollte zur Mutter, die weit weg in einem andern Stadtteil einen Besuch machte. Patientin durchlebt alles ganz genau wieder und sieht sich mit blutendem Finger auf der Straße zur Mutter laufend.

1. IX. 09. Durchlebt eine Szene von gestern nachmittag. Sie kam gerade mit ihrer Mutter dazu, als eine Frau bei einem Neubau durch das Umfallen einer Gerüststange verletzt wurde. Sie durchlebt eben die Szene ganz genau wieder, empfindet dabei Herzklopfen und Angst.

2. IX. 09. Patient schläft nachts allein und gut, ist viel ruhiger, fährt im Schlaf nicht mehr auf; früher, besonders kurz nach dem Schrecken im Frühjahr, sei Patientin auch im Schlaf gewandelt. Patientin sagt von sich selbst, sie wolle jetzt ganz ruhig allein bleiben, auch wenn die Mama fortgehe. Die Behandlung mußte hier aus äußeren Gründen — Patientin wohnt auswärts — abgebrochen werden. Trotzdem blieb eine erhebliche Besserung bestehen. Laut Bericht der Mutter vom 28. IX. 10 geht es der kleinen Patientin seit der Behandlung viel besser als vorher und kann sie die Mutter ganz gut allein lassen.

Ein Angstzustand mit Übertragung auf den Eintritt der Dämmerung.

Fall 24: Caroline H., geb. 1867, ledig, Köchin, klagt (7. XII.06), daß sie täglich abends mit Eintritt der Dämmerung und besonders in der Zeit der Menses, 8 Tage vor Beginn derselben, an Schwermut leide. Tagsüber gehe es ihr ordentlich; sowie es aber anfange zu dunkeln, dann könne sie in einer Ecke stehen, müsse weinen und könne nichts mehr arbeiten. Es sei ihr dann so schwer, daß sie am liebsten sterben möchte. Der Zustand steigere sich am Abend, so daß sie gegen 10 Uhr mit starker Angst zu Bett gehe; sie schlafe dann ein, schlafe eine Stunde, bleibe stundenlang wach, studiere, mache sich Vorwürfe, bis sie gegen Morgen nochmals einschläft. Wenn sie dann um 7 Uhr aufstehe, so sei es ihr leichter; die Schwermut vergehe, wenn sie unter die Leute komme. In diesen schwermütigen Zeiten verspüre sie einen Druck auf der Brust und habe Herzklopfen. Dieser Zustand dauert jetzt zirka ein Jahr und begann nach Gelenkrheumatismus und durch Sorge um die Verpflegungskosten für ihr Kind. Einen ähnlichen Zustand machte sie vor 10 Jahren durch; doch jetzt sei er schlimmer. Damals trat die Krankheit direkt nach der Geburt ihres Kindes auf und währte 7 Monate. Schon mit 19 Jahren beim Tode der Mutter hatte sie einen ähnlichen Zustand, doch weniger stark. Stets sei die Schwermutsstimmung am Abend aufgetreten. Auch in anfallsfreien Zeiten sei sie ernst und habe immer etwas Gedrücktes. Schon als Kind sei sie leicht empfindlich gewesen. Die genauere Analyse ergibt als Eigentümlichkeiten, daß Patientin in Ohnmacht falle, sowie sie Blut aus Wunden, besonders bei sich selbst sieht, nicht bei der Periode. Ferner kann sie als Köchin nicht Gehirne putzen; es wird ihr schlecht, wenn sie es tun soll. Schließlich ergibt sich folgende Erinnerung aus ihrem 11. Lebensjahr: Eines Abends im September zwischen 6 und 7 Uhr war sie mit ihrem Vater auf dem Felde mit der Kartoffelernte beschäftigt. Das Feld wird von der von Romanshorn nach Winterthur führenden Eisenbahnlinie durchschnitten. Der Vater hieß sie auf der andern Seite der Bahnlinie einen leeren Sack holen; als sie zum Vater zurückkehren wollte, war die Barriere geschlossen. Sie wartete kurze Zeit und schaute ruhig vor sich hin. Der Zug sauste vorüber. Als sie aufsah, lag ein Mann auf dem Geleise in seinem Blute mit zertrümmertem Schädel, das Gehirn neben diesem. Sie war aufs heftigste erschrocken, rief ihren Vater, der herbeikam und den Mann erkannte. (Von mir eingezogene Erkundigungen bestätigten den Vorfall.) Patientin warf den Sack auf die Seite, lief weinend heim und war so aufgeregt, daß sie von der Mutter zu Bett gebracht wurde. Am Abend wurde es ihr schlecht. Sie mußte erbrechen. Sie blieb 2 Tage zu Bett. In der nächsten Zeit war sie noch aufgeregt, schlief unruhig und rief öfters des Nachts. Mehrere Jahre lang habe sie sich Abends gefürchtet, bekam jeden Abend um die gleiche Zeit Angst, ging nie mehr allein am Abend als Kind aus; stets mußte der ältere Bruder mit ihr gehen bis zu ihrem 16. oder 17. Jahre. Im Anfang habe sie oft von dem Unglück geträumt und habe auch am Tage viel daran denken müssen. — In den nächsten Tagen nach der Analyse waren die Anfälle weggeblieben bis zu dem am 9. XII. erfolgten Eintritt der Periode. An den Zusammenhang ihres Zustandes mit dem erlebten Schrecken beim Eisenbahnunglück habe sie nicht gedacht, wie sie sich überhaupt an jene Zeit zunächst nicht mehr erinnerte. Nach Eintritt der Menses sei die Angst nicht mehr so stark gekommen. Am 16. und 17. XII. sei sie ganz frei davon geblieben. 18. XII. 06. Hypnose gelingt sofort. 19. XII. Patientin wird suggestiv in ihre Jugendzeit und dann in die Szene des Eisenbahnunglücks versetzt. Sie durchlebt einen sehr heftigen Schrecken, zittert dann vor Aufregung am ganzen Körper. Der Puls ist nicht mehr zählbar. Patientin erlebt die ganze Szene in allen Einzelheiten nochmals und erzählt diese im Schlaf. Nach der Hypnose fühlt sie sich bedeutend erleichtert und sagt, sie habe schon im Schlaf gefühlt, wie es ihr leichter werde. Sie erinnert sich im Wachzustand an alle Einzelheiten. Sie meinte von selbst dann, daß sie jetzt Kalbsgehirne und Menschenblut wieder sehen könne. Ich ließ Patientin am 20. und 27. XII. die Szene nochmals durchleben. Die Erregungen nahmen dabei sehr schnell ab. Angstzustände waren nicht mehr aufgetreten. Patientin ist heiter und vergnügt. Beim letzten Abreagieren bleibt sie ohne Erregung und erzählt den Vorgang, als ginge er sie nichts an. Über die Weihnachtsfeiertage war Patientin zu Hause. Als Merkwürdigkeit erzählte sie, daß es ihr früher stets beim Eisenbahnfahren übel und schwindlig geworden sei. Sie hätte, als der Zug sich bei der Abfahrt in Bewegung setzte, wie sonst erwartet, daß es ihr schlecht werde. Das sei ausgeblieben und sie fragt mich um eine Aufklärung. Ebensogut reiste sie auf der Herfahrt. Patientin blieb gesund. Keine Spur von Angst mehr, kann ohne Beschwerden Menschenblut sehen, Hirne putzen und Eisenbahn fahren. Letzte Nachricht über das andauernde Wohlbefinden im Mai 1912.

Dieser Fall zeigt, wie es nicht immer nötig ist, das gesamte unterbewußte pathogene Material zum Abreagieren zu bringen. Es war dies bei dieser Patientin aus äußeren Gründen unmöglich. Die jahrelange Dauer des Wohlbefindens läßt uns erkennen, daß mitunter das Abreagieren des Haupterlebnisses, das den ganzen Krankheitszustand determinierte, genügen kann, um die Patienten von einem doch immerhin schweren Leiden zu befreien, sie wieder lebensfreudig und arbeitsfähig zu machen. Es ist wohl nicht nötig, darauf hinzuweisen, daß ganz sicher eine große Zahl von Erlebnissen, von Kummer und Sorgen vorausgingen, bis die Neurose überhaupt manifest wurde. Außerdem ist dieser Fall noch von besonderem Interesse dadurch, daß das die Krankheit bedingende Erlebnis bewußt, der zugehörige Affekt aber unterbewußt, eingeklemmt war und so seine pathogenen Wirkungen zur Entfaltung bringen konnte; ferner noch von Interesse dadurch, daß die Übertragung des Angstaffektes auf die Zeit im Sinne des determinierenden Erlebnisses, hier auf den Beginn der Abenddämmerung, stattgefunden hat.

Übertragung der Angst auf Gegenstände und das Sprechen.

Fall 25: Dora H., von W. geb. 1889.

Juli 1906. Patientin hat seit 4 Jahren Angst vor Stecknadeln, Stahlspänen und im Geschäft beim Bedienen ist sie fortwährend geängstigt durch den Gedanken, sie müsse den Leuten etwas Dummes oder Unrichtiges sagen. In der letzten Zeit habe sie diese Angst auch auf der Straße, es könne ihr jemand Bekanntes begegnen und sie könnte ihr etwas Dummes sagen. Zu Hause wage sie sich nicht mehr ans Fenster, weil ihre Freundin ihr gegenüber wohnt, sie ansprechen könnte und sie müsse ihr etwas Dummes sagen. Patientin sei immer zart gewesen, hatte bis zum Zahnen viel Lungenkatarrh, viel Mandelentzündungen, machte die Masern durch, mit 4 Jahren Diphtheritis, Eintritt der Menses Januar 1905. Mit 9 Jahren sei Patientin auf ein Glasdach gefallen, konnte sich an den Sprossen noch halten, sonst wäre sie 2 Stockwerk hoch heruntergefallen. Sie konnte gleich befreit werden, es war ein heftiger Schrecken, doch habe sie sich bald beruhigt. Auf Befragen gibt Patientin an, daß sie schon zwischen dem 13. und 14. Lebensjahr Angstgefühle gehabt habe. Solche Angstgefühle seien plötzlich ohne äußeren Grund aufgetreten, an den verschiedensten Orten und zu verschiedenen Zeiten, sie spürte dabei einen Druck in der Herz- und Magengegend. Es sei ihr gewesen, wie wenn sie ein schlechtes Gewissen hätte. Davon habe sie niemandem etwas gesagt, sie habe sich auch keine Vorstellungen darüber gemacht, daß sie etwas Unrechtes getan hätte. Nachdem so Angstgefühle aufgetreten waren, habe sich die Angst noch einige Wochen auf das Verschlucken von Stecknadeln bezogen. Die Arbeitslehrerin hatte in der Schule verboten, Stecknadeln in den Mund zu nehmen und hat davor gewarnt, weil man sie verschlucken könnte. Ihre Mitschülerin Frida, die in der Schule neben ihr saß, hatte eines Tages eine Stecknadel im Munde, die Lehrerin sah es und verwies ihr das. Im gleichen Moment bekam Patientin starkes Angstgefühl, und bekam die Idee, sie könnte eine Stecknadel verschlucken. Nach der Schule kam Patientin wieder mit dieser Freundin zusammen, diese hatte nun eine Schürze angelegt, in der viele Stecknadeln steckten. Als Patientin dies sah, bekam sie Angstgefühl und sie sagte der Freundin, sie solle die Stecknadeln doch weg tun. Daraufhin nahm die Freundin eine Stecknadel in den Mund und die Angst der Patientin steigerte sich. Als die Freundin von ihr weg gegangen war, schwand die Angst wieder. Von da an sei jedesmal die Angst wieder gekommen, wenn sie eine Stecknadel sah.

11. VII. 06. Patientin ist durch die Mutter, eine intelligente, wackere Frau, zur Zeit des Eintretens der Menses sexuell aufgeklärt worden. Ich veranlaßte die Mutter, Patientin über etwa bestehende sexuelle Erregungen in vorsichtiger Weise auszufragen. Da ergab sich, Patientin habe mit 13 Jahren mit anderen Mädchen und einem Knaben sog. „Mütterlis" gespielt. Einzelne von diesen berührten sich gegenseitig an den Genitalien. Patientin habe nur zugesehen und habe dabei ein Kitzeln in den Geschlechtsorganen und ein eigentümliches angenehmes Gefühl im ganzen Körper empfunden. Das sei ein einziges Mal vorgekommen. Patientin habe sich hie und da in der Angst Gedanken darüber gemacht, besonders wenn sie mit den betreffenden Mitschülerinnen auf etwas gespanntem Fuße lebte. Sie hatte Angst, die Lehrer oder die Mutter könnten erfahren, daß sie das gemacht haben. Patientin erinnert sich, daß damals, als die Lehrerin ihre Nachbarin wegen der Stecknadel warnte, bei ihr so Angstgefühle wegen des „Mütterlis-Spielen" erwachten. Sie mußte sofort daran denken und nun jedesmal, wenn von einer Stecknadel die Rede war, mußte sie an das „Mütterlisspielen" denken. Sofort nachdem sich der Patientin dieser Zusammenhang ergeben hatte, nimmt sie selbet eine Stecknadel in den Mund, steckt sich eine in die Blouse und läßt sich einen Haufen Stecknadeln in den Schoß legen. Sie hat keine Spur von Angst mehr dabei. Heute Mittag noch hatte sie zu Hause die größte Furcht, eine Stecknadel zu berühren und mußte immer fragen, ob die Stecknadeln versorgt seien, meinte immer, sie könnte eine verschluckt haben. Bevor ich den Komplex löste, wollte ich der Patientin eine Stecknadel reichen. Mit zitternder Angst bat sie mich, die Stecknadel zu entfernen. Als Patientin schon die Angst vor den Stecknadeln hatte, fand sie eine Nähnadel im Mehl, das sie selbst geholt hatte. Das habe damals ihre Angst gesteigert. — Vor 3 Jahren war Patientin Zeugin in einer Gerichtsverhandlung gegen einen Exhibitionisten M., der vor 3 Kindern, die sich auf dem Schulweg befanden, exhibiert hatte. Die Exhibition selbst wirkte auf Patientin erregend. In der Gerichtsverhandlung wurde, zumal M. schon 2 mal vorbestraft war, sehr ausführlich über die Sache verhandelt und die Kinder zur Konstatierung des Tatbestandes sehr genau ausgefragt. Hierdurch wurde Patientin ängstlich aufgeregt. Zufällig kam damals gleich nach der Gerichtsverhandlung die

„Mütterlis"-Geschichte an den Tag. Es hatten 4—5 Verhöre erst stattgefunden und am Abend nach dem ersten Verhör habe Patientin wieder das Kitzeln in den Genitalien gespürt. Sie berührte sich und befriedigte sich. So geschah es jedesmal nach dem Verhör und von da an setzte sie diese Erregungen fort, am Morgen und Abend, sowohl im Bett wie auf dem Abort. Dabei steigerte sich ihre Angst immer mehr und mehr, sie wollte es oft der Mutter sagen, vermochte es aber nicht. Oft kam es in der Angst zu Masturbation. Tat sie es sonst, weil es ihr angenehm war, so hatte sie danach Gewissensbisse. Ein halbes Jahr nach der Stecknadelfurcht trat die Furcht vor Stahlspänen auf. Als sie eines Tages in der Wohnung in Strümpfen herumlief, kam ihr ein Stahlspahn in den Fuß. Da sagte ihr ein anderes Kind, daß solche Stahlspähne wandern. Sie brachte den Spahn selbst heraus, behielt aber die Angst vor Stahlspänen und nahm beim Putzen keine mehr in die Hand. Hat jetzt noch Furcht, es könnten noch irgendwo Splitter sein, im Zimmer, im Essen, in Gefäßen, in der Badewanne, die damit gereinigt wird etc. Patientin versichert nun, daß sie keine Angst mehr vor Stahlspänen hat. Es war der Mutter der Patientin aufgefallen, daß ihre Tochter überall, wo sie stand und wo sie saß, die Möbelstücke mit den Fingern abputzte. Diese Zwangshandlung erklärt sich daraus, daß Patientin, wenn sie zu Hause abstaubte, sich vergessen konnte, und weniger Angst hatte. So gewöhnte sie sich an, im Abstauben ein Mittel gegen ihre Angst zu finden. Je mehr sie nun von der Mutter darüber getadelt wurde, um so größer wurde ihre Angst, um so mehr mußte sie wieder putzen, um sich nach ihrem Rezept von der Angst zu befreien. Wenn Patientin mit der Mutter irgendwohin kommt, in Familien oder in ein Geschäft, so ist es danach ihr erstes, die Mutter in größter Angst auszufragen, ob sie nichts Dummes gesagt habe. Patientin fühlt sich sehr, sehr unglücklich und geriet neulich bei einem Friedhofbesuch in Verzweiflung, sie weinte und sagte, daß ihr kein Mensch mehr helfen könne. — Patientin geht mit Stecknadeln an der Brust freudig erleichtert nach Hause.

13. VII. 06. Stecknadeln und Stahlspähne genieren Patientin gar nicht mehr, sie ist ganz glücklich darüber. Während früher das Baden in einer Wanne, die mit Stahlspähnen gereinigt wurde, für Patientin viel und heftige Aufregungen zur Folge hatte, so macht ihr das jetzt gar nichts mehr. Sie benutzte gestern und heute Stahlspähne und Stecknadeln ohne weiteres. Ebenso machte ihr seither und auch noch jetzt Angstzustände, das Gas. Sie meinte immer, sie habe vergessen, die Hähne zu schließen im Geschäft und zu Hause. Das habe sie am Tage, gleich am Morgen, wenn sie erwachte und am Abend bis zum Einschlafen, mitten in der Nacht, wenn sie erwacht, beschäftigt. Die Angst steigerte sich soweit, daß sie schon der Gedanke quälte, die Polizei hole sie deshalb. Ebenso plagte sie die Angst, sie hätte vergessen, die Korridortüre abzuschließen. — Seit 15. Februar 1905 ist sie in einem Coiffeurgeschäft tätig. Im Geschäft wird ein Haarwasser „Alloptisin" verkauft. Der Name war für sie etwas kompliziert, einmal sprach sie ihn nicht richtig aus und da lachte man darüber. Sie kam in Verlegenheit, in der Verlegenheit empfand sie Angst und von nun an spürte sie Angst, wenn sie mit anderen Leuten sprach, von da an meinte sie, sie sage etwas Dummes. Von da an vermied sie es, zunächst mit den Leuten, soweit es ging, zu sprechen. Sie ging dann in kein Geschäft mehr, weil sie befürchtete, sie könne etwas Dummes sprechen. So war sie einmal beim Herrn Pfarrer. Als dieser sie fragte, welchen Arzt sie als Hausarzt habe und sie antwortete Herrn Dr. A. kam sie heim, hatte große Angst, sie hätte etwas Dummes gesagt, die Polizei käme deshalb. Diese Angstzustände hielten tagelang an, bis Patientin mit jemand anders sprach und dann bezog sich die Angst immer auf die letzten Personen, mit denen sie gesprochen hatte. Schließlich wollte Patientin gar nirgends mehr hin, sie hielt sich möglichst in der Tiefe des Zimmers auf, damit auch die Freundin sie nicht erblicken und ansprechen könne. Mußte sie irgendwohin gehen, so geriet sie in so heftige Angst, daß sie weinte, nur wenn sie in Gesellschaft der Mutter ging, war sie ruhiger. Auch heute jammerte sie der Mutter vor und erklärte weinend, wenn diese sie allein lasse, so stelle sie etwas an. Patientin sagt, solange sie mit den Leuten spreche, empfinde sie keine Angst, die trete auf, wenn sie von den Leuten weg sei, und dann müsse sie in einem fort denken, wenn sie nur nichts Dummes gesprochen habe. — Die Furcht vor dem Gas entstand voriges Jahr, als eine Mutter und ihre Tochter sich hier mit Gas töteten. Das machte ihr einen tiefen Eindruck und verursachte Angstgefühle,

und seitdem bestand die Angst, sie könne den Gashahnen offen gelassen haben. — Ebenso hatte sie Furcht vor einem elektrischen Apparat in ihrem Geschäft: sie hatte einmal vergessen, ihn außer Betrieb zu setzen, später fiel dieser Apparat einmal herunter, dann wurde diese Furcht noch größer. — Die Angst, die Korridortüre nicht geschlossen zu haben, erwies sich auf eine Erzählung im April hin entstanden: Ein Fräulein hatte ihr erzählt, daß jemand in ihrem Zimmer unterm Bett war. Eine Zeitlang leuchtete Patientin jeden Abend unter das Bett. Wenn die Angst sich eingestellt habe, so sei damit immer auch Kopfweh verbunden gewesen. Dies Kopfweh und die Angst kämen wie „angeworfen". Seit vorgestern habe sie nur noch Angst wegen der Leute, mit denen sie sprechen sollte, auch noch Angst beim Zweifel, ob die Gangtüre abgeschlossen sei, keine Angst mehr vor dem Gas. Patientin ist sich ganz klar über die Entstehungsweise ihres Zustandes und ist nun so ruhig, daß sie erklärt, sie wolle noch heute abend ihre Freundin besuchen und Kommissionen machen.

16. VII. 06. Patientin ist zu Hause fröhlich und singt, es sei ihr ein Stein vom Herzen. Die Angst vor Stecknadeln, Stahlspänen, Gas, vor der Gangtüre, zu der sie immer springen mußte, um nachzusehen, ob sie geschlossen ist, das zwangsweise Abstauben sind verschwunden. Vorgestern ging sie allein auf den Bahnhof, um einen Besuch abzuholen und besorgte dann mit diesem Kommissionen in der Stadt. Mit der Freundin habe sie gestern gesprochen, danach sei etwas Angstgefühl aufgetreten und sie mußte die Mutter fragen, ob sie etwas Dummes gesagt habe. Dies hat sie nur ein einziges Mal gefragt und dann nicht wieder. Sie getraut sich noch nicht, Kommissionen allein zu besorgen. Heute erzählt Patientin, daß sie vergessen habe zu sagen, daß sie auch Angst bekam, es könnte etwas angezündet werden, wenn sie ein abgebranntes Zündhölzchen sah. Ungebrauchte Zündhölzer versorgt sie oder läßt sie versorgen, damit nichts angebrannt wird. Diese Angst besteht seit drei Jahren. Damals haben Buben in ihrer Nähe ein großes Bauernhaus in Brand gesteckt. Infolge ihrer Angst, sie könne den Leuten etwas Dummes sagen, entstand nach der Erzählung eines Vetters vom Suizid eines Kameraden, die Angst, sie könnte anderen Leuten erzählen, daß der Vetter schuld an dem Selbstmord sei. Während der Vetter diese Geschichte erzählte, hatte sie starke Angstgefühle. Patientin gibt an, daß sie in der letzten Zeit keine Angstgefühle mehr gehabt habe, außer wenn sie Kommissionen besorgen sollte. — Patientin erholt sich körperlich, nach der Besprechung des Zusammenhangs ihrer Krankheitssymptome fühlt sie sich frei von allen Beschwerden und will gleich nachher Kommissionen besorgen.

27. VII. 06. Am 24. ds. Mts. besuchte sie ihre Freundin. Der Vater derselben fragte sie, ob Patientins Papa schon auf seiner Ferientour sei. Dann brachte die Freundin einen Kalender zum Anschauen; darin befand sich das Bild eines bei Zürich ermordeten Geistlichen. Die Freundin erzählte, daß dieser Geistliche so alt sei wie ihre Mutter. Während die Freundin so erzählte, stiegen in Patientin Angstgefühle auf, daran anschließend der Gedanke, wenn sie nur nicht sage, ihr Vater oder ihr Vetter hätten den Geistlichen umgebracht. Ihre Absicht, in die Ferien gehen zu wollen, gab sie auf, damit sie es auch dort nicht sagen könne. Bei den oben erwähnten Gerichtsverhandlungen wurde Patientin vom Richter und Anwalt wiederholt ermahnt, die Wahrheit zu sagen, sonst käme sie ins Gefängnis. Der Angeklagte hatte zuerst geleugnet und da bekam sie auch Angst. In jener Zeit hatte sie schon Angstzustände.

Bei der Erzählung von dem Morde des Pfarrers sei sie an die Gerichtsverhandlungen erinnert worden, da sei wieder Angst in ihr aufgestiegen, so daß sie habe schwitzen müssen. Sowie sie nach dem Gerichtshaus oder so etwas gefragt werde, bekomme sie Angstgefühle. Als sie von der Freundin wegging, habe sie noch Angst gehabt und diese sei geblieben, weil sie verreisen sollte: Sie hatte Angst, sie sage dann dort bei den Verwandten, der Vater oder der Vetter seien schuld an dem Tode jenes Pfarrers. Auch in der Nacht habe sie Angst gehabt und habe daran denken müssen, wie die Freundin das erzählt hatte. Auch jetzt in dem Augenblick, wo sie davon spreche, habe sie Angst. Nach der Besprechung des Zusammenhanges ihrer Krankheitserscheinungen verschwindet sofort die Angst.

31. VIII. 06. Es ging sehr gut, Patientin verreiste am 17. VII., der Vater begleitete sie. Beim Abschied des Vaters bekam sie Heimweh, mit dem Heimweh

kam die Angst, sie könne sagen, der Vater habe den Pfarrer ermordet. Sie blieb 10 Tage von zu Hause fort. Als der Vater weg war, wurde sie ruhig. Am 30. VII. reiste sie nach einem anderen Ort, dort hatte sie wieder Heimweh und die gleichen Gedanken vom Vater. Am 6. VIII. kam sie nach Hause zurück, es ging gut. Mitte August bekam sie eine Halsentzündung mit 40⁰ Fieber, da kam ihr die Idee, sie könnte der Mutter mitteilen, der Vetter hätte ihr gesagt, er hätte den Selbstmord seines Kameraden verursacht. Dann kam es so, daß jede Person, an die sie dachte, der Mörder des Pfarrers sei. Dann kam ihr im Fieber die Vorstellung, daß sie sage, daß die Person, an die sie dachte — es war nicht immer die gleiche — der Sittlichkeitsverbrecher (Kindsmörder in Altikon) sei. Das ist heute noch so und sowie sie daran denke, habe sie starke Angst. — Patientin kommt nochmals auf die Gerichtsverhandlungen zurück, und erzählt, daß sie Angst gehabt habe, als die Vorladung kam. Dann habe der Angeklagte versucht, die als Zeugen vorgeladenen Kinder zu verwirren, er versuchte, von ihnen die Unterschriften zu erpressen, daß nichts geschehen sei. Zwei Kinder unterschrieben eine Erklärung zu seinen Gunsten, sie aber tat es nicht. Dann kam der Prozeß wegen Erpressung und sie lebte in Angst, verurteilt zu werden. Sie hatte so starke Angst, daß sie nicht mehr den Vorladungen folgen wollte. Die Frau des Angeklagten hatte ihr mit der Verurteilung gedroht. Patientin erkennt den Zusammenhang ihrer jetzigen Angst mit diesen Vorgängen bei Gericht. — Im Fieber habe sie einen furchtbaren Brand gesehen und hatte Angst dabei. Da habe sie sich Vorstellungen gemacht, wenn sie bei Ref. wäre, so könnte ich ihr erklären, wieso diese Angst entstanden sei; wenn sie dann nur nicht sage, ich (Ref.) hätte sie geheißen, anzuzünden, auch nicht, daß ich ihr gesagt hätte, sie solle eine Bombe werfen. Vorher hatte ihr eine Freundin das Bild vom Attentat in Madrid gezeigt.

15. IX. 06. Seit 3 Tagen habe sie Angst, wenn sie morgen am Buß- und Bettag in die Kirche gehe, wenn sie nur nicht zu jemandem sage, sie sprenge eine Kirche in die Luft. Außerdem besteht noch die Angst, sie könnte zu den Leuten sagen, ich (Ref.) hätte sie geheißen, einen Brand stiften. Außerdem wollte sie nochmals in die Ferien, um den Kindern und Verwandten Schokolade mitzubringen. Nun meint sie, wenn sie nur nicht sage, ich hätte gesagt in der Schokolade sei Gift, oder sie müßte Gift ins Essen tun. Diese Schokoladegeschichte trat nach der Lektüre auf: sie hatte gelesen, daß Leute durch Speisen vergiftet wurden und nun hatte sieAngst, sie könnte das auch tun. Im Sommer habe sie einmal, noch vor Beginn der Behandlung, Angst gehabt, als eine Strumpfkugel beim Spielen wegkam, diese könnte die Veranlassung zu einer Zugsentgleisung werden. Jetzt habe sie Angst, sie könnte sagen, daß ich (Ref.) sie veranlassen wolle, einen Zug zum Entgleisen zu bringen, oder wenn sie nur nicht sage, daß ich schuld an einem Morde sei. Sie will in die Ferien, wenn sie dann nur nicht sage, die Eltern hätten gesagt, sie müsse den Vetter erhängen. — Die Mutter hatte ihr vor kurzem erzählt, wie sie beim Holzsuchen einen Erhängten fand. — Vor ca. 8 Tagen war Patientin mit der Mutter auf dem Zürichberg bei dem Hause, in dem sie früher wohnten. Da sah Patientin die Frau eines Mannes, der ihr vor 4 oder 5 Jahren, als sie in einem Holzschopf spielten, unter die Kleider griff. Sie hatte Angst, das käme aus. Sie war mit ihren Kameradinnen fortgesprungen und sie hatten sich gegenseitig versprochen, sie wollten davon nichts reden. Sie bekam dann Angst wie sie es bald darauf der Mutter sagte. Um sich jetzt gegen ihre Angst zu wehren, müsse sie wieder putzen und fegen, und an allen Kleidern und an der Wäsche, wo sie ein kleines Loch sehe, müsse sie es zumachen, sonst habe sie keine Ruhe. Kann sie sich so beschwichtigen, dann sage sie nicht, diese oder jene Person, an die sie gerade denke, habe den Pfarrer umgebracht. Ich zeige Patientin, wie ihre Angst vor den Prozessen entstanden ist, und wie sie diese Angst nun auf den früheren Komplex, sie könne etwas Dummes sagen, übertragen habe. Patientin ist in der letzten Zeit sexuell vollständig ruhig geblieben.

31. X. 06. Patientin stellt sich heute vor; es geht ihr gut, sie ist lustig und heiter und sieht sehr gut aus. Wenn sie im Berufe in großer Hetze arbeiten müsse, so komme etwas Angstgefühl. Sonst trete hie und da mal ein leichtes Angstgefühl momentan auf und dann kämen auch Gedankenverbindungen, daß sie jemanden, den sie gerne habe, denunzieren könnte. Die Vorstellungen bleiben einige Minuten und verschwinden wieder. Sie könne sie korrigieren. Keine einzige Zwangsvorstellung persistiert.

23. IV. 07. Stellt sich heute vor; es geht sehr gut. Patientin hat sich körperlich außerordentlich gekräftigt, hat keine Zwangsvorstellungen mehr. Nur wenn sie in Aufregung komme, treten für einige Minuten Angstgefühle mit Vorstellungen vom Gift im Essen, oder je nachdem, was sie in dem Augenblick gerade sieht, stellt sich eine Gedankenverbindung ein, aber nur für einige Minuten. Sie ist heiter und vergnügt und geht wieder ihrem Berufe nach. Sie mache Kommissionen und gehe mit ihrer Freundin, alles sei wieder in Ordnung.

Patientin läßt von Zeit zu Zeit von sich hören, ihr Gesundheitszustand ist andauernd ein günstiger geblieben, sie geht ihrem Berufe nach, fühlt sich gesund und glücklich. Letzte Nachricht Mai 1912. Diese Analyse ließ sich vollständig im wachen Zustand durchführen; sie gestaltete sich so einfach, weil Patientin noch so jung und die Übertragungen und Komplexerlebnisse nicht zu zahlreich waren. In diesem Falle ist die Bedeutung der Sexualverdrängung, die Konversion der sexuellen Gefühle in Angst und die Verstärkung der mit anderen Erlebnissen einhergehenden Angst sowie die Determinierung der einzelnen Symptome recht durchsichtig.

Angst vor Leichen und Toten.

Fall 26: Konrad M., Polizeiangestellter, klagt (19. III. 06), daß er schon seit 3 Jahren magenleidend sei. Sein Magen sei von Jugend auf schwach. Er ließ sich schon von einer Reihe von Ärzten und Kurpfuschern behandeln. Er kommt zu mir, weil er seit längerer Zeit unter einem Gemütsdruck, einer Verstimmung leide, die er mit seiner Magenkrankheit in Zusammenhang bringt. Hie und da, besonders in Gesellschaft, könne er Interesse zeigen, sich vergessen und guter Stimmung sein; bald aber komme wieder ein Gefühl, die Welt sei öde und leer; es sei ihm alles verleidet und er hätte dem ein Ende gemacht, wenn er nicht Frau und Kind hätte. Er brüte vor sich hin, müsse studieren, warum er auch so sei. Er möchte andere Gedanken fassen, um das Schwarze zu vergessen; er befaßt sich in Gedanken viel mit dem Sterben. Die unangenehmen Gefühle hielten so ziemlich ohne Unterbrechung den ganzen Tag an. Am Vormittag sei es ihm noch am besten, am schlimmsten beim Zunachten und Nachts. Dieser Zustand dauere seit seiner Jugendzeit. Wenn sich seine äußeren Verhältnisse geändert haben, wenn er sich auf etwas konzentrieren mußte, sei der Zustand in den Hintergrund getreten. Früher sei sein Leiden, je nach dem Befinden des Magens, noch schlimmer gewesen. Mit der Besserung des Magens meinte er, sei er wieder eher heiterer geworden, die Erscheinungen dann weniger zutage getreten. In der letzten Zeit aber sei die Gemütsverstimmung trotz Besserung des Magens schlimmer als je zuvor.

Beim näheren Eingehen auf seinen Zustand ergibt sich, daß Patient stets, wenn er in seinem Hause aus- oder eingeht oder zum Fenster hinausschaut, den Vorgang einer Beerdigung sieht. Er sieht deutlich die Männer, die da hantieren, die Leiche aufbahren und den Sarg forttragen. Die Männer sind unbestimmte verschwommene Gestalten, den Sarg sieht er ganz deutlich. Nur wenn er in Gedanken stark beschäftigt oder im Gespräche ist, fehlen diese Erscheinungen; sie treten bei hellem Wetter weniger auf. Sie bestehen seit Herbst 1888. Im Jahre 1887 sei eine Nachbarin gestorben. Das habe einen tiefen Eindruck auf ihn gemacht. Er habe dann immer und immer wieder an den Tod seiner von ihm innig geliebten Mutter denken müssen. Als nun die Mutter 1889 starb, habe ihn das tief erschüttert und die Vorstellungen vom Beerdigungsgange der Mutter nach dem Tode der Nachbarin habe er als ein Vorahnen aufgefaßt, und da er sich nun immer vorstellen müsse, daß in dem Sarg, den er zu seinem Haus heraustragen sieht, er selbst läge, so faßt er dies als ein Vorahnen seines bald bevorstehenden Todes auf. So sieht er bei Beerdigungen von Kameraden sich beerdigen. Alles was er sieht und hört, das auf das Sterben, auf Leichen und Beerdigungen bezug hat — so schon das Sehen der letzten Seite im Züricher Tageblatt, wo die Todesanzeigen zu finden sind — versetzt ihn in heftige Angst. Trotzdem er sich sagt, daß dies Unsinn sei, daß er durchaus frei von Aberglauben ist, könne er diese Vorstellungen nicht los werden. Immer ahne er seinen baldigen Tod und müsse sich vorstellen, wie er im Sarge liege und fortgetragen werde.

Beim Analysieren ergibt sich, daß er im Alter von ca. 5—6 Jahren die Leiche eines Knaben sah, die einen tiefen Eindruck auf ihn machte. Dann erinnert er sich, wie er in frühester Jugend die Leiche eines Nachbarn sah. Von diesem bezog die Mutter das Brot. Er ging mit Kameraden die Leiche anzusehen. Er wisse noch ganz genau, wie er heimkam, sich fürchtete und ekelte; der Tote hatte so große Lippen. Patient fürchtete sich danach längere Zeit, besonders nachts. Auch diese Leiche sah er zum Haus herausschaffen. Alles machte einen tiefen Eindruck auf ihn, zumal er mit Kameraden noch auf die Friedhofmauer stieg und zusah, bis der Sarg versenkt war. Eine Nachbarin, die Schwester der oben erwähnten Verstorbenen, hatte Patient nach dem Tode der Mutter an Kindesstatt angenommen. Er hat sie hochgeschätzt. Diese starb 1893, als er in der Lehre war. Einige Jahre vorher, von Frühling oder Sommer 1890 an, hatte er das gleiche Bild des Beerdigungsvorganges bei dieser von sich, während er nach dem Tode der Mutter einige Zeit von diesen Ahnungen und Vorstellungen freigeblieben war. Dann aber hatten sich die Vorstellungen auf die neue Wohnung der mütterlichen Freundin übertragen. Weil sich diese Ahnungen bei der Mutter erfüllt hatten, wähnte er, daß sie sich jetzt auch erfüllen würden. Er kam von der mütterlichen Freundin weg zu einem Bauern. Hier spielten sich die gleichen Szenen und Befürchtungen ab. 1893 kam er in die Lehre als Schreiner. Im Anfang bleib er frei von den Erscheinungen. Während der Lehrzeit mußte er öfters mit dem Meister in die Häuser, um an Toten das Maß für die Särge zu nehmen und helfen, die Toten in die Särge zu legen. Wußte er nun, daß jemand sterben könnte, so hatte er schon keine Ruhe mehr und wenn er nachts erwachte, so mußte er daran denken. Der Meister wußte, daß Patient sich fürchtete; aber er sagte, man müsse sich an das gewöhnen. Der hohle Ton, den die Beine der Toten beim Hineinlegen in den Sarg verursachen, der sei ihm geblieben; in seinem Schlafzimmer komme ihm oft die Vorstellung, wenn man ihn jetzt so am „Frack“ nähme und ihn in die „Trucke“ hineinlegen würde. Diese Vorstellung sei besonders stark jetzt noch, wenn der Magen schlecht sei. So ergeben sich bei den weiteren Analysen (stets im Wachzustand) noch Todesfälle aus frühester Jugendzeit und aus späteren Tagen, die auf Patienten einen tiefen Eindruck gemacht hatten. — Schon nach der ersten Analyse fühlte er sich ruhiger und wurde von den Erscheinungen seltener belästigt. Sie traten nach und nach immer mehr zurück; Patient wurde ruhiger, auch die Magenerscheinungen besserten sich und so erholte er sich auch körperlich im Laufe der nächsten Wochen. Zuerst gelang es ihm, durch Ablenkung bei der Annäherung an sein Haus die Erscheinungen nicht mehr zu sehen. Nach und nach hörten diese ganz von selbst auf. Sehr bald machte ihm das Sehen von Todesanzeigen oder das Hören vom Sterben anderer nichts mehr.

Im Juli 1906 ging es ordentlich, ist frei von jeder Angst, auch wenn er sich den Sarg und die Beerdigungszeremonien vorstellt. Auch belästigt es ihn nicht, wenn er Leichenbegängnisse sieht. Er kann jetzt seinen dienstlichen Obliegenheiten nachgehen, ohne immer befürchten zu müssen, daß diese ihn in Berührung mit Toten bringen. Von Anfang September 1906 an sind alle krankhaften Erscheinungen verschwunden und bis jetzt (Mai 1912) verschwunden geblieben.

Fall 27: Margarete N., geb. 1883.

7. VI. 07. Patient gibt an, sie habe schon als Kind furchtbare Angst vor Toten gehabt, besonders, wenn sie allein sein mußte bei Tag oder bei Nacht. Diese Angst sei dann besonders stark gewesen, so 3—4 Wochen lang, wenn jemand im Orte, noch heftiger, wenn nahe Bekannte und am schlimmsten, wenn gar Verwandte gestorben sind. Die Angst sei oft furchtbar stark, so daß sie nicht allein in einem Zimmer bleiben konnte, weil sich ihr die Idee aufdrängte, die verstorbenen Personen kämen. Das habe sie schon als Schulkind, besonders im 10. und 11. Altersjahr gehabt. Damals sei sie immer kränklich gewesen, habe Bleichsucht, Hautausschläge, viel Herzklopfen und Rheumatismen gehabt, eigentümliche Schmerzen in den Beinen, dabei Hitzegefühl, es habe sie nur so zusammengezogen. Diese Zustände hätten sich nach Eintritt der Menses gebessert. Die Angstzustände vor Toten beim Alleinsein bestehen jetzt noch; es sei etwas geringer geworden, seitdem Patientin, wie sie sich ausdrückt, „das tote Wesen im Kopf habe,“ d. h. sie habe das Gefühl, wie wenn sie selber tot wäre. Es werde ihr dann schwer, es kämen verschiedene Stimmungen

über sie, denn wenn sie denken müsse, daß sie sterben müsse, da denke sie an andere Schwerkranke und könne sich dann einige Zeit fassen. Im letzten Winter sei ihre Stiefmutter gestorben, 2 Tage vor dem Tode sei sie heimgekommen, sie mußte wieder fort, wieder an ihre Stelle. Sie sah sie nicht tot, sie fürchtete sich, sah sie sterbend vor sich, konnte nicht allein schlafen. Da bekomme sie ein heißes Gefühl auf dem Herzen, dann Angst und Furcht vor sich und vor anderen Leuten, sie denke, die seien tot. Jetzt habe sie immerwährend Angst, wenn sie ohne Ablenkung sei. Sie träume immer von Toten, von toten Freunden, Bekannten, Verwandten, die gestorben sind oder solchen, die noch leben. An einer der letzten Nächte träumte sie, sie habe auf 2 Gräbern schlafen müssen, dann von einem Freund, der tot ist. Er lebe, spreche mit ihr und sterbe neben ihr, er sagte ihr, er müsse sterben. Dieser war der Verlobte einer Freundin und ist im März laufenden Jahres gestorben. Ihre Freundin habe viel bei ihr geweint und sich ihr gegenüber ausgesprochen. Dieser Freund habe im Traum mit ihr gesprochen, sie hielt ihn an der Hand, sie spürte in dieser keine Knochen mehr, sie fiel zusammen, dann sah sie ihn sterben, da erwachte sie mit starker Angst. Seitdem Patientin am Tage mehr Zerstreuung habe, träume sie mehr von solchen Sachen; hatte sie am Tage Angst und Vorstellungen von den Toten, so habe sie in der Nacht besser geschlafen. Jetzt habe sie Furcht vor sich und andern, die sie tot sieht. So sei es seit März laufenden Jahres, seit welcher Zeit sie bleichsüchtig sei, während sie früher nur Angst vor Leuten hatte, die schon tot waren und von denen sie fürchtete: jetzt kämen sie. Wenn sie das Angstgefühl habe, habe sie ein Schmerzgefühl auf der Brust. Jetzt müsse sie sich in der Angst sich und ihre Verwandten und Bekannten als tot vorstellen; dann können sie in der Angst nicht anders denken, nur sich fragen, bin ich auch am rechten Ort? Überall sei sie ruhelos, auch wenn sie von ihrem Zustand spreche, bekomme sie Angst. Diese Furcht vor den Toten habe sie seit der Jugend nicht verlassen, nur 2 Jahre nach dem Eintritt der Periode ($15\frac{1}{2}$ Jahre) sei es ihr körperlich besser gegangen. In der Familie seien alle gesund, der Großvater väterlicherseits 98 Jahre alt und gesund, keine geistigen Abnormitäten in der Familie.

13. VI. 07. Nach der Aussprache in der letzten Sitzung fühlte sie sich leichter, sie könne etwas besser verkehren mit den Menschen. Patientin sagt, jedesmal, wenn sie bleichsüchtig sei, komme die Angst stärker. Patientin ist leicht zu hypnotisieren. In der 3. Hypnose spricht sie schon im Schlaf. Sie erinnert sich in der Hypnose, daß sie 9 Jahre alt eines Morgens erwachte, aufs heftigste erschrak, weil sie meinte, es sei ein Toter bei ihr im Bett. Sie sprang sofort auf zur Schwester. Sie wisse nicht, habe sie das geträumt oder sei sie schon wach gewesen als sie das bemerkte. Sie durchlebt jetzt die Szene ganz deutlich wieder, erschrickt ziemlich stark und es ist ihr klar, daß es damals nichts gewesen ist als ein Traum.

18. VI. 07. Hat stärkere Angstgefühle, besonders mehr Angst vor sich selbst, mache sich schwere Gedanken über sich und andere Menschen. Sie müsse sich vorstellen, daß sie selber tot sei. Die Nächte waren gut, sie träume aber viel von Toten, letzte Nacht bis 10 Uhr morgens geschlafen. Manche Nacht habe sie früher aus Furcht vor Toten nicht schlafen können.

Hypnose: Durchlebt wieder die Szene von ihrem 9. Altersjahr, erwacht aus dem Schlaf und meint, es läge jemand tot neben ihr. Sie sprang aus dem Bett heraus und lief in die Stube hinunter. Sie durchlebt die Szene ohne stark zu erschrecken. — Patientin gibt an, sie habe sich schon vor dem 9. Altersjahr vor Toten gefürchtet. Damals sei ein Mann verunglückt, man fand ihn, zuerst glaubte man, es sei ihr Vater. Das hatte man ihr berichtet, der Vater sei gerade auf dem Felde gewesen. Bei der Erzählung sei sie stark erschrocken, damals sei sie noch nicht zur Schule gegangen. 2—3 Jahre später mußte sie auf dem Acker schaffen, wo jener Mann tot gefunden wurde. Da hatte sie furchtbare Angst und meinte immer, jetzt komme er. Sie erinnert sich, daß es ein Vetter war, der ihr zuerst von dem toten Mann erzählte. Patientin durchlebt jetzt deutlich die Szene, wo sie meinte, der Vater sei verunglückt, hat Angst bis der Vater heimkommt. Sie durchlebt alles ganz genau wieder, fühlt sich danach leichter.

19. VI. 07. Keine Änderung im Befinden.

Hypnose: Sie erzählt, daß sie schon als Kind immer Angst gehabt habe, wenn jemand gestorben war und sie allein sein mußte. Noch nicht 6 Jahre alt, starb der mit ihr im gleichen Hause wohnende Großvater. Sie hatte ihn nicht tot gesehen. Damals hatte sie große Angst, er käme wieder. Immer meinte sie und mußte sie sich sagen, jetzt komme er. Das Ereignis mit dem vermeintlichen Tode des Vaters sei ½—1 Jahr vorher gewesen. — Als sie hörte, der Großvater sei gestorben, erschrak sie und hatte gleich Angst und Furcht. — Eben erinnert sie sich: Als sie 5½ Jahr alt war, habe man im Winter einen Mann erfroren aufgefunden. Man fuhr mit ihm an ihrem Hause vorbei, sie sah ihn zwar nicht, aber doch hatte sie Angst und Schrecken. Jetzt wird es ihr deutlich, der Mann war gar nicht tot, man hatte ihn in ihr Haus gebracht. Jetzt wird ihr deutlich, daß man, als sie 3—4 Jahre alt war, einen Toten bei ihrem Hause im Bach gefunden hat. Es war ein Mann aus dem Dorfe, den sie gut kannte. Sie sah den Mann nicht tot, eine Nachbarsfrau erzählte ihr auf der Straße davon, sie erschrak, war aufgeregt, stellte sich den Mann als tot vor und bekam Angst. Mit 16 Jahren sah sie eine Tante (Mutters Schwester) kurz vor dem Sterben. Das regte sie auf, sie mußte dort allein schlafen. Am nächsten Tag starb die Tante, da hatte Patientin immer Angst, sie käme. Schon vor ihrer Schulzeit habe man ihr von Gespenstern erzählt, dadurch habe sie immer Angst gehabt. So erinnert sie sich deutlich an einen Nachbarn, der ihr von Gespenstern erzählte, wie sie das erste Jahr zur Schule ging. Er erzählte, daß er einmal allein schlafen mußte, da sei ein Toter gekommen und sei zu ihm ans Bett, hatte ein Messer offen in der Hand, hätte es gegen ihn gezogen und sei dann wieder fortgegangen. Sie sieht die Szene, wie der Nachbar dies erzählt: Er ist bei ihnen in der Stube, auch der Vater und die Schwester seien anwesend und sieht sich selbst ganz deutlich dabei. In jener Zeit sei die Schwester jenes Nachbarn gestorben und dann hatte sie Angst, jene komme, wenn sie selbst im Schlafzimmer sei. Die Angst, ein Toter käme zu ihr, habe aber schon vorher bestanden, sie sei zuerst aufgetreten nach dem Tode des Großvaters.

20. VI. 07. Patientin gibt an, daß sie sich im ganzen ruhiger fühle. Sie erzählt heute, welche Angst sie in ihrer letzten Stelle als Angestellte in einem Dorfwirtshaus hatte, wenn sie in den Keller gehen mußte. Jedesmal habe sie Angst bekommen, ihre verstorbene Mutter käme ihr entgegen.

Hypnose: Patientin findet, sie habe die erste Leiche gesehen, als sie 5—6 Jahre alt war und noch nicht zur Schule ging. Man ging (Patientin ist katholisch) zu den Toten, um zu beten. Da sei sie mit anderen Kindern zu einer toten Frau, um zu beten — da habe sie sich gefürchtet. Später habe sie oft in dem gleichen Hause verkehrt, an diese verstorbene Frau gedacht und hatte Furcht. Vorher habe sie keine Angst vor Toten gehabt; aber von da an habe sie immer gemeint, jetzt käme die Frau und sah sie immer vor sich. Patientin erinnert sich, daß vor der Erzählung des Nachbarn eine Frau und andere Leute Gespenstergeschichten erzählt haben, so daß sie sich fürchtete. Das war, nachdem sie die tote Frau gesehen hatte. Stets, wenn jemand gestorben war, war ihr die betreffende Person im Sinn, dann seien ihr immer wieder Bekannte und Verwandte in den Sinn gekommen. Patientin durchlebt die Szene mit der toten Frau, doch wurde die Szene nicht ganz deutlich, und die Angstgefühle nur gering. Als Kind habe sie Angst mit Zittern und Schüttelfiebern bekommen.

26. VI. 07. Sie fühle sich ruhiger, habe weniger Angst, könne in ihrer Stellung freier mit dem Publikum verkehren, aber noch nicht ihre Gedanken zusammennehmen. Sie schlafe ziemlich gut, träume aber noch viel, so habe sie vor einigen Nächten 3 Särge gesehen.

Hypnose: Patientin sieht sofort wieder das Zimmer, in dem jene tote Frau lag, als Patientin ca. 6 Jahre alt war. Sie habe auch damals die Frau nicht deutlich gesehen, aber das Zimmer und das sieht sie auch jetzt wieder deutlich. Jene Frau sei mit ihr entfernt verwandt gewesen. Sie sieht die Szene, wie sie daheim von dem Tode erfuhr, — dann wie eine Verwandte und ein anderes Kind mit ihr in das Haus der Toten gehen. Dieses Kind sei nach einem Jahr auch gestorben. Sie sieht sich ganz deutlich, wie sie mit Angst in das Haus, dann ins Zimmer kam, sie blieb dort zum Beten und hatte Angst dabei. Diese spüre sie auch jetzt deutlich wieder. Jetzt kommt die Tochter der Verstorbenen und zeigt ihnen die Tote, hebt ein weißes Tuch ab, die Tote hat den Rosenkranz in der Hand. Patientin hat Mühe, das Bild festzuhalten. Nun geht sie zum Zimmer heraus, wie sie in den Gang herausspringt, hat sie Angst, die Tote käme ihr nach. 3—4 Wochen später habe sie diese Tote vor sich gesehen und wenn sie allein gewesen sei, habe sie Angst gehabt, sie käme. Dieser

Vorgang habe sich immer wiederholt, so oft jemand starb. Dann trat die Vorstellung von diesen auf, machte ihr Angst und sie fürchtete, der betreffende Tote käme. Ob nun diese Frau die erste Person war, vor der sie Angst hatte, weiß sie nicht. Die Mutter der Patientin starb, ehe sie 6 Jahre alt war. Das sei in jener Zeit gewesen, jetzt ist sie sicher, daß zuerst die Mutter gestorben sei.

4. VII. 07. Es gehe besser; am Tage habe sie gar nicht mehr an Tote denken, resp. nicht sich selbst als tot vorstellen müssen. Nur am Abend, wenn sie allein sei, kommen diese Vorstellungen eher wieder. Gestern und heute auch am Tage. Patient führt dies darauf zurück, daß sie die Menses erwartet, dann sei sie auch sonst aufgeregter.

Hypnose: Patient wird suggestiv in die Zeit des Todes der Mutter versetzt, sagt zunächst, sie könne sich nicht mehr an die tote Mutter erinnern. Sieht das Schlafzimmer der Mutter und sich als 6jähriges Kind daheim. Sie könne sich die Mutter nicht mehr recht vorstellen, aber die Kleider, die sie anhatte, sehe sie jetzt. Jetzt sehe sie den Sarg der Mutter, aber nicht deren Gesicht, — sie habe damals, 5½ Jahre alt, etwas Angst gehabt, aber nicht so arg. Als ihr die ältere Schwester sagte, die Mutter sei gestorben, habe Patientin in der Stube gesessen und habe geweint, es habe ihr weh getan. Das empfinde sie jetzt wie damals. Dann sei sie hinauf ins Schlafzimmer der Mutter; sie sieht jetzt die tote Mutter vor sich, — das Bild will ihr immer entfliehen. Sie sieht die Mutter zugedeckt, sieht deren Kleider, die gefalteten Hände; das Gesicht nicht recht. Sie empfindet wie damals auch jetzt Angst. Dann sieht sie am Morgen um 7 Uhr im Winter vom Nachbarhaus aus die Mutter. Patientin durchlebt die Szene, atmet schwer und tief, sie sieht den Totenwagen und das Trauergeleite. Patientin spricht mit weinerlicher Stimme und empfindet Angst. Jetzt fällt ihr ein, daß man sie geholt habe, wie die Mutter im Sterben lag. Ob sie ins Sterbezimmer gekommen sei, das wisse sie nicht mehr. Sie glaubt, die Furcht vor den Toten habe sie nach dem Tode der Mutter gehabt, sie habe neben dem Zimmer geschlafen, in dem die Mutter im Sarg lag. Da habe sie sich gefürchtet, sei nachts aufgewacht und habe Angst gehabt, trotzdem die damals 16 Jahre alte Schwester mit ihr im gleichen Bette lag. Patientin durchlebt Szenen aus jener Nacht, atmet langsam und schwer, ist voller Angst, hört zeitweise auf zu atmen und seufzt. Sie sieht den Sarg in ihrer Vorstellung, es wird ihr deutlich, nachher habe sie Angst vor der toten Mutter gehabt, daß sie käme. (Die Vorstellungen wollen ihr entfliehen.) Im Sommer nach dem Tode der Mutter erzählte der Vater, die Mutter sei ihm in der Nacht erschienen, sei an sein Bett gekommen und habe seine herabhängende Hand ergriffen. Das habe sie in ihrer damaligen Angst, die tote Mutter käme wieder, bestärkt. Jetzt kommt ihr in den Sinn, daß sie als Kind in der 1. Klasse einen Schrecken hatte, sie sehe einen Toten im Zimmer, es war nur ein Schein, sie meinte, dort stünde einer. Sie erschrak heftig. Diese Szene durchlebt sie und erschrickt wieder. Patientin erwacht und fühlt sich leichter. Nach diesem Schrecken, so gibt Patientin an, habe sie als Kind viel nachstudieren müssen, was der Mensch sei. Sie habe es sich dann so schwer gemacht, es sei ihr angst und bang, ganz schwer und heiß auf dem Herzen geworden. Von jener Zeit an habe sie manchmal Anfälle gehabt, wo es ihr ganz heiß auf dem Herzen wurde, dann habe sie gefroren und gezittert. Solche Zustände seien sehr häufig gewesen, bis die Periode eintrat. Sie mußte dann zu Bett, hatte viel Herzklopfen, man gab ihr heißen Tee zu trinken, dann wurde sie ruhig und es brach Schweiß aus.

9. VII. 07. Die Angst vor den Toten sei geringer, sie müsse, wenn sie allein sei, weniger denken, jetzt komme der oder jener Tote, sonst aber habe sie noch schwere Gedanken, Angst und schwer auf dem Herzen. Solche Gedanken habe sie oft einige Zeit nach dem Erwachen. Sie müsse dann studieren, was der Mensch sei. Sie meint, das alles käme von den Ängsten vor den Toten. Als Schulkind schon habe sie manchmal gedacht, wenn sie nur später nie allein sein müsse, aus Furcht vor den Toten. Schon damals habe sie nicht allein im Zimmer bleiben können, wenn jemand im Dorfe gestorben war.

26. IX. 07. Patientin konnte aus dienstlichen Gründen die Behandlung nicht fortsetzen. Sie sieht blühend aus, fühlt sich wohler und freier. Die Angst vor sich selbst, als wenn sie selbst tot wäre, trete noch hie und da täglich auf, aber nicht mehr so stark, nachts könne sie schlafen, auch sei sie völlig arbeitsfähig.

30. IX. 07. Wenn sie für sich allein sei, kämen hie und da die Vorstellungen mit Angst, wo sie sich selbst tot sieht; wenn der Zustand auftrete, habe sie ziemlich starke Angst, manchmal kämen ihr so Phantasien, die sie nicht festhalten könne, sie sei dann, wenn die Angst stark sei, nicht imstande zu denken.

Hypnose: Sieht sofort die Szene, wie man ihr mitteilt, daß der Großvater gestorben sei. Sieht sich zu Hause in der Wohnstube, da kommt die Schwester herein und sagt, jetzt sei der Großvater gestorben. Da habe sie Angst bekommen — auch jetzt beim Wiederdurchleben. Der Großvater habe den Winter durch krank gelegen und hatte Schmerzen, so daß er oft in der Nacht geschrieen habe. Hierdurch bekam sie Angst. Dann sieht sie sich später als Kind, sie erwachte morgens spät und meinte, es liege jemand hinter ihr im Bett. Sie meinte, es sei ein Toter. Das war nach dem Tode der Mutter. Die Szene habe sie jetzt deutlich durchlebt, es sei ihr gewesen, als wenn sie jemand an der Hand nehme, sie sei erschrocken, lief zur Schwester; es sei ihr damals der Gedanke gekommen, ob auch die Schwester gestorben sei. Sie habe damals so Angst vor den Verstorbenen gehabt, daß sie wie im Schweiß gebadet gewesen sei. Wenn sie später allein schlafen mußte, wenn sie in Stellung war, so habe sie vor Angst nicht schlafen können. Sie habe stets ganz genau gewußt, daß ein Toter nicht mehr komme, aber doch habe sie Angst davor gehabt. Als die Stiefmutter gestorben war, rief man sie nach Hause. Sie sah diese tot. Wie sie dann wieder an ihrer Stelle war, hatte sie schreckliche Angst, zumal sie allein schlafen mußte. Sie hatte die Verstorbene immer vor sich und meinte, sie komme. Das sieht sie auch jetzt alles wieder deutlich vor sich, auch die tote Stiefmutter sieht sie im Bett liegen und empfindet starke Angst. Jetzt sieht sie die Szene auf dem Feld wieder, wo sie allein schafft und Angst hat, weil dort ein Toter lag. Sie sieht sich Kartoffel hacken. Beim Durchleben dieser letzteren Szene habe sie nicht mehr so viel Angst gehabt wie bei früherem Durchleben.

4. X. 07. Es ging ordentlich. Wenn sie ins Bett komme, schlafe sie sofort ein. Letzte Nacht habe sie einen schweren Traum gehabt. Sie habe eine Todesanzeige bekommen, ihr Bräutigam sei gestorben. Die Angst am Tage ist geringer, Angst vor sich selber, wie wenn sie tot wäre, habe sie nur selten und nur wenn sie allein sei.

Hypnose: Sieht sich als Kind wieder, wo sie noch nicht zur Schule ging. Eine Verwandte ist gestorben, sie ging mit einigen Kindern zur Toten zum Beten. Sieht sich im Zimmer bei der Toten, Patientin empfindet Angst. Es kommt ihr wieder die Erinnerung, daß eines der Kinder, das damals dabei war, bald danach gestorben ist. Jetzt sieht sie das Wohnzimmer der Eltern dieses Kindes, dieses ging das 1. Jahr in die Schule, Patientin noch nicht; sie sieht die Mutter des Kindes weinen, hört sie schreien, deren Schwester ist dabei. Das tote Kind sehe sie jetzt nicht, sie weiß nicht, wo es ist. Dann sieht sie sich in diesem Hause eine Treppe hoch, sieht das Kind im Sarg, empfindet Angst. Jetzt sieht sie sich als 7jähriges Kind, sitzt daheim und hat Angst, dieses Kind käme wieder. Sieht sich daheim, die Tante im Hause ist gestorben, das war, meint sie, vor dem Tode dieses Kindes. Bei dieser Tante sei sie viel gewesen, dann hatte sie Angst, die Tante käme wieder. Jetzt sieht sie sich in deren Zimmer; deren Mann ist da. Sie sieht das Bett, die Tote ist zugedeckt, sie empfindet Angst. Jetzt deckt der Onkel ab, um sie ihr zu zeigen. Sie erschrickt, hat Angst, jetzt geht sie heim. Sie geht durch einen langen, dunkeln Gang, da fürchtet sie sich, meint, die Tante sei da. Stets wenn sie durch diesen Gang ging, meinte Patientin sie sehe die Tante, sie käme. Patientin hat Angst. Nach dem Erwachen kann sie sich nur undeutlich an diese Szenen erinnern. Patientin fühlt sich jetzt frei von Angst.

11. X. 07. Vom 5.—9. X. Menses. An den letzten Tagen der Periode wieder stärkere Angst. Immer Angst vor sich selbst, sie könne sich gar nicht recht ausdrücken darüber. Die Angst, daß die Toten kommen, sei verschwunden. Beim Arbeiten merke sie weniger, stets aber wenn sie allein sei; sie könne gut arbeiten, doch sei der Humor noch nicht dabei.

Hypnose: Sieht die Szene, sie ist allein im Zimmer, es ist noch dunkel am Morgen, da kommt ein Onkel, klopft und sagt, die Gotte (Vaters Schwester) sei gestorben. Sie erschrak, darauf hatte sie Furcht, die Tante käme wieder. Wie er das gesagt hat, habe sie sich die Tante tot vorgestellt. Damals war sie 10—12 Jahre alt. Aus Furcht wollte sie die Tante nicht nochmals sehen. Sieht sich allein im Zimmer, die Schwester ging eben zur Stube hinaus, da habe sich Patientin gesagt — siehst, jetzt kommt sie —. Das Bild ist verschwunden. Damals habe sie furchtbare Angst gehabt, wenn sie allein in der Stube war. Jahrelang habe sie Angst gehabt, die Gotte käme, jetzt wie das Bild verschwunden ist, sei es ihr wieder freier gewesen. Wie Patientin 16 Jahre alt war, starb die Schwester der Mutter. Jetzt sieht sie sich bei der Tante —, sieht sie auf dem Totenbett, sie könne sich die Tante nicht recht vorstellen. Das Bild will fliehen, — Patientin hat Katarrh und ist müde.

17. X. 07. Hat am Tag wenig Angst, träumte die letzten Nächte von Toten, näheres weiß sie nicht mehr, sonst aber nachts keine Angst.

Hypnose: Sieht eine andere Tante auf dem Totenbett. Das Bild flieht immer wieder, immer sieht sie wieder das Zimmer, sieht deren Hand, sie gab ihr die Hand, während sie im Sterben dalag. Sie fürchtete sich damals und dachte gleich daran, daß sie nachts allein schlafen müsse. Zu jener Zeit war Patientin 16 Jahre alt. Manche Nacht hindurch habe sie nach dieser Szene furchtbare Angst gehabt; sie sieht sich in ihrem Schlafzimmer, wo sie diese Angst durchlebte, hat Angst und meint auch jetzt, die verstorbene Tante käme wieder. Diese Szene dauerte mehrere Minuten an. Dann sieht sie sich daheim im Bett vor 3—4 Jahren. Auf einmal nimmt sie jemand während sie schläft bei der Hand, die Schwester ist dabei und spricht leise. Patientin schrie auf und weckte die Schwester. Sie hatte sich vorgestellt, daß es eine Tote gewesen sei, sie betete, dann hörte sie laufen, hörte wie jemand das Zimmer verließ. Patientin war in einer kolossalen Angstaufregung, vor Angst in Schweiß gebadet. Sie durchlebt diese Szene wieder, es wurde ihr ganz heiß dabei, doch empfand sie keine Angst. Sieht sich 14 Jahre alt, sieht wie ihre Freundin starb. Diese kam aus der Fremde krank nach Hause und starb. Patientin sieht jetzt den Sarg, das Zimmer, die Leidtragenden, die Beerdigung und hat Angst dabei. Jetzt sieht sie sich daheim allein in ihrem Zimmer, hat Angst, meint die Freundin käme. Diese Angst habe sie lange Zeit fort gehabt, das Bild verschwindet.

22. X. 07. Es geht besser, es gebe Tage, wo sie wenig oder nichts spüre, nur wenn sie allein sei, sei noch etwas da. Patientin hat sich körperlich sehr gut erholt, sieht blühend aus, träumt immer noch von Toten und hat Angst im Traum, doch hört die Angst auf, wenn sie erwacht.

Hypnose: Sieht sich 15 Jahre alt, sieht zunächst die Freundin der Mutter in der Stube. Eines Morgens hieß es, daß diese tot im Bette lag. Patientin erschrak heftig, als diese Nachricht kam. Es war im Winter, sie ging in ein Geschäft und eine halbe Stunde weit durch den Wald, den Weg mußte sie oft allein machen. Sie fürchtete sich damals außerordentlich stark. Schon als 11jähriges Kind hatte sie Angst, wenn sie durch diesen Wald gehen mußte, besonders wenn jemand gestorben war, sei sie mit Angst und Herzklopfen durchgesprungen. Sie fürchtete sich, es käme ein Toter. Sie sieht den Wald, sieht wie sie ihn durchläuft, fühlt starke Angst wie damals. Das Bild verschwindet. Dann sieht sie sich als Kind, wie sie sich in dem Wald so oft fürchtete; nie habe sie gewagt, darüber zu reden; äußerte sie einmal, daß sie die Toten fürchte, so habe man sie abgewiesen, ihr gesagt, „ach was, die Toten fürchten, die kommen nicht wieder“. Sie sieht, wie sie von Angst getrieben, im Walde springen muß. Oft habe sie gemeint, sie bekomme einen Schlag, oft habe sie im Alter von 10—14 Jahren Schmerzen in den Beinen verspürt, so habe es sie zusammengezogen. Die Schmerzen waren oft so stark, daß sie von einem Bein auf das andere sprang. Jetzt sieht sie mehrere Szenen hintereinander, wie sie durch den Wald rennt, atmet dann tief auf, sagt, es sei ihr leicht geworden, wenn sie den Wald hinter sich hatte. Sieht sich daheim als Schulmädchen im Bett ca. 12 Jahre alt, sie ist krank. Ihr gegenüber wohnte der Schreiner, der machte Särge, sie hört ihn klopfen und stellt sich vor, daß er für jemand den Sarg macht. Da fürchtete sie sich. Jetzt hört sie das Klopfen des Schreiners, und fühlt die Angst wieder; sie habe damals ein Licht im Zimmer gehabt und dadurch sei die Angst nicht gar so stark gewesen.

14. XI. 07. Patientin war 10 Tage in den Ferien, es ging am Tage ordentlich. Sie war zu Hause, schlief in dem Zimmer, in dem die Mutter gestorben ist. Das habe sie in den ersten Tagen gestört. Sie konnte nicht allein darin schlafen, weil sie Angst hatte und immer meinte, sie sehe die Mutter. Am 5. XI. habe sie am Abend einen heftigen Schrecken erlebt. Sie lag schon zu Bett, war halb eingeschlafen, da brachte

man in ihr Zimmer ein ohnmächtig gewordenes Fräulein. Patientin erschrak heftig, meinte man brächte eine Tote, denn das Mädchen war bleich und ließ alles hängen. Seitdem ist Patientin wieder mehr aufgeregt, hat mehr Phantasien und hat wieder mehr Angst vor sich selbst, sie müsse sich selbst tot vorstellen.

Hypnose: Sieht sich im Bett. Vor 5—6 Jahren hatte eine Damenschneiderin das Zimmer neben ihr. Sie kam öfters zu ihr ins Zimmer. Eines Abends als Patientin schon schlief, kam diese und frug sie, ob sie wisse, daß sich eine Bekannte von ihr erhängt habe. Patientin sei furchtbar erschrocken. Jetzt durchlebt sie diese Szene wieder, aber ohne zu erschrecken. Dann tritt die Szene des Erlebnisses vom 5. XI. auf, die Szene wird außerordentlich deutlich. Patientin erschrickt dabei. Dann sieht sie eine Szene, die sich vor einigen Jahren ereignete. Sie ist gerade vor ihrem Hause auf der Treppe, da kommt die Schwägerin eines Nachbarn und sagt, daß man diesen tot gefunden habe. Sie erschrak damals heftig, nachher mußte sie am Abend an dessen Haus vorbeigehen. Später habe sie Angst gehabt, besonders wenn es dunkel war, meinte sie einige Wochen hindurch beim Vorbeigehen, jetzt komme er. Dann hatte sie Angst und Herzklopfen. Dieser Mann litt an epileptischen Anfällen, hatte auf dem Felde gearbeitet, fiel in einen Graben und erstickte. Jetzt sieht sie, wie sie an dieser Stelle vorbeikommt. Dort war ein Wäldchen, hatte man dieses durchschritten, so kam ein Haus. Sie hatte große Angst, wie sie dieses Haus sah. Jetzt seufzt sie schwer auf, durchlebte alles genau wieder, hatte starke Angst. Bald danach fand man eine Verwandte von ihr tot. Wenn sie an dem Haus vorbeigehen mußte oder die Stelle sah, wo man sie gefunden hatte, war sie sehr aufgeregt. In jener Zeit fand man einen Nachbarn tot auf der Wiese; am Abend als sie in der Sennhütte Milch holen mußte, es war schon dunkel, lag dieser Mann tot zu Hause. Sie sah das Licht im Totenzimmer brennen und hatte große Angst. Diese Szene durchlebt sie mit Angstgefühl.

18. XI. 07. Patientin gibt an, jener Schrecken durch das ohnmächtige Fräulein habe keine Wirkung mehr gehabt, auch nachts habe sie keine Angst gehabt. Hie und da habe sie dumme Gedanken von sich selbst; es kommen ihr Phantasien, über die sie nicht sprechen könne; sowie diese verschwunden seien, wisse sie dann nichts mehr davon; dann habe sie so kuriose Angst vor sich selbst, sie wisse selbst gar nicht, wie das sei. Jetzt habe sie wieder Schmerzen wie im Alter von 10 bis 13 Jahren, sie spüre eine furchtbare Hitze und starke Schmerzen in den ganzen Beinen.

Hypnose: Nach 2 Minuten sieht sie ihre Cousine auf dem Totenbett, sie starb vor 2—3 Jahren. Patientin war vor deren Tode noch bei ihr. Patientin durchlebt die Szene, wo sie die Nachricht erhielt, daß ein ihr bekannter Herr, den sie täglich sah, plötzlich am Schlag gestorben ist, — dann Szenen mit Angst, die sie vor 6 Jahren in einer Stelle in Luzern durchlebte, nachdem man ihr geschrieben hatte, es sei ein Mann ihres Heimatsortes gestorben. Ihre Angst war furchtbar stark, weil sie wegen der Sparsamkeit ihrer Herrschaft in ihrem Zimmer kein Licht brennen durfte.

21. XI. 07. Es geht ordentlich. Seit 3 Abenden werde sie durch eine Kollegin geängstigt, die nervenkrank ist und nachts Erscheinungen hat. Dadurch wurden die Gespenstergeschichten bei ihr wieder wachgerufen, die sie schon als Kind gehört hatte und durch die sie Furcht bekam. Das sei jetzt wieder so.

Hypnose: Sieht Szenen von einem Nachbarn, bei dem sie während seiner Krankheit oft dessen Frau ablöste. Wenn dieser schlummerte, habe er wie tot ausgesehen und da habe sie sich gefürchtet. Er starb vor 5 Jahren. Jetzt sieht sie ihn genau bei starker Angst in seinem Zimmer als krank und dann tot. Jetzt sieht sie Angstszenen nach diesem Todesfall, geht durch einen dunkeln Gang, empfindet starke Angst, meint, der Nachbar käme als Toter. Patientin erzählt, wie sie damals fürchterlich Angst gehabt habe. Dann sieht sie sich bei der in einem Nachbarort verheirateten Schwester, diese ging zur Kirche, — es war jemand im Orte gestorben, Patientin blieb allein zu Hause, da hatte sie furchtbare Angst. Das war vor 4 Jahren. Vor 5 Jahren hatte diese eine Totgeburt. Sie war damals bei der Schwester und fürchtete sich wie vor einer anderen Leiche. Die Furcht trat erst auf als das Kind im Bett lag, die Kerze brannte und der Heiland aufgestellt war. Das sieht sie eben alles wieder.

3. XII. 07. Die Angst vor den Toten sei am Abend nur noch in geringerem Grade vorhanden, es mache ihr nicht mehr so viel. Vorgestern erzählten Nebenangestellte Geistergeschichten, das habe sie wieder etwas aufgeregt; tagsüber spüre sie nur noch wenig, hie und da, es komme dann so auf einmal.

Hypnose: Patientin atmet tief, sieht sich daheim, ihre Cousine kommt und berichtet ihr, daß Pat's. Freundin gestorben sei, empfindet starke Angst, sie ging damals noch zur Schule. Sie ging mit Kameradinnen in das Elternhaus der Freundin, sie stand vor dem Sarg, konnte sie aber nicht ansehen, sondern stellte sich die Freundin nur vor. Jetzt sehe sie diese so wieder. Sie empfindet starke Angst, sieht das Zimmer, sieht den Sarg, die Leute drum herum, kennt sie alle, hat starkes Angstgefühl, jetzt sieht sie sich wieder daheim. Sie ist allein, fürchtet sich, muß sich immer die Freundin vorstellen, hat Angst, wenn sie jetzt käme. Patientin durchlebt eine Reihe solcher Szenen mit Angst. Jetzt laufe sie beim Nachbarhaus durch, es ist schon dunkel, sie stellt sich die verstorbene Freundin vor, wie sie sie öfters getroffen hatte. Patientin empfindet Angst und Herzklopfen. Jetzt geht sie zum Brunnen, von dort sieht man ihr Haus, von dort rief ihr die Freundin öfters zu, sie trafen da zusammen. Es ist schon etwas dunkel, Patientin holt Wasser, jetzt sieht sie die Freundin über die Wiese springen, — hat Angst. Jetzt geht sie mit dem Wasser heim, geht beim Haus der Freundin vorbei, dort ist ein Holzschopf, dahinter ist es dunkel, fürchtet sich dort kolossal, sah die Freundin vor sich oder hatte Angst, sie käme. Die Angst blieb, bis sie mit jemandem zusammentraf. Jetzt tritt sie daheim ins Zimmer und die Angst verschwindet. Jetzt durchlebt sie einen Traum wieder, den sie als Kind, 8—9 Jahre alt, hatte. Dieser Traum hatte sie lange Zeit beschäftigt. Außerhalb ihres Heimatdorfes befindet sich eine Kapelle. Bei Beginn der Abenddämmerung kam sie von einem Nachbarorte her, da sah sie ihren Vater in der Wiese tot liegen. Das Bild sieht sie jetzt wieder, dabei hat sie starke Angst. Jetzt sieht sie im Traum, wie sie heimkommt und sagt, der Vater liege tot auf der Wiese, man habe ihn dann heimgeholt. Sie hatte kolossale Angst, als sie am Morgen erwachte. Wenn sie bei der Kapelle vorbeikam, wurde sie an den Traum erinnert, und sie kam sehr oft dort vorbei und hatte stets große Angst. Jetzt erwacht sie vom Traum, die Angst persistiert, der Traum dauerte 7 Minuten lang. Jetzt kommt ihr in den Sinn, als die Mutter gestorben sei, habe sie daneben mit der Schwester geschlafen, eben sieht sie den Sarg der Mutter, das Bild flieht. Dann sieht sie sich zu Hause in ihrem Bett, hat Angst, die Mutter liegt im Sarg, das Bild flieht immer wieder. Jetzt sieht sie wieder den Nachbarn, bei dem sie während dessen Krankheit viel sein mußte, empfindet jetzt Angst, wenn sie zu Hause zur Türe hinausging. Jetzt sieht sie den Nachbarn in der Stube am Tisch, sie tritt gerade ins Zimmer, er sieht sehr blaß und mager aus, hat eingefallene Augen, sieht aus wie der Tod, so daß man sich vor ihm fürchten mußte. Patient hat Angst, meint, wenn er stirbt, werde sie sich fürchten. Jetzt sieht sie ihn im Bett, es ist schönes Wetter, sie hilft das Sofa ins Freie tragen, man setzt ihn darauf. Patientin hat Angst, sie könne sich anstecken, der Kranke verbreitete einen unangenehmen Geruch. Jetzt kommt sie ins Krankenzimmer, die Frau des Kranken ist fort zum Arzte, der Kranke sitzt auf dem Nachtstuhl, er verbreitet einen furchtbaren Geruch und seitdem rieche ihr Auswurf auch so. Der Geruch wird ihr deutlich. Nach einiger Zeit verschwindet das Bild und der Geruch. Nach dem Erwachen nimmt Patientin das Taschentuch und riecht daran; sie behauptet, jetzt stinke es nicht mehr, aber fünf Jahre habe es so stark gerochen.

5. XII. 07. Nach der letzten Sitzung sei sie sehr müde gewesen. Heute ist sie sehr vergnügt, hie und da kommt ihr die Vorstellung, als wenn sie selber tot wäre, häufiger, dann komme plötzlich eine Verstimmung mit Gedanken über sich selbst. Sobald diese Vorstellungen kommen, habe sie sehr heftige Angst, so daß sie sich über ihren Zustand gar nicht recht aussprechen könne.

Hypnose: Nach einigen Minuten sieht Patientin eine Szene vor ihrer Schulzeit. Damals habe sich ein Mädchen erhängt, sie selbst habe die Tote nicht gesehen, man habe ihr aber erzählt, wie sie ausgesehen und daß sie die Zunge herausgestreckt habe. So mußte sie sich diese immer vorstellen, und diese Vorstellung habe sie jetzt wie damals. Dabei empfindet sie jetzt Angst. In jener Zeit habe sie sich kolossal geängstigt und die Tote immer vor sich gehabt. Jetzt sieht sie sich allein zu Hause in der Stube, hat Angst sie sehe das tote Mädchen oder sie komme. — Dann sieht sie sich als sie noch zur Schule ging. Eine Nachbarin ist gestorben, die sie gerne hatte, die ihr öfters Geschenke machte, sie war viel bei ihr. Die Nachbarin wurde krank und starb. Ob sie diese tot gesehen habe, wisse sie nicht. Jetzt sieht sie das Haus der Nachbarin, auch das Zimmer wo sie war, jetzt sieht sie sich daheim in der Stube, es kommt jemand und berichtet, die Nachbarin sei gestorben. Jetzt sieht sie sich allein zu Hause, hat Angst, meint die Tote komme. Patientin hat Angst und atmet schwer. Sieht sich jetzt zu Hause in ihre Kammer gehen, wo sie die Türe aufmacht, meint sie, die Nachbarin, stehe dahinter oder vielmehr, sie mache sich die Vorstellung, wenn sie jetzt da wäre. — Jetzt sieht sie die Szenen nach dem Tode der Mutter, sie mußte damals viel allein zu Hause bleiben, weil die anderen zur Kirche gingen. Sie hatte kolossale Angst, konnte nicht allein in der Stube bleiben, immer meinte sie, die Mutter käme. Sie sieht eine Reihe solcher Szenen und meint dabei, es müsse damals noch jemand gestorben sein. Nach einigen Minuten sagt sie, es war die Tante. Sie starb ein halbes Jahr nach der Mutter, und machte ihr auch viel Angst. Patientin sieht sich immer wieder allein zu Hause in der Stube. Die gleichen Angstszenen wiederholen sich. Dann sagt sie, jetzt sei es ihr leichter, sie sehe sich vor dem Hause daheim. Nach einiger Zeit: jetzt fürchte ich mich nicht mehr, ich sehe nichts mehr.

10. XII. 07. Seit drei Tagen wieder mehr Angst, Angst wie wenn sie selbst tot wäre. Dabei könne sie nicht recht denken und habe sehr schwer auf dem Herzen. Ihre Arbeit könne sie nur mit größter Mühe verrichten, sie schlafe sehr unruhig, träumt immer von Toten.

Hypnose: Sieht sich vor 4 Jahren daheim im Bett, erwacht plötzlich, die Türe ist gegangen, die Schwester ist bei ihr. Sie hört laufen, es sei jemand an ihr Bett gekommen, die Person habe sie an der Hand genommen, diese gestreichelt, habe leise ihren Namen gesagt, während sie schlief. Sie erwachte, rief der Schwester und kehrte sich auf die andere Seite. Sie weinte. Die Schwester frägt, was sei, worauf sie antwortete, es sei jemand an ihrem Bette, der zärtlich tun wolle. Es war dunkel im Zimmer, er hatte sie immer bei der Hand, sie stellte sich gleich vor, ob das der Geist eines Toten sei und meinte, es könne niemand anders sein, da sie wußte, daß das Zimmer geschlossen ist. Sie habe dann angefangen, überlaut zu beten, auch die Schwester habe vor Angst geweint. Auf das Beten hin sei der fort und machte die Türe zu. Sie machten Licht, gingen zu den Eltern und schliefen nicht mehr in diesem Zimmer. Vor Angstschweiß sei sie ganz naß gewesen. Das habe sie eben deutlich wieder durchlebt. Man habe ihr als Kind eben viel Geistergeschichten erzählt. Damals hatte man vermutet, daß es ein Bursche aus dem Dorfe gewesen sei, der bekannt war als ein zu solchen Handlungen fähiger Mensch. — Nach dem Abreagieren dieser Szene wird es ihr leichter. Dann durchlebt sie wieder eine Szene von einem Manne, zu dem sie alle Tage ins Haus kam, und der gestorben war. Sie mußte immer abends, wenn es schon dunkel war, in dieses Haus und jedesmal hatte sie Angst, wenn sie hingehen mußte, sah ihn stets vor sich, meinte er komme etc. Diese Angst dauerte immer wieder bis sie in Gesellschaft mit anderen Menschen war. Patientin reagiert die Szene deutlich ab, dabei zuckt es in ihrem Gesicht, sie sagt, es steche sie bald da, bald dort am Körper.

12. XII. 07. Nach der letzten Sitzung blieb sie zunächst noch ängstlich, die darauffolgende Nacht war gut, seitdem sei sie ruhiger, träume nicht mehr von Toten und habe viel weniger die Vorstellung, daß sie tot sei; auch habe sie keine Angst gehabt, es käme ein Toter, sie könne jetzt ruhiger arbeiten.

Hypnose: Patientin sieht sich als siebenjähriges Mädchen zu Hause in der Stube. Da sei plötzlich jemand gekommen und habe gesagt, die Tante sei gestorben. Patientin sei erschrocken und habe Angst bekommen. Nachher — es war im Winter und früh Nacht — da habe sie sich in der Küche, wenn sie kochte, geängstigt, meinte immer, sie sehe die Tante an dem Fenster ihres Zimmers, das nach der Küche zu lag. Diese Szene dauerte längere Zeit an.

22. I. 08. Patientin teilt nachts das Zimmer mit einer Kollegin, ist dadurch in der Nacht und am Tag ruhiger. Zwei Tage vor Eintritt der Menses, während und nach dieser, treten noch Angstgefühle und die Phantasien auf, als wenn sie selbst tot wäre. Dann mit einem Male sei der Humor wieder gut. Patientin gibt

an, der Zustand sei früher gleich schlimm gewesen, jetzt, seitdem es ihr besser gehe, treten die Verschlimmerungen vor der Periode auf.

Hypnose: Sieht sich zu Hause vor einem Jahr, die Stiefmutter liegt auf dem Sterbebett, sieht aus, wie wenn sie schon tot wäre. Sie reichte der Kranken die Hand, Patientin hat Angst dabei, denn es war ihr als wäre die Mutter schon tot. Sie konnte fast nicht mehr sprechen. Patientin war nur auf einen Tag von ihrer Stelle weg nach Hause gekommen. Als sie wieder zu ihrer Herrschaft am Abend zurückgekehrt war, war die Nebenangestellte fortgeschickt worden. Patientin mußte nun allein schlafen, konnte aber nicht einschlafen, weil sie immer die Stiefmutter vor sich sah. Patientin durchlebt die Szene in der Nacht, hat Angst, die Mutter komme etc. Wo sie sich nun aufhält in dieser Zeit und allein ist, besonders an dunkeln Orten, in der Küche, im Keller, hat sie immer Angst. So durchlebt sie nacheinander eine große Reihe von solchen Szenen mit starker Angst. Jetzt durchlebt sie die Szene zwei Tage nach dem Besuch bei der Stiefmutter, man ruft sie ans Telephon, die Schwester sagt ihr, daß die Mutter gestorben sei. Sie durchlebt den Schrecken jetzt wieder mit starker Erregung. — Durchlebt jetzt alle die Szenen, wie sie sich angsterfüllt zur Abreise rüstet, immer die Tote vor Augen, wie sie nach Hause kommt, im Zimmer nebenan ist, als man die Tote einsargte, hört, auch jetzt, den Sarg schließen, hört das Klopfen; es ging so lange, das sei ihr auf die Nerven gegangen. Patientin konnte nicht im elterlichen Hause schlafen, ging zu einer Verwandten und schlief, um ihre Angst zu beschwichtigen, mit einer Verwandten in einem Bett. Alle diese Szenen sieht sie deutlich bis zum Einschlafen. Die Verwandte suchte sie zu beruhigen, sprach von anderen Dingen. Sieht sich dann am nächsten Morgen, sieht sich wieder im elterlichen Haus, dann durchlebt sie die Beerdigungsszene, alles mit quälender Deutlichkeit. Man rief sie in ihre Stelle zurück, ihre Nebenangestellte war fort, sie mußte allein schlafen und hatte nun die gräßlichsten Angstzustände. Jetzt sieht sie gerade, wie sie eines Sonntag abends 10 Uhr nach Hause kommt und durchlebt in großer Erregung die folgende Nacht. Nach einiger Zeit kann Patientin die Bilder nicht mehr festhalten.

1. II. 08. Es sei besser gegangen, aber noch nicht ganz wie es sein sollte. Hie und da kommen die Phantasien noch, wenn auch nur in geringem Maße. Während und nach der Periode sei sie freier als sonst, habe sie weniger Angst, sonst seien die Angstzustände in diesen Zeiten am schlimmsten gewesen. Patientin erzählt, sie habe diese Woche von der Mutter geträumt, es habe telephoniert, die Mutter sei gestorben. Sie hatte Angst während des Traumes und erwachte mit Tränen. Als sie erwachte, habe sie sich die Mutter vorgestellt. Früher habe sie jede Nacht von Toten geträumt, das sei jetzt höchst selten der Fall.

Hypnose: Sieht sich in ihrer letzten Stelle, mußte eines Morgens, als es noch ganz dunkel war, in den Keller gehen. Schon als sie wußte, daß sie in den Keller gehen müsse, bekam sie Angst. Jetzt sieht sie sich die Treppe heruntergehen, hat furchtbare Angst, durchlebt genau wieder ihre Handlungen im Keller, geht wieder herauf, hat Angst, wenn sie nur schon oben wäre, sieht immer die Stiefmutter, meint sie käme als tot. Jetzt ist sie wieder oben, atmet tief auf. — Sieht eine Tante auf dem Totenbett, es ist daheim, sie ist im Zimmer, hat Angst, die Tante sieht aus wie tot, während sie noch lebt. Der Anblick war ihr schrecklich. Nach einer halben Stunde geht sie wieder heim zu den Eltern, sie sagt der Tante adieu, gibt ihr die Hand. Einen Tag darauf am Nachmittag kommt die Tochter und sagt, die Mutter sei gestorben. Patientin war allein im Zimmer und erschrak wie die Tochter das berichtete. Sofort hatte sie Angst auf die Nacht, weil sie allein schlafen mußte. Jetzt sieht sie sich zu Bette gehen, hat furchbare Angst, meint, die Tante käme und sieht sie immer auf dem Totenbett. Sieht sich im Bett, ist allein im Zimmer, es ist dunkel, stellt sich vor, die Tante stehe am Bett und wolle ihr die Hand nehmen, hat Angst, sagt (in der Hypnose) sie liege im Bett und könne lange nicht einschlafen. Jetzt sieht sie sich am nächsten Morgen; wie sie erwacht, ist ihr die Tante im Sinn, hat wieder Angst. Es ist noch dunkel, sie steht auf, zündet Licht an, ist in Angst, kleidet sich schnell an, jetzt ist sie im Wohnzimmer, die Angst verschwindet, und eben auch die Szene. Das erlebte sie vor 8—9 Jahren.

Hypnose: Sie durchlebt einen Sonntag Morgen, sie ist eben mit der Schwester aufgestanden, sie wollen in die Kirche, es ist noch nicht Tag. Da klopft der Onkel ans Fenster und sagt, die Tante sei letzte Nacht gestorben. Sie sei erschrocken und auch jetzt durchlebt sie den Schrecken. Die Schwester ging schnell zu den Eltern, es ihnen berichten, Patientin ist allein im Schlafzimmer und hat fürchterliche Angst. Jetzt kommt die Schwester wieder, die Angst verschwindet, sie gehen in die Kirche. Jetzt wird es wieder Nacht, sie ist daheim, die Schwester und sie gehen zu Bett, sie hat Angst, sieht die Tante am Bett, nach einiger Zeit verschwindet das Bild.

15. II. 08. Es ging ordentlich, erst in den letzten Tagen habe sie etwas Angst, gegen Morgen habe sie schwere Träume, sie werde unruhig im Bett und könne nicht liegen bleiben. Heute Nacht habe sie geträumt, es wollte sie jemand töten. Sie hatte Angst. Am Morgen beim Erwachen hörte sie klopfen, da sei ihr das Gespensterzeug eingefallen und dabei habe sie wieder Angst bekommen. Dann sei sie wieder eingeschlafen. Es gehe ihr viel besser, aber vor Toten fürchte sie sich immer noch. Beim Arbeiten sei sie ruhig, am Tage trete hie und da ganz plötzlich und nur kurz ein Angstgefühl auf, bei welchen Anlässen wisse sie nicht. Es sei nur, wenn sie allein für sich sei.

Hypnose: Als ihre Tante gestorben war, habe sie oft abends an deren Haus vorbeigehen müssen, wenn es schon etwas dunkel war; da sei sie gesprungen, weil sie immer meinte, die Tante käme, sie sehe sie irgendwo, dabei hatte sie starke Angst. Solche Szenen durchlebe sie jetzt wieder. Ein halbes Jahr vor dem Tode der Tante ist deren Nachbarin gestorben, damals war Patientin zwölf Jahre alt. Patientin sei viel bei dieser Frau gewesen, nach deren Tod habe sie sich auch gefürchtet. Jetzt sieht Patientin diese Nachbarin vor dem Hause auf der Bank sitzen, sie strickt Strümpfe und Patientin sitzt bei ihr. Jetzt sieht sich Patientin daheim, durchlebt den Augenblick, wie jemand kommt und sagt, diese Frau sei gestorben. Sie sieht sich vor dem Haus wie der Bericht kommt; sie geht ins Haus und sagt es der Schwester. Jetzt ist Patientin allein, muß allein in den Keller und hat Angst. — Jetzt sieht sie sich am Abend allein, sie ist zu Bett, hat Angst und Furcht vor jener Frau, bis auch die Schwester ins Schlafzimmer kommt. Die Angst sei heute nicht so stark gewesen wie sonst.

19. II. 07. Patientin gibt an, ihr Zustand sei nicht mehr mit dem früheren zu vergleichen, jetzt trete Angst noch auf, z. B. wenn sie allein in einem dunkeln Korridor abends gehe. Sie träume noch viel, sei am Morgen noch innerlich unruhig, von Toten träume sie nicht mehr viel. Letzte Nacht habe sie Angenehmes von der Schwester und ihrem Geliebten geträumt.

Hypnose: Vor 6—7 Jahren sei einer ihrer Nachbarn auf dem Felde gestorben an der Straße nach einem Nachbarort, man muß dort vorbei und durch ein kleines Wäldchen. Gerade dort an einem Seitengraben habe er gelegen. Eines Nachmittags habe sie dort vorbeigehen müssen, sie hatte Furcht und stellte sich vor, wenn er jetzt käme. Patientin durchlebt diese Szene, sie sieht jetzt jene Stelle, hat Angst, sieht den Nachbarn jetzt tot, d. h. sie stelle sich vor, wenn er jetzt tot daläge. Sie springt durch das Wäldchen, bald sieht sie ein Häuschen und dann verschwindet die Angst. Wenn es dunkel wurde und sie am Brunnen Wasser holte, mußte sie bei diesem Nachbarn vorbei. Sie sah ihn viel dort in der Nähe an der Arbeit; kam sie dort vorbei, so dachte sie in ihrer Angst, jetzt komme er. Durchlebt solche Szenen jetzt wieder mit Angst, dann verschwindet das Bild. — Als Patientin das zweite oder dritte Jahr zur Schule ging, starb der Schulabwart. Dieser arbeitete sonst bei Nachbarsleuten und sie habe ihn viel gesehen. Während er im Schulhaus tot lag, hatte sie kolossale Angst, wenn sie allein im Korridor war. Einige Kinder haben die Leiche angesehen, sie ging auch mit, habe ihn aber nicht angesehen. Noch lange danach sei sie vor Angst durch den Gang im Schulhaus gesprungen, was sie konnte. Solange die Leiche im Schulhaus war, habe sie nicht gewagt, auf den Abort zu gehen. Einmal mußte es doch sein, da hatte sie eine furchtbare Angst, bis sie wieder im Schulzimmer war. Das durchlebt sie eben wieder. Jetzt sieht sie wie die Schule aus ist, sie geht heim, es ist ihr leichter. Während der Schulzeit habe sie damals Angst gehabt, es sei ihr unheimlich gewesen, in das Schulhaus zu gehen. — In jener Zeit, kurz vor- oder nachher starb ein Mann im Dorfe, der hatte ein Töchterchen, ein Jahr jünger als Patientin. Die Leute wohnten am Schulweg. Der Mann hatte die Kinder so gerne, er gab der Patientin öfter

Äpfel. An einem Sonntag Morgen starb dieser an einem Schlag. Sie ging das zweite Jahr in die Schule, am Morgen gegen neun Uhr kam eine Cousine und sagte, die Frau habe jenen Mann tot vor dem Bette liegend gefunden. Da ist Patientin erschrocken, das durchlebt sie eben wieder. Vor Angst und Furcht sei sie damals nicht mehr ins Haus jener Leute gegangen. Patientin sieht sich dort am Hause vorbeigehen. — Stets wenn sie zu Hause allein im Zimmer war und es war jemand gestorben, hatte sie Angst; der Vater schimpfte darüber, man redete ihr zu. Sie habe ja immer gewußt, daß die Toten nicht wiederkommen, aber sie habe sich doch gefürchtet. Sie komme jetzt noch öfters hin in das zuletzt erwähnte Haus, ein Onkel hatte jene Frau geheiratet. Das mache ihr jetzt gar nichts mehr.

16. III. 08. Sie sei angstfrei bis auf ganz kurz vorübergehende Zustände, besonders nach der Periode. 2—3 Tage danach sei es ihr momentan, wie wenn sie selbst tot wäre, da mache sie sich Phantasien, sei deprimiert, meine, sie werde nicht mehr gesund. Das gehe so innerhalb 3—4 Tagen und nur wenn sie für sich allein sei. In der übrigen Zeit aber sei es ihr wohl; in der letzten Zeit meine sie, es gehe ihr so gut, als wäre sie im Himmel. Sowie sie schlechte Tage habe, träume sie von Toten.

Hypnose: Sieht sich wie sie drei Jahre alt ist. Es war nachts gegen 9 Uhr, da kam jemand, klopfte ans Fenster und sagte, es läge jemand tot draußen auf der Straße. Es war auf der Straße im nahen Walde. Es war ein Mann aus einem Nachbarort, der viel zu ihnen kam. Sie erschrak heftig, als man dies sagte. Die Szene durchlebt sie eben genau wieder. Wenn sie später an jener Stelle vorbeiging, meinte sie immer, sie sehe jenen Toten und hatte Angst. Jetzt sieht sie sich dort vorbeigehen. Die Szene verschwindet plötzlich wieder. — Als Patientin kürzlich zu Hause war und von ihrem Zustand sprach, sagte ihr der Vater und die Schwester, daß sie sich erinnern, Patientin habe von jener Zeit an Angst gehabt.

24. III. 08. Es geht gut, hat fast keine Angst mehr. Als sie vor einigen Tagen hörte, daß ein Dienstmädchen in den See gegangen sei in der Nähe des Theaters, habe sie Angst bekommen; man erzählte daheim, man suche ein Fräulein im See. Als sie dann zu Bett ging, habe sie etwas Angst bekommen, doch geringer als früher, sie schlief auch nicht allein und habe bald einschlafen können.

Hypnose: Sieht sich ca. zehn Jahre alt im Elternhause. Da kommt eine Schulkameradin und sagt, es habe sich einer erhängt. Sie ist stark erschrocken, auch jetzt wieder. Jetzt ist die Kameradin wieder fort, sie ist nun allein im Zimmer, hat starke Angst, springt schnell vor das Haus zur Schwester und erzählt ihr das Ereignis. Nachher hatte sie immer wieder Angst, wenn sie allein war, der Erhängte käme. Jetzt muß sie hinauf in ihre Kammer um etwas zu holen, sie hat dabei kolossal Angst, sie beeilt sich, um schnell wieder herunter zu kommen. Jetzt geht sie wieder herunter und es wird ihr wohler. Jetzt sieht sie sich im Elternhaus vor 7—8 Jahren. Eine Nachbarin ist schnell gestorben, bei der sie als Kind sich viel aufhielt. Sie sei erschrocken als man ihr das sagte; sieht sich im Wohnzimmer, Schwester und Vater sind da, sie hatte danach Angst. Patientin sei im Frühling nach Hause gekommen, sieht vom Wohnzimmer aus die Frühlingslandschaft, man hatte ihr erzählt, daß die Nachbarin an Weihnachten gestorben sei. — Jetzt sieht sie sich zwölf Jahre alt, die Mutter ihrer Lehrerin ist gestorben. Während der Krankheit derselben habe sie diese öfter besucht, schon einige Wochen vor dem Tode habe die Kranke wie tot auf dem Sofa gelegen, wenn sie ihr die Hand reichte, so sei diese wie tot gewesen und darüber sei Patientin stets erschrocken. Patientin sieht sich deutlich in deren Zimmer, bleibt ziemlich lange dort, hatte immer etwas Angst, wenn sie die Kranke ansah und wenn sie mit ihr allein war fürchtete sie sich, wie auch jetzt wieder. Jetzt sieht sie sich nach Hause gehen; die Angst ist vorbei.

26. III. 08. Patientin hat seit der letzten Sitzung keine Angst mehr gespürt. Sie erinnert sich, daß es ihr als Kind einen tiefen Eindruck gemacht habe, als man ihr erzählte, die verstorbene Mutter sei dem Vater im Schlafe erschienen.

Hypnose: Sieht sich 16 Jahre alt zu der Zeit als die Großmutter ihrer Freundin gestorben ist. Vor deren Tod war Patientin viel bei ihr. Sie sah sie oft, sie war wie tot anzusehen. Jetzt ist sie dort im Zimmer, es ist nachmittags, die Kranke steht jetzt auf und als Patientin sie sieht, erschrickt sie, weil sie wie der Tod aussieht. Auch jetzt durchlebt sie den Schrecken, sie muß die Kranke immer ansehen und hat Angst. Jetzt sieht sie sich wieder nach Hause gehen. Einige Wochen nach dieser Szene starb die Kranke. Danach die gleichen Angstzustände wie bei den anderen Fällen. Kurze Zeit danach, als Patientin ca. 17 Jahre alt war, starb eine ihrer Freundinnen. Jetzt sieht sie diese daheim noch am Leben, sie kommt eben über die Straße zu ihr. Patientin sitzt im Zimmer am Tisch. Sie kommt, um ihr zu sagen, daß sie fortgehe. Sie ist dann gestorben und wurde nach Hause genommen. An einem Abend hörte sie, daß die Freundin gestorben sei, das war ein halbes Jahr nachdem sie sich verabschiedet hatte. Sie ging mit anderen Kameradinnen zur Beerdigung ins Haus. — Patientin sieht all die Vorgänge ganz genau wieder, alle sahen die Tote im Sarg nochmals an, Patientin konnte dies aber nicht. Sie habe sie aber dann doch immer vor sich gesehen. Angst und Bild verschwinden. Jetzt sieht sie sich daheim nach der Beerdigung der Freundin, sie ist allein, hat kolossale Angst, meint sie komme, dabei empfindet sie wieder Angst, nach einigen Minuten verschwinden Angst und Bild.

21. V. 08. Hat nur Angst einige Tage nach der Periode, sonst könne sie ganz gut allein im Zimmer sein. Wenn jemand stirbt, fühle sie mehr Angst.

Hypnose: Durchlebt eine Szene aus ihrem 16. Jahr. Sie war an einer Stelle und mußte allein schlafen. Im Zimmer neben ihr schlief ein Fräulein, dieses kam eines Abends zu ihr und erzählte ihr, daß sich ein Mann im Nachbarort ihrer Heimatgemeinde erhängt habe. Da ist sie wieder erschrocken, konnte lange nicht einschlafen, mußte sich ihn vorstellen, schwitzte vor Angst und sah den Mann immer vor sich.

26. V. 08. Seit der letzten Sitzung keine Angst, nach der Sitzung etwas müde, hie und da etwas Schwindelgefühl.

Hypnose: Sieht sich fünf Jahre alt. Da sei ihre Tante gestorben, sieht ein Bett in der Stube, weiß aber nicht, ob sie die Tante tot im Bett gesehen habe. Sie sieht den Onkel im Zimmer, sieht das Bett, das Leintuch über die Leiche gebreitet. Patientin hat Angst und fürchtet sich. Das Bild bleibt einige Minuten bestehen. Dann sieht sie sich wieder daheim, hat Angst, wo sie geht und steht, und sieht die Tante vor sich. Sie sei viel bei dieser Tante gewesen, sie habe im gleichen Hause gewohnt. Jetzt geht Patientin durch den Hausgang, es ist dunkel, hat Angst, bis sie wieder im Zimmer ist. Der Gang ist aber abgeschlossen, sie muß warten. Wie sie in die Stube tritt, verschwindet die Angst. Jetzt sei es ihr, als habe sie jemand im Sarg gesehen und sei darüber erschrocken. Patientin kann das Bild nicht festhalten. Dann sieht sie das Zimmer, in dem ihre Mutter tot lag. Pat. ist müde, gibt noch an, sie habe letzte Nacht von der Mutter und von daheim geträumt, näheres wisse sie aber nicht mehr.

30. V. 08. Seit der letzten Sitzung keine Angst, nachts sei sie allerdings nie allein gewesen, aber am Tage ganz frei geblieben.

Hypnose: Es sei eine Nachbarin gestorben, von der habe sie noch nie gesprochen. Damals sei Patientin fünf Jahre alt gewesen, sieht sich daheim in der Stube, es kommt jemand und sagt, die Nachbarin sei am Sterben. Es war die Tante, die das sagte. Als sie das hörte, sei sie erschrocken, mußte sich immer vorstellen, wie die Nachbarin da liege, wie sie aussehe, — das sehe sie auch jetzt. Sieht sich jetzt längere Zeit in der Stube und muß über die Nachbarin nachdenken. Es sei noch jemand in der Stube gewesen, wer dies sei, wisse sie aber nicht. Das sei abends nach acht Uhr gewesen, als die Tante gekommen sei und den Bericht brachte. Nachher sei sie viel bei der Tochter dieser Nachbarin gewesen; diese Tochter sei infolge eines Schreckens durch eine Feuersbrunst lange schwermütig gewesen und dann in eine Anstalt verbracht worden. Als 5—6jähriges Kind sei sie viel bei der Kranken gewesen, habe es sich stark zu Herzen genommen, die Schwermut der Tochter habe sie stark angegriffen, sie selbst sei damals auch halb so geworden und habe immer Angst gehabt, sie werde selbst schwermütig. Patient sieht jetzt die Tochter deutlich, hört sie jammern, sie wolle lieber sterben, es sei ihr so schwer, immer habe sie solche Sachen gesprochen. Patientin habe sie als Kind immer beobachten müssen, das habe sie so angegriffen. Auch jetzt spüre sie Angst — sie seufzt. Die Szene dauerte jetzt in der Hypnose 15 Minuten an, dann verschwand das Bild. — Sieht sich jetzt fünf Jahre alt, sitzt in der Stube und studiert vor sich hin, über was wisse sie nicht, es muß über Tote und über sich selbst gewesen sein. Das Bild hält einige Minuten an, dann erschrickt sie und sagt: „Jetzt weiß ich es, ich habe mir vorgestellt, als wenn ich selbst tot wäre, genau so wie dies vor einem Jahre der Fall war.“ Als dies das erste Mal als Kind der Fall war, sei sie 5—5½ Jahre alt gewesen. Sieht wie sie jetzt voller Angst als Kind zum Zimmer hinausgeht, könne sich nicht fassen, lief zur Tante und sagte dieser, sie habe so schwer auf dem Herzen, sie habe Angst; sie blieb eine Zeitlang dort, dann wurde es ihr besser. Die Szene verschwindet. Nach dem Erwachen sagt Patientin, diese Szene hätte sie jetzt ganz angegriffen. Damals (fünf Jahre alt) sei es angegangen, sie habe so Angst gehabt und bald danach sei die Mutter gestorben. Sie mußte dann viel allein sein, es sei eine Quälerei gewesen; ihre Angehörigen meinten, es sei eine dumme Idee von ihr, sie könne das lassen. Vom 6.—10. Jahre habe sie sehr viel Herzklopfen gehabt.

16. V. 08. Sie habe keine Angst mehr gehabt, nur wenn sie allein im Dunkeln zu Bett gehe, sei es ihr immer noch, es könnte ein Toter kommen, und dabei habe sie noch etwas Angst, auch greife es sie immer noch an, wenn sie von Toten höre und sie stelle sich diese dann noch vor, sonst sei sie tagsüber fröhlich und munter.

Hypnose: Als sie zehn Jahre alt gewesen sei, sei zu Hause der Sigrist gestorben, sie mußte viel bei dem Hause vorbei und wenn es dunkel war, habe sie Angst gehabt, er käme. Dann sei sie schnell vorbeigesprungen. Jetzt sieht sie dies und hat Angst. Sie durchlebt die Szene während einiger Minuten. — Dann sieht sie sich 17—18 Jahre alt, da sei jemand in einem Hause gestorben, wo sie viel verkehrte, auch da fürchtete sie sich, wenn sie allein war und stellte sich den Toten vor. Sie sieht den Mann krank an einem Stock vor dem Hause spazieren gehen. — Jetzt sieht sie, wie sie Bekannten auf dem Felde geholfen hatte, wie sie allein in einen Nachbarort geht, wie sie an einem Acker vorbei muß, wo jemand tot lag, sieht sich voller Angst schnell vorüber laufen, dann wird es ihr leichter.

24. VI. 08. Keine Angst am Tage, nur abends, wenn es dunkel und sie allein ist, dann immer Furcht, es käme ein Toter. Sehr erleichtert fühlt sie sich, weil sie sich nicht mehr als tot fühlt.

Hypnose: Sieht sich sechs Jahre alt an einem Vormittag allein zu Hause, die Mutter war schon gestorben, die Schwester in die Kirche gegangen. Sie stand kolossale Angst aus, weil sie allein zu Hause bleiben mußte; warum die Angst kam, wisse sie nicht. Nach einigen Minuten sagt sie, sie wisse jetzt, daß die Angst wegen Toten war, aber nicht wegen welcher. Nach einigen Minuten sagt sie unter starker Angst und schwer atmend, jetzt wisse sie es, es sei wegen des Großvaters gewesen. Sie stellt sich diesen jetzt vor wie damals, er komme. Ob sie ihn tot gesehen, wisse sie nicht. Nach einigen Minuten ruhigen Abwartens sagt Patientin, sie habe ihn nicht tot gesehen, er habe neben ihrem Zimmer geschlafen, habe in der Krankheit schwer gelitten, sie habe ihn nachts oft schreien gehört. Als er am Sterben war, sagte man es ihr in der Stube, da habe sie ihn sich so vorgestellt, sie sei damals sechs Jahre alt gewesen. — Jetzt sieht sie sich daheim und fürchtet sich wegen der Mutter. (Patientin spricht voller Angst.) Gleich nach dem Tode der Mutter sei sie mit der Schwester oft allein gewesen, in jener Zeit sei sie noch nicht zur Schule gegangen. Die Schwester ging in die Kirche, der Vater war auch fort und sie sollte schaffen. Sie konnte aber vor Angst nirgends sein, sie sieht sich jetzt vor dem Hause, sie wisse, daß sie jetzt ins Haus müsse, ruft aus: „Oh, jetzt macht es mir Angst, jetzt muß ich halt hinein“. Jetzt meint sie auf allen Seiten, die Mutter käme auf sie zu, jetzt ist sie in der Küche, jetzt geht sie in die Stube, sie meint, die Mutter käme ihr nach. Nach einiger Zeit wird Patientin ruhiger, das Bild verschwindet.

Hypnose: Sieht sich wieder sechs Jahre alt in der Stube allein (atmet tief und schwer), jetzt geht sie wieder heraus, es wird ihr leichter. Wenn sie nur die Fenster von der Stube sieht und meint, sie müsse hinein in die Stube, so bekomme sie Angst vor der Mutter, sowie sie wo anders hinblicke, werde es ihr leichter. Das Bild verschwindet.

27. VI. 08. Seit der letzten Sitzung sei sie mit der Vorstellung, wenn ein Toter jetzt käme, schreckhafter geworden, sie träume viel ängstliche Dinge, schreie viel im Schlaf, aber sonst fühle sie sich am Tage sehr wohl.

Hypnose: Sieht sich als Kind allein im Zimmer, kurze Zeit nach dem Tode der Mutter. Sie ist jetzt im Bett, Schwester und Vater sind fort, es ist bald Nacht, sie ist allein im Hause, fürchtet sich schrecklich — wenn jetzt ein Toter käme. Jetzt wird es ihr deutlich; als sie damals im Bett war und erwachte, sei es dunkel gewesen, da sei sie ans Fenster gegangen und habe gehört, ob niemand da sei. Es war niemand da und da kam die Angst, — so auch jetzt wieder. Jetzt hört sie die Schwester ins Haus kommen, es wird ihr leichter, aber sie fürchtet sich noch. Das Bild verschwindet. — Nach einigen Minuten sieht sie, wie sie als Kind vor ihrer Schulzeit in den Keller mußte. Es war dunkel, sie hatte furchtbare Angst vor Toten, sie wisse nicht, wen sie damals fürchtete. Patientin ist jetzt voller Angst, sieht sich im Keller und holt Äpfel, schnell nimmt sie einige Äpfel und springt wieder herauf. Jetzt ist sie wieder oben, es ist ihr wieder wohler. Jetzt muß sie in einer hinteren Kammer etwas holen, hat Angst dabei, es war gleich nach dem Tode des Großvaters oder der Mutter. Sie meint wieder, es käme ein Toter. Jetzt ist sie wieder in der Stube, es ist ihr leichter. — Jetzt sieht sie sich 15—16 Jahre alt, sie mußte einen halben Tag lang im Keller Kartoffeln abkeimen. Es war dunkel, sie war allein, sie habe eine furchtbare Angst ausgestanden, sie durchlebt sie jetzt wieder, sieht den Keller und die Vorstellungen, die sie sich damals machte — es war gleich nach dem Tode der Tante, wenn die jetzt käme. — Patientin atmet tief und schwer, sagt, es sei ihr jetzt so schwer. Jetzt sieht sie sich aus dem Keller herauskommen, sie konnte nicht mehr dort bleiben, es wird ihr leichter, das Bild verschwindet.

30. VI. 08. Nach der letzten Sitzung sei sie aufgeregt gewesen, ängstlich bei Tag und Nacht. Die erste Nacht habe sie nicht einschlafen können, habe Angst gehabt, als wenn jemand gestorben wäre. Auch jetzt sei es ihr, als wenn in letzter Zeit jemand gestorben wäre, sie habe beständig Angst. Wenn sie allein im Zimmer ist, hat sie Angst, es käme jemand, der gestorben ist, sie wisse nicht wer. Die letzten zwei Tage sei sie ruhiger, es sei ihr aber eigentümlich schwer.

Hypnose: Sofort tritt Angst auf, sie habe so Angst gehabt, wie sie den Onkel tot gesehen habe, sie sei kurz vor dessen Tode bei ihm gewesen und habe ihm noch die Hand gegeben. Sie sei damals 15—16 Jahre alt gewesen. Jetzt ist sie im Zimmer, wo der Onkel ist. Das Bild fliehe immer, sie sei zu aufgeregt, es sei ihr so arg schwer. Im gleichen Zimmer lag die Tochter des Onkels, sie starb auch bald und sei schon wie der Tod anzusehen gewesen. Jetzt sieht sie beide. (Patientin keucht vor Angst.) Es ist noch eine Cousine und die Tante dort, Patientin sieht alles deutlich, nur den Onkel nicht recht. Das Bild flieht wieder. Patientin sagt, sie habe immer die Cousine im Kopf, als diese starb, sei Patientin fort gewesen. Sie könne jetzt nicht finden, wo sie damals gewesen ist. Patientin ist müde.

2. VII. 08. Die letzten Tage ruhiger, auch wenn sie allein ist, ist die Angst wieder geringer.

Hypnose: Nach acht Minuten sieht sie sich, zwölf Jahre alt, wie sie in ein Nebendorf gehen mußte, ihr Weg führte durch einen großen Wald. Stets wenn sie diesen Wald passieren mußte, fürchtete sie sich, aber diesmal stand sie eine ganz besondere Angst aus. Beim Beginn des Waldes sah sie hoch oben an einer Tanne ein Paar Hosen hängen, sie erschrak aufs heftigste, denn sie meinte, es hänge ein Mann oben. Diese Szene durchlebt sie deutlich wieder, sie springt durch den Wald, im Schlafe keucht sie vor Angst. Die Angst nimmt zunächst ab, dann steigert sie sich wieder, sie muß beim Heimgehen wieder durch den Wald, durchlebt diese Szene nun deutlich. Diesen Weg mußte sie jede Woche 1—2 mal machen. — Jetzt durchlebt sie die Szene, wie vor ihrer Schulzeit ein ferner Verwandter im Heimatdorfe draußen auf dem Felde an Herzschlag starb. Sie sieht jetzt jemanden zu ihrem Hause kommen, wie er den Bericht bringt. Danach hatte sie Angst, wenn sie bei jener Wiese vorbeiging. Sie durchlebt jetzt solche Szenen, geht bei der Wiese vorbei, stellt sich jenen Toten vor und hat Angst.

22. IX. 08. Die Zustände, in denen sie meint, sie sei selber tot, treten nicht mehr auf. Wenn sie im Zimmer allein ist, habe sie noch Angst, daß Tote kommen, aber nicht mehr bestimmte Personen. Ihr Zustand sei so, daß sie sich glücklich fühle. —

18. V. 09. Vor einiger Zeit habe sie zwei schlechte Tage gehabt, sie träumte

erst von Toten, dann kam die Phantasie wieder, wie wenn sie selbst tot wäre. Die Angst, allein schlafen zu sollen, ist nicht mehr so stark, ihr Schlaf sei gut und sie könne gut arbeiten.

Hypnose: Sieht sich zu Hause in der Küche am Abend, sie ist allein, es ist schon dunkel, es ist vor fünf Jahren, da war ein Nachbar gestorben, sie hatte Angst und meinte, dieser käme die Treppe herauf, sieht ihn jetzt deutlich. Es wird ihr bewußt, daß sie schon Angst hatte, wie er krank im Bette lag, sie war viel bei ihm und half ihn pflegen. Patientin durchlebt die Szene mit Angst, dann verschwindet das Bild wieder.

Bruchstücke aus einer Agora- und Claustrophobie-Analyse.

Fall 28: Frau Marie J., 40 Jahre alt.

1. X. 07. Patientin kann nicht allein auf der Straße, noch weniger über freie Plätze gehen, auch nicht allein an einem fremden Ort sich aufhalten. In letzterem Falle steigert sich die Angst sehr schnell, genau so, wenn sie zu Hause längere Zeit in einem Zimmer allein bleibt. Manchmal könne sie diesen Zustand zu Hause durch Beschäftigung oder sonstige Ablenkung überwinden. Seit längerer Zeit bekommt sie auch in der Nacht Anfälle. Sie träume dann, sie gehe allein, dann renne sie in der Angst fort. Während des Traumes weiß sie, daß sie dies träumt. Ferner bekommt sie Angstzustände im Theater; wenn sie ins Theater geht, so geht sie nur mit zwei Personen, dann hat sie das Gefühl, als sollte sie zu einer Operation. Kommt dann ein Angstanfall und sie kann nicht heraus, so meint sie, sie müsse schreien. Auf ärztlichen Rat zwang sie sich zu solchen Theaterbesuchen und auch zum Ausgehen. — Eine Zeit lang — es war direkt nach einer Influenza mit Stirnhöhlenkatarrh — konnte sie überhaupt nicht mehr auf die Straße gehen. Schon vor 15 Jahren — es war dies in den ersten Jahren ihrer Ehe — konnte sie nicht über den Paradeplatz gehen. Nach 14 Tagen probierte sie es mit Hilfe eines Schirmes. Dann ging es unter Angstschweiß. Patientin erinnert sich, daß sie vor 15 Jahren dadurch, daß sie infolge eines Augenleidens schlecht sah, beim Paradeplatz, in dessen Nähe sie wohnt, beinahe überfahren worden wäre. Als es mit ihrem Angstzustand vor zehn Jahren am schlimmsten war, wurde sie durch einen Zimmerbrand aufs heftigste erschreckt. Eine kleine Nichte spielte an der brennenden Spirituslampe. Der Serviertisch, auf dem diese stand, kam in Flammen, Patientin nahm das Brett schnell weg, stellte es in die Mitte des Zimmers und rettete so die Gardinen. Danach verfiel sie in einen Weinkrampf.

4. X. 07. Hypnose: Sowie Patientin die Augen schließt atmet sie tief und weicht sofort mit dem Kopf zurück — wie bei einer Narkose. Patientin hat Angstgefühle und sagt, es sei ihr wie bei einer Narkose vor 12 Jahren. Sie war bei dieser Brom-Äthyl-Narkose sehr aufgeregt, so daß sie nicht zustande kam, der Arzt mußte dann zum Chloroform greifen. Patientin hört jetzt wieder, wie der eine Arzt zum anderen sagt: Geben Sie mir meine Maske, Sie machen sie kaput. Dann sieht sich Patientin vor 14 Jahren bei ihrer ersten Narkose. Im Moment des Einschlafens sieht sie ein Kind, das im Garten spielte — das sei ihr letzter Eindruck vor der Narkose gewesen. Dann sieht sie sich vor 15 Jahren in der Narkose wegen eines Unterleibsleidens.

5. X. 07. Hypnose: Patientin schläft sofort ein, es tritt sofort Angst und die Erinnerung an die Narkose auf, sie hatte Angst, sie wache nicht mehr auf. Patientin weint, sie erwacht. Patientin beruhigt sich schnell wieder. Hypnose: Patientin wird sofort erregt, es tritt die Erinnerung an die Krankheit und an den Tod des Schwiegervaters auf, es war dies der erste Todesfall, den sie miterlebte. Sie war die Nacht vor dem Tode mit ihrem Manne allein beim Schwiegervater geblieben, dieser hatte einen starken Todeskampf und am Morgen, als sie ans Bett trat, war er tot. Darüber war sie fürchterlich aufgeregt. Hypnose: Patientin sieht im elterlichen Hause, wie sie der Vater in das Sterbezimmer der Mutter führt, sie war damals ungefähr drei Jahre alt. Sieht sich dann auf einem niederen Stuhl sitzen und sieht das leere, zugedeckte Bett der Verstorbenen. Patientin gibt an, daß sie dies jetzt aber mehr denke als sehe. An diese Szenen habe sie auch sonst manchmal

denken müssen. Infolge des frühen Todes ihrer Mutter wurde Patientin von einer nervösen Mutter erzogen, die sie als Kind absolut nicht verstanden hat und sie so behandelte, daß sie in fortwährender Angst lebte. So erinnert sich Patientin, daß sie am meisten Angst hatte, wenn sie in der Küche stand und das Rücken eines Stuhles vom Zimmer her hörte. Da habe sie gewußt, daß die Mutter erscheint und es zu einer Szene kommt.

7. X. 07. Hypnose: Es taucht ihr wie im Traum der letzten Nacht die Erinnerung an die bei der Zentenarfeier in München durchbrennenden Elefanten auf — es war dies vor 20 Jahren. — Die Elefanten nahmen einen Teil der Tribüne mit, auf der Patientin stand. Patientin flüchtete damals ins Theater, es kam zu schrecklichen Szenen. Die Menschen seien furchtbar aufgeregt gewesen, aber sie selbst sei ganz ruhig geblieben. Hypnose: Es kommt Patientin in Erinnerung, wie sie im ersten Jahr ihrer Ehe des Nachts sich mit ihrem Manne auf der Straße verfehlte. Da sprach sie ein Herr an, sie erschrak aufs heftigste, rannte sofort heim, während der Mann sie suchte. Das habe ihr einen furchtbaren Eindruck gemacht. — Jetzt sieht sie wieder den Paradeplatz vor sich, bei diesem hatte sie das erste Mal Platzangst. Wie sie von der Poststraße herkam, konnte sie nicht hinüber. Schließlich gelang es zitternd, indem sie sich auf den Schirm stützte. Dann sieht sie die Bahnhofstraße. Da konnte sie nur bis zu einem bestimmten Laden gehen und konnte nicht weiter; sie mußte nach Hause zurück, beruhigte sich und ging dann in entgegengesetzter Richtung. Auch da kam sie nur ein Stück weit, sie kehrte um, ging nach Hause, weinte bitterlich, ließ sich den Mann rufen. Dieser begleitete sie, dann beruhigte sie sich. Dies war an einem sehr warmen Apriltag vor ungefähr 14 Jahren. Patientin hat, wenn sie auf der Straße geht und sie Angst überfällt, das Gefühl, sie müsse sich an einem Gartenzaun halten. Hypnose: Patientin sieht sich auf der Straße, sie sieht einen Gartenzaun, sie bekommt furchtbare Angst. Das Bild verschwindet aber wieder. — Patientin sagt, es könnte dies von einer Szene herrühren, die sie vor 14 Jahren an einem Kurort erlebte. Da überfiel sie auf dem Heimweg ein Angstanfall ohne äußere Veranlassung, es war das erste Mal, daß sie Angst auf der Straße bekam. Es war direkt am Garten des Hotels. Hypnose: Patientin durchlebt eine Szene aus ihrem zwölften Jahr, wo die Schwester und sie infolge der Bedrohungen der Mutter von zu Hause weggelaufen sind Sie sieht das Zimmer, sieht wie die Mutter mit dem Stock kommt, durchlebt genau wieder die gleichen Gefühle wie damals. Dann verschwindet das Bild wieder. — Die Kinder sind damals wirklich fortgelaufen, so daß sie polizeilich gesucht wurden.

11. X. 07. Hypnose: Patient durchlebt einen Versuch, allein auf die Straße zu gehen. Es ist dies vor ungefähr drei Jahren. Hypnose: Sieht sich in einem Boot, es war vor sechs Jahren, es kam Wasser in das Boot, sie mußten sich schließlich in ein anderes retten. Patientin sieht die Szene mit furchtbarer Angst wieder. Hypnose: Patientin durchlebt mit starkem Angstgefühl jene Szene, wo sie — 15 Jahre alt — fast überfahren worden wäre.

12. X. 07. Patientin gibt an, sie fühle sich auf der Straße freier, sie sagt, zunächst fühle sie stets eine Wärme in der Brust aufsteigen, dann bekomme sie das Angstgefühl und sowie dies am höchsten sei, gehe die Wärme wieder zurück. — Heute kommt sie das erste Mal ohne Herzklopfen zu mir. Hypnose: Patientin hat heftigste Angst, sieht den Paradeplatz, geht hin und her und wagt nicht, über den Platz zu gehen, sie kommt bis an die Ecke, sie muß zurück, schließlich geht es. Dabei hatte sie das Gefühl, als ziehe es den Kopf hinten ein und wie wenn ein Krampf die Hände zusammenziehe. Dann habe sie ein Gefühl im Kreuz, wie wenn es die Nerven zusammenziehe. Dieses Krampfgefühl habe sie das erste Mal vor 18 Jahren gehabt, als sie mit einem Onkel auf der Straße ging und dieser ihr eine ganz unmotivierte Szene machte. Damals hatte sie auf der Straße mehr ein Peinlichkeitsgefühl, das sie unterdrückte, als eigentliche Angst. Hypnose: Sofort tritt Angst auf und Patientin sieht sich in der elektrischen Straßenbahn, wie sie aussteigen will und nicht kann, sie sitzt voller Angst in der Wagenecke, schließlich habe sie nicht mehr im Tram sitzen können, sondern mußte auf dem Perron stehen. Dann sieht sie Szenen mit großer Angst, einmal sich im Klosett eingesperrt, dann in einem großen Konzert, das sie verlassen mußte: sie hatte das Gefühl, wie wenn sie im Saal hätte schreien sollen.

14. X. 07. Patientin durchlebt Szenen von vor zwei Jahren, wo sie an einem Badeorte war und ein ihr gut Bekannter dort starb. Sie geriet in kolossale Aufregung, rief ihren Mann telegraphisch herbei und war allein geblieben, solange die Tochter nach dem Telegraphenbureau gegangen war. Patientin sieht eine Reihe Szenen aus jener Zeit mit entsprechendem Affekt. Daran schließt sich wieder diese Szene, wie sie von zu Hause fortgehen soll und nicht kann. Dann eine Szene, wie sie auf dem See rudert und plötzlich Angst bekommt, sie könne nicht wieder ans Land. Dann eine Szene, wie sie mit dem Mann durch die Bahnhofstraße geht. Dieser machte eine Kommission, Patientin blieb auf der Straße stehen, da überfällt sie eine Angstaufregung, bekommt Schwindelgefühle, wie wenn es sie drehen wollte; in der Angst will sie ein Paket wegwerfen, da auf einmal sieht sie den Mann wieder und sie wird ruhiger.

15. X. 07. Hypnose: Sieht sich zu Hause am Klavier sitzen, es überfällt sie große Angst. Von ihrem Fenster aus kann sie den Mann im Bureau sitzen sehen, sowie sie ihn sieht, wird sie ruhiger. Hypnose: Durchlebt mit großer Angst wieder Szenen von einem Volksfeste, bei dem sie Karussel fuhr. Hypnose: Sieht sich wieder, wie sie nicht über den Paradeplatz gehen kann. Dann an der Seepromenade. Da ist ihr eine gewisse Strecke am unangenehmsten. Dann durchlebt sie eine Szene im Theater. Dieses mußte sie vor dem letzten Akt verlassen, weil sie furchtbar aufgeregt war.

19. X. 07. Heute früh unsicher auf der Straße, meint immer sie falle um. Hypnose: Sieht sich ungefähr 13 Jahre alt, ist dabei, wie man in einer Metzgerei einen Ochsen niederschlägt. Das hat ihr einen fürchterlichen Eindruck gemacht, den sie mehrere Tage nicht überwinden konnte. Sieht sich vor 19 Jahren, sie geht ihrem Mann entgegen, trifft einen bekannten Herrn und geriet in Angst, es ist ihr dabei, als verwechsle sie ihre Beine, wie wenn sie Spießruten laufe, sie hat dann schreckliche Angst. Dann durchlebt sie eine Szene aus dem letzten Sommer. Sie wollte einen Ausflug machen und benutzte die Straßenbahn. Es war ein furchtbarer Andrang, sie steigt noch ein, der Wagen ist voll, der Mann durfte nicht mehr herein. Seitdem hat sie Angst beim Besteigen eines Tramwagens, ob auch ihre Begleitung ihr nachfolgt. Hypnose: Durchlebt die Szene wieder, die ihr Arzt veranlaßte, um sie daran zu gewöhnen über einen freien Platz zu gehen. Sie durchlebt die Aufregungen wieder, sagt, es war die reinste Tierquälerei. Jedesmal, wenn sie ihren Mann wieder sah, wurde sie ruhiger. So lange sie ihn nicht sah, kam sie nicht weiter, stand wie angewurzelt da und hatte das Gefühl, es reiße sie herum. Hypnose: Längere Zeit hindurch holte sie der Mann vor 12 Uhr ab, da machten sie einen Spaziergang, dann mußte sie allein zum Arzt gehen. Es war ihr jedesmal, als käme der Henker. Schließlich steigerte sich ihre Angst so — es war vor 10—11 Jahren, daß sie nicht mehr allein ausgehen konnte. Jetzt sieht sie die Szene, sie mußte zum Arzt, sie ist so aufgeregt, daß sie denkt, sie werde verrückt. Da sagte der Arzt, sie dürfe keinen Moment allein bleiben. — Patientin reagiert immer wieder Angstszenen ab, die sie am Tag vorher oder am gleichen Tag erlebt hat. Patientin kann jetzt allein im Zimmer sein. Hypnose: Durchlebt Szenen mit Angst vor ihrem Hause, läßt sich oft von ihrer Freundin ein Stück weit begleiten. Solche Szenen gab es viel. Dann wieder Szenen im Theater. Hypnose: Sieht sich zu Hause am Abend beim Dämmern. Da überfiel sie häufig Angst, so daß sie in die Küche gehen mußte, um nicht allein zu sein. Dann durchlebt sie Szenen vor der Türe und im Sprechzimmer ihres Frauenarztes, hatte Angst, wieder krank zu werden.

23. X. 07. Konnte gestern das erste Mal wieder vor fremden Leuten Klavier spielen und hatte danach eine sehr gute Nacht. Hypnose: Sieht sich auf einer Tour im Gebirge, geht an einem Abhang entlang, hat Angst, Unruhe und furchtbares Schwindelgefühl. Dann noch andere Szenen. Sieht sich im Theater, hat starke Angst. Dies ist besonders der Fall, wenn die Bühne dunkel ist und dort nur einzelne Lämpchen brennen oder bei langem Einzelgesang, wo keine Handlung ist. Die Angst ist sehr stark, sie zittert, muß sich an dem Mann halten. Patientin sagt, das Leere sei es, besonders wenn es ruhig und düster ist; so auch in der Kirche. Dann eine andere Szene, wo sie im Halbschlaf zu Bett ist und der Mann mit dem Licht ins Zimmer tritt. In dem Schlummerzustand kam sie sich so losgelöst von allem vor und in solchen Zuständen käme die Angst besonders stark, weil sie dann

meint, sie sei im Kopf nicht recht. Oft trete auch die Angst auf, wenn sie schon zu Bette liegt und den Mann erwartet. — Dann sieht sie eine Szene, wo sie am Abend am Tische sitzt und liest, während der Mann in seinem Zimmer arbeitete. Da überfällt sie oft die Angst, es ist ihr, der Mann sei fort, weil die Zimmer voneinander getrennt liegen und jetzt durchlebt sie eine solche Szene mit scheußlicher Angst. Kann sie dann aufstehen, so geht sie zu ihm, oft aber ist die Angst so stark, daß sie das nicht vermag. Immer wieder ist es das Weite, das Leere, das die Angst auslöst, gibt sie an.

25. X. 07. Durchlebt verschiedene Szenen, wo sie auf jemanden wartet, oder wo sie vor der Türe steht bei Verwandten oder Bekannten. Es ist ihr unheimlich, vor einer Türe zu warten oder viele Treppen zu steigen.

26. X. 07. Durchlebt Szenen vor dem Ausgehen, da sie allein im Zimmer ist. Dann auf der Straße auf einem freien Platz, wo sie mit dem Manne geht. Er geht voraus, sofort fängt sie an zu schwanken und hat große Angst. Mit Mühe kommt sie bis zur Haustüre, dann wird sie ruhiger.

28. X. 07. Reagiert verschiedene Szenen ab. Sieht sich wieder im Konzert, das sie am 25. X. besucht hatte, sie hatte dann aber nur geringe Angst. Dann verschiedene Szenen, auch solche, die sich auf aufregende Lektüre beziehen. Dann durchlebt sie Szenen mit Verwandten, die ihr unsympathisch sind, die bei ihr Angstzustände auslösen, worüber sich Patientin wieder Vorwürfe macht. Dann durchlebt sie eine Szene im Hause einer Freundin, bis dorthin hatte man sie gebracht, nun läutete sie, steht allein vor der Türe, bekommt fürchterliche Angst, es könnte niemand da sein. In der Angst läuft sie ins Nachbarhaus zu einer anderen Dame, als sie von dort nach Hause ging, kam ihr der Mann entgegen, dann hatte sie keine Angst mehr.

30. X. 07. Durchlebt sexuelle Erinnerungen aus ihrer Jugend, die ohne tiefere Bedeutung sind. Dann Straßenszenen mit Angst, Szenen aus Konzerten. Sieht eine Szene mit Angst, die sie im gestrigen Konzert durchlebte: Sie hatte mit Hut Platz genommen, nachdem man ihr die Erlaubnis dazu gegeben hatte, wurde aber dann doch von einer Aufseherin aufgefordert, den Hut abzunehmen, geriet in starke Angst, mußte das Konzert verlassen. Dann durchlebt sie eine andere Konzertszene. Dann ist sie in einem Vortrag, wo sie schreckliche Angst hatte. Ein nervöser Herr hatte sie aufgeregt durch sein unruhiges Wesen. — In Konzerten oder im Theater, wo sie auf der Galerie mit Bekannten sitzt, hat sie nie Angst. Es folgen noch weitere Theater- und Konzertszenen.

2. XI. 07. Patientin hat Schmerzen im Unterleib seit einigen Tagen, dadurch Angst, sie bekäme wieder eine Bauchfellentzündung. Hypnose: Durchlebt Szenen aus ihrem 15. Jahr, wo sie unterleibskrank war, sieht sich zu Bett, hat furchtbare Schmerzen, sieht alle Szenen genau wieder. Beim Durchleben der Szenen hat sie Angstgefühle. Vor dem Ausbruch der Krankheit hatte sie Angst, sie ging damals noch vorher zur Prüfung in die Musikschule, bekam da schon eine Art Platzangst (15 Jahre alt). Sie lief schnell in die Musikschule, hatte damals furchtbare Angst vor dem Vorspielen. Sie mußte über den Fraumünsterplatz gehen und das war der erste Platz, über den sie nicht gehen konnte. Hypnose: Sieht sich kurz vor der Erkrankung an Bauchfellentzündung in einem Konzertsaal. Sie hat Angst, diese steigert sich von Minute zu Minute, ein anderes Mädchen sagte ihr noch vor dem Vorspielen, daß sie einen Lauf nicht mitspielen werde, den müsse sie allein spielen. Vor solchen Musikprüfungen habe sie schon 14 Tage vorher nicht schlafen können. Sie durchlebt die Szenen ganz genau mit demselben Angstgefühl, mit demselben Ringen wieder, muß sich immer sagen, jetzt kommst du daran, jetzt mußt du. Jahrelang habe sie nicht mehr vorspielen können, erst jetzt könne sie wieder damit anfangen. Beim Vorspielen habe sie oft in der Angst die Tasten nicht mehr gesehen. Hypnose: Patientin sieht sich fünf Jahre alt, sieht, wie die Stiefmutter ihr ältestes Kind tot im Arme hat. Das Kind ist an einem Krampfanfall gestorben, die Mutter weint, Patientin sah, wie das Kind die Krämpfe bekam, dann sieht sie es im Sarg liegen. Dann sieht Patientin Szenen, wie sie auf Geheiß der Stiefmutter auf der Straße spazieren gehen mußte, aber mit niemandem sprechen durfte, die Mutter stand dann am Fenster und paßte auf. Patientin hatte schon Angst, wenn jemand sie ansprechen wollte. Die Mutter hielt die Stiefkinder nachlässig; durchlebt nun

eine Szene aus ihrem fünften Lebensjahr. Da nahm sie eine Dame von der Straße weg mit nach Hause in eine Kindergesellschaft. Die Mutter hatte ihr den Mantel über die alten Kleider angelegt; beim Auskleiden geriet sie in größte Angst, weil sie ein Loch im Ärmel hatte. Das sieht sie ganz deutlich. Sieht dann, wie ein drei Jahre älterer Knabe sie heimbringt. Da ärgerte sich die Mutter wegen der alten Kleider, sie muß mit ihrer Schwester zur Strafe im Korridor stehen bleiben.

3. XI. 07. Es geht besser. Patientin kann jetzt öfters allein im Zimmer bleiben. Auch auf der Straße ist sie jetzt ruhiger, doch wagt sie es noch nicht, allein zu gehen. — Patientin gibt heute an, daß sie in den ersten Jahren der Ehe schon vor dem 19. oder 20. Jahr Platzangst gehabt habe; sie sei hie und da aufgetreten, dann aber wieder verschwunden. Um jene Zeit habe sie jahrelang nicht gut geschlafen, hatte oft Angstgefühl. Hypnose: Sieht sich 12 Jahre alt. Wenn sie von der Schule heimkam, sei es ihre erste Frage gewesen, ob die Mama etwas gefunden, ob sie gezankt habe. Patientin durchlebt jetzt eine Szene, wie sie mit der Schwester eines Nachts eine Mausjagd hatte. Sie sieht alle Details wieder, Patientin hatte dabei furchtbare Angst, die Maus springe ihr ins Gesicht. Auch jetzt noch hat sie furchtbare Angst vor den Mäusen, deren es ungeheuer viel in ihrem Hause gibt. Die Mausszene durchlebte sie sehr deutlich und mit starker Angst wieder. Hypnose: Es folgen eine Reihe von Szenen, wo sie durch Mäuse stark geängstigt oder erschreckt wurde. Dann folgen eine Reihe von Angstszenen auf der Straße. Dann steht sie an einer Straßenecke, sie muß wieder zurück bis zur Haustüre, sie hat dann das Gefühl, die Füße gehen nicht weiter, sie versucht sich abzulenken und zählt die Fenster auf der anderen Seite des Platzes. Das ging nicht, sie hatte das Gefühl, sie falle um, wenn sie in die Luft sieht.

4. XI. 07. Besonders beim Essen noch leicht aufgeregt, bekommt das Gefühl, sie falle vom Stuhl herunter. Patientin ging heute durch die Mythenstraße allein, während ihre Begleiterin auf der anderen Seite der Straße ging. Sie hatte keine Angst bis sie die Straßenbahn kreuzen mußte, da bekam sie etwas Unbehagen. Hypnose: Sieht sich ungefähr 15 Jahre alt allein zu Hause, sitzt im Eßzimmer und liest. Da hört sie ihr fünfjähriges Schwesterchen schreien, sie geht zum Schlafzimmer, wie sie die Türe öffnet, schlägt ihr ein Qualm entgegen, die Kinder sind fast am Ersticken. Der Qualm kam von einer Petroleumlampe, deren Flamme nach innen geschlagen war. Der Gärtner kommt zu Hilfe, sie sagt ihm, daß er die Lampe in den Garten werfen solle. Gleich darauf kommt die Mutter heim und schimpft, weil sie die Lampe zerschlagen ließ. Patientin durchlebt die Szene sehr deutlich, auch in den Gefühlen wieder. Dann noch andere Szenen. Sieht sich bei einem Verwandten, der Arzt ist, auf Besuch — sie ist ungefähr 25 Jahre alt, will sich von ihm Zähne reißen lassen. Patientin überwindet sich, sagt, sie habe keine Angst, hatte aber doch innerliche Angst, hilft die Instrumente richten. Das sieht und fühlt sie alles genau wieder. Dann durchlebt sie eine Reihe von Szenen so, wie sie 30 Jahre alt, ein Kind auf den Armen trug und an eine Stelle kam, wo sie sonst gewöhnlich Angst hatte. In ihrer Angst preßte sie das Kind an sich, meinte, sie müsse es fallen lassen. Sie brachte das Kind nach Hause, vermochte aber nicht mehr allein den Weg zurückzumachen. Seit jener Zeit konnte sie kein Kind mehr auf den Arm nehmen, sie hatte sonst das Gefühl, sie werfe es weg. Das war ihr außerordentlich peinlich bei Taufen, wo sie das Kind nehmen sollte. Dann durchlebt sie die letzten Sterbeszenen der Schwiegermutter. Patientin gerät dabei in größte Erregung, sagt, es sei ihr als dauere der Ablauf der Szenen im Schlaf wie eine Ewigkeit. Die Sterbende rief immer leise, man solle ihr helfen, die Krankenschwester saß dabei und betete nur. Sie sieht den langen drei Stunden währenden Todeskampf und regt sich fürchterlich auf. Nach dem Erwachen ist Patientin noch sehr erregt, beruhigt sich nach und nach wieder. Diese Sterbeszene, sowie auch die des Schwiegervaters sei ihr sehr oft im Traum vorgekommen.

5. XI. 07. Durchlebt jetzt Szenen aus der letzten Krankheit des Schwiegervaters. Vor dem Tode war Patientin, während der Sterbende röchelte, eine Viertelstunde mit ihm allein im großen Hause. Patientin war damals 23 Jahre alt. Die ganze Szene durchlebt sie genau wieder. Hypnose: Sieht die Beerdigungsszenen der Schwiegermutter, steht am Grabe auf dem Brett, um Erde nachzuwerfen, ist voller Angst, hat das Gefühl, sie falle herunter. Patientin ist jetzt stark erregt,

weint heftig. — Nach dem Erwachen sagt sie, sie habe die Szene schrecklich deutlich gesehen. Gräber zu besuchen, sei ihr schrecklich, wie überhaupt jeder Friedhof.

10. XI. 07. Hypnose: Patientin hat das Gefühl des Erstickens, öffnet die Augen nochmals, sagt, das Gesicht des Arztes verziehe sich, meint, seine Hand auf der Stirne sei eine Narkosemaske, sie weicht mit dem Kopf zurück, schläft aber weiter. Sie ist in der Narkose vom Dezember 1905 (Operation wegen Fissura ani). Sie sieht alles deutlich, hat starke Angst, starkes Herzklopfen und das Gefühl, sie ersticke, bis sie in Narkose ist. (Patientin hat bisher vier Narkosen durchgemacht, davon hat sie drei nun abreagiert.) Hypnose: Patientin gerät in heftigste Angstaufregung, sie sieht sich im Sarg, dessen Deckel geschlossen ist, sie ist im Grabe, hört die Erde auf sich werfen, sie will heraus, man läßt sie nicht in die Höhe, hat das Gefühl zu ersticken. — Patientin hat vor Jahren eine Geschichte von einem Mädchen in Italien oder Spanien gelesen, das beerdigt worden war. Das Grab und der Sarg wurden aus irgend einem Grunde wieder geöffnet, das Mädchen lag auf dem Gesicht und hatte sich die Fingernägel abgebissen. Patientin gibt an, wenn sie nun des Morgens im Halbschlummer zu Bette lag und sich nicht rühren konnte — das war oft nach dem Einschlafen nach eingenommenem Frühstück der Fall — da konnte sie sich nicht rühren, hörte aber alles, was um sie vorging. Sie befinde sich dann wie in einem Krampfzustand. In einem solchen Zustand habe sie nun gedacht, könnte man sie beerdigen. In solchen Zuständen habe sie wahnsinnig Herzklopfen. Um zu erwachen, will sie sich auf die andere Seite legen; trotz aller Gewalt geht dies meist nicht; geht es aber und sie kann sich dann doch nicht wach halten oder aus dem Bett heraus, so kommt der gleiche Zustand wieder. In diesen Zustand sei sie früher täglich geraten. Das habe sie bis zu Todesangst geängstigt und die Aufregung habe dann nach dem Erwachen noch längere Zeit angedauert.

11. XI. 07. Hypnose: Durchlebt wieder eine Operationsszene (Unterleibsoperation), hat fürchterliche Angst und Herzklopfen, sieht jede Kleinigkeit, klammert sich dabei an den Hals des Arztes und läßt ihn nicht los. Dann sieht sie sich wieder nach der Narkose, wie sie in einem Tragstuhl fortgetragen wird. Vor und nach der Operation hatte sie wahnsinnige Angst. Der Operateur schrie sie einmal so an, daß sie vor Schrecken still war. Hypnose: Dann durchlebt sie Szenen, wie sie im Jahre 1889 zum Zahnarzt gehen mußte, sieht sich genau wieder in ihrer damaligen Toilette auf dem Weg. Sie muß über den Paradeplatz gehen. An der Türe angekommen, zittert sie, da sie kaum weitergehen kann. — So mußte sie sieben Tage hintereinander zum Zahnarzt gehen, ließ sich jeden Tag einen Zahn ziehen ohne Narkose, hatte wahnsinnige Schmerzen, schließlich wollte sie sich den letzten nicht mehr ziehen lassen, sie konnte nicht mehr. Trotzdem aber kämpfte sie die Angst nieder, ließ sich am anderen Tag Zähne plombieren und als der Zahnarzt sagte, jetzt ziehen wir den letzten, sagte sie nein. Sie sieht jetzt die Szene nach dem Plombieren. Wie sie ins Wartezimmer kommt, ist die Schwiegermutter da. Diese sagte: „Herr Doktor, der Zahn muß raus, die Frau schläft nicht mehr und deren Mann will, daß der Zahn raus muß.“ Man ließ sie nicht fort; es war noch ein Herr im Wartezimmer; die alte Frau hatte den Weg extra gemacht. Nun entschloß sie sich und jetzt durchlebt sie diese Szene. Sie fühlt das Ansetzen der Zange, Patientin brüllte was sie konnte, sie hört die Mutter weinen, sie kommt zu ihr und hält ihr die Hand. — Die Szene verschwindet wieder. Hypnose: Durchlebt eine Szene beim Bootfahren auf dem See. Es war vor 13—14 Jahren noch vor dem Beginn der Platzangst. Sie wären fast ins Wasser gefallen, hatte Todesangst, blieb aber äußerlich ruhig. Dann sieht sie, wie sie fast unter ein Dampfboot gekommen wäre, hatte einen fürchterlichen Schrecken, war aber ganz still dabei. Dann sieht sie sich wieder in einem Boot, sie hat starke Angst, will ans Ufer. — Es ist dies das erste Mal, wo sie in einem Boot Angst bekam. Sie zittert, hat Angst, es ist ihr, wie wenn sie durch den Boden des Bootes hindurch ins Wasser fallen oder ins Wasser springen müsse — es sei genau die Angst wie im Konzertsaal.

12. XI. 07. Patientin hat beim Einschlafen Angst, es ist ihr wie beim Chloroformieren, sie will nicht einschlafen, hat Angst vor dem Moment des Einschlafens und wehrt sich mit Gewalt dagegen. Nach einigen Minuten schläft sie ein und sieht zwei Szenen, die sich vermischen: Zuerst sieht sie, wie ihr als Mädchen von 16 bis

17 Jahren ein Zahn mit Lachgas oder Bromäthyl gezogen wird; sie war dabei nicht bewußtlos, konnte sich aber nicht rühren, spürt nichts, nur das Ansetzen und Ziehen ganz genau, aber keinen Schmerz. In dem Moment, wo sie schreien will, ist der Zahn weg, Patientin sagt, gerade so seien die Zustände, das Empfinden vor dem Erwachen, wie das Patientin gestern berichtete. Dann sieht sie, wie sie mit einer Freundin zum Zahnarzt ging, eine Szene, an die sie nie mehr gedacht habe. Patientin hält die Hände der Freundin, steht dabei die größte Angst aus, jene ist in Narkose, sieht, wie diese schreien will, wie sie erwacht und fürchterlich weint und Patientin mit blutendem Munde umarmen will. Diese Szene durchlebt sie ganz deutlich wieder. Hypnose: Durchlebt Szenen aus ihrer Kinderzeit ungefähr aus dem 10.—11. Jahr. Der Großvater hatte einen großen Garten. Ihr höchstes war nun, in diesem Garten am Abend, wenn es dunkel war, zu spielen; man sollte zeigen, wer am kouragiertesten wäre. Eines versteckte sich und fuhr dann aus dem Gebüsch heraus, während die anderen wie verrückt durch einen langen Laubengang rannten. So spielte man in der Dunkelheit Versteckens, das war gruselig, aber schön. Einmal machte eines ein weißes Gespenst und ging hinter die Ruine, die im Garten war und trat dann plötzlich vor. Patientin hatte Angst, sagte immer vor sich her: „Jetzt kommt sie, jetzt kommt sie.“ Plötzlich tauchte dann die weiße Gestalt im Dunkel auf. Sie schrie und lief in ihrer Angst fort. An diese Szenen habe sie nie mehr gedacht. Hypnose: Vor ungefähr 12 Jahren, als Patientin in Behandlung eines Arztes stand, wollte dieser den Besuch des Theaters erzwingen. Sie sieht sich nun zu Hause beim Nachtessen. Die Freundin, die sie mitbegleiten mußte, da sie mit dem Mann allein nicht zu gehen wagte, ist da; Patientin kann nichts essen. Dann sieht sie sich im Theater sitzen im ersten Rang, hatte entsetzliche Angst, muß sich halten, weil sie das Gefühl hat, sie stürze hinunter, dann meint sie, sie müsse ersticken, und will heraus, sie kann nicht aufstehen, sie hat keine Gewalt über die Füße, diese zittern, sie muß nun doch heraus. Es war eine so fürchterliche Szene, daß sie dann acht Jahre lang in kein Theater oder Konzert ging. Hypnose: Durchlebt die Szene vom letzten Konzert (Matinee 31. X. 07). Sie sieht die Szene ganz deutlich wieder; es ist ihr, als wäre die Musik ganz ferne, dann überfällt sie die Angst und ein unheimliches Gefühl, das steigert sich immer mehr und mehr, sie meint, sie müsse sich anhalten, um nicht umzufallen, sie zittert am ganzen Körper; eine neben ihr sitzende Dame merkte es und das ist ihr doppelt arg.

13. XI. 07. Hypnose: Sieht sich sieben Jahre alt, hatte stets Angst, zu spät zu kommen, die Mutter schickte sie stets zu spät fort. Am Morgen wurde sie nicht geweckt, sie war oft zu spät, so daß sie nicht mehr frühstücken konnte. Jetzt sieht sie sich 6—7 Jahre alt; sie ist unterwegs zur Schule; sie hört läuten, sie denkt, es ist 9 Uhr. Sie kehrt um, geht wieder heim, verlangte von der Mutter eine Entschuldigung, weil sie zu spät käme, denn vor dem Nachsitzen hatte sie Angst. Es war aber erst ¾9 Uhr. Patientin kannte damals die Uhr noch nicht. Aus der gleichen Zeit sieht sie Szenen mit der Stiefmutter, die krankhaft böse und herzlos war und die kleine Patientin mißhandelte. Dann sieht sie sich mit der Schwiegermutter auf der Straße, sie ging sehr langsam; fast wären sie überfahren worden, ein Pferdekopf war schon an Patientin. Deshalb habe sie stets große Angst vor dem Überfahrenwerden. — Dann sieht sie sich mit dem Manne, sie kreuzen eine Straße, sie ist aufgeregt, da der Mann so langsam geht. Hypnose: Sieht sich 10 Jahre alt. Durchlebt den Nachmittag wieder, an dem sie wegen der Mißhandlungen der Stiefmutter mit der Schwester davonlief. Es war ein heller Februartag. Eine Bekannte der Stiefmutter kam zu Besuch. Patientin spielte mit der Schwester im Garten im Schnee. Die Dame sagte, als sie die Kinder sah: So große Kinder und die tun so was, sie bekommen nasse Füße. Da sagte die Stiefmutter: „Wartet nur, ich will es Euch besorgen.“ Nachdem die Dame fort war, nahm die Stiefmutter ein dickes spanisches Rohr und schlägt sie durch. Da sagte die Schwester: „Wir gehen weg“; die Stiefmutter erwiderte: „Geht nur fort.“ Sie liefen beide fort auf das Grab ihrer Mutter und weinten. Der Hunger trieb sie vom Friedhof weg auf die Straße, da trafen sie zufällig einen Bekannten und baten ihn, ihnen 10 Rappen zum Brotkaufen zu schenken. Dann brach die Nacht herein, sie wollten nicht heimgehen, sie entschlossen sich, eine frühere, alte Köchin aufzusuchen. Da

trafen sie den Vater auf der Straße, dieser sagte, sie sollen heim. Sie gingen heim und wurden nun hungrig ins Bett geschickt. Der Vater, ein Schwächling, unter dem Einfluß der kranken Frau stehend, sagte: „Hättet ihr um Verzeihung gebeten, so hättet ihr zu essen bekommen." Diese Szenen durchlebte Patientin unter heftigster Erregung, sie kann sich lange Zeit nicht beruhigen, denn alles durchlebte sie genau wieder, wie es war. Hypnose: Patientin sieht das elterliche Wohnzimmer: sagt im Schlaf, sowie sie das sehe, komme ihr ein furchtbares Grauen an, sie weint fürchterlich und sieht nun wieder Szenen, wo die Stiefmutter aufgebracht gegen sie ist, den Vater anlügt. Dann wieder, wie der Vater der Stiefmutter der Patientin zuspricht, wie er ihr etwas mitbringt und ihr sagt, sie solle brav sein, worauf sie als Kind erwidert, die Mutter wolle nichts von ihr wissen. Dann eine Szene, wie der Vater, der ihr Klavierstunde gibt, ohne Grund ärgerlich wird und ihr das Heft an den Kopf wirft. — Hypnose: Sieht Szenen aus ihrem 12. Jahr, wo sie in Wut und Aufregung ist, weil sie mit zerrissenen Kleidern zur Schule und auch zur Schulprüfung gehen mußte. Nach einer solchen Szene rannte sie in Wut und Aufregung in die Schule. Auf dem Schulweg fiel sie in nassen zusammengekehrtem Straßenkot, so daß sie wieder heim mußte und nicht mehr in die Schule konnte. Sie sah die Szene in allen Details, selbst die Bücher wieder, die mit in den Kot flogen. Als sie heimkam, wurde sie ausgelacht. — Durchlebt viele Szenen, wo das Verhalten der Stiefmutter und des Vaters tiefen Eindruck auf sie machte. Dann Szenen aus der Zeit vor ihrer Verlobung, wo sie fast ein Jahr lang sich verkannt fühlte. — Sie wurden als Kinder mit Geld sehr knapp gehalten, konnten sich keine Wünsche erfüllen. Nun sahen die beiden Schwestern in einem Schaufenster kleine Puppen; es zog sie immer wieder an das Schaufenster, sie hatten kolossale Freude und wollten sie besitzen. Sie nahmen der Mutter das Geld und kauften sie. Es schlug ihnen das Gewissen, das Geld lag herum, da die Mutter keine Ordnung hatte. Die Mutter sah die Puppen und als sie gefragt wurden, wo sie herkommen, sagten sie es. Sie kamen sich beide wie die schlechtesten Menschen vor. Man strafte sie, ließ sie in verschiedenen Zimmern schlafen und der Vater drohte beim geringsten Vorfall, indem er auf die im Sekretär aufgehobenen Puppen verwies, die er ihnen — den ungefähr 12jährigen Mädchen — versprochen hatte am Hochzeitstag mit in die Ehe zu geben und er hat das auch getan. — Jedesmal, wenn sie die Puppen sah, überfiel sie ein Ekel und schlug ihr das Gewissen, es sei ihnen damals gewesen, als müßten sie die Dinger haben. Patientin sah die Szenen wieder, aber der Affekt ist noch nicht heraus. Es ist ihr, wie wenn es ihr das Herz abdrückt, dabei empfindet sie ein furchtbares Angstgefühl, als müsse sie ersticken. — Dann sieht sie sich allein in ein Zimmer eingesperrt, hat nun all die Angst und Aufregung über das was sie getan hatte. Sie ist schrecklich erregt. Patientin reagiert eine große Zahl von Angstszenen ab. So auch wie sie — 16 Jahre alt — Fenster putzen mußte, bis sie halbtot war, dabei auf einem Tische steht, Schwindelgefühle hat und meint, sie falle hinaus. Dann ein Angstanfall im Bade, im Zimmer etc. Dann eine große feierliche Beerdigung mit Leichenzug und Fackelbegleitung in der Nacht. Das machte ihr einen unheimlichen Eindruck. Sie war 12 Jahre alt, sah den Toten aufgebahrt, war auch am Abend bei der Beisetzung — das machte ihr einen schauerlichen Eindruck. Dann durchlebt sie — 17 Jahre alt — eine Masse von Szenen, wie ihre Schwester totkrank am Typhus darniederlag, wie man stündlich ihren Tod erwartete und dabei die Stiefmutter sich ganz gefühllos verhielt, geradezu gemein und brutal. — Es waren acht schreckliche Wochen.

18. XI. 07. Gestern und heute ordentlich ruhig. Ging heute allein von der Elektrischen in meine Wohnung. Durchlebt heute Szenen, wie der Mann vor fünf Jahren schwerkrank war. Der Arzt faßte den Zustand ernst auf, sie hatte furchtbare Sorgen. Sie sieht Szenen vom Tage und in der Nacht; sie selbst war damals leidend. Dann wieder Szenen, wie sie zum Arzt geht, Angstszenen bei einer Hochzeitsfeier. Dann durchlebt sie Szenen, wie sie als Mädchen zu verschiedenen Beichten ging, sie hatte jedesmal schreckliche Angst; das ewige Warten, die ganze Prozedur regte sie auf, dann die Erwartung, welcher Pfarrer die Beichte abnimmt, dann die Angst, ob sie die Gebete richtig sagen könne. Das waren immer furchtbare Angstzustände.

19. XI. 07. Vor der Hypnose schon hat Patientin starkes Schwindelgefühl

mit Übelsein. Hypnose: Sieht sich ans Telephon gehen, es ist eine Umschaltstelle, es ist morgens 10 Uhr, sieht sich genau in ihrer Toilette. Am Telephon bekommt sie Schwindel, es wird ihr übel, sie zittert, schreit fürchterlich bis ein Mädchen kommt und sie mitten drin wegholt. Dann sieht sie die Szene, wie sie vor 13 Jahren weinend die Treppe heraufkommt, sich den Mann rufen läßt und ihm erklärt, sie könne nicht mehr allein gehen. — Sie war bis an die nächste Straßenecke gekommen und mußte wieder umkehren. Sie machte drei Versuche, um in verschiedener Richtung fortzukommen, aber sie kam nicht weiter. Sie sollte zu einer Einladung, der Mann beruhigte sie und begleitete sie und von da an ging sie nie mehr allein. Hypnose: Durchlebt einen Angstanfall vor 16 oder 17 Jahren im Zimmer, hatte das Gefühl, sie müsse ersticken, rief das Mädchen, das ihr half, sich auszukleiden. Beim ersten derartigen Anfall, den sie als 18jähriges Mädchen hatte, sei sie umgefallen. Dann durchlebt sie den ersten Besuch des Arztes, sie hat starke Angst, er fragte sie, was sie an der Stirne habe, da habe sie gleich gedacht, er meine, sie habe etwas am Gehirn; sie war in furchtbarer Angstaufregung. Dann durchlebt sie mit Angst eine gynäkologische Untersuchung.

20. XI. 07. Sieht sich 15 Jahre alt, wie sie in die Musikschule rannte zur Prüfung. Sie war sehr aufgeregt, rannte vor Angst, es wurde ihr schwindlig, schlecht, als sie an den Fraumünsterplatz kam, ging sie in ein Haus hinein, seztzte sich auf die Treppe, so kaput war sie. Die Szene hatte sie schon mit Affekt durchlebt, jetzt sah sie schnell die Szene ohne Affekt. Dann eine Szene — 18 Jahre alt — sitzt im Kinderzimmer bei ihren jüngeren Geschwistern und näht. Es überfiel sie ein Angstgefühl, sie sprang auf, bekam Schwindel, es wurde ihr übel, sie fiel um und hatte Brechreiz. Die liebe Stiefmutter saß dabei und rührte sich nicht. Das Bewußtsein war stets erhalten. Das sah Patientin ohne Affekt. Hypnose: Sieht sich 17 Jahre alt auf einem Tagesausflug mit der Mutter; mitten auf der Straße bekam sie Angst, es wurde ihr schlecht und schwindlig. Sie konnte nicht weiter, mußte sich auf eine Bank setzen, zitterte und kämpfte die Angst und den Brechreiz nieder. Es kam dann ein Aufstoßen, dann wurde es ihr wieder leichter. Patientin reagiert lebhaft ab. Es ist ihr auch jetzt schlecht, hat starken Brechreiz, muß gähnen, dann stellt sich Aufstoßen ein, dann wird es ihr nach und nach besser. Patientin erinnert sich an einen gleichen Vorfall, wie sie neun Jahre alt war und in die Schule sollte.

22. XI. 07. Hypnose: Patientin sieht sich sofort acht Jahre alt am Morgen nach dem Aufstehen, sie muß erbrechen, steht vor der Schüssel, konnte es aber nicht. Es war ihr noch schlecht, man ließ sie doch zur Schule, sie hatte fortwährendenBrechreiz, den sie zu unterdrücken suchte. Hypnose: Patientin schüttelt sich im Schlafe vor Ekel. Dies dauert einige Zeit, dann sieht sie sich, ca. acht Jahre alt, sieht dann Szenen, wie eines ihrer kleinen Geschwister die Windeln beschmutzt hatte und sie sich fürchterlich ekelte. Dieses Ekelgefühl suchte sie stets zu unterdrücken, während sie die Kinder reinigen mußte. Das sah sie sehr deutlich. Dann sieht sie ähnliche Ekelszenen, wenn sich der ungefähr fünfjährige Vetter, der täglich zu Besuch kam, verunreinigt hatte. Sie mußte ihn reinigen, das war ihr stets entsetzlich, hatte immer Brechreiz, sie ließ sich aber nichts merken. Damals war Patientin 10 Jahre alt. In der gleichen Weise unterdrückte sie auch später den Brechreiz. Dann sieht sie andere Ekelszenen, bei denen die Stiefmutter die Hauptrolle spielte. Patientin gibt an, sie habe eben alles sehen und alles tun können, d. h. sie habe eben die Gefühle von Ekel und Angst stets unterdrücken können, So konnte sie auch einem Verwandten, der Arzt ist, assistieren, konnte bei ihm alles sehen, trotzdem sie sich schrecklich ekelte, sie bekämpft sich in einem fort. Hypnose: Sieht sich, 18 Jahre alt, wie sie sich schrecklich ekelte, sie bekämpfte sich in einem fort. Hypnose: Sieht sich 18 Jahre alt beim Nähen zu Hause, es wird ihr plötzlich schwindlig, sie springt auf, sagt, es sei ihr schwindlig und fällt um. Das durchlebte sie jetzt mehr mit dem Schwindelgefühl, weniger mit dem Brechreiz, als beim erstmaligen Durchleben.

23. XI. 07. Patientin durchlebt nochmals die Szenen auf dem Wege zur Musikschule, 15—16 Jahre alt. Erst kam das Schwindelgefühl, dann wurde es ihr schlecht, dann kam die Angst. Sie rannte, bis sie zur Schule kam. Dann durchlebt sie nochmals die Szene am Telephon von vor 16 Jahren. Dabei hat sie jetzt weniger Angst, aber es ist ihr mehr schlecht. Patientin sagt, so gehe es ihr auf der Straße, erst komme das Schwindelgefühl, dann das Übelsein, dann erst die Angst.

Hypnose: Sieht sich vor 6—7 Jahren in der Eisenbahn, das sei ihre gräßlichste Fahrt gewesen, sie bekam so furchtbare Angst, daß sie zu ihrem Mann sagte, sie springe heraus. Dabei sei es ihr sehr schlecht gewesen und hatte Schwindel. Sie hatte immer das Gefühl, sie müsse herausspringen. Die Szene war deutlich. Dann wieder folgen eine Reihe von Ekelszenen. Nach dem Erwachen fühlt sich Patientin leichter, es ist ihr nicht mehr übel, aber das Schwindelgefühl ist noch da.

24. XI. 07. Hypnose: Sieht sich zu Hause auf dem Balkon, unten gehen Bekannte vorbei. Das war vor ungefähr 11 Jahren. Da bekam sie Schwindelgefühle mit Übelsein und Brechreiz. Alles habe sich um sie gedreht. Dann sieht sie sich im Theater im Rang, hat Schwindel und Übelsein und das Gefühl, sie falle hinunter. Patientin gibt dazwischen an, sie habe auch lange Zeit nicht mehr Chaise fahren können, weil sie das Gefühl hatte, sie falle durch die Chaise durch. Dann sieht sie sich am Fraumünsterplatz. Wenn sie dort vorbeigehe, da drehe es sie und sie hat das Gefühl, der Turm komme auf sie herunter. Dabei habe sie nur Schwindelgefühle und Übelsein, aber keine Angst. Hypnose: Sie sei stets so gerne Karussell gefahren, fängt davon im Schlaf zu sprechen an. Patientin erwacht, es sei ihr furchtbar schlecht. Bei Volksfesten sei sie vor Jahren auf dem Albisgütli mit vielen Bekannten sehr vergnügt gewesen. Man lotste sie in ein Karussell, es wurde ihr schlecht und schwindlig, und dieser Zustand habe einige Tage angehalten. Das Karussell war so, daß die Gondel, in der man saß, sich selbst drehte, während das Karussell selbst sich drehte. Es sei ihr furchtbar schlecht gewesen und trotzdem sie gebeten hatte, aufzuhören, habe man im Übermut weiter gedreht. Hypnose: Patientin erzählt im Schlaf, sie habe sich immer verleiten lassen, mitzumachen, sie wolle dabei immer die Heldin spielen. Jetzt sieht sie sich auf einer russischen Schaukel auf dem Albisgütli (dem Züricher Volksfestplatz), sieht alles ganz genau, hat furchtbaren Schwindel, sagt sie halte es nicht mehr aus. Wie sie die Schaukel verläßt, habe sie ein eigentümliches Gefühl im Leib gehabt. — Dann sieht sie sich an einem anderen Tag auf der Berg- und Talbahn. Sie hat eine im Glückshafen gewonnene Lampe in der Hand, die sie krampfhaft im Arm hält. Sie hat Angst, sie falle mit der Lampe herunter. Hypnose: Mit dem Moment, wo die Patientin die Augen schließt, sieht sie die Messingstangen des Karussells. Sieht sich — es ist vor 4—5 Jahren — auf dem „Trottoir roulant"; sie springt von einem Ring zum anderen. Sie sieht alles ganz deutlich, es wird ihr schwindlig, aber sie sucht das Gefühl zu verbeißen. Dazwischen durch sieht sie lauter Karussells, an denen sie der Kinder wegen steht, sie hört auch jetzt die Musik der Orgel der Karussells wieder.

25. XI. 07. Nach der gestrigen Sitzung ging es ihr ordentlich, nur bei Tisch, wenn sie an das Abreagierte, an die Karussells dachte, wurde es ihr schwindlig. — Auf der Straße empfindet sie noch viel Ekel, wenn sie etwas Unappetitliches sieht. Hypnose: Hat sehr starkes Schwindelgefühl, kann zunächst die Bilder nicht festhalten. Sieht dann wieder eine Reihe von Ekelszenen. Dann Szenen aus dem Eheleben; das Ekelgefühl hat Patientin stets unterdrückt.

27. XI. 07. Auf der Straße empfindet Patientin noch Schwindel. Gestern abend wagte sie sich ins Korsotheater. Es ging sehr gut, nicht einmal beim Biographen bekam sie Schwindel. Hypnose: Sieht sich in der Eisenbahn, hat heftigen Schwindel, besonders, wenn sich zwei Züge begegnen. Dann eine Szene, wie sie vor sechs Jahren in einem falschen Zug fuhr, wo sie furchtbare Angst hatte, jetzt aber nur schwaches Schwindelgefühl. Jetzt sieht sie sich am Paradeplatz; wenn ein Tram an ihr vorüberfährt, dann bekommt sie Schwindelgefühle, es drehe sie dann und sie hat das Gefühl, als falle sie in das Geleise hinein. — Dann sieht und fühlt sie sich auf der Schaukel im elterlichen Garten — 10—12 Jahre alt; sie schaukelt so stark, daß sich die Schaukel oben fast überschlägt. Das durchlebt sie äußerst lebhaft. Sie sieht dann andere Kinder, die mit dort stehen. Sie schaukelte sehr gerne, später aber wurde es ihr dabei schlecht, so daß sie es nicht mehr tun konnte. Dann sieht sie, wie andere Kinder schaukeln, sie steht dort, hat Angst, die Schaukel komme ihr an den Kopf, sieht sich unter der Schaukel durchgehen und sich daran hängen. Das sieht sie alles sehr deutlich. Hypnose: Sieht die Trapezproduktion von gestern abend, empfindet dabei die gleichen Gefühle wieder. Es seien eigentümliche Gefühle innerlich, die sie nur schwer beschreiben könne. Sie sieht jetzt

alles so deutlich wieder, daß sie ganz aufgeregt und es ihr ganz bange wird. Dann sieht sie sich wieder im Garten am Turnplatz, schaukelt an den Ringen, macht den Purzelbaum, springt ab, fällt hin. Dann sieht sie sich auch noch turnen, hat dabei fortwährend Schwindelgefühle. Dann sieht sie sich auf einer Schaukel, die seitwärts schwingt. Dabei empfindet sie sehr starkes Schwindelgefühl. Dann sieht sie sich, 12 Jahre alt, im Turnsaal der Schule, macht dort Rundlauf, empfindet auch jetzt ganz fürchterlichen Schwindel. Es wird ihr schlecht, fast muß sie erbrechen. Damals mußte sie austreten.

29. XI. 07. Hypnose: Sieht beim Schluß der Augen eine Schaukelbewegung eines schwebenden Reckes. Das Bild wird nicht deutlich. Dann sieht sie Szenen auf der Straße von gestern; dann Bilder aus einem Wachsfigurenkabinett, vor denen sie sich gräßlich ekelte, es war vor ungefähr 12 Jahren. Patientin sieht dort noch eine Reihe von Szenen, die ihr einen schrecklichen Eindruck machten, wobei sie furchtbares Angstgefühl hatte. Dann eine Reihe von Angstszenen, Brandszenen aus ihrer Jugendzeit. Dann einen furchtbaren Brand vor fünf oder sechs Jahren, worüber sie sich stark aufgeregt hatte. Dann sieht sie sich an einem Vortrag, sie hatte furchtbare Angst; diese ist jetzt auch so stark, daß sie mit den Füßen strampelt. Dann sieht sie sich auf einem Wiesenweg, wie im letzten Jahr in der Sommerfrische — es war an einem heißen Morgen — sie geht allein; als sie am Ende des Weges war, konnte sie nicht mehr zurückgehen. Das Bild blieb jetzt lange, war sehr deutlich und Patientin hatte starkes Angstgefühl. Hypnose: Durchlebt Ekelszenen mit Mäusen und Wanzen. Dann eine Reihe von Angstszenen am Quai, auf der Straße, verschiedene Schrecken, die sie erlebte, wenn sie abends nach Hause zurückkehrte, beim Passieren des Hauseingangs. Dann wieder eine Schreckensszene, die vor Jahren passierte. Dann eine Szene, wie sie einen kranken Vetter besuchte, dieser einen Erstickungsanfall hatte. Er litt an Wassersucht, der Anblick war ihr entsetzlich. Das Grab befindet sich neben dem der Schwiegereltern. Beim Gräberbesuch wurde sie daran erinnert, das war ihr fürchterlich. — Patientin gibt an, daß ihr solche Erinnerungen auch nachts, wenn sie wach ist, kommen und sie aufregen. Hypnose: Unter heftigster Erregung sieht Patientin wie die Schwiegermutter ungefähr vier Wochen vor dem Tode einen Anfall von Bewußtlosigkeit hatte. Man rief Patientin, die Schwiegermutter erkannte sie nicht. Dadurch erschrak sie. Dann sieht sie den Sarg mit der Toten, der Verwesungsprozeß war schon eingetreten, das war fürchterlich für Patientin. Patientin ist sehr stark erregt.

4. XII. 07. Gestern sehr ordentlicher Tag. Am Abend im Konzert, nur einmal durch einen Ton des Cello kurz in Angstgefühl versetzt, es war wie ein Schreck. Hypnose: Sieht ein Karussell, wie sie bei Verwandten auswärts zu Besuch war, sieht wie es sich dreht und hat Angst dabei. Es dreht sich ihr im Gehirn, sie bekommt Angst davor. An jenem Orte ist eine Fähre über den Fluß, sie hatte stets Angst, wenn sie damit fuhr. Sieht dann das kleine Boot, auf dem sie herübergeholt wurde. — Dann sieht sie sich als kleines Kind, sieht, wie jemand sie schaukelt und wie *sie* jemanden schaukelt. Das Zuschauen macht ihr schlecht und schwindlig. Das durchlebt sie eben unter heftigster Reaktion. Hypnose: Sieht Szenen, wie sie in einer Hängematte liegt, sie konnte nie in einer solchen bleiben, es wurde ihr darin übel, besonders das Schaukeln konnte sie nicht vertragen. Beim Abreagieren wurde es ihr ganz schlecht, ebenso wie sie diese Szenen wieder erzählt. Dabei gähnt sie ganz krampfhaft. Hypnose: Durchlebt dann wieder eine Szene bei jener Fähre, bei der sie Todesangst ausgestanden hat. Dann durchlebt sie eine Reihe von Szenen, die sie am Wohnort jener Verwandten erlebte. Es ging dort ein Weg an einem steilen Abhang hin. Diesen Weg ging sie täglich mit größter Angst, man lachte sie aus; hatte sie sehr große Angst, so passierte sie eine kurze Strecke auf allen Vieren. Diese Szenen durchlebt sie eben mit großer Angst. Jetzt kommen eine ganze Anzahl von Szenen, die sie bei Karussells erlebte, sie stand dort, schaute zu, weil das Pflegekind immer fahren wollte. Dann sieht sie eine Verwandte an Ringen turnen. Wenn sie zuschaute, so bekam sie Schwindelgefühle. Hypnose: Patientin sieht an verschiedenen Orten die verschiedensten Arten von Schaukeln: überall steht sie als Zuschauerin. Die Bewegungen der Schaukeln machen ihr Schwindel und ein komisches Gefühl im Leib. Dann sieht sie sich in einem Varietétheater, sieht eine japanische Drahtkünstlerin. Dann sieht sie verschiedene Kunstleistungen

in einem Zirkus. Dann Seiltänzerproduktionen. Dabei hatte sie Angst vor dem Herunterfallen einer Dame; diese schaukelte sich wild und ließ sich dann herunterfallen. Dabei hatte sie eine große Angst wegen des Fallens und auch Angst, das Seil könnte reißen.

6. XII. 07. Patientin ist die ganzen Tage etwas unruhiger. Hypnose: Ist heute schwerer einzuschläfern. Sieht zunächst eine Masse Sachen, die sie nicht festhalten kann. Zweite Hypnose: Patientin wehrt sich beim Einschlafen mit dem Kopf, sie weicht immer aus, ist in größter Aufregung, schläft dann ein. Durchlebt eine Bromäthylnarkose. Patientin meint, das sei überhaupt ihre erste Narkose vor 15—16 Jahren. Sie ließ sich damals 8—10 Zähne ziehen. Früher sei sie oft in der Nacht erwacht und habe gedacht, sie läge in der Narkose; sie meint, diese Narkose sei überhaupt viel Schuld an ihrem Zustand, sie habe damals 60 g Bromäthyl bekommen und soll sich bei der Narkose wie wahnsinnig aufgeführt haben, man habe sie zu viert halten müssen und auch jetzt beim Wiederdurchleben habe sie gespürt, wie sie gehalten wurde. Wie sie die Zange sah, habe sie gerufen, sie schlafe nicht und habe eine wahnsinnige Angst ausgestanden. Sie wurde, nachdem das Bromäthyl so wenig gewirkt hatte, mit Chloroform weiter narkotisiert. Patientin sah in ihrer Erregung durch ein Fenster ein Kind in einem Garten spielen. Das sei ihr letzter Eindruck vor dem Einschlafen gewesen. Dieses Kind habe sie jetzt deutlich wieder gesehen, auch sah sie ganz genau wieder, wie sie damals gekleidet war, in der Aufregung habe sie alles zerrissen.

Sie hat Sausen im Ohr, hört das Sprechen der Umgebung weit weg und sieht eine Sonne, es ist ein heller weißer Punkt, der sich immer mehr vergrößert. Das alles kam nun wieder. In den Konzerten erinnert sie oft ein Geräusch, ein Ton an diese Narkose, es gehe dann wie ein Schreck durch den ganzen Körper und dann überfällt sie furchtbare Angst. Jene Narkose habe sie stark mitgenommen, so daß sie mehrere Tage im Bett bleiben mußte.

7. XII. 07. Nach der gestrigen Sitzung fühlt sich Patientin erleichtert, innerlich ruhiger, hatte auf der Straße keine Angst, auch nicht in den Läden, nur klagt sie noch über viele Schwindelgefühle; an das Alleingehen könne sie noch nicht denken. Hypnose: Sofort beim Augenschluß sieht sie das Zimmer des Zahnarztes wieder. Ihr vorgehaltenes Bromäthyl macht Brechreiz. Patientin durchlebt nun die Narkoseszene genau wieder, ist aber ruhiger dabei, hört alles genau wie damals und hat das Gefühl, man halte ihr die Füße (das tat auch damals der Mann). — Hypnose: Sie sieht nochmals die Szene mit der Bromäthylnarkose, aber fast ohne Affekt. Dann sieht sie eine Szene, die sich ein Jahr später ereignete, wo ihr ein verwandter Arzt Zähne in Chloroformnarkose zog. Dazwischendurch taucht nochmals die Szene mit der Freundin auf, die sie zum Zahnarzt begleitet hatte. Sie sieht, wie diese den Mund aufreißt und nicht schreien kann. Dann sieht sie ganz kurz nochmals die Narkose bei der Unterleibsoperation. Dann die letzte Narkose vor zwei Jahren. — Vor dem Einschlafen bei der Narkose sehe sie immer, wie sich das Gesicht des Arztes verziehe. So sei es ihr auch auf der Straße oder überall, wenn sie jemand ansehe und Angst oder Unruhe auftritt, da verziehen sich die Gesichter, und wenn sie jemand ansehe und Angst oder Unruhe auftritt, da verziehen sich die Gesichter, das sei auch bis jetzt fast jedesmal beim Einschlafen in der Hypnose der Fall gewesen. So ruhig wie gestern nach dem Abreagieren habe sie sich noch nie gefühlt. Hypnose mit vorgehaltenem Bromäthyl. Patientin sieht einen hellen Punkt in der Ferne, der sich wie zu einer Sonne vergrößert. Dann tritt Ohrensausen auf. Sie sieht das Zimmer des Zahnarztes undeutlich, bleibt aber ganz ruhig, das Bild verschwindet. — Das Bild der Sonne sei wieder verschwunden, als es groß war. Patientin hat stets das Gefühl, als hätte sie die Maske vor dem Gesicht (wenige Tropfen Bromäthyl wurden ihr auf Watte getropft in einiger Entfernung von der Nase vorgehalten).

8. XII. 07. Patientin bleibt ganz ruhig, ist sehr guter Stimmung, hat keine Angst mehr, auf der Straße noch Schwindelgefühle. Das Klosett sei ihr noch der unheimlichste Ort. Der Schlaf sei jetzt ordentlich. Sie träume aber fortwährend, was früher nicht der Fall gewesen war; den Inhalt der Träume wisse sie nicht mehr. Hypnose: Sofort beim Augenschluß sieht sie eine Schaukel in Bewegung. Es ist ein bewegliches Trapez. Dann sieht sie das Segelboot in Heringsdorf, in

dem sie auf bewegter See fuhr. Sie sieht den Augenblick, wo sie aus dem Boot herauswollte und Umkehr verlangte. Der Schiffer gab ihr Sandsäcke unter die Füße. Patientin ist stets am Erbrechen. Die Szene ist deutlich. Dies war vor 28 Jahren. Dann sieht sie sich auf der Hochzeitsreise auf dem Schiff von Bregenz nach Lindau fahren. Es ist ein Gewitter und heftiger Sturm. Das Schiff konnte nicht in den Hafen, sie mußte in die Kajüte, hatte starke Brechneigung, es ist ihr furchtbar schlecht. Als sie ans Land kam, hatte sie immer noch die Schaukelbewegung. — Hypnose: Sofort treten die Turngeräte im elterlichen Garten auf, sie sieht, wie dort andere turnen. Dann sieht sie Turnkünstler in Varietés. Bei solchen Schaustellungen habe sie stets Schwindel gehabt. Wenn sie die Augen schloß, so hat sich das Schwindelgefühl noch verstärkt. Ebenso sei es ihr auf dem Wasser, wenn sich dieses bewegt. Beim Hinschauen habe sie stets den Atem anhalten müssen, da krampfte sich alles in ihr zusammen, sie hat Angst für die Künstler, und komme nicht aus der Aufregung heraus. Jetzt sieht sie am Schluß einer Vorstellung Künstler in das Netz hinabspringen. Dann durchlebt sie eine Szene, wie sie der Mann zufällig im Dunkeln erschreckte. Dann Szenen beim Tanzen, wie sie beim Zuschauen furchtbaren Schwindel bekam, wie sie selbst beim Tanzen der Française beim Vorgehen furchtbares Schwindelgefühl hat, wie sie Angst hat, wenn sie in einem großen Saal steht. Dann wie sie selbst tanzte und damals furchtbares Schwindelgefühl hatte. Zu jener Zeit hatte Patientin noch keine Platzangst, es war vor ungefähr 15 Jahren. Patientin hat jetzt außerordentlich starken Schwindel.

9. XII. 07. Gestern nachmittag in Gesellschaft bekam sie plötzlich Schwindel und Angst. Es war ihr, wie wenn sie aufspringen müßte, wie wenn sie vom Stuhl herunterfalle; gestern und heute auf der Straße Schwindel. Hypnose: Sieht sich wieder im Garten bei den Turngeräten. Auf einmal drehte es sich wie eine Kurbel an einer Maschine, es ist wie wenn sich ihr im Gehirn eine Schraube drehte, dabei hat sie große Angst; die Bilder wechseln schnell. Dann durchlebt sie wieder Angst und Schwindelszenen im Gebirge, Szenen, bei denen ihr Angstschweiß kommt, die sie im vorigen Jahr erlebte. Dann Szenen von einem Aufenthalt an einem oberitalienischen See vor ungefähr 12 Jahren, hat furchtbare Angst und Schwindelgefühle, wenn sie das Wasser sieht, Angst, sie falle hinaus oder sie müsse hineinspringen. Sieht Angstszenen im Hotel, hat Angst, sie könne nicht an der großen Tafel sitzen; sieht sich dann am nächsten Tage dort sitzen und hat Angst, sie falle vom Stuhl. Dann sieht sie Szenen von einem Ausflug nach einem Nachbarort, wo die Straßen sehr eng sind. Sie kann nicht weiter gehen, hat Angst, die Häuser fallen um. Sie kehrte um. Dann durchlebt sie einen Sturm auf dem See, es folgt eine Reihe von Angstszenen in Konzerten. Dann wieder eine Szene mit wahnsinniger Angst bei einer Musikprüfung. Dann wieder die Szene im Fliegenden Holländer, wo sie das erste Mal vor 13 Jahren Angst im Theater bekam. Dann andere Angstszenen aus dem Theater und schließlich noch Friedhofsszenen mit Angst.

11. XII. 07. Patientin fühlt sich innerlich ruhiger, auf der Straße aber noch unsicher. Hypnose: Sieht sich zu Hause im Klosett; dort gibt es viele Mäuse, vor denen sie Angst hat, es wurde ihr schlecht. Im Klosett hatte sie immer das Gefühl, es komme jemand durch das Fenster von der benachbarten Holzkammer her. Dann sieht sie sich zu Besuch bei einer Freundin, ist auf dem Klosett und bringt den Riegel nicht wieder auf, kommt in eine furchtbare Angstaufregung, es ist ihr, wie wenn sie mit dem Kopf durch die Wand sollte. Hypnose: Durchlebt eine Szene, wie sie 13 Jahre alt ist. Sie ist mit einer Schulkameradin im W. C. eingeschlossen und diese erregt ihr Gefühl. Patientin ist über diese Szene jetzt kolossal aufgeregt, und weint. Hypnose: Sieht sich als kleines Kind, wie sie beim Versteckenspielen in einem Schrank eingesperrt ist. Dann sieht sie sich im Dom in Speyer, es wird ihr Angst durch die Größe und Stille, dann Angst, man könnte die Kirche schließen. Dann tritt ihr die Todesangst auf, die sie stets beim Beichten ausgestanden hat. Dann sieht sie eine Reihe Szenen, die sie in dunklen Räumen zubrachte, in Türmen, dann beim Beschauen tiefer Brunnen, wo sie Angst beim Hineinschauen hat, sie könne hinunterfallen oder sich hinunterstürzen und hat dabei Schwindelgefühle. Patientin durchlebt eine Reihe solcher Szenen mit größter Angst.

13. XII. 07. Auf der Straße unruhig, besonders unter den Lauben am Rathausquai; im Zimmer, auf dem Klosett ruhiger, keine Angst mehr. Gestern beim

Klavierspielen in Gesellschaft ganz ruhig, Schlaf noch unruhig. Hypnose: Patientin sieht sich auf Touren in Tirol, muß über Baumstämme weggehen, die wie schwebende Brücken liegen, dann an Felsen entlang. Es geschieht mit größter Angst. Von einer solchen Szene her, gibt Patientin an, käme das Gefühl des Durchbrechens und Hinunterfallens im Wagen oder Boot. Dann sieht sie sich auf einem ganz schmalen Wege zwischen Felsen. Dort habe sie das Gefühl des Eingesperrtseins. Es sei zu toll gewesen, wie sie der Zwang da bedrückte, sie müßte stundenlang auf einem so schmalen Weg weitergehen. Dabei hatte sie immer das Gefühl, sie müsse die Felsen hinaufkrabbeln. Jedesmal, wenn sie nun auf einem ihr unbehaglichen Weg gehen oder in der Eisenbahn sitzen müsse, so gehe das Angstgefühl los. Hypnose: Patientin durchlebt eine Reihe von Angstszenen von der Hochzeitsreise. Fährt im Wagen mit größter Angst an einem Flusse vorbei. Dann sieht sie sich vor ungefähr 16 Jahren am Rheinfall. Dann kommen eine Reihe von Angstszenen, wo sie über Brücken weggehen muß.

14. XII. 07. Patientin will in den nächsten Tagen verreisen und hat Angst vor der Eisenbahn. Sie ging heute morgen zum Bahnhof, dort war sie sehr aufgeregt. Hypnose: Sieht sich sofort nach Augenschluß am Bahnhof und fängt an zu weinen. Dann sieht sie eine Szene, wie sie vor fünf Jahren eine Tante an den Bahnhof begleitet hatte, ihr Mann ging ins Coupé, der Zug fuhr ab, sie stand in größter Angst allein auf dem Bahnhof. Diese Szene durchlebt sie eben genau wieder. Hypnose: Durchlebt jetzt die Angst wieder, die sie seinerzeit hatte, als das Mönchensteiner Eisenbahnunglück passierte. Sie hatte Angst, daß in Basel lebende Verwandte im Zuge seien, da es ein Sonntag war. Patientin gibt an, daß sie jetzt, wenn sie im Zuge sitze und denkt, es komme ein Zug oder es fährt einer hinten nach, Angst bekomme. Deshalb könne sie das Klosett im Zuge nicht benützen. Hypnose: Durchlebt eine Reihe von Angstszenen in Bergbahnen, so in der Pilatusbahn, in der Bahn nach Mürren, da hat sie Angst, sie sause mit dem Wagen herunter. In Mürren hielt sie es nicht aus, sie mußte wieder hinuntergehen. So folgt eine ganze Reihe von Szenen.

15. XII. 07. War zu Besuch bei Verwandten, deren Abort ländlich isoliert liegt. Es gibt dort viele Ratten. Patientin hat dort stets die größte Angst. Besonders heftige Angstzustände durchlebte sie, wenn sie in der Nacht dorthin mußte. Bei diesen Verwandten verweilte sie oft wochenlang, und dort hat sie schreckliche Angstszenen durchlebt. Ihr Schlafzimmer lag isoliert, sie lebte stets in Angst, man steige dort ein; besonders starke Angstszenen durchlebte sie in diesem Hause, als sie vor 15 Jahren nach einer Operation in einem noch erheblichen Schwächezustand sich dort erholen sollte. Dann sieht sie Szenen, wie sie zu Besuch bei Verwandten ist, der Onkel ist Arzt, sie hilft bei Operationen, sieht eine Szene, wie ein Mann mit Blutvergiftung am Arm kommt, dessen Frau ohnmächtig wird und sie Hilfe leistet. Hypnose: Ist vor sechs Jahren am Luganersee, sie machen einen Ausflug, da begegnen sie einer Kuhherde, eine Kuh lief ihr nach, sie ging hinter einen Strauch, Patientin war in höchster Aufregung. Scheinbar lief die Kuh einem kleinen Hund nach, der mit zur Gesellschaft gehörte. Lief nun Patientin um den Strauch herum, so lief ihr die Kuh nach. Von da an hatte Patientin schreckliche Angst vor Kühen. Einige Tage danach trafen sie wieder zwei Kühe, die ein Bub trieb. Da sah sich eine Kuh öfters um und lief ihr nach. Patientin kam in Aufregung, die Kuh brüllte fürchterlich. Da kam eine Frau und beruhigte die Kuh, aber sie drehte sich immer wieder um. Von jener Zeit an habe Patientin schon wenn sie Kuhgeläute höre, wahnsinnige Angst. Hypnose: Sieht zunächst eine Angstszene, wo ein Herr sich einen dummen Scherz mit einer lebenden Maus erlaubte. Nach einiger Zeit sieht sie sich hier in einem großen Geschäfte, wo sie lange Zeit warten mußte. Dort machte eine elektrische Bogenlampe ein eigenartiges Geräusch, es wurde ihr unheimlich, es überfiel sie ein Angstgefühl und Unbehagen. Sofort schwebten ihr die großen Konzertsäle vor, die mit Bogenlampen beleuchtet sind und in denen sie Angst hatte.

26. IV. 08. Patientin war verreist, kehrte erst gestern wieder zurück, war auf der Reise ganz ruhig. Kann noch nicht allein gehen, ist auch nicht gerne allein zu Hause, aber wenn sie beschäftigt ist, macht ihr das Alleinsein nichts. Ihre Stimmung ist besser, sie ist nicht mehr so melancholisch. Sie bleibe noch an Kleinigkeiten hängen und regt sich darüber auf; der Schlaf ist ziemlich ordentlich. Sie

besuche wieder Konzerte und Theater, nur wenn sie übermüdet ist, ist es ihr unbehaglich, hatte aber keinen Angstanfall mehr in Gesellschaft, Theater oder Konzert. Hypnose: Hat beim Einschlafen das Gefühl, sie falle hinunter. Dieses Gefühl habe sie oft vor dem Einschlafen. Dann sieht sie eine Reihe von Szenen, die sich auf eine Verwandte beziehen, mit der sie ungeheuer viel Aufregung durchgemacht hat. Sowie sie jetzt noch etwas auf diese Bezügliches hört, wird sie aufgeregt. Diese Verwandte ist seit Jahren gestorben und jetzt sieht sie sich mit ihrem Mann und den Kindern dieser Verwandten vor sieben Jahren auf deren Grab. Das sieht sie jetzt deutlich, sie ist dabei sehr aufgeregt. Dann sieht Patientin die Beerdigung einer Bekannten. Dann erzählt sie, daß sie als Kind gerne in die Leichenhalle gegangen sei, das habe sie früher angezogen, jetzt mache sie einen Bogen darum herum. Vor jener Beerdigung sah sie die Leiche im Sarge liegen, gleichzeitig sah sie noch andere Leichen dort, das regte sie auf. Hypnose: Sieht sich bei verschiedenen Anlässen auf einer Leiter stehen oder ihr Dienstmädchen beim Fensterputzen etc., dabei empfand sie stets Unbehagen, fühlte wie einen Stich im Leib, es machte ihr schlecht. Daran anschließend berichtet sie, daß sie heute ohne Beschwerde auf ihrem Balkon stehen konnte, auch habe sie gestern allein das Klosett aufsuchen können. Das habe sie früher nie tun können. Auch bei der Arbeit sei sie ruhiger, sie habe auch nicht mehr das Gefühl, nicht fertig werden zu können.

28. IV. 08. Sieht sich 14 Jahre alt im Beichtstuhl, hat Angst, so daß sie nicht sprechen kann, der Pfarrer schimpft sie, sie sei nicht recht vorbereitet. Dann sieht sie sich ein anderes Mal in der Kirche, hat so furchtbare Angst, daß sie heraus muß. Darauf folgt eine Szene, sie ist auf Besuch bei Verwandten, zwingt sich zum Beichten und Kommunizieren. Das sei das letzte Mal gewesen. — Patientin gibt an, daß sie ihrer noch lebenden Stiefmutter gegenüber ganz ruhig und kalt geworden sei. Dann sieht Patientin Szenen mit einem angeheirateten Verwandten, der aufdringlich liebenswürdig ist und den sie nicht ausstehen kann. Dieser hat etwas Herrisches und ist nicht taktvoll. Er liebt es, Patientin zu küssen und das ist ihr entsetzlich. Durchlebt eine Reihe solcher Szenen. Sie gerät stets in Wut, wenn dieser das Zimmer betritt, Patientin fühlt sich selbst unglücklich, daß dieser solche Gefühle bei ihr erregt, weil sie wegen dessen Frau (ihrer Verwandten) gut mit ihm stehen möchte. Patientin reagiert eine Reihe von Szenen ab, wo sie in Wut gerät, die sie unterdrückt wegen dieser Verwandten, von der sie stets das Gefühl hat, sie wolle Patientin tyrannisieren. Oft handelt Patientin dieser gegenüber direkt gegen den eigenen Willen, sagt etwas zu, was sie gar nicht wollte, ist dann wie hilflos und bedarf der Hilfe ihres Mannes, um sich wehren zu können. Dabei ist Patientin peinlich aufrichtig und gewissenhaft, und tut nichts, was ihr falsch ausgelegt werden könnte, um die verwandtschaftlichen Beziehungen nicht zu verletzen. Trotz starker Antipathiegefühle erhält Patientin den Verkehr mit den Verwandten aufrecht. Eine ganze Masse von Ärger und Wut hat sie unterdrückt und diese Affekte kommen in einer Reihe von Szenen zum Abreagieren. Das junge Paar verletzt Patientin außerordentlich häufig durch Mangel an Zartgefühl. Eine Reihe von Szenen zeigen, wie außerordentlich feinfühlig Patientin ist und wie sie solch peinlich empfundene Szenen mit entsprechendem Gefühl unterdrückt hat.

29. IV. 08. In der Hypnose sieht Patientin eine Szene und sagt, jetzt wisse sie, warum sie nicht an einer gewissen Stelle auf der Straße von einem Trottoir auf das andere gehen konnte. Sie sieht sich eines Mittags, wie sie ganz jung verheiratet, ihrem Manne am Quai entgegenging. Wenn eine einzelne Person auf sie zuging, kehrte sie um. Sie kam in eine Angstaufregung, worauf sie das Gefühl hatte, als verwechsle sie ihre Beine. Auch jetzt noch, wenn eine einzelne Person auf sie zukommt und sie anschaut, müsse sie Kehrt machen. Diese Gefühle seien vor Ausbruch der Platzangst schon aufgetreten. Patientin half sich damals damit, daß sie ihren Sonnenschirm vorhielt. Dann durchlebt sie Szenen, wo sie mit ihrer Schwiegermutter auf der Straße ging. Diese litt an Asthma, lief nur schwer und langsam. Da kam es zu verschiedenen Angstszenen: die Schwiegermutter war eigensinnig, lief einfach zu, wollte nicht warten, bis die Fuhrwerke oder damals die Pferdebahn vorüber waren, sondern lief einfach zu. So waren sie manchmal in der Gefahr überfahren zu werden. Patientin geriet dann jedesmal in heftige Angst. Eine große Rolle spielten auch andere Szenen, die sich mit der Schwiegermutter

abspielten, weil diese an Blasenschwäche litt. Patientin mußte dann in größter Angstaufregung an bestimmten Orten, besonders im Halbdunkel Wache stehen. Das passierte wieder in der Nähe des Ortes, wo Patientin gewöhnlich mittags ihren Mann zum Spaziergang erwartete. Dann durchlebt sie eine Reihe von Angstszenen im Garten, wo sie spielten, in Fabriken usw. Dann sieht sie sich 4 Jahre alt, wie sie vor den Pferden eines schweren Lastwagens noch schnell über die Straße springt. Sie war damals bei der Großmutter und hat dafür Schläge bekommen. Dann Angstszenen auf der Straße. Es war ihr von der Stiefmutter verboten mit jemandem auf der Straße zu sprechen, sie war dann in fortwährender Angst, es könne sie jemand ansprechen, sie fürchtete sich dann vor der Strafe. Dann erinnert sie sich an Szenen, wo sie als Kind ganz plötzlich verstimmt wurde, sie konnte z. B. der Stiefmutter etwas nicht sagen, da bekam sie Angst und gleich darauf fühlte sie sich verstimmt. Es folgen eine Reihe von Ärgerszenen, wo die Stiefmutter den Vater angelogen hat. Die Stiefmutter war sehr unordentlich und träge, wußte es aber einzurichten vor ihrem Manne fleißig zu erscheinen, trotzdem sie erst um 11 Uhr aufstand. Dafür stellte sie die wirklich gewissenhafte und fleißige Patientin als faul hin, um ihr die Sympathie des Vaters zu nehmen. Bei Tisch kam es dann ausgesucht zu Szenen, wo die Stiefmutter über die Stiefkinder, auch noch als sie erwachsen waren, herfiel und sagte zum Schluß immer, man habe sie nur zum Essen, Schlafen und Faulenzen. Dabei hat Patientin mehr gearbeitet als eine Magd. Wollte sie sich rechtfertigen, so wurde sie vom Vater zurechtgewiesen. Auch als Patientin erwachsen war, vermochte sie den Vater nicht aufzuklären. Hypnose: Patientin reagiert eine Reihe von Ärgerszenen ab, so auch eine Klavierstunde beim Vater. Jedesmal, wenn sie nicht aufgepaßt oder nicht genug geübt hatte, flog ihr das Buch an den Kopf. Dann Szenen wo die Stiefmutter in ungerechter Weise mit ihr gezankt hatte. Sie ging vom Tisch und mußte nachmittags hungrig zur Schule. Das kam oft vor, so daß sie öfters in der Schule Magenkrämpfe hatte und auch das Gefühl, es stecke ihr etwas im Hals. Eine ganze Reihe Szenen mit der Stiefmutter treten mit entsprechender Gefühlsreaktion auf.

2. V. 08. Patientin durchlebt die Zeit wieder, wo sie mit 15 Jahren Bauchfellentzündung hatte. Sie hatte furchtbare Schmerzen, die Stiefmutter behandelte sie roh, so daß Patientin fortwährend von dem Gefühl beherrscht wurde, wie froh diese wäre, wenn Patientin sterben würde. Sie lag tagelang allein, sieht jede Einzelheit wieder, jedes Stückchen im Zimmer, sogar die Details des Tapetenmusters, jedes Vorkommnis in der Krankenpflege etc. Sie fühlte es stets heraus, daß die Stiefmutter sie haßte, weil Patientin imstande war, sie zu durchschauen. Jene war ein durch und durch pathologischer Charakter. Patientin phantasierte im Fieber und hatte Angst und Schüttelfroste. Da sagte man ihr, sie solle sich nicht so zieren. Dann hatte sie Sterbensgedanken, sah sich schon im Sarge und hatte Angst vor dem Sterben. Alles das durchlebt sie genau so wieder. Hypnose: Nachdem sich Patientin beruhigt hatte, durchlebt sie eine Szene aus ihrem 4.—5. Lebensjahr. Die Stiefmutter bekam das erste Mädchen. Patientin wollte ihre Freude aussprechen, daß sie ein Schwesterchen bekommen hatte. Vor Erregung brachte sie aber nichts heraus. Patientin meint, dies wäre schon ein Angstanfall gewesen. Solche eigentümliche Anfälle kamen später noch viele vor. Dann folgen andere Szenen mit Angst oder Ärger. Hypnose: Durchlebt ihren Hochzeitstag. Sie wurde lange nicht zur Trauung abgeholt, mußte warten, regte sich darüber sehr auf. Der Weg zum Altar war ihr schrecklich wegen des Anguckens; während der Predigt hatte sie das Gefühl sie falle um. In sexueller Hinsicht war weder sie noch ihr Mann aufgeklärt.

3. V. 08. Patientin durchlebt nochmals die Szene in ihrem 12. Lebensjahr, wie sie mit der Schwester auf das Grab der Mutter gingen und nicht mehr heimwollten. Sie ist so erregt, daß sie im Schlaf weint. Der Hunger trieb sie wieder auf die Straße. Da trafen sie einen bekannten Herrn, den sie um 10 Cts. baten, damit sie sich Brot kaufen könnten. Wie sie durch die Straßen gehen, trifft sie der Vater an. Auf dem Weg hatten sie kolossale Angst. Nach 2 Uhr waren sie an einem kalten Februartag von zu Hause weggegangen. Es war schon Abend geworden, als der Vater sie traf. Um keinen Preis der Welt wollten sie wieder heim. Der Vater fragte sie nicht, warum sie fortgegangen waren. Sie mußten mit heim,

bekamen nichts zu essen, mußten zu Bett, weil sie nicht um Verzeihung gebeten hatten. Der Weg, den sie damals gingen, entspricht, wie der Patientin im Schlaf klar wird, dem Weg, den sie auf ihren Spaziergängen in der Regel mit dem Manne machte. In der Nähe ihrer damaligen Wohnung hat Patientin besonders starke Angst. Später hatte sie am Grabe der Mutter furchtbare Gefühle, sie fürchtete sich mehr, wie es eben auch damals war, als sie mit der Schwester zum Grabe der Mutter ging. Trotz großer Pietät wollte sie später nicht mehr auf das Grab der Mutter. Jetzt ist Patientin der Zusammenhang mit der Straße und dem Grabe der Mutter klar geworden. Das war, als die Szene das erste Mal aufgetaucht war, noch nicht der Fall. Auf dem gleichen Wege hatte sie ein Rendez-vous mit ihrem späteren Manne. Als sie dort auf ihn wartete, war es ihr sehr unangenehm und sie hatte peinliche Gefühle, wenn ihr dort jemand entgegenkam. — Es kam auch ein ihr bekannter Herr. Sie suchte sich zu überwinden, denn sie hatte das Gefühl, sie müsse einfach davonlaufen. Dann durchlebt Patientin Serien von Szenen auf der Straße und in Häusern, wo sie Angstzustände hatte oder sich aufregte. Szenen, z. B. wie sie wußte, daß sie ihrem späteren Bräutigam mit dem Vater begegnen werde. (Die beiderseitigen Familien waren befreundet.) Erlebt furchtbare Aufregungen. Dann trifft sie ihn zu einer Zeit auf der Straße, wo sie wußte, daß er sich für ein anderes Mädchen interessiert (ihre Freundin), während sie schon stark verliebt war. Statt der Freundin läuft sie ihm auf der Straße in die Hände. Dann durchlebt sie mit größter Aufregung die Szenen, wie sie mit ihrer Familie und ihrer Freundin bei der Familie ihres späteren Mannes eingeladen ist. Patientin durchlebt diesen Nachmittag in größter Aufregung. Sie muß sich kolossal beherrschen, in der Aufregung hatte sie fast die Gläser umgeworfen.

9. V. 08. Durchlebt Szenen aus der Zeit vor ungefähr neun Jahren, wo sie ärztlich behandelt wurde, und der Arzt darauf bestand, daß die Patientin von seiner Wohnung allein nach Hause geht. Dabei hatte Patientin jedesmal furchtbare Angst. Sie wurde elektrisch behandelt. Schließlich wurden die Angstzustände so furchtbar, daß Patientin nicht mehr zum Arzte ging. Als sie auf dem Weg zum Arzte den Fraumünsterplatz passierte, hatte sie stets Angst, der Turm falle auf sie. Nach anderen Angstszenen durchlebt sie eine solche in einem Lift; als sie bei einer Bekannten Besuch machen wollte, erzählte das Dienstmädchen im Lift, daß dieser einmal stecken geblieben sei. Beim Wiederdurchleben hat Patientin Angst und sie wird von selbst an Angstszenen erinnert, die sie in der Eisenbahn durchlebte, wo die Coupétüre nicht aufging, an ihre Klosettangst, weil die Klosetttüre nicht aufging. Dann folgen Szenen, in denen Patientin Wutgefühle abreagiert, die sie früher unterdrücken mußte. Dann durchlebt sie Angstszenen auf Straßen, wenn sie abends mit dem Mann nach Hause ging und ihr zweifelhafte Menschen begegneten. Dann folgt eine scheußliche Angstgeschichte, wie sie nachts mit dem Mann auf dem Heimweg von Gesindel angerempelt wurde; dann eine Masse Szenen mit Angst, die sie beim Radfahren erlebte und die sie stets zu bekämpfen suchte. So hatte sie viel Angst für den Mann, dem beim Radfahren immer etwas passierte. Sie selbst hatte viel Angst vor der Elektrischen, auch wegen des Ausweichens. Besonders groß war ihre Angst, wenn es schon dunkel geworden war. Durchlebt Szenen, wie ein Pferd scheu wurde durch das Läuten, wie sie in den Graben fliegt; Szenen, wie sie bei einem Wald vorbeifuhr und immer Angst hatte, es käme jemand heraus. Dann Angstfahrten auf schmalen Wegen, wo daneben ein Graben war und sie immer meinte, sie fliege hinein. Patientin lernte das Radfahren auf ärztlichen Rat hin, um damit sich beherrschen zu lernen. Hatte sie für den nächsten Tag eine Radtour vor, so konnte sie vor Angstaufregung nicht mehr schlafen. Am schlimmsten sei ihr immer das Begegnen von Pferden gewesen. Durchlebt allerlei Angsterlebnisse beim Velofahren, wobei der Mann mehrere Male fast verunglückte. Machte sie die Tour nicht mit, sondern der Mann allein, so lebte sie zu Hause in Angst, es passiere ihm etwas. Durchlebt Szenen wieder, wo sie selbst vom Rade stürzte; dann eine Masse Szenen von Aufregungen auf der Straße. Darauf erzählt Patientin in der Hypnose, sie habe im Bett immer das Gefühl, daß ein Bild auf sie falle. Jetzt sieht sie sich $2\frac{1}{2}$ Jahre alt, ihre Mutter lebt noch (sie starb, als Patientin drei Jahre alt war), sie sieht, wie ihre Schwester zum Zimmer hinaus rennt, da fällt ein großes Reliefbild hinunter und geht in tausend Trümmer; fast wäre es auf die Schwester

gefallen. Wenn sie jetzt zu Hause sitze, so habe sie immer Angst, wenn sie unter einem Bild sitze, dieses falle herunter. Dann sieht sie wieder Angstszenen, die die Stiefmutter veranlaßt hat, wie sie fünf Jahre alt war. Jene springt ihr nach und sie bekam dann Schläge, sie sieht deutlich ihr halbjähriges Stiefschwesterchen dabei sitzen. Dann sieht sie dieses im Sarge liegen; nun das Kind einer Freundin, das vor acht Jahren gestorben ist. Dieses Kind hing sehr an ihr, und sein Tod regte sie sehr auf.

18. V. 08. Patientin machte gestern eine Dampferfahrt. Hierdurch werden wieder eine Reihe von Angstszenen angeregt, die Patientin am Wasser erlebte. Stets, wenn Patientin auf einem Damm ging oder in einem Boot fuhr, bekämpfte sie die Angst. Dann durchlebt sie furchtbare Angstzustände, als sie Ende ihrer zwanziger Jahre noch schwimmen lernte; dabei wollte sie sich die Angst nicht anmerken lassen. Dann treten Angstszenen auf, die Patientin bei Wagenfahrten erlebte, wenn der Wagen an Abhängen vorbeifuhr, dann wieder, wenn sie Automobilen begegneten. Es folgen Angstszenen in engen Straßen, dann wieder Szenen, wo sie ihre Angst bekämpfte und Kirchtürme bestieg, Szenen auf Aussichtstürmen, Angst- und Schwindelszenen auf Berggipfeln. Jetzt kommen Angstszenen aus der Schule, besonders im Examen, aus dem 12., 14. und 15. Jahr.

25. V. 08. Patientin durchlebt Szenen im Garten, Angstszenen auf Leitern, auf Bäumen, Szenen, wie sie von Bäumen und Bänken ziemlich hoch herunterspringt, dabei die Angst verdrängte. Dann Szenen wie sie um eine Bank, die einen dicken Baum umgab, herumsprang, so daß sie Schwindelgefühle bekam. Solche Szenen durchlebt sie jetzt und reagiert das Schwindelgefühl ab. Dann eine Reihe Kletterszenen und solche, wo sie hoch herunterspringt, stets starke Angst empfindet, sich aber nie etwas merken läßt. Hypnose: Dann eine Reihe von Angstszenen beim Schwimmen in verschiedenen Seen; nun wieder Angstszenen, wo sie Angst für andere beim Schwimmen hat. Es folgen wieder eine Masse von Angstszenen auf dem Wasser, und solche beim Überschreiten von Brücken, freien Plätzen; dann von Bergfahrten, z. B. auf den Pilatus; besonders große Angst und Schwindel hat sie beim Hinunterfahren. Schwindelszenen auf der Höhe. Die gleichen Szenen traten auf, als sie nach Mürren fuhr.

26. V. 08. Heute treten eine Reihe von Kinderszenen mit Angst auf, wie sie ein Eichhörnchen in die Hand, ein Hund in die Nase biß. Dann Angstszenen mit anderen Kindern. Schon mit 7 Jahren bekam sie Angstzustände auf der Straße, wenn ein älteres ihr bekanntes Mädchen sie ansprach, so daß sie die Beine verwechselte. Nun durchlebt sie Szenen, wie sie alles, z. B. Puppen, das sie kaput geschlagen hatte, begrub. Damals 9—10 Jahre alt. Das machte ihr stets einen tiefen Eindruck. Jetzt wieder andere Angstszenen, wo Patientin sich unter falscher Angabe Geld geben ließ, um sich Bonbons zu kaufen. Sie bekam als Kind eben sonst nie Geld in die Hand. Eine Reihe von Angstszenen ziehen an ihr vorüber, die Mutter gab ihr nie rechtzeitig das Schulgeld; sie genierte sich, die Wahrheit zu sagen, mußte sagen, sie habe es vergessen und wurde dann in der Schule gezankt. Die Stiefmutter hatte absolut keine Ordnung, bezahlte keine Rechnungen, ließ sich das Geld vom Vater geben, verwendete es aber anders. Sie empfand als Kind das Unrecht, besonders empfand sie es, als sie (als Kind einer wohlhabenden Familie) den Pfandschein für das Perlenhalsband der eigenen Mutter bei der Stiefmutter sah. Das habe sie furchtbar aufgeregt. Hypnose: Dann durchlebt sie Szenen, wie sie als Kind von 8—9 Jahren und 14—15jährig in Verlegenheit kam bei Besuchen, in Gesellschaft etc.

27. V. 08. Durchlebt Szenen wieder, die sich vor etwa 15 Jahren ereigneten. Es waren dies, wie sie angibt, die ärgsten Angstzustände. Sie kehrte mit dem Mann von einem Ausflug mit der Bahn zurück, auf der Straße waren viele Menschen, es brannte in der Stadt. Patientin wollte den Brand ansehen. Sie war so aufgeregt, daß sie nicht wagte, nach Hause zurückzukehren, sie machte einen Umweg, hatte das Gefühl, sie käme nie mehr nach Hause, ihre Wohnung sei nicht mehr erreichbar. Die Angst war so furchtbar, daß sie sich auf den Beinen so schwach fühlte und nicht mehr weiter konnte. Der Mann blieb bei ihr stehen und sagte ihr, daß nichts passieren könne. Nach und nach wurde sie ruhiger und ging heim; sieht sich dann am Zimmerfenster stehen und schaut, ob sie noch etwas vom Feuer sieht. So sieht sie, wie sie das Fenster wieder schließt und die Vorhänge zieht. Das alles taucht

ganz deutlich wieder auf. Patientin sagt, das sei einer ihrer heftigsten Angstanfälle gewesen. Diese Szene habe in der Hypnose schon mehrmals begonnen, sei aber nicht fertig geworden. Hypnose: Durchlebt wieder Szenen, wie der Mann sie täglich durch Seitengassen zum Arzte führt. Es war ihr, wie wenn der Henker sie holt; sie rannte vor Angst über die Straßen und Plätze. Heimwärts mußte sie auf Anordnung des Arztes über verschiedene Plätze gehen. Dann folgen eine Reihe von Angstszenen auf Straßen und Plätzen, dann Angstszenen vor dem eigenen Hause, geht auf und ab und wartet, bis jemand von der Familie kommt zum Weitergehen. Dann durchlebt sie Szenen, wie sie sich in Behandlung eines Magnetopathen befindet. Auch dieser wollte sie zwingen, über Plätze zu gehen. Sie sieht sich bei solchen Szenen, wie sie nicht weiter kann. Dann Angstszenen zu Hause, meint manchmal, sie sei allein in der Wohnung, rennt durch alle Zimmer bis sie jemanden findet. Dann „wahnsinnige" Angstanfälle im Bad, das sie vor Angst verläßt; sie konnte lange Zeit nicht allein im Bade sein.

2. VI. 08. Durchlebt Angstszenen bei Festlichkeiten, besonders, wenn sie dort von stadtbekannten Persönlichkeiten angesprochen wird; Szenen, wie sie durch ihr kleines Stiefschwesterchen auf der Straße in Verlegenheit gebracht wird. Zwei solche Erlebnisse waren an der gleichen Stelle auf einem Platze. Nun Szenen, wo sie durch eine Menschenmenge durchgehen sollte; eine Reihe Szenen, wo sich Patientin auf der Straße ihrer Kleider wegen schämte, die sie tragen mußte. Dann hörte sie als Kind öfters, wie man hinter ihr über ihr Haar sprach. Das machte sie stolz, aber sie geriet so in Aufregung, daß sie die Beine verwechselte.

3. VI. 08. Machte vor ungefähr 16 Jahren eine Unterleibsoperation durch. Durchlebt den Abend und die Nacht vor der Operation, sie meinte immer, sie müsse sterben. Durchlebt Szenen von einer gynäkologischen Untersuchung, bei der sie starke Schmerzen hatte und entsetzlich aufgeregt war; sieht eine gleiche Behandlung einige Jahre später. Dann folgen eine Reihe von aufregenden Familienszenen, die auf Patientin stets einen tiefen Eindruck machten.

Im folgenden Jahre unterzog sich Patientin noch einer weiteren Behandlung. In ungefähr 80 Sitzungen wurde noch ein sehr reiches Material zutage gefördert. Es würde zu weit führen, andererseits auch aus persönlichen Gründen unmöglich sein, die Krankengeschichte weiter zu reproduzieren. Das bisher Gebotene gestattete die Dame ausdrücklich zu publizieren im Interesse der Wissenschaft; es dürfte auch genügen, um einen ungefähren Einblick in das enorme pathogene Material und die Kompliziertheit der Verhältnisse zu bieten.

Am 17. Juni 1912 machte mir Patientin folgende Angaben über ihren Zustand: Sie lache jetzt über die Dinge, die sie früher so stark aufregten und ihr Angst machten. Sie sei weniger mitleidig wie früher, setze sich zur Wehre gegen Eindrücke, die früher so stark auf sie wirkten, sie werde immer mehr in gesundem Sinne egoistisch. Ihrer Verwandtschaft gegenüber verhalte sie sich ganz anders wie früher, da wo sie in krampfhafter Weise mit unüberwindlicher Antipathie zu kämpfen hatte, fühle sie sich jetzt vollkommen frei im Verkehr. In den Zimmern, im Bad, im Klosett könne sie stets allein sein und denke gar nicht mehr an Angst. Im Theater, im Konzert sei sie noch nicht ganz ruhig, je nach den Konstellationen, aber sie habe dort keine Angst mehr. In der Stadt gehe sie Strecken allein, aber auch noch nicht immer, sie sei noch nicht fest. Patientin wohnt jetzt in der Vorstadt und geht allein in der Nähe ihrer Wohnung. Sie merke, wie sie immer mehr erstarke und sie sei der festen Zuversicht, daß auch das Alleingehen unter allen Umständen wieder möglich werde. Sie könne auch vor anderen Leuten singen und Klavierspielen, aber in der Eisenbahn fahre sie noch nicht allein. Sie bleibe ohne Angst und reise jetzt sogar gerne. Hie und da spüre sie noch Hemmungen in sich, aber was ihr am allerwichtigsten zu sein scheint, sei der Umstand, daß sie gelernt habe, ihre Affekte nicht mehr zu verdrängen.

Bruchstücke aus der Krankengeschichte einer Straßenangst bei einem Manne.

Fall 29: Karl R., geb. 1872, wuchs in Tirol auf. Als er 12 Jahre alt war, fiel, während er im Nebenzimmer war und Schulaufgaben machte, der Küchenboden hinunter in den Stall. Es kam dabei viel Vieh, aber kein Mensch um. Es war ein furchtbarer Krach, die Tiere schrien im Stall; er war heftig erschrocken. Davon habe er später oft geträumt, jetzt aber schon lange nicht mehr. Patient heiratete mit 23 Jahren, durchlebte viele Aufregungen mit der Frau, an der er sehr hing, die ihm aber nicht treu war. Mit 22 Jahren fing er an, viel auf die Gemsjagd zu gehen. Diese wurde ihm zur Leidenschaft, so daß er oft tagelang hungerte und bisweilen ganz erschöpft heimkam. Einmal habe er in einem Monat 12 Gemsen geschossen. Oftmals habe es ihm weh getan, wenn er dann das getötete Tier sah. Seitdem sein jetziger Zustand besteht — Patient leidet so stark an Platzangst, daß er nicht allein über die Straße zu gehen vermag — könne er kein totes Tier und keinen toten Menschen mehr ansehen. Auf der Jagd habe er sich manchmal in Lebensgefahr befunden, so im Jahre 1897. Da habe er, während er auf einem abrutschenden Rasen stand und über Felswände hinunter sah in die Tiefe, in der Höhe Gemsen gesehen. Plötzlich sei es ihm schwindlig, wie übel geworden. Das habe er darauf zurückgeführt, daß er einige Tage vorher an schwieriger Stelle gerutscht sei. Dabei sei er in Gefahr gewesen, bekam Angst und konnte nachher nicht mehr so sicher klettern, er legte sich dann nieder. Nach einiger Zeit ging es wieder besser und er schoß noch eine Gemse. Im Jahre vorher sei ihm ein besonders starker Unfall passiert. Er wollte durch eine wüste Gurgel hinunter. Es waren schauerliche Felsriffe mit frisch gefallenem Schnee. Unter dem Schnee waren Geröll und rutschende Platten, die er nicht sehen konnte. Er kam ins Rutschen und rutschte mit dem Schnee, Geröll und Platten 20—30 m hinunter. Er drehte sich dabei immer herum, aber alles war morsch und faul und hielt nicht stand. So rutschte er ziemlich schnell dem steilen Abgrund zu. Plötzlich sah er — es war ihm dabei schlecht, der Schweiß trat ihm auf die Stirn, er zitterte — einen Felsen. Schon blutete er an den Händen, doch dieser Felsen hielt stand. Mit vieler Mühe konnte er wieder hinaufklettern und den Grat erreichen. Er war ganz zerschunden, die Kleider zerfetzt, Gewehr und Stock waren in den Abgrund gefallen. Das sei sein erster Unfall in den Bergen gewesen. Danach wurde sein Gang unsicherer; ein Jahr darauf verfehlte er sich einmal im Nebel. Er jagte auf Schneehasen und Schneehühner. Es trat Schneegestöber ein. Da irrte er den ganzen Tag im Nebel herum; bis er seine Spur wieder fand, ging er immer im Kreis herum, kam dabei in eine steile Schneehalde und rutschte und war in Gefahr abzustürzen. Den ganzen Tag lebte er nun in Angst. Früher habe er in den Bergen nie Angstgefühle gehabt. Es habe ihn hinaus in die Natur, auf die Jagd getrieben, weil er zu Hause bei seiner Frau keinen Frieden hatte. Er fühlte sich bei ihr unglücklich. Im gleichen Herbst 1898 erlebte er eines Nachts dadurch einen heftigen Schrecken, daß ihm jemand ahnungslos im Scherz im Dunkel unter die Arme griff. Dann sei er sehr heftig erschrocken und hatte heftig Herzklopfen. Bald nach diesem Erlebnis saß er eines Abends mit Bekannten beim Kartenspiel. Da bekam er einen Anfall von Herzklopfen. Das kam dann später öfters vor. Im Herbst und Winter 1898 machte er einen schweren Gelenkrheumatismus durch. Dabei hatte er starke Angstgefühle. Die Angstgefühle seien oft so stark gewesen, daß er nicht liegen bleiben konnte; es war ihm, als wollte das Herz still stehen. Der Arzt, ein bekannter, sehr tüchtiger Chirurg, konnte am Herz nichts finden. Nach dem großen Unfall 1896 ging er noch bis zum Herbst 1898 auf die Jagd. Nach dem Unfall im Jahre 1896 erlebte er Schwindel und Angstzustände an gefährlichen Stellen. Der frühere Unfall vom Jahr vorher kam ihm dabei immer wieder in den Sinn. Er meinte dann, er sei verloren, er stürze wieder und so sei eine fürchterliche Angst über ihn gekommen, er mußte sich an die Felswand lehnen, denn sie war so steil, daß er weder sitzen, noch liegen konnte. Im Jahre 1898 im Oktober war er wieder auf der Gemsjagd. Am Abend kam er in Schnee und Nebel, verlor seine Spur und irrte drei Stunden im Hochgebirge herum. Immer wieder sei er in seine Spur zurückgekommen, schließlich — es war in der Nähe von Davos — sah er am Himmel den Schimmer des elektrischen Lichtes von diesem Orte. Er war so müde geworden, daß er oft absitzen mußte und dabei mußte er kämpfen, daß er nicht einschlief. Er hatte große Angst ausgestanden, überhaupt nicht mehr nach Hause zu kommen. Einen Monat später ging er wieder allein jagen und kam wieder in ein Schneegestöber. Er verirrte sich wieder, es ging ein so starker Wind, daß er hinter einem großen Stein Zuflucht suchen und das Taschentuch vor die Nase halten mußte, nur um atmen zu können. Er durchlebte große Angst. Immer wieder mußte er sich vorstellen, es passiere ihm etwas. Da er starkes Herzklopfen dabei hatte, meinte er, er könne einen Schlag bekommen. Immer wieder mußte er an seine frühere Verirrung im Nebel denken, bei der er noch mehr Angst ausgestanden hatte als beim Sturze. Von dieser Zeit an ging er nur noch mit einem Kameraden zur Jagd. Dieser war der beste Gemsjäger der Gegend, aber er war herzleidend. Beschrieb nun dieser seinen Zustand und besonders, wie sein Puls beim Bergaufgehen abnahm, so fühlte er das nach und lernte von diesem den Puls kontrollieren. Sie gingen einige Male miteinander auf die Gemsjagd, es passierte nichts. Patient hatte auch keine Angst. Im Herbst 1898 verspürte er eines Morgens beim Auftreten Schmerzen in den Fersen. Dabei trat auch Herzklopfen auf. Einmal, als er ruhig beim Tisch saß, bekam er einen starken Anfall von Herzklopfen. Einen solchen hatte auch seine Frau im Anfang der Ehe, und zwar so stark, daß man das Klopfen des Herzens gehört hat. Er habe stets große Angst gehabt, wenn seiner Frau etwas fehlte; diese aber sei gegen ihn nicht so teilnahmsvoll gewesen. Später trat die Angst dann auf der Straße auf. Jetzt habe er Angst, wenn er allein auf der Straße gehen sollte, aber auch zu Hause könne er nicht allein sein. Das wäre nur möglich, wenn er in seine Arbeit stark vertieft ist. — Patient ist nebenbei Kunstmaler. — Dann könne er wohl hie und da einmal eine Stunde allein sein. Er müsse, so sagt er selbst, wie ein Kind gehütet werden, nur das Bewußtsein allein zu sein, wie damals im Nebel oder wenn er in einem Menschengedränge sein sollte, das sei ihm unerträglich. Mit wenig Leuten gehe es am besten, aber auch da sei es verschieden, je nachdem wie er aufgelegt sei. In einer Kirche oder in einem Theater könne er absolut nicht sicher sein. Auch könne er nicht an einen Bahnhof, um jemand zu erwarten. Das könne er einfach nicht aushalten. Erst trete Angst auf, dann das Herzklopfen, dann steigert sich die Angst, weil sich ihm die Idee aufdrängt, es könne ihm etwas passieren, es könne ihn der Schlag treffen. Trotz allem Ausreden vieler Ärzte könne er sich der Gewalt der Gefühle nicht erwehren. Dieser Zustand hindert ihn direkt, sich von seiner Frau, mit der er nicht gut lebt, die ihn nicht versteht, die ihm auch nicht treu ist, zu trennen; er wäre sonst ganz und gar hilflos. Patient erinnert sich noch an mehrere Schrecken aus seiner Jugendzeit. So war er als Bub von 12—13 Jahren mit einem Kameraden an eine gefährliche Stelle in den Bergen gekommen und habe große Angst ausgestanden. Mit 13 Jahren verirrte er sich einmal in der Nacht im Gebirge, er mußte mit einer Ziege in eine Alphütte gehen. Mit einem Kameraden irrte er in der Nacht herum; schließlich fanden sie den Sennen durch Jauchzen, aber er hatte große Angst ausgestanden. — Am 7. X. machte Patient wieder einen Ausflug allein. Als er von zu Hause fortging, ging es ganz gut, dann war Nebel auf der Straße und als er zurückschaute, konnte er auf der Straße keine Menschen sehen. Dadurch kam ihm die Angst wieder. Er eilte heim, die Angst nahm nach und nach ab, je näher er seiner Wohnung kam. Patient erzählt, wie er einen großen Angstanfall hatte, als er vor drei Jahren krank war, die Frau ihm in der Apotheke Medizin holte und eine Stunde lang ausblieb, trotzdem die Apotheke ganz nahe war. Er geriet in größte Angst und danach konnte er nicht über die Straße gehen. Dann erinnert er sich eines anderen Vorfalles. Nach der oben erwähnten Krankheit ist seine Frau eines Abends zu einer Freundin gegangen, er wollte sie dort abholen. Als er hinkam, hieß es, seine Frau sei fort; er ging heim. Als er heimkam, war die Frau nicht da. Dieses Herumirren, so sagt Patient ganz von selbst, war ihm wie das in den Bergen. Er ging wieder zur Freundin und sie war wieder nicht dort. Endlich, als er wieder heimkam, fand er sie vor und sie sagte, sie sei schon lange da. Damals hatte er erst Angstgefühle und dann Herzklopfen und er hatte sich eingebildet, weil dieses so stark war, es könne ihm etwas passieren, er könne einem Schlaganfall unterliegen. So habe er es in den Bergen gehabt und das habe er von seinem Jagdfreund, der herzkrank war, angenommen. Dieser sprach immer davon, daß ihm etwas passieren würde, er mußte unterwegs absitzen, weil er nicht mehr weiter konnte. Mit diesem Jagdfreund war er im September 1898 auf der Jagd. Im Oktober passierte Patienten das Verirren allein im Nebel. Dabei mußte er immer an seinen Jagdfreund denken und auch daran, daß ihm etwas passiere. Auch jetzt macht ihm der Nebel ein beklemmendes Gefühl. Dieses Angstgefühl im Nebel war noch nicht so stark als damals das Angstgefühl, als seine Frau nicht aus der Apotheke zeitig zurückkam. Damals habe er so stark gezittert, daß es ihn im Bett aufwarf. Dabei sei ihm der Kopf gewesen, als wenn er in einem Schraubstock wäre. Nach solchen Angstattacken habe er einige Tage lang Zucken und Reißen in den Muskeln. Das komme jetzt auch noch nach freudigen Erregungen vor. Heftige Angstzustände habe er auch jedesmal nach einem Auftritt mit seiner Frau.

11. X. 06. Patient macht allein Spaziergänge um Häuserblocks in seinem Quartier. Das geht ohne Angst. Heute begleitete ihn seine Frau in eine Gemäldeausstellung ins Helmhaus. Seine Frau ging weg, er blieb allein dort. Er bekam keine Angst. Er spürte, als wollte die Angst kommen, aber er konnte sie unterdrücken. Später fand er seine Frau wieder und dabei fühlte er eine deutliche Erleichterung. Jetzt fühle er nur noch Angst und Schrecken, wenn er an die Schreckensereignisse zurückdenkt.

Patient ist leicht zu hypnotisieren. In der zweiten Hypnose durchlebt er ganz deutlich mit Angst und Schwindelgefühlen die Szene in den Bergen, als er 12—13 Jahre alt war. Das Schwindelgefühl dauerte nach dem Erwachen noch an.

13. X. 06. Patient ist heute mutloser. Wir haben Föhn und er sagt, wenn er den Wind höre, bekomme er Angst und wenn er ihn nachts höre, werde er so aufgeregt, daß er nicht schlafen könne. Er wird dabei an jenen starken Sturm erinnert, wo er sich hinter Felsen flüchten mußte. Patient erzählt, es falle ihm jetzt auf, daß er sich die gestern durchlebten Szenen wieder so klar vorstellen könne. Das sei ihm früher nicht möglich gewesen. Auch heute konnte er wieder eine Strecke allein gehen. Einen Moment habe er Angst empfunden, habe sie aber bekämpfen können. Patient durchlebt dann die Angstszene im 13. Jahr. Dann die Szene im Jahre 1896, als er abrutschte, mit Angst und Schwindel.

15. X. 06. Patient berichtet, daß er nach der letzten Sitzung viel größere Strecken habe allein gehen können, als an den anderen Tagen. Es sei recht gut gegangen. Er habe keine Angst gehabt. Nachts habe er noch weniger gehen können, als am Tage. Früher hatte er auch in Begleitung seiner Frau auf belebten Straßen und besonders im Gedränge Angst gehabt. Das sei jetzt nicht mehr der Fall. In weiteren Hypnosen durchlebt er die Szenen, die er im Nebel zubrachte, eine Reihe von Szenen, bis er den sicheren Weg wieder gefunden hatte. Als dies geschah, empfand er große Freude, auch jetzt im Schlaf wieder. Patient hat sich in den letzten Tagen von seiner Frau getrennt. Zugleich herrscht Nebelwetter. Beides, so sagt er, machen ihn traurig, ängstlich. Er ist stark nervös, schreckhaft, leicht erregbar. In der Hypnose durchlebt er weitere Szenen im Hochgebirge, die Szene im Schneegestöber, im Windsturm usw. In der Nacht vom 16. X. 06 durchlebte er wieder einen Angstanfall, wie er ihn seit einem Jahr nicht mehr hatte, aber nach kurzer Zeit konnte er den Zustand wieder überwinden. Der Angstanfall sei aufgetreten, meint er, weil er vor dem Einschlafen über sein Alleinsein, über seine Lage nachgedacht hatte. Am 18. X. 06 habe er mit Lust und Freude im Freien gemalt, hatte keine Angst, war bei guter Stimmung. Die darauffolgende Nacht habe er gut geschlafen und heute morgen habe er einen Spaziergang allein gemacht und dann wieder drei Stunden gemalt. Er fühle sich freier und spüre, daß er heute hätte weit gehen können.

7. XI. 06. Patient ließ sich in der letzten Zeit mit einem Fräulein näher ein, die er schon längere Zeit liebte. Er reiste deshalb einige Stunden mit der Bahn. Solange er dort war, ging es recht gut. Auf dem Heimweg plagte ihn das Gewissen, er bekam wieder mehr Angst. Er schrieb alles seiner Frau und sie war bereit, wieder zu ihm zu kommen. Seitdem hat sich sein Zustand wieder verschlimmert, er kann nicht mehr allein über die Straße gehen, hat Angst, es könnte ihn der Schlag treffen etc.

Die Behandlung wurde unterbrochen, bis sich die Verhältnisse des Patienten wieder geregelt haben.

In sexueller Hinsicht muß ich darauf hinweisen, daß Patient bis vor drei Jahren unter normalen Verhältnissen lebte. Damals wurde ihm dann von einem Arzt der Rat gegeben, er solle sich im Sexualverkehr zurückhalten. Dies tat dann Patient, er unterdrückte seine Gefühle, machte sich Vorstellungen, daß er sich durch den Verkehr schade. Früher habe er sich darüber absolut keine Vorstellungen gemacht und trotzdem das Verhältnis zur Frau kein günstiges war, konnte von einer Zurückstauung seiner Gefühle keine Rede sein. Durch das zuletzt begonnene Verhältnis trat jedenfalls die Verschlimmerung durch stärkere Anregung sexueller Gefühle auf, ohne daß er die Möglichkeit zur Befriedigung derselben hatte.

Der Patient ließ später nichts mehr von sich hören. Die Entstehungsweise des Krankheitszustandes veranlaßt mich zur Wiedergabe der Krankengeschichte.

Psychoneurotische Magen- und Darmstörungen.

Bei diesen Zuständen handelt es sich um eine Übertragung meist der Angst, öfters auch des Ärgers auf Funktionen des Magens oder Darms. Die Fälle, bei denen z. B. lange Jahre hindurch durch verdrängten Ärger beim jedesmaligen Auslösen einer Ärgerszene ein heftiger Magenkatarrh entsteht, sind nicht selten und dürften manchem Magenspezialisten bekannt sein. Dieser Affekt des Ärgers verbindet sich auch häufig mit dem der Angst. Ob man in diesen Fällen von einer direkten Übertragung eines Affektes auf eine Organfunktion reden soll, ist mir noch zweifelhaft. Es scheint mir hier die Annahme, daß die nervösen Erregungen (Neurokymwellen) am leichtesten die Wege einschlagen, die schon am besten gebahnt sind, am plausibelsten. In der Regel sind auch irgend welche Organstörungen vorausgegangen und sekundär haben sich dann die Affektstörungen angeschlossen. Und zwar liegt es deshalb nahe, eine assoziative Verbindung der Affekte anzunehmen, weil die primäre Organstörung (Magen oder Darm) selbst mit einer Affektauslösung einherging. Die späteren Auslösungen der unterbewußt aufgespeicherten Affekte erzielen durch die nervösen Erregungen die gleichen funktionellen Wirkungen in den betreffenden Organen, wie sie bei der primären Störung aufgetreten waren, obwohl diese dann eine bestimmte äußere Ursache (Diätfehler, verdorbene Nahrung) hatte.

Ein diese Zustände aufklärendes Beispiel von Magenstörung bei psychoneurotischer Grundlage gibt der folgende Fall, dessen Lektüre mich jeder weiteren Erörterung enthebt:

Fall 30: Gustav U., 36 Jahre alt.

27. XI. 09. Patient klagt über Angstgefühle, die zeitweise bei ihm auftreten, besonders ungefähr ½ Stunde nach dem Essen, ferner über Aufregungszustände während des Essens, so daß er nicht mit Ruhe fertig essen könne. Es treibe ihn beim Essen, so daß er nicht schell genug damit fertig werden könne. Es sei eine innere Unruhe mit Angstgefühlen. Diese Zustände seien vor zwei Jahren noch stärker gewesen als jetzt, er habe körperlich stark abgenommen damals, als er bei einem Homöopathen eine Entfettungskur durchmachte. Er bekam dadurch nach dem Essen Angstanfälle, Durchfall und Erbrechen, dann Kältegefühle in den Beinen, konnte nur unsicher gehen, es sei ihm gewesen, wie wenn der Boden nachgebe. Es wurde ihm dann sehr schwach und er hatte Unlustgefühle. Sollte er seinem Berufe nachgehen, so konnte er es nicht vor Angst, es könne ihm auf der Straße etwas passieren; er lebte in fortwährender innerer Unruhe. Im Vergleich mit jener Zeit gehe es jetzt besser, aber er sei noch nicht gesund und möchte endlich gesund werden. Früher hätte er sich auch über jede Kleinigkeit geärgert. Patient ist Ingenieur und er gibt an, daß er viel Unglücksfälle erlebt habe. Er erzählt, daß besonders im Jahre 1898 ein Vorfall beim Auskleiden eines Schachtes ihn heftig erregte, wie ein Förderhaken nur noch mit einer Spitze auf einem Bolzen auflag. Wäre die Maschine unter Dampf gebracht worden, so wäre der Mann, der im Schacht war, verloren gewesen. Patient, der die Verantwortung für den Betrieb hatte, sah dies, erschrak aufs heftigste, nahm sich zusammen, rief dem Maschinisten zu, daß die Maschine nicht anziehen solle. Der Mann im Schacht wurde sonst heraufgeholt. Dies Erlebnis machte auf

den Patienten einen tiefen Eindruck, er träumte davon und mußte oft daran denken, wenn eine ähnliche Arbeit vorlag. — Dann habe er im Jahre 1898 gesehen, wie einem Arbeiter durch eine Maschine die Hand durchgedrückt wurde. Patient war sehr erschrocken, legte aber doch dem Verunglückten selbst einen Verband an. — Dann im Jahre 1906 am Niederrhein fiel einem Arbeiter ein Stück Eisen von 15 m Höhe herab auf den Kopf. Damals wollte Patient gerade zum Essen oder war beim Essen, oder mit dem Essen fertig, das wisse er nicht mehr genau.

Das seien die Ereignisse, von denen er noch wisse, die auch einen Eindruck auf ihn gemacht haben. Der erst erwähnte Eindruck sei der schlimmste gewesen. Bis vor vier Wochen sei er nachts im Schlaf oft erschrocken, er habe schwere Träume, sehe Tote, Särge, den vor vier Jahren verstorbenen Vater etc. — Öfters treten die Angstgefühle auch auf der Straße auf, Patient leidet sehr unter seinem Zustand, es fehlt ihm jede Arbeitslust und Lebensfreude. Er fühle sich nirgends wohl, er leide sehr stark, auch beim Fahren in der Bahn und doch müsse er viel reisen. Er könne nicht anhaltend arbeiten, weil er schnell die Geduld verliere und dann sei er leicht gereizt. Er habe nun schon mehr als 20 Ärzte konsultiert, aber bis jetzt sei jede Behandlung nutzlos gewesen. Um ein Magenleiden mit Sicherheit ausschließen zu können, veranlasse ich den Patienten sich durch einen Spezialarzt untersuchen zu lassen. Auf den Bericht hin, daß alle Magenfunktionen sich als völlig normal ergeben haben, schlug ich dem Patienten eine psychanalytische Behandlung vor.

13. XII. 09. Patient gibt an, daß nach dem Essen und ebenso beim Beginn einer Eisenbahnfahrt ein Angstgefühl bei ihm auftrete, das vom Magen ausgehe und nach oben steige. Ich mache drei Hypnoseversuche, Patient kommt beim dritten Versuch zu einem leichten oberflächlichen Schlummer.

14. XII. 09. Drei Hypnoseversuche gelingen. In der dritten Hypnose sieht er erst Nebel, in diesem Nebel eine Brauerei in C. Dort wurde ein Kessel genietet, wobei ein Mann beinahe 200 m hoch heruntergefallen wäre. Dann sieht er Rauchwolken, wie bei einer Lokomotive.

Vierte Hypnose: Sieht eine Andeutung vom Sterbezimmer des Vaters. Es werden fünf Jahre, daß er gestorben ist, er sehe wie im Nebel, wie der Vater mit ihm spreche, der Onkel und die Schwester sind auch anwesend. Das Bild schreitet nicht fort.

15. XII. 09. Hypnose: Sieht in C. sofort genau die Vorgänge beim Nieten eines Schachtkessels, wobei ein Arbeiter fast das Leben eingebüßt hätte. Zufällig kam Patient zu den Arbeiten hinzu, sah den schlecht befestigten Haken des Aufzuges, gab sofort Befehl, daß die Maschine still stand und so konnte er ihn retten. Es war im Jahre 1898. Die Szene ist ihm ganz deutlich, er sieht die beteiligten Personen, es fallen ihm alle Namen wieder ein. Beim Durchleben empfindet er Herzklopfen. Dann sieht er eine Szene aus dem gleichen Jahre in E. Ein Mann wird durch Belastungsplatten eines Balanciers einer Maschine verletzt. Patient war dabei. Hätte die Platte den Mann am Kopfe getroffen, so wäre er tot gewesen. Patient erwischte ihn am Halse und zog ihn weg. Er erschrak damals sehr heftig. Jetzt empfindet er erhöhte Herztätigkeit. — Dann sieht er wie einem Arbeiter an einer Dampfmaschine die Hand abgedrückt wird. Im gleichen Augenblick wollte der Maschinist Dampf anlassen. Patient verhinderte die Bewegung der Maschine, machte die Hand wieder frei. Er war damals heftig erschrocken. Jetzt empfindet er Herzklopfen in geringem Grade. — Dann sieht er in K. am Niederrhein wie einem Arbeiter ein Bolzen auf den Kopf fiel. Die Szene sah er nicht, er wurde vom Essen weggerufen, er nahm den Arzt mit zur Unfallstelle, der Kranke wurde verbunden und kam ins Spital. Damals war Patient sehr aufgeregt, jetzt ist er ruhig geblieben.

16. XII. 09. Patient fühlt sich im Kopf und in der Stimmung freier.

Hypnose: Sofort tritt die Szene in K. nochmals auf. Patient sieht, wie er den Arzt holt, er wird nach dem Essen geholt, jetzt empfindet er Herzklopfen und Angstgefühl, er sieht alle beteiligten Personen, er war gerade mit dem Essen fertig, war in sein Zimmer gegangen und mit Schreiben beschäftigt. Da kam der Schmiedemeister und brachte ihm die Nachricht von dem Unglück. Er machte sich sofort auf, ging zum nahewohnenden Arzt, sieht dessen Haus, alles ganz deutlich. Der Bote hatte gesagt, das Gehirn hänge heraus. Patient fragte, ob der Betrieb eingestellt sei. Da sagte jener, ja der Betrieb ruhe. Patient sei damals sehr erregt gewesen, auch jetzt ist er in Erregung und hat Herzklopfen.

Hypnose: Patient sieht nochmals den Anfang der Szene vom Essen an, dann sieht er sich beim Arzte, dieser schläft. Die Frau Doktor weckt ihn, er nahm noch in der Küche Somatose, dann stiegen sie in den Wagen, in den ein Bett eingelagert war. Dann sieht er, wie man den Kranken heraustrügt. Patient gibt die Anordnungen für den Transport des Verletzten. Das ganze Gespräch bei Tisch mit seinen Tischgenossen, das Auftragen des Essens, alles sieht er deutlich. Wie Patient fort will zur Unfallstelle, kommt der Küster und frägt, ob der Mann noch lebe. Patient antwortet, daß er das nicht wisse. Alles wurde jetzt ganz deutlich. Sofort beim Beginn der Szene trat deutliches Angstgefühl ein, Beklemmung und Herzklopfen. Unruhe und Herzklopfen dauern nach der Analyse noch eine Zeitlang an.

20. XII. 09. Es geht besser, er fühle sich ruhiger, den Kopf freier, nach dem Essen sei es bedeutend besser, nur gestern habe er etwas zu hastig gegessen, er sei ein starker Esser und es habe Knödel gegeben. Da bekam er dann eine aufsteigende Hitze vom Magen nach dem Kopf, dann ein Gefühl von Angst und es sei ihm gewesen, als wenn der Magen plötzlich leer wäre. Sonst aber fühle er sich ruhiger, so daß er in der Bahn und überhaupt wieder lesen könne, auch Zeitungen. Dazu sei er seither zu unruhig und nie dazu aufgelegt gewesen, auch sei die Lust zur Arbeit bedeutend besser. Er sei sehr leicht erregbar gewesen, sei leicht in Wut geraten, das sei so stark gewesen, daß er einmal, als er nicht arbeiten konnte, vor Wut das Reißzeug zum Fenster hinausgeworfen habe. Nach jenem Unglücksfall habe Patient 7—8 Jahre hindurch fortwährend an Herzklopfen und Diarrhöe gelitten.

Hypnose: Patient sieht einen Brand in der Nähe seiner Wohnung. Er war in den Ferien zu Hause, es war 1893. Er war mit Kameraden beim Kegeln, plötzlich sah man einen Feuerschein. Sofort dachte er, der Brand sei im väterlichen Hause. Er ging heim, der Vater war zu Hause, der Nachbar kam und brachte ihm seine Geldkassette. Patient hatte damals große Angst, auch jetzt empfindet er heftige Angst und Herzklopfen. Dabei hat er ein Gefühl, wie wenn ihm seine Sinne schwinden wollten, empfindet einen Druck von der Nase und den Augen aus nach oben nach dem Gehirn, vorn und nach dem Hinterkopf. Das dauerte nur einen Moment und dann tritt Herzklopfen auf. — Dann sieht er eine Szene, es war vor 20—24 Jahren, da hatte der Vater einen leichten Schlaganfall. Patient erschrak, er sah, wie man den kranken Vater aus der Bäckerei brachte, er hörte noch, wie der Vater dem Gehilfen sagte: „Oskar, verlaß meine Frau nicht". Das hört Patient auch jetzt wieder ganz genau, wie wenn es Wirklichkeit wäre. Dabei empfindet er Angst und Herzklopfen. — Dann sieht er sich fünf Jahre alt, wie der St. Nikolaus mit Besen und langem Bart kommt. Damals habe er starke Angst gehabt. Weder an den Brand noch an diese Nikolausgeschichte habe er je wieder gedacht, auch jetzt empfand er wieder Angst und Herzklopfen beim Wiedersehen des Nikolaus.

Hypnose: Patient sieht sofort das Schloß in N., seiner Heimatstadt. Dort ist eine Freitreppe und unter dieser ein Gewölbe. Da spielten sie als 6—7jährige Knaben. In dem Gewölbe sieht er eine Masse Fledermäuse, sie reißen aus vor Angst, Patient hat jetzt starkes Herzklopfen. Nicht weit vom Schloß entfernt, fiel ein Gärtner vom Baum. Patient trug die Tabakspfeife des Verunglückten in ein Gartenhaus, ein Arbeiter führte den Gefallenen weg. Patient erschrak damals heftig, der Mann fiel ihm — damals acht Jahre alt — direkt vor die Füße. Hieran habe er gar nie mehr gedacht. Er sah die Szene sehr deutlich, es war an der Rückseite des Schlosses und der Posten lief hin und her.

21. XII. 09. Heute Morgen in der Eisenbahn — es war in einem überheizten Wagen — bekam er etwas Angst, er sei vorher etwas stark gelaufen. Es sei ihm gewesen, wie wenn ein Brett vor dem Kopf wäre, dabei hatte er das eigentümliche Gefühl, das von der Nase aus geht und das leere Gefühl wie sonst.

Hypnose: Patient durchlebt nochmals die Szene von K. am Niederrhein, mehr stückweise, nur die Szenen mit dem Arzte sind deutlicher und der Angstaffekt stärker. — Dann sieht er eine Szene, die sich vor ungefähr 25 Jahren beim Umbau der Stadtkirche in N. ereignete. Wie er dort vorbeigeht, fällt ein Balken vom Gerüst, ein 8—9jähriges Mädchen, das er kannte, wurde vom Balken getroffen, es hatte Geburtstag und sollte sich ein Brot holen. Er sieht den Hergang ganz genau, wie man in der Nachbarschaft und bei wem man Decken holt, um das Kind einzuhüllen. Es war mittags, Patient kam gerade vom Essen. Er sah die Zimmerleute an der Arbeit, den Balken fallen und das Kind daliegen. Er durchlebt alles so genau, wie wenn es eben geschehen wäre. Er sei damals heftig erschrocken, jetzt empfinde er Angstgefühl und Herzklopfen. An diese Szene habe er nie mehr gedacht, auch die Namen der beteiligten Personen wußte er nicht mehr, jetzt fielen sie ihm alle wieder ein. Deutlich sah er den Bau der Kirche, der Mittelbau war fertig. — Am gleichen Abend kam ein Gewitter, ein schweres Gewitter, er war ca. acht Jahre alt. Es war ein starker Sturmwind, der Blitz schlug in das Baugerüst der Kirche ein. Es war ein kalter Schlag, einige Balken fielen herunter. Er wohnte in der Nähe der Kirche. Das war damals ein großer Schrecken. Jetzt, wo er die Szene durchlebt, hat er Herzklopfen. — Dann sieht er sich auf einer Wagenfahrt auf einer Geschäftsreise 25 km von der Bahn entfernt, der Weg war schlecht. Die Rumänen, die mit ihm fuhren, waren betrunken und ließen die Pferde ohne Führung laufen, wie sie wollten. Links vom Wagen ist ein Abhang von 200 m. Die Barriere, die gegen den Abhang schützen soll, ist mangelhaft. Schon steht der Wagen ganz schräg am Abhang, Patient ist in Angst, der Oberstuhlrichter ist dabei und beruhigt ihn, „nur keine Angst", sagt er, „die Leute sind das Fahren gewöhnt". Die Szene durchlebt er ganz deutlich wieder.

Hypnose: Patient durchlebt eine Szene vom Jahre 1894, als er Student am Technikum in J. war. Er geht dort in einem Garten auf und ab, da hört er einen Schuß: ein Soldat hat sich in nächster Nähe mit dem Gewehr seines Herrn erschossen. Es war in der Frühstückspause, er war gerade mit dem Essen fertig. Er sieht den Mann in der Blutlache daliegen, war sehr erschrocken und erregt, hat jetzt starkes Herzklopfen. — Jetzt sieht er das Hochwasser von 1890 in seiner Heimatstadt. Es ist 1½ Uhr nachmittags, er hatte eben gegessen und wollte seinen Freund zur Schule abholen. Da kommt die Meldung „Hochwasser". Er konnte nicht mehr nach Hause und mußte bis zum anderen Nachmittag bei seinem Freunde bleiben. Er war damals 14 Jahre alt. Auf Umwegen durch Klettern kam er nach Hause. Als er heimkam, wurde er gezankt, denn man wußte nicht, wo er war; aber er konnte nicht nach Hause berichten. Es fallen ihm alle Namen der Personen ein, mit denen er damals zu tun hatte, auch das Datum, es war der 10. November 1890. Eine dritte Szene, die er eben durchlebt, hat er vergessen und kann sie nach dem Erwachen nicht erzählen.

In Hypnose versetzt, fällt sie ihm sofort wieder ein. (Diese Tendenz zum sofortigen Wiedervergessen kommt besonders beim Patienten sehr oft vor, es sind dann gewöhnlich Szenen mit starkem Affekt.) Es war die Sterbestunde des Vaters, die er gesehen hat. Er durchlebt die Zeit von 11 Uhr vormittags bis 3 Uhr nachmittags im Krankenzimmer des Vaters im Spital. Er spricht mit dem Arzt. Dieser sagt ihm, es gehe dem Ende zu. Alles habe er wunderbar klar gesehen. Der Vater litt an Diabetes und sollte ihm der Fuß amputiert werden. Patient geht um 3 Uhr nach Hause, die Schwester bleibt beim Vater, er ißt schnell etwas. Der Bruder des Vaters, eine andere Schwester und Patient gehen wieder ins Spital zurück. Als sie dort eintreffen, ist der Vater tot. Patient ist sehr erschrocken und aufgeregt, er hat jetzt starkes Herzklopfen. Das war im Jahre 1905.

22. XII. 09. Patient gibt an, der Kopf sei ihm bedeutend leichter, seine Stimmung besser, nach dem Essen habe er kein Angstgefühl mehr. Heute habe er in der Eisenbahn beim Beginn des Fahrens unbedeutendes Angstgefühl, vom Magen ausstrahlend, gehabt; es sei wie eine Wallung nach dem Kopf gewesen, kein Blutandrang.

Hypnose: Durchlebt eine Szene in einem Betrieb im Jahre 1904. Ein Angestellter will den Riemen auf die Riemenscheibe legen, während die Maschine läuft. Er benutzt dazu eine Eisenstange, die Stange wird mitgerissen und versetzt dem Arbeiter, dessen Name ihm eben einfällt, einen Schlag auf den Kopf. Der Mann wird ihm gebracht, er führt ihn zum Arzt, Patient schimpfte ihn, weil er nicht aufgepaßt hatte. Patient ist aufgeregt, er ärgert sich über die Unachtsamkeit. Der Unfall passierte gleich nach dem Mittagessen. Alle Details waren deutlich, Patient hatte Herzklopfen beim Wiederdurchleben. — Jetzt durchlebt er eine Szene aus einer Nacht vor 23 oder 25 Jahren. Es wurde Feueralarm geblasen, eine alte Lohmühle brannte, er ging mit seinen Kameraden dorthin. Patient wird beim Durchleben der Szene erregt. — Dann sieht er eine Szene aus der gleichen Zeit, wie es in der Nacht an einem anderen Orte brannte. Er wurde aus dem Schlafe geweckt und erschrak. Auch jetzt wird er wieder stark erregt.

Hypnose: Patient durchlebt mit starker Erregung eine Szene wieder, die sich vor 15—20 Jahren ereignet hat. Sein zweitältester Bruder hatte eine Landwehrübung durchgemacht, kommt abends um ½12 Uhr von einer Kneiperei nach Hause, und fällt zum Fenster hinaus. Patient schickte nach dem Arzt, der Bruder kam ins Lazarett und wurde geheilt. — Dann durchlebt er einen Schrecken in der Nacht im Schlafe, als er sich vor einigen Jahren im Badischen Hof zu X. aufhielt. Er wird im Schlaf durch einen Krach geweckt. Er erschrak heftig, stand auf, nahm eine Laterne und ging auf den Boden. Er fand nichts und beruhigte sich mit dem Gedanken, es müsse ein Riß im Balken gewesen sein. — Dann sieht er eine Szene, wie in den achtziger Jahren in seiner Heimatstadt die Wasserleitung gebaut wurde. Er war damals 10 Jahre alt. Es war nachmittags um 5 Uhr, da wurden zwei Arbeiter verschüttet. Er sah, wie man daran arbeitete, um die beiden herauszuholen, sieht wie die Arbeiter ihre Schnapsflasche auf den Leichenkorb legen, sieht wie die eine Leiche ganz blau ist. Ein dritter Arbeiter rettete sich in eine Röhre. Er durchlebt die Szene ganz deutlich mit Herzklopfen und erklärt, an all diese Vorfälle habe er gar nie mehr gedacht.

Dann sieht er sich, acht Jahre alt, wie er im Flusse badet. Es war Hochwasser, ein Kamerad ging zu weit in den Fluß, und wurde weggerissen. Patient sieht ihn, der Knabe arbeitete sich wieder heraus. Damals sei er sehr erschrocken und jetzt wurde er erregt.

23. XII. 09. Der Kopf ist freier, nur von Zeit zu Zeit habe er noch ein von der Nase ausgehendes, dumpfes Gefühl, das nach dem Kopf zu ausstrahlt. Im Magen habe er nichts mehr gespürt.

Hypnose: Patient sieht sofort nochmals die Szene von K. am Niederrhein bis zu dem Augenblicke, wo er mit dem Arzte zusammen nach der Baustelle fährt. Da erschrickt er jetzt im Schlaf, er weiß nicht warum und bekommt dann Herzklopfen. — Dann sieht er, wie im Schloßgarten seiner Heimatstadt ein Kunstfahrer auf dem Hochrad stürzt, sieht deutlich die Stelle, sieht ihn bluten, jener hatte sich das Gesicht aufgeschunden. Patient erschrak. Dies war an einem Nachmittag vor ca. 25 oder 26 Jahren.

Hypnose: Patient sieht die Fortsetzung der Szene vom Unglück in K. am Niederrhein. Er war in den Wagen mit dem Arzte eingestiegen und weiter gefahren. Dabei empfindet er Angst. Das Bild verschwindet wieder. Dann sieht er eine Szene, in E-dorf, Oberschlesien. Es war im Jahre 1896, er war in Gesellschaft zu einer Kirchweih gefahren. Auf dem Heimweg waren sie zu sechst in einem Wagen, darunter eine Frau mit Kind. Sie fuhren in einen Straßengraben und der Wagen fiel um; er ergriff das Kind, hielt es hoch, niemand verunglückte. Es war ein großer Schrecken, auch jetzt erschrak er wieder. Er sah die Szene deutlich, es war nachts zwischen 12 und 1 Uhr, die Straße machte eine Kurve, zum Glück ging das Pferd nicht durch. — Dann durchlebt er ca. 10 Jahre alt eine Gewitterszene, als er mit dem Vater bei einem Waldfest war. Sie kehrten unterwegs mit anderen in eine Wirtschaft ein, der Wirt machte Krach, weil niemand von den Flüchtlingen etwas verzehrte. Es war ein starkes Gewitter. Patient bleibt beim Durchleben dieser Szene vollständig ruhig.

14. I. 1910. Patient gibt an, er sei jetzt viel lebhafter gegen früher, hie und da habe er noch Angstgefühl und innere Unruhe beim Essen, nach dem Essen und in der Eisenbahn, doch geringer als früher, Humor und Arbeitslust seien besser. Er ermüde nicht mehr so leicht, auch sei das Kältegefühl in den Beinen besser. Der Schlaf sei jetzt gut, er träume nicht mehr schwer, zucke nicht mehr zusammen im Schlaf. Dies sei vorher sehr stark gewesen.

Hypnose: Patient durchlebt nochmals die Szene, die er in der letzten Sitzung gesehen, aber nicht erzählt hatte. Die Szene sei ihm auf der Straße wieder eingefallen, es war vor fünf Jahren, er saß in seinem Bureau in B. Da kam ein Mann der Belegschaft und sagte, es sei ein Mann auf dem Bahnhof beim Abladen von Chlormagnesium verunglückt. Das war kurz nach dem Essen zwischen 2 und 3 Uhr. Ein Faß mit vier Kilozentnern rollte ab und drückte dem Mann den Fuß durch in den Erdboden hinein. Der Arzt nahm den Kranken mit, Patient ging zur Familie des Verunglückten, er sieht die Szene ganz deutlich. Als die Meldung kam, daß ein Unglück passiert sei, erschrak Patient, auch jetzt beim Abreagieren. — Dann sieht er, wie er vor ca. 20 Jahren in der Schule Schwimmstunden hatte. Ein Kaufmann, der Freischwimmer war, war hinausgeschwommen und war am Ertrinken. Man holte ihn herein und schickte nach dem Arzt. Man machte Wiederbelebungsversuche und gab dem Verunglückten schwarzen Kaffee. Patient sah alles ganz deutlich wieder, auch daß der Arzt auf dem rechten Fuß etwas lahm war. Patient ist erstaunt, wie deutlich er alle seine Schulkameraden um sich herum sieht, wie deutlich die Wiederbelebungsversuche, denn nie habe er wieder an diese Szene gedacht.

Hypnose: Patient sieht eine Reihe von Szenen vorüberziehen ohne Angstgefühl, die er schon durchlebt hatte. — Dann hört er den Schloßhornisten Generalmarsch blasen. Er war damals 6—7 Jahre alt. Er erschrak, weil er dachte, es wäre Feuer ausgebrochen. Das Militär rückte aus zu einer Übung, auch jetzt ist er erregt und hat Herzklopfen. Patient ist heute stärker erregt beim Abreagieren als sonst.

Hypnose: Er sieht sich in einer kleinen Thüringer Stadt noch als Anfänger Rad fahren. Es war 1897 oder 1898. Er fährt in das Geschirr eines Bäckerwagens hinein, und konnte sich noch an der Deichsel halten. Er wollte zwei Buben ausweichen, war unsicher und fuhr in den Wagen hinein. Er erschrak heftig, denn er hätte überfahren werden können. Er kam heil davon. Es war nachmittags um 3 Uhr. — Dann sieht er sich im Theater in der Vorstellung der Hermannsschlacht. Er sieht wie die Hexe auftaucht und Blitze zucken. Er erschrak heftig, jetzt starkes Herzklopfen. — Er sieht noch eine Szene, sie ist ihm aber entschwunden. — Dann sieht er mehrmals den Exerzierplatz seiner Heimatstadt, aber die Szene entwickelt sich nicht weiter.

15. I. 1910. Patient fühlt sich heute ruhiger, heute nach dem Essen fühlt er wieder eine plötzliche Leere im Kopf, aber weniger stark. In der Eisenbahn habe er nichts gespürt, im geschäftlichen Verkehr sei er ruhiger geworden, er könne auch ruhiger über etwas hinwegsehen, er sei nicht mehr so aufbrausend wie früher.

Hypnose: Sieht wieder den Exerzierplatz, sieht einen Offizier herumreiten, das Bild verschwindet wieder.

Hypnose: Er ging bei L. mit zum Bau einer Eisenbahnbrücke. Es werden die Brückenträger neu gelegt. Da kommt der Schnellzug von Görlitz, ein Arbeiter paßte auf. Patient ruft einem Arbeiter zu, er solle aufpassen, daß die Schienen nicht durch die Erschütterung in die Spree fallen. Patient stand mit auf der Brücke. Als der Zug vorüber war, fehlte nur ein Millimeter, und die Schienen wären in den Fluß gefallen. Das durchlebt er genau wieder, hat dabei aber kein Angstgefühl. Damals habe er sich stark aufgeregt, jetzt sah er den Zug deutlich, auch wie die Schienen vibrierten.

Hypnose: Das Bild vom Exerzierplatz tritt wieder auf, er sieht wieder den Offizier auf dem Pferd, dann sieht er, wie das Pferd sich bäumt, der Offizier stürzt herunter. An das Ereignis kann sich Patient nicht erinnern.

Hypnose: Patient sieht zuerst Nebel und dann wieder den Exerzierplatz.

17. I. 10. Er fühle sich viel freier. In der Eisenbahn hatte er ein angenehmes Ruhegefühl, er komme leichter über alles weg, habe kein Herzklopfen mehr, erfreue sich großer Arbeitslust. Nur von Zeit zu Zeit habe er ein kurzes unsicheres Gefühl, das vom Magen nach dem Kopf aufsteigt. Heute Morgen in der Eisenbahn sei ihm die Szene eingefallen, die das letzte Mal erschienen, die er aber wieder vergessen hatte: Es war vor drei Jahren in B. In seinem Hause war eine steile Treppe, plötzlich tat es einen Schlag. Patient erschrak und dachte, sein 2½jähriger

Knabe sei die Treppe heruntergefallen. Das Haus war an die Fabrik angebaut, es war ein Gußstück heruntergefallen und nichts passiert. Patient meint, das sei an einem Vormittag gewesen.

Hypnose: Patient sieht einzelne Szenen sehr schnell, so den verunglückten Mann in O. bei Fulda, dann sieht er eine Szene in D. im Jahre 1898. Ein Mann sitzt 22 m hoch auf einem Bolzen in einer Brauerei. Patient frägt ihn, ob er den Gurt bei sich habe. Als das der Arbeiter verneint, bekam er Angst — jetzt empfindet er Herzklopfen. — Dann sieht er wieder den Exerzierplatz ganz deutlich, ein Gartenhaus dort, die Absperrbalken für den Viehmarkt, den Fluß, die Gasfabrik, alles ist ganz deutlich, der Platz ist leer. Die Szene geht nicht weiter. Patient kann trotz vielem Besinnen sich nicht erinnern, was dort passiert ist.

Hypnose: Sofort stellt sich wieder der Exerzierplatz ein, weiter nichts.

Hypnose: Jetzt sieht er wieder den Exerzierplatz und den Riesenbaum dort. Dort wurden Steine geklopft, daneben waren Zigeuner. Patient sieht sich ca. 5 Jahre alt, die Polizei kommt und vertreibt die Zigeuner. Diese schimpfen. Patient ist sehr erregt und hat Herzklopfen. Dann sieht er sich als sechsjährigen Knaben, sieht wie ein Polizist, dessen Name ihm einfällt, sich auf dem Marktplatz mit einem Betrunkenen herumbalgt, der Betrunkene reißt dem Polizisten die Uniform herunter. Patient ist erstaunt über diese Szene, ist erregt. Jener große Baum am Exerzierplatz sei schon lange weg.

Hypnose: Die Mutter des Patienten litt an Krampfanfällen, er sieht sich 6—7 Jahre alt, sieht wie die Mutter im Hausgang umfiel und wie ein Gehilfe sie gerade auffing. Patient stand an der Türe, sah den Vorgang und erschrak. Jetzt ist er erregt. — Dann sieht er, es war vor 23 Jahren, die Feier des Einzuges eines Prinzen in seiner Heimatstadt. Am Abend war große Festbeleuchtung, der Vater hatte oben im Zimmer zu diesem Zweck auch dekoriert. Da rief man auf der Straße „Feuer", Patient erschrak — Tannenreis hatte Feuer gefangen. Das durchlebt Patient in der Erregung wieder.

19. I. 10. Patient freut sich seiner Arbeitslust, er habe auch Ausdauer bei der Arbeit. So habe er gestern von nachmittags 3 Uhr bis abends ½11 Uhr arbeiten können, während ihm dies sonst nur ½ Stunde möglich gewesen sei. Hie und da habe er noch etwas unsicheres Gefühl vom Magen nach dem Kopf, und in den Füßen und Beinen ein schwankendes Gefühl, Schlaf und Appetit sind gut.

Hypnose: Sieht sich 5—6 Jahre alt, auf dem Schützenfest zu Hause. Es regnet stark, es ist ein Gewitter, alles geht in eine Bretterbierbude, ein Teil ins Schützenhaus. Das Bild verschwindet.

Hypnose: Patient sieht die gleiche Szene wieder und das Schichtel. (Metamorphosen)-Theater. Dann sieht er eine Szene im Bergwerksbetrieb, wobei er erschrak.

Hypnose: Sieht wieder das Schützenfest, jetzt sieht er, wie alles nach der Stadt hereindrängt, es ist ihm, als brenne es zu Hause. Die Szene ist ihm nicht klar geworden. — Dann sieht er deutlich die Grundsteinlegung der jetzigen Stadtkirche. Es war 1883 oder 1884. Er stand auf einem Holzbock, wie er von diesem herunterspringt, springt er einem Knaben oder Mädchen auf die Schulter und erschrickt, auch jetzt. Er sah alles ganz deutlich, es war an einem Vormittag.

Hypnose: Sieht die Szene vom Schützenfest, es brannte in der E-Straße bei Herrn St. Es war kein helles Feuer, es war ohne Bedeutung. Er sah die Schläuche dort auf der Straße liegen. Patient hat beim Durchleben Herzklopfen und ein eigentümliches Gefühl, wie wenn das Gehirn leichter würde, ein Druck nach unten, nach den Ohren, ein Gefühl, wie wenn er mit geschlossener Nase geschluckt hätte und deren normaler Zustand wieder eintritt. Dieses Gefühl trat vorhin und jetzt dreimal auf, wie wenn dabei alle Gedanken aus dem Gehirn heraus wären. Dann sieht er noch einen Brand, wie er ca. 15 Jahre alt war. Es war gerade nach dem Mittagessen, er wollte ins Geschäft, es brannte in einem Keller, es war im Winter, die Wasserhähne waren zugefroren und er sieht, wie man das Eis wegschlägt. Patient hat beim Durchleben erhöhte Herztätigkeit.

20 I. 10. Die Besserung hält an, der Kopf ist ihm viel leichter.

Hypnose: Sieht den Markt seiner Heimatstadt, die neue Kirche und das Rathaus. — Dann sieht er 5—6 Jahre alt, zwei Studenten bei einem Bekannten fechten. Er sah zu, sieht deutlich den Hof, wo gefochten wird, hat jetzt Herzklopfen. — Dann sieht er sich sieben Jahre alt, wie sie Indianer spielen, dabei krochen sie in einen Kanal, Patient sieht die Szene und hat Herzklopfen.

Hypnose: Patient sieht sich 10 Jahre alt, seine kleinste Schwester, 1½ Jahre alt, neckte den Hund, einen Neufundländer, dieser erwischt sie am Arm, der Vater schlug den Hund. Patient ist sehr erregt. — Dann sieht er, sieben Jahre alt, einen Schulkameraden als Leiche. Er war an Hirnhautentzündung gestorben. Er sieht die Szene, die lange Zeit andauert, ganz deutlich. Das regt Patienten auf, er hat starkes Herzklopfen. An all die Sachen habe er nie mehr gedacht.

Hypnose: Als Knaben, 5—6 Jahre alt, gingen sie oft nach dem Gymnasiumshof. Dort ist ein Gewölbe, von dem man sagte, da gebe es Gespenster. Sie krochen hinein, es war hoch und dunkel, er hatte Angst, er erschrak, auch jetzt. Er sieht alles sehr deutlich. Dann sieht er sich 1898, wie er im Wasserwerk zu W. an einer Fördermaschine war. Diese war auf Räder montiert, es waren acht Pferde vorgespannt. Als die noch neue Maschine in Bewegung kam, dachte man, sie könne jeden Augenblick umfallen. Niemand wollte sie fahren. Die Maschine stand im Feld, er sieht alles ganz deutlich. Er hatte die Verantwortung. Wäre die Maschine umgefallen, so wären einige Pferde tot gewesen und die Maschine defekt geworden. Patient ist sehr erregt.

Hypnose: Vor zwei Jahren, kurz nach dem Essen, trifft ein Telegramm ein, ein Verwandter seines Chefs sei verunglückt. Patient mußte sofort nach Ungarn reisen. Ein Brett war heruntergefallen und jenem Herrn auf den Kopf. Es war schon Anzeige erfolgt und ein Meister sollte vor die Staatsanwaltschaft. Patient untersuchte die Sache und machte die Klage rückgängig. Alles sah er deutlich und schnell hintereinander wieder, war dabei aufgeregt.

22. I. 10. Es geht bedeutend besser, zeitweise fühle er eine innere Unruhe, der Kopf ist frei und das Gefühl von Angst in der Eisenbahn ist weg. Letzteres sei ihm bei langen Eisenbahnstrecken (er muß oft tagelang reisen) sehr peinlich.

Hypnose: Durchlebt die Szene, wie ihm, als er fünf Jahre alt war, ein Kamerad einen eisigen Schneeball auf den Mund warf, so daß dieser anschwoll. Patient erschrak, jetzt hat er Herzklopfen. — Dann sieht er eine Szene, wie er 6—7 Jahre alt, mit seinen Kameraden Feuerwehr spielt. Sie hatten sich mit Seilen angebunden auf dem Schieferdach einer Holzremise in Aktion gesetzt. Da kam sein Vater und zankte. Er erschrak heftig und ist auch jetzt wieder aufgeregt.

Hypnose: Dann sieht er in einem alten Schloß seiner Heimatstadt das Burgverlies, er sieht alles deutlich, steht auf der Treppe mit einer Eisenstange, und empfindet Angst dabei. — Dann sieht er sich bei einer Exkursion mit seiner Schule. Dort war ein Turm, er steht auf dessen Dache ganz frei, es ist kein Geländer da, hatte Angst, er könne herunterfallen. — Dann sieht er 1903 einen Automobilunfall, den er miterlebte. Er saß beim Chauffeur, da kommt ihnen ein Mann mit einem kleinen Wagen, auf den Kartoffeln geladen waren, entgegen. Der Mann wich falsch aus und fuhr direkt ins Auto hinein. Fast wäre er überfahren worden. Patient erschrak heftig (jetzt ist seine Herztätigkeit erhöht).

Patient gibt an, daß seine Erregungen, besonders die Steigerung der Herztätigkeit beim Abreagieren abnehme, hingegen erschrecke er jetzt leichter wie früher, früher sei er beim größten Unglück äußerlich ganz ruhig geblieben.

Hypnose: Patient sieht sich 7—8 Jahre alt, auf einer abschüssigen, gefrorenen Straße, er fährt mit Schlittschuhen den Berg herunter, da hatten zwei Knaben ein Seil über die Straße gehalten, es überfiel ihn Angst, er sprang mit den Schlittschuhen darüber ohne zu fallen. — Dann sieht er eine Szene, die am gleichen Tag passierte. Ein Schulkamerad fuhr mit einem Schlitten an einen Baum und verletzte sich an Kopf und Händen. Dabei sei er selbst heftig erschrocken.

25. I. 10. Patient berichtet, daß er sehr arbeitsfähig sei, nicht mehr so leicht ermüde, bei besserer Stimmung sei, nur momentweise komme vom Magen so ein Gefühl nach dem Kopf, es sei wie eine Gleichgewichtsstörung.

Hypnose: Sieht sich im Alter von 10—12 Jahren in einer Brauerei. Der Knabe des Brauereibesitzers hatte zwei Flaschen Bier geholt, nachdem sie Räuber und Gendarmen gespielt hatten. Da kam plötzlich der Vater jenes Knaben, der Bub versteckte das Bier, Patient hatte große Angst. Jetzt blieb er ruhig.

Hypnose: Sieht sich ca. 12 Jahre alt als Quartaner, ein Kamerad hatte Zigarren und Zigaretten mitgebracht, es wurde in der Klasse geraucht. Plötzlich machte der Ordinarius die Zimmertüre auf und die Übeltäter bekamen fünf Stunden Karzer. Patient wollte auch rauchen, deshalb war er erschrocken und hatte Angst, und zwar recht stark, jetzt blieb er ruhig.

Hypnose: Sieht eine Szene als er auf dem Technikum war. Ein Schüler schlug einem anderen mit einem Stock über den Schädel — beide waren angetrunken, das regte ihn damals auf und auch jetzt wieder. — Dann sieht er eine Leiche. Er kam in seiner Heimatstadt den Berg herunter, es war Abend, die Straße schlecht beleuchtet, er denkt an nichts, kommt durch ein schlechteres Viertel. Da fällt sein Blick durch ein offenes Fenster in ein Zimmer, da sieht er bei Kerzenlicht eine Leiche. Er erschrak und hat auch jetzt Herzklopfen. — Dann fällt ihm die Szene von der letzten Sitzung ein, die er vergessen hatte. Er macht mit Verwandten eine Partie durch den Spreewald. Sie hatten einen Kahn gemietet, da nahm eine der Damen den Stock des Patienten, um das Wasser zu messen, da verschwand der Stock und er ärgerte sich. Das war 1890. Die dritte Szene, die er heute gesehen hat, ist ihm auch wieder entschwunden.

26. I. 10. Patient gibt an, daß er viel leichter erschrecke als sonst, im Magen spüre er seit gestern ein Unbehagen, eine Unruhe, sonst fühle er sich ganz gut.

Hypnose: Sieht sich acht Jahre alt in der Militärschwimmanstalt. Er war mit dem Vater spazieren gegangen, da sieht er wie Soldaten schwimmen. Ein Soldat war wasserscheu und wollte nicht ins Wasser. Ein Offizier schlug den Soldaten ins Gesicht und dann warf man ihn ins Wasser. Der Vater des Patienten war sehr erregt darüber und stellte den Offizier zur Rede. Patient war sehr aufgeregt dabei. Sah jetzt den Vorgang ganz deutlich und spürte sofort eine angenehme Erleichterung im Magen, während es ihm vorher gewesen sei, als hätte er dort einen Pfropfen. Die Szene spielte sich nachmittags ca. um 2½ Uhr ab, niemals habe er mehr an diese Szene gedacht und jetzt falle ihm alles wieder ein.

Hypnose: Sieht drei Szenen. Wie er mir die Stichworte retrograd geben will, entfällt ihm die erste Szene. Ich versuche, sie in Hypnose wieder aufzufinden, es gelingt nicht. — Er durchlebte eben, wie im Bahnhof zu R. Lokomobile ausgeladen werden sollen. Der Wagen war falsch an die Rampe gestellt, fast wäre das Lokomobil umgefallen, das ängstigte ihn, er ärgerte sich über den Stationsvorstand. Die Szene durchlebt er mit Herzklopfen. — Dann sieht er sich in K. am Niederrhein beim Transport eines 32pferdekräftigen Lokomobils. Dieses wäre fast umgefallen, da sprang ein Arbeiter hin und wollte es halten. Zwei Pferde hatten sich die Eisen losgerissen; als er den Mann sah, wurde er ängstlich aufgeregt, er sieht alles deutlich und empfindet Angst.

Hypnose: Sieht sich auf einer Fahrt vor zwei Jahren in Ungarn, fährt auf dem Schlitten durchs Gebirge. Vor ihnen taucht ein Holzfuhrwerk auf, dessen Kutscher, ein Böhme, betrunken war. Dieser drohte und wollte sie nicht vorbeifahren lassen. Patient nahm den Stockdegen und Revolver hervor und bedrohte den Kutscher. Da ließ er sie vorbeifahren. Patient war sehr aufgeregt und ist es auch jetzt wieder. Dann sieht er, wie er 1904 auf dem Rad fährt, es war im Elsaß. Eine Frau, die einen mit Kühen bespannten Wagen führt, wich falsch aus. Er fuhr in den Chausseegraben, erschrak heftig, erlitt aber keinen Unfall. Patient ist beim Wiederdurchleben erregt und hat sehr starkes Herzklopfen. — Dann macht er 7—8 Jahre alt einen Spaziergang nach einem Nachbarort. Am Wege befinden sich Komposthaufen. Er sieht einen Kameraden in einem solchen Haufen versinken. Sie zogen ihn wieder heraus, er hatte einen heftigen Schrecken erlitten und ist auch jetzt wieder erregt. — Dann sieht er eine Szene aus seinem achten Lebensjahr. Von seinem Zimmer aus hatte er den Blick auf einen Garten und sah das Zimmer eines Kameraden, vor dessen Fenster ein Birnbaum stand. Dieser ergriff einen Ast, um sich Birnen zu holen. Er wird herausgerissen, die Krone bricht ab, er kann sich noch am Baum halten. Das regt ihn sehr auf und auch jetzt, wo er alles sehr deutlich wiedersah, wird er erregt. *Es war dies an einem Nachmittag gerade nach dem Essen.* — Jetzt hört er die Regimentsmusik spielen, sie spielen einen Marsch, der Dirigent geht in die Mannschaft, schlägt einem Trompeter das Mundstück in die Zähne, es war während der Marschmusik. Das sieht er deutlich, regt sich stark auf, wie bisher noch keinmal.

27. I. 10. Es geht etwas besser, er sei aber noch etwas ängstlich und bleibt aufgeregt.

Hypnose: Vor sieben Jahren hielt er sich an einem kleinen Orte im Badischen auf. Da wurden eines Morgens zwei Böllerschüsse abgegeben. Es war am Hause, wo er wohnte, er erschrak, jetzt sah er das Aufblitzen, bekam Herzklopfen. Es war eine Hochzeit. — Dann 1898 fuhr er im Badischen in der Bahn, es war nach dem Mittagessen, da stieg ein Herr in den Zug, lief erst hin und her, dann wurde er tobsüchtig. Das war sehr aufregend, auch jetzt ist er erregt, sieht alles deutlich. — Dann durchlebt er bei einem Betrieb in Thüringen, wie beim Fördern von Werkzeugen ein Zahnrad mitten durchbrach. Es war an einem Vormittag, er war gerade am Frühstück, da hört er den Schlag im Bureau und erschrak.

Hypnose: Er war vor zwei Jahren in Rumänien wegen einer Ölsonde. Als er einige Tage abgereist war, stürzte diese Sonde ein. Das regte ihn auf. — Dann sieht er eine Szene in Baikal in einer 120 m tiefen Ölgrube. Ein Pferd zog zu scharf an, das Seil riß, Patient erschrak, weil er meinte, der an dem Seil hängende Arbeiter sei tot. — Dann sieht er sich im Theater, es wurde „die Todesuhr von Sherlok Holmes" gegeben. Da findet auf der Bühne eine Bombenexplosion statt. Um 12 Uhr repetiert die Uhr und der Schuß kracht. Der „Held" sollte dadurch getötet werden, wird befreit und hängt das Kostüm eines Schwefelholzhändlers hin. Die Szene regte Patienten stark auf, und jetzt durchlebt er sie wieder.

Hypnose: Sieht eine Szene wieder, die vor 14 Tagen in der Analyse aufgetreten ist und die Patient wieder vergessen hatte. Es war 1890, in einem kleinen Orte in Sachsen. Dort war er an einem Wasserwerk beschäftigt, er war zu einer Abendunterhaltung ins Wirtshaus eingeladen. Ein Meister seines Geschäftes fing Krach an, nahm ein Bierglas und warf es seinem Gegner an den Kopf. Als Patient ihn zur Rede stellte, riß er aus, kam am anderen Tage nicht zur Schicht und am darauffolgenden Tag mußte er ihn entlassen. Jener hatte dem Manne die Nase mit dem Glas entzwei geschnitten. Patient wurde durch den Vorfall sehr aufgeregt.

31. I. 10. Am 28. I. nach einer geschäftlichen Unterredung habe er eine größere, ängstliche Unruhe mit Herzklopfen verspürt, die bis gegen Abend 5 oder 6 Uhr dauerte. Ebenso sei es ihm am 29. I. zu Hause nach dem Essen gewesen. Gestern hingegen sei er nach dem Essen nur vorübergehend unruhig gewesen.

Hypnose: Sieht sich 6—7 Jahre alt, es ist ein starkes Gewitter nach dem Mittagessen. Ein Rollwagen mit Pferden steht auf der Straße, sie werden durch das Blitzen und durch das Donnern erschreckt und gehen durch, fast wären sie in ein Schaufenster hinein. Sein Vater sah die Situation, geht über die Straße hinüber und bringt die Pferde zum Stehen. Es regnete stark. Er sah alles deutlich, er hatte Angst, es passiere etwas. Auch jetzt wurde Patient stark unruhig. — Dann sieht er sich ca. 10 Jahre alt, wie er mit Kameraden in den Anlagen spielt. Das war verboten. Da kam ein Lehrer, sie flüchteten sich in einen benachbarten Steinbruch und versteckten sich. Es war Nachmittags nach dem Essen, er hatte Angst, sie werden gesehen. Dann hatten sie Feuer angemacht im Steinbruch, das kam heraus, er hatte Angst, bestraft zu werden, es blieb aber ohne Folgen. Er sah alles ganz deutlich, so die eigentümliche Art der Bewegungen des Lehrers, den Baumbestand in den Anlagen etc.

Hypnose: Als er vor sechs Jahren in einem kleinen Orte im Badischen war, es war $^3/_4$2 Uhr nachmittags, an einem Julitage, er wollte gerade ins Bureau gehen, da hörte er etwas knistern. Er schaut sich um, es brennt im Hause, hört das Küchenmädchen in der Küche singen. Es brannte der Holzkorb, das Mädchen hatte glühende Kohlen hineingeworfen. Er nahm die nächststehende Schüssel mit Wasser und schüttete es ins Feuer. — Dann sieht er sich vor sieben Jahren in einer kleinen Stadt, es ist nach dem Essen, er trifft eine Korporalschaft Soldaten mit zwei Feldwebeln. Patient ging auf die Seite, der Feldwebel ließ einen Soldaten ca. 50mal vor- und zurückgehen, schlug ihn mit der Säbelscheide, das regte Patient auf — auch jetzt wieder. — Dann sieht er sich 1890, wie er in L., einer kleinen Stadt, abends 11 Uhr über den Neumarkt geht. Da trifft er einen Betrunkenen, der ruft ihm zu: „Wer mir herkommt, der kriegt eins weg", da hat er schon einen Schlag ins

Gesicht. Ein Nachtwächter in der Nähe sagte ihm zum Trost, „da könne man nichts tun“. Patient war stark erschrocken und durchlebte den Schrecken ganz deutlich wieder.

Hypnose: Dann sieht er eine Szene vor 6 Jahren wieder, er hatte eben Zahltag gemacht. Da kam jemand und sagte, Patient solle heim, der Herr Doktor sei da. Patient erschrak und dachte, sein Knabe sei krank. Der Arzt war nur zu Besuch gekommen. Er sieht und fühlt alles genau wieder wie damals.

1. II. 10. Patient sieht Verschiedenes vorbeihuschen, ist dabei erregt, besonders ist die Herztätigkeit erhöht. Dann sieht er deutlich eine Szene aus seiner Lehrzeit. Er holt eine Stange Eisen in die Werkstatt und fällt über einen eisernen Winkel, dabei schlägt er sich das Knie auf. Er war erschrocken, arbeitete weiter, mittags war das Knie geschwollen und er mußte 14 Tage zu Hause bleiben. Auch jetzt war er erregt. — Patient spürt, daß noch etwas in ihm vorgeht, daß noch etwas in ihm ist, bald sieht er dann einen freien Platz, dann den zugefrorenen Fluß.

Hypnose: Patient sieht sich auf der Wartburg, es war vor sechs Jahren, in Gesellschaft eines älteren Herrn. Diesem wurde es plötzlich übel, er wird schneeweiß und muß sich übergeben. Patient führte den Herrn in den Wartburghof, gab ihm Kognak und brachte ihn zu Bett. Patient hatte damals und jetzt einen Schrecken.

Hypnose: Patient sieht verschiedene Szenen, so auch vom Unglücksfall in B. am Niederrhein, vorüberziehen, aber ohne Erregung.

Hypnose: Sieht sich 5—6 Jahre alt mit Kameraden spielen, sie hatten Musikinstrumente, vollführten einen großen Lärm. Da öffnete ein Musikdirektor V. das Fenster und zankte. Da erschrak er. Dann sieht er sich im gleichen Alter, wie er mit Kameraden einem Mann, den die Kinder verspotteten, nachging und jenem seinen Spottnamen nachrief. Da sagte jener Mann: „Ich nehm euch, steck euch in einen Topf und brate euch“. Der Mann lief ihnen ein Stück weit nach, Patient bekam Angst — er empfindet sie auch jetzt. Die Bilder waren ganz deutlich bis in alle Details.

Hypnose: Sieht sich 4—5 Jahre alt, trägt Stulpenstiefel und ging damit ins Wasser. Er sieht ganz deutlich den Ort. Nun konnte er den linken Stiefel nicht mehr herunterbringen. Da sagt jemand, jetzt schneiden wir den Fuß herunter, da erschrak er und auch jetzt bekommt er Angstgefühl. Patient entsinnt sich der Szene, der Vater habe damals den Stiefel aufschneiden müssen. Patient sah sich deutlich als Kind in einer grünen Jägerjoppe mit einem Strohhut auf dem Kopf.

Hypnose: Sieht sich 5—6 Jahre alt, es ist ein zweiter Osterfeiertag, ein schöner, heller Tag. Er geht mit Kameraden nach dem Paradeplatz, dort am Zeughaus ist ein großes bleiverglastes Fenster. Das warfen sie ein, sie waren ihrer fünf oder sechs, sie erschraken und liefen davon. Jetzt sieht er sich am anderen Tag auf dem Turnplatz, der sich gleich daneben befindet. Da kommt die Schwester und holt ihn heim. Sie sagt, er solle gleich heim, er hätte etwas Schönes angestellt. Daheim angekommen, sitzt ein Schutzmann dort, der gleich wissen will, wie das mit dem Fenster zuging. Da erschrak Patient heftig, hatte Angst, er werde eingesteckt. Der Vater sagte im Spaß, Patient faßte es aber als Ernst auf „einfach mitgenommen und eingesteckt“, dann sieht er sich gleich danach am Mittagessen. — Jetzt sieht er sich wieder am Paradeplatz, gleich daneben ist die Reitbahn. Da sieht er sich 6—7 Jahre alt, wie sie Ball spielten. Hie und da ging auch ein Stein mit, oft warfen sie auch Fenster ein. Da sieht er, wie jetzt ein Ball in die Reitbahn fliegt, er trifft ein Pferd, das wird scheu. Da kommt der Bereiter H. heraus und schimpfte. Sie gingen durch, Patient hatte Angst.

3. II. 10. Patient sagt, seine Arbeitsfähigkeit sei gut, hie und da sei er noch aufgeregt, besonders nach dem Baden; schon früher sei er im Wannenbad leicht ängstlich aufgeregt gewesen. Gestern Abend habe er nach dem Bad einen roten Kopf, Herzklopfen und Herzbeklemmung gehabt; auch nach dem Essen schwerer Speisen habe er Angstgefühle. Im allgemeinen fühle er sich aber bedeutend besser.

Hypnose: Sieht sich 4—5 Jahre alt mit dem Gehilfen seines Vaters im Schülerbad. Jener ging ins Freibad, nachdem er Patient ins Bad gesetzt hatte. Patient sieht sich dort, hat Angst, schreit, ist sehr aufgeregt. Der Geselle ging schwimmen und holte erst dann Patient wieder heraus. Das sei sein erstes Schwimmbad gewesen. Diese Szene sei ihm heute Morgen eingefallen, dabei habe er Herzklopfen gehabt.

Hypnose: Sieht sich 1901 in O. Es ist morgens, es ist ein großer Spektakel im Haus. Im dritten Stock ist ein junger Mann baden gegangen und ertrunken. Acht Tage danach zog man dessen Braut aus dem Fluß. Die erste Szene sah er deutlich, in der zweiten sah er kurz das Fräulein, er kannte sie nur vom Sehen. Der junge Mann hatte ihm damals sehr leid getan.

Hypnose: Sieht sich 1902 in E. Da wurde gerade, als er am Fluß vorbeiging, eine Leiche herausgezogen. — Dann sieht er sich in N. 1895. Da wurde ein Pumpwerk aufgestellt. Ein Monteur rief ihn in die dortige Brauerei und zeigt auf eine Flasche mit kondensierter Kohlensäure hin, auf die jemand heißes Wasser laufen ließ. Patient war darüber erschrocken und sehr erregt. Die Brauerei wurde neu eingerichtet und Patient hatte die Verantwortung. — Dann sieht er sich 1897 an einem Weihnachtsabend. Es wurde an einem Orte in Thüringen ein Schacht gemacht, da verschwand das Wasser in einer Spalte, es mußte wieder abgedichtet werden. Patient war darüber sehr aufgeregt.

Hypnose: Er sieht zwei Kameraden in einem Kahne fahren, sie kommen an das Wehr. Der Kahn stürzt um, einer der Kameraden ertrank, den anderen holte man heraus. Patient war mit dem Ertrunkenen befreundet, sie waren Untersekundaner, er war mit zur Beerdigung, zwei Stunden von seinem Heimatsort entfernt. — Dann sieht er sich in der Schule. Ein Kamerad trieb den Sport, unter die Bänke zu kriechen, seine Kameraden in die Beine zu zwicken. Das tat er auch bei Patient, da erschrak er. Die Szene durchlebt er.

4. II. 10. Hypnose: Sieht sich während seiner Lehrzeit. Er muß in eine Familie, deren Tochter geistig abnorm ist. Er sollte das Schloß einer Kommode öffnen, worin die Kranke verschiedenes versteckt hatte. Wie er die Wohnung wieder verlassen will, kam das Fräulein. Das regt Patient auf. Er hatte die Instrumente in die Tasche gesteckt, das Fräulein sollte nicht merken, daß man über die Kommode gegangen war. Dann kam das Fräulein in die Werkstatt, er sah sich aber nicht um, weil man nichts davon sagen sollte. Das Ganze hatte ihm einen tiefen Eindruck gemacht. — Dann sieht er sich in einer Brauerei beim Eingießen von Dübeln. Er reicht den Gießlöffel, das Blei spritzte, der Lehrmeister verbrannte sich die Haut, er selbst bekam einige kleine Spritzer. Er war erschrocken. Jetzt hat er lebhaftes Herzklopfen. — Dann sieht er sich in der Eisenbahn zwischen Budapest und Wien vor zwei Jahren. Er hört ein merkwürdiges Geräusch im Wagen. Es war eine Bandage gebrochen, sie mußten umsteigen. Die Szene regte ihn auf, auch jetzt wieder. Patient reklamierte beim Stationsvorstand, und hielt diesem vor, daß die Bandagen nie abgeklopft werden.

Hypnose: Sieht sich sieben Jahre alt, der Vater ist plötzlich erkrankt, Patient sieht den Arzt, es ist morgens 3 Uhr. Es wurde ein Mann geholt, um Schröpfköpfe anzusetzen. Patient ist in Angst und Sorge. Dann sieht er sich in Rumänien, fährt mit seinem Chef auf einem Dampfer. Da sieht er englische Offiziere in Zivil, hört wie diese über die Deutschen schimpfen. Sie sagten am Tische: „Viele Hunde sind des Hasen Tod.“ Es gab eine scharfe Debatte, Patient regte sich mächtig auf und sagte, es komme darauf an, was das für Hunde und was das für Hasen seien. Es war dies 1908. Patient sah die Szene sehr deutlich und regte sich auch jetzt wieder auf.

Hypnose: Sieht sich an einem Sonntag Nachmittag, 7—8 Jahre alt, in einem Konzert im Schützengarten. Er geht früher nach Hause, geht in den Hof, da sieht er eines ihrer Schweine, das durchgegangen war, mit dem Kopf in einem Faß, es war erstickt. Er holte den Nachbarn, der warf das Faß um, das Schwein war tot. Der Fleischer wurde geholt, der stach noch das Schwein — das sah Patient alles ganz deutlich und ist erregt. — Dann sieht er 10 Jahre alt, die Beerdigung eines Professors, dessen Bruder, ein Oberhofprediger, hält die Grabrede. — Dann sieht er die Beerdigung seines Vaters, er sieht alle Vorgänge deutlich mit starker Erregung.

Hypnose: Sieht sich vor ca. neun Jahren zu Besuch bei Verwandten. Da kam eine Frau und berichtete, daß der vier Jahre alte Knabe der Verwandten Krämpfe habe. Man holte ihn nach Hause und gab ihm ein warmes Bad. Das sieht Patient deutlich und ist erregt.

5. II. 10. Patient berichtet, daß er geistig viel besser arbeiten könne, gestern Abend habe er um 10 Uhr noch einen fünfseitigen Brief geschrieben. Er sei jetzt viel ruhiger. Früher habe er, wenn er zwei oder drei Zeilen geschrieben hatte, das Geschriebene verworfen und den Brief zerrissen. Er sei früher schwerer besinnlich gewesen, jetzt sei sein Gedächtnis wieder gut. Früher habe er ein Kältegefühl in den Beinen gehabt, das bis zum Magen herauf sich erstreckte. Dagegen hatte man ihm Wechselduschen verordnet; auf dem Kopf habe er oft Gefühle wie Ameisenkriechen gehabt, auch habe ihn das Gefühl des Heißhungers viel geplagt. Diese Symptome seien alle verschwunden.

Hypnose: Patient sieht sich zu Hause, es ist der Todestag des Vaters, sieht wie er eben nach Hause kommt vom Spital, es ist ½5 Uhr nachmittags, er ißt schnell etwas, gleich ging er wieder ins Spital; als er hinkam, war der Vater vor einer Minute gestorben — Man hatte dessen Tod erwartet, aber nicht so schnell. Er hatte in aller Eile rohe Kartoffelknödel gegessen (auch heute Mittag aß er dieses Gericht!) Daran anschließend sieht er abends um 9 Uhr die Begleitung der Leiche in die Leichenhalle. — Dann sieht er sich in H., sieht einen Wachtmeister, das Bild verschwindet aber wieder. Patient erinnert sich, daß 1896 dort zwei Leute vom Betrieb weg verhaftet wurden wegen einer Prügelei auf dem Tanzboden. Patient fallen die Namen und die näheren Umstände wieder ein. — Die Szene mit dem Tod des Vaters durchlebt er in großer Erregung, er sah einen Freund des Vaters am Sterbeabend weinen, das regte Patienten sehr auf.

Hypnose: Sieht sich in B. vor fünf Jahren. Er fuhr mit dem Rad nach K. am Niederrhein. Es war nach dem Essen. Am Wege ließ ein Knabe einen Drachen steigen, die Schnur querte den Weg. Er kam mit der Hand gegen die Schnur und schnitt sich die Hand quer durch. Die Schnur war gespannt, hatte ihn vorher am Halse gestreift, schnell griff er mit der Hand zu, zum Glück ließ der Knabe den Drachen los, Patient war heftig erschrocken. Die Szene durchlebt er mit starker Erregung.

Hypnose: Sieht sich in B. am Niederrhein zu Hause morgens. Da kommt der Schmied und berichtet, ein Meister habe ihm mit der Feile auf den Kopf gehauen. Er zeigt die Wunde. Er schickt diesen Mann weg und ruft den Meister. Dieser kommt, er sieht ihn mit der Mütze weit im Gesicht. Auch dieser hatte einen Schlag in die Stirne bekommen. Er entließ beide. Darüber war er stark aufgeregt, er spürt die Erregung auch jetzt deutlich. — Dann kommt er dort in einen Betrieb, sieht, daß der Kessel sieben Atmosphären Druck zeigt und kein Wasser hatte. Sofort läßt er das Feuer entfernen, zeigt dem Heizer die Vorschrift, Patient ist stark aufgeregt und entläßt den Heizer.

Hypnose: Sieht eine Szene im Varieté in München. Es war vor 17 Jahren. Er sieht ein Seil gespannt von der Galerie zur Bühne, auf der Bühnenseite war ein Apparat wie ein kleines Schiff montiert. Der Künstler, ein Japaner, fuhr damit am Seil herunter, es passierte nichts. Er sieht jetzt alles genau, die Frau des Künstlers fing ihn auf. Die Szene regte damals Patienten stark auf, so auch jetzt wieder. — Dann sieht er sich vor 15—16 Jahren in Cottbus, einer Stadt in Sachsen. Als er am Morgen das Fenster öffnete, sieht er die gegenüberliegende Fabrik, eine Hutfabrik, bis auf die Grundmauern niedergebrannt. Er hatte nichts gehört in der Nacht, beim Anblick erschrak er und dachte sich, das hätte was Schönes geben können. — Dann sieht er sich in Ungarn vor zwei Jahren, er ging mit einem Staatsingenieur, er sieht alles deutlich, es liegt Schnee. Dieser Herr fragte ihn, ob er einen Revolver bei sich habe. Er antwortete ja, aber er habe ihn noch nie gebraucht. Der Ingenieur war in jener Gegend schlecht angesehen, Patient nahm seinen Revolver in die Manteltasche, er war aufgeregt — es war nachmittags nach dem Essen. — Dann sieht er sich am gleichen Ort, er war allein, da hörte er im Gebüsch sich etwas regen, er dachte es wäre ein Wolf. Gerade wollte er schießen, da hörte er pfeifen, es war ein Wolfshund. Patient war erst sicher, es sei ein Wolf; trotz Stockdegens und Revolver hatte er doch Angst.

7. II. 10. War gestern und heute beim Mittagessen ruhiger als je. Die Blähungen, die ihn früher so furchtbar quälten, das Aufgetriebensein mit Angstgefühl sind seit drei Wochen weg. Bis gestern beim Mittagessen sei er ruhiger wie sonst gewesen, aber er spüre doch noch zeitweise eine gewisse Unsicherheit, ein Gefühl, wie wenn der Magen leer wäre, und das Herz stille stehen wolle. Seit gestern merke er auch davon gar nichts mehr.

Hypnose: Patient durchlebt sehr deutlich die Szene im Jahre 1901, kurz nach der Operation des Vaters, Amputation des Fußes bei Diabetes. Patient kommt ins Krankenzimmer, der Vater hat eine Zeitung vor sich, er weinte und erzählte den Vorgang von der Operation. Patient sieht alles deutlich und hört das Gespräch. Patient war sehr aufgeregt, er war telegraphisch heimgerufen worden, er kam nach dem Essen zum Vater.

Hypnose: Patient sieht eine Szene, die sich vor sechs Jahren abspielte. Patient befindet sich in seinem Bureau, seine Frau war krank nach dem Wochenbett; sie schickte ihm — es war nach dem Essen — einen Zettel, worauf sie ihm mitteilte, der Arzt habe gesagt, sie müsse operiert werden. Die Operation war zwei Tage später am Vormittag. Patient sah auch die Operation, beide Szenen regten ihn stark auf. — Dann sieht er, sieben Jahre alt, eine Feuerwehrübung in der Schule. Einer nach dem anderen mußte in den Rettungsschlauch, er hatte damals ordentlich Angst, die er auch jetzt wieder empfindet. Zu welcher Tageszeit die Übung war, weiß er nicht sicher, wahrscheinlich am Nachmittag.

8. II. 10. Patient ist beim Essen und Arbeiten ruhiger, gestern Abend nach dem Essen wieder etwas unruhig gewesen.

Hypnose: Sieht nur vorübergehend einen Teich in seiner Heimatstadt.

Hypnose: Sieht etwas verschwommen, wie er fünf Jahre alt, einem Schnapser zuruft: „Napoleon in Gips". Dieser lief ihm nach, Patient bekam Angst. Dann sieht er diesen Mann, er war Dachdecker, wie er auf einem Hause an der Fahnenstange hinaufgeklettert war. Dabei empfand Patient Angst, er war neun Jahre alt, es war in der Sexta, er sah es vom Klassenzimmer aus. Auch jetzt empfindet er Angst.

Hypnose: Ca. 11 Jahre alt, machte er mit Kameraden einen Spaziergang. Da sagte einer: „Die Pflanzenbäume sind uns," da leerten sie ab. Der Kamerad hatte sich aber geirrt und es gab dann Prügel in der Schule. Der Polizist des Ortes war dazu gekommen, sie rissen aus, er kannte sie. Diese Szene durchlebt Patient genau, alles wird ihm deutlich, auch die Affekte. — 1893 machte er als Student einen Ausflug. Sie gingen zum Tanz, es kam zu einer Schlägerei. Es waren 400 Schüler da. Die Bauern verfolgten sie mit Steinen. Die Geschichte war sehr aufregend — es war an einem Nachmittag, er durchlebt die Szene wieder mit deutlichem Affekt. — Patient sieht sich im ersten Semester auf der Antrittskneipe. Im Verlaufe des Kommerses kamen andere Studenten aus einem anderen Kurs, es gab Streit. Ein Student warf einem anderen ein Bierglas auf die Nase, so daß diese entzweigeschnitten wurde; diesen wollte jener gar nicht treffen. Zur Versöhnung zahlte der Attentäter zwei Hektoliter Bier.

9. II. 10. Es ging gestern gut bis zum Abend. Da hatte er ein unruhiges Gefühl, hatte spät um 8½ Uhr zu Nacht gegessen, während er sonst um 7 Uhr zu essen pflegte. Auch heute Morgen fühlte er sich unruhig im Zimmer, als er in geschäftlichem Gespräche war. Nach dem Essen heute Mittag unruhig, hatte Stuhl, was sonst nie der Fall ist um diese Zeit. Jetzt ist er wieder ruhiger, hat nur Knurren im Magen.

Hypnose: Durchlebt eine Szene in K. am Niederrhein im Jahre 1905, Patient hatte Abendbrot gegessen, geht in sein Zimmer, hat Angstschweiß, nachdem er sich im Betrieb kolossal geärgert hatte. Er ließ den Arzt rufen, weil er Angst hatte. er müsse sterben. Der Angstanfall dauerte mit Herzklopfen eine Stunde. Jetzt ist Patient sehr aufgeregt, und durchlebt die Szene sehr deutlich wieder. Von K. fuhr er nach N., dort hatte er im Hotel einen Angstanfall, den er eben wieder mit starkem Angstgefühl durchlebt. Es war morgens gegen 4 Uhr. Bei allen diesen Anfällen hat er das Gefühl, als wenn der Magen leer wäre. —Patient erzählt, seine Frau habe ihm heute Morgen gesagt, sie wolle ihm ein Gulasch machen zur Abwechslung. Als dies die Frau gesagt hatte, wurde sein Zustand schlimmer. Er wußte dafür keine Ursache. Beim Mittagessen bekam er so starkes Angstgefühl, daß es ihm war, als schwanke der Stuhl mit ihm. Jetzt sei es ihm klar, warum. Zum Abendessen in K. am Niederrhein, bevor er den ersten Angstanfall bekam, habe er auch Gulasch gegessen.

Hypnose: Sieht sich in B. vor sechs Jahren. Dort wurde nach Steinkohle gesucht. Er war mit dem Bergbeamten im Bureau, der die Fundurkunde aufzustellen hatte. Als Patient zur Bohrstelle kam, hatte der Meister schon das Kernrohr gezogen und das Salz fiel auf die Arbeitsbühne. Dadurch wurde die Beurkundung ungültig und die Sache mußte vor Gericht beschworen werden, Hierüber regte sich Patient sehr auf. Es war dies an einem Vormittag. Die Szene mit zugehörigem Affekt wurde ihm sehr deutlich.

Hypnose: Sieht sich 1895 bei einem anderen Betrieb, wo nach Kohlensäure gebohrt wurde. Während er frühstückte, brach an der Bohrvorrichtung etwas ab, worüber er sich stark aufregte.

Hypnose: Dann durchlebte er eine Szene aus dem Jahre 1905. Der Zimmermann will mit 25 Mann ein Haus, die Schmiede, wegtragen. Patient kommt dazu, das Haus wollte gerade einfallen, es mußte vollständig zerlegt werden. Patient ärgerte sich darüber, daß die Leute nur aus Faulheit so vorgegangen waren. — Dann durchlebt er eine Szene, wie er an einem Sonntag früh einen Betrieb kontrollierte. Er traf die Wache schlafend, er ärgerte sich und schickte den Mann fort.

10. II. 10. Fühlt sich seit heute Morgen unruhig, den Magen aufgetrieben, hat ein unsicheres Gefühl und Kopfweh an der linken Schläfe. — Das sei so bei nassem Wetter.

Hypnose: Sieht die Szene, als er mit 10 Jahren zum zweiten Male geimpft wurde. Als er geimpft war, wurde es ihm elend, dann schlecht, er mußte das Zimmer verlassen, es überlief ihn eiskalt, er hielt sich an einem Baum, dann ging er nach Hause und aß etwas, dann wurde es ihm wieder gut. Das sah und fühlte er jetzt deutlich wieder.

Hypnose: Sieht die Szene noch einmal, wie ein Mann verhaftet werden sollte. Er sieht es jetzt undeutlich und ohne Gefühlsreaktion, sieht wie jener durch den Fluß geht, er geht mit seinen Kameraden nach, sie gehen über die Brücke. — Jetzt sieht er die Szene, wie der Vater vier Tage vor seinem Tode von vier Sanitätern zur Operation abgeholt wird. Es war dies vorgestern vor fünf Jahren. Der Vater sagte, das hört Patient im Schlaf wieder: ,,Seid vorsichtig, ich habe kolossale Schmerzen.'' Es war gegen Abend nach dem Essen. Patient war um 4 Uhr vom Elsaß nach Hause gekommen, um 5 Uhr wurde der Vater abgeholt. Jetzt fühle Patient bei dieser Szene im Magen einen eigentümlichen Druck und Kollern, Herzklopfen und Stechen in der Herzgegend. Patient sah dies alles sehr, sehr deutlich, auch die Personen, die ihn holten und dabei waren.

Hypnose: Sieht sich im Streit mit einem Bergbeamten, wobei er sich sehr ärgerte, weil ihm dieser unlautere Absichten insinuierte.

Hypnose: Sieht eine Szene, die ihm schon gestern eingefallen war: er hatte ein Verhör mit einem Bohrmeister, der Geld unterschlagen hatte. Während des Verhörs ging jener hinaus, Patient ging nach; er wußte, daß der Mann einen Revolver hatte. Patient schimpfte mit ihm und sagte ihm: ,,Tun Sie mir Ihre Hand aus der Tasche heraus, wenn Sie was vorhaben.'' Dieser blieb wie ein Stock stehen, er hatte den Revolver schußfertig. Es passierte nichts, doch regte ihn die Szene stark auf.

Hypnose: Durchlebt eine Szene in einem anderen Betrieb, wo eine neue Schmiedestube eingerichtet war. Die Arbeiter hatten sich immer Feuer gemacht, um sich zu wärmen und um zu kochen, statt das Feuer, das schon da war, hierzu zu benutzen. Patient hatte dies den Meistern verboten, er jagte sie zur Schmiede hinaus und erklärte, wenn er dies wiedersehe, würden jedem 2 Kronen vom Lohn abgezogen. Darüber regte er sich stark auf, es waren Zigeuner dabei, hinterlistige, faule Kerle.

Hypnose: Sieht sich in einem Betrieb in Hessen. Beim Abrüsten wäre fast ein Mann verunglückt, konnte sich aber noch an einer Stange festhalten, riß sich aber den Arm auf. Patient verband ihn und schickte ihn zum Arzt. Die Szene ist deutlich, der Name des Arbeiters fällt ihm ein, auch wird ihm bewußt, wie damals das Wetter war. Patient war bei der Szene aufgeregt, erschrocken, es war nach dem Essen. Der Mann hätte tot sein können.

11. II. 10. Gestern Abend nach dem Nachtessen und dem Genuß von einer Flasche Bier — solches hatte er längere Zeit nicht mehr getrunken — unruhig, heute gehe es ihm wieder gut.

Hypnose: Sieht sich fünf Jahre alt bei Bekannten, da kommt der St. Nikolaus, er erschrak heftig, sieht deutlich, wie er Nüsse, Äpfel und Gebäck hinwirft. — Das war abends nach dem Essen. Patient sah die Szene deutlich wieder und hatte dabei Herzklopfen.

Hypnose: Sieht sich 18 Jahre alt in der Tanzstunde, er sieht die ganze Gesellschaft, es wird eine Blitzlichtaufnahme gemacht. Er erschrickt und hört wie der Photograph noch mit einem Herrn spricht. — Dann sieht er sich im Theater in der „Ahnfrau". Er ist 12 Jahre alt. Er sieht den Sarg und hört die Worte sprechen „schließ dich nun, du stille Klause", er sieht den Sargdeckel sich schließen und den Sarg verschwinden. Das machte ihm einen tiefen Eindruck, jetzt starkes Herzklopfen. — Sieht sich fünf Jahre alt, die Mutter bekam einen Krampfanfall und hielt dabei die rechte Hand in einem Topf mit kochendem Wasser. Er sieht dabei den älteren Bruder, sieht wie die ganze Hand eine Blase war, den Trauring tief eingeschnitten, dieser mußte durchgefeilt werden. Die Szene machte tiefen Eindruck auf ihn. Jetzt sah er alles deutlich, selbst das Kleid der Mutter wieder. Patient ist auch jetzt sehr aufgeregt. Zu welcher Tageszeit diese Szene passierte, weiß Patient nicht. — Patient sieht sich 5—6 Jahre alt, ein Konditorgehilfe hatte sich das Vergnügen gemacht, nach dem Abdampfrohr auf dem Dache einer Druckerei zu schießen. Da kam ein Mann aus der Druckerei und meinte, Patient hätte das getan. Darüber erschrak Patient und regte sich auf.

12. II. 10. Beim Baden gehe es besser, fühlt sich nur noch etwas unsicher, heute nach dem Essen noch etwas unruhig, das Arbeiten geht gut.

Hypnose: Sieht sich auf einem Volksfest, eine Dame wurde von einem Fahrradkarussell überfahren. Es passsierte nichts, aber Patient war heftig erschrocken. So auch jetzt wieder.

Hypnose: Patient sieht Ringe und hat dabei Herzklopfen, keine Szene.

Hypnose: Keine Szene, aber unruhige Herztätigkeit.

15. II. 10. Patient hat zeitweise nach dem Essen noch etwas Angstgefühl. Die Blähungen, die ihn am meisten geplagt haben, sind verschwunden. Das Angstgefühl, das vom Magen aus nach dem Kopf aufstieg, hat bedeutend nachgelassen. Beim Mittagsschlaf zucke er mehrmals zusammen, dabei spüre er im Magen rechts oben einen Druck, danach habe er gleich Stuhlgang.

Hypnose mit Druck auf jene Stelle am Magen: Sieht eine Szene vor sechs Jahren, er will ins Theater, hat hastig gegessen, bekam einen so roten Kopf, daß die Mutter ihn fragte, was mit ihm los sei. Er hatte sich verschluckt und mußte krampfartig husten, so stark, daß er aus dem Zimmer ging. Als er ruhig geworden war, ging er ins Theater. Dort wurde es ihm bald schlecht, er bekam Angstgefühl und Beklemmungen, so daß er herausgehen mußte. Er ließ sich Selterwasser geben und blieb 10—15 Minuten draußen. Dort traf er einen Bekannten, dem es auch zu warm war. Patient hatte am Abend Gänsebraten und Krautsalat gegessen. Seit jenem Abend esse er keinen Gänsebraten mehr, so gerne er ihn gegessen habe, er habe keinen mehr angerührt, weil er sich stets sagte, er könne ihn nicht vertragen. Ebenso habe er vor allen schwerverdaulichen Speisen Angst, jetzt fange er wieder an, Äpfel zu essen.

Hypnose: Sieht in Rumänien einen kranken Zigeuner, einen sog. Sonnenanbeter. Die Szene regte Patient sehr auf. Wo dieser Kranke hinkomme, werde eingesammelt. Patient sieht die Szene deutlich und fühlt dabei ein Drehen im Magen. Als er die Szene erlebte, es war vor zwei Jahren, wollte er gerade zum Essen gehen.

Hypnose: Sieht sich in Ungarn in einem kleinen Orte. Da sah er jeden Abend einen armen Mann vor dem Stuhlrichteramt liegen, kein Mensch kümmerte sich um ihn. Eines Abends hörte Patient nach dem Essen jammern, am Morgen lag der Arme tot dort, Kinder und Erwachsene um ihn herum. Darüber regte er sich sehr stark auf.

Hypnose: Sieht sich in seiner Lehrzeit, 15 Jahre alt. Er verletzte sich mit einem Schrotmeißel am Schienbein, es war nach dem Mittagessen. Er blutete und erschrak heftig, auch jetzt erschrickt er wieder und durchlebt die Szene ganz deutlich. — Dann sieht er sich 1901 in der Schmiede in O. Dort sieht er einen Lehrling sitzen — man hatte Patient herbeigerufen — diesem war eine Freifallstange von zwei Zentnern auf den Fuß gefallen und hatte ihn verletzt. Er sieht die Sanitätskolonne kommen, die ihn abholt. Patient war erschrocken als man ihn rief und ihm sagte, es sei jemand verunglückt. — Patientin erzählt, daß fast jeden Tag etwas vorgefallen sei, er sei sonst an die Unfälle gewöhnt gewesen.

Hypnose: Sieht sich ca. vier Jahre alt, wie ein Spenglergeselle, an dessen Name er sich wieder erinnert, ihm Angst macht mit einem Ofenrohr. Er sagte ihm und seinen Kameraden, wenn sie nicht artig seien, würden sie ins Ofenrohr gesteckt. Auch zu Hause, wenn er nicht artig war, sagte man, er komme ins Ofenrohr, man rufe jenen Spenglergesellen. Solche Szenen durchlebt er jetzt deutlich, aber ohne Angst. Jetzt sagt Patient von sich aus während der Hypnose, der Kopf und Magen seien ihm so leicht.

17. II. 10 Patient berichtet, beim Baden fühle er sich besser, er habe noch etwas Angst, aber bedeutend weniger, auch trete keine Röte des Kopfes mehr ein. Früher habe er, so gerne er badete, immer etwas Furcht davor gehabt. Er fühle sich auch sonst ruhiger, nur nach dem Essen immer noch etwas unruhig. Gestern Vormittag habe er ein Glas Rotwein getrunken, danach fühlte er sich aufgeregt und bekam Herzklopfen; seine Arbeitsfähigkeit sei gut, der Schlaf ziemlich gut, es gehe längere Zeit bis er einschlafen könne.

Hypnose: Durchlebt eine Szene vom Jahre 1890 wieder. Er arbeitete damals in einer Fabrik in C., er kam in die Schmiede, der Schmied hatte Wasser auf den Amboß gegossen und legte darauf ein weißglühendes Eisen. Im Moment, wo Patient in die Schmiede trat, ertönte ein heftiger Knall. Er erschrak, auch jetzt wieder, sah alles ganz deutlich, auch alle Personen, die dabei waren. Es war nachmittags gegen 3 Uhr.

Hypnose: Sieht sich fünf Jahre alt, geht mit einer entfernten Verwandten, einer 80jährigen Frau, einen anderen Verwandten besuchen, in einem benachbarten Orte. Auf dem Heimweg nahe an der Bahnstation fiel die alte Frau hin, da erschrak er. — Es war gegen Abend. Er durchlebt die Szene sehr deutlich und erschrickt wieder.

Hypnose: Sieht sich fünf Jahre alt, er begleitet das Militär bei einem Ausmarsch, sein Bruder stand in Reih und Glied, er war bei der 8. Kompagnie. Patient steckte seinem Bruder eine Flasche Wasser zu. Der Hauptmann H. sah dies, es war verboten, er machte Krach, der Bruder warf die Flasche weg, er sollte bestraft werden. Patient sah dies alles, jede Kleinigkeit ganz deutlich. Er hatte große Angst, als der Offizier auf dem Pferd dahergeritten kam. Die Soldaten sangen, es war um 11 Uhr vormittags.

Hypnose: Sieht sich sechs Jahre alt mit seinem Freunde E. am Flusse, da sahen sie Wasserhühner und wollten sie fangen. Er hielt den Freund am Arm, er rutschte ab und kam bis an die Knie ins Wasser. Alles sah er eben deutlich wieder, auch die zwei Hühner, wie sie durch die Büsche kamen. Es war nachmittags. Er erschrak damals und auch jetzt wieder. — Dann sieht er sich in einem großen Garten bei seinem Freunde E., das Gartenhaus sollte eingerissen werden. Da hatten sie angefangen, den Schornstein einzulegen, da kam der Vater. Patient erschrak als dieser die Türe öffnete und sie durchprügelte. — Dann sieht er eine Szene, wie er 5—6 Jahre alt war und in der seinem Hause benachbarten Schmiede vom Hofe aus ein Fenster einwarf. Der Schmied kam und sagte es der Mutter. Sie gab ihn mit dem Klopfer. Patient war erschrocken, als er ins Fenster getroffen hatte, es war nicht seine Absicht, dieses zu zertrümmern.

19. II. 10. Hat keine Blähung mehr, ist sonst ruhig, nur gestern Abend nach dem Essen wieder etwas unruhig.

Hypnose: Patient durchlebt eine Szene, die er 1898 in L. in Thüringen erlebt hatte. Er übernachtete in einem kleinen Hotel, es war kein Zimmer frei und die Tochter des Besitzers sagte ihm, er könne im Zimmer des Vaters schlafen. Als Patient schon eingeschlafen war, ging die Türe auf, er erschrak, sprang auf und nahm den Eintretenden am Halse. Als dieser sagte, wer er ist, wurde Patient wach. — Die Szene wurde Patient deutlich und war erregt dabei.

Hypnose: Sieht den Exerzierplatz seiner Heimatstadt, die Tambouren und Musik, das Bild ist erst verschwommen, wird dann deutlich, sieht Soldaten marschieren, bekommt Herzklopfen, die Personen sieht er deutlich. Die Szene geht nicht weiter vor sich.

Hypnose: Sieht die Szene nochmals von vorn, die Soldaten schwenken ab und ziehen in Parademarsch vorbei. Er sieht sich 5—6 Jahre alt. Jetzt scheut das Pferd des Adjutanten, dessen Name ihm einfällt. Es ist ganz in seiner Nähe, Patient erschrickt, bekommt Herzklopfen, er sah den Vorgang ganz genau wieder.

Hypnose: Sieht sich fünf Jahre alt. Er hatte einen neuen Anzug von grauem Stoff bekommen. Die Farbe hielt er für schmutzig. Da ging er an den Brunnen, machte den Anzug naß und bürstete drauf los. Da kam die Mutter, er erschrak, sie nahm ihn am Arm nach Hause.

22. II. 10. Patient fühlte sich in den letzten Tagen ganz schlapp, müde, zerschlagen, abgestumpft, unlustig, klagt über Schmerzen in den Waden und in der rechten Seite. Er fühle täglich nach dem Essen etwas, aber nicht stark, innere Unruhe, sonst aber gehe es bedeutend besser. Beim Essen sei er noch hastig, und könne nicht schnell genug fertig werden. Der Zustand wechsle noch.

Hypnose: Sieht sich 5—6 Jahre alt im Museum seiner Heimatstadt. Dort sieht er ein Bild „Lebendig begraben", der Sarg ging auf und es kam ein Mann heraus. Dies Bild hatte einen tiefen Eindruck auf ihn gemacht. Er sah es am Nachmittag nach dem Essen.

Hypnose: Sieht Bilder, so einen Schlitten, dann einen Hund vorbeiziehen, kann aber nichts festhalten.

Hypnose: Sieht eine Szene, wie er 5—6 Jahre alt, mit seinen Kameraden im Gymnasiumshof Indianer spielt. Sie hatten sich mit Farbe bemalt, da kam der Gymasiumsdiener und jagte sie fort. Patient erschrak. Es tat ihm der Mund weh, er hatte ihn mit Kalk verbrannt. Das war gegen Abend. — Dann sieht er wieder den Schlitten, er ist dabei, auf dem Schlitten noch ein 60jähriger Mann — dann wieder eine andere Szene mit dem Hund; die Szenen werden nicht deutlich.

Hypnose: Sieht wieder einen anderen Schlitten, er ist dabei, es ist die gleiche Straße wie vorhin. Die Bilder kommen immer mehr hervor, werden deutlicher.

Hypnose: Jetzt sieht er die Schlittenszene deutlich. Er ist 6—7 Jahre alt, er sitzt hinten auf dem Bock. Er springt auf und ab und muß dem Schlitten nachlaufen. Da bekommt er Angst: Der Schlitten war zu weit weggekommen und er kommt nicht mehr nach. Er ruft laut.

23. II. 10. Fühlt sich besser, nicht mehr so schlapp, klagt aber noch über allgemeine Müdigkeit, die Schmerzen haben nachgelassen. Gestern Abend frei von Angst, heute Mittag etwas Angst nach dem Essen; er müsse an sich halten, um nicht schnell zu essen. Es sei noch, wie wenn etwas in ihm wäre und ihn treibe.

Hypnose: Sieht sich 4—5 Jahre alt am St. Nikolausabend. Ein großer Mann kommt, er und ein anderer Bub kriechen vor Angst unter den Tisch. Patient durchlebt die Angst mit der Szene deutlich wieder und erinnert sich an alle Umstände ganz genau wieder.

Hypnose: Sieht sich 5—6 Jahre alt, sieht ganz schwach, wie die Mutter zur Küche herausgeht, sie schwankt, sie bekommt einen Anfall, er will sie führen — er fühlt deutlich die Aufregung wieder.

Hypnose: Sieht sich fünf Jahre alt im Grase sitzen mit einem Kameraden. Dieser schnitzt an einem Stück Holz und sticht sich ins Bein. Patient zog das Messer heraus, es blutete stark. Patient war sehr aufgeregt und spürt jetzt starkes Herzklopfen.

Hypnose: Sieht sich ca. fünf Jahre alt. In der Reitbahn war ein Zirkus. In der Türe der Reitbahn war ein Loch; wie einer seiner Kameraden durch dieses Loch schaut, stößt jemand von innen mit dem Stock durch das Loch und jener Knabe wurde im Auge verletzt. Das war an einem Nachmittag, Patient wurde dabei aufgeregt.

25. II. 10. Nach dem Essen immer noch zeitweise aufgeregt.

Hypnose: Sieht sich vor ca. 17 Jahren auf der Theresienwiese in München. Er bestieg die Bavaria. Ein Herr und eine Dame waren vor ihm. Die Dame ließ ein Opernglas fallen, das fiel ihm an der Nase vorbei, so daß er heftig erschrak. Patient durchlebt die Szene mit Erregung wieder.

Hypnose: Sieht sich sieben Jahre alt. Ein Kamerad nagelt ein Schilderhaus zu und setzt sich aufs Brett. Da kommt ein Soldat von der Wache, sie springen fort. Sein Kamerad springt auf die Zeughausmauer und lacht den Soldaten aus. Patient hatte Angst, wenn der Soldat sie bekommen hätte, hätte er sie zur Wache gebracht und sie wären durchgeprügelt worden. Die Szene war ganz deutlich und Patient ist erregt.

Hypnose: Sieht sich sechs Jahre alt. In seiner Heimatstadt lebte eine Familie, der Mann war ein heruntergetrunkener Professor, dessen Schwester geisteskrank. Er ging mit einem Kameraden hin und sah die vergitterte Türe des Zimmers, in dem die Kranke war. Dabei hatte er Angst. Was er dort zu tun hatte, weiß Patient nicht mehr. Auch jetzt hat er deutlich die Angst wieder empfunden.

Hypnose: Sieht sich 3—4 Jahre alt mit seiner älteren Schwester spazieren gehen. Sie fingen Krebse. Da zwickt ein Krebs die Schwester in die Finger, sie lief schreiend mit dem Krebs am Finger heim und er schrie auch mit vor Angst, die auch jetzt wieder deutlich wurde. — Vor fünf Jahren wohnte er einmal in einem Gasthof, dessen Inhaber Metzger war. Dieser wollte ein Kalb töten, war betrunken und konnte das Tier nicht töten. Da sagte Patient einem seiner bei ihm befindlichen Meister, er sölle doch nicht solange zusehen und das Tier töten. Die Szene regte ihn mächtig auf — auch jetzt wieder. Es war an einem Vormittag.

Hypnose: Von diesem Ort aus fuhr er nach einem anderen Dorfe. Wie er dorthin kam, sprang ein blutendes Schwein über die Straße, darum herum die Schuljugend, sich belustigend. Patient regte sich sehr auf, sein Begleiter war wütend, nahm ein Beil und schlug das Tier tot. Das war an einem Nachmittag um 2 Uhr. Patient durchlebt die Szene mit großer Erregung.

18. III. 10. Patient war verreist, sieht frisch aus, es geht gut, hat mehr geschäftliche Energie und sein früheres Temperament wieder; hat keine Blähungen mehr, die Angst ist weg, keine Magenerscheinungen mehr, reist gut in der Bahn. Nur hie und da beim Schlummern fahre er heftig zusammen, so besonders gestern beim Mittagsschlaf, als er duselte. Baden könne er jetzt ohne irgend ein Angstgefühl. Beim Essen und nach dem Essen sei er jetzt ganz ruhig.

Hypnose: Sieht ganz kurz im Jahre 1901 den Vater im Krankenhaus wieder, dann die Szene mit jenem alten Herrn, der auf der Wartburg ohnmächtig wurde — dann wie der Polizist den Betrunkenen arretierte — auch den Markt seiner Heimatstadt sieht er wieder — alles zieht schnell vorüber, ohne irgend welchen Affekt zu erregen.

Hypnose: Sieht die Szene, wie der Gärtner vom Baum fällt, Patient hebt die Tabakspfeife auf und gibt sie ihm. — Dann sieht er sich in K. am Niederrhein, sieht wie er mit dem Arzt zur Bauhütte kommt, der Verunglückte wird verbunden — dann sieht er sich in Hessen, sieht den Arbeiter vom Gerüst heruntergehen und sich den Arm aufreißen — dann sieht er eine Wasserunterführung in seiner Heimatstadt — es war ihm als wäre er dort einmal mit dem Fuß in eine Holzspalte gekommen. Alle Szenen ziehen vorüber ohne Affekt, wie bei einem Kinematographen, sagt Patient selbst.

Hypnose: Sieht wieder die Pferde durchgehen, der Vater hält sie auf. Er sieht die ganze Szene nochmals, sieht wie der Nachbar Schmied in Hemdärmeln dazu kommt, um zu helfen. Patient fühlt dabei nichts mehr.

Hypnose: Sieht sich vier Jahre alt am Brunnen beim Brauhaus, es passiert aber nichts.

Unterm 5. VI. 10 schreibt Patient, daß es ihm gut geht und er durch die analytische Behandlung von seinem Leiden, das ihn jahrelang so schrecklich gepeinigt habe, befreit sei und auch befreit geblieben sei trotz großer Aufregungen und Sorgen.

Februar 1912. Der günstige Gesundheitszustand ist geblieben.

Zum Schlusse möchte ich nur in Kürze darauf hinweisen, wie es sich hier um ein Gemisch von pathologischen Affekten handelt. Das Sexualleben des Patienten war in jeder Hinsicht ein normales.

Nicht selten sind auch die Fälle, wo die Angst auf die Funktionen des Schluckaktes oder auch des Darmes übertragen wird und zu ganz plötzlich auftretendem Versagen des Schluckens oder auch zu Diarrhöen Anlaß gibt. Diese Angst beim Schlucken kann verschiedene Ursachen haben. Sie kann determiniert sein durch eine Reihe von Schrecken und Angszuständen, durch Operationen im Hals (Tonsillotomie), Behandlung von Diphtheritis, diphtherische Lähmungen, auch Rachenoperationen und dem Hinzukommen von vielen Angsterlebnissen bei psychoneurotischen Kindern. Andererseits können Angstzustände beim Schlucken ausgelöst werden, nachdem auch irgendwelche Rachenerkrankungen und damit in Zusammenhang stehende Angsterlebnisse da waren, die aber besonders durch Verdrängung der Libido zu heftigsten Angstzuständen führen.

Daß die Angst in ganz normaler Weise einen Einfluß auf die Darmperistaltik hat, wissen wir. So dürfen wir die gewöhnlichen Fälle, z. B. von Examenangst, wohl nicht als pathologische Zustände, sondern in physiologischer Breite gelegen, ansehen. Anders verhält sich diese, wenn bei einem Individuum unterbewußt Angst aufgespeichert worden ist und diese unter gewissen Umständen, z. B. durch den Erwartungsaffekt oder assoziativ bei bestimmten Gelegenheiten, wie Gehen über einen großen Raum, einen großen Platz, baum- oder strauchlose Wiesen, oder Straßen ohne Bedürfnisanstalten, durch Theater- und Konzertlokale etc. ausgelöst wird. Hiefür gibt der folgende Fall ein interessantes Beispiel:

Fall 31: Fräulein Christine C., 25 Jahre alt, klagt über plötzlich auftretende Angst mit heftiger Diarrhöe. Diese Zustände stellen sich besonders auf der Straße ein, im Theater, im Konzertsaal, wenn sie zur Eisenbahn geht, um zu verreisen. Dieses Leiden ist der Patientin in der kleinen Provinzstadt, in der sie wohnt, unerträglich geworden. Plötzlich muß sie von der Straße weg in ein ihr fremdes Haus gehen, um das Klosett dort aufzusuchen. Ins Theater, in Konzerte wagt sie sich nicht mehr, auch kann sie Spaziergänge in der Umgebung ihres Wohnortes nicht mehr unternehmen. Schon der Entschluß zur Bahn zu gehen, um jemanden abzuholen oder gar um zu verreisen, fällt ihr außerordentlich schwer, denn sofort gerät sie in Angst; mit dieser kämpft sie einige Zeit und dann muß sie das Klosett aufsuchen. Nach einem stark diarrhoischen Stuhl tritt wieder Erleichterung in den Angstgefühlen ein. Hält sich Patientin an anderen Orten auf, so ist zunächst die Angst geringer und seltener. Doch meidet sie auch hier gern Ausgänge, wie Theater und Konzerte. Patientin begab sich zunächst zur Behandlung ihres Zustandes in eine deutsche innere Klinik. Hier wurde der Zustand als ein nervöser erkannt und mit einer Mastkur behandelt. Da sich der Zustand nicht besserte, suchte Patientin Hilfe durch psychanalytische Behandlung auf.

Patientin ist sehr leicht in oberflächlichen Schlaf zu versetzen und lernt es bald, ihre Aufmerksamkeit auf die auftretenden Szenen zu richten.

10. XI. 10. Patientin sieht sich in dem Kinderspital, wo sie vor drei Jahren sich als Pflegerin betätigte, sieht ein Kind, das gefallen war, totenblaß im Bette liegen. Als sie dies erblickt, bekommt sie das Gefühl wie damals; dabei wurde es ihr schlecht. — Sieht sich auf einem Ausflug mit Verwandten und Bekannten. Als sie Einkehr hielten, bekam sie Angst, es wurde ihr schlecht und sie fror, während die anderen schwitzten. Schon damals wurde es ihr beim Einkehren in eine Sommerwirtschaft schlecht. Sieht sich nun in jenem Lokal, es wurde ihr schlecht, d. h. sie hatte Angstgefühle und Stuhldrang und ihr Zustand blieb, bis sie in ihre Wohnung zurückkehrte. Jetzt sieht sie alles wieder, sieht sich auch auf dem Wege nach Hause, alles ist ganz deutlich, mit dem gleichen Gefühle durchlebt sie alles, wie wenn sie es eben ganz gleich nochmals erlebte.

11. XI. 10. Patientin sieht eine Szene in München, wo sie sich vor ca. 10 Jahren aufhielt. Sie sieht sich im englischen Garten. Es war ihr schlecht ge-

worden, sie hatte Angst bekommen und Durchfall und zwar so heftig, daß sie sechsmal ein öffentliches Klosett aufsuchen mußte. Sie blieb dann zwei Tage zu Bett, weil sie sich nicht auszugehen getraute. Daß jenes Erlebnis mit ihrem jetzigen Zustande in Zusammenhang stünde, habe sie nie gedacht, aber seit jener Zeit könne sie München nicht mehr leiden. Patientin sah diese Szenen deutlich wieder und durchlebte sie eben mit großer Angst wieder. Hypnose: Dann sieht sie ein Bild: Sie war ca. 17 Jahre alt mit der Schwester in einem Konzert, da wurde es der Schwester schlecht, sie mußten durch alle Menschen durchgehen und da wurde es ihr auch schlecht. Darauf sieht sie sich in einer anderen Stadt vor vier Jahren im Theater. Es wurde Rigoletto gegeben. Es wurde ihr schlecht. Im zweiten Akt wurde die Angst so stark, daß sie keine Luft mehr bekam, sie mußte hinaus, sie meinte, sie falle in Ohnmacht, es wurde ihr schwarz vor den Augen, sie ging hinaus, hatte Durchfall. Danach wurde es ihr wieder besser. Jetzt sah und fühlte sie alles ganz deutlich wieder. Die Angst und die Aufregung waren besonders stark. Hypnose: Patientin hat starkes Angstgefühl und wird dadurch an die ärztliche Visite der Klinik erinnert. Dieses Angstgefühl sei sofort beim Einschlafen aufgetreten.

12. XI. 10. Hypnose: Erst tritt starke Angst auf, dann sieht sie eine kurze Szene, wie sie auf den Tram wartet; da bekam sie Angst, sie ging wieder nach Hause, suchte das Klosett auf und ging dann wieder aus, um einen Besuch zu machen. Vor ihrem ersten Ausgang sei sie aber auch auf dem Klosett gewesen. Patientin gibt an, daß stets, wenn Angst auftrete, sich Durchfall einstelle. Hypnose: Sofort nach dem Augenschluß tritt Angst und dann eine Szene auf. Patientin sieht sich auf eine Freundin warten, die beim Zahnarzt war. Es wird ihr komisch, sie steht auf der Straße und geht nun in ein Geschäft, um das Klosett aufzusuchen. Dort heißt es, für Damen müsse sie in den ersten Stock; dorthin wollte sie nicht, entschloß sich, wieder zur Freundin zum Zahnarzt zu gehen, sie wartet wieder auf der Straße, da kam das Angstgefühl wieder, nun lief sie zu ihrer in der Nähe wohnenden Schneiderin und suchte dort das Klosett auf. Hypnose: Sieht sich im Zuge auf der Reise nach Zürich. Kurz vor Zürich überkam sie ein Angstgefühl und sie mußte im Zug das Klosett aufsuchen. Die Szene ist ihr wieder ganz klar und deutlich geworden.

17. XI. 10. Hier in Zürich hatte sie noch keinen Angstzustand. Hypnose: Sieht eine Szene wieder, wie sie mit einer Verwandten zu Hause in der Stadt Besorgungen machte. Unterwegs bekam sie Angst, sie wollte noch zu einer bekannten Familie, um etwas auszurichten. Sie ging aber nicht hin, sondern wieder heim; da legte sich die Angst wieder. Hypnose: Vor drei Jahren, es war am 8. IX. am Geburtstage des Vaters begleiteten sie Bekannte an den Bahnhof. Dabei mußten sie eine längere Strecke zwischen Wiesen zurücklegen. Auf dem Heimweg bekam sie Angst, sie hielt es nicht mehr aus und mußte sich in ein Haus flüchten. Sie hatte Diarrhöe. Danach ließ die Angst nach, aber die innere Aufregung dauerte fort. Hypnose: Sieht sich voriges Jahr zu Besuch in einer kleinen Stadt in einem Vergnügungsgarten mit Verwandten. Sie bekam Angst und mußte verschwinden. Danach wurde sie ruhiger. Patientin gibt an, daß sie oft, wenn sie sich mit Verwandten oder Bekannten in einem Lokal aufhalte, wegen der Angst von ihrem Platz weggehe und einen Spaziergang mache, dann werde sie wieder ruhiger. Hypnose: Durchlebt mit großer Angst eine Szene, wie sie vorigen Sommer mit Bekannten zur Bahnstation geht. Patientin wollte mit Bekannten in die Nachbarschaft fahren, um Verwandte zu besuchen. An der Bahnstation bekam sie so starke Angst, daß sie das Klosett aufsuchen mußte. Sie stieg dann in den Zug, bekam wieder Angst, wollte aber im Zug das Klosett nicht aufsuchen, sondern wollte warten, bis sie in der Wohnung der Verwandten wäre. In der Angst mußte sie ein Auto nehmen, um so schnell als möglich in jene Wohnung zu gelangen.

18. XI. 10. Sieht sich in der inneren Klinik zu X und erwartet die ärztliche Visite. Vor dieser hatte sie stets Angst, bekam dann regelmäßig Durchfall und hatte Mühe, so schnell fertig zu werden, daß sie wieder ins Bett kommen konnte, bis die Ärzte erschienen. Jetzt durchlebt sie die Szene, wie sie die Türe verriegelt hatte, der Arzt klopft an, die Türe war noch verschlossen, sie mußte erst öffnen und dann wieder ins Bett eilen. Sie durchlebt die Szene deutlich wieder mit Angst. Hypnose: Sieht sich im Frühjahr 1910 zu Hause im Theater in der Vorstellung

vom Grafen zu Luxemburg. Es war ihr dort so miserabel, daß sie vom Stück gar nichts mehr weiß. Jetzt durchlebt sie die Szene wieder, wie sie Angst hatte, verschwinden mußte und wie es ihr nach dem Stuhlgang wieder besser war. Hypnose: Sieht sich auf einem Spaziergang mit der Schwester und einem Verwandten. Sie gehen nach einem Ausflugsort. Zu diesem ging sie nie gerne, weil sie einmal in der Angst unterwegs umkehren mußte. Jetzt hat sie wieder Angst, sie lief unterwegs weg zu einer Freundin und wartete dort ab, bis die Schwester und der Verwandte wieder zurückkehrten. Hypnose: Sieht sich in einem Konzert im Oktober 1909. Es überfiel sie wieder Angst, sie hört das betreffende Lied, das damals gesungen wurde, jetzt wieder gerade so schlecht singen. Schon vor dem Konzert habe sie Angst gehabt und bald nach Beginn sei sie davon gelaufen. Stets habe sie sich, wenn Angst aufgetreten sei, angestrengt, diese niederzukämpfen, zu verdrängen.

19. XI. 10. Hypnose: Schläft mit Angst ein und sieht sich vor sieben Jahren in einem Gartenkonzert, hört, wie das Waldhorn geblasen wird, hat Angst und Leibschmerzen, sie will den Abort aufsuchen, dieser befindet sich aber mitten im Garten, da würden sie alle Leute sehen, das will sie nicht. So unterdrückte sie zunächst die Angst und die Beschwerden. Dann ging sie heim und blieb zu Hause. An all diese Szenen habe sie nie mehr gedacht. Hypnose: Sieht sich vor drei Jahren auf einem Volksfest in der Nachbarschaft. Sieht sich dort im Zimmer sitzen; es ist voller Menschen; sie bekommt Angst, sucht das Klosett auf, dieses ist zu schmutzig, sie geht in die Nachbarschaft in ein Privathaus. Es wird ihr bewußt, daß sich diese Szene dreimal an jenem Nachmittag wiederholte. Jetzt durchlebt sie die Szene nur einmal. Stets empfindet sie starke Angst und Beklemmungsgefühle, dabei sei es ihr im Leib so komisch. Hypnose: Sieht sich vor sechs Jahren auf dem Heimweg von einem Spaziergang mit einer Freundin. Sie sind weit weg von einem Orte und gehen zwischen Wiesen, wo weder ein Baum, noch ein Strauch sich befindet. Da empfindet sie Leibschmerzen, sie sollte ein Bedürfnis verrichten. Nun ist sie weit weg von jeder Zuflucht. Sie bekommt Angst, eilt nach Hause und wie sie nach Hause kommt, findet sie das Haus verschlossen und einen Zettel an der Türe: die Eltern waren ausgegangen in ein Gartenlokal. Sie ging dorthin, genierte sich aber, erst das Klosett aufzusuchen und hatte Angst. Schließlich ging sie doch, weil die Leibschmerzen noch stärker wurden; sie hatte Diarrhöe. Sie ging dann nach Hause, da war die Angst weg, verspürte aber noch eine Zeitlang Stuhldrang. Bald danach war aber alles vorbei. Früher habe sie gemeint, die Leibschmerzen kämen, wenn sie sich erhitzt hätte, denn ursprünglich habe sie dabei keine Angst gehabt. Während eines längeren Aufenthaltes in England vor zwei Jahren hatte sie gar keine Beschwerden. Als sie von dort wieder nach Hause gekommen war, ging Patientin öfters nicht aus, weil sie meinte, sie habe eine Darmstörung. Ging sie dann ein kurzes Stück auf der Straße, dann kam die Angst und dann Stuhldrang. So war es jetzt vor drei Jahren. Hypnose: Patientin sieht sich vor drei Jahren in Berlin bei Kempinski. Sie bekommt Angst und Leibschmerzen, sucht sich zu beherrschen, unterdrückt die Angst, sie geht dann doch zum Klosett, eine Verwandte begleitet sie dorthin, sie kehrt zurück und bleibt dann angstfrei.

21. XI. 10. Unter großer Angst durchlebt Patientin jetzt die Szene wieder, auf die sie ihren Zustand zurückführt. Es war im Oktober vor acht Jahren. Sie hatte eine Art Fischvergiftung. Am Abend ging sie in ein Konzert, da wurde es ihr schlecht, sie mußte hinaus, es wurde ihr schlechter und schlechter, sie ging drei- oder viermal heraus und immer wieder in den Saal. Es wurde ihr immer schlechter und ganz schwarz vor den Augen. Sie hatte dann eine entsetzliche Nacht, die furchtbarste, die sie je hatte, fürchterliche Diarrhöe. Fast die ganze Nacht mußte sie auf dem Abort zubringen, die Beine trugen sie nicht mehr, sie zitterte am ganzen Körper. Sie weigerte sich, den Arzt rufen zu lassen. Sie war 14 Tage krank und hatte in dieser Zeit 14 Pfund abgenommen. Jedesmal, wenn sie in diesen Tagen aus dem Klosett herausging, hatte sie Angstgefühle. An diese Szene habe sie öfters denken müssen und in ihr die Ursache ihres Zustandes gesucht. Wenn sie nur an die Szene dachte, sei sie aufgeregt worden und bekam Herzklopfen. Ebenso wenn sie hört, daß jemand krank ist. — Patientin hat jetzt anhaltend Herzklopfen, beim Wiederdurchleben der Szene hatte sie besonders starke Angst. Hypnose: Sieht

sich im Januar 1910 im Theater in einer Nachbarstadt. Sie hatte damals gerade die Menses, es war ihr übel und schon vorher in ängstlicher Stimmung. Während der Menses habe sie von jeher Diarrhöe. Deshalb hätte sie eigentlich nicht ins Theater sollen. Sie fror auch dort, bekam Angst und Leibschmerzen — das war das einzige Mal, daß ihr in diesem Theater Angst wurde. Außerdem saß sie sonst immer im Theater im Rang und diesmal im Parkett eingezwängt, wo sie nicht so leicht hinauskommen konnte; sonst gehe sie im Theater nur an Plätze, wo sie leicht heraus könne. Damals war ihr Vater dabei, dieser versteht ihren Zustand nicht, schimpft die Patientin und darüber regte sie sich selbst noch auf. Hypnose: Sieht sich in einer Turnstunde vor einigen Jahren. Plötzlich stellte sich Angstgefühl und Durchfall ein, sie mußte zum Klosett. Danach hatte sie nicht mehr den Mut, die Turnstunden zu besuchen; später ging sie dann wieder, hatte aber kein solches Vergnügen mehr daran wie früher; weil sie immer etwas Angst hatte, mußte sie dann hie und da doch hinaus, öfters aber verging die Angst wieder. — Patientin sah alle Szenen sehr deutlich wieder.

22. XI. 10. Durchlebt eine Szene, wie sie letzte Ostern den gleichen Weg über die Wiesen machte. Sie kam dann in ein Restaurant, hatte dort große Angst und Durchfall und mußte zweimal das Klosett aufsuchen. Hypnose: Sieht sich dann wieder auf einem Ausflug mit den Eltern und Verwandten, sitzt im Restaurant, sie sollte hinausgehen, konnte aber nicht, da kam die Angst immer stärker, sie gingen dann nach Hause, hatte starke Angst und Aufregung, bis sie schließlich im ersten Haus ihres Wohnortes einkehren konnte. Auf dem Heimweg trat wieder Angst auf, sie lief dann in eine Wirtschaft. Dann gingen sie noch in eine Konditorei, um etwas einzukaufen. Da überfiel sie wieder Angst, sie eilte dann nach Hause und erreichte dann dort das Klosett mit Müh und Not.

23. XI. 10. Hypnose: Patientin durchlebt eine Szene an einem Sonntag im heimatlichen Bahnhof. Dort standen viele Leute, sie bekam Angst und mußte das Klosett aufsuchen. — Oft sei sie auf dem Weg zum Bahnhof umgekehrt, weil sie Angst und Stuhldrang hatte oder wenn sie näher am Bahnhof war, mußte sie dort sofort das Klosett aufsuchen. Seit Jahren sei sie nicht mehr in ein Gartenlokal gegangen, weil dort stets viele Leute sind, und in der Anwesenheit von vielen Leuten bekomme sie Angst. Hypnose: Durchlebt eine Weihnachtsfeier im Jahre 1909. Es ist ein großer Saal, viele Menschen sind dort, es tritt Angst auf, sie muß verschwinden, hat Durchfall und geht dann nach Hause. Hypnose: Sie geht an einem Gartenlokal vorüber, sieht darin viele Menschen, sie bekommt Angst. — Das kam öfters vor, wenn sie bei vielen Menschen vorbeiging, war dabei aber doch froh, daß sie nicht in das Lokal hinein mußte.

25. XI. 10. Sieht sich in einem Gartenlokal, bekam damals etwas, aber wenig Angst, die sie jetzt nicht spürt. Sie ging damals nach Hause, es war letzten Sommer. — In drei Hypnosen wird das Gesichtsfeld hell, Patientin bekommt keine Angst, kein Herzklopfen, es treten auch keine Bilder auf.

26. XI. 10. Hypnose: Sieht sich auf der Beerdigung einer Nachbarin. Sie steht auf dem Friedhof etwas hinter der Menge, hat ein kurioses, dummes Gefühl und etwas Angst, aber nicht stark. Das war im August laufenden Jahres. Sie mußte damals nicht weglaufen. Hypnose: Das Blickfeld wird hell, Patientin bleibt ruhig und sieht nichts. Hypnose: Sieht sich wieder zu Hause am Bahnhof, es sind viele Leute da, sie bekommt Angst, sonst nichts, mußte nicht verschwinden. — Sie hatte jemand an die Station begleitet. Hypnose: Sieht sich mit der Schwester und einem Verwandten am Bahnhof. Es war im August des letzten Sommers. Sie bekommt Angst, nichts weiter.

Aus äußeren Gründen wurde die Behandlung hier abgebrochen. Patientin erholte sich und blieb vollständig frei von allen Beschwerden.

Unterm 28. Februar 1911 teilt mir die Patientin mit, daß sie sogar an ihrem Wohnort eine Theatervorstellung besuchte, ohne irgend welche Beschwerden zu fühlen. Patientin ist frei von allen Krankheitssymptomen geblieben und ist nunmehr seit ungefähr einem Jahre glückliche Ehefrau.

In diesen Fällen sehen wir, wie es sich um Angst handelt, die durch eine Reihe von Erlebnissen, die mit Angst einhergingen, akkumiliert, unterbewußt aufgespeichert wurde. In anderen Fällen kann hier verdrängte Libido, die in Angst umgewandelt wurde — ich möchte mit Freud sagen — ihre Auslösung, resp. ihre Abfuhr durch vermehrte Peristaltik erfahren. Hierbei kann es zu ganz ambudanten Diarrhöen kommen, die unter gewissen Umständen auftreten, die einem an Choleraanfälle erinnern können. Einen solchen Zustand konnte ich bei einem Kollegen beobachten, bei dem der Erwartungsaffekt täglich vor der Sprechstunde intensivste Angst mit fürchterlichen Diarrhöen auslöste.

In anderen Fällen läßt sich bei solchen ambudanten Diarrhöen keine andere Ursache ausfindig machen, als die verdrängte Libido, die hier nach vorausgegangener Determinierung von früheren Darmerkrankungen locus minoris resistentiae einen Weg für ihre Abfuhr (Freud) findet. In all diesen Fällen finden sich die übrigen psychoneurotischen Symptome und das Krankheitsbild geht mit heftigen Angstzuständen einher.

Hieran möchte ich einige Bemerkungen und Beispiele zu den nach meinen Beobachtungen auch hierher gehörigen

traumatischen Neurosen

anschließen.

Lassen schon in einer Reihe von Fällen von traumatischer Neurose die polymorphen Symptome erkennen, daß deren Ursache eine psychische sein muß, so gelingt es leicht durch die Analyse hierfür den Nachweis zu liefern. Daß es sich bei den an traumatischer Neurose Leidenden immer nur um ganz bestimmt veranlagte Individuen handelt, dürfte jedem aufmerksamen Beobachter längst bekannt sein. Alle diese Patienten entsprechen dem Typus des Psychoneurotikers. Diese Tatsache macht es auch verständlich, warum immer nur eine gewisse Minderzahl von Menschen eine Neurose erleidet, während andere Individuen, die den gleichen Schädigungen ausgesetzt wurden, keine solche Folgezustände aufweisen. Als wichtiges psychisches Moment für die Ausbildung der Neurose kommt allerdings sehr häufig, wenn auch doch nicht immer der Anspruch auf eine Entschädigung und die damit in Zusammenhang stehende fortdauernde Angst vor der Zukunft hinzu. Diese Tatsachen geben unter den ganz besonders ungünstigen Verhältnissen, in denen sich die Psyche nach erlittenem Trauma befindet, die Möglichkeit, Monate und Jahre hindurch Affekte zu verdrängen, die den krankhaften Zustand ungünstig beeinflussen müssen. Die Analyse solcher traumatischer Neurosen ist vollständig identisch mit denen von anderen Psychoneurosen. Sie lassen deutlich erkennen, daß das Trauma, das die Neurose auslöst, durchaus nicht das erste und einzige ist, das den Zustand bewirkt, sondern daß, wie in allen diesen Fällen ein sehr umfangreicher und seit Jahren bestehender Determinanten-Unterbau vorhanden ist. Fassen wir, nach meinen Beobachtungen muß ich sagen wenigstens einen Teil dieser Zustände so auf, so werden uns auch die Besserungen und Heilungen verständlich, die nur darin bestehen, daß die Komplexreize weggefallen sind und so eine Ruhe und ein Verschwinden der Symptome eintreten konnte. Durch die Analyse gewinnt man einen tieferen Einblick in die Psyche dieser Patienten und besonders auch den wichtigen, wie weit sie ernstlich wieder gesund werden wollen. Die rentenhungrigen Patienten fangen sehr zeitig, besonders wenn es zum Abreagieren kommt, an, zu sperren, sie suchen, da es nun der Heilung entgegengeht, entweder diese zu erschweren oder sie brechen die Behandlung mitten im Abreagieren ganz plötzlich ab. Aus begreiflichen Gründen lassen sich solche Krankengeschichten nicht reproduzieren.

Um das Gesagte doch mit einigen kurzen Beispielen belegen zu können, möchte ich zunächst einen Teil einer Krankengeschichte reproduzieren, in der sich in instruktiver Weise der Vorgang der Übertragung verfolgen läßt:

Fall 32: Natalie S., 17 Jahre alt.

Patientin machte folgende Angaben: Bei dem am . . . . 1911 erfolgten Eisenbahnunglück sei sie in einem Drittklaßwagen gesessen, in dem die schwersten Todesfälle und Verwundungen vorgekommen seien. Durch den Zusammenstoß sei sie auf eine Leiche zu liegen gekommen, auf ihr selbst sei eine Bank gelegen und auf dieser eine zweite Leiche. Sie selbst habe Verletzungen am Fuße mit Splittern, an der linken Schulter und ebenso an der Brust eine Quetschung erhalten, im Gesichte eine Abschürfung. Der Hut wurde ihr vom Kopf gerissen, demoliert und die drei Hutnadeln, mittelst deren er befestigt gewesen sei, seien spurlos verschwunden. Patientin sagt, sie sei nie bewußtlos gewesen, es habe sich alles so geschwind ereignet. Die Schmerzen am Arm seien sofort sehr stark gewesen, die am Fuß hätten sich erst beim Verbinden eingestellt. Sie meint, es habe 10 Minuten gedauert, bis man sie aus ihrer Lage befreite. Sie sei dann ins Spital gekommen und zwei Tage danach nach Hause. Im Spital und die erste Nacht zu Hause habe sie gar nicht schlafen, danach immer erst spät einschlafen können. Von zu Hause kam sie fünf Wochen in ein Privatspital zur Behandlung. Im ersten Moment des Unfalls sei sie nicht erschrocken, erst nachher, als sie dort lag unter der Bank, habe sie das Gefühl gehabt, die Lokomotive käme auf sie zu und dadurch sei sie einen Moment in Angst geraten. Sie habe erst später gehört, daß die Leute um sie herum tot waren. Sie seien ihr alle fremd gewesen. Im Moment unmittelbar nach dem Unfall sei sie sich dessen Tragweite gar nicht bewußt gewesen, ebenso habe sie im Momente des Unfalles nicht das Bewußtsein gehabt, daß sie auch hätte getötet werden können. Während der nachfolgenden Krankheit habe sie gar nichts Besonderes gefühlt, sie sei glücklich gewesen, daß sie so davon gekommen sei. Jetzt habe sie Angst vor dem Fahren in der Eisenbahn und auch beim Fahren im Tram. Sowie dieses über ein anderes Geleise fährt und dadurch der Wagen gerüttelt wird, fahre sie zusammen. Infolgedessen sitze sie mit Angst im Tram, ebenso erschrecke sie jetzt sehr leicht, was früher nie der Fall gewesen, wenn sie starken Lärm oder irgendwelche verdächtige Geräusche, Krachen auf der Straße, besonders in der Nacht, hört. Diese Zustände seien erst seit ungefähr 14 Tagen aufgetreten. Sie sei am 13. September nach Sihlwald gefahren und habe im Zug so Angst gehabt auf der Hin- und auf der Rückfahrt, daß sie sich erleichtert fühlte, als sie den Wagen verlassen konnte. Letzten Sonntag, am 17. September sei sie nach Konstanz gereist. Auf der Heimfahrt, bei der Ausfahrt aus dem Tunnel bei Oerlikon habe der Wagen einen Ruck bekommen, so daß sie heftig erschrak, in große Angsterregung geriet und aus dem Zuge herauswollte. Es sei ihr übel geworden und sie schrie laut: „So war es in X." Zu Hause angekommen habe sie vor Erregung noch gezittert. Auch zu Hause schrecke sie nun bei jeder Kleinigkeit zusammen, z. B. wenn etwas auf den Boden fällt. Der Schlaf sei ordentlich, nur dauere es eine Stunde, bis sie einschlafen könne; von Träumen wisse sie nichts. In der weiteren Erzählung über ihre Erlebnisse drängte es sie, sich darüber auszusprechen, daß sie unter Selbstvorwürfen leide, die sich auf den Zusammenstoß beziehen. Sie sei dabei auf ein Fräulein von 18—19 Jahren gefallen, der der Brustkorb eingedrückt worden sei und diese sei tot gewesen. Jetzt quäle sie die Vorstellung, daß sie auf dieses Fräulein gefallen sei, sie habe sie totgetreten. Sowohl am Tage, wie auch ganz besonders in der Nacht komme ihr immer wieder dieser Gedanke. Vor einigen Nächten sei sie mitten aus dem Schlaf in die Höhe gefahren, da sie plötzlich eine Lokomotive auf sich zufahren gesehen habe. Patientin erzählt noch, wie gerne sie früher gereist sei und daß sie noch im Spital Reisepläne gemacht habe. Jetzt sei das aber für sie ganz anders geworden. Schon der Gedanke, daß sie reisen müsse, mache ihr Angst.

Am 6. Oktober berichtet Patientin mir, daß die abgelaufene Woche gut gewesen sei, sie habe keine Angstgefühle, aber viel Kopfschmerzen gehabt, was früher nie der Fall gewesen sei. Ihr Schlaf sei jetzt ganz gut.

Am 18. November berichtet mir die Patientin, daß sich ihr Zustand immer mehr verschlimmere. So habe sie das am 16. November stattgehabte Erdbeben mehr aufgeregt als das Eisenbahnunglück selbst. Sie habe noch den ganzen nächsten Tag gezittert und sie sei jetzt ängstlicher und erschrecke leichter als vorher. Die Mutter der Patientin schildert, in welch heftige Aufregung die Patientin durch das Erdbeben geraten sei. Bei der Schilderung einzelner Ereignisse, wie Patientin leicht erregbar sei, kommen dieser die Tränen. Als neulich die Mutter mit der Tochter in der Eisenbahn gefahren, sei sie immer wieder aufgesprungen, sowie nur der Wagen etwas unruhig fuhr. Sie achte stets beim Einsteigen darauf, daß sie in einen mittleren Wagen komme. Sie erschrecke bei jeder Kleinigkeit, zu Hause selbst durch den leichten Knall, der beim Anbrennen des Gaslichtes entsteht. Jede Kleinigkeit bringt sie in Aufregung, so z. B. wenn sie etwas sucht und nicht gleich findet. Patientin gibt an, daß sie gut schlafe. Die Mutter gibt noch an, das Wesen der Tochter sei um so auffallender, als sie sonst stets einen sehr guten Humor habe.

Am 23. November gibt Patientin an, daß sie nicht einschlafen könne, daß sie unruhig schlafe und daß sie durch das geringste Geräusch geweckt werde, sie zucke dann zusammen und erwache. So war es heute Morgen schon um 5 Uhr, da habe sie auf der Straße ein Geräusch gehört, dadurch wurde sie von Angst überfallen, sie sei aufgestanden und habe zum Fenster hinausgeschaut — sie dachte, es sei wieder ein Erdbeben. Früher sei sie zu Bett gegangen und sofort eingeschlafen; jetzt liege sie stundenlang schlaflos zu Bett. Auch sei sie so furchtsam geworden, daß sie nicht mehr allein in ein dunkles Zimmer gehen wolle. Es sei ihr selbst so komisch, ja geradezu lächerlich komme sie sich selbst vor, daß sie so plötzlich Angst bekomme vor Dingen, an die sie früher gar nicht gedacht habe.

Am 27. November berichtet mir die Patientin, daß es mit dem Einschlafen schlechter gehe. So habe sie gestern Abend, ohne zu wissen warum, eine Todesangst gehabt und nicht vor 2 Uhr einschlafen können. Es sei ihr gelungen, sich durch Lesen abzulenken. Als sie etwas nach 10 Uhr zu Bett gegangen war, und einzuschlafen versuchte, habe sie auf der Straße einen Wagen gehört. Dieser erinnerte sie an das Erdbeben, da überfiel sie eine Angst und sie zitterte.

Am 1. Dezember gibt sie mir an, daß die letzten Nächte, wenn sie auch etwas unruhig geschlafen habe, doch gut gewesen seien. In der Schule lebe sie immer in Ungeduld, sie sei zappelig und besonders sei dies der Fall, wenn sie warten müsse.

Am 25. Januar klagt sie wieder mehr über den Schlaf, der stets unruhig gewesen sei und sich erst gegen Morgen eingestellt habe. Wenn sie aufstehen sollte, sei sie gerade am müdesten. Beim Arbeiten fühle sie sich jetzt nicht mehr so unruhig, aber noch sei sie leicht empfindlich und reizbar, besonders in der Schule sei sie oft noch sehr zappelig, aber eigentliche Angstgefühle habe sie keine gehabt. Vorige Woche, Montag den 15. Januar habe sie ohne irgend welche äußere Ursache so starken Schwindel bekommen, daß sie nichts mehr gesehen habe. Dann habe sich so heftiges Kopfweh eingestellt, im Hinterkopf und an der rechten Schläfe, daß sie zu Bett gehen mußte. Früher habe sie nie über Kopfweh geklagt. Am Ende der gleichen Woche seien diese Schmerzen wieder aufgetreten, aber weniger stark. Gestern sei sie Tram gefahren und habe sich gesetzt, während sie sonst aus Angst das Sitzen vermieden habe, nur damit sie schnell, wenn etwas passieren würde, draußen sein könne. Der Wagen fuhr etwas schnell und rüttelte mehrmals stark, da habe sie eine schauderhafte Angst überfallen und danach Kopfweh bekommen. Es trieb sie förmlich, den Wagen zu verlassen, aber sie beherrschte sich, weil sie sich nichts anmerken lassen wollte. Man müsse aber doch gesehen haben, was in ihr vorging, denn ihre sie begleitende Freundin fragte sie, ob es ihr nicht gut wäre. Vor dem Fahren in der Eisenbahn habe sie immer noch Angst. So habe sie nun schon achtmal die Einladung zu einer Freundin in Uster abgelehnt, weil sie allein fahren müßte. Sie habe so Angst davor, daß sie es nicht tun könnte. Kurz vor den Weihnachtsferien habe sie mit ihrer Klasse eine Exkursion gemacht. Sie fuhren mit dem Zug; vor der Einfahrt in Örlikon wurde dieser gebremst. Da bekam sie ein so starkes Angstgefühl, daß sich ihre Kameradinnen um sie bemühten, um sie abzulenken. Auf dem Heimweg hatte der Zug Verspätung. Im Tunnel bekam sie wieder Angst, ging zur Türe, weil sie in ihrer Angsterregung meinte, wenn etwas passiere, so könne sie heraus. — Im linken Fuß habe sie noch zeitweise Schmerzen.

Da dieser Fall weder therapeutisch noch gerichtlich erledigt ist, so mag es genügen, durch dieses Beispiel die Manifestation der Neurose gezeigt zu haben.

Ich möchte daran noch einen zweiten Fall einer traumatischen Neurose, den ich schon früher publiziert habe, anschließen, weil er für die kathartische Behandlung dieser Zustände von Bedeutung ist. Der Patient ist dauernd gesund geblieben.

Fall 33: Johann V., geb. 1883, Gerichtsbeamter.

Patient kommt am 3. XII. 08 und klagt über Anfälle mit Atemnot; es sei ihm dabei, wie wenn die Brust versinken wollte, als wollte das Herz stille stehen, besonders, wenn er sich zu Bette lege. Es sei ihm dabei, wie wenn er einen schweren Sack um die Brust hätte, es beherrscht ihn eine starke innere Unruhe, es krabble in ihm, es sei ihm dann blöd, ganz elend. Auf den Genuß von einem Glas Wein werde der Zustand ganz unerträglich. Diese Zustände treten bald 1—2 mal täglich, meist abends auf, dann wieder können sie 8—10 Tage ausbleiben. Fast immer sei er innerlich erregt, klagt über viel Herzklopfen, über Schmerzen an der linken Schläfe, Schmerzen auf der linken Seite, nachts könne er nicht einschlafen. Patient führt sein Leiden auf einen am 20. Juni 1908 erlebten Automobilunfall zurück. Schon vor dem Unfall sei er durch Überarbeitung etwas nervös gewesen. Patient wurde aus dem Automobil herausgeworfen und stürzte einen 10—15 m hohen Abhang herunter und kam nur dadurch nicht unter das Automobil zu liegen, daß dieses beim Sturz im Gang blieb und einen größeren Bogen zurücklegte. Patient blieb bei Bewußtsein und erlitt nur leichte Schürfungen. Es war ein starker Schrecken — ein Wunder, daß der Chauffeur und er nicht tot blieben. Patient erinnert sich deutlich, daß er während des Herunterkollerns am Abhang dachte, daß es aus mit ihm sei. Patient gibt an, die Ruhe, die er dabei gehabt habe, sei eine ganz eigentümliche gewesen. Die ersten Tage nach dem Unfall sei es ihm heiß geworden, wenn er daran dachte; wenn er ein Auto sah, wurde er innerlich unruhig. — Am 30. VI. 08 mußte er dienstlich verreisen. Als er in einem Bahnhofrestaurant saß, wurde ihm plötzlich schwarz vor den Augen, er konnte nicht mehr recht atmen, das Herz schlug bald kolossal schnell, bald nicht mehr und er litt unter außerordentlich heftigen Beängstigungsgefühlen. Diese Zustände hielten dann den ganzen Tag so an. Auf der Heimfahrt überfuhr der Zug ein Mehlautomobil, es gab einen starken Krach, Patient wurde umhergeworfen durch den Anprall. Der Vorfall regte ihn stark auf, doch trat erst nach acht Tagen wieder ein Angstanfall auf. Nun hielten die Zustände in der oben beschriebenen Weise an.

7. XII. 08. Erster Hypnoseversuch gelingt leicht.

8. XII. 08. Patient schläft sofort ein, bekommt Angstgefühle, schrickt mehrmals zusammen. Nachdem er geweckt worden, sagt er, es sei ihm gewesen, als falle er in ein Loch. Es sei ihm ganz eigentümlich dabei gewesen. Patient spricht im Schlaf, sein Oberbewußtsein bleibt wach, und er vermag sofort die auftauchende Szene zu beobachten. Nach wenigen Minuten sieht er in der Hypnose eine Lokomotive immer näher kommen, er ruft lebhaft: „Jetzt kommt sie, sie kommt aus einem Tunnel heraus", meint, sie überfahre ihn, Patient erschrickt. Diese Szene habe er vor zwei Jahren erlebt. Er stand auf einem Bahngeleise, da kam der Zug und er hatte Angst, überfahren zu werden. Patient erzählt im Schlaf alle Details, er sah alles ganz deutlich. Nach einigen Minuten völliger Ruhe, wobei Patient nur zu richtigem Verhalten aufgefordert wird, fängt Patient an, schwer zu atmen, sein Puls ist sehr schnell, dann ruft er erstaunt und voll Angst: „Nun jetzt kommts, das Automobil, jetzt leert es aus, jetzt liegen wir drunten, das Auto ist über mich weg." Patient beruhigt sich allmählich wieder und erwacht nach ungefähr 15 Minuten. (Weder zur Hervorrufung der Szene, noch zu ihrer Beeinflussung habe ich mit dem Patient ein Wort gesprochen; der Ablauf der Szene geschah vollständig von selbst.) — Patient erwacht und sagt, es sei ihm leichter auf der Brust, er fühle sich wohler, habe gut geschlafen, erinnert sich an alles. Die Eisenbahn sei so feurig aus dem Tunnel herausgekommen — diese Szene sei an einem

Abend gewesen. Die Automobilszene sei ganz genau wie beim Unfall gewesen, er habe jedes Detail gesehen, auch wie das Automobil über ihn wegflog. Nun sei sei es ihm merkwürdig leicht um die Brust und das Herzklopfen sei weg.

An dem Tage, an welchem ich Patient zur Weiterbehandlung bestellt hatte, mußte ich verreisen. Als ich die Weiterbehandlung wieder aufnehmen wollte, teilte mir Patient am 9. Januar 1909 mit, daß sich sein Zustand sehr gebessert hat, Herzklopfen und Angstgefühl seien vollständig verschwunden. Er habe wieder Freude zu leben und Lust zur Arbeit, schlafe 7—9 Stunden und habe ausgezeichneten Appetit. Er halte deshalb eine Weiterbehandlung für nicht mehr nötig. — Auf meine Erkundigung, wie es dem Patienten weiter erging, bekam ich am 12. XII. 10 die Antwort: „Ohne zu übertreiben, kann ich nunmehr behaupten, daß ich meiner Lebtag noch nie so gesund und munter war, wie ich es gegenwärtig bin. Die nervösen Anfälle und Angstgefühle sind vollständig verschwunden und haben einer gesunden Lebenslust und Freude Platz gemacht. Mein Körpergewicht, das während meiner Krankheit auf 58 kg gesunken war, hat sich bis auf 70 kg gesteigert."

Dieser einfache Fall zeigt die nervösen Folgezustände der Verdrängung lebhafter Angstgefühle und ihre Beseitigung durch Abreagieren im Halbschlafzustand.

Schlafstörungen.

Wenn ich es vermeide, bei der Darstellung von Schlafstörungen frühere Theorien und Ansichten über den Schlaf wiederzugeben oder mich über sie kritisch auszusprechen, so geschieht dies lediglich aus dem Grunde, daß ich meine Ausführungen auf die Beobachtungen beschränken möchte, die sich aus den Studien der unterbewußten Tätigkeit im Halbschlaf ergeben. Bei diesen Studien kam ich zu der Überzeugung, daß wir alle Erscheinungen, die sich bei den Schlafstörungen bieten, am einfachsten erklären können, wenn wir uns den Schlaf selbst als eine den Affektzuständen des Gehirns ähnliche Funktion vorstellen. Während bei den Erregungszuständen, die wir Affekte nennen, uns unsere Gefühle bewußt werden, wir also etwas fühlen, gibt es noch Erregungszustände, bei denen wir uns die Neurokymwellen in gleicher Weise tätig vorstellen müssen, wobei aber unser Gefühlsleben im engeren Sinne ruhig bleibt. Einem solchen Zustand der Erregung entspricht die Funktion der Aufmerksamkeit, wie der Wille. Sehr wohl aber können wir uns die Funktion der Aufmerksamkeit auch deshalb als eine den Affekten gleiche vorstellen, weil doch stets dann, wenn unsere Aufmerksamkeit tätig ist, ein gewisses Gefühl des Interesses laut wird, das bei der Auswahl aus der Summe der perzeptionellen Eindrücke die apperzeptive Tätigkeit begleitet (siehe auch Bleuler, Affektivität, Suggestibilität, Paranoia. Carl Marhold, Halle a. S.).

Der wesentliche, aber immerhin nur graduelle Unterschied zwischen dem Wachsein und dem Schlafe besteht in dem Funktionieren unserer Aufmerksamkeit. Während des Schlafes sind alle unsere Sinnesorgane mit Ausnahme der Augen in Tätigkeit, nur werden die Eindrücke nicht unter der Kontrolle der auf sie gerichteten Aufmerksamkeit in das Gehirn aufgenommen. Gerade das Studium des Halbschlafzustandes, mit dem wir uns schon ganz besonders eingehend beschäftigt haben, läßt uns einen tieferen Einblick in die Schlafzustände gewinnen. Wir können dabei beobachten, wie der wache Zustand ohne scharfe Begrenzung in den Schlafzustand übergeht, genau so wie der Tag durch die Dämmerung zur Nacht. Durch Übung gelingt es, den Schlaf beliebig tief zu gestalten, dabei die assoziative Tätigkeit des Gehirns einzuengen und die Aufmerksamkeit auf ein einziges Objekt zu richten. Je nach dem Grade, wie die Aufmerksamkeit von der Außenwelt und damit inbegriffen vom Körperlichen des Schlafenden sich abwendet, bildet sich die entsprechende Schlaftiefe heraus, das Oberbewußtsein tritt mehr und mehr zurück, während das Unterbewußtsein, besonders die zuletzt aufgenommenen affektbetonten Vorstellungen, sich dann in das Bewußtsein einzudrängen versuchen. In dem Moment, wo die Aufmerksamkeit zurücktritt von der Außenwelt und der Selbstbeobachtung, tritt das Schlaf-, resp. Traumbewußtsein in Tätigkeit. Wird der Schlaf noch tiefer, so tritt auch die Aufmerksamkeit, die nun auf die Traumtätigkeit gerichtet ist, zurück und der tiefe, erquickende Schlaf, in dem das Gehirn ruht, ist nun eingetreten. Nach einer gewissen, individuell verschiedenen Zeit, wird dieser Schlaf nach und nach wieder oberflächlicher, das Traumbewußtsein macht sich wieder mehr geltend und schließlich erwachen wir durch irgend einen Sinnesreiz, der unsere Aufmerksamkeit wieder auf uns oder die Außenwelt lenkt. In jedem dieser Stadien des Schlafes können sich Störungen einstellen.

Aus meinen früheren Darlegungen ergibt sich, daß die Psychoneurosen meist durch den Widerstreit zweier Affekte entstehen. Hierdurch kommt es zur Verdrängung des einen Affektes und zur Möglichkeit der Pathogenität dieses verdrängten Affektes. Die Schlafstörungen erweisen sich nun bei dieser Auffassung als nichts anderes als psychoneurotische Zustände in dem Sinne, daß es sich um Affektstörungen handelt. Jede Schlafstörung ist sensu strictiori nichts anderes als eine Affektstörung. Irgend ein Affekt, Freude so gut wie Schmerz, Unlustgefühle (z. B. auch bei Intoxikationen) oder Angst, vom leichtesten Erwartungsangstgefühl bis zum Angstparoxysmus, aus äußeren wie aus inneren Gründen angeregte Aufmerksamkeit so gut wie die Übermüdung kann das Einschlafen, das Eintreten des Affektruhezustandes verunmöglichen. So braucht es z. B. nach Genuß erregender Mittel, wie Kaffee und Tee, kein anderer Affekt zu sein, der uns wach hält, als das mit der Aufmerksamkeit verbundene Interesse, das uns zwingt, das assoziativ erleichterte Denken zu verfolgen. Wir unterliegen in solchen Fällen einfach einem Denkzwang. Einem solchen Denkzwang begegnen wir auch oft bei geistiger Überarbeitung. Solche Patienten können den Schlaf nicht finden, weil sie gezwungen sind, immer weiter zu denken. Vorstellung reiht sich an Vorstellung und wenn es sich um hypochondrisch ängstliche oder psychoneurotisch mit Angst geladene Individuen handelt, so tritt nicht selten die Angst vor dem quälenden Zustand selbst hinzu und verhindert dann erst recht das Einschlafen. Solche Zustände sind recht häufig und lassen sich mitunter auf einfach suggestivem Wege mit oder ohne Hypnose oder unter Zuhilfenahme von unschädlichen Schlafmitteln, wie z. B. von Veronalnatrium oder ähnlichen Medikamenten, leicht wieder beseitigen. Die psychoneurotisch bedingten Zustände sollte man kathartisch beseitigen, da nur so die eigentlichen Ursachen zu eliminieren sind. Bei der Verabreichung von Schlafmitteln muß man so vorgehen, daß nicht die Angst vor dem Nichteinschlafenkönnen die narkotische Wirkung des Mittels paralysiert. Diese Schlafangst kann auch in einfachen, unkomplizierten Fällen einen so hohen Grad erreichen, daß selbst größere als Maximaldosen ohne jede Wirkung bleiben. Es ist deshalb wichtig, bei der Darreichung der Schlafmittel so vorzugehen, daß man diese zum Zwecke möglichst schneller Resorption in warmer Lösung gibt und zwar ca. 25 Minuten vor dem Beginn der Schlaftoilette, dabei darauf achtet, daß der Patient bis zu dem Zeitpunkt, in welchem die Wirkung des Mittels zu erwarten steht, abgelenkt wird durch leichte Unterhaltung, Spiele oder Lektüre. Macht sich dann die Wirkung des Mittels geltend durch eine Verlangsamung der assoziativen Tätigkeit, dann ist die Zeit zum Aufsuchen der Nachtruhe gegeben. Benützt aber der Patient die Zwischenzeit zum Denken an seinen Zustand, daß er doch nicht schlafen könne, so tritt Angst auf. Oder er erwartet den Schlaf bewußt, dann regt diese Erwartung wieder Angst an und das Einschlafen wird verhindert. Bei einer solchen Darreichung von Schlafmitteln nach psychologischen Rücksichten wird man viel weniger Mißerfolge erleben, als wenn man ohne weitere Verordnung die Patienten die Schlafmittel in kalter, konzentrierter Lösung nehmen läßt, in dem Moment, wo sie das Bett aufsuchen. Dann haben sie erst recht Gelegenheit über sich nachzudenken und Angst zu produzieren bis zum Morgen. Da tritt dann endlich Schlaf ein, wenn der Patient das Bett verlassen muß. Die ungünstigen Wirkungen, die Müdigkeit und das Gefühl von Eingenommensein bis Schmerzen im Kopf werden dann dem Mittel selbst zugeschrieben, während nur die unrichtige Darreichungsweise die Beschwerden verursachte.

Krankhaft kann diese Unfähigkeit einzuschlafen dann werden, wenn ein Affekt assoziativ — in der Regel unbewußt — angeregt wird, zeitlich, örtlich oder durch äußere Umstände. Dann kann die Aufmerksamkeit nicht zurücktreten so lange der Affekt laut ist und der Schlaf kann nicht eintreten. In der Regel handelt es sich da um psychoneurotische Schlafstörungen. In diesen Fällen ist im Unterbewußtsein irgend ein Affekt aufgespeichert und dieser wird durch äußere Momente assoziativ bewußt. So kann z. B. Angstaffekt schon dadurch mobil werden, daß der Patient nun den Schlaf erwartet. Durch jede Erwartung wird bekanntlich ein angstähnlicher Erwartungsaffekt ausgelöst und dieser genügt, um die unterbewußte, akkumulierte Angst assoziativ mobil zu machen und die Erwartungsangst zu verstärken. Ein einfaches, psychologisch klar durchsichtiges Beispiel für diese Zustände gibt uns folgender Fall, den ich schon früher veröffentlichte (siehe die Psychanalyse).

Fall 34: Hedwig F., geb. 1895, kam am 14. II. 1908 mit ihrer Mutter zu mir. Pat. habe öfters Kopfweh, aber nicht sehr heftig. Im April 1906 habe sie heftiges Kopfweh gehabt, war damals ängstlich, erschrak durch jedes Geräusch und blieb nicht mehr allein im Zimmer. Von dieser Zeit an wollte sie nicht mehr allein im Zimmer schlafen und überhaupt nicht mehr in einem bestimmten Zimmer, in dem sie bis dahin mit ihrer Schwester schlief. Auch jetzt ist sie noch nicht dazu zu bewegen, wieder in diesem Zimmer zu schlafen. Im April 1906 habe sie beim Zubettegehen Angst bekommen. In jener Zeit habe Patientin Indianergeschichten gelesen. Wenn sie ins Bett ging, beschäftigte sie sich mit diesen Geschichten und träumte davon. Sie kam in Angstzustände und mußte dann an bestimmte Stellen, die sie gelesen hatte, denken. Einzelne Stellen, die sie früher beschäftigten, könne sie aber jetzt nicht mehr erzählen. Die Mutter erzählt, daß das Mädchen im Alter von 8—9 Jahren nachts zum Bett herausgesprungen sei und geschrieen habe, wie wenn sie umgebracht würde. Patientin weiß nichts mehr davon. Auch gibt die Mutter an, daß Patientin früher im Schlaf oft geplaudert habe und herumgewandelt sei. Seit Sommer 1907 habe Patientin im Bett keine Angst mehr, sie konnte aber nicht einschlafen. Patientin mußte dann an allerlei denken, je nachdem sie sich am Tage beschäftigt hatte, mit der Schule, mit Briefmarken etc.; sie liege dann im Bett, sei innerlich unruhig und müsse sich herumwerfen. Die Schlafzimmertüre müsse geöffnet bleiben und Patientin wartet, bis das Kindermädchen zu Bett gegangen ist, dann erst schlafe sie ein. Niemals schlafe sie ein, wenn die Eltern ausgegangen sind, bis diese nach Hause zurückgekehrt sind. (Erwartungsaffekt!) Patientin, ein sehr intelligentes Kind, gibt folgende Selbstbeobachtungen an: Wenn sie einen Band des „Jugendfreund“ nur von außen sehe, so mache ihr das ein unangenehmes Gefühl — da stehe die Indianergeschichte darin — sie könne nicht sehen, wenn ein Pferd geschlagen werde, auch wenn es schwer ziehen müsse, das mache ihr so unangenehme Gefühle, daß sie fortrennen müsse. Blut anderer Menschen, ebenso Wunden, könne sie nicht sehen.

19. II. 1908. Hypnose gelingt sehr leicht. Patientin sieht sofort das Schlafzimmer ihrer früheren Wohnung ganz genau, wundert sich selbst, daß sie sich im Zimmer so gut umsehen könne. Was sie so sehe, sei nicht wie ein Bild. Sie hat Angst, liegt im Bett, müsse an Indianergeschichten denken, die sie gelesen hatte, drei solcher Geschichten „das Vermächtnis der Inka“, „der Schatz im Silbersee“, „das Schwarzhaupt“ — sie alle tauchen wieder vor ihr auf. Plötzlich, während diese Schlafzimmerszene zurücktritt, bekommt ihr Gesicht einen ausserordentlich ängstlichen Ausdruck, sie will erwachen. Durch Suggestion erhalte ich den Schlaf und frage, was sie sieht. In der Angst konnte Patientin zunächst nicht sprechen, etwas ruhiger geworden, erzählt sie, daß ihr die Indianergeschichten aufgetaucht seien, an die sie denken mußte, als sie das erste Mal nicht schlafen konnte. Unter großer Angst und Weinen reproduziert sie den Inhalt. Nach dem Erwachen erzählt sie, sie habe so heftige Angst gehabt, daß sie habe schwitzen müssen.

20. II. 1908. Hypnose: Sieht blitzartig schnell die Galerie der Kyburg, altes Schloß bei Winterthur (hier war sie kurz vor Beginn der Schlaflosigkeit im April 1906), sie sieht sich selbst dort stehen, erschrickt so heftig, daß sie erwacht. Wieder eingeschläfert, erscheint das Bild wieder und sie sieht in einer Nische Wachsfiguren, davon sehe die eine aus wie eine Leiche. Patientin ist stark ängstlich aufgeregt und weint. Allmählich ruhiger geworden, sieht sie unter starken Angstgefühlen die zur dort befindlichen Folterkammer führende Türe. Jetzt sieht sie, wie ihre Mutter, Schwester und ein Vetter in die Folterkammer gehen. Sie geht nicht mit, sondern bleibt auf der Galerie stehen. Dort bleibt sie in heftiger Angst stehen, sieht in den Schloßhof hinunter, weil sie nicht wagt, ihren Blick an die Folterkammertüre oder an die Nische mit den Wachsfiguren gelangen zu lassen. Da steht sie mit heftiger Angst und wartet mit Sehnsucht auf die ihrigen, für die sie Angst hat. Die Szene der Erwartung bleibt ihr lange bewußt, die Angst läßt nach und plötzlich lacht Patientin hell auf und erzählt, sie sehe zu Hause in der Küche den schönen gelben Reisbrei, den es heute Mittag gibt und auf den sie sich so freut. (Ein schönes Beispiel der Assoziation durch den Erwartungsaffekt.) Gleich darauf sieht sie sich wieder auf der Galerie der Kyburg, diese Szene bleibt noch einige Zeit bestehen, sie will nicht fortschreiten, da sieht sie — Patientin ist selbst darüber erstaunt — gleichzeitig eine andere Szene — ein Pferd zieht einen Lastwagen durch tiefen Schnee, der Fuhrmann treibt das Pferd an, sie hat Mitleid und kann nicht erwarten, bis das Pferd weiter kommt, sie läuft fort. (Wiederum Assoziation durch den Erwartungsaffekt.) Patientin identifiziert diese Szene. Die Szene auf der Galerie bleibt allein, sie schaut immer noch in Angst und Erwartung in den Hof — die Szene kommt nicht zum Abschluß.

21. II. 1908. Hypnose: Sie sieht sich gleich wieder auf der Galerie in der Kyburg, sieht in den Hof hinunter, hat Angst, jetzt kommen die ihrigen aus der Folterkammer, sie freut sich und sieht, wie sie miteinander fortgehen. Dann sieht sie wieder eine Indianergeschichte und eine ganze Reihe von Szenen aus dem Indianerleben, die sie mit Angst erlebt habe, Schlachten, Skalpierungen etc.

22. II. 1908. Patientin schlief gestern Abend schon um halb 10 Uhr ein, trotzdem die Eltern ausgegangen waren. Patientin sagt, sie fühle sich ruhiger und sie habe ganz gut geschlafen.

Hypnose: Sieht die Szene, wie sie bei irgend einem Anlaß 4—5 Jahre alt, als Wehntalerin verkleidet, bei einer Hochzeit auf der Bühne etwas vortrug.

27. II. 1908. Patientin gibt an, sie sei viel ruhiger im Bett, spüre keine Unruhe mehr, schlafe zwischen halb 10 und 10 Uhr ein, auch wenn die Eltern ausgegangen seien, sie habe viel weniger geträumt, schlafe ruhiger und wache nicht so viel auf.

Hypnose: Sie durchlebt eine Angstszene aus einer Geschichte vom verlorenen Diamanten. Heute Morgen in der Schule wurde die erste Belagerung von Jerusalem behandelt. Als von Begießen der Feinde mit kochendem Öl die Rede war, fiel ihr ein Missionsvortrag über Jerusalem ein, den sie vor mehr als einem Jahre hörte. Patientin sieht jetzt die Szene aus der Schule und die von dem Vortrag, die Eindruck auf sie gemacht hatte, wieder vor sich, durchlebt sie förmlich und spricht sich darüber aus. Dann folgen eine Reihe von Szenen aus ihrer Lektüre. — Pause.

Hypnose: Durchlebt weiter Szenen von Geistergeschichten, die sie gelesen hat, dann wieder Indianergeschichten. So sieht sie z. B. einen Mann an einen Baum gebunden, in der Nähe ein brennendes Haus, ist, während sie dies sieht, aufgeregt und empfindet Angst. Dann reproduziert sie Szenen, die ihr Kameradinnen vor 14 Tagen aus einem Buche „In tausend Gefahren" erzählten, so Geschichten mit Schlangenkämpfen, dann wie ein Vater sein Kind getötet und dessen Schädel aufbewahrt hat etc. etc. Diese Geschichte erzählt Patientin einfach, um, wie sie selbst sagt, Ruhe davor zu bekommen.

1. III. 1908. Gestern um halb 9 Uhr zu Bett gegangen, um 9 Uhr eingeschlafen, ganz ruhig geblieben, reagiert in der Hypnose wieder eine Reihe von Indianergeschichten ab.

4. III. 1908. Patientin ist stets bald eingeschlafen in den letzten Tagen, wenn sie nicht übermüdet war. Dies war gestern der Fall nach 1½ Stunden anstrengenden Turnens. Doch sei sie nur ein wenig unruhig gewesen und habe keine Angst empfunden.

Hypnose: Patientin erinnert sich an einen heftigen Schrecken, den sie im September 1906 in ihrem Schlafzimmer erlebte. Der Bruder hatte nachts nach dem Essen Besuch von Kameraden. Aus Irrtum kam einer der Jünglinge ins Schlafzimmer der Schwestern, so daß beide aufs heftigste erschracken.

7. III. 1908. Im Bett ruhig, schläft bald ein, steht aber immer noch unter Erwartungsaffekt. Die Mama war ausgegangen am Abend und hatte gesagt, daß sie um 10 Uhr zurückkomme. Patientin war um 9 Uhr eingeschlafen, hörte 10 Uhr schlagen und erwachte, um sich zu vergewissern, ob die Mama da ist.

Hypnose: Es fällt ihr ein, daß an jenem Abend, als die Kameraden beim Bruder waren, diese vom Balkon, der sich am Zimmer des Bruders befindet, durch das Fenster in dessen Zimmer eingestiegen waren. Ihr Zimmerfenster befindet sich auf der anderen Seite des Balkons. Da habe sie gedacht, so könne man auch bei ihnen einsteigen. In der Angst habe sie schon einmal ein Bein am Fenster gesehen. Nachdem Patientin diese Szene erzählt hat, meint sie, sie könne nun wieder im Schlafzimmer mit der Schwester schlafen. Patientin hatte letzte Nacht allein in ihrem Zimmer geschlafen und schlief um 9 Uhr ein. Sie spüre im Bett keine Unruhe mehr. Patientin folgt getreulich dem Rat, sich täglich über tiefe Eindrücke der Mutter gegenüber auszusprechen. Sie fühlt sich nach solchen Aussprachen sehr beruhigt. Die Mutter unterläßt es, am Abend nochmals ins Schlafzimmer der Patientin zu gehen, um nachzusehen, ob sie schläft. Es geschah dies zur Kontrolle und es ergab sich, daß Patientin stets auf diesen Kontrollbesuch wartete. In der Hypnose traten keine Szenen mehr auf.

31. III. 1908. Es geht gut, Patientin ist glücklich, ruhig im Bett liegen zu können und nicht mehr von Unruhe und Angst gequält zu sein. Sie schlafe nun stets zwischen 9 und 9½ Uhr ein.

8. V. 1908. Schläft jetzt ohne weiteres ein, hört das Mädchen nicht mehr zu Bett gehen, schläft ruhig, weiß nichts von Angstträumen, hat auch keine Angst mehr, in dem früheren Schlafzimmer zu schlafen.

Ich sehe die kleine Patientin hie und da, die Schlafstörung ist dauernd beseitigt.

Diese Erwartungangst beim Einschlafen kann sich in unerträglicher Weise steigern und zu den fürchterlichsten Verzweiflungsszenen führen. Schon wenn sich solche Patienten anschicken, die Nachtruhe aufzusuchen, drängt sich ihnen die Angst auslösende Vorstellung auf, daß sie nicht einschlafen, heute gar nicht oder überhaupt nicht mehr schlafen können. Oder die Angst ruft die peinlichen Vorstellungen wieder hervor, die den Patienten stets am Einschlafen hindern. In der Regel ist es so eine Art Erwartungsaffekt, also ein Angstaffekt, der zunächst die verdrängte Angst assoziativ anregt und diese zieht die zugehörigen Vorstellungen nach sich. Noch deutlicher tritt diese Art der Auslösung hervor bei den Patienten, die sich mit der Angst zu Bette begeben, es könnte ihnen im Schlafe etwas passieren durch Einbrecher etc. oder sie könnten während des Schlafes einen Schlaganfall erleiden. Oder es ist die Angst, sie könnten am Morgen verschlafen, bei Kindern z. B. sie kämen zu spät zur Schule oder sie könnten die verschiedenen Schularbeiten, häufig noch etwas auswendig zu lernen, nicht mehr fertig bekommen oder sie kämen zu spät zum Zug, zum Tram etc. etc. Eine solche Erwartung löst unter Umständen starke Angstgefühle aus und verhindert die Patienten am Einschlafen. In anderen Fällen ist es eine direkte Übertragung von unterbewußt aufgespeicherter Angst auf einen Zeitpunkt, auf eine Person, auf gewisse Umstände oder gewisse Räume etc. Es gibt hier eine außerordentlich große Mannigfaltigkeit von Übertragungsmöglichkeiten, die von der scheinbar zufälligen Art der Übertragung abhängen. Ich sage scheinbar: denn die Übertragung hängt immer wieder von einer Reihe von Determinanten ab, die sich aus den der Neurose die Übertragungsrichtung gebenden unterbewußt gewordenen Komplexen ergeben. So bekommen manche Patienten scheinbar ohne äußere Veranlassung am Abend zu gewissen Zeiten ihre Angstgefühle. In der Analyse zeigt sich dann stets, daß eben zufällig zu gewissen Zeiten bestimmte Erlebnisse stattfanden.

Als einen weiteren Fall, wie Angstempfindungen, die von Jugend auf akkumuliert wurden und schließlich in bestimmter Weise übertragen werden, möge der früher in der Festschrift zu Forels 60. Geburtstage zitierte Fall 4 (Frau B. S.) aus Band XIII, Journal für Psychologie und Neurologie Platz finden. Hier traten die Angstzustände besonders auf, wenn der Mann am Abend abwesend war und nicht auf die Minute nach Hause zurückkehrte. Es kam da, ausgelöst durch die Erwartungsangst zu den schrecklichsten Angstszenen. Auch hatte die Patientin infolge der Übertragung der Angst auf das Schlafzimmer niemals gewagt, dieses allein zu betreten.

Fall 35: Frau Bertha S., geb. 1887.

Der Ehemann der Patientin kommt und klagt, er befände sich in einer verzweifelten Lage. Seine Frau leide an Angstzuständen, die besonders des Nachts auftreten, wenn er abwesend ist. Läßt er sie allein, so trifft er sie bei seiner Rückkehr in hellster Verzweiflung, wenn er nicht auf die Minute pünktlich nach Hause kommt. Sie macht ihm dann die heftigsten Vorwürfe, weil er sie allein gelassen hat, sie könne nicht allein bleiben, besonders nicht allein am Abend das Schlafzimmer vor lauter Angst betreten. Der Zustand steigere sich immer mehr und mehr und sei für ihn absolut unerträglich geworden. So sehr er seine Frau liebe und an ihr hänge, er könne unmöglich so weiter leben. Sein Beruf zwinge ihn zu Reisen und dieser sei so anstrengend, daß er auch der Erholung im Freundeskreise bedürfe. Beides werde ihm immer mehr unmöglich. Er könne diese Verzweiflungsszenen nicht mehr ertragen, zumal seine Frau auch am Tage immer mehr nervös gereizt und empfindlich werde. Da ihm bis jetzt keine Hilfe wurde, so lebe er selbst in einem Kampfe mit sich, wie er sich von diesem für ihn unerträglich gewordenen Leben befreien könne. Am 19. VIII. 07 gibt mir Patientin selbst an, daß sie den ganzen Tag hindurch ängstlich sei und daß die Angst nur schwinde in Gegenwart des Mannes. Sie leide unter großer Schreckhaftigkeit. So erschrickt sie schon, wenn plötzlich die Türe geöffnet wird; besonders stark wird die Angst gegen Abend, wenn sie weiß, daß der Mann abwesend sein wird. Patientin hat viele Angstträume und litt darunter schon von früher Jugend an.

Ihre Mutter sei stets sehr aufgeregt gewesen wegen jeder Kleinigkeit. Das habe Patientin selbst ängstlich gemacht und sie sei schon als Kind erschrocken, wenn die Mutter zu ihr kam. Patientin leidet unter der Angst, sie könne sterben, besonders wenn sie im geringsten etwas an sich spürt. Auch hat sie Angst, ihr Mann oder ihr zweijähriges Kind könnten sterben. Kirchengeläute, das Sehen eines Friedhofes macht sie schwermütig. Alles, was die Kirche angeht, macht sie traurig. Vor 9—10 Jahren starben die Großeltern; vor 3—4 Jahren ein Bruder. Alle sah sie tot. Lange Zeit mußte sie darüher nachdenken und wenn sie die betreffenden Räume sah, in denen jene tot gelegen hatten, wurde sie daran erinnert. Mit 9 Jahren wurde sie durch ein Dienstmädchen sexuell aufgeklärt, hatte stets Angst vor dem Heiraten und für schwangere Frauen. Von ihrer sexuellen Aufklärung sprach sie in harmloser Weise in der Schule. Es gab eine große Geschichte; man schaute auf sie herab. Sie lebte ein Jahr lang in großer Angst, war unglücklich, fühlte sich verlassen, falsch verstanden und hielt sich dann selbst für ein schlechtes Kind. In jener Zeit erlebte sie einen großen Schrecken in einem dunklen Gang ihres Hauses und durch den Tod der Großeltern. Einige Zeit danach, ca. 10 Jahre alt, durchlebte sie einen sehr schreckhaften Traum. Die Großmutter, die sie stets verspottet hatte, weil sie nicht spanisch verstand (Patientin lebte in Spanien) erschien ihr im Traum. Sie erwachte mit heftigem Herzklopfen. Sie erinnert sich noch, daß ihr der Tod der Großmutter — Patientin ca. 10 Jahre alt — einen sehr starken Eindruck gemacht hat. 20. VIII. 07. Patientin gibt weiter an: Der Zustand habe sich seit 6 Monaten verschlimmert. Sie erwachte eines Nachts mit heftigem Herzklopfen. Da kamen ihr Sterbegedanken. Sie geriet in heftige Aufregung, verlor das Bewußtsein und die Sprache. Seitdem lebt sie in steter Angst vor der Wiederholung dieses Zustandes. Als Mädchen sei sie stets spät eingeschlafen, dann bald wieder erwacht und dann 1—2 Stunden wach geblieben, stets mit dem Angstgefühl, ob sie etwas höre, ob nicht jemand laufe. Hörte oder sah sie etwas, wenn sie im Bette lag, so ging sie unter die Decke und wagte nicht zu atmen. Seit jener Nacht mit dem Anfall von Herzklopfen muß ein Licht in ihrem Schlafzimmer brennen. So lange sie jetzt verheiratet ist (drei Jahre) leidet sie an Schlaflosigkeit infolge von Angst, wenn der Mann fort ist. Die Analyse weiterer Schrecken ergibt: Mit drei oder vier Jahren soll sie beim Baden ins Wasser gefallen sein. Sie war verschwunden. Sie habe stets Angst vor dem Wasser, besonders vor großen Flächen. So ist es ihr unheimlich auf einem See zu fahren. Mit 16 Jahren badete sie mit ihrer sechsjährigen Schwester, da wurde Patientin von den Wellen weggerissen. Sie erschrack heftig, meinte, sie komme nicht mehr herauf. 21. VIII. 07. Gestern und heute ruhiger, keine Angst. Hypnose gelingt. Patientin ist leicht in Halbschlaf zu versetzen, lernt schnell die sich einstellenden Bilder beobachten und im Schlafe zu sprechen. Sie erschrickt plötzlich im Anfang und erwacht, sieht dann die Gegend, wo sie ihre Kindheit zubrachte. Plötzlich sieht sie sich dann, vier Jahre alt, in einem Flußbad, sieht Goldfische, will einen fangen, fällt ins Wasser und erschrickt. 22. VIII. 07. Patientin hat keine Angst mehr. Sie erzählt heute, sie habe von jeher Angst gehabt, wenn sie einschlafe, so könne sie nicht wieder erwachen. Diese Angst hatte sie im Anfang auch vor dem Hypnotisieren. In den letzten Tagen sei die Angst vor dem Einschlafen verschwunden. Mit 9 Jahren habe sie einmal 10 Cts. entwendet, um sich Mandeln zu kaufen. Darüber habe sie sich Jahre hindurch starke Gewissensbisse gemacht. Hypnose: Durchlebt eine Szene, wie sie, 9 Jahre alt, ihre kleine Schwester auf einen Berg trug. Patientin wollte dort Blumen holen. Dort gab es gefährliche Schlangen. Sie durchlebt die Angst, die sie vor diesen hatte und spürt eine innere Unruhe. Dann sieht sie, wie sie am gleichen Tage damals ein totes Tier gefunden hat. Das begrub sie. Es machte einen tiefen Eindruck auf sie. Dann sieht sie Szenen, wobei die Großmutter eine Rolle spielt, dann die Szene, wo sie die 10 Cts. entwendete. Dann fällt ihr ein, die Angst vor dem Nichtwiedererwachen komme daher: Als Patientin 8 bis 9 Jahre alt war, habe die Mutter von der Schlafkrankheit erzählt. Da habe sie Angst bekommen. An die Szene selbst erinnert sich Patientin nicht. 23. VIII. 07. Patientin schläft nachts ohne Angst ein und schläft ordentlich. In Hypnose sieht sie sich, wie sie sich als sechsjähriges Kind mit einem Glase schneidet und darüber heftig erschrickt. Dann wie ihr — 3—4 Jahre alt — ein heißes Bügeleisen auf den Arm fällt, 10 Jahre alt, sieht sie, wie die Kränze für den verstorbenen Großvater gebracht werden. Dann wird es ihr ungemütlich, sie bekommt Angst und sieht den Großvater auf dem Totenbett. 24. VIII. 07. Ging gestern Abend das erste Mal in die obere Etage des Hauses allein und ohne Angst zum Schlafen. Schlief die ganze Nacht sehr gut, ist innerlich ruhiger. Hypnose: Durchlebt, ca. 9 Jahre alt, eine Angstszene, wie ihre jüngere Schwester zur Welt kam. Sie war damals aufgeklärt, erzählt sie wieder, hatte Jahre hindurch große Angst für schwangere Frauen. Dann durchlebt sie, 12 Jahre alt, die Szenen in der Nacht, als die Großmutter starb. Das Schlafzimmer der Großmutter war neben dem ihrigen. Sie wird durch ein auffallendes Geräusch geweckt, sie ruft die Mutter, eilt mit dieser an das Bett der Großmutter. Diese erlitt soeben im Schlaf einen Schlaganfall. Patientin wird von heftiger Angst überfallen, wie man so im Schlaf sterben kann. Nach dem Tode der Großmutter mußte sie in deren Schlafzimmer schlafen, hatte stets große Angst dort; trotz ihrer Klage darüber hatte ihre Mutter kein Verständnis dafür. Damals sei sie noch eingeschlafen, sei aber immer mit Angst erwacht. Die Großmutter war ihr im Traume erschienen und Patientin machte sich Gewissensbisse über das, was sie der Großmutter angetan, besonders, daß sie sie verspottet hatte. Die Szenen durchlebt sie in aller Deutlichkeit. Nach dem Erwachen gibt Patientin an, daß sie früher stets die Idee gehabt habe, sie wolle nicht einschlafen, sie könne am Ende nicht wieder erwachen. Infolge der Abreise der Patientin konnten weitere Analysen nicht vorgenommen werden und wurden Patientin Maßnahmen für ihre weitere Erholung gegeben. Patientin blieb frei von Angst, der Schlaf blieb gut. Die in all diesen Fällen nach dem Abreagieren sich einstellende Müdigkeit und sonstigen Erschöpfungssymptome verschwanden. Die letzte, das gute Befinden bestätigende Nachricht datiert vom 27. IV. 08.

Dieser Fall zeigt, wie der nächste auch, die Entstehungsweise dieser Zustände von frühester Jugendzeit an.

Der folgende Fall, Frau Beatrice S. hat ein ganz besonderes Interesse dadurch, daß die sehr starke, unterbewußt akkumulierte Angst zuerst auf Straßen und Plätze übertragen war und nun eines Tages in einem ganz bestimmten Moment auf den Schlaf, resp. auf die Fähigkeit des Einschlafens übertragen wurde. Diese Übertragung war einzig und allein nur dadurch möglich, daß für beide Zustände der hierzu nötige Determinanten-Unterbau vorhanden war.

Fall 36: Frau Beatrice S. von Z., geboren 1882, verheiratet seit 1903.

18. IV. 05. Patientin litt bis vor wenigen Monaten an Platzangst; sie konnte um keinen Preis allein ausgehen. Mit dem Schwinden der Platzangst trat eine Schlafstörung auf. Patientin kann nicht einschlafen und gerät in die heftigsten Angstzustände mit Verzweiflungsausbrüchen. Sie befindet sich in einem körperlich sehr reduzierten Zustand, sieht ganz bleich und hohlwangig aus. Über die Entstehung ihres Leidens macht sie folgende Angaben: Während einer Reise, die sie im Oktober 1901 unternahm, überfiel sie das erste Mal Platzangst. Schon vorher sei sie etwas nervös gewesen, habe starkes Kopfweh gehabt, es wurde ihr einige Male übel und war dabei stark deprimiert. Auf dieser Reise machte sie bei Verwandten, einem älteren Ehepaar in Genf, die ihr ganz fremd waren, einen Besuch. Sie schlief allein. In der Nacht hörte sie auf der Straße Rufe, sie erschrack heftig, hatte furchtbar Herzklopfen und entsetzliche Angst, sie fürchtete sich, allein zu sein. Am nächsten Tage reiste sie wieder zurück, traf unterwegs mit ihrer Mutter zusammen. Nach Hause zurückgekehrt hatte sie heftigen Darmkatarrh während acht Tagen, den Patientin selbst als offenbar nervöser Natur taxiert. Patientin ist durchaus nicht ängstlicher Natur, hat sonst nie irgendwelche Darm- oder Magenbeschwerden. Von damals an sei sie einige Zeit hindurch nur mit Unbehagen allein in Konzerte oder Theater gegangen. Sie konnte sich aber stets überwinden. Im ganzen Winter 1901/02, schon früher, besonders auf der Hochzeitsreise, seien bei ihr eigenartige Zustände aufgetreten; wie wenn

sie plötzlich sich in einem Traum befunden hätte, wie wenn sie sich selbst sprechen hörte und zwar ganz weit weg. Dabei sieht sie alles, was sie umgibt, eigenartig verschleiert, verändert. Dieser Zustand geht nach einigen Minuten vorüber. Er tritt auf, wenn sie durch viele fremde Eindrücke stark übermüdet wurde. Einen solchen Zustand erlebte sie bei einem Karneval auf einem großen Platze in Nizza. Sie erinnert sich, daß sie als Mädchen in den Entwickelungsjahren nach Masern solche Zustände hatte. Das erste Mal sei ein solcher Zustand in einem hiesigen Geschäfte beim Kauf einer Jacke aufgetreten. Was sie jedesmal in einem solch traumartigen Zustand sah, bleibt ihr besonders stark im Gedächtnis. So erinnert sie sich genau an jene Jacke, genau an die Gesellschaft, mit der sie in ein Konzert, in die Tonhalle ging. Auf dem Wege kam so ein Anfall, der im Konzert schnell verging. Sie erinnert sich an folgende Anfälle: Das erste Mal beim Kauf der Jacke. Sie sei damals bleichsüchtig und müde gewesen, das lange Auswählen ermüdete sie noch mehr. Dann im Frühling 1898 beim Mittagessen. Da sagte der Vater zu ihr: „Geh zu, was erschrickst Du so leicht, was machst du dann, wenn Du in England bist?“ Sie sei erschrocken, weil es ihr plötzlich ängstlich komisch wurde, wohl wie beim Ohnmächtigwerden. Das dritte Mal auf dem Wege zum Konzert und nach der Genferreise. Das vierte Mal auf einem Ausflugsort beim Kakaotrinken. Es waren viele Leute da, es war sehr heiß, sie hatte am Nachmittag zu lange geschlafen. Plötzlich trat das Gefühl wie Ohnmacht auf. Die Stimme wurde ihr fern, es ward ihr traumhaft. Dann am nächsten Tage wieder um dieselbe Zeit nach einem tiefen Mittagsschlaf beim Tennisspiel. Das Spiel war fast zu Ende. Trotzdem ihr die Situation so verändert, verschleiert war, gab sie die Bälle richtig zurück, zählte richtig und ließ sich nichts merken. Sie setzte sich dann hin, es war gleich wieder gut. In Nizza, das war das sechste Mal, sei es fürchterlich gewesen. Der Zustand dauerte lange; sie konnte dazwischen essen und alles tun, habe sehr blaß ausgesehen. Als sie dann in ihr Zimmer kam, war der Zustand plötzlich weg. Seitdem kam der Zustand höchstens einmal wieder. Sie hatte ein momentanes eigentümliches Gefühl.

In diesen Zuständen sei ihr Bewußtsein überklar, sie höre sehr scharf und alles, was in diesem Zustande passiert, bleibt ihr besonders scharf im Gedächtnis. Sie sieht alles klar, aber doch komme es ihr fremd vor. Das Hören und Sehen ist ihr ganz komisch. Das Gefühl, das sie beherrscht, kommt von der komischen Situation und den komischen Eindrücken. Der Zustand tritt momentan beim Aussprechen eines Wortes ohne irgend eine Gefühlsänderung auf. Anfänglich sei sie beim Eintritt der Zustände erschrocken, es sei ihr gewesen, als müsse sie sterben.

Patientin erzählt: 13 Jahre alt habe sie eines Morgens beim Strümpfeanziehen auf dem Bettrand sitzend, sich gewippt; sie rutschte nach rückwärts aus, schlug mit dem Kopf heftig gegen die Wand, so daß sie den Schmerz noch längere Zeit spürte. Am nächsten Tage stieß sie sich in der Schule an die gleiche Stelle des Kopfes. Nach dem ersten Anstoße im Schlafzimmer sei sie heftig erschrocken. Es sei ihr ganz komisch geworden, sie habe zunächst nichts mehr gespürt, sei etwas bewußtlos gewesen, habe ihre Erzieherin starr angesehen, ihr ganz mechanisch gesagt, sie habe sich angestoßen. Dann habe sie fürchterlich geschrieen, daß man im ganzen Hause zusammenlief. Danach hatte sie nur Kopfweh. Nach dem Anstoß in der Schule am nächsten Tage sei nichts passiert. Von diesem Moment des Anstoßens an die Wand im Schlafzimmer seien ihr alle Gegenstände, die Strümpfe, die Umgebung etc., sehr genau im Gedächtnis. Auch das Gefühl, das sie damals hatte, so eine gewisse Starrheit, war in gewisser Weise dem Gefühl in ihrem traumartigen Zustande ähnlich. Diese Gefühle haben mit der Menstruation nichts zu tun. Diese ist stets ganz normal und ohne Beschwerde. Patientin erinnert sich, daß man sie mit 5 Jahren mit in die Folterkammer des Landesmuseums genommen habe. Sie sei ganz entsetzt gewesen und habe noch ihre Aufmerksamkeit in ängstliche Spannung versetzt, so daß es ihr heute noch gräßlich ist, daran zu denken und fürchterlich, dorthin zu gehen. Nur wenn sie sich sehr wohl fühlte, habe es ihr nichts gemacht, dorthin zu gehen. Mit 17/18 Jahren wäre sie fast ertrunken, dann fast mit dem Rad unter ein Pferd gekommen, auf dem See fast mit einem Motorboot zusammengestoßen. So habe sie noch eine

Reihe von Schrecken erlebt, wie jemand vor ihrem Hause erstochen wurde, dann wieder einer erschossen wurde, wie sie dabei war, als jemand ertrank — in Zeiten wo sie in nervöser Hinsicht sehr gut daran war, ohne daß sie eine Wirkung auf sie gehabt hätten. Sie sei früher auch als Kind von größter Gemütsruhe gewesen. So habe, als sie in die 6. Klasse ging, der Blitz in ihr Schulhaus eingeschlagen. Sie sei ganz ruhig aufgestanden und habe nachgesehen, ob etwas passiert sei. Während ihrer Gravidität zwischen dem 5. und 6. Monat sei sie in Bern gewesen. Der Mann sollte am nächsten Tage zum Truppenzusammenzug. Sie war mittags eingeladen, dabei Patientin sehr aufgeregt. Nach Tisch mußte der Mann fort — es war die erste Trennung für längere Zeit und diese fiel ihr furchtbar schwer. Sie fühlte sich vereinsamt bei fremden Leuten, bekam bei Tisch Herzklopfen, ging dann bei entsetzlicher Hitze im August nach Hause. Auf der Treppe zu ihrem Logis in Bern bekam sie das Gefühl, wie wenn das Herz still stehen wollte. Dieser Zustand sei nach jenem Ereignis in Genf mehrmals vorgekommen, auch jetzt noch hie und da käme es vor. Es sei ihr dabei, als wenn sie sterben müsse, hat einen sehr frequenten Puls und Todesangst. Als der Mann hinzu kam, war alles vorbei. Es sei die Angst des Alleinseins gewesen. Seitdem sei die Angst, nicht allein über die Straße gehen zu können, aufgetreten. Sie ging nicht mehr allein über die Straße, weil sie dachte, das Herz setze wieder aus. Einen ähnlichen Zustand habe sie im Sommer 1902 durchgemacht dadurch, daß sie sich beim Tennisspielen in größter Hitze bei einer 5—6stündigen Tour überanstrengt hatte. Diese Platzangst blieb bestehen bis zum 3. III. 05. Auf einmal hörte sie wieder auf, dagegen hatte sie in der Nacht vom 2./3. III. 05 nicht einschlafen können. Sie hatte sehr viel gesprochen, war nachmittags und abends in Gesellschaft und dabei in sehr ausgelassener Stimmung. Mit einem Male sei die Angst, sie könne nicht einschlafen, über sie gekommen, indem sie dachte, diese wäre noch schlimmer als die Platzangst. Von dieser Zeit bestand diese Angst fort, hingegen war die Angst, nicht über die Straße gehen zu können, dauernd verschwunden.

Hypnose gelingt sofort. Sieht sich sogleich im Landesmuseum, in dem Raum, in dem die Folterwerkzeuge sich befinden. Sie ist 5½ Jahre alt und hatte Angst gehabt, als sie damals hineinging. Sie sieht alle Details und erinnert sich an Gespräche, die sie vor zwei Jahren hörte und die sich auf Folterprozeduren bezogen haben. Sie sieht eine ganze Masse von ausgestellten Gegenständen und verfolgt im Schlaf den Weg, den sie im Landesmuseum gingen. Dazwischen sieht sie sich im Tonhallegarten, wo sie in jenem Alter oft gewesen sei. Dann sieht sie sich wieder am Eingang des Landemuseums. Sie sieht dort wieder die Folterwerkzeuge, eine Masse Details. Es ist ihr dabei jetzt gerade so ungemütlich wie damals. Patientin ist im Schlaf sehr aufgeregt, dann klagt sie über einen Schmerz über dem rechten Auge. Gefragt, ob sie den schon öfters gehabt habe, sagt sie: Dieser Schmerz sei schon öfters nach Ärger und Aufregungen aufgetreten. Patientin wacht von selbst auf.

15. V. 05 Gestern nach der Analyse den Nachmittag noch erregt, ängstlich, hatte Herzklopfen. Am Abend ruhig, schlief gut, hat ruhige, angenehme Träume. Heute Stimmung gut. Patientin erzählt, daß ein Jahr vor der Genferreise ihr jüngerer, ihr sehr zugetaner Bruder, infolge Überanstrengung Herzattacken hatte, an Herzklopfen und Schlaflosigkeit litt und ihr darüber sehr genau berichtete. Patientin war damals längere Zeit in Aufregung für den kranken Bruder. Jener Angstzustand in Bern passierte am letzten Tage des dortigen Aufenthaltes. Hierher zurückgekehrt, war es ihr oft schlecht, hatte meist Puls über 100, konnte monatelang nicht aus dem Hause heraus, wollte keine Treppe mehr steigen, weil sie Angst hatte, ihr Zustand könnte wieder kommen. Ungefähr einen Monat vor der Geburt, November 1903, war Patientin mit einer Freundin in der Wohnung. Kurz vorher war ein junger, mit der Familie befreundeter Arzt gestorben und dies sehr plötzlich. Das machte auf Patientin einen sehr tiefen Eindruck. Die Freundin ging fort. Patientin war ruhig und fürchtete sich nicht, trotzdem sie allein in der Wohnung blieb und auch die Köchin ausgegangen war. Nun trat sie hinaus in den noch nicht beleuchteten Korridor. Es war ihr unbehaglich geworden, allein zu bleiben, sie wollte dem Mann telephonieren. Das Telephon ging nicht. Es war eine Betriebsstörung, man machte falsche Verbin-

dungen und das regte sie stark auf. Der Korridor war noch dunkel, und wie sie so in erregter Spannung am Telephon steht, ertönt ein Krach in der Küche, wie wenn ein Teller oder eine Schüssel heruntergefallen wäre. Sie erschrak aufs heftigste, dachte einen Moment, es könnte ein Fremder in der Küche sein. Sie ergreift den Schlüsselkorb und stürzt in heftigster Angsterregung zwei Treppen hinunter und läutet bei den Hausleuten. Hiervon, sagt sie, wisse sie eigentlich nichts mehr, ebenso nicht, wo sie den Schlüsselkorb erwischt habe, auch nicht, wie sie die Treppe herunterkam; aber noch weiß sie, daß sie bat, man möge den Mann telephonisch rufen und sie gab die Nummer richtig an. Wie sie ins Zimmer gebracht wurde, weiß sie nicht mehr, wohl aber, daß sie dann auf dem Sofa saß und nach einiger Zeit mit dem Kinde dort spielte. Nach einiger Zeit kam der Mann nach Hause, sie ging mit ihm langsam die Treppe hinauf, dann beruhigte sie sich. Nach diesem Schrecken wurde es ihr allabendlich um diese Zeit, wenn sie allein war, ungemütlich. Sie wurde infolgedessen nicht allein gelassen. Nach und nach konnte Patientin am Nachmittag nicht allein sein, dann den ganzen Tag nicht und schließlich innerhalb vier Wochen ganz und gar nicht mehr allein bleiben. Es erfolgte nun die Geburt und sie mußte in einem fort von einem ihrer Angehörigen umgeben sein. Nach dem Wochenbett bis Oktober 1904 ist Patientin nie allein ausgegangen. Zunächst mußte sie stets ein Familienmitglied begleiten, später genügte ein Bekannter. Hatte sie sich verabredet und die Verabredung wurde nicht eingehalten, so trat ein Angstzustand auf, so daß sie in der Folgezeit schon bei jeder Verabredung Angst bekam. Direkt nach dem Wochenbett hatte sie Angst vor dem Spazierengehen, vor dem Fahren in der Eisenbahn, weil sie nicht gleich heraus konnte. Bei allen Versuchen, sie zum Alleinbleiben zu erziehen, ist sie fast vor Angst gestorben. Vom Oktober 1904 an trat langsam eine Besserung ein. Patientin suchte sich durch Klavierstunden möglichst stark abzulenken. Seit Juni 1904 konnte sie mit einem Male allein zu Hause sein, sie wurde abgelenkt durch eine Erkrankung des Kindes. Dann konnte sie zuerst allein zu den Eltern gehen, dann Kommissionen machen, aber heute kann sie noch nicht allein in der Eisenbahn fahren, wohl aber im Tram. Im Herbst 1904 sei sie viel erregt gewesen, innerlich unruhig. Es quälte sie der Gedanke, sie könnte jemanden etwas tun. Hatte in der Zeitung von verschiedenen Verbrechen gelesen, worüber sie sich stark aufregte. Sie sprach mit niemanden darüber und lebte oft, besonders nachmittags, in der Angst, sie könne geisteskrank werden.

Die Schlaflosigkeit zeigte sich so, daß sie meist schon am Morgen beim Aufstehen daran denken müsse, ob sie schlafen werde und sie müsse daran denken, wie wenn das eine fixe Idee wäre. Abends im Bett ist es so, als wenn sie dabei bewußt sein möchte, um das Gefühl des Einschlafens zu haben. Das geht so, bis sie der Schlaf übermannt.

Dann kamen die Gedanken, sie könne überhaupt nicht mehr schlafen, was dann mit ihr werden solle. Schlief sie ein, so konnte sie bis ½11 Uhr vormittags schlafen, schlief sie von ½12—½7 Uhr, so war die Stimmung danach gut, schlief sie von ½2 Uhr bis gegen 9 Uhr, so war sie, auch wenn sie mehr geschlafen hatte, deprimiert. Das hänge von den schweren Gedanken ab, die sie vor dem Einschlafen hatte und die nach dem Erwachen wieder kamen. Dazu kam auch die Angst vor dem Nichteinschlafenkönnen am Mittag oder nachts. Patientin machte sich Gedanken, sie müsse ins Wasser, wenn sie nicht schlafen könne. Ein Witzwort konnte sie über die Zustände hinwegbringen und sie schlafen lassen. Sie weinte und schluchzte vor dem Einschlafen und war entsetzlich deprimiert.

15. V. 05. Hypnose, nachmittags 2 Uhr 15. Sieht zuerst etwas undeutlich, es ist wieder das Landesmuseum, ist vor dem Eingang des Raumes, in dem die Folterwerkzeuge sich befinden. Sieht alle Gegenstände, das ganze Inventar des Raumes, durch das Fenster die Umgebung des Landesmuseums, alles bis ins kleinste Detail. Sieht sich, wie sie 5½ Jahre alt ist, mit ihrem Kinderfräulein in dem Raume. Alle Bilder ziehen sehr rasch vorüber. Dann kommt es ihr vor, als wenn sie vom Ref. sehr weit fort wäre; es ist ein furchtbar unangenehmes Gefühl, sieht etwas, kann es aber nicht erkennen. Hat starkes Angstgefühl, alle Glieder sind ihr schwer, es ist ihr, wie wenn jedes noch mal so groß und schwer wäre, hat 108 Pulse. Patientin erwacht, wird trotz ihrer Erregung wieder ein-

geschläfert. Sieht sich jetzt an einer bestimmten Straße. Es wird ihr bewußt, es hat ihr jemand etwas von einer Krankheit Elephantiasis erzählt, wo alles so groß wird — sie war 10 oder 11 Jahre alt — und das hatte einen starken Eindruck auf sie gemacht. Sie sei erschrocken, als sie das hörte und hatte etwas Angst. Ihre Mutter sei dabei gewesen, eine Frau Sch. habe das erzählt. Sie sieht die Szene auf der Straße ganz genau. Jetzt wird es ihr besser. Puls 96. Nun klagt Patientin über Kopfweh, wie sie es vor ihrer Reise nach Genf bei ihrem Aufenthalt am Thunersee hatte. Sieht sich im Bette liegen, es regnet draußen, Patientin lächelt im Schlafe; sie sieht den Misthaufen vor dem Fenster, der bei Regenwetter schlecht roch. Der ganze Kopf tut weh. Sieht am Thunersee das Zimmer, den Koffer ihrer Schwester, sonst nichts. Sie habe damals 14 Tage lang Kopfweh gehabt, hatte viel Aufregung durchgemacht, infolge einer Liebesaffäre. Damals 18 Jahre alt. Sie war sehr verliebt, der Geliebte krank, so daß eine Heirat ausgeschlossen war. Das kostete ihr viele innere Kämpfe. Nach eingehender Aussprache war das Kopfweh verschwunden und es blieb nur noch ein Druck. Jener Sommer am Thunersee komme ihr so fern vor und doch war er vor der Reise nach Genf. Patientin fühlt sich nach dem Erwachen viel ruhiger als gestern. Nach dem Schlafe erzählt Patientin, das Gefühl von der Elephantiasis, von schweren und großen Gliedern, als werde ihr alles, der ganze Körper und der Kopf mehr als doppelt so groß, dieses Gefühl habe sie zuweilen vor dem Einschlafen gehabt. Die Szenen von der Folterkammer seien heute beim Abreagieren viel schneller vorübergezogen als gestern, es sei sehr rasch gegangen; die Szene mit der an Elephantiasis leidenden Frau sei langsam vorübergegangen. An diese Geschichte hätte sie nicht mehr gedacht.

16. V. 05. Schlief gestern Nacht nicht fest ein, nur im leichten Schlafe träumte sie von der Folterkammer, wachte dann auf und blieb einige Zeit schlaflos, war sehr stark ängstlich aufgeregt, hatte Angst, sie könne überhaupt nicht mehr einschlafen.

Hypnose: Die Glieder werden ihr schwer, lange nicht mehr so wie gestern, hat etwas Angstgefühle, beides schwindet gleich wieder. Nach wenigen Minuten ist es ihr sehr behaglich. Ich versuche, Patientin suggestiv nach Genf zu versetzen. Bald sieht sie den Hauseingang des Hauses, in dem sie dort wohnte, die Treppe, dann ist sie gleich ganz oben in der Wohnung, dann sieht sie den Platz vor dem Hause, dann ziehen ganz schnell eine Reihe von Bildern von Genf an ihr vorüber, dann eine Bildergalerie, in der sie vorher mit ihrer Mutter war. Auf die Suggestion, daß sie sich im Schlafzimmer befinde, stellt sich immer wieder der Hauseingang und undeutlich die Treppe ein. Dann sagt Patientin, sie habe das Gefühl, als habe sie oben im Gehirn ein elektrisches Lämpchen, das sie daran hindere, einzuschlafen; sie sei so müde und doch im Kopf so wach, so daß sie nicht einschlafen könne. In der folgenden Hypnose wird der Schlaf vertieft und nochmals suggeriert, daß Patientin die Szenen von Genf durchlebt, die auf sie eingewirkt haben. Patientin tendiert in tiefen Schlaf zu verfallen, erschrickt, als ich wieder anfange mit ihr zu sprechen und erwacht.

17. V. 55. Hat letzte Nacht gut geschlafen, aber sehr viel geträumt.

Hypnose: Sieht sofort das Landesmuseum, sie habe dort alles gesehen, aber furchtbar schnell, auch die Folterwerkzeuge, empfand dabei aber keinerlei Erregung. Die Folterwerkzeuge beschäftigen sie noch, aber nicht mehr deutlich. Dann sah sie ihre Wohnung, deren Korridor, sich selbst im achten Monat der Schwangerschaft. Dann sieht sie das Eßzimmer am Tage. Eben habe sie das Gefühl gehabt, daß sie sich im Eßzimmer ärgere. Dies Gefühl verstärkt sich nun, sie sieht nun, daß sich dieses Gefühl auf eine Verwandte bezieht. Jetzt ist es Abend, die Verwandte sitzt im Erker. Patientin sieht alles ganz deutlich. Da ist ein Blumentopf, da kommt ein Regenwurm heraus. Über diesen plötzlich erscheinenden Regenwurm sei sie sehr erschrocken. Der Topf sei immer schief gestanden, sie habe die Pflanze gepflegt und groß gezogen und sich gewundert, daß der Stock nicht gedeihen wolle. Als sie erschrocken sei (damals im achten Monat der Schwangerschaft) habe sie sich die Augen zugehalten, das habe die Verwandte gesehen und gesagt, das solle man nicht tun, sonst bekäme es das Kind.

Patientin habe sich darüber im Stillen sehr stark geärgert, daß man ihr dies gesagt und überhaupt so etwas glaube. Sie habe darüber mit niemandem gesprochen. Patientin spricht weiter und sagt im Schlafe, sie habe das Gefühl, daß sie am gleichen Tage sich über noch etwas geärgert habe. Zunächst weiß sie nicht über was. Dann taucht ihr das Bild auf: Sie waren bei Tisch, dem Mann sei nichts recht gewesen, sie wäre ihm nicht aufmerksam genug gewesen. Sie war aber in ihrem Zustand so ängstlich und gespannt, daß sie sich nicht hätte rühren können, auch sei es ihr oft schlecht gewesen. Der Mann (sonst das Muster eines Ehemannes) habe ihren Zustand damals nicht begriffen, eine Aussprache mit ihm nützte nichts, so machte sie alles mit sich ab. Die Szene mit dem Eßzimmer dauerte ca 15 Minuten, dann auf einmal sieht sie sich im Schlafzimmer. Es ist Nacht, das Kind ist da, auch die Wärterin, sie sieht alles ganz deutlich. Sie hatte schon geschlafen, sie sieht die Wickelkommode und das Nachtlicht, das Bett des Kindes sieht sie noch nicht — nach zwei Minuten ist dieses auch da. Nun kommt der Mann herein, es war eine Nacht ca. 4 Wochen nach der Geburt des Kindes, es ist 1 Uhr. Er hatte sie geweckt und machte ihr wegen ihres Verhaltens Vorwürfe. Hierüber hatte sich Patientin furchtbar geärgert, jetzt empfindet Patientin Kopfweh über den Augen, wie sie es stets habe, wenn sie sich ärgere und aufrege. Das Kopfweh besserte sich nach einigen Minuten. Diese Ärgerszene meint Patientin (das sagt sie im Schlaf) habe einen Einfluß auf ihren Schlaf gehabt, denn bis dahin habe sie nie schlecht geschlafen. Nachdem sie sich im Schlaf ausgesprochen, ist das Gefühl des Ärgers verschwunden. Sie erwacht. Im Wachen gibt Patientin an, daß sie ihrem Mann hiervon nie etwas übel genommen habe. Sie wußte, daß er ihren Zustand nicht richtig verstanden hatte, aber monatelang spürte sie einen Zorn damals in sich. An die Regenwurmgeschichte habe sie nie mehr gedacht. Nach einer halbstündigen Pause

Hypnose: Patientin sieht den Platz vor dem Hause in Genf, sieht das Haus von außen, dann sieht sie ihr Zimmer, sieht sich selbst darin. Es ist Dämmerstunde. Es sind zwei Zimmer, sie könne sich nicht ganz zurecht finden. In dem einen Zimmer ist der Vorhang kaput; ob sie in dem oder in dem anderen Zimmer geschlafen habe, könne sie nicht finden. Jetzt sieht sie den Zug, mit dem sie von Zürich abgefahren ist, die Mutter ist mit an den Bahnhof. Es reiste ein Herr mit, den die Mutter kannte und den sie ihr vorstellte. Patientin habe die Jugend gelesen. Der Herr erzählte ihr von Paris, er hat dort gelebt und sich sehr für Damentoiletten interessiert. Er fuhr nach Lausanne. Patientin stieg in Bern aus. Jetzt sieht sie, wie sie auf der Rückreise von den Verwandten in Bern in Empfang genommen wird. Bei diesen wohnte sie. Jetzt sieht sie das Zimmer in Bern, das sie bewohnte, sieht alle Gegenstände ganz deutlich. Jetzt assoziiert sie das Zimmer in Genf. Es waren zwei Zimmer, sie könne nicht finden, in welchem sie geschlafen habe. Die Läden sind in einem Zimmer heruntergelassen, die Fenster sind offen, darum hört sie nachts den Lärm. Sie kann nicht finden, wo ihr Bett steht. Den ersten Stock des Hauses sehe sie deutlich, den zweiten undeutlich. Jetzt sieht sie ihren Koffer, jetzt weiß sie, daß sie der Tante am anderen Morgen eine Bluse gezeigt hat, die aus einem indischen Shawl gemacht war. In einer Schachtel war etwas eingepackt, das müsse ihr Ballkleid gewesen sein. Der Koffer stehe da in einer Ecke, aber der müsse hinterm Bett gestanden haben vis à-vis war der Waschtisch. Jetzt sieht sie auch das Bett. Sie habe in jener Nacht unruhig geschlafen, weil sie zu viel gegessen hatte und zwar eine halbe Schüssel italienischen Salat, Schinken, dann furchtbar viel warme Kastanien, die sie selbst aus der Schale genommen hatte. Sie sei zwischen ½11 und 11 Uhr zu Bett gegangen, um ½2 Uhr ungefähr habe sie einen Schrecken erlebt. Die Türe nach dem anderen Zimmer sei offen gewesen, da müsse sie etwas an der Beleuchtung geniert haben, es sei ihr unheimlich gewesen. Eben sah sie alles, auch sich ganz deutlich, sie sei im Nachthemd außer dem Bett gewesen. Die Beleuchtung sei so komisch gewesen, es war ein altes Haus mit vielen großen Schränken. Als sie zu Bett ging, habe sie keine Angst gehabt, doch meint sie, sie habe in den einen Schrank geguckt, ob jemand darin sei. Das Zimmer sei nicht so ganz dunkel gewesen durch elektrische Lampen vor dem Hause. Jetzt sieht sie sich im Bett, sie träumt, sie liege in dem anderen Zimmer, vor dem es ihr etwas unheimlich war, und als nachts jemand auf der Straße schrie, habe sie gemeint, sie liege in dem Zimmer. Es war ein greller Ton. Die Szene geht nicht weiter.

18. V. 05. Sieht sich im Landesmuseum, es tritt Kopfweh über dem rechten Auge ein. Das Kopfweh steigert sich, es wird ihr furchtbar heiß, sie zuckt zusammen. Sie ist wieder im Landesmuseum, ihr jüngerer Bruder und ihr Dackel sind dabei. Es war ein furchtbar heißer Nachmittag. der Dackel ward plötzlich krank, darüber ist sie erschrocken. In ihrer Angst läuft sie zu einem Hundezüchter. Dann beruhigt sie sich, als es dem Dackel wieder besser ging. Jetzt geht sie durch eine Straße bei einem Hause vorbei, in dem eine Frau ermordet worden war. Es war ihr unheimlich, sie regte sich furchtbar auf, da ihr Mann als Bezirksanwalt den Mörder einzuvernehmen hatte. Sie hatte Angst, er könne ihm etwas tun. Auch jetzt regt sie sich darüber sehr auf. Als der Mann ihr erzählte, daß er den Mörder einvernehmen müsse, sei sie sehr erschrocken. Sie sieht den Platz auf der Straße, wo ihr der Mann das mitteilte; ihr Bruder war dabei.

19. V. 05. Als Kind habe sie 14 Tage lang nachts nicht einschlafen können, sie weinte jede Nacht, ließ aber auch ihr Kinderfräulein nicht schlafen. Kurz nach der ersten Geburt habe sie in der Zeitung gelesen, daß es ärger sei, eine Nacht nicht zu schlafen als drei Tage nicht zu essen. Das hatte Eindruck auf sie gemacht. Kurz danach ärgerte sie sich, ihr Mann wünschte, daß eine Verwandte zu Tisch geladen werde; Patientin hatte aber Zahnweh und fühlte sich nicht wohl. Am Abend habe sie in einer Nummer der Woche gelesen, da war der Mann nicht zufrieden mit ihr, weil sie sich nicht mit ihm unterhielt. Am Abend konnte sie nicht einschlafen. Da mußte sie immer daran denken, was sie in der Zeitung gelesen hatte. Sie schlief nicht ein bis ½3 Uhr und dachte dann immer, sie könne nicht mehr essen, nicht mehr schlafen, jetzt werde sie sterben, bekam Angstgefühl und geriet in starke Aufregung. Das war am 6. III. 04, in der Zeit, als sie noch stark an Platzangst litt. Man rief in der Nacht den Arzt. Dieser verordnete ein nasses Tuch auf Kopf und Herz und sie schlief dann ruhig und gut. Die nächste Nacht schlief sie nicht um die Welt daheim, sondern mit ihrem Gatten im elterlichen Hause. Die zweitnächste Nacht schlief sie wieder daheim — alles war vorbei. Genau ein Jahr später in der Nacht vom 2./3. März trat die Angst vor dem Einschlafen anhaltend auf, während die Platzangst am gleichen Tage verschwand. Patientin gibt weiter an, dass sie es nie habe ertragen können, wenn jemand im gleichen Zimmer schlief, während sie nicht schlafen konnte. Wenn der Mann neben ihr zuerst eingeschlafen war, konnte sie nicht schlafen. Sie komme sich stets dann so allein vor, es sei ihr unangenehm, zu wissen, daß andere schlafen. Hört sie dann einen Hund bellen oder einen Wächter rufen, so freut sie das.

Hypnose: Patientin sieht den Friedhof, es sei so etwas, was mit dem Grabe ihrer Schwester zusammenhänge. Sie sehe das Grab ganz deutlich. Sie war furchtbar traurig, nicht wegen der Schwester, wegen etwas anderem. Sie sehe sich ganz klein mit Zopf und kurzem Rock. Im Nebenhause haben Leute gewohnt, die eine Tochter verloren haben, deren Grab ist nicht weit von dem ihrer Schwester. Sie war ein junges Mädchen, Patientin kannte sie nur vom Sehen. Als sie ihr Grab sah, wurde sie sehr traurig, es mußte ihr damals irgend ein Gedanke gekommen sein, es sei ein so komischer Kranz auf deren Grab gelegen, es müsse ihr der Gedanke gekommen sein, sie müsse auch jung sterben. Patientin sei als Kind viel krank gewesen und habe immer gemeint, sie müsse auch mit 13 Jahren sterben, weil ihre Schwester auch in diesem Alter starb. Jetzt wisse sie, warum ihr die Zahl 13 stets so unangenehm gewesen sei, sie sei froh gewesen wie sie 14 Jahre alt war. Sie sei durchaus nicht abergläubisch. Die Zahl 13 habe sie immer geniert, aber jetzt fühle sie, daß es nicht mehr so ist. Nach 15 Minuten ist das Bild vom Friedhof verschwunden. Nach 4 Minuten fühlt sich Patientin ängstlich. Die Angst steigert sich, es sei die Angst vor dem Nichteinschlafenkönnen. Die Angst ist sehr stark geworden. Patientin sucht nach dem Grund, wann es ihr eingefallen sei, daß man nicht weiter leben könne, wenn man nicht schlafen könne. Sie hatten früher Goldfische zu Hause. Da sagte jemand, Fische schlafen nie. Da dachte sie sich, wie das wäre, wenn man nicht mehr schlafen könne, ob es das wohl gäbe? Patientin sieht zu Hause das Zimmer, sieht die Goldfische, sieht sich selbst, ungefähr 14 Jahre alt. Nach jenem Gespräch über das Nichtschlafen der Goldfische — sie waren in ihrem Zimmer — wurde sie eines Nachts erschreckt durch einen Goldfisch, der aus dem Glase herausgeschnellt war. Sie sei nicht aufgestanden, jedenfalls sei ihr der Schlaf damals schon lieber gewesen als der Goldfisch. Nach dem Schrecken sei sie nicht so schnell wieder eingeschlafen. Früher als Kind habe sie nie so gut geschlafen, wenn sie aufwachte, sei sie oft zwei Stunden wach gelegen. Den Fisch habe sie nicht zappeln gehört. Am Morgen habe sie den Fisch tot gesehen — da habe sie sich höchstens aufs Begraben gefreut, das habe sie stets feierlich gemacht. Es sei öfters vorgekommen, daß ein Goldfisch abging. In dieser Nacht muß ihr eingefallen sein, daß die Goldfische nicht schlafen, daran mußte sie öfters denken, auch in jener Nacht, wie der Fisch herausgeschnellt ist. Wie sie durch den Schrecken erwachte, sagte sie sich, „schlafen die jetzt wirklich nicht, wie kann es das geben, daß Lebewesen nicht schlafen"! Sie hat das Gefühl, daß noch etwas in ihr stecke, das sie am Einschlafen verhindere. Dann spricht sie im Schlaf weiter: Sie habe einmal in der Zeitung von einem Bauernburschen gelesen, der nur drei Stunden Schlaf nötig habe. Dieser wollte wetten, daß er gar nicht zu schlafen brauche. Er arbeitete zwei Tage durch, fiel dann um und schlief 24 Stunden. Das habe sie mit ca 17 Jahren gelesen. Da habe sie gedacht, wie ist das, wenn man gar nicht schläft? Das stand in der Zeitung, sie sieht sich zu Hause im Zimmer, wie sie diese Stelle liest und sieht deutlich die Stelle auf der zweiten Seite der Zeitung unten. Das habe sie oft beschäftigt, besonders wenn sie viel geschlafen hatte, sagte sie sich, wie kann man das nur; das sei ihr auch in den letzten Tagen eingefallen, aber es sei ihr nie recht bewußt geworden. Sie habe das in der Zeitung eines Mittags gelesen und es habe einen furchtbaren Eindruck auf sie gemacht, weil sie immer so viel habe schlafen müssen. Patientin fühlt sich noch nicht frei, es stecke sicher noch etwas in ihr.

20. V. 55. Patientin wurde letzte Nacht durch Klopfen an die Türe aus Versehen gestört. Sie klagte heute, die Beine tun ihr weh, wie wenn man recht müde ist, auch die Augen und der Kopf. So sei es ihr nach einer recht schlechten Nacht, auch die Arme, besonders der linke, tun weh, wie wenn man eine Influenza bekommt, so furchtbar müde. Patientin möchte einschlafen, kann es aber nicht. Es müsse ihr schon viel früher etwas passiert sein, warum sie nicht einschlafen könne. Das sei ihr schon einmal als Mädchen passiert und habe sie so aufgeregt. Jetzt empfindet sie einen nervösen Schmerz über der Nase, das habe sie früher schon gehabt, wenn sie übermüdet gewesen sei, dem sei einmal ganz sicher so gewesen. — Jetzt sieht sie sich zu Hause in ihrem Bett, sei allein im Zimmer, sei furchbar müde, sie könne aber nicht einschliefen. Es ist Nacht, es brennt kein Licht, sie könne nicht einschlafen, weil sie so furchtbar müde sei. Sie habe an diesem Tage zu viel Eindrücke gehabt, sie müsse von einer Reise heimgekommen sein und es müsse sie aufgeregt haben, daß sie nicht einschlafen konnte. Sie fühle jetzt die Unruhe, es muß schon sehr lange her sein, wann das war. Jetzt wisse sie, woher sie die Nasenschmerzen habe; es lebe hier eine Dame, die ist sehr nervös und die sagte, daß sie in der Nase die ärgsten Schmerzen habe. Das habe Patientin gehört und stellte es sich vor, wie sie müde war und nun bekam sie auch die Schmerzen, wenn sie müde war. Damals sei sie 12—14 Jahre alt gewesen. Diese Schmerzen habe sie noch in der letzten Zeit gehabt, wenn sie müde war. Daß sie nicht einschlafen konnte, das sei ihr ungemütlich gewesen, das sei nach jener Zeit mit den Goldfischen gewesen, aber noch ehe sie die verschiedenen Notizen in der Zeitung gelesen. Die Goldfische haben an jenem Abend keine Rolle gespielt. Am anderen Morgen habe ihre Mutter gesagt, das komme öfters vor, daß man nicht einschlafen könne, wenn man übermüdet sei. In der nächsten Zeit habe sie sich aus Angst, sich übermüden zu können, sehr in acht genommen. Daran habe sie längst nicht mehr gedacht. Gestern Mittag habe sie geträumt, es sei ½2 Uhr nachts und sie habe noch nicht geschlafen, sie wachte auf, sah daß es Tag war, und schlief sofort weiter. Gestern Mittag sei ihr plötzlich eingefallen, daß die Lehrerin in der französischen Stunde einmal von nuit blanche gesprochen habe. Damals sei sie 14 Jahre alt gewesen, da habe sie sich gefragt, wie das nur möglich sei, daß man eine ganze Nacht nicht schlafe.

22. 5. 05. Hypnose: Fühlt sich schwer und traurig, weint, ist sehr erregt, es ist der Abend, wo sie das erste Mal nicht hat einschlafen können, sie sei so furchtbar krank gewesen und niemand habe es geglaubt. Sie konnte nichts essen und nichts bei sich behalten. Es ist die Nacht vom 5./6. März. Das Nichteinschlafenkönnen komme von dem vielen Ärger. Sie habe des Nachts im Bett gelegen und nicht einschlafen können. Das war der Abend, wo sie in der „Woche" las. Sie war abgespannt und aufgeregt und da kam es zu jener Szene mit dem Mann, da habe sie gezittert und auch jetzt zittere sie wieder. Da sei in jener Nacht die Angst über sie gekommen, daß sie nicht mehr schlafen könne, sie habe wochen- und monatelang den Groll in sich hineingeschluckt. Jetzt sei sie vor dem Einschlafen unruhig, habe aber keine Angst mehr, jetzt komme die Unruhe heraus, die sie in sich aufgenommen habe. Nach 16 Minuten ist Patientin wieder ruhiger geworden. Sie habe das Gefühl genau so wie damals gehabt, daß sie niemand verstehe, sie sah ihren Mann und ihr Schlafzimmer. Sie habe gedacht, sie habe alles vergessen, worüber sie sich so geärgert habe. Am nächsten Morgen — das habe man ihr erzählt — sei sie so schwach gewesen, daß sie nicht mehr reden konnte. Da kam es zu verwandtschaftlichen Auseinandersetzungen. Die Verwandtschaft des Mannes hatte den krankhaften Zustand der Patientin nicht erkannt. Patientin durchlebt jetzt diese Szenen wieder, sieht, wie man sie verkannt hat und weint bitterlich. Patientin erzählt eine ganze Reihe von Szenen, in denen sie sich geärgert, dann wieder von Zeiten, in denen sie in ständiger Wut gewesen sei. Infolge dieser Erregungen hatte sie starke Kopfschmerzen, die sie auch jetzt wieder empfindet. Sie seufzt dabei und hält sich die Stirne. Sie ist sich klar darüber, daß die vielen Aufregungen die Ursache ihrer Schlafstörung sind, das ist ihr jetzt im Schlafe ganz deutlich geworden. Als sie die letzte Nacht vom 21./22. bis ½ 5 Uhr keinen Schlaf gefunden, habe sie sich immer mit ihrem Kinde beschäftigt und sich gefragt, was aus ihm werde. So lange sie das Kind gestillt habe, konnte sie es nicht lieben, mit dem Tage, wo sie es nicht mehr stillte, hatte sie es lieb. Das Stillen habe sie jedesmal so heruntergebracht und deprimiert; wenn sie in bestem Schlafe gewesen sei, habe sie dem Kinde Milch geben müssen. Nach 20 Minuten hält die Ärgerstimmung in der Hypnose noch an, dann durchlebt sie folgende Szene: In der Nacht vom 2./3. März habe sie nicht schlafen können, die nächsten Tage auch am Tage nicht, da sei sie furchtbar deprimiert gewesen. In diesen Tagen kam sie zu Besuch zu einer Verwandten; sie sei furchtbar müde gewesen und legte sich in das Zimmer der kleinen Kusine aufs Bett und versuchte einzuschlafen. Da kam eine Verwandte und kleidete sich in dem Zimmer um. Darüber habe sie sich sehr geärgert und sie konnte nicht einschlafen. Diese Szene durchlebt sie jetzt mit allem Ärger. Dann reagiert sie mit intensivstem Ärgeraffekt Szenen ab, zu denen es kam, weil ihr Zustand nicht erkannt wurde. Ihre Unentschlossenheit, ihr Wegbleiben von Vergnügungen wurde als schlechter Wille und Launenhaftigkeit taxiert. Patientin häufte all den Ärger in sich auf und sprach mit niemandem darüber.

Jetzt durchlebt sie diese Szenen mit äußerst heftigem Affekt, geradezu mit elementarer Gewalt. Patientin sagt selbst, so habe sie sich noch gar nie aufgeregt. Erst nach ungefähr einer halben Stunde wird sie ruhiger, sie fühlt noch das Kopfweh bis in den Hinterkopf hinauf wie damals.

23. V. 05. Patientin beruhigte sich nach der gestrigen Analyse und kam in guter Stimmung. Sie ging um ½9 Uhr ins Bett, schlief bis 6½ Uhr von 10 Uhr an — sie wurde durch ein Feuerwerk am Einschlafen gestört. Sie wisse, daß sie sich im Schlaf geärgert habe, das sei schon mehrmals in der letzten Zeit der Fall gewesen, besonders seit dem Abreagieren der Regenwurmgeschichte. Sie erwachte heute in sehr guter Stimmung.

Hypnose: Sie sieht das Landesmuseum, hatte sich zuerst geärgert, auch gestern mitten im Abreagieren der Ärgergeschichte sei das Landesmuseum aufgetaucht. Sie sei jetzt mit ihrem Mann ein großes Stück durch das Landesmuseum gegangen, sie könne alle Details angeben. Da an einer bestimmten Stelle habe sie sich geärgert, es könne aber nichts Schlimmes gewesen sein. Es wird ihr ganz klar, daß sie sich in zwei bestimmten Räumen geärgert hat. Im ersten Stock habe sie jemanden getroffen, den sie nicht leiden mag, wohl aber ihr Mann. Dazwischen fällt ihr eine lustige Geschichte aus ihrem 13./14. Lebensjahre ein. Dabei erinnert sie sich, daß sie in einer schlechten Stimmung im gleichen Raum gewesen war und ein anderes Mal vorher in bester Stimmung. Da habe sie gedacht, „o, wie vergnügt warst Du damals". Patientin sieht immer noch den gleichen Raum und ärgert sich. Jetzt sieht sie den anderen Raum im zweiten Stock. Die Sache steht im Zusammenhang mit einer Verwandten, mit der eine Disharmonie bestand. Im Landesmuseum habe sie als Schulmädchen ihre vergnügtesten Stunden verbracht, dann habe sie dort alles Unangenehme doppelt unangenehm empfunden.

Nachdem diese Szene 21 Minuten angedauert hatte, verläßt sie nun das Landesmuseum. Sieht sich vor dem Eingang, hat Stirnkopfweh, wie sie es nach Ärger gewöhnlich hat. — Nun befindet sie sich in Bern vor zwei Jahren mit ihrem Mann. Dort habe sie sich gründlich geärgert, sie habe aber Unrecht gehabt. Sie habe die Geschichte noch nicht, sie habe irgend etwas angestellt. Hier müsse sie angefangen haben, sich mit ihrem Mann zu zanken. Sie müsse irgend etwas vergessen haben. Sie wollte ins Theater, auf der Straße habe sie sich geärgert, da zankten sie sich über etwas, das sie vergessen hatte. Der Mann hatte gesagt, sie habe ihm die Laune verdorben, er möchte nicht ins Theater. Es muß etwas mit einem Stiefel gewesen sein, ein Stiefel spielt eine Rolle dabei, es seien sogar gelbe Stiefel gewesen, „ich glaub, die waren nicht geputzt". — So war es! Dafür sei sie verantwortlich gewesen, sie hatte es vergessen, dem Mädchen zu sagen. Patientin fühlt sich furchtbar müde. Dann sieht sie sich mit ihrem Mann in einen Wagen steigen, er war zu militärischen Übungen in Bern, war in Uniform. Sie waren eingeladen zum Mittagessen. Es war gräßlich heiß. Sie sitzen jetzt bei Tisch — sie sieht alles ganz deutlich, der Mann mußte früher fort, es war ihr nicht gut, es war so heiß, sie hatte Herzklopfen. Ein miteingeladener Kinderarzt, Dr. L., ging auch eher fort, sie habe einen „Mordsekel". Patientin schüttelt den Kopf und sagt: „Komisch, was mir einfällt". Ich sah gerade den Platz vor dem Bundespalais und wußte nicht warum. Dort wohnt die Gesangslehrerin Frau D.; deren Sohn habe ihr einmal stark den Hof gemacht. Den Kinderarzt Dr. L. sollte sie einmal bei Tisch als Herrn haben, da hat der D. die Karten vertauscht. Die Szene bei Tisch hält noch an, es wird dann undeutlich, Patientin ist müde und verfällt in etwas tieferen Schlaf. Nach drei Minuten bekommt sie starkes Angstgefühl, sie atmet schwer, dann schrickt sie leicht mehrmals zusammen, hält sich die Stirne, dann hält sie verschämt die Hand vor die Augen und sagt: Sie sehe etwas, es sei sehr delikat, sie könne es nicht sagen. Es sei ihr in Bern etwas furchtbar Unangenehmes passiert, sie habe die ganze Zeit schon Angst gehabt, daß es beim Abreagieren kommen werde. Eben habe sie sich darüber wieder aufgeregt, sie habe es so deutlich wieder gesehen, habe Herzklopfen gehabt. Es habe zwei Monate gebraucht, bis ihr Mann es aus ihr herausgebracht habe. Sie sei damals 19 Jahre alt gewesen. Es sei eine Gemeinheit, eine große Gemeinheit gewesen: Sie war zu einer Gesellschaft eingeladen und ein Herr sollte sie nach Hause bringen. Dieser, ein junger Mensch, führte sie einen falschen Weg und wollte sie überreden, mit ihm durchzugehen. Ein ihr gut bekannter Herr ging zufällig hinter ihr her, er erkannte die Situation und brachte Patientin nach Hause. Über diesen Vorfall habe sie sich monatelang nicht beruhigen können. Den Herrn habe sie erst in dieser Gesellschaft kennen gelernt. Jetzt habe sie den ganzen Abend sehr deutlich wieder durchlebt. Dieser Vorfall passierte kurz vor der Reise nach Genf im Februar 1902.

26. V. 05. Die letzte Nacht gut geschlafen, heute Mittag vor dem Einschlafen sei sie in ärgerlicher Stimmung gewesen. Nach einer Viertelstunde habe sie $1\frac{1}{2}$ Stunden gut geschlafen.

Hypnose. Nach einigen Minuten sieht sie das Landesmuseum, dieses verschwindet wieder. Dann empfindet sie Schmerzen in einem linken oberen Backenzahn. An diesem Zahn war der Nerv entzündet, infolge der Schmerzen konnte sie acht Tage nachts nicht schlafen. Dann empfindet Patientin Kopfschmerzen, dann Schmerzen hinterm Ohr, wie im Wochenbett. Nun wird es ihr ungemütlich. Dann bekommt sie ein Wutgefühl, dann wird es ihr Angst. Nun sieht sie den Mann, der sie entführen wollte so deutlich, daß sie in lebhafte Angst gerät. Sie durchlebt die Szene auf dem Ball selbst, wie er vom Heimbegleiten spricht, sie habe niemandem etwas sagen können, daß sie Angst habe, glaubte, er habe zu viel getrunken und werde auf der Straße wieder nüchtern werden. Der Vorfall habe sie furchtbar aufgeregt, monatelang habe sie eine Todesangst ausgestanden vor diesem Menschen. Immer befürchtete sie, sie werde ihm begegnen. Sie habe Angst gehabt bis zu ihrer Verlobung (Dezember 1905), das war ¾ Jahre nach dieser Entführungsgeschichte. Diese erzählte sie dann dem Bräutigam. Patientin durchlebt noch den Rest der Szene vom Nachhausegehen, von ihrer heftigen Erregung, wie sie unter dem Schutz des anderen ihr gut bekannten Herrn ins Haus gelangte, wie sie in heftigster Erregung die Treppe hinaufging, was sie gestern noch nicht abreagiert hatte. Der Mensch sei ihr ganz unheimlich gewesen, es sei ihr gewesen, als hätte er sie hypnotisieren wollen, eine solche Angst wie damals habe sie noch nie vorher ausgestanden. Bisher dauerte die Hypnose 15 Minuten, sie erzählt alles mit grosser innerer Erregung. Nachdem sie etwas ruhiger geworden und ruhig dalag, durchlebt sie einen heftigen Schrecken. Sie sieht sich auf der Straße am Thunersee, da fährt dieser unheimliche Mensch, es war ein Jahr später, im Automobil an ihr vorüber. Es habe ihr damals förmlich einen Riß gegeben. Jetzt nach Durchleben dieses Schreckens fühlt sie sich leichter. Diese ganze Geschichte habe sie immer gedrückt. Patientin wird ruhiger während des Schlafes und erwacht dann.

27. V. 05. Vormittag. Patientin schlief letzte Nacht nicht ein, lag aber munter und fidel im Bett, meinte sie habe die Schlaffähigkeit verloren, lacht heute darüber, da sie ja die Nacht vorher so gut geschlafen habe.

Hypnose. Sieht sich im Schlafzimmer bei den Verwandten in Genf. Es ist Nacht, sie liegt im Bett. Patientin ist innerlich sehr unruhig, aufgeregt, hat Angst, daß sie nicht mehr schlafen könne, die Genfer Szene verschwindet, sie erwacht.

Hypnose: Es ist wie vor dem Einschlafen, sie träume, aber sei doch wach. Es gehe ihr alles durcheinander, dabei sei sie innerlich unruhig. Es fällt ihr ein, daß ihr, wie sie 4—5 Jahre alt war, vor dem Einschlafen eine Menge Bilder vor den Augen außerordentlich deutlich vorbeizogen. Sie sei damals sehr müde gewesen, jetzt habe sie richtige Schlafangst. Sie sage sich: „Du bist zu müde und kannst nicht mehr schlafen".

In Genf konnte sie nach dem Schrecken wieder schlafen, vorher hatte sie wahnsinniges Herzklopfen, aber nach dieser Nacht habe sie das erste Mal das Gefühl, wie sie es jetzt hat, gehabt, so kaput, so deprimiert. Jetzt sehe sie die Szene von Genf wieder, aber die Szene gehe nicht vom Fleck. Jetzt entschlüpfe ihr alles. Es gelingt nicht, sie suggestiv zu beeinflussen.

27. V. 05. Nachmittags Hypnose 5.35 Uhr:

Patientin war bis vor kurzem innerlich unruhig, jetzt 5.38 Uhr ist sie ganz ruhig, jetzt kommt das Gefühl wie vor einem furchtbaren Schrecken. Sie zieht dabei die Füße in die Höhe, hebt die Schultern und ballt die Fäuste, ist in starker innerer Spannung. Patientin sagt, es wäre ihr wohl, wenn sie erschrecken könnte. Patientin sieht noch nichts, jetzt hebt sie die Hände empor, macht Greifbewegungen, fährt sich nach der Stirne, streckt die Füße, klagt über innere Unruhe. Sieht sich an einem hiesigen Vergnügungsort, es war 1893, sie hatte sich verlaufen, hatte damals fürchterliche Angst; der Papa war dabei. Wie sie fort wollten, bekam sie Leibweh. Sie ging zurück. In ihrer Todesangst ging sie um den großen Garten herum, statt zum Eingang, kam sie zum Ausgang. Es war Abend, sie war allein, kein Mensch war da, fühlte sich furchtbar verlassen, fand nicht das Klosett, schließlich entdeckte sie eine alte Dame. Der Vater wartete am Eingang und sie war am Ausgang. Damals hatte sie das erste Mal das Gefühl des Alleinseins gehabt. Von der Szene habe sie gar nichts mehr gewußt. Patientin wird ruhiger, die Beine zittern ihr noch (die Mutter erinnert sich an die damalige Aufregung, der Vater hatte nach Hause telephoniert).

28. V. 05. Gestern Abend nach der Analyse ruhiger. Ging um ½9 Uhr zu Bett, war ruhig, fing gleich an zu schlummern. Um 10 Uhr wurde sie durch Unruhe auf dem Korridor geweckt, sie wurde wach, blieb aber ruhig, war sehr müde. Um ganz sicher zu schlafen, nahm sie Veronal, konnte kaum mehr das Glas ab-

stellen und schlief ein, schlief tief bis 6 Uhr morgens, ist heute bei gutem Humor. Gestern direkt nach der Hypnose fiel ihr ein, sie habe oft geträumt, alle Leute seien fort und sie könne nicht nachlaufen, alle Leute seien schon zum Zuge, sie sei zu spät gekommen, sie könne sie nicht mehr erreichen.

Hynose: 11.12 Uhr. 11.18 klagt über Kopfweh, wie wenn sie den Kopf lange der Sonne ausgesetzt hätte, jetzt tue ihr das Gehirn ordentlich weh, es friere sie, es sei ihr schlecht. Es sei etwas, das mit ihrem Aufenthalt am Thunersee zu tun habe. Sie wisse aber noch nicht was. Sie sehe einen bestimmten Weg, dort sieht sie ihre Angehörigen. Sie erinnert sich, daß es ihr dort sehr schlecht war, weiß nicht warum und nicht, was da war. Die Kopfschmerzen dauern an, es ist ihr noch schlecht, es habe ihr etwas nicht gepaßt, sie habe an diesem Tage furchtbar melancholische Gedanken gehabt, es war ihr nicht gut, es war so garstiges Wetter. Es muß der Sommer gewesen sein, in welchem sie so viel Kopfweh hatte, es muß ihr irgend ein Gedanke mit dem Schlafe durch den Kopf gegangen sein. Da war sie sehr traurig, sehr verstimmt, da sagte sie sich, es ist ein Glück, daß sie schlafen könne, da vergesse man alles. Schlafen können sei die Hauptsache, man hatte sie geneckt, daß sie so viel schlafe. Sie sei jenen ganzen Sommer durch die Berner Entführungsgeschichte so traurig gewesen. Das war vor der Reise nach Genf. Nach 25 Minuten verschwindet die Szene, dann meint sie, es muß etwas sein, wie wenn ihr die Sonne stark auf den Kopf geschienen habe. So wie jetzt ihr Gefühl sei, sei es oft bei ihrem Aufenthalt am Thunersee gewesen; wenn sie dann ins kalte Wasser ging, hatte sie oft Kopf- und Leibweh. Jetzt sieht sie sich auf einer Bergpartie, war furchtbar müde, es war starker Sonnenschein, sie konnte mittags nicht schlafen und so ließ sie die ganze Gesellschaft (es waren 16 Personen) auf dem Heuboden nicht schlafen. Sie weckte ihren Bruder, indem sie ihm Selterswasser auf den Rücken goß. Die Partie habe sie gräßlich angestrengt, sie war übermüdet und die Nacht darauf habe sie eigentümlich geschlafen. Jetzt sieht sie sich beim Abstieg, unterhält sich mit einem Maler, der ihr philosophische Vorträge hält. Sie sieht die Sonne mit größter Genauigkeit, in der Nacht habe sie geschlafen wie bleiern. Sie habe das Gefühl jetzt ganz genau wieder so; dieses Gefühl habe sie öfters, aber nicht so stark, in letzter Zeit gehabt, so sei es ihr, wenn Kopf und Körper überreizt seien. Sie habe wie tot geschlafen. Die Szene verschwindet, die Kopfschmerzen nehmen ab, Patientin fühlt sich besser.

29. V. 05. Patientin erinnert sich, daß sie als Mädchen von 12 Jahren 14 Tage lang nicht einschlafen konnte, warum wisse sie nicht, aber sie ärgerte sich, wenn ihre Gouvernante schlief.

Hypnose: Patientin fühlt sich gleich aufgeregt, innerlich unruhig, sie sieht ihr Zimmer in der Sommerfrische am Thunersee. Sie ist allein. Da sei sie einmal furchtbar im Schlafe erschreckt worden. Einige Schritte von ihrer Wohnung entfernt hatte der Blitz eingeschlagen und es entstand ein kleines Feuer. Das durchlebt sie eben wieder. Sie sei damals mit entsetzlichem Herzklopfen aus dem Bett heraus, sei sehr erschrocken gewesen, meinte, es habe in ihr Zimmer eingeschlagen, war sehr aufgeregt und konnte sich lange nicht beruhigen. Jetzt habe sie die Szene genau durchlebt, aber erschrocken sei sie nicht. Über diesen Vorfall habe sie oft gesprochen. Patientin wird wieder ruhig nach 10 Minuten. Jetzt kommt sie nach Genf, sieht sich am Bahnhof in Bern, gleich darauf vor dem Hause des Onkels in Genf. Sie geht ins Haus hinein, die Tante empfängt sie, sie sieht alle Einzelheiten des Empfanges, sie geht die Treppe hinauf, jetzt ist sie im zweiten Stock. Da habe sie Heimweh gehabt. Nach dem Essen lag sie auf dem Sofa, neben ihr stand die Photographie ihrer Mutter, diese machte ihr Heimweh. Sie schlief unruhig, war übermüdet von der Reise. Am Abend vorher war sie in Bern im Theater, kam spät nach Hause. Am letzten Abend zu Hause in Zürich war sie noch in einem Konzert. Sie sieht sich in ihrem Zimmer, es ist Abend, dämmerig, nach und nach wird es dunkel. Es ist ihr unheimlich vor dem Zimmer nebenan, da steht so nichts darin wie der dumme Schrank. Sie schaute hinein, ob niemand darin sei. Jetzt wisse sie auch, warum sie immer unter die Betten schaute. Als Kind habe sie einmal eine Geschichte gelesen, daß einmal ein Toter unter einem Bette lag. Da habe sie von da an stets unter das Bett geschaut, bevor sie zur Ruhe ging. Dann sei sie eingeschlafen. Sieht sich in Genf im Bette liegend, schlafend. Sie wird unruhig, macht Greifbewegungen mit der rechten Hand. Plötzlich erschrickt sie, sie hört einen Pfiff auf der Straße — sie habe geträumt, sie liege im Zimmer nebenan. Jetzt habe sie das gleiche Gefühl, sie erschrickt wieder, es habe jemand geschrieen. Nach einigen Minuten erschrickt sie wieder. Nun wird es ihr schlecht (Puls 88), furchtbar schlecht. Sieht sich in Genf, sie stehe in ihrem Zimmer, es ist ihr ungemütlich, es sei ihr wie zum Brechen. Patientin atmet schwer, schnappt nach Luft, gähnt, ist innerlich unruhig, bewegt alle Extremitäten, Pulsfrequenz erhöht (90). Das Bild will ihr entwischen, kann es nur schwer festhalten. Es gelang ihr, das Bild festzuhalten bis zum Traume. Dann habe sie starke Angst und Herzklopfen bekommen, weil sie so allein war. Sie atmet schwer, gähnt und klagt über große Übelkeit.

30. V. 05. Vormittag. Gestern ging es gut. Sie habe von 10 Uhr abends bis 6¼ morgens geschlafen. Sie träume oft, sie könne nicht schlafen, besonders auch nach Tisch, so daß sie sich oft besinnen müsse, ob sie geschlafen habe oder nicht.

Hypnose: Patientin klagt über Schmerzen im Gehirn, in der Mitte der Stirne, sie habe ein Schwächegefühl im ganzen Kopf, es ziehe ihr die Stirne zusammen, der Kopfschmerz steigere sich, läßt dann nach bis er ganz verschwindet. Es stellen sich keine Vorstellungen ein.

30. V. 05. Nachmittags Hypnose: Patientin sieht nacheinander zwei Gemälde, die einen furchtbaren Eindruck auf sie gemacht haben, eines sah sie dieses Jahr wieder. Sie waren ganz komisch. Auf dem einen sah man einen Jungen hoch im Äther sitzen, auf einer Leiter, es hieß „Im Fieber". Das sah sie als Kind das erste Mal. Das andere Bild hieß „Die Schrecken des Todes". Die Eltern liegen auf der Leiche des Kindes; auch dies Bild sah sie als Kind. Es ergriff sie so stark, daß sie weggehen mußte. Auch jetzt ist sie stark erregt. Sie habe darüber mit niemandem sprechen können. Die Bilder seien schaurig gemalt gewesen. Jetzt sieht sie eine Szene aus dem Bauernkrieg in einem Wachsfigurenkabinett. So etwas habe sie nie ertragen können. Patientin ist jetzt sichtlich erregt.

Sie wird ruhiger, dann hat sie wieder das Gefühl, wie wenn sie so weit weg wäre. Als Kind mit drei Jahren müsse sie in einer Schaubude gewesen sein, wo alles, Boden, Decke, Wände von Spiegelglas gewesen sei, da sei es ihr sehr ungemütlich gewesen. Sie durchlebt die Szene eben, sie habe sich stark gefürchtet und hat auch jetzt Angst. Durch die Spiegel sei alles verschoben und entfernt gewesen. Jetzt nehmen die Entfernungen ab, es ist nicht mehr alles so weit weg, es wird immer schwächer, jetzt ist es gut. Patientin ist furchtbar erregt und wünscht selbst zu erwachen. Die Szene ist weg. Die Suggestion „Sie sind wach" genügt stets, sie in den vollen Wachzustand zurückzuversetzen. Nach dem Erwachen sagt Patientin, dieser eigentümliche Zustand, daß sie alles in der Ferne sah, sei besonders am Abend auf der Straße eingetreten, wenn die Lichter brannten; es kam auch im Theater vor, niemals daheim, auch nicht vor dem Einschlafen.

31. V. 05. Gestern Abend ging es gut, war in freudiger Erregung, weil sie den Mann von einer längeren Abwesenheit zurückerwartet. Vor Freude schlief sie nur sechs Stunden. Keine Angst, keine abnormen Gefühle.

Hypnose: Nach 4 Minuten sieht sie sich auf der Straße vor ihrem väterlichen Hause. Da habe sie sich geekelt. Es sei einmal ein Pferd durchgegangen, das hat sich am Gartenzaun den Kopf eingerannt. Man holte bei ihnen Tücher und erschlug dann das Pferd. Dann stand ein Eimer mit Blut auf der Straße. Wie das passierte, saßen sie gerade bei Tisch. Es war im Frühling, sie war damals ca. 13 Jahre alt. Jetzt habe sie sich nicht aufgeregt, aber stark geekelt. Die Szene war ganz deutlich, sie verschwindet. Nach 2 Minuten sieht sie sich in Interlaken auf der Promenade. Das Bild verschwindet wieder, dort war irgend etwas, da ist einmal jemand verrückt geworden, sie habe so einen Durcheinander gesehen und später erzählte man ihr, daß das der Fall gewesen sei. Das habe sie etwas aufgeregt, die Szene verschwindet. Jetzt fallen ihr drei Sachen auf einmal ein. In der Bahnhofstraße sah sie, wie eine Frau einen epileptischen Anfall bekam, dann 6 Jahre später, wie ein Mann tot umfiel; dann wie sie das erste oder zweite Jahr in die Schule ging, sagte man, „Jack, der Bauchaufschlitzer“ sei in Zürich. Sie ging nicht mehr allein zur Schule. Die drei Bilder seien ihr zum Zeichnen deutlich erschienen, sie sei jetzt nicht erschrocken, sie habe das Gefühl des Erstaunens und ein unangenehmes Beengungsgefühl gehabt. Patientin gibt im Wachzustand an, daß die in Hypnose durchlebten Szenen sie noch einige Tage lang beschäftigen, aber ohne Gefühlsbetonung, dann treten sie zurück.

2. VI. 05. Vormittag: Sofort empfindet Patientin Schwindel. Das Schwindelgefühl steigert sich, sie erschrickt, weiß aber nicht warum. Patientin sucht nach der Vorstellung, warum sie ihr Einschlafen beobachtet: Sie habe vor langer Zeit einen Zeitungsartikel gelesen über den Schlaf, was Schlaf ist, wie das Einschlafen stattfindet. Da habe sie selbst darüber nachgedacht, das habe sie beunruhigt, da habe sie sich auch nachts selbst beobachtet, wie das eigentlich sei. Sie sei dann aber immer gleich wieder eingeschlafen. Das sei nach ihrem 17. Lebensjahr gewesen. Sie müsse einige Male etwas gelesen haben, zweimal. Das zweite Mal auch etwas derartiges, das habe sie beunruhigt. Am Tag und im Bett kam ihr die Frage „das wäre aber komisch, wenn Du nicht schläfst“. Sie habe aber immer schlafen können. Mit ca. 13 Jahren konnte sie 14 Tage lang nicht einschlafen und weckte ihr Fräulein. Sie habe damals so viel denken müssen und konnte den Schlaf nicht finden; sie ärgerte sich, daß die Erzieherin schlafen konnte. Die Schule und die Puppen hätten sie damals beschäftigt. Sie habe keine Angst gehabt, habe aber nicht schlafen können. Sie sieht sich in ihrem Schlafzimmer und sucht, warum sie damals nicht schlafen konnte.

Sie war damals mit ihrem Schicksal tief unzufrieden, sie habe zu viel denken müssen über religiöse Dinge und sich mit niemandem darüber ausgesprochen. Ihre Gouvernante sei eine furchtbar fromme Calvinistin gewesen und sie selbst habe zwischen glauben und nicht glauben hin und her geschwankt. Vor dem Einschlafen habe sie immer über alles nachgedacht. So habe sie zwei Stunden gebraucht, bis sie ihre Nachttoilette vollendet hatte. Ihr Gehirn sei dann zu wach gewesen, sie habe dann auf das Einschlafen gewartet und es sei nicht gekommen. Jetzt habe sie Angst, sie könne nicht einschlafen. Patientin klagt über große Müdigkeit.

2. VI. 05. Hypnose Nachmittag 6.10 Uhr: Nach 10 Minuten klagt Patientin über Magenschmerzen, dann über Schwindelgefühle, darauf sieht sie sich im Schlafzimmer der Mutter, es ist Tag. Die Mutter hatte sich mit einer Wurst eine Vergiftung zugezogen und klagte über Magenschmerzen und Schwindel. Es war direkt vor der Reise nach Genf, die Mutter war schwer krank und Patientin hatte Angst um sie. 6.25 Uhr, die Szene ist weg, es ist ihr furchtbar schlecht und schwindelig. Dieses Gefühl hält 11 Minuten an, dann sieht sie sich im Eßzimmer des Onkels in Genf. Patientin kann die Bilder nicht festhalten.

3. VI. 05. Patientin hat letzte Nacht gut geschlafen, ist heute Morgen in sehr guter Stimmung. Mittag konnte sie nicht einschlafen, hatte vorübergehend Schlafangst. Wenn sie in einen Schlummerzustand gerät, wenn sie döst, träume sie alle möglichen Sachen.

Hypnose: Sie sehe etwas, sie hält sich die Ohren mit dem Kissen zu. Sie erinnert sich, dass sie das als Kind tat, hörte etwas rauschen, meinte es sei ein Mann im hinteren Korridor. Mit 6 oder 7 Jahren sei sie einmal furchtbar erschrocken: Sie sei aufgewacht, da habe ein Mann an ihrem Bett gestanden und hätte ihr eine Ohrfeige gegeben — das mußte sie geträumt haben. Jetzt durchlebt sie diese Szene wieder, aber ohne große Angst zu empfinden. Damals habe sie starkes Herzklopfen gehabt, das Bild verschwindet. Jetzt sehe sie alles durcheinander schnell vorüberziehend, aber furchtbar deutlich, das Landesmuseum, die Folterwerkzeuge etc. So habe sie es als kleines Kind gehabt, als sie nicht einschlafen konnte. Es wird ihr ungemütlich ängstlich, es plage sie etwas. Sie habe das Gefühl gehabt, wie wenn sie herunter gefallen wäre. Das habe sie einige Male hintereinander geträumt, sei stark erschrocken und dann aufgewacht. Einmal sei sie später wirklich von einem Felsen während des Aufenthaltes am Thunersee ziemlich hoch auf den Kopf gefallen und kurze Zeit bewußtlos geblieben. Nach 5 Minuten wäre alles wieder gut gewesen. Das habe sie jetzt durchlebt. Nach dem Erwachen gibt Patientin an, es müsse etwas vor dem späteren Schrecken liegen, sie müsse als Kind einmal furchtbar erschrocken sein oder es müsse ihr jemand furchtbar Angst gemacht haben. Es seien ihr Bilder aus der Jugendzeit in wilder Hast vorübergeschwebt.

4. VI. 05. Vormittag: Gestern Abend gute Stimmung, schlief von 9½ bis 3¾ Uhr, sie träumt die Ohrfeigenszene aus der Jugendzeit und wachte dadurch in großer Angst auf, dachte, es wäre jemand im Zimmer und traute sich erst nicht aufzuschauen. Um 4 Uhr weinte sie, war deprimiert, unzufrieden, schimpfte, daß sie nicht wieder einschlafen konnte.

Hypnose: Es treten keine Szenen auf, Patientin ist zu müde.

4./6. 05. Nachmittag: Patientin war heute Nachmittag eine Stunde vor dem Einschlafen sehr aufgeregt, litt unter furchtbarer innerer Unruhe, es trieb sie förmlich herum, dabei starkes Herzklopfen und Angstgefühl. Diese Gefühle waren heute stärker als sonst. Nach einer Stunde schlief sie ein und schlief ca. eine halbe Stunde, danach war sie etwas ruhiger, doch nicht ganz ruhig.

Hypnose: Patientin erschrickt im Schlaf, weiß aber nicht wodurch. Dann sieht sie sich in ihrer Wohnung, dann in Genf bei den Verwandten. Die Bilder wechseln. Dann durchlebt sie die Szene im Korridor ihrer Wohnung, kann aber die Szene nicht ganz festhalten. Sie konstatiert selbst die Gleichheit der Gefühle von jenem Abend mit denen vor dem Einschlafen. Sie habe den Mann nicht ans Telephon bekommen können und darum habe sie heute Nachmittag bei der Unruhe Sehnsucht nach dem Mann gehabt, der verreist ist. Patientin ist beruhigt über ihre Schlafangst, weil sie nun die Identität der Gefühle konstatiert hat.

5. VI. 05. Der gestrige Abend war gut. Um 9½ Uhr zu Bett gegangen, schlummerte sie, schreckte aber immer wieder auf, dann kam nach und nach immer mehr Unruhe mit Angstanfällen, ihr Gehirn sei ganz durcheinander gewesen. Die Erregungen dieser Nacht seien schlimmer gewesen denn je. Sie habe Phantasien über ihre Lektüre von der Ermordung verschiedener Fürstlichkeiten gehabt, besonders beschäftigte sie eine Person aus einem Roman, die verrückt wurde. Dann frisierte sie lange Zeit hindurch im Traum eine Dame, die sie am Nachmittag in etwas unordentlicher Haartoilette gesehen und dabei den Wunsch hatte, die möchte sie einmal nach Defregger oder Stephani frisieren. Diese Beschäftigung brachte sie dann in tieferen Schlaf.

Hypnose: Nach wenigen Minuten klagt Patientin über Angstgefühl. Dann sieht sie sich im Korridor ihrer Wohnung, steht am Telephon, ist in hochgradiger Angst, in spannender Erregung, sucht telephonische Verbindung mit ihrem Mann zu bekommen, um ihn heimrufen zu können. Bei der telephonischen Verbindung ist eine Störung, der Mann kommt nicht. Patientin ist sehr stark erregt. Mitten in der Erregung hört sie in der Küche etwas herunterfallen, sie erschrickt stark, ist furchtbar aufgeregt (Patientin hält sich mit den Händen krampfartig am Bett, atmet mit größter Erregung). Sie erzählt, wie sie ihre Wohnung verläßt, zwei Treppen herunter zu Hausleuten geht, in ihrer Angst und im Schrecken erwischt sie beim Fortgehen das Schlüsselkörbchen, sie setzt sich in der Wohnung auf das Sofa und bittet, ihren Mann telephonisch heimzurufen. Nach einiger Zeit erholt sie sich auf dem Sofa, geht dann wieder in ihre Wohnung, steht in ängstlicher Erwartung am Erkerfenster. Im Moment, wo sie den Mann kommen sieht, tritt eine Entspannung ein, in Gegenwart des Mannes beruhigt sie sich (die außerordentlich heftig gewesene Erregung klingt nach und nach ab).

6. VI. 05. Gestern nach dem Abreagieren sehr müde, wie zerschlagen, aber innerlich ganz ruhig. Sie konnte mittags keinen Schlaf finden, dadurch etwas aufgeregt, abends ruhig. Im Bett um 10 Uhr durch Musik in der Nachbarschaft gestört, war zuerst beunruhigt, wurde dann aber bald ruhig, hatte weder Angst noch Unruhe, schlief um ½12 Uhr ein, erwachte öfters und schlief dann von ½2 bis 9 Uhr gut. Heute ruhig bei guter Stimmung, aber abgespannt, schlief mittags tief, kam ins Schnarchen und erwachte daran. Keine Unruhe, keine Angst, nur müde.

Hypnose: Patientin schläft ruhig, dann erzählt sie, es wäre am 15. Nov. 1903 gewesen, als sie den heftigen Schrecken erlebte. Am 6. Dez. 1903 erwartete sie ihren Bruder. Sie mußte eine Viertelstunde lang warten. Da bekam sie starkes Herzklopfen und innere Unruhe. Sie sei durch die Erwartung sehr erregt gewesen. Sie kam in einen „kolossalen Erwartungsaffekt", genau wie am Telephon am 15. November. Der Bruder überbrachte ihr eine angenehme Nachricht, worüber sie sich sehr aufregte. Als er die Treppe heraufkam, mußte sie sich an der Wand halten; so lange der Bruder da war, sei sie in größter Erregung gewesen. Sie war froh, daß er blieb, bis die Mutter kam. Den ganzen Tag blieb sie sehr aufgeregt, noch in großer Erregung ging sie mit der Mutter aus, die Erregung blieb noch bestehen. Von diesem Tag an sei es ihr immer nachmittags unangenehm gewesen, in der Wohnung allein zu bleiben. Seit ihrem Aufenthalt in Bern, wo sie (19. Aug. 1903) auf der Treppe einen Schrecken hatte, kommt ihr die Angstvorstellung, es könne ihr, wie auf der Treppe, auf der Straße schlecht werden und dann stünde sie allein da. Von da an ging sie nicht mehr allein auf die Straße. Die Angst in der Wohnung am Nachmittag verlor sie im Juni 1904. Damals erkrankte ihr Kind und durch die Ablenkung verlor sie den Zustand. Am gleichen Tag als die Platzangst schwand, 2. März 1905, bekam sie in der Nacht vom 2./3. März Angst vor dem Nichteinschlafen. In jener Nacht habe sie zunächst nichts beschäftigt. Sie hatte viel geplaudert, war erregt und konnte dann nicht einschlafen. Mit einem Mal kam ihr der Gedanke, du kannst nicht einschlafen. Sie sei um 12 Uhr zu Bett gegangen, um ½2 Uhr brach die Angst, die innere Unruhe aus, um ½3 Uhr sei sie eingeschlafen. Jetzt sei sie beruhigt. Sie müsse jetzt nur noch den Schlaf beobachten. Plötzlich denke sie, während sie in Gedanken beschäftigt sei, „halt, jetzt schläfst du ein" und dann kann sie nicht einschlafen. Patientin bleibt in Hypnose, verfällt in tieferen Schlaf; es wird ihr die Art der Übertragung der Angst klar gestellt. Nach dem Erwachen ist Patientin ruhig und beruhigt.

7. VI. 05. Gestern Abend in Hypnose Darlegung des Zusammenhanges und Schlafsuggestion. Vor dem Einschlafen von 10 Uhr an Herzklopfen und Schüttelfrost. Keine Angst, keine innere Unruhe. Fest eingeschlafen um ½1 Uhr, vorher schon etwas geschlafen, bis ½8 Uhr sehr gut geschlafen. Erinnerung an angenehme Träume, behaglich, von Maskenball und Autofahrten geträumt. Heute Morgen ruhig, etwas gedrückt. Mittags 1½ Stunden lang am Einschlafen gewesen, momentan unruhig, Herzklopfen und ein Herzzucken verspürt. Darüber beunruhigt, die letzten zwei Tage nicht mehr geweint.

Hypnose: Sie sieht den Weg von ihrer Wohnung durch den Rennweg. Sie ist allein auf der Straße, es ist Tag. Da ist es ihr eingefallen, daß es viel ärger sei, wenn man nicht schlafen könne als wenn man sich fürchte beim Alleinsein. Das war am 4. oder 5. März 1905, nachdem sie jene Nacht nicht einschlafen konnte. Sie ging allein. Als die Idee auftauchte, war es ihr recht ungemütlich, darüber gesprochen habe sie mit niemandem; es war ihr auch nicht mehr klar, daß ihr die Idee kam und wo sie ihr kam. Dann sieht sie sich in ihrer Wohnung. Nebenan ist ein großer Brand. Es war Januar 1905 nachts gegen 12 Uhr. Sie sei furchtbar erschrocken, ihr Haus war in Gefahr. Sie sieht das Feuer, sie liegt auf einem Stuhl und kann sich vor Angst nicht rühren. Man holt das Kind aus dem Bett, um bereit zu sein, das Haus jeden Moment zu verlassen. Patientin ist sehr aufgeregt, hat starkes Angstgefühl und Herzklopfen, durchlebt alles ganz genau. Sie sieht, wie sie jetzt wieder zu Bett geht, das Mädchen bleibt auf, um den Brand weiter zu beobachten. Im Bett hat sie Angst, sagt sich „wenn du nur heute schlafen kannst nach dem Schreck", aber sie schlief gleich ein. Dann sieht sie sich in den Anlagen am See, Juli 1903. Es war schrecklich heiß, man konnte nicht zu Bett. Sie hatte acht Nächte nicht geschlafen nachts, wohl aber am Tag. Sie sitzt mit dem Mann auf einer Bank. Als sie in der Nacht vom 2./3. März nicht schlafen konnte und mit Depression erwachte, konnte sie am folgenden Nachmittag auch nicht schlafen. Da ging sie auch durch die Seeanlage und erinnerte sich an die Szene in jener Sommernacht. Als sie dort vorbeiging, sei sie so unglücklich gewesen, meinte, sie sterbe sofort, konnte keinen Frieden finden den ganzen Tag. In der Nacht vom 3. März habe sie sofort schlafen können. In der Nacht vom 2./3. März sei ein Moment gewesen, wo sie sich sagte, „du kannst nimmer schlafen." Dabei habe sie das Gefühl gehabt, wie wenn plötzlich eine Helligkeit in ihr Gehirn komme. Patientin sieht nichts mehr, ist müde, wird geweckt.

8. VI. 05. Gestern Abend ruhig, schlief normal ein, hatte viel Träume angenehmen Inhalts, erwacht gut ausgeruht, mit ausgezeichneter Stimmung.

Hypnose: Fühlt gleich, wie wenn ihr jemand ins Herz lange, hat ein Gefühl der Schwäche im Kopf, das sich verstärkt. Das Gefühl im Herzen ging schnell vorüber, auch das Gefühl im Kopf bessert sich, es kommt eine gewisse Unruhe. Dieses sei wie Wochen vor der Zeit, wo sie nicht einschlafen konnte, es war ein Krankheitsgefühl, ein Schwächegefühl im Kopf, wie wenn sie verrückt werden sollte.

10. VI. 05. Patientin ist ruhig, frei von Angst und innerer Unruhe, ist überzeugt, daß sie schlafen kann.

Hypnose: Sieht nach einigen Minuten wieder den Rennweg, geht dort allein, will in die elterliche Wohnung. Seit September 1904 ging sie stückweise in größter Todesangst allein. Jetzt ist es Oktober 1904. Da ist sie den Weg allein gegangen, hatte arg Kopfweh, hatte die Nacht vorher so schlecht geschlafen, da sie keine Köchin hatte, konnte nicht einschlafen. Die Köchin war zur Aushilfe da, Patientin sehr unruhig, zappelig damals. So auch jetzt, sieht sich jetzt genau in ihrer Toilette von damals. Es war ihr ungemütlich, allein zu sein, war furchtbar aufgeregt, unruhig und ihre Unruhe war besonders stark, wenn in ihrem Haushalt etwas nicht in Ordnung war, wenn sie Gäste erwartete. Sie durchlebt jetzt solche Vorgänge. Seit vorgestern sei sie in dem gleichen unruhigen, zappeligen Zustand, ohne zu wissen warum. Patientin sieht noch das Bild vom Rennweg. Sie erzählt, daß in diesen Tagen, wo sie ohne Köchin war und viel Besuche kamen. sie sich in einen Zustand von innerer Unruhe — Zappeligkeit — hineingelebt habe. Durch Brom sei sie ruhiger geworden. Die Menses seien damals 14 Tage später eingetreten. Nun ist das Bild verschwunden. Patientin wird wieder ruhiger. In jener Zeit sei ihr der Gedanke nach dem Fortgehen der Köchin gekommen, wenn sie auch zappelig sei, das mache nichts, wenn sie nur schlafen könne.

11. VI. 05. Es geht gut, schläft gut und reichlich, kann sofort und frei von abnormen Gefühlen einschlafen, klagt über große Müdigkeit. Angst vor dem Einschlafen trete hie und da nur sekundenweise auf.

Hypnose: Sieht sich in Bern auf der Treppe im Hause von Verwandten am 9. August 1903, hat ein Gefühl von Schwere in der Präkordialgegend. Sie steht dort und kann nicht weiter, die Köchin geht voran. Sie fühlt starkes Herzklopfen, dann hat sie das Gefühl, als wollte das Herz stehen bleiben einen Augenblick. Jetzt ist sie oben, geht in den Korridor, die Köchin telephoniert dem Arzt, dieser ist nicht daheim, sie ruft einen anderen. Es ist Patientin noch sehr schwer, sie wird zu Bett gebracht, sie kann nicht liegen bleiben, sie steht wieder auf, es ist ihr immer noch sehr schwer, es geht ihr besser. Nun kommt der Mann, dann der Arzt, sie sieht, wie sich der Mann umkleidet, es ist ihr furchtbar schwer, der Mann muß verreisen, sie fürchtet sich, mit dem Mädchen allein in die Sommerfrische zu reisen. Nun sieht sie die Mutter kommen. Die Szene verschwindet. Als sie wußte, daß die Mutter kommt, sei es ihr leicht geworden. Patientin wird geweckt. Sie erzählt, daß sie jetzt zu Hause nur noch ihr Schlafzimmer fürchte — nicht 6 Pferde brächten sie da hinein, da habe sie zu viel erlebt. Das Schlafzimmer ist ihr unsympathisch. Die Antipathie gehe sogar gegen das Mobiliar, sie hasse jedes Möbelstück. Patientin schläft in letzter Zeit im elterlichen Hause.

12. VI. 05. Hat gut geschlafen, keinerlei abnorme Gefühle, sie schlafe wieder so gut und fest wie früher.

Hypnose: Sieht wieder den Rennweg, sieht alle Details, sie geht in der Richtung nach der Strehlgasse, sie war eben beim Zahnarzt. Es sei ein Ausgang, wie sie ihn öfters mache, es ist ihr ganz behaglich dabei. Das Bild verschwindet (ich versetze sie suggestiv in ihr Schlafzimmer). Sie sieht sofort ihr Schlafzimmer, sagt, sie möchte aber nicht hinein, es sei ihr unangenehm, sieht sich nachts in Angst auf- und ablaufen. Es fällt ihr jetzt jene Nacht ein, wo es ihr im Kopf so hell geworden sei. (Patientin nennt diesen Vorfall die Lämpchengeschichte.) Sieht sich wieder am Rennweg. Es ist abends, sie geht allein, hat sich schrecklich gefürchtet. Ihre Mutter hat gewollt, daß sie einmal abends allein gehe. Sie fürchtete sich entsetzlich. Die Szene verschwindet. Patientin erwacht. — Patientin gibt an, sie müsse nicht mehr so wie früher vom Schlafen sprechen, aber hie und da, wenn sie so ungefähr halbe Stunden nicht daran gedacht habe, müsse sie doch daran denken, sie habe das Gefühl, es fehle ihr etwas, es stimme noch etwas nicht mit dem Schlafe. Angst sei damit nicht verbunden, sie sei stets ruhig.

13. VI. 05. Patientin hat mittags nicht geschlafen, ärgerte sich, weil ihr Mann schnarchte und vorher gesagt hat, er schlafe nicht. Sie fühlte ein Ärgergefühl und war etwas bedrückt darüber. Abends schlief sie ein und schlief bis ½6 Uhr. Sie träumte, daß ihr Haus brenne, hatte einen Augenblick einen großen Schrecken und Angst. Ist heute bei guter Stimmung.

Hypnose: Sieht sofort wieder den Rennweg. Patientin sagt, es muß da etwas mit dem Schlafe in Zusammenhang sein. Nach 6 Minuten sagt sie, an einem Freitag früh sei sie auf dem Weg in die Klavierstunde durch diese Straße gegangen. Da sei ihr die Idee gekommen, was aus ihr werden solle, wenn sie gar nicht mehr schlafen könne. Damals habe sie große Angst gehabt und dieser Gedanke habe sie noch sehr oft beschäftigt. Sie sieht ganz genau die Stelle, an der der Gedanke aufgetreten ist. Sie sah in jenem Moment den Brunnen dort, vorher die Details der verschiedenen Geschäfte dort. In dem Moment, wo sie den Brunnen jetzt wiedersah, kam ihr diese Vorstellung wieder und sie hatte dabei ein ungemütliches Gefühl. Jetzt sieht sie das Haus in der X-Straße, wo vor kurzem ein Mord stattgefunden hat. Sie ging dort zufällig mit der Mutter vorbei (1904). Es war ihr sehr ungemütlich. Sie erinnert sich deutlich des Gespräches mit der Mutter. Das Bild verschwindet. Nach einigen Minuten erzählt Patientin, jetzt wisse sie, warum sie diese Szene so aufgeregt habe. Wie sie etwa drei Jahre alt gewesen sei, sie erinnert sich, daß sie noch ganz klein war und noch lange nicht in die Schule ging, habe ihr ihr Fräulein eine Mordgeschichte erzählt. Deren Freundin sei eines Abends spät nach Hause gegangen, da hörte sie Lärm im Hause, sie ging die Treppe hinauf und in diesem Augenblick sei dort ein Mann erstochen worden. Das Blut sei die Treppe heruntergelaufen. Patientin habe sich von da an längere Zeit gefürchtet, eine dunkle Treppe zu gehen. Sie habe das furchtbar lange nicht weggebracht. Jetzt sei es ihr ganz klar, warum sie der Mord in der X-Straße so aufgeregt habe.

14. VI. 05. Patientin hat letzte Nacht exakt 8 Stunden geschlafen, sie habe von ihrem Schlafzimmer geträumt, hat jetzt keine Furcht mehr vor demselben und würde hineingehen.

Hypnose: Patientin bleibt ruhig. Auf Suggestion hin sieht sie sich in ihrem Schlafzimmer; sie ist gern darin, alle Möbelstücke sind ihr sympathisch. Die Erinnerungen an die darin verlebten schweren Stunden klingen ab. Sie kommen ihr ferne vor. Sie sieht die Uhr, ihr Ticken habe sie nervös gemacht und geärgert, sie habe sich immer gesagt, wenn sie nicht schlafen konnte, die Zeit geht fort, und du schläfst nicht.“ Einmal habe sie die Uhr 5 Minuten nach ½1 Uhr abgestellt, weil dieselbe sie geärgert hat. Ebenso habe sie der große Spiegel geärgert, sie habe so schlecht ausgesehen, wenn sie hineingesehen habe, auch die rote Lampe habe sie geärgert. Sie habe erst einen grünen Schirm gehabt, dann habe sie den Schirm rot überzogen und zur Zeit des Farbenwechsels habe sie schlecht geschlafen, da sie die Schlafunfähigkeit — wie im Aberglauben — mit dem Farbenwechsel verbunden. Das Bett habe sie geärgert, weil sie nicht darin schlafen konnte. Jetzt, wo sie alle die Gegenstände sehe, fühle sie den Ärger wieder. Die Szene verschwindet nach 12 Minuten. — Patientin erzählt, daß sie in der letzten Nacht eine Menge abreagiert habe; um 5 Uhr sei sie durch das Glockengeläute geweckt worden, dann sei das Abreagieren losgegangen. Sie sah das Landesmuseum, das Scharfrichterschwert, Abbildungen von Hinrichtungen, auch vom Schlafzimmer zu Hause habe sie geträumt, sie könne nicht mehr alles wiedergeben. Jetzt habe sie vor nichts mehr Angst, sie fühle sich frei und entlastet. Patientin hat in den letzten Tagen körperlich sichtlich zugenommen und sieht blühend aus, während sie vorher bleich und hohlwangig dreinschaute. Sie hat ca. 10 Pfund zugenommen, ist bei ausgezeichnetem Humor, sehr heiter und vergnügt.

15. VI. 05. Patientin hat acht Stunden geschlafen mit kleinen Unterbrechungen durch äußere Störungen. Am Morgen gut ausgeschlafen, hat jetzt keinen Zweifel mehr, ist überzeugt, wieder wie früher schlafen zu können. Das Gefühl der Müdigkeit, über das Patientin die letzten Tage klagte, nimmt ab.

Hypnose: Patientin kann im Schlaf an alle Komplexorte gehen, bleibt ganz ruhig, es treten keine abnormen Gefühle mehr auf. Patientin gibt nach dem Erwachen an, daß sie nachts die Angst vor Schlangen abreagiert habe. Sie sei im Gebirge mehrmals durch Kreuzotterschlangen erschreckt worden. Sah gestern Nachmittag viele große Regenwürmer, die sie als Schlangen ansah. Die Angst vor Schlangen sei nun weg.

17. VI. 05. Schläft vortrefflich, achtet nicht mehr auf die Zeit des Schlafens, ist guter Stimmung.

Hypnose: Schläft ruhig, bleibt ganz ruhig, es treten keine Szenen auf.

20. VI. 05. Schläft gut, schläft nach äußeren Störungen sofort wieder ein, ist bei gutem Humor.

Hypnose: Bleibt während 20 Minuten völlig ruhig.

22. VI. 05. Es geht sehr gut, die weitere Behandlung wird sistiert, Patientin schläft wieder zu Hause.

21. VI. 07. Patientin ist seit längerer Zeit mit ihrem Zustand wieder unzufrieden, besonders 8 Tage vor Eintritt der Menses oder während derselben sei ihr Schlaf schlecht. Sie sei dann sehr gereizt, empfindlich und zu Weinkrämpfen geneigt. Nach diesen Zeiten sei der Schlaf um so besser. Die Angstzustände vor dem Schlafen, die richtige ausgesprochene Angst wie früher sei nicht mehr aufgetreten. War der Schlaf einige Nächte schlecht, so habe sie Angst, der frühere Zustand könne wiederkommen. Wache sie um 6 Uhr oder vor 6 Uhr auf, und sie kann dann am Tage nicht schlafen, so müsse sie ein Schlafmittel nehmen. Wenn sie arg müde sei und mittags schlafen möchte, aber gestört wird, so rege sie das auf. Es sei dies eine Art Wutaufregung. Seitdem sie gelesen habe, in einem Märchen von Paul Keller, daß 7 Stunden Schlaf genügen, so genügen ihr 7 Stunden, aber 7 Stunden müssen es sein. Patientin klagt viel über Kopfschmerzen in der rechten Stirnhälfte.

Um von diesen Beschwerden noch befreit zu werden, wünscht Patientin wieder behandelt zu werden.

Hypnose vormittags: Patientin sieht zunächst die Münsterbrücke, das Bild verschwindet bald wieder. Es treten eine Masse Bilder auf; sie sagt, es schwebe ihr auch etwas vor, das mit dem Kopfweh zusammenhänge.

Hypnose nachmittags: Als fünfjähriges Kind habe sie im Wachzustand bei geschlossenen Augen wieder wirre Bilder vorüberziehen sehen. So einmal im Hauptbahnhof und einmal auf der Reise im Eisenbahnzug. Darüber sei sie erschrocken, weil sie nicht wußte, was das ist, sie habe aber mit niemandem darüber gesprochen. Das sei später einmal als sie 15—16 Jahre alt war, wieder vorgekommen, als sie ein Schaufenster in der Bahnhofstraße betrachtete. Sie erschrak und hatte Angst, daß die Zustände wiederkämen. Auch vor dem Einschlafen kam dies vor und da habe sie eine Zeitlang im Bett Angst gehabt. Später kamen diese Zustände nicht mehr, sie habe nicht mehr daran gedacht. Jetzt sieht sie, wie einen Bilderbogen einen Garten mit roten Blumen. Sofort habe sie gewußt, daß das jene Bilder waren. Damals war es, wie wenn man lange in die Sonne schaut, wie wenn viele Leute an einem vorüberlaufen. Nun sieht sie sich auf dem Bürgenstock, ist 10—11 Jahre alt, die Bilder ziehen rasend schnell vorüber, sie hat starkes Angstgefühl — da war ein Herr, der viel mit ihren Angehörigen verkehrte. Dieser bekam am Abend einen Schlaganfall bei Tisch und war tot. Am Tag vorher hatte er noch mit ihnen einen Ausflug gemacht. Er rief: „ma tête, ma tête“ und fiel um. Patientin fühlte sich am nächsten Tag noch ungemütlich, am Abend dann war sie sehr aufgeregt. Am nächsten Tag war Regenwetter, es gab keine Zerstreuung, war sehr traurig verstimmt, sie sieht alle Details aus jenem Tag. Patientin hatte damals Angst, sie bekäme auch einen Schlaganfall. Das Ereignis machte einen tiefen, nachhaltigen Eindruck auf sie. Mehrere Jahre danach habe ihr ihre Schneiderin erzählt, daß ein Bekannter einen Schlaganfall erlitten habe und gestorben sei, er habe vorher Nasenbluten gehabt. Während Patientin diese Szene sieht und erzählt, spürt sie Schmerzen im linken Nasenloch und hat das Gefühl des Nasenblutens. Sie habe stets Angst vor Nasenbluten und beim Nasenbluten. So sei sie letzten Winter auffallend heftig erschrocken, als ihr Knabe Nasenbluten hatte. Während sie an Platzangst litt, habe sie viel Angst gehabt, sie bekäme einen Schlaganfall, hatte Herzklopfen und dies bezog sie auf den drohenden Schlaganfall. Auch beim Baden habe sie Angst gehabt, weil in Ostende eine Dame beim Baden in der See einen Schlaganfall bekam, ebenso kam dies in der Sommerfrische am Thunersee vor. Daher sei sie stets ängstlich, wenn sie das erste Mal ein See- oder Flußbad nehme. Dies war auch heute bei ihrem ersten Seebad der Fall. Ist das erste Bad überstanden und hat keine schädigende Wirkung gehabt, dann bleibt die Angst aus. — Patientin sagt, jetzt wollen zwei Bilder kommen, das eine schiebe das andere weg, aber beide hängen mit ihrem Kopfweh zusammen. Nach einer kurzen Pause erzählt sie: Mit 15 Jahren habe sie ein Vierteljahr lang viel Kopfweh gehabt und unter der Idee gelitten, sie werde verrückt. In jener Zeit quälten sie viel religiöse Bedenken. Sie habe schlecht geschlafen und war damals in gedrückter Stimmung. Ein Geistlicher habe den Unterricht in Literatur und Stenographie gegeben. Dieser war früher Geistlicher an einer Irrenanstalt und erzählte einmal von einer Dame, die sich eingebildet hätte, sie sei Napoleon. Sie sei entsprechend frisiert gewesen und habe einen Dreizack getragen. Sonst sei sie ganz vernünftig gewesen. Das habe auf Patientin einen tiefen Eindruck gemacht. Sie kam dann in eine andere Schule und ihr Zustand sei besser geworden. Dort wurde Hamlet durchgenommen, die Ophelia sei ihr unsympathisch gewesen. Bald danach ging es ihr wieder gut. Eine Schulfreundin hatte sie gefragt, warum sie immer so gedrückt sei. Sie sprach sich niemandem gegenüber aus, log auch diese an, indem sie ihr antwortete, ihr Vater sei nicht wohl. Das ist ein Kopfwehkomplex, sagt Patientin. Die linke Stirnhälfte sei nun frei, aber die rechte noch nicht. Voriges Jahr, so erzählt Patientin in der Hypnose, habe sie während eines Aufenthaltes in Lugano 10 Stunden lang geschlafen. Beim Erwachen habe sie Angst gehabt, es stimme etwas nicht. Sie habe ein eigentümliches Gefühl von Schwäche im Kopf gehabt, habe denken müssen, es sei etwas nicht recht im Kopf. Es sei nur am Morgen gewesen mittags sei es besser, am Abend gut gewesen. Gleichzeitig habe sie Angstgefühl gehabt, es sei ihr gewesen wie nach einer kurzen Vergiftung. Als Mädchen von 15 Jahren habe sie stets Angst gehabt, sie springe einmal ins Wasser, hatte Angst über Brücken zu gehen oder sie tue jemandem etwas, konnte kein Messer sehen ohne Angst zu haben. Das sei aufgetreten, nachdem sie etwas derartiges gelesen hatte. Als Kind habe sie immer Zeitungen gelesen und so besonders solche Sachen wie: Ein Junge war verrückt geworden, habe seine Hand zerhackt, um ein Beefsteak daraus zu machen, das habe sie lange aufgeregt. Erinnert sich, wie sie mit Angst über die Münsterbrücke zur Klavierstunde ging. Jetzt sei der Kopf frei, nur noch ein Punkt an der rechten Stirne schmerze sie (ich berühre diesen Punkt mit dem Finger). Sofort sieht sie — vor 4 Jahren war hier eine Genickstarreepidemie. Da stand damals in der Zeitung, daß Regen die Gefahr der Epidemie erhöhe. Während sie mit ihren Freundinnen spielte, mußte sie immer daran denken, sie bekam Kopfschmerzen, die im ganzen Kopfe herumzogen. Das sei die einzige Krankheit, die sie fürchte. Damals habe sie eine ausführliche Beschreibung darüber gelesen und sich sehr darüber aufgeregt. Neulich habe sie einen steifen Hals gehabt, da mußte sie an Genickstarre denken und hatte Angst dabei. Auch bei Hinterkopfschmerzen müsse sie so denken. Jetzt ist der Kopf frei von Schmerzen.

22. VI. 07. Hypnose: Patientin kaufte vorhin eine Uhr, dadurch wurde eine Ärgergeschichte mit einer Uhr wach. Die Geschichte sei erledigt, es sei damals sehr heiß gewesen und sie habe starkes Kopfweh gehabt wie stets bei Hitze; so ein Ziehen im Kopf, das habe sie auch heute. Dann sieht sie sich zu Hause im Schlafzimmer (durch Druck auf die schmerzhafte Stelle an der Stirne wird das Bild deutlicher). Sie habe nicht einschlafen können bis früh um 3 Uhr — es bestand eine kleine eheliche Disharmonie, wobei sich Patientin stark ärgerte. Nun sieht sie die Szene, die mit der Uhr in Zusammenhang stand. Es handelte sich um eine Verabredung mit Verwandten, die durch einen Irrtum in der Zeit vereitelt wurde. Es kam zu einem Mißverständnis, worüber sich Patientin stark ärgerte. Dann sieht sie sich, wie sie zur Zeit der Menses damals zu Bett wollte, sich sehr stark aufregte, so daß sie einen Weinkrampf bekam. Diese Szene reagiert

Patientin auf das lebhafteste ab, so daß sie in Angstschweiß gebadet ist. Danach kommen noch eine Reihe von Szenen von einer italienischen Reise, die sie mit Angst durchlebt. — Pause. — Patientin sagt, es plage sie noch etwas, sie wisse aber nicht was.

Hypnose: Sie könne oft nicht einschlafen, weil sie die Vorstellung habe, sie sterbe an Schlaflosigkeit und niemand sorge für ihr Kind. Darüber mache sie sich auch am Tage Sorgen. Dieser Gedanke sei ihr hie und da auch früher gekommen, mehr aber in der letzten Zeit.

23. VI. 07. Die Kopfschmerzen sind nicht wieder gekommen. Gestern Abend habe sie nicht einschlafen können eine Stunde lang, weil es in ihrem Zimmer zu hell gewesen sei. Sie blieb aber ruhig, zog dann den Vorhang herunter und schlief dann 7 Stunden.

Hypnose: Es regt sich nichts (ich, Ref., lege die Hand an die Stirne auf die Stelle, von der Patientin sagt, es sei ihr, als wenn es dort im Gehirn unruhig, heller wäre). Es ziehen nun eine Masse Bilder außerordentlich schnell vorüber. Bei der Berührung der Stirn fühlt sie sich als Kind von fünf Jahren, bei Entfernung der Hand als 10 Jahre älter und befindet sich dann in ihrem Schlafzimmer zu Hause. Dann sieht sie das Schlafzimmer der Eltern, dann ist sie plötzlich im Schlafzimmer in Blankenberghe. Das Zimmer der Eltern ist nach der See zu, der Vater war an Ruhr erkrankt. Patientin hatte Halsweh. Sie träumte damals, ein schwarzer Mann wolle kommen und sie holen, ihr etwas tun, sie wurde wach, es regnete, die See brauste, es war ungemütlich, sie fürchtete sich auch, als sie wach war. Damals erlitt jene Dame in Ostende den Schlaganfall. Die Angst blieb, bis es Tag wurde. Patientin durchlebte diese Szene ganz deutlich wieder. Sie meint, dieser Traum scheine ihr mit dem Hellfühlen zusammen zu hängen, wieso wisse sie nicht.

Hypnose: Patientin sieht sich 15 Jahre alt, litt damals an Ohrensausen, lag mit Angst im Bett, glaubte, jemand auf dem hinteren Korridor im elterlichen Hause auf und ab gehen zu hören und dieser komme ins Schlafzimmer. Sie sei damals aufgewacht mit dem sicheren Gefühl, eine Ohrfeige bekommen zu haben. Damals habe sie eine Zeitlang von 2—4 Uhr in der Nacht gewacht, weil dies, wie sie gelesen hatte, die Diebeszeit sei. Dann habe sie von einem Mord gelesen, ein Lehrling habe eine Familie um 6 Uhr umgebracht. Dann habe sie bis 6 Uhr gewacht. In Hauffs Märchen habe sie nachgelesen, sie hatte sich verlesen gehabt, es hieß von 11—2 Uhr sei Diebeszeit. Wie sie das nochmals gelesen hatte, konnte sie wieder schlafen. Dann habe sie damals noch von einer Mordgeschichte gelesen: Es lag jemand unter einem Betthimmel, der mechanisch herunterrückte und jemand erdrückte. Hierdurch wurde ihr ihr Bett mit Betthimmel lange Zeit unsympathisch. Zu jener Zeit habe sie das Gefühl gehabt, wie wenn man bei einem Erdbeben im Bett durcheinander geschüttelt wird, das hänge auch mit einem Traum zusammen, sie falle weit herunter, sie habe mehrmals vom Fallen geträumt. Sie habe ein Märchen gelesen, in dem das Bett herumfährt. Das Gelesene träumte sie dann, wachte auf und hatte dann das entsprechende Gefühl. Dann träumte sie, es packe sie jemand und schüttle sie. Träumte sie dann von einem Schrecken und erwachte, dann hatte sie beim Erwachen Schwindelgefühl, manchmal sehr stark, meist habe sie geträumt, es wolle ihr jemand etwas tun. Es war dann so, wie wenn dann auf der Bühne alles drunter und drüber ginge. Öfters habe sie im Halbschlaf Schwindel gehabt, erwachte sie, so war das Schwindelgefühl verschwunden. Mit dem Schwindel war auch Übelsein und Brechreiz verbunden. Sie habe Karussellfahren stets schlecht vertragen und danach im Schlaf das Gefühl von Karussellfahren gehabt. Patientin durchlebte jetzt eine ganze Reihe solcher Szenen.

24. VI. 09. Heute Morgen schon um ½6 Uhr aufgewacht, war dadurch wütend, weil sie Dreiviertelstunden zu wenig geschlafen habe, dadurch sei ihr der ganze Tag verdorben. Wenn sie vor 6 Uhr aufwache, tue ihr alles weh, klagt über Schmerzen in den Augen, diese habe sie, wenn sie längere Zeit zu wenig geschlafen habe, aber auch stets, wenn sie vor 6 Uhr aufwache, und zwar gleichzeitig mit einem eigenartigen Kopfschmerz. Beides habe sie heute.

Hypnose: (Berührung von Augen und Stirne). Patientin sieht sich vor

2½ Jahren mit dem Mann in der Bahnhofstraße, es war vor der ersten Behandlung — sie klagt dem Mann über die Kopfschmerzen. Er antwortete, das käme wohl daher, daß sie so lange zu wenig geschlafen habe. Darüber ärgerte sie sich, weil sie nicht schlafen und vom Nichtschlafen noch Augenschmerzen bekomme. Dann mit einem Mal sieht sie sich im Schlafzimmer im Hotel in Kissingen, wo sie vor 10 Jahren mit der Mutter war. Diese brauchte dort die Kur, stand vor 6 Uhr auf und mußte die Tochter stören. Diese war darüber wütend. Täglich hörte sie die Kurmusik einen Choral spielen und zwar „Eine feste Burg". Patientin frisierte unausgeschlafen die Mutter und begleitete sie unausgeschlafen zum Brunnen. Sowie sie den Choral hörte, geriet sie in Wut, weil er sie weckte. Sie hört ihn auch jetzt. Das jeden Tag drei Wochen lang dasselbe. Patientin durchlebt einen Wutanfall und fühlt sich danach erleichtert. Pause.

Hypnose: Patientin sagt, sie habe „eine Schandwut", sie werde gelb vor Wut, sie sehe Bilder, es pendele zwischen Kissingen und der Schule hin und her. Patientin reißt in der Wut an ihrem Taschentuch herum, ich ersetze dieses durch ein Stück Leinwand. Patientin ist in größter Wuterregung, sie kann nicht ruhig liegen, schnaubt vor Wut, sie höre jemanden schnarchen, ruft dazwischen „aber die Wut", sie sieht die Mutter zu Bett — sie sind in Kissingen, sie sei wütend, sie wirft das Kopfkissen gegen die Mutter, dann läßt die Wut etwas nach, es schnarche jemand nebenan. Dann hört sie Musik, sieht sich im Hotel in Luzern, wo sie sich nach der ersten Behandlung mit dem Mann aufhielt, hört dort im Hotel bis ½3 Uhr Musik, worüber sie sich durch die Störung im Schlafe sehr ärgert. — Dann kommt ihr eine Szene in Kissingen. Eine Dame schläft nebenan, diese hat „ganz gemein geschnarcht" und Patientin wütend geärgert. Patientin ist jetzt wütend, ärgert sich, daß sie manchmal so bald aufwache. Da liege man im Bett, verliere die Zeit und habe doch nicht ausgeschlafen. Sie reißt vor Wut an dem Stück Stoff, das ich ihr zum Abreagieren gegeben habe. Sie ärgert sich — es hänge mit der Schule zusammen und mit Taschentüchern, die sie in der Schule zerrissen habe — jetzt zerreißt sie das Stück Stoff, ruft aus „So, das hat wohl getan", es ist eine ohnmächtige Wut, sie müsse sich unterwerfen. (Patientin sieht entstellt, furchtbar verärgert aus.) Patientin sieht sich in der 9. Schulklasse auf ihrem Platze, zerreißt Taschentücher, sie wisse nicht warum. In der Wut zerreißt sie das Stück Stoff weiter, klagt über Herzklopfen vor lauter Wut. Jetzt taucht ihr ein Bild vom Sommeraufenthalt am Thunersee auf. Auch dort habe sie so eine Wut gehabt. Patientin atmet stark erregt, macht ein wütendes Gesicht, sucht das Stück Stoff zu zerreißen. Nach und nach wird Patientin ruhiger, es sei eine lang verhaltene Wut, die immer wiederkommen werde, die zu der Zeit, als sie in die 9. Klasse ging, begonnen habe. Dort habe sie, wenn die Wut an sie kam, ihre Taschentücher zerrissen, habe oft nicht schlafen können und sich über die Angelegenheit sehr viel aufgeregt (dieser Ärger war sehr begründet, es ist untunlich, hier die Sache näher zu erörtern). Nachdem Patientin ruhiger geworden war, spricht sich sie im Schlaf dahin aus, daß ihr jetzt alles klar geworden sei, warum sie in so starke Wut gerate, wenn der Mann weiter schlafe, während sie wach ist, wie an einer Kette habe sie jetzt eine Szene nach der anderen durchlebt, die diesen Zustand verursachen. Patientin wird nach und nach ruhiger, aber verstimmt über die ursprüngliche Ursache ihrer Wut. Die Schmerzen in den Augen, am Kopf sind verschwunden. Patientin erzählt, daß sie in solchen Wutanfällen Möbel und Kissen, was ihr in die Hände gekommen sei, herumgeworfen habe.

25. VI. 07. Patientin fühlte sich nach der gestrigen Sitzung außerordentlich wohl. Mittags schlief sie nicht, das habe ihr nichts gemacht; am Nachmittag habe sie einen grossen Spaziergang gemacht, am Abend war sie sehr vergnügt, sei sofort eingeschlafen, wurde aber nach 2 Uhr durch ihren Buben gestört, worüber sie sehr ärgerlich war, schlief aber dann noch von ½6 bis ½9 Uhr. Jetzt am Vormittag sei sie sehr müde, aber ruhiger Stimmung. Sie sei heute Morgen sogar eingeschlafen, trotzdem der Mann zuerst eingeschlafen war.

Hypnose: Sieht den Garten schräg gegenüber von ihrer Wohnung. Dort werden Betten ausgeklopft, dann hört sie dort einen Hund bellen. Kurz nach der ersten Behandlung habe sie in der Zeitung gelesen — diese sieht sie jetzt wieder vor sich — daß jemand wegen Schlaflosigkeit und Schwindel ins Wasser gegangen sei. Daraufhin habe sie Angst bekommen und gedacht, so könne es ihr auch gehen. Damit habe sie sich viel beschäftigt. — Dann sieht sie eine andere Geschichte in der Zeitung, das habe sie vor 1½ Jahren gelesen, es sei jemand an Schlaflosigkeit gestorben. Patientin sagt, jetzt habe sie das Gefühl als wenn sie weit weg von mir (Ref.) wäre. Patientin ruft aus: „Ach Gott, wie komisch". Als Kind hat ihr ihr Fräulein erzählt, wie es ist, wenn man lebendig begraben ist. Man höre die Leute reden und könne nicht heraus. Damals sei sie 7—8 Jahre alt gewesen. Sie habe dann Angst vor dem Einschlafen gehabt, meinte, sie könnte im Schlafe sterben. Dann habe sie zu jener Zeit gelesen, wenn man gestorben sei, arbeite das Gehirn noch weiter. Auch als sie älter war, habe sie später gehört, das hat ihr das andere Fräulein erzählt, daß deren Mutter noch einige Zeit nach dem Tode den Kopf gedreht habe. Dieses Fräulein habe ihr viel von Toten erzählt, wie diese gestorben und vom Zustand nach dem Tode. So z. B. daß die Hunde heulten, wenn jemand von der Familie sterbe — dadurch war ihr das Heulen der Hunde in der Nacht sehr unsympathisch —; diese habe ihr auch erzählt, daß es ein Unglück bedeute, wenn man auf einem Nagel der rechten Hand einen weißen Flecken habe. Das sei bei ihr der Fall gewesen, als ihre Großmutter starb und so habe sie stets unangenehme, ängstliche Gefühle gehabt, wenn sie solche Flecken an sich beobachten konnte. Jetzt meine sie immer noch, man könne wirklich an Schlaflosigkeit sterben. Nun fällt ihr mit einem Male ein, daran sei meine Frau (des Ref.) schuld. Während der ersten Behandlung habe Patientin sich mit meiner Frau unterhalten und dabei geäußert, daß man an Schlaflosigkeit sterben könne. Darauf habe meine Frau geantwortet, wenn man esse, könne man es eine ganze Zeit aushalten. Patientin aber erwiderte, nach und nach käme man doch von Kräften. Da ihr ein anderer Arzt gesagt hatte, man sterbe nicht an Schlaflosigkeit, so schloß Patientin aus der Äußerung meiner Frau, sie wisse von mir, daß man eben doch daran sterben könne und erschrak. Außerdem habe die Erzählung ihres Bruders, daß es in China eine Todesart gebe, jemanden an Schlaflosigkeit sterben zu lassen, starken Eindruck auf sie gemacht. Man wecke den Betreffenden immer wieder, bis er tot ist.

26. VI. 07. Als Patientin gestern Abend bis 11.45 Uhr nicht eingeschlafen war — sie war 10.15 zu Bett gegangen — ließ sie den Mann erst ruhig einschlafen, nahm dann 0,5 Veronal, schlief nach 20 Minuten 8 Stunden lang ausgezeichnet. Trotz des Nichteinschlafenkönnens blieb sie ruhig, spürte keine Angst, keine Unruhe, auch nicht das Gefühl des Hellseins. Letzteres sei seit dem Abreagieren nicht wieder aufgetreten. Als Ursache des Nichteinschlafenkönnens erkennt sie das zu reichliche Souper. Den Mann habe sie früher nicht einschlafen lassen, weil sie haben wollte, daß er mit ihr sterbe, wenn sie an Schlaflosigkeit sterben müsse.

Hypnose: Sieht sich als Mädchen zu Hause im Schlafzimmer — es ist eine Mondnacht, Vollmond. Es sind zwei Szenen, die auftauchen wollen, das eine Mal sei sie erwachsen, das andere Mal noch jünger. Der Mond schien aufs Bett. Sie stand auf und ließ das Rouleau herunter, damals 12—13 Jahre alt. Sie sei zweimal bei Vollmond gewandelt, einmal sei sie ins Schlafzimmer zur Mutter und habe sie gefragt, was sie anziehen solle, Schuhe oder Stiefel, sie wolle ausradeln. Das andere Mal habe sie alle Stühle umgeworfen, ärgerte sich, schrie, als die Mutter kam. Damals war sie schon erwachsen. Dieses Nachtwandeln kam in zwei Nächten vor, die durch eine Nacht getrennt waren. Nun wird es Patientin schwer, es ist ihr als sollte sie weinen. Sie durchlebt jetzt Szenen von einer Ausstellung, sieht dort die Sanitätswache, alles was zur Krankenpflege gehört, da sei sie zufällig hinein geraten, das war ihr unsympathisch und habe einen sehr, sehr unangenehmen Eindruck auf sie gemacht. Jetzt im Schlaf wird es Patientin deutlich, daß gestern Abend an der Verzögerung des Einschlafens der jugendliche Wutkomplex schuld war. Die Sache drückte sie oft tagelang. Patientin erklärt, jetzt sei Ruhe in ihrem Kopf, sie spüre gar nichts mehr, es beunruhige sie nichts mehr. Nur wenn sie am nächsten Tag etwas vor habe, könne sie seit einigen Jahren nicht einschlafen, wenn sie wisse, daß etwas unbedingt geschehen müsse und ein Aufschub unmöglich sei.

Hypnose: Nach einiger Zeit taucht ihr ein Bild auf, das mit diesem Zwang in Zusammenhang stehen müsse. Es wird deutlicher: Am Hochzeitstage sei ihr Brautkleid zu eng gewesen, so daß es ihr unbehaglich war. Sie war wütend, daß sie nun zur Trauung mußte, bekam Herzklopfen und Angstgefühl. Dies Bild sehe sie vor sich und nun falle ihr ein, warum dies so war. Dazu noch zwei Gründe für das Nichteinschlafenkönnen, wenn sie etwas vorhabe. Sie zählt die Stunden, die sie mehr schlafe als der Mann; was sie mehr schläft, zählt sie vom April 1906 an. Bis jetzt habe sie 251 Stunden mehr geschlafen als der Mann. Hatte sich früher aufgeregt, wenn der Mann in der Nacht eine Stunde mehr geschlafen hatte als sie. Um sich nicht täglich aufregen zu müssen, schaffte sie sich diesen Schlaffonds an.

28. VI. 07. Patientin sieht sehr gut aus, nimmt körperlich zu, hat glänzend geschlafen, träumte, daß sie mitten in der Nacht aufgewacht sei und nicht wieder einschlafen konnte, war wach, dachte, an Schlaflosigkeit könne man doch nicht sterben, schlief sofort wieder ein. Um 6 Uhr sei sie aufgewacht, habe mit dem Mann gesprochen und sagte sich, sie könne am Abend doch wieder schlafen, war beruhigt, schlief sofort wieder ein.

Hypnose: Sieht ein Rundgemälde, das sie auf einer Ausstellung gesehen hatte. Das hat sie aufgeregt, träumte auch danach oft davon. Gestern war sie im Panorama, da fiel ihr jenes Gemälde wieder ein, vergaß es aber sofort wieder und konnte die Assoziation nicht mehr wiederfinden bis jetzt in der Hypnose. Sie sei früher jahrelang in kein Panorama gegangen. Es treten keine Bilder auf, Patientin bleibt ganz ruhig.

29. VI. 07. Patientin hat einen sprühenden Humor, schläft tadellos ohne die geringste Beunruhigung.

Hypnose: Patientin fühlt vollständige Ruhe, sie habe das Gefühl, daß kein Komplex mehr da sei.

30. VI. 07. Patientin bemühte sich gestern Abend noch spät um ein krankes Kind in ihrem Hause, schlief deshalb erst später ein, blieb aber ruhig, trotzdem der Mann sofort eingeschlafen war. Patientin erzählt, daß sie früher beim Eisenbahnfahren erbrechen mußte. Später habe sie beim Alleinfahren Angst und Herzklopfen bekommen. Auf der Reise von Zürich nach Paris habe sie einen Stimmritzenkrampf bekommen. Beim Einschlafen sei ihr voriges Jahr im Sommer ein Kissen ins Gesicht gerutscht, da habe sie keine Luft mehr bekommen, sei erwacht, bekam einen Stimmritzenkrampf, der zwei Stunden lang andauerte.

Hypnose: Patientin spricht über ihre Eisenbahnkomplexe und erzählt, das wisse sie im Wachen auch, als sie 9 Jahre alt war, sei sie nach Bern gefahren. Sie fuhr mit ihrem Fräulein und traf zufällig Bekannte im Wagen. Sie hatte zu viel Pralinés gegessen, jetzt sieht sie die Szene wieder ganz deutlich, jetzt fällt ihr ein, was sie nicht wußte, daß sie froh war, daß sie in Gesellschaft reisen konnte. Es war besonders eine ältere Dame dabei und als es ihr schlecht wurde und sie für den überreichlichen Genuß von Pralinés büßen mußte, habe sich eine ältere Dame, mit der sie jetzt noch befreundet ist, um sie bemüht. Auf dem Heimweg reiste sie nur mit ihrem Fräulein, das sei ihr kein Trost gewesen, da die anderen Leute ihr so Hilfe leisteten. Da sei sie einmal, wie sie schon erwachsen war, mit der Tochter jener älteren Dame von Bern heimgefahren, da sei es Patientin auch so arg ungemütlich geworden. Sie bekam Angst, sie könnte Angst bekommen. Die Übertragung der Eisenbahn-Seekrankheit auf Eisenbahnangst habe sie durch ihren Bruder, der früher auch Angst in der Eisenbahn gehabt habe. Dann habe sie einmal in der Zeitung von einem Fürsten gelesen, der einen Schlaganfall in der Bahn bekam. Da meinte sie, wenn sie so Herzklopfen habe, könne ihr das auch passieren, ebenso wenn sie an einem Platze allein wäre. Sie habe Angst vor der Angst — das komme von jener Nacht in Genf her. Solche Herzklopfenzustände habe sie nach der Geburt ihres Knaben öfters gehabt. Der Stimmritzenkrampf trete nur bei großer Hitze auf. Bei jener Fahrt nach Paris sei im Coupé eine gräßliche Hitze gewesen, ein unangenehmer Geruch. Bei großer Hitze könne sie nicht recht schlafen und besonders die Hitze, bei der sich kein Lüftchen rege, sei ihr sehr unangenehm. Als der Schrecken mit dem Kissen passierte, sei es wahnsinnig heiß gewesen, in der Bahn habe sie gefürchtet, der

Stimmritzenkrampf könne kommen, weil es so heiß war. Auch die Eisenbahnangst sei daran schuld gewesen, auch noch Heimwehangst von Genf her und von Nizza her, wo sie auf der Hochzeitsreise war. Dort habe sie einen Anfall von Diphtheritis gehabt und Heimwehgefühl, so daß sie die Mutter kommen lassen wollte. Ebenso sei es voriges Jahr gewesen, als sie in Venedig war. Dort hatte sie etwas gegessen, das ihr schlecht bekam, gleich sei das Heimwehgefühl aufgetreten. In der ersten Nacht sei sie dort gestört worden durch die Bettnetze, kam sich vor, wie lebendig begraben, hatte Angst, es war ihr ungemütlich. Nun kommt ihr eine Szene, wo sie Kehlkopfkatarrh hatte. Diese Szene fließt ihr durcheinander mit verschiedenen Diphtheritisanfällen. Mit fünf Jahren habe sie Diphtheritis gehabt, sie bekam keine Luft mehr, sie sieht sich im Bett und die Verwandten um sich herum. Jetzt sieht sie sich 15 Jahre alt mit Kehlkopfentzündung, es war schlimm, sie bekam keine Luft mehr, Patientin atmet ganz tief. Luftröhrenkatarrh habe sie öfters, so auch im letzten Winter, da sei es gewesen, als wenn die Luftröhre verschlossen wäre. Alle Szenen, in denen sie Atemnot hatte, werden ihr nacheinander deutlich, dabei hat sie heftiges Angstgefühl.

1. VII. 07. War gestern Abend im Kabaret, hat sich sehr gut amüsiert, konnte erst um ½3 Uhr einschlafen ohne irgend einen erkennbaren Grund, darüber war sie wütend.

Hypnose: Patientin sagt, sie habe zwar geschlafen, aber nicht tief genug. Sie sei in diesem Halbschlummer durch Träume zweimal erschreckt worden und dann erst eingeschlafen. Die Träume treten jetzt blitzartig wieder auf. Das eine Mal war es ein Einbrecher, der an ihr Bett gekommen sei — beim Zubettegehen sei sie in den Vorraum gegangen, dort hingen die Kleider ihres Mannes über einem Stuhl. Darüber sei sie erschrocken. Während sie dies erzählt, taucht ihr plötzlich auf: Sie habe einen Roman von Zahn „Albin Indergand“ gelesen — dieser Name sei ihr im Kopf herumgegangen. Jetzt falle ihr ein, daß gestern Abend ein Künstler mitwirkte, der Indergand hieß. Immer wieder kam ihr der Name ins Bewußtsein, sie konnte nicht damit fertig werden. Sie konnte keinen Zusammenhang finden — dabei habe sie Angstempfindung gehabt, sie sei so duselig gewesen, daß sie nichts herausbringen konnte. Patientin klagt über ihr fabelhaftes Gedächtnis. Bei einem Worte fallen ihr eine Masse solcher Sachen ein, die nur irgendwie damit zusammenhängen. So gehe es ihr auch bei Gerüchen.

Hypnose: Patientin sagt, sie sei innerlich noch etwas unruhig. Sie könne oft nicht einschlafen, wenn sie zu spät ins Bett komme in der Sorge, daß es bald wieder Tag sei. — Eben sieht sie sich in der Kunstausstellung in München, sieht ein Bild von Stuck „Orest verfolgt von den Erinnyen“. Das Ruhelose in dem Bild sei ihr direkt unangenehm gewesen, ebenso sei ihr stets der Ahasver unsympathisch gewesen. Jetzt sei sie mit dieser Ausstellung fertig. Die sei ihr lange nachgegangen. Diese letzten Szenen von den Bildern, die sie eben sah, seien stark angstbetont gewesen. Patientin ist es jetzt klar geworden, wie ihr Zustand entstanden sei. Mit 14 Jahren begann in ihr ein innerer Kampf, der 6 Jahre hindurch dauerte. Ihr ganzes Denken habe sich um diese eine Sache gedreht. Dieses immerwährende Denken habe sie dann auf den Mann übertragen, in der Schwangerschaft auf ihr Kind, zwei Tage nach der Geburt auf das Alleinsein, sie könne nicht allein sein, da kam die Platzangst, dann die Schlaflosigkeit. Noch fühle sie, daß sie sich immer noch mit dem Schlaf beschäftigen müsse, sie denke noch zu viel daran, er ist ihr noch nicht gleichgültig, wenn auch keine Angst oder Wutbetonung mehr spürbar ist.

2. VII. 07. Patientin hat letzte Nacht tadellos geschlafen.

Hypnose: Sie habe eine bestimmte Melodie, bei der sie die unangenehmsten Empfindungen habe, das sei schon so gewesen, als sie noch klein war. Die Mutter sang es hie und da, es war das Kinderlied:

„Rite, rite Rößli, z' Bade staht es Schlößli,
z' Winterthur es goldis Hus
lueged drei Mareieli drus etc. etc. . . . .“

Patientin ist momentan in etwas tieferem Schlafe. Jetzt sieht sie sich im Nidelbad, Ausflugsort der Züricher. Jetzt hat sie die Melodie ganz fest, sie sieht auch einen Platz in der Stadt, wo sie die Melodie das erste Mal gehört hat. Patientin erzählt, sie habe sich eingebildet gehabt, daß an dem Tage, an dem sie diese Melodie hörte, etwas passieren würde. Sie sei sonst nicht abergläubisch, aber früher habe sie mit der Zahl 13 Aberglauben verbunden. Jetzt gerade sieht sie sich in Bern, sie könne damals 13 Jahre alt gewesen sein. Es müsse aber etwas sein, das ganz weit zurückliegt. Dann fährt sie fort, es muß irgend etwas sein, das mit ihrer verstorbenen Schwester zusammenhängt, Patientin war damals 1½ Jahre alt. Mit einem Male ruft sie in der Hypnose: „Oh, jetzt ist es ganz klar". Es ging über den Campo santo von Genua, dort sei sie im Herbst 1906 gewesen. Dort sieht sie eine Figur: Eine Schwester liegt auf dem Totenbette, die andere, schon früher gestorben, kommt und holt sie. Sie habe lange vor diesem Grabmonument gestanden und sich nicht davon trennen können. Sie habe sich auch eine Photographie davon gekauft und mitgenommen. Jetzt sei es ihr klar, als Kind habe sie jene Melodie gehört, und zu gleicher Zeit, oder ganz kurz vorher muß viel von der verstorbenen Schwester die Rede gewesen sein. Oft habe sie hören müssen, daß sie der Ersatz für jene sei, sie habe ihr auch ähnlich gesehen und sie habe sich die Idee gebildet, wenn sie die Melodie noch einmal höre, müsse sie sterben. Patientin bekommt nun das Gefühl, als sei sie weit weg von mir (Ref.), kommt sich vor als wenn sie ganz klein wäre. Mit 13 Jahren war Patientin in Bern in dem Hause, wo die Schwester starb. Sie ging mit Angst hinein, weil sie gerade so alt war, als wie die Schwester, als diese dort zu Besuch war und dort starb, nämlich 13 Jahre alt. Daher komme auch ihre Angst vor der Zahl 13. Sie habe sich immer gesagt, wenn sie 14 Jahre alt werde, werde sie nicht mehr an Blinddarmentzündung sterben. Vom 12. bis 14. Lebensjahre habe sie immer in Angst vor dem Sterben gelebt. Seit ihrer Entwickelung sei sie körperlich viel stärker geworden und habe nicht mehr unter Verstimmungen gelitten wie früher. Diese Dinge stünden mit ihrem Schlafe dadurch in Verbindung, daß sie stets vor dem Einschlafen daran dachte. Als Kind habe sie stets alles vor dem Einschlafen überdacht, sogar auch sich stets ein Programm gemacht, was sie am nächsten Sonntag mit den Puppen spielen wolle. Als Mädchen habe sie einmal Angst gehabt, es komme jemand in ihr Zimmer und tue ihr etwas. Eben sah sie sich 11—12 Jahre alt, da seien bei der Tante im Hause Tapezierer gewesen. Diese haben am Abend länger gearbeitet, sie hörte, als sie schon im Bette war, klopfen, dachte, diese seien unter dem Bett und regte sich entsetzlich auf. Dann sieht sie die Szene, wo ihr Kinderfräulein einen Lachkrampf hatte. Patientin war allein mit ihr zu Hause und habe sie lachen gemacht. Damals habe sie große Angst gehabt, jetzt habe sie keine Angst mehr beim Sehen dieser Szene gehabt, sie habe diese Szene schon einmal abreagiert. Jetzt kommt ihr nochmals eine früher abreagierte Szene. Ihr Kinderfräulein hatte ihr erzählt, wie deren Freundin in einem Hause auf der Treppe Blut sah — es war ganz kurz vorher jemand ermordet worden. Diese Erzählung habe auf Patientin einen fürchterlichen Eindruck gemacht, sie sei deshalb nie allein, von einer Gesellschaft heimkehrend, die Treppe herauf gegangen. Sie sei als Kind sehr verängstigt gewesen. Patientin sagt, sie habe noch einen Komplex gegen einen Ausflugsort, wo Züricher häufig im Frühling auch Wohnung nehmen. Dorthin sollte sie voriges Jahr zur Erholung, weil ihr der Ort unsympathisch war, lehnte sie dies ab.

In letzter Zeit sei sie bei Ausflügen öfters dort gewesen, ohne sich beängstigt zu fühlen, aber dort müsse einmal etwas passiert sein. Nun falle es ihr ein: „Oh ja, da ist einmal eine ganz große Geschichte passiert, es ist doch zu toll, man hätte mich totschlagen dürfen, im Wachen hätte ich es nicht mehr gewußt — beinahe durch einen Zufall hätte ich die Sache nicht miterlebt — es wurde jemand dort verrückt und hat einige Leute niedergeschlagen." Patientin hat große Angst und starkes Herzklopfen, sie fährt fort: „Es gab eine große Schlägerei — es ist noch nicht ganz deutlich, es sind zwei Sachen, einmal eine große Schlägerei und einmal hat einer mehrere Leute erstochen. Es war an einer bestimmten Stelle, an der sei sie als Kind vorbeigeschlichen, weil sie sich dort Blut vorstellte, es hat dort einer jemanden erschlagen und einmal waren dort Messerstechereien. Das mit dem Verrückten sei am X-Platz gewesen, dort habe sie sich auch lange nicht getraut, vorbei zu gehen; das war in der Zeit, als sie dachte, sie werde verrückt."

Als Kind sei sie stets zart gewesen, etwas kränklich, ängstlich und verängstigt, habe immer unter Erwachsenen gelebt, alles gehört und sich dann vor dem Abend gefürchtet, weil ihr dann alles im Kopf herumging.

2. IV. 10. Patientin wurde nach und nach ruhiger, schläft nachts gut, ist nicht mehr darauf erpicht, daß es acht Stunden Schlaf sein müssen; nur der Mittagsschlaf spielt noch eine Rolle; er ist ihr ein Bedürfnis und sie wird noch wütend, wenn sie mittags nicht schlafen kann. Patientin hat sich körperlich gut erholt, kann alle Vergnügungen mitmachen und hat einen sehr guten Humor.

Juni 1912. Es geht der Patientin vorzüglich. Sie hat vor zwei Jahren geboren und trotz vieler Aufregungen wegen langer Krankheit des Kindes blieb Patientin gesund. Sie lebt in sehr glücklicher, harmonischer Ehe. Das einzige, was noch als auffallend bezeichnet werden könnte, kommt aber auch bei sonst gesunden Menschen vor, ist der Wert, den sie auf einen Mittagsschlaf legt.

Eine ähnliche, aber wie in jedem einzelnen Falle andere Determinierung zeigt die folgende Krankengeschichte.

Fall 37: Frau Mina R., geb. 1870.

Patientin leidet an Schlaflosigkeit seit Juli 1907, zu welcher Zeit eine Uterus-Ausschabung bei ihr gemacht wurde. Sie könne nicht einschlafen, liege zuerst ruhig im Bett, dann werde sie innerlich unruhig, dann schwitze sie und müsse sich gegen Gedanken wehren, wie sie könne geisteskrank werden, oder es kommen ihr Gedanken, daß es ihr gehen könne wie anderen Kranken, von denen sie gehört hat. So schwebe ihr immer eine Bekannte vor, die längere Zeit in einer Irrenanstalt gewesen ist, aber sie wisse nichts Näheres von deren Krankheit. Hauptsächlich plage sie der Gedanke, sie könne geisteskrank werden. Lese oder höre sie das Wort „wahnsinnig“, so sei das ein Anstoß zu Angstgefühlen und sie müsse sich zusammennehmen, um darüber hinwegzukommen. Diese Angst sei erst gekommen, weil die Schlaflosigkeit andauerte. Anfangs tröstete sie sich und sagte sich, es sei der Blutverlust an der Schwäche schuld und wenn sie sich erholt habe, werde die Schlaflosigkeit wieder aufhören. Im Juli 1907 konsultierte sie eine Spezialärztin und diese riet ihr zur baldigen Operation, da sie etwas gefunden habe, das eine möglichst baldige Operation erfordere; sie solle morgen zur Operation kommen. Die Ärztin fragte, woran die Mutter gestorben sei und als Patientin sagte, an Magenkrebs, da erwiderte die Ärztin: Da haben wir es. Da sei Patientin aufs heftigste erschrocken, kehrte nach Hause zurück und ging zum Hausarzt. Dieser beruhigte sie, riet ihr, eine Ausschabung machen und das Ausgeschabte untersuchen zu lassen. Die Untersuchung ergab ein harmloses Geschwür. Patientin sagt, sie habe gespürt, wie der Schrecken in ihr geblieben sei. Sie sei äußerlich ganz ruhig geblieben, habe aber dann nicht mehr geschlafen. Auch dann, wie sie wußte, daß es sich nicht um Krebs handle, schlief sie auch nicht und dann meinte sie eben, die Schwäche sei daran schuld. Einige Monate vorher war ihr Mann schwer krank und auch danach schlief sie vor Aufregung und vorher durch die Pflege nicht recht. Ehe sie zur Operation ging, war sie durch ihre Arbeit, Hausgeschäfte und Mithilfe im Beruf des Mannes schon geschwächt. Im Januar 1908 starb ihr eine Schwägerin nach einer Unterleibsoperation. Patientin weilte im Süden und wurde telegraphisch heimgerufen. Der Tod der Schwägerin ging ihr sehr nahe. Am Gardasee erlebte sie im Hotel einen heftigen Schrecken. Sie hatte gehört, daß das Zimmermädchen geisteskrank geworden ist und Patientin kam noch an den See, wie das Zimmermädchen mit dem Schiff abreiste. Das verfolgte Patientin immerfort. Stets wenn sie von Geisteskrankheiten hörte, so habe sie das geplagt. Patientin verkehrte früher viel mit einer Dame, die in einer Anstalt gewesen war, sie kam viel in deren Familie und hatte Freude an deren Kindern. Die Mutter dieser Dame wurde nach dem Tode eines Sohnes schwermütig und dann auch die Tochter. Oft habe diese zu ihr gesagt, sie könne an nichts Freude haben; das dachte Patientin zeitweise auch. Diese Dame habe stets sehr langsam gegessen; hatte nun Patientin schlecht geschlafen, so hatte sie auch keinen Appetit und mußte sich zum Essen zwingen. Da mußte sie wiederum daran denken, sie könne auch so werden wie jene. Jetzt fühle sie sich am wohlsten, wenn sie intensiv denken müsse und stark abgelenkt werde. Sie höre nicht gerne, wenn von nervösen Krankheiten gesprochen werde, weil sie zu viel davon auf sich nehme. Einige Tage vor und nach den Menses fühle sie sich am wenigsten gut und schlafe auch weniger. Menses treten alle 23 Tage auf. Patientin hat viel durchgemacht durch Krankheiten des Mannes und der Kinder. Patientin ist dann sehr aufgeregt, nimmt alle Krankheiten sehr schwer und pflegt die Kranken selbst. Daneben erlebte sie viel Aufregungen im Geschäfte.

20. IV. 09. Hypnose gelingt sofort. In der zweiten sieht sie jene Dame gemütskrank, der sie in der Anstalt einen Besuch abstattet, sieht sich ruhig mit ihr sprechen. Seit ihrer Erkrankung macht sich Patientin Gedanken, wenn es ihr nur nicht gehe wie dieser Dame, daß sie auch in die Anstalt müsse. Dann sieht sie die Kranke bei sich in der Wohnung, ganz genau, wie es seinerzeit gewesen ist. Dann sieht sie den Mann vor 6 Jahren krank an Blinddarmentzündung; sie sieht ihn im Bett, sieht den Chirurgen bei ihm stehen. Dann sieht sie eine Szene mit der Schwiegermutter, die an Arteriosklerose litt mit Aufregungszuständen. Dann sieht sie sich in einem Sanatorium, wo sie zur Behandlung ihres Zustandes war, sieht dort eine Frau und hört davon sprechen, daß diese in eine Anstalt müsse. Dann sieht sie eine Szene, die sie sich vorgestellt hatte. Ihr Mann hat diese Dame später auf dem Schiff auf dem Thunersee wieder getroffen und erzählte zu Hause, daß es der Frau ganz gut gehe. Die Erzählung von dieser Frau hatte Patientin aufgeregt. Patientin sieht den Mann auf dem Schiff bei der Dame, wie sie sich selbst die Szene vorgestellt hatte. Nun sieht sie vom Zürichberg aus das Burghölzli; als sie es sah, mußte sie sich auch Gedanken machen. Hypnose: Sieht eine Angstszene, wo sie einen Nervenarzt am Schulexamen neben sich sitzen sieht; sie mußte sich sehr zusammennehmen. Dann taucht ihr die Erinnerung an einen Herrn aus Bern auf, den sie am Gardasee kennen gelernt hatte; vor einigen Tagen hörte sie, daß dieser Herr gestorben sei. Sie vermutet, daß er sich ein Leid angetan hat. Darüber regte sie sich kolossal auf. Alle Szenen hat Patientin ohne jede Erregung gesehen. Hypnose: Sieht sich wieder im Sanatorium. Sieht eine alte Dame, hört sie schreien, sie ist aufgeregt und ruft: „Mon Dieu, mon Dieu". Dann sieht sie eine Szene mit dem dortigen Arzt, dem sie klagt, sie habe nicht schlafen können. Er antwortete ihr, sie hätte die Flasche Brom austrinken können. Dann spricht sie mit der Frau des Arztes, die ihr zuredet, sie werde wieder schlafen können, da sie keine Sorgen habe. Dann sieht sie sich zu Besuch bei einer Frau S., die dann nachher geisteskrank wurde und in eine Anstalt kam. Diese Frau sei hie und da komisch aufgeregt gewesen und das habe ihr einen tiefen Eindruck gemacht. Diese Frau trug ein Lorgnon und eine Uhrkette; die haben sich immer mit einander verwickelt und Patientin löste ihr immer die Verwickelung wieder auf. Nun trägt Patientin selbst ein Pince-nez und Uhrkette und diese verwickeln sich nun auch und da werde sie immer an diese Frau erinnert und da muß sie immer denken, wenn es ihr nur nicht gehe wie jener Frau.

21. IV. 09. Hypnose: Sieht sich, wie sie die Zeitung liest, liest das Wort „irrsinnig", da wurde sie ängstlich aufgeregt. Das war vor wenigen Wochen an der Riviera der Fall, als sie am Strand saß und die Zeitung vor sich hatte. Als sie das Wort gelesen hatte, konnte sie vor Angst nicht mehr weiter lesen. Auch jetzt empfindet sie starke Angst. Dann sieht sie eine Szene zwei Monate nach der Operation im September 1907. Ihr Knabe war von einem Gerüst heruntergefallen; sie sieht sich angsterfüllt die Treppe hinauf in sein Zimmer springen. Sie durchlebt die Szene genau wieder, sie war stark erschrocken. Beim Wiederdurchleben atmet sie tief und schwer. Nach dem Erwachen sagt sie, an die Szene habe sie gar nicht mehr gedacht; sie meint, sie sei wohl daran erinnert worden, weil sie auf dem Herwege auf der Straße einen Buben weinen sah. Hypnose: Sieht eine Szene vor fünf Jahren im Januar, da hatte der kleine Knabe Krup; sie sieht sich bei ihm stehen, sieht, wie er die Milch nicht mehr trinkt, dann kommt der Arzt und sagt, der Knabe müsse operiert werden. Dann sieht sie sich mit ihm zum Spital fahren, sieht wie er im Bett liegt im Inhalationszimmer, sieht sich mit dem Mann warten, bis die Operation vorbei ist. Dann sieht sie den Knaben im Saal bei den Frauen und sieht, wie eine alte Frau ihn herumträgt. Die Szenen haben Patientin stark erregt, sie weint stark. — Sieht sich wieder im Sanatorium

in einem Gespräch mit einer älteren Dame. Patientin ist erstaunt, wie deutlich sie alles sieht. Dort regte sich Patientin immer auf, wenn sie diese alte Dame rufen hörte: „Mon Dieu, mon Dieu“. Jetzt bleibt sie ganz ruhig dabei. Patientin sieht sich am Tisch beim Essen sitzen und die alte Dame lief hinter ihrem Stuhl herum und sah ihr in den Teller. Das war Patientin unangenehm. Dann sieht sie eine Szene, die sie vor einigen Monaten bei einer Schwägerin auf dem Lande erlebt hatte. Diese erzählte von einer Frau, die nervös und deren Mutter in einer Anstalt war. Darüber regte sich Patientin sehr auf. Auch jetzt wieder. Sie habe sich damals gesagt, das sei doch dummes Zeug, aber sie habe nicht darüber hinwegkommen können.

22. IV. 09. Patientin erzählt, daß sich ihr so viel frühere Erlebnisse aufdrängen. Der Schlaf ist schlecht. Hypnose: Durchlebt eine Szene aus dem Jahre 1882. Eine weitläufige Verwandte lebte in unglücklicher Ehe und ging ins Wasser. Da kam deren Mann in der Nacht und klopfte. Seine Frau war schon vier Tage von zu Hause fort und da fragte er nach, ob sie vielleicht da sei. Damals war Patientin 12 Jahre alt. Das habe damals einen sehr tiefen Eindruck auf sie gemacht. Dann durchlebt sie eine Szene aus den achtziger Jahren. In ihrem Hause wohnte ein Angestellter des Bahnhofes mit seiner alten Mutter. Da kam eines Nachts eine alte Jungfer und fragte, ob man wisse, was es gegeben habe am Bahnhof. Sie wollte erst nicht sagen was. Patientin erschrack sehr heftig, da ihr eigener Schwager Bahnbeamter ist und sie sofort dachte, es sei diesem etwas passiert. Jener junge Angestellte war verunglückt. Auch dies machte damals einen tiefen Eindruck auf die Patientin. Jetzt durchlebte sie die Szene mit Schrecken und großer Bangigkeit.

Hypnose: Sieht sich vor vier Jahren in der Sommerfrische; sie suchten Edelweiß und mußten einen schmalen Weg an den Felsen hingehen, dabei wurde es ihr schwindelig. Sie wartete dann mit den Kindern, der Mann ging mit einem Führer weiter. Sie sah den Mann nicht mehr und es dauerte $^3/_4$ Stunden bis er wieder kam. Da bekam sie sehr starke Angst und Diarrhöe. Die Aufregung war furchtbar und wirkte noch lange nach. Der Mann hatte einen anderen Weg eingeschlagen und so verfehlten sie sich. Patientin durchlebte jede Kleinigkeit wieder, sieht sogar wieder den Alpenhasen vorbeispringen, den sie damals sah. Seit jener Zeit hat Patientin Angst, wenn der Mann allein Bergtouren macht. Hypnose: Sieht eine Szene von vor acht Jahren, als ihr Töchterchen an Blinddarmentzündung krank war. Sie hört jetzt das Kind rufen: „Mutti, Mutti, die Schmerzen kommen wieder“. Patientin war für jene Nacht auf Anordnung des Arztes, weil sie ruhebedürftig war, von dem Kinde entfernt worden und eine Krankenschwester pflegte dasselbe. Nun hört sie das Kind weinen, wie es die Mutter haben will. Im Moment, als sie das Kind rufen hörte, daß die Schmerzen wieder kommen, erschrack sie und hatte danach ein unbehagliches, unruhiges Gefühl. Die Szenen durchlebte sie sehr deutlich wieder.

23. IV. 09. Hat letzte Nacht ohne Mittel ordentlich geschlafen. Durchlebt den Tag im Jahre 1880, als eine ihrer Schwestern an der Geburt eines Kindes gestorben ist. Sieht alles ganz genau; sieht, wie sie von der Schule heimkam und wie dann alles zuging. Dazwischen kommt ihr die Szene, als sie gestern die Nachricht bekam, daß einer ihrer Nachbarn zu Hause gestorben ist. Der Tod der Schwester erregt sie jetzt sehr stark. Sie sieht drei Ärzte im Hause, sieht sich am Schreibtisch Aufgaben machen, dabei ist sie sehr aufgeregt, es war ein Mittwoch Mittag, sie war damals 10 Jahre alt. Hypnose: Sieht sich vor 15 Jahren im Wochenbett am 12. Tag, eines Sonntags war eine Blutung aufgetreten, die 12 Stunden dauerte. Patientin spürt jetzt wieder den Sandsack, den man ihr damals auf den Leib gelegt hatte. Sie sieht ihre Mutter angsterfüllt, sie gedenkt dabei der verstorbenen Schwester. Hypnose: Sieht sich vor drei Jahren in der Sommerfrische. Durchlebt die Szene, als die Nachricht vom Tode eines Onkels kam, der plötzlich einem Schlaganfall erlegen ist; sie hatte ihn vor ihrer Abreise gesund verlassen. Sie saß gerade beim Frühstück; hatte schon das Billet, um eine Tour nach dem Rigi zu machen. Als sie dann ausging, wurde es ihr vor Aufregung auf dem Wege schwindelig. Hypnose: Sieht sich bei der Untersuchung bei der Ärztin. Dann durchlebt sie die Szene, wie sie nach Hause kommt und dem Mann

Bericht gibt. Dann sieht sie sich am Gardasee, sieht den Augenblick, wo das geisteskranke Mädchen abreist. Das habe sie gepackt.

25. IV. 09. In der Nacht vom 23./24. nicht gut geschlafen. Sie träumte, das Töchterchen sei krank, es entsprach der Wirklichkeit. Sie merkte Rauch, es war Feuer ausgebrochen, man holte Hilfe, man löschte und sie brachte das Kind in ein anderes Zimmer. Das war vor ca. 9 Jahren. Letzte Nacht gut geschlafen. Hypnose: Patientin sieht sich, wie sie anfangs der neunziger Jahre eine Patientin — die Freundin ihrer Schwester — in einer Anstalt besuchte. Damals war sie bei dieser im Zimmer und hatte keine Angst. Die Angst vor allem, was mit Irrenanstalten zusammenhängt, habe sich erst seit jenem Aufenthalt am Gardasee, während dessen das Zimmermädchen geisteskrank wurde, zugespitzt. Dann durchlebt sie eine Szene aus dem Anfang der achtziger Jahre. Sie sieht, wie man eine Nachbarstochter bringt, die wegen unglücklicher Liebe ins Wasser gegangen war. Dann sieht sie einen früheren Schulkameraden, der das gleiche Schicksal erlitt, versetzt sich dabei in die Angst der Schwester des Verunglückten, die hingehen mußte, um diesen wieder zu erkennen. Das war vor acht Jahren, es machte einen tiefen Eindruck auf Patientin. Beide Szenen, an die sie schon lange nicht mehr dachte, habe sie mit großer Angst wieder durchlebt. Hypnose: Sieht den Bruder einer Freundin beim Fischen. Dieser ertrank dabei. Das war Anfang der achtziger Jahre. Sie sah die Szene selbst nicht, kannte sie nur vom Erzählen. Gleichzeitig sieht sie einen anderen Bruder dieser Freundin, der in einer Anstalt sich befindet. Als vor zwei Jahren Patientin krank war und liegen mußte, kam diese Freundin zu ihr, sprach ihr von diesem Bruder, da regte sich Patientin so auf, daß sie jene Nacht nicht schlafen konnte. Hypnose: Sieht sich vor drei Jahren auf der Heimreise von den Ferien in Bern. Da verlor sie ihren kleinen Buben in einem großen Geschäft. Sie war in Gesellschaft und der Bube hatte sich nicht angeschlossen. Als Patientin das Geschäft verließ, fehlte der Knabe. Das war eine große Aufregung. Ein Polizist, den sie befragte, sagte ihr, sie solle nur zur Polizei, in Bern sei noch kein Kind verloren gegangen. Sie kam auf den Polizeiposten, da hatte der Knabe die „Fliegenden Blätter" vor sich, war ganz vergnügt, als er sie sah, sprang er ihr freudig entgegen. Die Szene durchlebt sie ganz deutlich wieder. — Durchlebt eine Szene mit einer Schwindlerin in ihrem Geschäfte. Diese hatte von ihr verschiedene Sachen verlangt, die Patientin an verschiedenen Orten herbeiholen mußte. Die Schwindlerin hatte eine Zeitlang eine 50 Fr.-Banknote in der Hand. Sie behauptete dann, der Patientin das Geld gegeben zu haben. Das war aber nicht richtig. Patientin drohte mit der Polizei und rief ihren Mann, ließ dabei die Person nicht aus dem Auge. Das Geld fand sich dann zwischen den gekauften Sachen. (Diese Schwindlerin machte den gleichen Trick noch in anderen Geschäften und kam dann vor Gericht.) Patientin war bei dieser Szene sehr aufgeregt und fühlte den Schrecken in den Beinen. Sie durchlebt die Szenen genau wieder, suchte alles durch, war voll Angst und innerer Unruhe. Sie hörte alles wieder, was jene Frau gesprochen. Das ereignete sich vor vier Jahren. Patientin habe nicht mehr an diesen Vorfall gedacht.

26. IV. 09. Letzte Nacht war leidlich. Hypnose: Sieht eine Szene von der Heimkehr aus der Sommerfrische. Die Kinder reisten vorher ab, der Kutscher war unsicher, die Mechanik des Wagens war in Unordnung. Das beobachtete sie mit ihrem Mann. Da sprang der Mann dem Wagen nach, stieg auf den fahrenden Wagen, nahm die Zügel und fuhr selbst. Die Frau war nun in größter Angst zurückgeblieben, bis der Mann von der nächsten Station aus telephonierte, daß er glücklich angekommen sei. Das durchlebt Patientin mit großer Angst wieder. Dann sieht Patientin: Ein Vetter des Vaters hatte sich mit ca. 13 Jahren das Leben genommen. Auch dessen Mutter. Dieser Vorfall habe sie stets aufgeregt, wenn die Ärzte sie nach der Heridität gefragt haben. Hypnose: Sieht eine Szene von einem Pfingstsonntag vor mehreren Jahren. Die Schwester der Patientin wollte mit Verwandten und den Töchtern eine Ausfahrt machen. Dabei fiel ein neues Break auseinander und die Pferde gingen durch. Sie kamen zur Patientin und erzählten den Vorfall. Am Tage vorher drohte jener schon abreagierte Brand auszubrechen. Jetzt sah Patientin die Szene wieder, wie die Angehörigen von dem Wagenunfall nach Hause kamen: Eine Tochter hatte den Rock zerrissen und

Grasflecken, die Schwester klagte über Schmerzen im Bein. Das war vor ca. acht Jahren. Hypnose: Sieht eine Reihe von Szenen: Eine Freundin, deren Schwester periodisch geisteskrank war. Dann sieht sie eine Frau in ihrem Wohnort, die geisteskrank wurde; sie sieht sie teilnahmslos in der Wohnung sitzen. Patientin wohnte gegenüber und war nie in deren Wohnung. Dann sieht sie eine Bäckersfrau, die geisteskrank wurde, dann die Schwägerin einer Freundin, von der sie wußte, daß sie nervös ist und Schlafmittel gebrauchen mußte. Bei all diesen Szenen war es Patientin unbehaglich. Patientin meint, jetzt könnten keine Erlebnisse mehr vorhanden sein, die ihren Zustand bedingt hätten. Wenn sie mich nach der Sitzung verlasse, sei es ihr stets so leicht, sie habe dann das Gefühl, abgeladen zu haben. Hypnose: Sieht sich 15 Jahre alt, wie sie von ihrer Großmutter mütterlicherseits Abschied nimmt. Patientin mußte damals ins Welschland, der Abschied fiel ihr sehr schwer, in der Aufregung bekam sie am Bahnhof Nasenbluten. Sie war in höchster Aufregung. Alles sah sie deutlich. Sie konnte sich von der Großmutter kaum trennen. Diese lebte in einem Nachbarorte und noch vor ihrer Abreise war sie verschieden.

Hypnose: Sieht sich vor zwei Jahren auf einem Schulausflug. Ein Auto kommt in die Kinderschar hinein, während diese sangen und das Auto nicht hörten. Patientin war in höchster Erregung und soll kreidebleich gewesen sein. Es gelang ihr, durch Winken mit dem Schirm, das Auto zum Stehen zu bringen. Patientin durchlebt diese Szene sehr deutlich mit größter Erregung. Hypnose: Patientin sieht sich im Winter 1879/80, 10 Jahre alt, bei ihrer Schwester, die dann an einer Blutung gestorben ist. Sie sieht, wie die Mutter in der Nacht zum Arzt läuft, sieht sie dann zurückkommen, es war Glatteis, sie hatte sich am Kopf verletzt; deutlich sieht sie die Mutter heimkommen, sie sah so aus, daß sie nicht zur Schwester ins Krankenzimmer durfte, um diese nicht aufzuregen. Patientin sieht alles in großer Erregung.

27. IV. 09. Fühlt sich am Morgen, so auch heute, etwas schwer. Erwachte in der Nacht einige Male, schlief aber bald wieder ein, hatte keine Angst. Bis nach dem Morgenessen sei es ihr am schwersten; wenn sie erwacht, müsse sie im Bett studieren. Hypnose: Patientin wohnt in der Nähe einer Irrenanstalt. Sie sieht sich 11 Jahre alt, wie sie in der Nähe der Anstalt mit Freundinnen für die Schule Blumen sucht. Da sieht sie zwei Männer daherspringen, sie wußte nicht, ob es ein Geisteskranker und ein Wärter war. Sie erschrak heftig und hatte Angst. Die Szene wurde ihr ganz deutlich; sie suchten damals Herbstzeitlosen. Hypnose: Sie sieht deutlich das Selbstporträt von Böcklin mit dem Tode. Sie sah es dieser Tage im Schaufenster einer Kunsthandlung. Obwohl sie dieses Bild schon öfters gesehen hatte, machte es ihr einen Eindruck. Hypnose: Sieht die Beerdigung eines jungen Mannes, der an Schlaflosigkeit gelitten haben soll und sich erschossen hatte. Die Beerdigung regte sie sehr stark auf, weil sie meint, die Schlaflosigkeit sei schuld an dem Selbstmord. Beim Wiederdurchleben der Szene ist Patientin erregt. Hypnose: Durchlebt die Szene wieder, wo sie nach der Geburt ihres ersten Kindes (1893) an der Brust operiert wurde. Dann gleich die Szene, wie man dem einen Knaben vor acht Jahren die Mandeln schnitt. Beide Szenen durchlebt sie deutlich und mit Angst. Hypnose: Sieht sich bei einem Onkel, ist acht Jahre alt, da fiel ihr in der Werkstätte ein Stück Eisen auf den Finger und reißt diesen auf. Sie erschrak und weinte; hört jetzt wieder, wie die Tante sagt: „Nei, nei, cha das brüele". Sieht die Szene, wie sie bei der Hochzeit der Schwester einen Ausflug machen und in einem Nachbardorf Feuer ausbrach. Sie sieht das Feuer, die Fuhrleute mußten mit den Pferden fort; als sie heimfahren wollten, waren keine Pferde mehr da. Damals war Patientin 10 Jahre alt. Hypnose: Durchlebt die Nacht, in der ihre zweite Schwester an Lungentuberkulose starb. Es ist morgens gegen 4 Uhr, als sie die Mutter weckte. Die Schwester sagte allen Adieu, sie hatte furchtbar eng. Patientin durchlebt diese Szene in starker Aufregung (damals 10 Jahre alt).

28. IV. 09. Hat nachts nicht geschlafen, duselte mit Bromkali schließlich zwei Stunden; sie habe so eine Hitze in sich gespürt, die sie unruhig machte und sie am Einschlafen hinderte. Hypnose: Als sie gestern den Besuch ihres Mannes hatte, wollte sie diesen nach dem Befinden einer nervenkranken Frau fragen. Da

sie einen schlechten Bericht vermutete, unterdrückte sie in ihrer Angst die Frage. Diese Frau hat sie nun in der letzten Nacht stark beschäftigt. Das sei ihr jetzt wieder in den Sinn gekommen. Hypnose: Durchlebt die Szene, wie die Köchin eines befreundeten, von ihr sehr geschätzten Arztes kommt und berichtet, daß dieser an einem Schlaganfall gestorben ist. Das griff Patientin sehr stark an, es sei ihr selbst aufgefallen, wie stark sie dadurch ergriffen wurde. Hypnose: Sieht sich im November 1908 in einem Kirchenkonzert. Diesem wohnten einige Damen aus der benachbarten Anstalt bei. Eine der Damen sieht sie weinen. Das griff Patientin an, sie hatte starkes Mitleid mit derselben. Hypnose: Sieht sich auf dem Schiff auf dem Gardasee. Es kommt ein Sturm, das Boot lag ganz auf der Seite. Es war eine gräßliche Aufregung. Das war auf dem Hinweg auf einem Ausflug. Auf dem Heimweg hatten sie noch eine halbe Stunde lang so starken Sturm, daß die Wellen über das Schiffchen weggingen. Es war ihr so schlecht, daß es ihr damals ganz gleichgültig gewesen wäre, unterzugehen. Patientin stellte sich ganz tapfer den anderen gegenüber und unterdrückte ihre sehr stark aufgetretene Angst. Viele Passagiere erbrachen und waren kreidebleich. Im Hotel konnte sie nach der Heimkehr vor Aufregung nichts essen. Seit jener Zeit sei sie auf kein Schiff mehr gegangen. Hypnose: Durchlebt eine Szene aus dem Jahre 1891. Man klopft in der Nacht dem Mann und teilt ihm mit, es werde im Geschäft im Nebenhaus eingebrochen. Der Mann eilte fort und blieb lange aus. Patientin blieb in schauderhafter Angst zurück. Schließlich stellte sich heraus, daß es Mäuse oder Ratten waren.

29. IV. 09. Patientin gibt an, daß sie leicht erschrecke, das sei auch vor dem Einschlafen so gewesen. Sie sei mit dem Worte „irrsinnig“ aufgewacht, das habe sie aufgeregt, es sei ihr ganz heiß geworden. Denkt sie jetzt an jene Szene wieder, die sie schon durchlebt hat, so bleibt sie ganz ruhig dabei. Patientin sieht sich auf einem Besuche von Beamten der benachbarten Irrenanstalt, sieht die Kranken im Garten an den Gittern stehen — das war vor mehr als 16 Jahren — die Kranken sprachen sie an. Das regte Patientin auf, sie hatte Mitleid mit ihnen. Hypnose: Sie macht mit ihrem Knaben einen Spaziergang und begegnet einer geisteskranken Dame mit ihrer Wärterin. Die Dame spricht sie an, sie freut sich über den Knaben, ihr war ein solcher gestorben. Patientin hatte großes Bedauern mit der Kranken. Das war vor ungefähr 17 Jahren. Solche Szenen seien ihr öfters passiert. Dann sieht sie eine Szene, wo sie einen ihnen gut bekannten Geschäftsherrn, der häufig zu ihnen ins Geschäft kam, mit ihrem Mann besuchte. Er war krank, hatte sehr abgenommen, er konnte nicht mehr essen. Patientin regte sich bei dem Besuch sehr auf, der Mann tat ihr furchtbar leid. Das war vor zwei Jahren. Hypnose: Sieht sich 10 Jahre alt. Sieht einen Patienten der Anstalt mit seinem Wärter; beide habe sie oft gesehen, das hat ihr Eindruck gemacht. Hypnose: Sieht eine Szene, wie vor zehn Jahren die beiden fünf und sieben Jahre alten Kinder eine Gasvergiftung durch den Kamin erlitten; sie wurde zu den Kindern gerufen, beide waren ohnmächtig, der Knabe erbrach, sie öffnete sofort das Fenster. Patientin war aufs heftigste erschrocken, es war eine furchtbare Aufregung. Alles durchlebt sie wieder mit dem gleichen Gefühle wie damals. Hypnose: Sieht sich im Spital, hört die Dame, die mit ihr das Zimmer teilt, laut predigen, Patientin hat Angst, meint, jene sei geisteskrank. Das kam während einiger Nächte vor und sie regte sich schrecklich auf darüber.

30. IV. 09. Hypnose: Sieht sich bei der Ärztin, die sagt ihr nach der Untersuchung, sie habe ein krebsartiges Geschwür, sie müsse sich sofort operieren lassen. Patientin erschrickt außerordentlich heftig, fühlt sich schlotterig und ist so aufgeregt, daß sie das Kleid nicht schließen kann. Hypnose: Durchlebt eine Szene wieder, wie ihr die Schwägerin erzählt, daß man ein Kind vom Lande, das Lehrerin werden sollte, in eine Irrenanstalt verbringen mußte. Das habe sie damals gepackt. Jetzt sieht sie die Szene deutlich wieder, die Mutter jener Tochter ist dabei anwesend. Hypnose: Durchlebt eine Szene, die sich vor 16 Jahren ereignete, wieder. Es machte jemand im Geschäft einen Diebstahlsversuch beim Einkaufen. Sie hatte sich dabei stark aufgeregt. Hypnose: Sieht eine Szene, wie einer ihrer Arbeiter Zahnweh hatte und als Mittel dagegen Kirschwasser trank; es schlug ihm auf die Nerven, er wurde ganz verwirrt, darüber regte sich damals

Patientin stark auf. Sie sieht die Szene deutlich wieder — es war vor 18 Jahren — sie sieht ihn auf der Küchenbank liegen, man meinte damals, man müsse den Mann in die Anstalt bringen. Patientin gibt an, daß sie früher mit den Kranken in der Irrenanstalt ungeniert verkehrt habe, erst seitdem sie an Schlaflosigkeit leide, habe sich Angst vor dem Geisteskrankwerden eingestellt. Hypnose: Sieht sich in der Kirche, erblickt dort mehrere Patientinnen der Anstalt mit der Oberwärterin. Damals war sie seit drei Monaten schlaflos. Wie sie die Kranken sieht, mußte sie denken, wenn sie nur nicht auch so krank werde und fing an zu weinen. Hypnose: Sieht sich im Sanatorium. Sie machen einen Spaziergang; die Frau Dr. ging mit einer Patientin, die immer weinte, voraus. Diese Kranke war schwerhörig. Unsere Patientin hatte mit ihr Mitleid und wollte sich ihrer immer annehmen.

3. V. 09. Letzte Nacht ordentlich geschlafen. Hypnose: Durchlebt einen Traum der vorletzten Nacht wieder. Der Inhalt habe sich aber auch in Wirklichkeit ereignet. Sie war neun Jahre alt. Vor dem Hause, das sich ihrem Schlafzimmer gegenüber befand, war eine Bank. Eines Nachts hörte sie von dort her schreien, sie geriet in große Angst und wagte nicht, sich zu regen; sie hörte dann die beschwichtigenden Worte eines Mannes. Am nächsten Tage stellte sich heraus, daß dies eine betrunkene Nachbarsfrau war. Die Szene hatte einen tiefen Eindruck bei der Patientin gemacht. An den Vorfall habe sie gar nicht mehr gedacht. Dann fällt ihr ein Traum von der letzten Nacht ein. Der Fluß ging durch die Straßen durch und schwemmte einen Leichnam an. Ihr Mann mußte als Mitglied des Gemeinderates einige Male mit dem Gericht zur Leichenschau. Ihr Mann sei wehleidig und da habe sie ihn gefragt, ob er das tun könne. Hypnose: Sieht eine Frau in ihrem Wohnort, die sich einer Kropfoperation hätte unterziehen sollen. Das wollte diese nicht und versuchte ins Wasser zu gehen. Man konnte sie aber zurückhalten. Das hat Patientin damals sehr aufgeregt. Auch jetzt wieder erregt sie die Szene. Dann sieht Patientin eine Reihe von Szenen ohne Affekt vorüberziehen, die sie schon abreagiert hat. Hypnose: Durchlebt wieder die Szene, die ihr gestern Nachmittag eine Dame von einer in einer Irrenanstalt befindlichen Kranken erzählte. Darüber hatte sie sich aufgeregt. Dann eine Szene, wie sie sich als Kind ängstigte, weil der Vater, der Gemeindebeamter war, einmal so spät des Nachts noch nicht nach Hause gekommen war. Sie war mit der Mutter ihm in größter Angst entgegen gegangen. Er kam dann. Die Szene durchlebt sie jetzt deutlich wieder. Hypnose: Sieht, wie die Mutter — es war vor ca. 30 Jahren, Patientin 9 Jahre alt — die ersten Magenblutungen hatte. Sieht die Mutter ganz bleich zu Bett liegen. Dann sieht sie sich zu Hause, sieht von ihrer Laube aus die Anstalt und sagt sich, wenn nur die Anstalt nicht dort stünde. Jetzt mache ihr das aber nichts mehr. Dann durchlebt sie mehrere Szenen, wo das Schicksal anderer Leute ihr sehr nahe ging. So vermißte man einen Mann ihres Wohnortes; dann wieder verunglückte ein Bekannter von ihr in den Bergen.

4. V. 09. Hat letzte Nacht sehr gut und erquickend geschlafen. Heute Morgen hatte sie den Besuch eines Schwagers. Dieser erzählte ihr etwas; in der Erzählung kam auch etwas von einer Uhr vor. Da erschrak Patientin plötzlich infolge einer Erinnerung. Die Schwiegermutter habe eine Schwarzwälderuhr gehabt. Vor dieser habe, so hatte es ihr die Schwiegermutter erzählt, eine Bekannte von ihr, die geisteskrank geworden war, niedergekniet. Die Erinnerung regte Patientin stark auf, ließ sich aber nichts anmerken. Hypnose: Sieht sich in einem Nachbarorte, wo die Großmutter lebte. Im Dorfe war ein Kretin, den die Kinder auslachten. Sie war damals ca. acht Jahre alt. Vor diesem hatte sie Angst. Patientin ist erstaunt, daß sie diesen jetzt so deutlich sah; sie habe ihn mehr als 20 Jahre nicht mehr gesehen. Wenn sie ihn als Kind sah, sei sie fortgesprungen. Hypnose: Sieht ganz deutlich — es war im Jahre 1876 — den Großvater väterlicherseits tot auf dem Sterbebett. Damals war sie sechs Jahre alt. Das habe einen tiefen Eindruck auf sie gemacht. Dann sieht sie noch zwei Szenen. Ihr Vater hatte ihr erzählt, wie er als zwölfjähriger Knabe fast ertrunken wäre und dann wieder, wie er im gleichen Alter von einer Mauer herunterfiel. Bei der Erzählung sei sie stark ergriffen gewesen. Ihre Knaben wollten auch hie und

da auf diese Mauer klettern, da habe sie ihnen die Szenen vom Großvater erzählt. Hypnose: Sieht sich zehn Jahre alt. Durchlebt die Abschiedsszene von einer Lehrerin, die sie alle sehr gerne hatten. Sie heiratete und hielt den Kindern eine Abschiedsrede. Patientin war sehr ergriffen und mußte sich das verweinte Gesicht am Brunnen waschen. Dann sieht sie eine Szene, die sich Ende der siebziger Jahre ereignete. Sie war bei einer Freundin, gigampfte (schaukelte) mit dem Stuhl; sie fiel um, auf die Zähne und schlug sich zwei Zähne ein und bekam ein geschwollenes Gesicht. Sie sah jetzt wieder das Blut fließen. Sie durchlebt die Szene wieder, aber mit nur geringem Affekt. Hypnose: Durchlebt eine Szene, die sich vor 1 ½ Jahren des Nachts ereignete. Zwei betrunkene Männer rauften sich vor ihrem Hause, sie hörte die Polizei kommen. Patientin war sehr aufgeregt und nahm die Kissen über die Ohren, um nichts zu hören. Der Skandal dauerte zwei Stunden, die Szene war höchst peinlich und der Mann ärgerte sich, daß die Polizei nicht früher Ruhe zu erreichen vermochte. Dann durchlebt sie eine Szene aus ihrem 10. Jahr: Der Hausschlüssel war gestohlen worden, ebenso in vier anderen Häusern damals. Sie verlebten zwei Nächte in Unruhe. Die Schlüssel fanden sich dann wieder. Hypnose: Sieht sich acht Jahre alt. Durchlebt die Szene, wie die Nachricht vom Tode einer Verwandten, die in Südamerika lebte, eintraf. Sie sieht, wie sie mit der Mutter am Tische sitzt; während diese eine Handarbeit verfertigt, schaut sie die Gartenlaube an. Der Vater kommt zum 4 Uhr-Essen nach Hause und geht unruhig im Zimmer hin und her. Da fragt ihn die Mutter, ob etwas Unangenehmes passiert sei. Da zeigt er den Brief.

6. V. 09. Die Nächte sind noch wechselnd, doch habe sie am Tage Stunden, wo sie sich freier fühlt, das war auch sonst schon der Fall. Hypnose: Sieht eine Szene, wo die zwei Knaben nach dem Fluß zum Baden gehen. Dann kommt ein Gewitter und Patientin hatte Angst, bis sie wieder da waren. Immer und immer wieder ging sie zum Fenster, um zu schauen, ob sie kommen. Die Szene durchlebt sie genau wieder mit Angst. Hypnose: Eine Szene vor einem Jahr: Es kam der Bericht, daß ein Neffe heimgekommen sei und sagte, seine Frau sei nervenkrank. Darüber ist Patientin sehr erschrocken. Hypnose: Sieht verschiedene Bilder vom Sanatorium, in dem sie war und von verschiedenen Irrenanstalten, kann aber kein Bild festhalten. Hypnose: Sieht sich vor sechs Jahren im Spital bei ihrem Mann in der Nacht nach der Operation. Es steht schlecht um ihn, er litt an Erbrechen und Fieber. Man machte ihm Kampferinjektionen und warme Umschläge. Ein Freund hatte ihn besucht und brachte ihr den Bericht, daß es nicht gut gehe. Die ganze Szene mit allen Erregungen durchlebt Patientin jetzt genau wieder; auch das Gesprochene hört sie wieder. Damals habe sie besonders noch darunter gelitten, daß sie sich mit niemandem aussprechen konnte. — Sieht eine Szene aus dem Jahre 1883, wie man ihr erzählte, daß man den Bruder einer Freundin von England heimholen und in einer Anstalt versorgen mußte. Das habe sie stark aufgeregt. Dann sieht sie einen älteren Herrn mit einem Wärter spazieren gehen, von dem sie annahm, daß er geistig nicht normal sei. Den sah sie öfters und wenn sie ihn sah, so regte sie sich auf. Dann durchlebt sie eine Szene: Vor zehn Jahren hat in ihrem Wohnort ein Mann seine Frau erschossen. Sie sieht die Szene wieder, wie sie zu Hause davon gehört hat; sie war damals stark erregt. Hypnose: Dann durchlebt sie die Szene wieder: Vor $^5/_4$ Jahren hatte sich der Mann ihrer Zeitungsfrau ins Wasser gestürzt, er war über die Brücke gesprungen. Fast hätte man ihn zurückhalten können. Sie regte sich damals stark auf; sie sieht die Szene, wie sie sich dieselbe damals vorgestellt hatte.

7. V. 09. Hat letzte Nacht geschlafen, fühlt sich heute Morgen leichter. Dann durchlebt sie eine Reihe von Szenen von Krankheiten ihrer Kinder und Unglücksfällen im Ort. Dann eine Szene, wie sie gerade — es war vor fünf Jahren — im Geschäfte stand und bediente, als der Mann vom Arzte nach Hause kam und ihr sagte, er müsse sich operieren lassen. Da erschrak Patientin heftig. Jetzt sieht sie deutlich die Szene im Geschäft wieder und ist dabei stark erregt. Hypnose: Sieht einen Verwandten, wie er seinen Knecht in die Irrenanstalt verbringen muß; es war letzten Sommer. Dann eine Szene, wie ein großer Hund ihren kleinen Knaben vor dem Hause umrannte. Darüber ist Patientin heftig

erschrocken. Sieht sich bei dem ihr befreundeten Beamten der benachbarten Anstalt. Patientin regt sich auf, weil sie sich in der Anstalt weiß. Patientin meint nach dem Erwachen, das Wort „irrsinnig“ mache ihr nicht mehr so viel. Hypnose: Sieht sich wieder im Sanatorium. Sie sitzt mit anderen Patientinnen vor dem Hause. Man erzählt von einer schwerkranken Tochter, die sich jetzt in einer Irrenanstalt befindet. Diese war vorher in dem gleichen Sanatorium und bewohnte das Zimmer der Patientin. Als Patientin dies hörte, war sie sehr unangenehm berührt und konnte darüber nicht sprechen. Hypnose: Ein Fräulein erzählt ihr im Sanatorium von einer anderen Dame, die sich das Leben nehmen wollte. Das regte Patientin sehr auf. Hypnose: Sieht sich vor zwei Jahren auf einem Ausflug; der Mann fährt mit den Kindern Kahn, dabei hat der kleine Bub Angst und schreit. Da ängstigte sich Patientin für den kleinen Knaben.

9. V. 09. Die letzte Nacht war gut. Hypnose: Sieht sich an der Riviera; sieht zwei Bekannte von dort, die inzwischen gestorben sind. Das habe ihr der Mann vor zehn Tagen erzählt. Dann sieht sie, wie sie am Strande dort eine Bekannte trifft. Der Mann dieser Frau kam vor zehn Jahren in eine Anstalt, nachdem sie auch an der Riviera waren. Danach klagte sie dem Mann darüber, daß man ihr doch überall von solchen Kranken erzähle. Während sie damals aufgeregt gewesen ist, ist sie jetzt ruhig geblieben. Hypnose: Durchlebt eine Szene, wie vor fünf Jahren der Mann sich hatte Zähne ziehen lassen und die Blutung nicht aufhören wollte. Noch um 10 Uhr abends mußte der Zahnarzt gerufen werden. Da hatte Patientin Angst. Dann sieht sie eine Szene: Vor 16 Jahren kam ein Reisender zu ihnen, der nervenkrank war und bald darauf starb. Das habe ihr damals einen starken Eindruck gemacht. Hypnose: Sieht sich vor vier Jahren bei der Schwiegermutter, sie war krank, sprach in der Nacht wirr. Patientin pflegte sie; das griff sie stark an und regte sie sehr auf. Die Großmutter litt an Dementia senilis, war erregt und wollte immer fort zu ihren Eltern. Hypnose: Patientin sieht sich im Spital vor zwei Jahren. Sie hatte in der Nacht eine Blutung. Darüber regte sie sich stark auf, weil sie sonst bei glattem Verlauf am nächsten Tage hätte aufstehen und in acht Tagen nach Hause gehen dürfen. Das durchlebt sie mit Erregung wieder. Hypnose: Sieht mehrere Personen, Beamte und Angestellte der benachbarten Anstalt, die Eindruck auf sie gemacht hatten.

10. V. 09. Letzte Nacht infolge eines unbedeutenden Ereignisses weniger gut geschlafen. Hypnose: Sieht die Beerdigung ihrer Mutter (1907). Es war Patientin damals schwer und sie konnte nicht weinen. Sieht sich dann mit der Schwester im Zimmer; sie erwarten das Resultat der Obduktion. Patientin sitzt in Spannung da und diese fühlt sie jetzt wieder. Hypnose: Sieht einen ihr gut bekannten Herrn, der in die Irrenanstalt verbracht worden war. Es war in den achtziger Jahren. Patientin hatte großes Mitleid mit ihm; sie ging damals noch zur Schule und besonders deshalb war das Mitleid ein großes, weil seine Bekannten den Kranken nicht besuchen durften. Hypnose: Sieht sich bei der kranken Schwiegermutter, sie mußte ins Spital gebracht werden. Der Mann der Patientin begleitete sie im Krankenwagen, sie fuhr ein Stück weit mit. Seitdem empfindet sie Angst, wenn sie einen Krankenwagen sieht. Sie durchlebt diese Szene mit Angst wieder. Hypnose: Sieht sich, wie sie im Jahre 1881 Diphtherie hatte. An der Haustüre war ein Täfelchen angebracht: „Bräune“. Sie war schon außer Bett, steht am Fenster, sieht, wie eine Schulkameradin am Hause vorbeigeht, sich die Nase zuhält und einen weiten Bogen um das Haus macht. Dann sieht sie die Szene wieder wie vor acht Jahren die Nachricht kam, daß eine Tante einen Schlaganfall erlitten hat. Hypnose: Sieht eine Szene aus ihrem 12. Jahr. Junge Männer waren beim Bootfahren im Fluß ertrunken. Sie ging bald danach an dem Flusse spazieren und mußte über einen Graben springen. Da erschrak sie und bekam Schmerzen im Leib. Dann ziehen eine Reihe von Bildern vorüber, die Patientin schon abreagiert hatte. Sie blieb ganz ruhig dabei.

11. V. 09. Patientin hat letzte Nacht mit 2,0 Bromkali gut geschlafen; gibt an, daß sie sich freier fühle, daß Nachrichten von Unglücksfällen, Irrsinnigen usw. sie nicht mehr so stark angreifen, sie komme jetzt über solche Sachen leichter hinweg. Hypnose: Sieht die Beerdigung ihrer Schwester (1880). Sieht wie der Sarg eben zum Hause hinausgetragen wird. Dann sieht sie nochmals den Vater

im Sarg, bevor er geschlossen wurde (1893). Patientin hatte auf dem Herweg einen Leichenzug gesehen. Hypnose: Sieht sich 8—9 Jahre alt auf einem Spaziergang mit einer Freundin. Sie sehen die Irrenanstalt vor sich und hören das Rufen von Geisteskranken. Patientin sieht ganz genau, wie sie damals mit der Freundin Kaninchen weidete und hört jetzt wieder die Freundin sagen, wenn man die Kranken da höre, so gebe es anderes Wetter. Patientin hatte Angst als sie die Kranken hörte. Hypnose: Durchlebt eine Szene, die sich vor ungefähr 9 Jahren ereignete: Die Kinder spielten Verstecken; eines der Mädchen versteckte sich in einem Spiegelschrank und dieser fiel mit ihr um. Patientin war in der Nähe, es war ein furchtbarer Schrecken. Dann sieht sie, wie ein Pferd, scheu geworden, durchging. Sie erschrak und hatte Angst, weil die Kinder auf der Straße waren. Dann durchlebt sie eine Szene, die sich vor 11 Jahren ereignet hatte. Ein Verwandter, der oft zu ihnen kommt, macht gerne Spässe mit den Kindern. Der sechsjährige Bub, mit dem der Onkel scherzte, schlug dem Verwandten auf den Unterleib. Als dieser daraufhin Schmerzen empfand, bekam Patientin kolossale Angst und meinte, er sei verletzt worden. Sie war sehr aufgeregt und durchlebt die Szene auch jetzt wieder in starker Erregung und Angst. Hypnose: Sieht, wie sie zu einer gut bekannten Familie einen Totenkranz bringt. Dann die Szene, wie die Todesnachricht von einem im Auslande gestorbenen Onkel eintrifft (1883). Patientin erschrak heftig und die Mutter war gerade verreist.

12. V. 09. Die letzte Nacht war ordentlich. Sieht sich im Geschäft, wo ihr ein Fräulein erzählt, daß eine bekannte Frau nach dem Tode ihres Mannes von den Kindern weg in die Irrenanstalt verbracht werden mußte. Das sei vor einigen Monaten gewesen. Darüber habe sich Patientin stark aufgeregt. Dann durchlebt sie eine Szene, die sich vor drei Jahren ereignet hatte. In einem Nachbardorfe war Feuer ausgebrochen; man machte in ihrem Wohnort Feuerlärm und es war eine große Aufregung, bis man wußte, wo der Brand ausgebrochen ist. Patientin sieht auch jetzt von ihrer Laube weg das Feuer. Zuerst meinte sie, der Brand sei in der benachbarten Anstalt ausgebrochen, sie dachte an die Kranken und hatte große Angst. Hypnose: Sie sieht drei Todesfälle. Einem Nachbarknaben, der mit ihr in die Konfirmandenstunde ging, starben ein Bruder und eine Schwester. Sie brachte ihm im Auftrag der anderen Schüler einen Kranz. Sie sah den Bruder, der im Treppenhaus aufgebahrt war. Jetzt sieht sie dessen Schwester, die später starb und dann noch einen Bruder, der auch an Tuberkulose verstorben war. Die Todesfälle haben sie seinerzeit etwas mitgenommen. Nach dem Abreagieren sagt Patientin, sie fühle sich innerlich ruhiger und sie bleibe auch ruhiger, wenn sie etwas von Irrenanstalten sieht oder hört. Hypnose: Sieht jetzt den jungen Mann wieder, der sich angeblich wegen Schlaflosigkeit umgebracht hatte, bleibt dabei aber ruhig. (Das Ereignis schon abreagiert.) Es war jetzt assoziativ wieder angeregt, weil Patientin von dem Orte hörte, wo er sich umgebracht hatte. Hypnose: In der Nähe ihres Wohnortes wohnte ein Landwirt, der zeitweise geistig gestört und schon in der Irrenanstalt war; er nahm sich dann daheim in der Scheune das Leben. Darüber hatte sich damals Patientin sehr aufgeregt. Jetzt macht es ihr weniger. Dann sieht Patientin eine Szene aus dem letzten Winter: Die Kinder schlittelten und Patientin sah zu. Da kam ein Fuhrwerk und fuhr fast in die Schlitten der Kinder hinein. Nur mit knapper Not kamen die Kinder davon. Die Szene durchlebt Patientin mit starker Aufregung wieder. Hypnose: Nach jedem ihrer Wochenbetten seien wieder Blutungen aufgetreten, wenn sie nach dem 8. oder 9. Tag aufgestanden war. Jetzt sieht sie die Szene wieder, wie der Arzt ihr sagte, sie müsse wieder zu Bette gehen und sich still halten. Das machte ihr einen Eindruck, weil sie sich nicht normal vorkam. (Erinnerung an die tote Schwester.)

13. V. 09. Letzte Nacht durch Lärm gestört. Ist aber auch sonst wegen bevorstehender Menses empfindlicher. Hypnose: Die Nachbarsfrau hatte ein Rückenmarksleiden; Patientin hörte sie als Kind oft vor Schmerzen schreien. Das habe sie damals stark gepackt und auch jetzt wird sie wieder stark aufgeregt. Hypnose: Muß an einen Herrn in einem Nachbarort denken, der an Paralyse litt. Mit seiner Schwester war Patientin befreundet. Als sie von ihm erzählen horte, wie er abnehme, hatte sie großes Mitleid mit ihm. Sieht einen nerven-

kranken Herrn, der zu gleicher Zeit mit ihr an der Riviera war. Er nahm warme Meerbäder; sein Zustand verschlimmerte sich so, daß er ohne sich zu verabschieden, abreiste. Darüber regte sich Patientin sehr auf und mußte sich immer fragen, wie es ihr noch ergehen werde. Hypnose: Durchlebt eine Szene, die sich vor 14 Jahren ereignet hatte, wieder. Sie fuhr mit ihrem Knaben auf den Rigi, eine Dame, die neben ihnen saß, gab dem Knaben ein Bonbon. Dieser verschluckte sich, der Bonbon kam in die Luftröhre, es gab eine große Aufregung, bis der Knabe den Bonbon wieder herausgehustet hatte. Patientin war aufs heftigste erschrocken. So auch jetzt wieder, wo sie alles ganz deutlich mit der Aussicht vom Rigi, kurz alle Details, wieder sah. Hypnose: Als Patientin vor 11 Jahren sich im Wochenbett befand, bekam sie den Besuch einer Cousine. Letztere bekam bei ihr einen Ohnmachtsanfall, als sie eine Matratze heben wollte. Sie fiel dabei auf das Bett der Patientin. Patientin erschrak sehr heftig, auch jetzt wieder. (Patientin sah auf ihrer Herfahrt im Tram, wie man in vielen Häusern Betten sonnte.) Hypnose: Sieht einen Brandfall in einem Nachbardorf. Es sind fünf Häuser abgebrannt, durch den starken Wind übersprang das Feuer einzelne Häuser. Patientin sah sich den Brandplatz an. Es war vor fünf Jahren. Viele Familien wurden obdachlos. Patientin war sehr aufgeregt damals und auch jetzt wieder. Dann sieht sie sich bei einem Verwandten, der im gleichen Nachbarort wohnte, der nervenkrank vom Ausland heimgekehrt war. Das war später. Hypnose: Ein Mädchen in ihrem Geschäft war aus einem Nachbarort. Dieses erzählte der Patientin, daß eine Frau aus ihrem Orte in den Fluß gegangen sei und bemerkte dazu, daß die Frau getrunken habe und machte dabei eine absprechende Bemerkung. Das tat Patientin leid, weil das Mädchen in der Frau nicht eine Kranke erblickte. Dann sieht sie: Ein Hund in jenem Nachbarort, aus dem jenes Mädchen war, hatte einen Angestellten ihres Geschäftes in die Hand gebissen, so daß er zum Arzt mußte. Als Patientin dies hörte, regte sie sich stark auf.

14. V. 09. Hat letzte Nacht gut geschlafen. Hypnose: Sieht (durch Ideen-Assoziation) den Onkel, der vor vier Jahren an einem Schlaganfall gestorben war und dann desen Frau, die vor acht Jahren einen Schlaganfall erlitten hatte und jetzt wieder krank ist. Hypnose: Sieht wieder, durch ein vorausgegangenes Gespräch angeregt, zwei Nachbarn, die Trinker waren. Patientin, damals ungefähr acht Jahre alt, sieht, wie der eine in betrunkenem Zustande seine Frau schlägt und der andere die Straße mißt. Hypnose: Durchlebt einen Schrecken wieder, den sie vor einigen Jahren erlebte. Der Mann war an Blinddarmentzündung erkrankt und Patientin mußte — es war um die Fastnachtszeit herum — am Abend nochmals ins Geschäft. Da hatte sich ein Volontär verkleidet hinter die Ladentüre gestellt und erwartete ein Ladenmädchen, um dieses zu erschrecken. Da kommt die Patientin und erschrickt furchtbar. Sie verfiel ins Weinen und war in schauderhafter Aufregung. Sie war in jener Zeit durch die Pflege des Mannes schon erschöpft und selbst im zweiten Monat gravida. Sie konnte dann nachts nicht schlafen. Patientin durchlebt jetzt die Szene mit dem Schrecken sehr deutlich wieder. Nach dieser Szene sieht sie den gleichen jungen Mann wieder, wie er nach einer durchwachten Nacht totenbleich schlafend auf einem Stuhl sitzt. Das war später. Auch darüber erschrak Patientin heftig. Durchlebt jetzt die Beerdigung der Schwägerin, die letzten Winter gestorben ist. Patientin war im Süden als sie starb und kehrte plötzlich zur Beerdigung nach Hause zurück. Sie sieht alles ganz deutlich wieder, hört und sieht die Kinder weinen, weint jetzt selbst mit, ist in größter Erregung.

18. V. 09. Die letzten zwei Nächte waren ordentlich, fühlt sich wohl, ist ruhiger und kann auch wieder fröhlich sein. Hypnose: Es beschäftigt sie und hat Angst, wenn auch nicht sehr stark, dabei, wenn sie daran denkt, daß beim Erdbeben in Messina so viele Menschen wahnsinnig wurden. Das hat Patientin nach der Katastrophe stark beschäftigt. Sie machte damals gerade die Liegekur. Es mache ihr jetzt lange nicht mehr so viel wie früher; jetzt nur noch für einen Moment, wenn sie von Geisteskranken hört. Früher habe sie dann länger darüber nachdenken müssen. Hypnose: Sieht wie am Bettag 1903 ihr kleiner Knabe die Treppe herunterfällt, gerade als sie zu einem Ausflug nach der Station gehen wollten. Er schrie heftig und war kreidebleich. Sie konnten den Ausflug

doch noch machen, aber Patientin hatte immer Angst und mußte ihn immer fragen, ob er laufen könne. Hypnose: Sieht einen in ihrer Nähe wohnenden Idioten, wie er Holz spaltet, dann sieht sie das Leichenbegängnis der verstorbenen Tante, die gestern beerdigt wurde, so wie sie es sich vorgestellt hat. Hypnose: Durchlebt eine Reihe von Szenen mit Aufregungen wegen der Heirat einer Schwägerin. Hypnose: Durchlebt die Szene, wie vor acht Jahren des Nachts Brand ausgebrochen war im Orte und der Mann mußte zur Feuerwehr. Patientin ging ins Schlafzimmer der Kinder, um bei ihnen zu sein, wenn sie von dem Feuerlärm geweckt werden sollten. Patientin ist dabei auch in Angst um den Mann. Sie sieht und hört und durchfühlt alles wieder wie damals.

19. V. 09. Durchlebt sehr aufgeregte Szenen mit der geisteskranken Schwiegermutter, deren Zustand tiefen Eindruck auf Patientin gemacht hatte. Hypnose: Durchlebt eine Szene, wo die Schwiegermutter eines Morgens das Frühstück verlangte, sich darüber aufhielt, daß sie es nicht bekam; sie sah aber schlecht und es stand schon vor ihr. Dann wieder hört sie die Kranke in der Nacht beten und singen. Das alles machte ihr tiefe Eindrücke. Hypnose: Sieht sich im Geschäft. Ein Mädchen kommt und ruft, sie solle nach Hause kommen, die Schwiegermutter wolle fort zu ihren (schon vor Jahren verstorbenen) Eltern. Die Kranke hatte schon das Haus verlassen, Patientin holte sie ein, beruhigte sie und verbrachte sie wieder in die Wohnung zurück. Es folgen noch weitere ähnliche Szenen, über die sich Patientin stark aufregte und die sie jetzt mit heftiger Angst wieder durchlebt. Hypnose: Sieht sich 1888 bei ihrem kranken Vater, der damals eine Hirnhautentzündung gehabt haben soll. Sie hatte starke Angst um ihn. Dann sieht sie sich zu Besuch bei einer Verwandten, die den Fuß gebrochen hatte. Neben dieser lag ein vierjähriges Kind, das Erbrechen und Leibweh hatte. Patientin machte diesem Kind einen Wickel. Am nächsten Tage wurde Blinddarmentzündung konstatiert und es wurde operiert. Patientin hatte damals große Angst für das Kind. Es war im Sommer 1908.

20. V. 09. Dann durchlebt Patientin eine Reihe von Szenen aus der Zeit, wie ihr Mann vor zwei Jahren magenleidend war. Dann wieder eine Szene wegen einer geisteskranken Frau Pfarrer, die in der Anstalt war. Dann eine Szene aus der Sommerfrische: Eine Frau war mit ihrer Tochter Edelweiß suchen gegangen, stürzte ab und verletzte sich. Sieht, wie die Frau ins Hotel gebracht wird. Das regte sie damals und auch jetzt wieder stark auf. Dann eine Szene mit einer an Dementia senilis leidenden Dame im Sanatorium.

21. V. 09. Hat letzte Nacht mit Unterbrechungen geschlafen. Auf dem Herweg trifft Patientin den geschiedenen Mann einer Verwandten, der sie begleitete. Darüber regt sich Patientin stark auf. Hypnose: Sie sieht jetzt die Szene, die sie auf dem Herweg erlebte, wieder. Hypnose: Sieht sich daheim als Kind im Jahre 1886, wie die Nachricht vom Tode eines im Auslande gestorbenen Schwagers eintrifft. Das regte Patientin damals stark auf und auch jetzt wieder. Dann sieht sie die beste Freundin der verstorbenen Schwester, die geisteskrank geworden war. Hypnose: Durchlebt Szenen, wo sie mit dem Manne nicht gleicher Ansicht war und sich sehr stark aufregte.

27. V. 09. Patientin hatte gestern Besuch von einer Freundin, deren Schwester geisteskrank war. Diese Besuche regten sie früher auf, gestern blieb sie ruhig und war vergnügt. Sie komme über ihren Irrenanstalts-Komplex leichter weg. Hypnose: Jetzt sieht sie einen 14jährigen Buben in der Droschke vom Kurhause wegfahren, er war gestern auf der Schaukel verunglückt. Das erzählte man ihr gestern, war etwas aufgeregt darüber, blieb dann aber ruhig und ist auch jetzt nicht stark erregt. Der Knabe war verbunden worden, ehe er fortfuhr. Hypnose: Sieht sich im Spital; die Patientin, die neben ihr lag, wird verbunden. Dann sieht sie einen Knaben von Bekannten, der beim Fußballspielen am Auge verletzt worden war. In all diesen Fällen hatte sie starkes Mitleid. Hypnose: Ganz schnell kommen ihr Gedanken an Bekannte, die geisteskrank geworden waren. Die Bilder ziehen schnell vorbei. Patientin bleibt ganz ruhig. Hypnose: Es fällt ihr ein, wie vor zwei Jahren bei ihrem Neubau ein Dachdecker abstürzte. Sie regte sich damals stark auf und ist auch jetzt etwas erregt.

28. V. 09. Hypnose: Sieht eine Freundin in ihrem Wohnort, die nervös

ist und zu Bett liegt. Diese sagt ihr, daß sie auch Schlafmittel brauche. Dann sieht sie ihr Töchterchen im Spital, das erste Mal nach der Operation. Die Kleine sieht schlecht aus. Patientin ist von Mitleid ergriffen. Dann folgt eine Reihe von Szenen von Geisteskranken, die sie kannte und die Eindruck auf sie machten. Dann empfindet sie starkes Mitleid, wie sie einen Polizisten sieht, der zwei Männer gefesselt zur Bahn bringt. Dann erlebt sie eine Szene, wie sie abends 9 Uhr einmal nach Hause kommt und das Haus geschlossen fand. Sie saß allein vor dem Hause, hatte Angst. Da hört sie ein Geräusch, sie erschrickt. Eine Katze war von einem Baume heruntergesprungen. Patientin mußte eine Stunde warten vor dem Hause, war müde und abgespannt, die ganze Szene machte ihr Eindruck. Dann kommt ihr die Erinnerung an eine Szene, wo ein Fräulein wegen Gesichtsschmerz Brom genommen hatte. Kameradinnen von ihr meinten, daß es zu viel Brom gewesen sei. Patientin hörte davon und die Kameradinnen gingen mit ihr in der Nacht zum Arzte in einem anderen Orte. Patientin hatte Angst um das Mädchen. Auf diesen Vorfall führt Patientin ihre Angst zurück, daß sie immer meint, wenn sie Brom nehme, um schlafen zu können, sie nehme zu viel. Diese Geschichte ist im Jahre 1889 passiert. Sie habe gar nie mehr daran gedacht. Hypnose: Sieht wieder eine sehr aufregende Szene mit der geisteskranken Schwiegermutter. Dann sieht sie sich vor sieben Jahren am Krankenbett des Mannes, der an Blinddarmentzündung erkrankt war. Er hatte Fieber und sprach verwirrt. Das regte Patientin stark auf. Es war ihr unheimlich, sie hatte große Angst. Es hatte sie damals schrecklich gepackt, auch jetzt ist sie wieder sehr stark erregt.

30. V. 09. Hypnose: Sieht wieder die Heilsarmee, die sie gestern sah und hörte. Dann durchlebt sie eine aufregende Telephonszene. Dann sieht sie einen jungen Mann, der Wehanfälle hatte, in einem Holzschopf arbeiten und wie er einen Anfall bekam. Sie hatte einen solchen nie gesehen und nur davon gehört, aber als sie davon hörte, das war in den siebziger Jahren, hat sie sich viel damit beschäftigt.

31. V. 09. Durchlebt eine Szene, die ihr die Schwester gestern Abend erzählte. Sie war bei einer Schneiderin und während sie dort war, verbrannte sich deren Kind, das mit Spiritus Feuer machen wollte, es mußte ins Spital verbracht werden. Das fiel Patientin jetzt ein und sie mußte sich die Szene wieder vorstellen. Hypnose: Sieht wieder, wie am letzten Sonntag eine Anzahl von Taubstummen sich im Kurhaus aufhielten. Patientin hatte starkes Mitleid mit ihnen und sah ihnen zu. Dann fällt ihr die Erzählung von einem Zimmermädchen ein, das ihr von einer blinden Schwester erzählt hatte. Hypnose: Sieht sich im Bahnhof in Lugano, sieht einen Leichenwagen im Zug, der mit Kränzen versehen ist. Das machte ihr einen Eindruck. Der Vorfall erinnerte sie an eine bekannte Dame, die in Lugano gestorben ist.

1. VI. 09. Patientin schläft die letzten Nächte mit 0,25 Veronal-Natrium durch. Hypnose: Durchlebt mehrere Szenen wieder, wo sie Velofahrer stürzen sah. Dann durchlebt sie eine Reihe von aufregenden Szenen.

2. VI. 09. Hat ohne Medikamente gut geschlafen. Hypnose: Durchlebt mehrere Szenen, wo sie starkes Mitleid empfunden hat.

3. VI. 09. Patientin fühlt sich innerlich frei. Hypnose: Sieht den Traum, den sie heute Morgen erlebt hatte, wieder. Ihre Mutter war gestorben und als man sie beerdigen wollte, meinte Patientin, sie habe sich noch geregt; da habe Patientin gesagt, man dürfe sie nicht beerdigen, sie sei nur scheintot. Patientin gibt nach dem Erwachen an, daß sie sich seinerzeit beim Tode der Mutter viel Vorstellungen darüber gemacht hat, ob sie auch tot und nicht scheintot ist.

4. VI. 09. Hypnose: Patientin sieht eine Reihe von Wagen mit Totenkränzen wieder, die sie vorhin gesehen hatte. Hypnose: Patientin (sie reist heute nach Hause) sieht sich daheim bei den Kindern. Dann im Kurhaus auf dem Zürichberg beim Abschiednehmen.

Unterm 21. Nov. 1910 schreibt mir Patientin: „Es freut mich, Ihnen wirklich gute Nachrichten über mein Befinden senden zu können. Ich finde so recht Befriedigung an der Arbeit, sei es im Geschäft oder mit den lieben Kindern. Kommt hie und da ein Straucheln, so komme ich leicht darüber weg und freue mich auch darüber."

Unterm 12. VII. 1912 schreibt Patientin: „Es macht mir große Freude, Ihnen über mein Befinden recht gute Nachricht geben zu können. Mein Schlaf ist ganz gut geworden und öfters erinnere ich mich, wie Sie mir sagten: „Sie werden wieder schlafen wie ein Sack". Es ist zu meinem großen Glück wieder so gekommen. Meinen Pflichten als Mutter und Geschäftsfrau kann ich ungehindert nachkommen. Trotzdem ich letzten Sommer viele Sorgen um meinen Mann hatte, weil er sich von einer Operation monatelang nicht erholen konnte, bin ich doch wohl geblieben. Meine Besserung ist nach und nach gekommen, wie Sie es mir voraussagten."

In einer ganzen Reihe von Fällen macht sich die Schlafstörung in dem Augenblicke geltend, wo die Patienten im Begriffe sind, einzuschlafen; sowie das Oberbewußtsein, richtiger gesagt die Aufmerksamkeit, zurücktritt, beginnt die Tätigkeit des Unterbewußtseins. Sind nun starke Affektspannungen vorhanden, so suchen diese sich geltend zu machen und zwar im Traum. Meist handelt es sich um verdrängte oder abgespaltene stark angstbetonte Erlebnisse, die nun die Tendenz haben, sich wieder bewußt zu machen. Es kann nicht zum eigentlichen tieferen Einschlafen kommen, weil nun ein so starker Affekt meist mit heftigem Herzklopfen sich geltend macht. Jeder erneute Versuch einzuschlafen, scheitert in der gleichen Weise, bis schließlich die Müdigkeit einen so hohen Grad erreicht, daß doch ein tieferes Einschlafen und nicht so leichtes Erwachen erfolgt. Der Patient schläft dann unruhig weiter, er träumt sehr lebhaft und erwacht am Morgen in der Regel müder als am Abend. Es wird so quasi durch die sich geltend machenden affektbetonten Vorstellungen das lebhafte Traumleben im Ausruhen unmöglich. Das Oberbewußtsein wird wieder wach, wenn die im Unterbewußtsein sich abspielenden Traumvorgänge allzustark affektbetont werden. Bei dieser Auffassung wird es uns leicht verständlich, warum mit psychoneurotischen Zuständen, also Affektstörungen, fast ausnahmslos Schlafstörungen verbunden sind, verbunden sein müssen, ja auch dann, wenn die den Schlaf störenden Träume gar nicht mehr erinnert werden. Durch die starken Erregungen während des Schlafes kann das Gehirn nicht ausruhen und ein starkes Müdigkeitsgefühl bleibt zurück, das nach dem Erwachen in einer für den Neurastheniker charakteristischen Weise persistiert. Einen klaren Einblick in das Traumleben hat uns Freud in seinem Buche „Die Traumdeutung" gegeben. Wenn man auch nicht all seinen Theorien und Ansichten beistimmen kann, besonders nicht seiner Deutungskunst, so hat er darin doch grundlegende Anschauungen gegeben, die uns das Verständnis des Wesens des Traumlebens näher gebracht haben. Es würde zu weit führen, wenn ich seine Ausführungen auch nur teilweise reproduzieren sollte; ich muß deshalb auf sein Werk hinweisen [1]).

Nach Freud wissen wir, daß es sich im Traum nicht um ganz beliebige Zufälligkeiten handelt, die in ganz absurder Weise Gegenstand des Traumes werden, sondern daß in dem Traum frühere affektbetonte Erlebnisse oder verdrängte, meist peinlich empfundene Vorstellungen oder Wünsche und Befürchtungen eine Rolle spielen. Wie wir weiter oben gesehen haben, handelt es sich hier um Vorgänge ganz ähnlicher Art, wie bei der Katharsis im Halbschlafzustand. Bei der Katharsis treten die früheren Erlebnisse als solche

---

[1]) Freud, Die Traumdeutung. Verlag von Franz Deuticke.

szenisch und affektbetont unter der Kontrolle der noch erhaltenen oberbewußten Aufmerksamkeit wieder ins Bewußtsein und zwar genau so mit allen Details, wie sie den synchronen Erregungen beim primären Erlebnis entsprechen. Beim Traume finden wir das primäre Erlebnis entstellt wieder. Wir müssen es erst seiner phantastischen Ausgestaltung entkleiden und die Traumarbeit der Verschiebung und Verdichtung wieder aufzulösen suchen, um das primäre, den Kern des Traumes bildende Erlebnis herauszufinden, manchmal wohl auch, um uns vortäuschen zu können, wir hätten es herausgefunden. Der Unterschied im Wiederdurchleben früherer affektbetonter Szenen in der Katharsis und im Traume kommt wohl dadurch zustande, daß bei der Katharsis im Halbschlafzustand die Aufmerksamkeit erhalten, aktiv tätig ist, sich direkt auf das Wiederauftauchen der Erlebnisse richtet, während im Traum durch die Dissoziation der sich nunmehr passiv verhaltenden Aufmerksamkeit die aus dem Unterbewußtsein auftretenden, meist stark affektbetonten Vorstellungen sich dem Individuum aufdrängen und außerordentlich leichte, ganz oberflächliche assoziative Verbindungen eingehen. Diese assoziativen Verbindungen sind gerade durch die mangelnde Aufmerksamkeit sehr lockere und entweder durch den laut gewordenen Affekt oder rein äußerlich, seltener inhaltlich bedingt. Diese lockere, assoziative Verknüpfung und das Verhalten der Aufmerksamkeit erklären es, warum wir die Träume so gar leicht wieder vergessen und warum es so schwierig ist, sie festzuhalten. Denn sowie unsere Aufmerksamkeit wieder in Funktion getreten ist, können wir von selbst eine solch lockere assoziative Verbindung nicht wieder herstellen. Die völlige Identität der beiden Zustände in der Katharsis und im Traum, besonders das verschiedene Verhalten der Aufmerksamkeit zeigt sich bei der Behandlung der Patienten im Halbschlafzustand. Hier sehen wir häufig, wie Träume selbst in der frühesten Jugendzeit den Ausgangspunkt von Schlafstörungen bilden oder auch psychoneurotische Zustände mitbedingen können. Im Halbschlafe werden dann solche Träume wieder durchlebt, wie sie primär aufgetreten waren. Der pathogene Charakter solcher Träume fällt weg durch ihr Abreagieren in der Katharsis. Solchen pathogenen Charakter können stark affektbetonte Träume erhalten.

Fall 38: J a k o b G., g e b. 1871.

20. II. 06. Seit 1901 habe er vor den Augen ein Zwispern. Beim Arbeiten konnte er dann nicht richtig sehen, das Bild sei ihm vor den Augen verschwunden. Seit 1905 klagt er über Kopfschmerzen. Abends, wenn alles ruhig ist, habe er Ohrensausen, zuweilen im linken oder dann wieder im rechten Ohr. Die Erkrankung seiner Frau an Lungentuberkulose im Jahre 1897 habe ihm viel Sorgen gemacht. Durch deren Husten habe er viele schlaflose Nächte gehabt. Im Mai 1901 sei seine Frau gestorben. Im Oktober, fünf Monate nach deren Tod, habe er einen fürchterlichen Traum gehabt. Er sah die Frau sterben, sargte sie selbst ein, da hob die Frau den Sargdeckel weg und wollte heraus. Er erwachte aus dem Traum mit kolossal starkem Herzklopfen, er stand auf, beruhigte sich etwas, aber so bald er wieder zu Bett ging, kam das Herzklopfen wieder. In der folgenden Zeit litt er immer wieder an Herzklopfen, so daß er verschiedene Ärzte konsultierte. Man konnte aber keinen organischen Fehler finden. Nach dem Tode der Frau sei er im Gemüt sehr unten gewesen. Nur hie und da in Gesellschaft habe er vermocht, sich etwas herauszureißen. Wegen jeder Kleinigkeit sei er damals leicht gereizt und geärgert gewesen. Nach und nach wurde sein Zustand wieder besser und er bekam wieder mehr Unternehmungslust. 1902 im Herbst entspann sich ein Verhältnis zu einem Fräulein; in jener Zeit starb auch seine Mutter. Der Tod der Mutter habe ihn weniger beschäftigt; hingegen aber jenes Verhältnis. Er war sich nicht sicher, ob er jenes Fräulein heiraten sollte oder

nicht, meinte immer, sie passe nicht recht zu ihm. Mehr aber litt er darunter, daß er meinte, er müsse ihr das Geständnis machen, das er nicht über sich gebracht hatte, seiner Frau zu machen, nämlich daß er in seiner Jugendzeit an Onanie gelitten habe. Hiermit habe er sich jahrelang beschäftigt, es habe ihn furchtbar gedrückt, er schob das Geständnis immer wieder hinaus. Als die Frau krank war, wagte er es nicht, sie damit aufzuregen und als sie gestorben war, plagte ihn sein Gewissen, weil er ihr gegenüber nicht aufrichtig gewesen sei. Nun verlobte sich im Herbst 1904 jenes Fräulein mit einem anderen und dadurch fühlte er sich erleichtert, weil er nun das Geständnis nicht zu machen brauchte. Im Januar 1905 traten Kopfschmerzen auf, hauptsächlich im Hinterhaupt, ausstrahlend nach den beiden Seiten. Diese Schmerzen dauerten immer an, nur ihre Intensität wechselte, besonders wenn er sich irgendwie angestrengt hat, verstärken sich die Kopfschmerzen, auch tritt dann Schwindel hinzu. Dieser Schwindel trete nie im Freien auf, sondern nur im Zimmer. Nur einmal beim Schlittschuhlaufen diesen Winter sei er aufgetreten. Jetzt sei seine Hauptbeschwerde die, daß er ein Gefühl der Unsicherheit habe beim Betreten von Räumen, so besonders auch, wenn er die Treppe von einem Stockwerk nach dem anderen heruntergeht und zwar zu Hause. In fremden Häusern passiere ihm das nicht, ebenso auch nicht in größeren Sälen. So habe er es z. B. beim Kartenspielen, daß er meine, es schwinden ihm die Gedanken, aber er meine es nur. In Wirklichkeit sei dem nicht so. Auf der Straße überfalle ihn ein Gefühl der Unsicherheit, wenn ihm Kinder rasch entgegenlaufen, er getraue sich dann nicht vorbeizugehen.

9. IV. 06. Patient gibt an, daß die ersten sexuellen Gefühle mit 13 bis 14 Jahren bei Kletterübungen aufgetreten seien. Dann habe er diese Übungen der Erregungen wegen gemacht. An Onanie habe er bis zu seinem 23. Jahre gelitten. Das habe ihn sehr beschäftigt, er habe darüber nachgelesen, sich viel Gewissensbisse, besonders der Frau gegenüber gemacht, besonders aber nach deren Tod. Früher habe er und zwar nach dem Tode seiner Frau, vor jedem 22. des Monats Angst gehabt. Er habe dann Leichenbegängnisse gesehen und zwar vor und nach jenem Traum. Er bekam dann Angstgefühle und konnte keine Toten mehr sehen. Diese Angst sei geschwunden. Patient berichtet heute über drei Träume, die er in jener Nacht gehabt hat und die er durch Nachdenken wieder gefunden hat. Erster Traum: Er stirbt selbst unter den gleichen Erscheinungen wie seine Frau starb. Er bekam so starke Angst, daß er nicht wieder ins Bett konnte. Er lief dann um 2 Uhr fort ins Dorf zum Schwager, der ihn beruhigte. Von da an mußte jemand mit ihm im gleichen Zimmer schlafen. Im zweiten Traum sah er, daß das Kind gestorben sei und er mußte es einsargen. Im dritten Traum wurde die Frau im Sarge wieder lebendig, er mußte sie einsargen und sie wollte heraus.

27. IV. 06. Patient gibt an, sein Schlaf sei wechselnd, im allgemeinen aber doch ordentlich, ziehende Schmerzen im Nacken habe er seit einigen Tagen nicht mehr; dagegen noch die Schmerzen auf dem Kopf, dann Beißen in den Augenlidern und in den letzten Tagen stärker ein Kramseln bis in die Oberschenkel. Die Schwindelerscheinungen im Hause seien weg. Wenn er in Gesellschaft gehe, habe er ein Gefühl der Unsicherheit, er meint, er könne an jemanden anstoßen. Früher habe er das Gefühl der Unsicherheit beim Essen gehabt. Das sei jetzt nicht mehr der Fall.

17. V. 06. Patient gibt an, daß er seit dem 15. V. mit Eintritt von niederem Temperaturstand und Föhn wieder stärkeren Kopfschmerz im Hinterkopf, an den Schläfen und am Scheitel habe, er habe jetzt das Gefühl, wie wenn eine Kappe oder Heftpflaster straff über die Haare gelegt wäre. Das Gefühl der Unsicherheit habe er nicht jeden Tag, es wechsele. Gestern trat es wenig auf, heute gar nicht. Wenn er durch seine Berufsgeschäfte oder sonstwie in Anspruch genommen ist, merke er von seinen Erscheinungen gar nichts; nach Ermüdung aber um so mehr. Das eigentümliche Kramseln in der rechten Hand und im rechten Bein, selten links, spüre er heute wenig; er sagt von sich aus, sowie die Schmerzen im Kopf auftreten, gehe das Kramseln zurück. Am meisten spüre er dieses in der Ruhe und wenn er sich beobachte. Das Gefühl der Unsicherheit habe er vor 1½ Jahren beim Kartenspielen zum ersten Male gehabt. Es wurde ihm wie schwarz

vor den Augen und er hatte das Gefühl, er neige sich zur Seite. Das war zu jener Zeit, als die Kopfschmerzen zuerst auftraten. Das Gefühl der Unsicherheit wiederhole sich oft beim Kartenspielen.

Im Verlaufe mehrerer Untersuchungen ergibt sich, daß Patient lange Zeit sich mit Selbstvorwürfen trug, daß die Krankheit und die Pflege seiner Frau ihm viel Sorgen und Kummer machten und besonders, daß er sich lange Zeit mit starken Gewissensbissen plagte, weil er seiner Frau gegenüber, die außerordentlich sittenstreng gewesen sei, früher Gefallene verteidigt hat, während er sich selbst für schuldig hielt, aber sich nie über seine Schuld ausgesprochen hatte. Das Gefühl der Unsicherheit komme aus den Skrupeln, die er sich gemacht hatte, weil er sich durch die Onanie geschädigt habe und weil er sich Gewissensbisse darüber machen mußte, daß er so lange im Wirtshaus sitzen blieb beim Kartenspiel, worüber ihm die Frau Vorwürfe machte. Das sei ganz unbewußt aufgetreten. Lange Zeit hindurch kämpfte Patient mit seinen Gefühlen und unterdrückt dieselben sehr häufig. Nach der Darlegung des Sexuallebens und Aufklärung über seine Verhältnisse beruhigte sich der Patient völlig.

2. V. 07. Patient stellt sich heute wieder vor und berichtet, daß es ihm den Winter hindurch ordentlich ging, nur hie und da, besonders bei Witterungswechsel und nach starker Anstrengung habe er noch Kopfschmerzen gehabt, sonst seien alle Krankheitserscheinungen verschwunden.

Fall 39: Fräulein Luise U., geb. 1889.

26. I. 10. Patientin klagt, daß sie seit einem Vierteljahr nicht einschlafen könne, sie habe starkes Herzklopfen, das trete plötzlich auf, wenn sie einschlafen wolle. Könne sie dann einschlafen und sie erwacht wieder, so ist das Herzklopfen wieder da. Von Träumen wisse sie nichts. Das Herzklopfen trete auch gegen Morgen auf. Patientin ist auf Befragen nicht sicher, ob das Herzklopfen am Abend nicht erst dann eintritt, wenn sie etwas eingeschlummert war. Das Herzklopfen trete auch plötzlich am Tag auf mit Angstgefühl ohne äußere Ursache. Wenn das Herzklopfen in der Nacht auftrete, empfinde sie sonst keine Angst; als sie letzte Nacht erwachte, habe sie Herzklopfen und Angst gehabt. Wenn sie in der Schule (Patientin besucht das Seminar) etwas hat, das sie nur leicht ängstigt, so bekomme sie Herzklopfen, selbst bei Kleinigkeiten. Ebenso trete dieses Herzklopfen auf, wenn sie irgendwo warten müsse. Von erlebten Schrecken wisse sie nichts. Die Hypnose gelingt sofort. Bei der zweiten Hypnose gibt Patientin im Schlafe Antwort und hat das Bewußtsein, daß sie schläft. Das Gesichtsfeld ist hell. Plötzlich schrickt sie zusammen, klagt über Herzklopfen, sieht dann plötzlich einen Totenkopf, sie zittert in heftiger Erregung. Das Bild verschwindet bald wieder.

29. I. 10. St. id. Schläft nachts noch schlecht ein und erwacht bald wieder. 1. Hypnose: Bleibt ruhig. 2. Hypnose: Starkes Herzklopfen, Angstgefühle, sieht einen Totenschädel im Nebel undeutlich. 3. Hypnose: Das gleiche Bild. Starkes Angstgefühl und Herzklopfen. Das Bild wird nicht deutlich.

2. II. 10. Schläft sehr leicht ein und gerät bald in heftigste Erregung, hat furchtbares Angstgefühl, zittert am ganzen Körper, schlottert mit dem Kiefer; es tritt keine Szene auf.

5. II. 10. Hypnose gelingt stets sehr leicht, gerät wieder in außerordentlich heftige Erregung, doch nicht ganz so stark wie das letzte Mal.

9. II. 10. Nach der letzten Sitzung sei sie noch erregt geblieben und dann sei ihr alles von vor drei Jahren wieder in den Sinn gekommen; sie habe damals alles wegen der Religion so schwer genommen und konnte dann nichts mehr glauben. Die Nächte vom 5./6. und 6./7. II. seien unruhig gewesen. Sie habe viel geträumt, was, wisse sie nicht mehr. Die Nacht vom 7./8. war gut, doch hatte sie erst Herzklopfen. Die letzte Nacht habe sie nicht gut geschlafen, sie sei verstimmt gewesen und wisse nicht warum. Wenn sie erwachte, habe sie starkes Herzklopfen gehabt.

Hypnose: Sie sieht nach einiger Zeit wieder einen Totenschädel, dann ein ganzes Skelett: sieht sich in einem Zimmer, dessen Tür etwas offen steht.

16. II. 10. Habe noch Herzklopfen beim Einschlafen und beim Erwachen,

öfters dabei Angstgefühle. Vor acht Tagen nach der letzten Sitzung sei sie in der Nacht mit Schrecken erwacht; es war ihr heiß und wenn sie die Augen schloß, habe sie viele Skelette gesehen. In zwei Hypnosen tritt nichts auf; Patientin bleibt ruhig. In der dritten Hypnose sieht sie ein Skelett, das sich bewegt, dann sieht sie ein Bett, aber die Szene geht nicht vorwärts.

19. II. 10. In zwei Hypnosen tritt nichts auf. In der dritten sieht sie kuriose Tiere, wie im Traum; menschliche Gestalten, wie man sie im Traum sehe, die ziehen vorüber, aber jetzt habe sie nichts geträumt.

23. II. 10. Hypnose: Sieht Bilder vorüberziehen. Räder, dann Bretter, die aufgeschichtet und abgeschichtet wurden. Dann fielen solche herunter, worüber sie erschrak. Sieht die Männer, die sich mit den Brettern beschäftigen. An die Szene selber, wann und wo sich diese ereignete, könne sie sich nicht erinnern.

26. II. 10. Hypnose: Sieht bald einen großen Platz in einem Dorfe, wo sie als sechsjähriges Kind war, mit vielen Leuten. Sieht dort einen Seiltänzer auf dem Seil, sieht ihn dort tanzen, hat dabei große Angst und starkes Herzklopfen. Diese Szene war sehr deutlich und hielt über 15 Minuten an. Das Herzklopfen überdauerte noch lange die Hypnose.

Hypnose: Bald nach Augenschluß sieht sie, wie in ihrem Hause ein kleiner Junge vom zweiten Stock herunterfällt. Es war vor acht Jahren, sie stand auf der Veranda, sah ihn fallen und war zu Tod erschrocken. Patientin durchlebt diese Szene in heftigster Erregung, sie sieht alles ganz deutlich, hat außerordentlich starkes Angstgefühl, Hitzegefühl und Herzklopfen.

Hypnose: Sieht eine ihrer Spielkameradinnen vor neun Jahren. Sie war gestorben und sie ging sie nochmals anschauen. Dabei habe sie sich sehr aufgeregt und jetzt sieht sie die Szene sehr deutlich unter heftigster Erregung mit Herzklopfen.

2. III. 10. Die erste Nacht nach der letzten Sitzung habe sie schlecht geschlafen, sie sei aufgeregt gewesen und wachte häufig auf, dabei mehr Herzklopfen. Die zweite Nacht sei noch schlechter gewesen, während die dritte und vierte wieder besser waren, d. h. nicht besser als sonst. Sie sei immer wieder mit Herzklopfen erwacht.

Hypnose: Sieht sich ca. drei Jahre alt in einer deutschen Stadt, wo sie früher lebten, auf der Straße, sie hat sich mit ihrem Puppenwagen verlaufen, irrt durch die Straßen, sieht die vielen Leute, sucht immer den richtigen Weg. Patientin ist kolossal aufgeregt. Endlich kommt die Mutter und findet sie. Patientin durchlebt diese Szene mit Angst und nachhaltendem starkem Herzklopfen. Es fällt Patientin auf, daß sie sich doch an solche Dinge nicht mehr erinnern könne, aber ihre Puppe und Puppenwagen habe sie bestimmt wieder erkannt. Letzterer existiere noch; auch das Kleidchen, das sie damals trug, erkannte sie wieder.

Hypnose: Sieht sich, wie sie vor einigen Jahren mit einer Gondel in Gesellschaft über den Greifensee fahren wollte. In der Mitte des Sees kam Wasser in das Schiff, dieses nahm immer mehr zu, sie waren alle in großer Angst, glaubten sich verloren, sie kamen aber doch noch hinüber. Patientin durchlebt diese Szene in größter Angst.

Hypnose: Mit 14 Jahren sei sie das erste Mal in den See hinausgeschwommen, auf einmal habe sie nicht mehr weiter können, sie wollte rufen, konnte aber nicht. In diesem Moment erblickte sie ein Mädchen, schwamm zu ihr heran und half ihr. Patientin durchlebt diese Szene genau wieder und in dem Moment, wo das Mädchen sie am Arm faßte, verschwindet die Szene, die sie deutlich mit heftigem Affekt erlebt und sie erwacht aus der Hypnose.

5. III. 10. Der Schlaf ist schlechter, sie hat mehr Herzklopfen und viele Angstträume. Auch erschrickt sie mehr im Schlaf als sonst. Die Mutter erinnerte sich noch genau an jenen Vorfall, als sich Patientin als kleines Kind von drei Jahren, es war in Crefeld, verlaufen hatte. Auch an das Kleid, das Patientin damals trug, konnte sie sich deutlich erinnern.

Hypnose: Patientin sieht sich, wie sie allein, 7—8 Jahre alt, durch einen großen Wald in ein anderes Dorf geht. Da kam ein Mann mit einem Wagen, es sah aus, als wären es Zigeuner. Man hatte ihr erzählt, daß es in diesem Wald

Zigeuner gebe. Sie kehrte in größter Angst um, lief, was sie laufen konnte, weil sie glaubte, der Mann verfolge sie. Dies sei aber gar nicht der Fall gewesen. Sie durchlebt die Szene mit stärkster Angst wieder.

Hypnose: Ganz schnell tritt mit heftiger Angst die Szene auf, wie im Nachbarhause im dritten Stock ein dreijähriges Kind am offenen Fenster steht. Patientin sieht das und ist furchtbar aufgeregt. Sie schickt jemand hinüber; das Kind wurde vorsichtig weggenommen, so daß nichts passierte. Dann sieht sie mit starkem Affekt sich ca. 13 Jahre alt, wie sie morgens um 6 Uhr zur Kirche geht. Da lief ein Mann immer hinter ihr her. Als er bei ihr vorbeiging, sagte er ihr unanständige Sachen, die sie nicht verstand, worüber sie sich aber furchtbar ängstigte. Er lief ihr nach, Patientin eilte zur Kirche. — Sieht sich fünf Jahre alt, ihr kleines zweijähriges Schwesterchen, das sie zu beaufsichtigen hatte, war im Zimmer gefallen, es sah dann so blaß aus, wie wenn es tot wäre. Darüber sei sie heftig erschrocken. Dann sieht sie sich sieben Jahre alt, als sie in die erste Klasse ging. Wie sie aus der Schule kam mit ihren Kameradinnen, trafen sie einen sehr großen Mann, der im Dorfe hausieren ging. Die Kinder liefen ihm nach, daraufhin verfolgte er sie, sie sprang mit anderen in einen Hausgang und hatte starke Angst.

9. III. 10. Die Nacht nach der letzten Sitzung war schlechter als die übrigen, in denen sie vor Herzklopfen häufig erwachte.

Hypnose: Sieht sich kaum drei Jahre alt vor einem Bettchen. Darin liegt ein totes Kind, das war hier in Zürich. Es war ihr Brüderchen. Sie habe gar nicht gewußt, daß sie das Brüderchen gesehen hatte. Die Eltern hatten ihr von ihm gesprochen, aber sie selbst habe keine Erinnerung mehr an dasselbe gehabt. Jetzt sah sie es tot wieder, erschrak heftig, als sie es anfaßte, da merkte sie, daß es kalt ist. Die Szene durchlebt Patientin mit starker, sichtlicher Erregung und schrickt zusammen in dem Moment, wo sie das Brüderchen berührte. Sie sah sich deutlich, wie sie auf einem Schemel stand, um besser an das Bettchen zu kommen. Die Geschichte mit der Puppe, mit der sie sich verlaufen hatte, sei vor dieser Szene gewesen.

Hypnose: Patientin sieht sich 12 Jahre alt, sieht, wie die Schwester von der Zinnentreppe herunterfällt. Patientin stand oben, die Treppe war steil, Patientin erschrak stark, auch jetzt beim Durchleben wieder. An diese Szene habe sie gar nie mehr gedacht.

Hypnose: Dann sieht sie sich, 7—8 Jahre alt, auf einem Wagen, das Pferd wurde scheu, sie hatte große Angst. Es war im Appenzellerland. Sie durchlebt die Szene in größter Erregung und wacht vor Angst keuchend auf. Auch an diese Szene habe sie nie mehr gedacht.

Hypnose: Sieht eine Szene, die sie vor drei Jahren in der französischen Schweiz erlebt hatte, wieder; ein fünfjähriges Mädchen wurde von einem Mehlwagen überfahren. Sie durchlebt die Szene mit starker Angst wieder. Patientin findet es selbst kurios, daß sie immer erst starke Angst empfindet, bevor die entsprechende Szene auftrete.

12. III. 10. Patientin erwacht immer noch mit Herzklopfen, das stärker ist als früher und träume viele Angstgeschichten. So träumte sie in der letzten Nacht von der französischen Literatur, glaubt darin vorkommende Personen gesprochen zu haben. Dann habe sie jemand darauf untersuchen wollen, ob sie zum akustischen oder optischen Vorstellungstypus gehöre. Dieser Gegenstand wurde in der Schule behandelt.

Hypnose: Patientin sieht massenhaft und schnell vorüberziehende Bilder, von denen sie keines festhalten kann.

Hypnose: Ein Junge im Hause hatte Patientin und ihre Schwester geholt, Patientin damals sieben Jahre alt, und hatte gesagt, er wolle etwas machen. Er nahm dann Spiritus, goß ihn auf den Boden und zündete ihn an. Da sei sie heftig erschrocken, es passierte aber weiter nichts. Die Szene durchlebt sie sehr deutlich und mit starker Angst wieder.

16. III. 10. Während sie die letzten Nächte schlecht geschlafen hatte, wenn sie auch nicht so oft wie früher erwachte und starkes Herzklopfen hatte,

so konnte sie die letzte Nacht, ohne während derselben zu erwachen durchschlafen.

Hypnose: Sieht Bilder vorüberziehen, kann keines derselben festhalten.

Hypnose: Sieht das Schulzimmer, als sie 14 Jahre alt war, sieht die Mädchen, die Knaben und den Lehrer. Das Bild bleibt längere Zeit bestehen und drängt sich ihr der Gedanke auf, daß sich ein Mitschüler damals das Leben genommen hatte. Dieses Ereignis habe außerordentlich stark auf sie gewirkt, aber sie habe lange nicht mehr an den Fall gedacht; während sie die Schulszene sieht, hat sie starkes Herzklopfen. Der Lehrer hatte den Unglücksfall erzählt und es herrschte dann eine große Aufregung in der Klasse. Sieht die Mutter, wie sie vor drei Jahren und dann wieder, wie sie vor einem Jahre krank war. Sie sieht das Schlafzimmer und alles ganz deutlich; die Mutter war schwer krank und Patientin hatte Angst um sie. Bevor sie diese Szene sah, tauchte das Bild eines Friedhofes auf, sei aber nicht ganz deutlich geworden. Patientin erklärt dies damit, daß sie Angst hatte, die Mutter werde sterben.

19. III. 10. Schlief in der Nacht nach der Sitzung wieder schlecht, träumte viel und hatte Herzklopfen. Die zweitletzte Nacht habe sie durchgeschlafen.

Hypnose: Patientin durchlebt mit sehr starkem Herzklopfen nur Bruchstücke von Szenen, sie kann nichts festhalten.

28. IV. 10. Patientin gibt an, daß sie jetzt meistens nicht einschlafen könne, d. h. sie könne nur ganz oberflächlich schlafen, dann tritt starkes Herzklopfen auf und es dauert dann mehr als eine Stunde, bis sie Schlaf findet; ist sie aber eingeschlafen, so erwacht sie nicht mehr bis zum Morgen, dann hat sie ausgeruht. Sie fühle sich ruhiger und stärker, am Tag habe sie viel Schlaf und müsse viel gähnen.

Hypnose: Schläft schnell ein, hat starkes Herzklopfen, dann sieht sie einen Tunnel und Eisenbahnschienen, ohne Angst zu empfinden.

Hypnose: Sieht wieder den Tunnel und Schienen, kann die Szene aber nicht identifizieren.

Hypnose: Sieht wieder das gleiche Bild, sie geht in den Tunnel hinein; die Szene geht nicht weiter.

30. IV. 10. Kann noch nicht einschlafen.

Hypnose: Sieht mit außerordentlich starker Angst das Skelett mit Totenkopf.

Hypnose: Sieht sich im Schlafzimmer als Kind, hat die Kerze in der Hand, hat Angst. Es ist in einem früheren Schlafzimmer, sieht sich selbst nicht deutlich. Das Bild verschwand wieder. Dann sah sie wieder den Totenkopf.

Hypnose: Es tritt wieder zweimal die Schlafzimmerszene ein. Sieht sich selbst mit der Kerze in der Hand im dunkeln Zimmer, sich selbst nicht so recht deutlich. Patientin empfindet starke Angst, die Szene schreitet nicht vorwärts.

4. V. 10. Es geht immer noch eine Stunde, bis sie einschlafen kann. Sowie sie zu Bett komme, beginnt das Herzklopfen ohne Angstgefühle. Patientin gibt an, daß sie viel besser geistig arbeiten könne als früher.

Hypnose: Sieht wieder das Schlafzimmer und sich mit der Kerze in der Hand, das Bild ist aber weniger deutlich als das letzte Mal. Es ist das Schlafzimmer einer früheren Wohnung und es ist ein alter Kerzenhalter, den sie schon lange nicht mehr besitzen.

Hypnose: Die gleiche Szene tritt auf, wird sehr deutlich, bleibt eine halbe Stunde lang mit zeitweise außerordentlich starkem Herzklopfen bestehen. Sie sieht die Schwester im gleichen Zimmer im Bett schlafend. Patientin selbst steht mit gelöschter Kerze im Zimmer. Die Zimmertüre ist angelehnt, Patientin sei schon im Bett gewesen und wieder aufgestanden. Die Szene geht nicht weiter.

7. V. 10. St. id. Vor dem Einschlafen Herzklopfen. Dann schläft sie ein und schläft die Nacht durch.

Hypnose: Sieht wieder die Schlafzimmerszene, steht mit brennender Kerze da, die Schwester schläft, die Zimmertüre ist offen und Patientin schaut mit starkem Angstgefühl nach der geöffneten Türe. Dieses Bild bleibt 45 Minuten bestehen, ohne sich zu ändern.

Hypnose: Sofort tritt das gleiche Bild wieder auf. Unter kolossaler Angstaufregung sieht nun Patientin ein Skelett zur Türe hereinkommen; es setzt sich auf einen Stuhl und stützt den Kopf in die Hände. Patientin kann sich an einen solchen Traum nicht erinnern, wohl aber, daß sie schon von einem Skelett geträumt hat. Nach dem Abreagieren fühlt sich Patientin erleichtert.

11. V. 10. In der Nacht nach der letzten Sitzung habe sie schlecht geschlafen, hatte Herzklopfen, aber nicht stärker als sonst, hingegen habe sie eine innere Unruhe in sich gefühlt, die sie bisher nicht kannte. Geträumt habe sie nichts. Die folgenden Nächte habe sie erst eine Stunde lang Herzklopfen gehabt, dann sei sie eingeschlafen und dann habe sie zwar nicht immer, aber doch ruhiger die Nacht durchgeschlafen. In ihrem Befinden sei gegen früher ein wesentlicher Unterschied. Jetzt sei sie am Morgen frisch, während sie früher stets müde gewesen sei und schwarz vor den Augen gehabt habe.

Hypnose: Bekommt sofort Herzklopfen, das Gesichtsfeld wird hell, aber es treten weder Vorstellungen noch Bilder auf.

Hypnose: Sieht wieder einen Tunnel und einen Eisenbahnzug, sieht die Wagen herunterfallen, sie hatte Angst und Herzklopfen dabei, aber das Bild war ganz undeutlich.

14. V. 10. Am 11. V. habe sie vor dem Einschlafen eine Stunde lang Herzklopfen gehabt, dann die Nacht durchgeschlafen. Ebenso am 12. V. Am 13. V. sei sie sofort eingeschlafen und habe die Nacht traumlos durchgeschlafen. Sie fühle sich wohler und frischer, sei besser aufgelegt und halte sich weniger zurückgezogen. Da Patientin in ihrem Wesen stets etwas eigenartig innerlich Gespanntes zeigte, versuchte ich in vorsichtiger Weise ihre Stellung zum Sexualproblem zu erkunden. Es zeigte sich, daß Patientin nicht richtig aufgeklärt ist, dass sie, obwohl 20 Jahre alt, noch nicht einmal die Bedeutung der Menses kennt. Ich gab Patientin, ohne bei ihr nach Komplexen zu suchen, eine ihrem Bildungsgrad, ihrem Alter und ihrem Wesen entsprechende sexuelle Aufklärung. Der Eindruck überwältigt sie, es kommt zu einer totalen inneren Entspannung und nach einem heftigen Gefühlsausbruch ist sie außerordentlich erleichtert, macht einen viel freieren Eindruck, ihre ganze Persönlichkeit erscheint als eine andere.

18. V. 10. Patientin ist ganz ruhig, ist herzlich dankbar für die sexuelle Aufklärung und die innere Befreiung. Gestern Nacht sei sie sofort eingeschlafen und habe die Nacht durchgeschlafen. In zwei Hypnosen bleibt Patientin vollständig ruhig, das Gesichtsfeld ist dunkel.

3. VI. 10. In der ersten Woche nach dem letzten Abreagieren habe sie vor dem tieferen Einschlafen wieder das Gespenst gesehen, sie sei aber ganz ruhig geblieben, eingeschlafen und habe die Nacht durchgeschlafen. Seitdem schlafe sie sofort ein und schläft durch bis am Morgen, wo sie erquickt erwache. Patientin spricht sich selbst darüber aus, wie sie sich innerlich freier fühle, sie fühle sich ganz anders ihren Eltern, Geschwistern und Freundinnen gegenüber, so daß sie sich über sich selbst wundern müsse. Sie könne geistig ganz anders arbeiten wie früher, ihr Gedächtnis sei auffallend besser geworden. Sie sagt von selbst, daß die sexuelle Aufklärung sie innerlich frei gemacht habe.

Ganz besonders leicht können bei psychoneurotisch veranlagten Kindern Narkoseträume pathogenen Charakter bekommen. Es zeigt sich bei der Analyse solcher Fälle, wie im Traumleben solche pathogene Träume fortgesponnen werden und schließlich zu ganz erheblichen Schlafstörungen und schweren Psychoneurosen führen können. So konnte ich bei einem jetzt 15jährigen Knaben mit heftigsten Angstzuständen das erste psychische Trauma für seine sehr erheblichen Störungen in einem Narkosetraum finden, den er gelegentlich einer Operation im vierten Lebensjahre erlebte. Der Knabe hatte solche Angstzustände, daß er keinen Augenblick allein bleiben konnte; trotzdem er nicht von der Seite seiner Mutter wich und diese jeden Abend bei ihm sitzen mußte, bis er eingeschlafen war, war keine sexuelle Ursache vorhanden. Die Behandlung erforderte manchen Monat bis er von seinen Störungen frei wurde. Ich kann nur einen Teil dieser Analyse wiedergeben, da diese selbst ein ganz stattliches Buch ausfüllen würde.

Fall 40: Wilhelm Z., geb. 1895.

23. VI. 09. Patient klagt, wenn er allein sei, über innere Unruhe, ein Zappeln und dabei sei ihm übel; ist der Zustand arg oder läßt er den Gefühlen den Lauf, dann trete Angst auf mit verschiedener Dauer. Hat er solche Angstzustände, so gehe er zu irgend jemandem, am liebsten zur Mama und weicht nicht von der Stelle. Dieser Zustand sei vor zwei Jahren ein heftiger gewesen, gestern trat er das erste Mal auf während der Schule. Diese Zustände treten nur am Tage auf. Jetzt meint er, das Lesen von Geister- und Mordgeschichten sei daran schuld; hat er solche Geschichten gelesen, so glaubt er, es treten die Angstzustände vor dem Schlafen auf — wie er meint, weil er dort allein ist. In diesen Zuständen drängen sich ihm Fragen, eine nach der anderen, auf, „was hat das Leben für einen Wert, wenn er das denkt, so denkt er, weil er das denkt, sei er verrückt.“ Dann werde der Zustand heftiger, weiß dann nicht, wo er ist, er kommt dann in eine Verzweiflung, schlägt aus, weint, ist tief unglücklich, untröstlich. Früher sei der Zustand anhaltend, aber nie so heftig gewesen, jetzt trete der Zustand in Anfällen auf

Hypnose gelingt sofort. Patient schläft oberflächlich, bekommt bald Unbehagen, heftiges Herzklopfen. Nach einigen Minuten taucht ihm das Bild von einer Operation wegen Drüsen am Halse auf, damals 3½ Jahre alt. Er fühlt sich leicht narkotisiert, hört, wie man sagt, er schlafe genügend, hört Herrn Prof. S. sagen, jetzt schläft er. Patient wollte rufen und zappeln, konnte aber nicht; das sei ein fürchterlicher Schrecken, eine kolossale Angst gewesen. Dann habe er in der Narkose vom Schlitteln und Zusammenstoßen von Schlitten geträumt. Dann sei er tiefer eingeschlafen und erst nach der Operation wieder erwacht. Seit jener Zeit könne er keinen Äther mehr riechen und hat Angst vor den Ärzten. Patient wundert sich, wie ihm das jetzt eingefallen sei. Vom Schlitteln habe er noch öfters geträumt, an die Operation dürfe er nicht mehr denken, das sei furchtbar gewesen.

24. VI. 09. Gestern Abend im Bett sei ihm, sowie er die Augen schloß, die Schwester mit der Maske erschienen, er bekam kolossale Angst, die Mutter mußte bei ihm schlafen. Die Mutter erzählt, als der Knabe drei Jahre alt gewesen sei, habe er einen Schrecken durch einen Hund erlebt. Damals habe er lange nicht mehr einschlafen können und hatte es dabei stets mit Tieren zu tun. Patient schlief gestern Abend erst um ½11 Uhr ein, heute am Tage hat er immer Angst, die Schwester käme mit der Maske zum Narkotisieren.

Hypnose: Patient durchlebt in größter Erregung die Vorbereitungen zur Operation. Er bleibt noch stark erregt, während das Stadium der Narkose selber eintritt, doch ist er viel ruhiger. Dann sieht er sich, zwei Jahre alt, im Löwen in Aegeri im Bett. Dann plötzlich im Alter von fünf Jahren in Valzeina, im Klosett eingeschlossen. Er bringt die Türe nicht auf, ist in höchster Angstaufregung, durchlebt die Szene in heftigster Erregung, dann macht er alle Bewegungen am Schloß. Mit einem Mal tritt nochmals die Operationsszene auf, er wird rasiert und durchlebt den Anfang der Narkose. Nach dem Erwachen hat Patient noch etwas Angst, bald hüpft er vor Freude, daß es ihm leichter sei.

28. VI. 09. Nach der Sitzung wurde er wieder unruhig, kam in schreckliche innere Unruhe wegen der Maske. Die Erregung blieb während der ganzen Tage. Am 26. VI. hatte er das Gefühl wie nach der Narkose, es sei ihm alles wie im Traum gewesen, wie im Ätherrausch, wie wenn er fliege so leicht, als würde er gehoben, ein Gefühl, wie wenn man vom Karussel herunterkommt. So sei es ihm gestern gewesen, auch heute und jetzt, während er auf dem Sofa liegt. Um den Patienten sich etwas beruhigen zu lassen, heute keine Analyse.

29. VI. 09. War gestern weniger unruhig während des ganzen Tages. Hypnose und Analyse in Gegenwart des Hausarztes in der Wohnung des Patienten.

Hypnose: Ich lasse Patienten an einem mit Äther getränkten Bausch Watte riechen. Patient durchlebt nun sofort den ganzen Hergang bei der Operation und wundert sich selbst, daß er so ruhig bleibt. Er durchlebt alle Vorgänge ganz genau, wie er wieder aus der Narkose erwacht und zu Bett gebracht wird. Da mit einem Male tritt Angst auf. Mit heftigster Angst durchlebt er Szenen aus seiner Lektüre, Szenen aus Hamlet und Macbeth. In größter Erregung sieht er alles deutlich, durchlebt die Szene, wie wenn sie im Theater gespielt würde und zitiert mit Pathos dabei den entsprechenden Text. Sowie er die Szenen durchlebt hat, fühlt er sich frei von Angst, holt uns das Buch und zeigt uns die betreffenden Bilder.

1. VII. 09. Am Abend blieb der Patient ruhig, nur der Äthergeruch genierte ihn noch. Heute riecht er selbst an der Ätherflasche. Die Nacht schlief er sehr gut, sagte am Morgen zur Mutter, so gut habe er schon lange nicht mehr geschlafen, ihm sei leicht und wohl. Patient ißt nun wieder, ist übermütig und sieht ganz anders aus.

Hypnose: Es tritt bald Angst auf, die sich allmählich steigert. Dann sieht er eine Szene, wie er vier Jahre alt war und mit einem etwas älteren Vetter mit Kanonen spielte, die sie mit Erbsen luden. Patient rutschte auf einer Erbse aus, fiel gegen eine Tischkante, verletzte sich an der Nasenwurzel, blutete stark und wurde ohne Narkose auf dem Tisch genäht. Man hielt ihn überall, da er vor Schmerzen ausschlagen wollte. Jetzt sah er, wie man ihn hielt, er hört, wie man die Angestellten herbeiruft, die helfen müssen, ihn zu halten. Dann durchlebt er einen Kindertraum, sieht Köpfe, Totenköpfe und Schlangen. Dann eine Szene, liegt noch im Kleinkinderbett, hat Schmerzen im Leib und ängstigt sich, weil er meint, er habe Blinddarmentzündung. Er hatte vorher, als er im Roten Kreuz wegen Halsdrüsen operiert wurde, viel von Blinddarmoperationen gehört. Ein Bub, der dort neben ihm lag, war deshalb operiert worden. Ebenso verschiedene Personen in ihrer Nachbarschaft, zu jener Zeit hörte man nichts anderes. Patient habe immer Angst vor Blinddarmentzündungen gehabt und ging öfters mit der Mutter zum Arzt, um sich versichern zu lassen, daß er keine Blinddarmgeschichten hat. Patient sagt von selbst, warum er nur vor dem Angst habe und vor nichts anderem.

3. VII. 09. Patient ist heute aufgeregt nach einem Besuch des neuen chemischen Laboratoriums in der Kantonschule. Er sah die Ätherflasche und die elektrische Einrichtung.

Hypnose: Er durchlebt sofort wieder deutlich die Szene im chemischen Laboratorium, dann sieht er die Szene aus Hamlet, wie die Totenschädel herausgegraben werden. Dann eine Szene, wie ihn der Vater das Schwimmen lehrt. Patient sinkt unter und bekommt Angst zu ertrinken. Dann sieht er den Grafen Eberhard auf dem Totenbett und dann sich selbst. Patient schreit fürchterlich, er müsse sterben und nimmt von der anwesenden Mutter Abschied, eine furchtbar aufregende und ergreifende Szene. Als Patient diese Szene abreagiert hatte und nach dem Erwachen beruhigt war, frug ich ihn, ob er denn schon eine Leiche gesehen habe. Er negierte es.

7. VII. 09. Patient ging das letzte Mal noch etwas ängstlich, unruhig von mir weg. Als er ein Stück des Weges gegangen war, fiel ihm ein, daß er gerade einige Tage bevor seine Behandlung begonnen hat, in der Badanstalt dabei war, als ein ertrunkenes Mädchen aus dem See gezogen wurde. Das habe Patienten furchtbar aufgeregt und führte ihn einige Tage später durch die sich daran anschließenden Angstaufregungen in die Behandlung.

Hypnose: Er sieht sich auf dem Wege zur Badeanstalt, sieht wie man die Schiffchen losmacht, frägt was los sei, man antwortet ihm, es sei jemand ertrunken. Er steht mit seinen Kameraden am Sprungbrett, er hört, daß es ein Fräulein sei, sie sei unter dem Wasser geblieben. Er sieht nun, wie man sie sucht, dabei hat er kolossale Angst und Neugierde, jetzt sieht er, wie man sie gefunden hat. Die Männer winken, er sieht die Polizei kommen, er sieht alles ganz genau, ruft laut im Schlaf: „Jetzt kommt sie, o armes Kind, jetzt, o, o, jetzt, jetzt haben sie sie draußen, o schrecklich, jetzt ist sie halb im Schiff“ und wie der Polizist den Kittel auszieht, wendet er sich ab. Da war ihm das Baden verleidet. Jetzt sieht er, wie man einen Sarg aus der Badeanstalt herausbringt, das habe ihm ein Freund vor einigen Jahren erzählt. Da sieht er eben jetzt wieder, wie er sich damals vorgestellt hat. Jetzt sieht er auf einmal noch, wie die Männer das Mädchen aus dem See ziehen und wie die Haare herunterhängen.

9. VII. 09. Nach der Sitzung fühlt sich Patient erleichtert, er fühlte, daß etwas von ihm weg sei, aber auch, daß doch noch etwas in ihm stecke. Gestern

Abend sei er ängstlich gewesen, es kam ihm der Gedanke, ewig unter der Erde bleiben zu müssen, dann kam wieder Angst.

Hypnose: Patient durchlebt die von einem Kameraden erzählte Vision der Krankenpflegerin seines Großvaters. Der Arzt hätte gesagt, heute abend komme die Entscheidung, ob der Großvater sterben müsse. Da habe die Krankenpflegerin drei weiße Gestalten gesehen, die streuten dem Kranken weißen Sand, dann wurde er gesund. Dann durchlebt er mit den gräßlichsten Gefühlen einen Traum, der ihn fürchterlich plagt. Er sehe eine große weiße Fläche, er sei gefesselt, sei eingesperrt und wollte Luft haben. Patient wünscht die Analyse zu unterbrechen. Er hat Angst, der Traum plage ihn und doch kenne er den Inhalt nicht. Die Angst treibe ihn fort.

12. VII. 09. Nach der letzten Sitzung wurde Patient durch Ablenkung wieder ruhiger, konnte am Abend noch Schach spielen, war ruhig dabei. Er ging zu Bett, konnte nicht gleich einschlafen, aber schlief dann doch gut. Der 10. VII. sei gut gewesen. Er ging mit dem Vater zum Scheibenschießen und hat selbst geschossen, das mache ihm Vergnügen. Doch könne Patient nicht allein sein und nicht allein Kommissionen machen. Am Abend des 10. erzählte der Vater von einem Geisteskranken, der Verfolgungswahn habe. Darüber regte sich Patient auf, sagte, er habe auch Verfolgungswahn, ein Gerippe würde ihn verfolgen. Diese Erregung dauerte eine Stunde, dann konnte er gut schlafen. Vor dem Einschlafen habe er oft Angst vor den Träumen. Patient fürchtet sich vor der Analyse wegen der während derselben auftretenden Angstzustände. Patient sagt selbst, er könne jetzt seine Angstgefühle besser beherrschen.

Hypnose: Patient sieht die letzte Nacht, die er nach der Operation vor vier Jahren im Roten Kreuz durchlebte. Es war jemand gestorben. Man schob die Wagen hin und her, das hörte er und das regte ihn auf, so daß er heim verlangte. Er habe am Morgen gefragt, warum man die Wagen so herumgeschoben habe, er habe so arge Angst gehabt. Man gab ihm nicht zu, daß jemand gestorben war und so meinte er, es sei ein Traum gewesen. Er war einige Nächte im Roten Kreuz allein im Zimmer und da hatte er Angst.

Hypnose: Er sieht wiederum die Badeanstalt, sieht, wie die Leute hin und her springen, sieht, wie man das Mädchen herauszieht, dann sieht er sich mit Angst auf dem Heimweg. Dann ziehen ihm Bilder mit belanglosem Inhalte vorüber.

Patient brach hier die Behandlung ab, verreiste für einige Wochen, es ging ihm gut, er ging dann wieder zur Schule, blieb ruhig, es geht ihm ordentlich.

Ich habe Patienten am 7. III. 10 wieder gesehen. Trotzdem die Behandlung unterbrochen wurde, sie dürfte noch ein überreiches Material zutage fördern, geht es ihm sehr gut, er sieht vorzüglich aus und hat keine Beschwerden mehr.

Welche Rolle in angstaufspeichernder Weise Narkosen spielen können, ersehen wir auch aus dem bei der Platzangst angeführten Fall 28 Frau Marie J., wie im Falle 12 Bernhard O.

Über die Gleichartigkeit der Vorgänge im Traum und in der Katharsis im Halbschlaf gibt uns die Tatsache Aufschluß, daß sehr häufig Träume in der Analyse als solche wieder auftreten, genau wie andere Erlebnisse, oder daß Komplexe in der vorausgegangenen Nacht den Inhalt der Träume bildeten und am folgenden Tag in der Analyse als primär erlebte Szenen ohne jede traumartige Ausgestaltung abreagiert werden. Von ganz besonderem Interesse ist es hierbei, daß die Patienten mit absoluter Sicherheit die Traumerlebnisse als solche wieder erkennen und sie ganz genau von wirklich erlebten Ereignissen zu unterscheiden vermögen. Ebenso sind sie immer imstande, die pathogen gewordenen Träume und ihre Fortentwickelung im Traum wiederzuerkennen. Solche Träume spielen oft Jahre und Jahrzehnte hindurch im Schlaf eine große Rolle und wirken weiter in den Stimmungen, Affektentäußerungen und deren Übertragungen am Tage.

In einer Reihe von Fällen machen sich die Schlafstörungen bei dem Patienten erst gegen Morgen geltend, weil er noch fähig ist, schnell und tief einzuschlafen und längere Zeit — Stunden hindurch — in tiefem Schlafe zu verbleiben. Es gelingt so den im Traum laut werdenden Affekten nicht, die oberbewußte Aufmerksamkeit wachzurufen. Geschieht dies aber gegen Morgen, so werden die Patienten mit starker Angst erwachen. Die Angst kann dann während des wachen Zustandes fortbestehen, und sich assoziativ weiter verknüpfen. So können Depressions- und Angstzustände hervorgerufen werden, wie wir sie bei typisch melancholischen Zuständen in sehr ähnlicher Weise beobachten. Oder der Patient nimmt die mit dem Trauminhalt verbundene Verstimmung mit ins Tagesbewußtsein hinüber. Er ist dann oft geraume Zeit nach dem Erwachen traurig, verstimmt und fühlt sich nach dem lebhaften Traum stark ermüdet, arbeitsunlustig. Die Unfähigkeit zur Arbeit und seine Verstimmung geben ihm das Bewußtsein, krank zu sein. So können die Schlafstörungen leicht nach und nach Zustandsbilder geben, wie wir sie als neurasthenische Depressionszustände bisher kennen gelernt haben. In einer ganzen Reihe von Fällen bestehen solche Verstimmungen oder Angstzustände nur in den ersten Stunden nach dem Erwachen. Es kann hierbei zu Angstzuständen so hohen Grades kommen, daß auch die Suizidgefahr in Frage kommt.

In anderen Fällen treten die ganz schweren Symptome, die den Patienten und seine Umgebung ängstigen, ziemlich schnell am Morgen nach Ablenkung zurück. Handelt es sich um rein psychoneurotische Zutände, so kann eine Analyse, selbst wenn sie nicht erschöpfend ist, auch bei älteren Individuen, wenn es gelingt, die die Angst bedingenden Komplexe wieder bewußt zu machen, von günstigem Erfolg begleitet sein. In der Regel kann man in solchen Fällen nachweisen, wie die Angst durch Komplexreize in ganz anderer Weise auftritt, als wir dies bei den eigentlichen melancholischen Zuständen zu sehen gewohnt sind.

Ein Beispiel dafür, wie ein Traum pathogen werden kann, daß er ins Tagesbewußtsein hinübertritt, zeigt der folgende Fall eines Tagträumers.

Fall 41: Franz G., geb. 1887.

15. IX. 09. Patient äußert die Befürchtung, er könne einen Mord begangen haben in einem einzigen Moment. Er fügt hinzu: Es war kein Entschluß, sondern es waren freie Vorstellungen. Es sei am 10. X. 06 gewesen, da seien ihm bei der Arbeit Bilder gekommen: Leute, Frauen, darunter seine nächsten Bekannten, die ihm begegneten. Diese fragten ihn, was jetzt mit ihm sei. Er sah sie deutlich vor sich wie in einem Traum, jeder einzelne fragte ihn, was mit ihm sei. Er habe ein Messer in der Hand gehabt, wie er dazu kam, wisse er nicht. Was mit der ersten Frau geschah, das wisse er nicht, das Bild sei zu schnell vorüber gegangen. Der zweiten schnitt er den Kopf ab, es war seine sieben Jahre ältere Schwester, mit der er so stehe, daß er ihr alles anvertrauen könne. Die dritte Gestalt war ein zwölfjähriges Mädchen, Bertha, das Töchterchen einer ihm nahestehenden Familie. Auch Bertha fragte ihn, was mit ihm sei und darauf hin schnitt er auch ihr den Kopf ab. Dabei sei er erwacht und machte sich Vorwürfe, daß er so etwas denkt. Zu dieser kleinen Bertha habe er auch viel Sympathie. Beim Nachforschen über die Entstehung dieses Traumes ergibt sich, daß Patient am Abend vorher, am 9. X. 06, in der Zeitung von einem Lustmord in Elberfeld gelesen hatte. Ein Kerl hatte eine 30jährige Engländerin ermordet. In der Zeitung waren alle Details beschrieben, wie das Opfer mißhandelt worden war und Patient hatte sich in die Seelenqualen des Mörders hineingedacht. Patient habe denken müssen, was der für eine Nacht habe und wie er furchtbare Zeiten durchmachen müsse. Ob er die darauffolgende Nacht geträumt habe, das wisse

er nicht, nur erinnert er sich, daß er am nächsten Morgen mißgestimmt erwacht sei. Am nächsten Nachmittag bei ruhiger Arbeit — Patient ist Flachmaler — bei der er nichts zu denken brauchte, da sei der Traum am Tage aufgetreten. Vier Tage später drängt sich ihm die Idee auf, er hätte in jenem Moment so etwas ausführen können. Das habe ihn stark beunruhigt. Er konnte jene Nacht und später nicht mehr ordentlich schlafen. Diese Idee habe ihn zwei Tage geplagt. Nachdem die Idee aufgetreten war, habe er herausgebracht, daß die erste im Traum aufgetretene Person eine Frau X. aus dem Dorfe war. Vorher habe er sich des Traumes selbst nicht mehr entsinnen können. Er habe das Gefühl gehabt, er hätte etwas angestellt und er suchte, um sich Ruhe zu schaffen, was passiert sei. Da habe er den Traum wieder gefunden. Er sei beständig mit seinen Gedanken beschäftigt gewesen und habe nicht mehr arbeiten können. Das Traumbild habe er nur nach und nach wieder gefunden. Am Abend des 10. X. 06 sei er mit der kleinen Berta nach Hause zurückgekehrt. Sie gingen mit einander einen Weg über eine Brücke, da sei ihm plötzlich die Idee aufgetaucht, wenn er jetzt die Kleine über die Brücke werfen würde. Er verwarf die Idee und sagte sich, das sei Unsinn. Dann saß er mit ihr im Eisenbahnzug, ein Bekannter saß ihm gegenüber. Da denkt er, dieser werde dann sagen, er habe den Mörder gekannt und die Kleine auch, er hätte sie ja gesehen. Er sagte sich, das sei doch Unsinn. Er nahm nun ein Buch, um zu lesen, damit er die Gedanken wegbringen könne. Am Abend ziemlich spät war er mit Berta im gleichen Zimmer in der Familie. Da sei ihm der Gedanke gekommen, wenn er einen Mord begehen könne. Er lief ins Freie und sagte sich in seiner Angst immer wieder, das sei doch Unsinn. Er überwand die Idee und schlief die Nacht durch. Am anderen Morgen (11. X.) zwischen 9 und 9½ Uhr sei ihm die Sache nochmals in den Sinn gekommen. Er sagte sich, wenn das mit der kleinen Berta — nur noch von dieser wußte er etwas vom Traum, die beiden anderen Bilder hatte er vergessen — wahr wäre, würde man ihn wegjagen, er wäre verhaßt, die Mutter würde vor Sorge und Elend sterben. Solche Gedanken plagten ihn. Dabei aber sei er doch guter Laune gewesen, weil es nicht Wirklichkeit war. Er dachte dann nicht mehr darüber nach. Am 12. X. 06 in der Mittagsstunde dachte er, es sei nicht schön, so etwas zu denken, nicht das Gewissen, sondern seine freie Ansicht sagte ihm, daß er nicht derselbe sei, der immer noch denkt, er könnte so etwas tun, er habe keine Gefühle. Er nahm sich nun vor, am Sonntag, wenn er Zeit habe, die Sache zu überdenken und sie zu reinigen. Am 12. X. abends traf er zufällig jene Frau, die zuerst im Traume aufgetreten war. Als er von ihr wegging, wünschte er ihr, daß sie gut heimkomme, darauf antwortete sie, das werde schon sein. Dann kamen ihm Gedanken, es könnten überall böse Menschen sein. Er ging heim, am Abend erzählte die kleine Berta lustige Geschichten und er sei abgelenkt gewesen. Er fragte sich, ob er Grund habe, mitzulachen. Er durfte es, da er nichts Böses getan habe. Schon bevor er den Zeitungsartikel gelesen hatte, sei ihm in Gegenwart der Kleinen der Gedanke gekommen, er habe noch niemandem etwas Böses getan, es sei ihm das unbestimmte Gefühl gekommen, als sollte er etwas tun. Da kam die Vorstellung, er tue so etwas nicht. Am 14. X. 06, eines Sonntag Abends, kam er auf die Idee, er hätte an jenem 10. X. so etwas ausführen können. Er hatte den Traum vergessen und mußte ihn wieder hervorholen, um sich zu sagen, daß die Idee eine irrige sei. Er wollte sich beweisen, daß die Sache unmöglich gewesen sei. Er habe wochenlang über die Sache nachgedacht, hatte Angst vor den drei weiblichen Wesen, wenn er sie sah. Erst ging die Idee auf Berta, dann später auf die Schwester, dann auf jene Frau über, dann schließlich auf alle Menschen, die ihm einfielen. Alle diese Personen seien aber nicht an dem Orte gewesen, wo er arbeitete und so habe er keinen Beweis, ob es möglich gewesen wäre, daß er jemandem ein Leides antue oder nicht. Schon früher einmal — es war ein Jahr vorher — habe er geglaubt, er hätte einmal einen Selbstmord begehen können. Er habe sich gefürchtet, irrsinnig werden zu können und trug sich mit Selbstmordideen. Er verwarf diese Idee. Später, erst Tage nachher, machte er sich Vorwürfe, daß er nur daran gedacht hatte. Sechs Wochen danach kam der Vorwurf, daß er es doch hätte tun können. Er hatte damals Sorge, er könne die Tat eines Selbstmörders gebilligt haben.

18. IX. 09. Patient erinnert sich deutlich, daß er nach dem Lesen der Mordszene von Elberfeld Befürchtung hatte, es könne seiner Schwester oder der kleinen Berta auch so etwas passieren. Patient ist jetzt völlig klar, daß es sich um einen Traum handelte, denn er sei ja zur Zeit des Traumes bei der Arbeit an einem anderen Ort als dem Wohnort, wo die drei Personen lebten, gewesen, er habe dann die Schwester und Berta zu Hause und die Frau auf der Straße gesehen, wo viele Leute mit ihm bekannten Gesichtern waren, die, während er die Köpfe abschnitt, lachten. Er habe häufig Träume, in denen er von jemandem überfallen wird. Auch habe er oft Streitigkeiten im Traum, wie er sie nie in der Wirklichkeit habe.

22. IX. 09. Patient macht sich immer noch Selbstvorwürfe, daß er jenen Traum hatte. Patient ist von mittlerer Intelligenz, hat ein ziemlich tiefes religiöses Gemüt, empfindet sehr tief und nachhaltend. Äußere Umstände verunmöglichen eine analytische Behandlung. Ich mußte mich darauf beschränken, den Patienten zu beruhigen, indem ich ihm das Wesen und den Ablauf der Träume darzulegen suchte. Patient quälte sich fortwährend mit Selbstvorwürfen und hielt seine Phantasie für eine sündhafte, meinte immer, wenn er ein reiner Mensch wäre, so hätte ihm ein solcher Traum nicht vorkommen können.

Unterm 6. I. 11 schreibt mir der Patient, daß der letzte Winter für ihn eine schreckliche Zeit gewesen sei. Bis Ende März haben ihm seine Zweifel eine fast ununterbrochene Zeit der Unruhe und Traurigkeit verursacht. Zu diesem trostlosen Zustand habe sich noch die Sorge um den kranken Vater gesellt. Er wäre lieber heute als erst morgen gestorben, denn „die Hölle", schreibt er, „die in mir war, erschien mir schrecklicher als die Vermutungen und Geheimnisse über die Verantwortung einer Menschenseele nach diesem Leben bis in alle Ewigkeiten." Den Sommer über sei das Leiden zeitweise wieder aufgetreten, bis er dann im August 1910 das Werk „Die Mittagsgöttin" von W. Boelsche in die Hände bekam, wo ein ähnlicher Fall von Traumzustand beschrieben war. „Die Beschreibung dieses Phänomens", so berichtet er mir, „und war es auch in einem Roman, brachte mich zur Erkenntnis, daß solche Zustände möglich wären. Gegen Ihre gut gemeinten Versicherungen, wie gegen meine eigene Überzeugung war ich immer sehr mißtrauisch. Ich fürchtete, Sie könnten nur mein Wohlergehen, nicht aber die Gerechtigkeit im Auge haben und ich könnte in meiner Überzeugung irre sein. Die Werke von Boelsche habe ich alle gelesen, was ich bekommen konnte. Auch Schriften von Darwin waren mir nützlich. (Ich hatte im Gespräch bemerkt, daß Patient sehr wenige naturwissenschaftliche Kenntnisse hatte und empfahl ihm eine Reihe von Büchern zur Lektüre.) Das Lesen in der Bibel, in dem von Widersprüchen so reich bedachten sog. Wort Gottes, hatte wenig Erfolg. Ich könnte diese Schrift Menschen von meiner Art nicht empfehlen. Ich bin denn auch in meiner Gesinnung zum Monismus der Naturphilosophie übergetreten, welche Lehre mit den gerechten Forderungen des Neuen Testamentes durchaus nicht in Widerspruch steht. Eine Unterredung mit unserem Herrn Pfarrer konnte mich selbst gegen seine formellen gegenteiligen Ansichten nur im Glauben bestärken, daß auf dem Boden moderner Weltanschauung keine andere Ansicht bestehen könne. Von der unliebsamen Sache glaube ich für alle Zeiten kuriert zu sein. Ich sehe nicht ein, welchen Wert es hätte, über die Sache nachzusinnen, wo ich erkannt habe, daß a nur a und nicht auch b sein kann und daß uns in der Welt vor bösen Dingen nichts besser schützt als die Furcht vor diesen."

Eine Reihe von Beobachtungen sprechen mir dafür, daß Depressionszustände der Melancholischen, die dem Depressivmanischen zugehören, in ähnlicher Weise durch das Traumleben bedingt zu sein scheinen. Zu meinem großen Bedauern war es mir bisher nicht möglich, Patienten, die an depressivmanischen Zuständen leiden, analytisch zu untersuchen. Da ihre Gefühlsreaktionsweise der der psychoneurotischen außerordentlich ähnlich ist, so vermute ich, daß bei diesen Zuständen die unterbewußte Tätigkeit des Affektlebens eine große Rolle spielt. Der Nervenarzt sieht solche Zustände entweder, wenn es sich um ausgesprochene Depressionen oder um manische Erregungen handelt.

Beide Zustände sind aber für die Analyse nicht zugängig. In freien Intervallen fühlen sich die Patienten so gesund und glücklich, daß sie vom Nervenarzt nichts wissen wollen. Gerade der Umstand, daß bei Ermüdung in der Analyse die affektbetonten Vorstellungen in ideenflüchtiger Weise sich einzustellen pflegen, ließ mich wiederholt an die Ähnlichkeit mit manischen Erregungszuständen denken.

In der Regel werden diese pathologischen Schlafzustände lange Zeit hindurch ertragen, bevor sie die Veranlassung bieten, den Arzt aufzusuchen. Meistens hilft man sich dann mit Schlafmitteln oder mit irgend welchen Kuren, die dann besonders durch Veränderung des Milieus bei körperlicher Erholung zu Besserungen führen. Durch äußere Umstände, die besonders von assoziativer Wirkung sein können, treten oft die gleichen Störungen wieder auf. Bisweilen hören allerdings die Störungen durch Veränderung der äußeren Verhältnisse auf, können aber sich wieder geltend machen, sowie der Patient in die früheren Verhältnisse zurückkehrt oder von einer körperlichen oder geistigen Schwächung befallen wird. Merkwürdigerweise ertragen die Patienten auch heftigste Angstausbrüche recht lange Zeit. Ihrer eigenartigen Reaktionsweise entsprechend, ängstigen sie sich wohl über ihren Zustand, wollen aber nichts tun, besonders keine ärztliche Hilfe zuziehen, schon um ihre Umgebung nicht durch ihren Zustand zu ängstigen. Oder sie vertrösten sich von einer Angstattacke zur anderen, weil ihnen das Krankhafte ihres Zustandes nicht bewußt ist und suchen für jeden derartigen Angstanfall einen bestimmten Grund, mit dem sie sich beschwichtigen und trösten können.

Bevor ich dieses Kapitel der Schlafstörungen abschließe, möchte ich noch einmal speziell auf einen Umstand hinweisen, auf den Freud schon mit Nachdruck aufmerksam gemacht hat. Ich habe schon oben besonders erwähnt, daß das Lautwerden eines jeden Affektes das Einschlafen verhindern kann. Von allen Affekten spielt da wiederum auch der Sexualaffekt seine besondere Rolle. So kann die Libido als solche das Einschlafen verhindern. Aber der Sexualaffekt ist noch in anderer Weise ganz hervorragend beteiligt dadurch, daß die verdrängte Libido frühere Angsterlebnisse neu mit Angst besetzen, resp. deren zugehörige Angst verstärken kann.

In anderen Fällen waren andere Affekte im Spiele und konnte eine Anomalie im Sexual- oder Liebesleben nicht eruiert werden.

Bei der außerordentlich großen Häufigkeit dieser Schlafstörungen muß ich aber darauf hinweisen, daß es bei der Eruierung dieser Zustände meist unerläßlich notwendig ist, seine Aufmerksamkeit auf das Liebes- und Sexualleben der Patienten zu richten. Die Verdrängung dieser Gefühle, besonders wenn sie längere Zeit fortgesetzt wird, kann zu Schlafstörungen führen. Wir werden auf diese Vorgänge in dem Kapitel über sexuelle Anomalien etc. eingehender zu sprechen kommen und verweisen hier darauf, um Wiederholungen zu vermeiden.

Schlafstörungen, sei es durch Angst oder Herzklopfen bedingt, können auch in Fällen auftreten, wo es sich um körperliche Leiden, Herzleiden, Asthma oder Strumen handelt. Durch das Herzklopfen bei Vitium cordis kann assoziativ Angst ausgelöst werden und ebenso bei Strumen durch die beengte Atmung. In ähnlicher Weise scheinen mir die Fälle von Asthma nervosum bedingt zu sein. Hierbei handelt es sich gewöhnlich darum, daß die Angst, die in der Jugend eine große Rolle gespielt hat, im Laufe der Jahre mehr und mehr zurückgetreten ist, während die asthmatischen Atembeschwerden fortbestanden. Wie oben erwähnt, können die aus dem Traum stammenden Angst- und Depressionszustände nach dem Erwachen fortdauern. In manchen Fällen gelingt es, analytisch nachzuweisen, wie ein ganz bestimmter Traum Jahre und Jahrzehnte hindurch bei diesen Zuständen eine Rolle spielt, wie dann der Trauminhalt durch das Tagesleben assoziativ neue Nahrung erhält und die Verstimmung auch während des Tageslebens weiter wirkt. Durch Aufdecken des Zusammenhanges treten die Symptome sofort zurück.

Pavor nocturnus.

Anschließend an die Darstellung der Schlafstörungen möchte ich auf Grund meiner Beobachtungen noch auf zwei Störungen hinweisen, deren psychische Verursachung sich mir durch meine psychanalytischen Studien klargestellt haben. Es sind dies der Pavor nocturnus und die Enuresis nocturna.

In einer Reihe von Fällen kann man im Halbschlafzustand beobachten, wie die Patienten genau in der gleichen Weise ohne irgend einen äußeren Grund zusammenschrecken wie im Schlaf. Der Pavor nocturnus gilt als ein nervöses Symptom. Wie weit ihm diese Bedeutung wirklich zukommt, möchte ich vorläufig dahingestellt sein lassen. Bei meinen Beobachtungen konnte ich konstatieren, daß dieses dem Pavor nocturnus gleichwertige Zusammenschrecken bei Patienten vorkommt, die tatsächlich eine Reihe von Schrecken erlebt hatten. Sind die Patienten für die Analyse im Halbschlafzustand dressiert, so gelingt es öfters, daß ihnen mit dem Zusammenschrecken ganz blitzartig eine Schreckensszene bewußt wird. Der Ablauf der Szene kann aber mit einer so außerordentlichen Geschwindigkeit von statten gehen, daß es dann den Patienten nicht gelingt, irgend etwas davon wahrzunehmen. Sie können dann nur sagen, es sei das Gesichtsfeld ganz blitzartig hell geworden, sie seien heftig erschrocken, hätten etwas gesehen, konnten aber nicht sagen, was es gewesen sei. Da nun der Pavor nocturnus bekanntlich nur beim Beginn des Einschlafens oder nur beim oberflächlichsten Schlaf aufzutreten pflegt und dieser Zustand dem des eingeengten Bewußtseins im Halbschlafzustand, wie ich ihn bei der Analyse und Katharsis verwende, ähnlich ist, so scheint mir die Identität beider Vorgänge vorzuliegen. Der Pavor nocturnus wäre demnach aufzufassen als ein Wiederdurchleben eines Schreckens im Schlummerzustande, wobei infolge mangelnder Aufmerksamkeit die Schreckensszene selber nicht bewußt wird.

Enuresis nocturna.

Eine genaue Untersuchung der Fälle von Enuresis nocturna zeigt uns eine verschiedene Entstehungsweise dieses Leidens. Die einfachsten, aber in der Behandlung schwierigsten Fälle sind diejenigen, bei denen der Schlaf eine solche Tiefe erreicht, daß der Reiz der gefüllten Blase unmöglich bewußt werden kann. Versucht man solche Patienten in der Hypnose zu behandeln, so kann man beobachten, daß dieselben sehr schnell, ja plötzlich in einen so tiefen Schlaf verfallen, daß der Kontakt mit dem Arzte verloren geht. Es nützt nichts, suggestiv auf die Patienten einzuwirken, weil sie einer Suggestion infolge der

Schlaftiefe nicht mehr zugängig sind. Hat man Gelegenheit, solche Patienten in der Nacht zu beobachten, versucht man dieselben zu wecken zum Zwecke der Urinentleerung, so ist das fast oder auch ganz unmöglich. Weder auf Anrufen, noch Rütteln gelingt es, solche Patienten in einen so wachen Zustand zu bringen, daß man sie ansprechen könnte.

In anderen Fällen können wir beobachten, daß die Blasenentleerung im Momente eines auf die Entleerung selbst bezüglichen Traumes stattfindet. Es handelt sich dann wohl um psychoneurotische Kinder, die während der Verrichtung des Bedürfnisses Schrecken erlitten haben. Ein Beispiel hierfür ist folgender Fall:

Die 16jährige Patientin gibt zunächst in der Hypnose an, daß sie öfters träume, sie sei auf dem Abort. Vor mehreren Jahren habe sie die Mutter dort erschreckt. Sie hatte die Aborttüre nicht geschlossen und als sie geöffnet wurde, habe sie gemeint, es sei jemand anders. Es fällt ihr nur ein, daß sie solche Schrecken öfters erlebt habe. Einmal sei es die Schwester, einmal der Vater gewesen, die sie erschreckten und zwar sei der Schrecken jedesmal sehr stark gewesen und gerade, als sie im Begriff gewesen sei, das Wasser zu lösen. Dann ergibt sich in einer weiteren Hypnose, daß sie mit 10 Jahren durch einen Knecht in der gleichen Situation sehr erschreckt wurde und einige Wochen danach durch ihre Schwester und zwar jedesmal gerade als sie im Begriffe war, das Wasser zu lösen. Patientin kann nicht angeben, wann ihr Leiden begonnen hat. Sie durchlebt im Halbschlaf diese Szenen deutlich wieder. Die darauffolgenden Nächte trat kein Bettnässen ein und zwar drei Wochen lang. Das Übel war wieder aufgetreten, als man sie im Spaß erschreckt hatte. — Sie fürchte sich, wenn es dunkel ist und sie allein sein müsse, sie meint es geistere dann. Patientin geht nicht zu Bett, wenn sie allein in der Wohnung ist. In den folgenden Hypnosen durchlebt sie verschiedene Schrecken. So ging ihr vor Jahren, als sie mit der Schwester im Orte Kommissionen machte, ein Mann nach und versetzte sie in große Angstaufregung. Sie reagiert die Szene sehr lebhaft ab. Dann durchlebt sie eine Nacht, in der sie durch einen Einbruch im Nebenhause stark erschreckt wurde. Dann kommen noch eine Reihe von Schrecken zu Tage, wo ihr Männer nachstellten, als sie 10 Jahre alt war. Ein Mann wurde deshalb verhaftet. Dann wieder Schreckensszenen, wo sie am Abend mit der Schwester im Estrich spielte.

Die Behandlung konnte nicht zu Ende geführt werden, da sich Patientin nur vorübergehend hier aufhielt.

Wieder in anderen Fällen und zwar bei Kindern mit psychoneurotischer Anlage handelt es sich um heftige, früheren Erlebnissen entsprechende Angstträume. Wie bei solchen Kindern nicht selten schon am Tage bei lebhaftem Affektzustande eine Entleerung der Blase eintritt, so geschieht dies auch während des Durchlebens von starker Angst im Traum.

Wieder in anderen Fällen können sich mit diesen Vorgängen sexuelle Traumphantasien verbinden. Zur Beseitigung dieser Zustände ist es nötig durch die Analyse das Material zu entfernen, das den Gegenstand der Träume bildet. In leichteren Fällen gelingt es auch einfach durch Suggestion, die Aufmerksamkeit im Schlaf auf die Vorgänge in der Blase zu richten. Dieses Vorgehen ist aber nur in den einfacheren Fällen von Erfolg begleitet. Jeder einzelne

Fall erfordert ein eingehendes Studium: es ist deshalb unmöglich, ohne analytisches Eingehen auf den einzelnen Fall eine Prognose zu stellen.

Das psychoneurotische Stottern [1].

Durch eine Reihe von Beobachtungen kam ich zu der Überzeugung, daß zum mindesten eine Form des Stotterns nichts anderes als eine Angstneurose ist. Die Analyse solcher Fälle und ihre kathartische Behandlung zeigen die gleiche Entstehungsweise dieser Zustände, wie die der übrigen psychoneurotischen Erkrankungen. Es handelt sich auch hier wieder um Individuen mit einer ganz besonderen Anlage, die in affektiver Hinsicht die früher geschilderte Reaktionsweise zeigen. Auch hier haben wir wieder die Entstehung durch psychische Traumen in der frühesten Jugendzeit, ebenso den Aufbau der Determinanten, die die Richtung der Übertragung, hier der Angst, der Peinlichkeits- und Verlegenheitsgefühle bedingen und zwar auf den Sprechvorgang. In ganz evidenter Weise sehen wir hier die Gesetze der Verdrängung und Übertragung sich bestätigen. Da die psychoneurotische Veranlagung vererbbar ist, so wird es uns nicht wundern, daß das Stottern in gewissen Familien häufiger vorkommt. Hierbei spielt neben der Anlage wohl auch das Milieu eine gewisse Rolle. Es liegt mir völlig fern zu behaupten, daß jedes Stottern ein psychoneurotisches Symptom sei, zumal wir wissen, daß es zweifellos feststeht, daß organisch bedingtes Stottern vorkommt. Bei der außerordentlichen Kompliziertheit der beim Sprechen zusammenwirkenden Funktionen läßt sich von vornherein erwarten, daß Störungen der einen oder anderen bei ihrem Zusammenwirken entstehen können. Nun können wir aber gerade beim Sprechakt beobachten, wie er durch affektive Einwirkungen beeinflußt werden kann. Gerade die Psychanalyse zeigt uns die Rolle der Übertragung der Angst bei den einzelnen Vorgängen des Sprechaktes, sowohl beim Denken wie beim Aussprechen des Gedachten. Konnte ich doch in mehreren Fällen beobachten, wie beim Denken oder Aussprechen gewisser Worte oder beim Sprechen unter gewissen Verhältnissen, beim Vortragen, Vorlesen, Sprechen, z. B. von Gebeten bei bestimmten als Komplexreiz wirkenden Worten, bei Sängerinnen beim Singen ganz bestimmter Töne, beim Violin- oder Klaviervorspielen etc. Angst ausgelöst und so die penibelsten Angstzustände verursacht werden. In gleicher Weise kann die Verknüpfung der Angst, oder wie man sich gewöhnlich ausdrückt, die Übertragung der Angst auf gewisse Worte oder Begriffe, Zahlen oder Vorstellungen stattfinden. Es kann das Auftauchen bestimmter Worte im Bewußtsein, das immer wieder durch unterbewußte Vorgänge bedingt ist, mit Angst verbunden werden, ebenso auch das Aussprechen komplexbedingter Vorstellungen, häufig einzelner Worte. Hier beim Entstehen des Stotterns verbindet sich in der Schreckhemmung die Angst mit dem Aussprechen von bestimmten Sprachlauten. Die plötzliche, stark einsetzende Verlegenheit bei der Unfähigkeit zu sprechen wirkt dann später bei der Wiederauslösung der Komplexwirkung außerordentlich peinlich und erhöht so die Angsthemmung. Bei der sehr feinen ängstlichen Reaktionsweise wird dann bald darauf unter ähnlichen Umständen beim Aussprechen der erstmalig versagt

[1]) Eine ausführlichere Darstellung s. Frank, Über Angstneurosen und das Stottern, Zürich, Art. Institut Orell Füssli.

gebliebenen Buchstaben wieder Angst und Verlegenheit und damit die Unfähigkeit des Sprechens, die Sprechhemmung ausgelöst. Nach und nach wird die Angst auf weitere Buchstaben, bestimmte Worte und Situationen übertragen. Manchmal gelingt es, durch Trics sie zu umgehen, meist aber nur vorübergehend. Ähnliche Situationen, die gleichen Personen oder Orte, schon der Gedanke überhaupt oder unter gewissen Umständen bestimmten Personen gegenüber sprechen zu müssen, und es eventuell nicht zu vermögen, regen die assoziative Auslösung der Angst an. Um so sicherer kommt es mit dem Auftreten der Angst dann zum Versagen des Aussprechens der gefürchteten Buchstaben oder Worte. Oder wird dann in der nächsten Zeit durch irgend einen Umstand an und für sich Angst ausgelöst, während das Kind sprechen will, so tritt in der Angst sofort wieder die Sprechstörung ein. Wie außerordentlich innig diese Störung mit dem Sprechvorgang selbst zusammenhängt, geht klar und deutlich daraus hervor, daß es immer wieder diejenigen Buchstaben, hauptsächlich Konsonanten sind, die besondere Schwierigkeiten beim Sprechen machen. die eben bei dem ersten Sprechversuche bei oder direkt nach dem erlebten Schrecken die Hauptrolle gespielt hatten. Bei genauem Studium des Stotterns selbst können wir beobachten, daß die Angst auf die verschiedenen szenischen Momente beim Sprechen übertragen werden kann. Bei der Auslösung der Angst können so wiederum Übertragungen der Angst auf die Zeit, auf die Lokalitäten, auf Personen und auf die verschiedensten Gelegenheiten stattfinden. Wir würden eine große Zahl von Vorgängen durchaus nicht verstehen können, wenn wir diese psychischen Momente außer Betracht ließen. Durch die Analyse selbst erkennen wir, wie bei der Entstehung, beim Aufbau der Determinanten die Art der Übertragung der Angst von wesentlicher Bedeutung ist. So können es gewisse Gelegenheiten sein, die schon im voraus den Patienten mit solcher Angst erfüllen, daß ihm das Sprechen nahezu unmöglich wird. In der Analyse zeigen sich dann alle die angstbetonten Szenen, die bei bestimmten Gelegenheiten eine Rolle gespielt haben. Noch wichtiger aber ist, daß wir in der Analyse erkennen können, wie solche Individuen schon vor dem Auftreten des Stotterns unterbewußte Angst aufgespeichert haben, durch eine Reihe von Erlebnissen und daß dann durch ein zufälliges Ereignis — einen Schrecken — das Leiden plötzlich manifest wird. Diese Tatsache ist meines Erachtens von ausschlaggebender Bedeutung. War der Patient durch irgend einen Umstand, z. B. durch einen Schrecken, in heftigste Angst geraten und er sollte nun sprechen und er blieb an gewissen Buchstaben hängen, so können wir sehen, wie dann später gerade diese bestimmten Buchstaben wieder den Angstaffekt auslösen und das Sprechen erschweren oder gar verhindern. Es ist genau das gleiche Spiel wie bei den anderen psychoneurotischen Zuständen, daß einerseits der Vorstellungsinhalt, andererseits der Affekt selbst assoziativ den Angstzustand auslöst. Der Umstand, daß Stotterer zeitweise stottern und dabei keine Angst empfinden, kann durchaus nicht gegen diese Auffassung sprechen. Wir wissen, daß ganz ähnliche Vorgänge bei anderen psychoneurotischen Zuständen vorkommen, daß besonders bei längerem Bestehen derselben die Patienten irgend eine Handlung vollziehen, die durch ihren krankhaften Zustand determiniert ist, ohne daß der Angstaffekt oder der sonst zugehörige Affekt ausgelöst wird. Dies ist der Fall, wenn schon eine hochgradige Automatisierung eingetreten ist. Daß diese Automatismen gerade bei den Stotterern einen ganz besonders hohen Grad erreichen können, geht aus der enormen Häufigkeit der Auslösung der Komplexreize hervor. Diese bedingt wiederum den großen Übelstand, daß die Behandlung — das Wiederbewußtwerdenlassen der unterbewußt aufgespeicherten affektbetonten Vorstellungen — eine recht mühsame und zeitraubende ist. Infolge der ungeheuer zahlreichen Übertragungen und Verdrängungen scheint manchmal das pathogene Material schier unerschöpflich zu sein. Dieser Umstand weist uns, sobald wir von der Natur dieser Zustände überzeugt sind, mit zwingender Notwendigkeit darauf hin, daß die Behandlung der psychoneurotischen Stotterer eine möglichst frühzeitige sein sollte. Denn je jünger das Individuum — dies gilt für alle psychoneurotischen Zustände — um so leichter ist die Behandlung durchzuführen und der Patient von seinem Übel zu befreien und auch so zu erziehen, daß er dauernd von dem Übel befreit bleiben kann. Da es sich beim Stotterer bis zu einem gewissen Grade auch um schlechte Gewohnheiten, Bahnungen, beim Sprechen handeln kann, so habe ich stets Wert darauf gelegt, neben der Analyse durch hierzu besonders geeignete und vorgebildete Lehrer Sprechübungen vornehmen zu lassen. Die weiteren Erfahrungen müssen uns lehren, wie möglicherweise durch ein kürzeres Verfahren und durch Zuzug anderer unterstützender Behandlungen die Heilung des psychoneurotischen Stotterns abgekürzt werden kann. Mir selbst stehen noch zu wenig Erfahrungen zur Verfügung, um hierüber eine bestimmte Ansicht oder gar Direktiven aussprechen zu dürfen. Es freut mich, daß ein hiesiger Kollege, Herr Dr. Laubi, Spezialarzt für Ohren- und Kehlkopfkrankheiten, der psychiatrisch gut vorgebildet ist, als Schüler von Gutzmann, seit Jahren mit der Behandlung von Stotterern beschäftigt, sich seit einiger Zeit daran gemacht hat, nachdem er die kathartische Behandlung studiert hatte, selbst Stotterer nach dieser Methode zu behandeln. Da ich ihm seit längerer Zeit die Behandlung der meine Hilfe suchenden Stotterer überlasse, wird er am ehesten imstande sein, eine brauchbare, vielleicht abgekürzte Methode herauszubilden und auch das Wesen dieses Krankheitszustandes noch genauer zu erforschen.

Um hier einen Einblick in die Entstehungsweise des Stotterns und den Erfolg der Behandlung zu zeigen, gebe ich hier einige Krankengeschichten wieder; sie sollen die völlige Übereinstimmung der Vorgänge bei verschiedenen Individuen dartun.

Fall 42: Xaver S., geb. 1891.

15. VI. 08. Patient klagt über Stottern, hauptsächlich in der Schule beim Beginn des Sprechens oder wenn er in Gegenwart vieler Personen sprechen soll, ebenso, wenn er über Dinge spricht, die ihn stark interessieren. Noch mehr stottert er, wenn er etwa meint, er könne etwas nicht. Stets trete zuerst die Angst auf und dann müsse er stottern. Er bekommt Herzklopfen, dann Angst, dann ist er in starker Spannung und dauert diese lange an, so können Kopfschmerzen entstehen. Merke er z. B. in der Schule beim Sprachunterricht, daß er bald daran kommt, so steigere sich nach und nach die Angst. Wird er plötzlich aufgerufen, so überstürze er sich. Es seien spezielle Wörter, bei denen er stark anstoße. So z. B. bei Doppelkonsonanten „Pr“, „Tr“. Dann bei Worten, die mit „N“ oder „T“ anfangen. Vokale könne er gut aussprechen. Er sei sehr schreckhaft, während er sonst absolut nicht furchtsam sei; höre er etwas fallen, so erschrecke er und bekomme Herzklopfen. Er träume hie und da konfuses Zeug, träume viel vom Stottern, habe dann auch Angst und stottere im Traum, wenn er spreche. Sonst habe er keine Angst im Traum. Schon in der dritten Primarklasse habe er gestottert, aber sehr wenig; er weiß, daß er vorher nicht gestottert hat. Von einem Schrecken, der seinen Zustand verursacht haben könnte, wisse er nichts.

Drei Hypnosen gelingen sofort. In der zweiten gibt er Antwort, ohne zu erwachen, ebenso in der dritten.

18. VI. 08. Hypnose: Spricht ohne zu erwachen. Es kommen keine Szenen.

2. VII. 08. Hypnose: Patient erinnert sich, daß er vier Jahre alt mit älteren Knaben in einem Kindergarten in der Nähe seines Hauses war. Die anderen Knaben warfen eine Fensterscheibe ein und sprangen davon. Er sei stehen geblieben; da kam ein Mann. Patient hatte sehr starke Angst, er rief seinem Bruder, der ihn dann holte. Diese Angstszene habe stark auf ihn eingewirkt und er habe sich ihrer öfters erinnert. Dann erinnert er sich, daß er, fünf Jahre alt, an einer Teppichstange geturnt hat; die Stange ging aus ihrer Befestigung heraus, er fiel rückwärts auf den Kopf und erschrak stark. Dann erinnert er sich an eine Szene, wie er, noch nicht drei Jahre alt, mit einer Tante im Garten war. Die Tante saß auf einem Stuhl und nähte. Da wurde sie ohnmächtig, er erschrak sehr stark, rannte ins Haus und rief. Diese Szene sieht er deutlich wieder, erschrak aber nicht. Er habe nur selten an diese Szene wieder gedacht.

6. VII. 08. Als er in die erste Primarklasse ging, hatte er Klavierstunde. (Bei „K" stottert er.) Als er zur Stunde gehen sollte, war es schon zu spät und so wollte er nicht gehen. Da sträubte er sich und tat dumm, zumal er für sein Zuspätsein schon entschuldigt war. Die Tante, deren Obhut er anvertraut war, ärgerte sich über ihn und wollte ihn züchtigen. Sie konnte ihn aber nicht allein halten und da mußte das Dienstmädchen helfen. Das sei das einzige Mal gewesen, daß er Schläge bekam. Wie er die Szene beim Durchleben bespricht, so stottert er das erste Mal mir gegenüber. Vor den Schlägen hatte er Angst, er hatte vorher nie solche bekommen. Er sträubte sich stark davor und danach habe er stark geweint. Ob er damals schon gestottert hat, wisse er nicht. Wenn man ihn frage, was für ein Instrument er spiele, so könne er das Wort „Klavier" nicht aussprechen. Damals habe er vor der Stunde Angst gehabt. Auch jetzt beim Wiederdurchleben der Szene, die ganz deutlich war, hat er etwas Angstgefühl. Dann tauchen ihm allerlei Erinnerungen auf. So die von einer Erkrankung an Diphtherie, als er $2\frac{1}{2}$ Jahre alt war. Man mußte ihn im Halse pinseln; davor habe er kolossale Angst gehabt. Man öffnete ihm den Mund mit Gewalt. Er sieht jetzt deutlich den Fauteuil am Fenster. Dann sieht er sich, 11 Jahre alt, im Schwimmbad. Er lernte schwimmen, konnte es aber noch nicht und da warf ihn der Schwimmlehrer ins Wasser. Er hatte damals kolossale Angst. Er habe schon vorher gestottert. Diese Szene sieht er jetzt ohne Angstempfindung; sie sei ihm plötzlich in den Sinn gekommen.

6. XI. 08. Keine Veränderung in seinem Zustand. Hypnose: Sieht sich als kleiner Knabe, wie er mit einem Kameraden an einem Bahnübergang die Barriere zog. Der Bahnwärter bemerkte sie und wollte ihnen Steine nachwerfen. Sie sprangen in Angst davon. Er sieht die Szene deutlich wieder und bekommt Herzklopfen. Dann sieht er sich, fünf Jahre alt, wie er wegen kranker Zähne mit der Mutter zum Zahnarzt ging. Sie gingen sechsmal zu ihm und immer wieder mußte die Mutter mit ihm umkehren, weil er nicht weitergehen wollte; hatte er in der Nacht Schmerzen gehabt, dann wollte er immer wieder gehen. Beim Zahnarzt sträubte er sich so stark, daß er nichts machen konnte. Der Hausarzt sollte ihn einschläfern. Im Hausgang angekommen, wollte er nicht weiter. Er wurde hinaufgetragen, im Stuhl festgehalten und eingeschläfert. Er hatte furchtbare Angst. Jetzt durchlebt er diese Szene ohne Angst. Dann durchlebt er eine Szene aus seinem 13. Jahr. Er blieb an einem Abend länger auf und las Indianergeschichten. Da regte ihn eine Geschichte stark auf und auf einmal bekam er Angst. (Stottert beim Erzählen.) Er durchlebt diese Szene am Abend wieder und der Inhalt der Geschichte wird ihm wieder bewußt.

13. XI. 08. Als Patient drei Jahre alt war, war seine Mutter schwer krank. Der Arzt kam täglich ins Haus und wenn es läutete, erschrak Patient, weinte, hatte Angst, lief fort. Das sieht er jetzt deutlich in einer Szene wieder, aber ohne Angst zu empfinden. Dann sieht er sich, wie er sechs Jahre alt war und sein Vater starb. Es war in der Nacht. Patient war im Bett und wachte auf, als der Arzt mit der Tante sprach und er hörte den Arzt sagen, daß der Vater tot sei. Patient ist stark erschrocken. Die Szene ist ihm ganz deutlich. Er

empfindet aber keine Angst und keinen Schrecken. Dann sieht er sich im gleichen Jahr im Theater. Es wurde Schneewittchen gespielt; als der Jäger das Schneewittchen töten sollte, hatte er Angst. Diese empfindet er auch jetzt wieder, wie er die Szene eben wieder sieht. Patient gibt an, das Stottern habe beim schnellen Sprechen schon in der vierten Primarklasse begonnen. Damals habe er dem Bruder erzählt in seiner Freude, daß er in W W W Wädenswil war; er wollte schnell reden und dabei habe er gestottert, wie jetzt auch wieder. Zwischen den einzelnen Bildern, die er jetzt sah, ziehen Szenen von heute Erlebtem vorbei. Hypnose: Durchlebt eine Szene, als er, fünf Jahre alt, mit seinem Bruder spazieren ging. Sie gingen einen Berg hinauf, auf dem die Kanonen standen, die beim Feueralarm benutzt wurden. Daneben steht ein Häuschen. Da klopfte der Bruder daran und sagte dem Patienten, da sei eine Hexe drin. Da erschrak er und rannte in der Angst den Berg hinunter. Die Szene durchlebt er deutlich und mit Angst wieder. An alle die durchlebten Schrecken, bis an die Schneewittchenszene, habe er nicht mehr gedacht.

14. XI. 08. Hypnose: Sechs Jahre alt spielt er mit einem Kameraden auf einer Wiese. Da kam ein Italiener auf sie zu, sie sprangen fort, er lief ihnen nach und warf mit Steinen. Er hatte furchtbare Angst. Diese spürt er auch jetzt. Der Szene erinnert er sich wieder; er habe aber lange nicht mehr daran gedacht.

18. XI. 08. Hypnose: Acht Jahre alt, habe er mit einem Kameraden im Garten gespielt. Aus Versehen schlug ihm dieser mit einer Schnalle über den Kopf. Er lief in die Wohnung, da sagte die Tante, er sei voll Blut. Darüber sei er heftig erschrocken. Die Szene durchlebt er mit dem Schrecken deutlich wieder. Dann sieht er sich ungefähr drei Jahre alt. Es ist nachts, man weckt ihn, das Zimmer ist feuerrot, es brannte ein Haus in der Nähe. Er erschrak heftig, weil er erst meinte, das Haus brenne selbst. Die Szene durchlebt er deutlich, er erschrickt stark und hat deutlich Angst. Dann sieht er sich, acht Jahre alt, wie er aus der Schule heimkehrte und seine Tante heftig weinend antrifft. Es war kurz vor dem Tode seines Vaters. Als er sie fragte, warum sie weine, da sagte sie sofort, der Arzt habe gesagt, sein Vater werde sterben. Er bekam starkes Herzklopfen, auch jetzt wieder.

21. XI. 08. Hatte in der Schule einen französischen Vortrag zu halten. Er verspürte dabei eine bedeutende Erleichterung, besonders gegen den Schluß. Hypnose: Durchlebt eine Szene, wie er, ca. 10 Jahre alt, auf dem Heimweg von der Schule Schneebälle warf; er warf nach einem Mädchen, der Ball ging in eine Scheibe und zerschmetterte diese. Er erschrak und hatte Angst, wollte es erst zu Hause nicht sagen, schließlich tat er es doch. Die ganzen Vorgänge durchlebt er jetzt wieder mit Herzklopfen. Hypnose: Durchlebt deutlich die Szene wieder, wie er, ungefähr 12 Jahre alt, vom Sprungbrett aus ins Wasser springen sollte. Er hatte Angst und sträubte sich, da nahm ihn der Schwimmlehrer und warf ihn herunter. Er erschrak sehr heftig. Den Schrecken und die Angst durchlebte er deutlich wieder. Dann durchlebt er eine Szene wieder, wie er vor drei Jahren in der Klavierstunde ein Examen hatte; während desselben kam ein 13jähriges Mädchen und dieses Mädchen machte Eindruck auf ihn, so daß er Herzklopfen und Schwindelgefühle bekam. Die gleichen Gefühle hatte er auch jetzt. Das Mädchen gefiel ihm, auch jetzt gefällt sie ihm noch; er kennt sie persönlich nicht weiter, er mußte damals mit ihr Klavier spielen und sprach einige Worte mit ihr. Dabei kam er in Verlegenheit und auch jetzt noch, wenn er sie antrifft, wird er verlegen. Patient wurde es beim Durchleben dieser Verlegenheitsszene ganz heiß. Er schwitzte und wundert sich selbst, wie lebhaft er diese Szene durchlebt hat.

2. XII. 08. Er spüre doch eine Erleichterung in der Schule. Hypnose: Sieht viele angenehme Szenen aus seinem Leben vorbeiziehen. Hypnose: Es treten keine Szenen auf. Seine Aufmerksamkeit springt auf die Gegenwart über. Dann sieht er die Szene vom Klavierexamen im Dezember 1906 wieder. Das Bild verschwindet gleich wieder.

5. XII. 08. Hypnose: Patient bleibt eine Viertelstunde lang ganz ruhig. Dann tritt starkes Herzklopfen auf, dann die Szene mit dem Mädchen in der Klavier-

stunde, als er 14 Jahre alt war. Sie hatte nach ihm Stunde, als er sie sah, bekam er sehr heftiges Herzklopfen, wurde stark verlegen. Die Szene durchlebt er deutlich wieder. Er habe das Mädchen vorher gar nicht gekannt, er sah es das erste Mal und es machte Eindruck auf ihn. Auch jetzt sehe er es noch gerne und wenn er es sieht, werde er sehr stark verlegen, besonders in letzter Zeit. Früher sei bei ihm so etwas nie vorgekommen. Nach Abreagieren dieser Szene läßt das Herzklopfen nach, Patient schläft ruhig weiter. Plötzlich sagt er im Schlaf, es falle ihm etwas ein: Zu jener Zeit habe er nachts Pollutionen gehabt, da habe er gemeint, das sei etwas, das nicht recht sei und hatte ein schlechtes Gewissen und fühlte sich bedrückt, als er das Mädchen sah. So habe wohl sein schlechtes Gewissen ihn um so verlegener gemacht.

9. I. 09. In der Schule spürt er deutlich eine Besserung. Er stottere erst bei einigen Worten und dann könne er glatt sprechen, es sei ihm, als müsse er eben erst bei einigen Worten stottern. Vor wenigen Tagen habe er wieder Musikexamen gehabt, da sei dasselbe Mädchen gekommen, aber er sei „absolut ruhig geblieben". Beim Sprechen habe die Angst abgenommen. Auch empfinde er weniger Angst in der Schule, bevor er daran kommt. Hypnose: Durchlebt die Szene wieder, als am 4. ds. Mts. der Deutschlehrer ihnen sagte, daß jeder Schüler in diesem Quartal einen halbstündigen Vortrag halten müsse. Dabei erschrak er. Nächste Woche müsse er einen englischen Vortrag halten; davor habe er keine Angst, weil er da breit sprechen müsse. Die Schulszene habe er deutlich wieder durchlebt. Bevor sie eingetreten sei, habe er Herzklopfen gehabt. Hypnose: In der dritten Gymnasialklasse habe er Angst vor dem Mathematiklehrer gehabt. Er durchlebt eine Szene, wie er an der Tafel steht und nichts kann. Der Lehrer habe einen Blick gehabt, daß einem schwül wurde. Dann habe er ihm gesagt, er wolle seinem Vater schreiben. Da habe Patient große Angst bekommen. Die ganze Szene durchlebt er ganz genau wieder. Dann durchlebt er eine Szene aus einem Examen. Bei dem gleichen Lehrer habe er Unterricht in Buchhaltung gehabt; er mußte vor vielen Leuten lesen und als das Wort „Verkehr" kam, hatte er starke Angst und stotterte. Er war plötzlich aufgerufen worden, erschrak und da kam gleich das Wort „Verkehr". Der Lehrer habe ihn aufgerufen und ihn eigentümlich angeschaut, da habe er Angst bekommen. Die Szene war ihm jetzt wieder sehr deutlich. Er habe die Vorsilbe „ver" nicht aussprechen können.

13. I. 09. Am 11. I. habe er einen englischen Vortrag gehalten, er war selbst erstaunt über sich, wie leicht es ging, er habe höchstens dreimal gestockt und dann gestottert, schon vorher habe er sich frei gefühlt. Er merke den Unterschied besonders in der Schule, sonst sei er noch nicht groß. Hypnose: Er sieht eine Reihe von Szenen schnell vorüberziehen. Sieht Szenen von zu Hause. Dann sieht er ein Bild, das er zunächst nicht festhalten kann. (Ich unterstütze ihn durch Druck auf die Stirne.) Es war in der fünften Klasse. Er war mit zwei älteren Mädchen, die mit ihm im gleichen Hause wohnten, auf dem Zürichberg, sie suchten Vergißmeinnicht auf einer Wiese. Da hetzte ein Bauer seinen Hund auf sie. Patient bekam eine entsetzliche Angst, der Hund biß ihn in die Kleider.

23. I. 09. Patient spürt deutlich eine Erleichterung beim Lesen von Prosa. Prosa lese er viel schwerer als Poesie. Bei der Poesie könne er sich Schwung geben und dann gehe es leichter. Hypnose: Sieht sich 3—4 Jahre alt; der Haarschneider kam ins Haus. Wenn er wußte, daß der Haarschneider kommen sollte, so habe er schon einige Tage vorher große Angst gehabt, er schneide ihm den ganzen Kopf weg. Zwei solche Szenen durchlebt er jetzt ganz genau wieder. Ebensolche Angst habe er vor dem Arzt gehabt; wenn dieser kam, so sei er hinter das Sofa gesprungen und dort geblieben, bis er wieder fort war. Der Arzt habe einen Stock mit weißem Knopf gehabt, der ihm so Respekt gemacht habe. Hypnose: Mit 7—8 Jahren sei er zu Besuch bei einem Onkel gewesen, dort war er mit einer gleichalterigen Kusine beisammen. Diese erzählte ihm, daß ihre Mama gesagt habe, der Storch bringe ihr wieder ein Kind. Darauf habe er geantwortet: „Ja der Storch". Das habe die Putzfrau gehört und geschimpft. Da habe er Angst bekommen und als er wieder nach Hause zurückgekehrt war, konnte er die Angst nicht los werden. Da kam ein Brief vom Onkel, dessen Handschrift

er kannte. Nun habe er heillose Angst bekommen. Die Tante, die ihn erzog, rief ihn und fragte, was da gegangen sei. In diesem Augenblick saß er am Klavier. Es war ein peinlicher Moment für ihn, als er sich umdrehen mußte. Zu jener Zeit schon (7—8 Jahre alt) habe er hie und da beim schnellen Sprechen gestottert. Er hatte damals schon Angst, wenn er das Wort „Kusine" sagte. Während des Abreagierens stottert er auch jetzt wieder. Nachdem er das Abreagierte erzählt hat, sprach er wieder ganz glatt. Dieser Kusine gegenüber sei er im Verkehr gar nicht mehr geniert. An jene Storchenszene selbst habe er gar nicht mehr gedacht. Patient schläft weiter. Als er in die zweite Klasse ging, hatte er einen Kameraden, der viel in der Stadt herumlief. Dieser habe ihn verleitet, mit auf den Bahnhof zu gehen. Er sollte um 4 Uhr wieder daheim sein, es wurde aber ½7 Uhr abends. Da ging er zum Vater ins Bureau und fragte, ob er mit heimkomme; er ging dann allein und spielte in den Anlagen noch „Fangis". Da kam der Vater hinzu. Es gab dem Patienten einen Stich, weil er nicht gefolgt hatte. Er war erschrocken als er den Vater sah, weil er nicht gefolgt hatte. Darüber habe er sich selbst aufgeregt. Dies alles durchlebt er mit Aufregung wieder. Dann durchlebt er eine Szene im Bahnhof, als er fünf Jahre alt war. Er fuhr mit seinem Bruder zu Besuch fort. Es war höchste Zeit zum Einsteigen. Die Lokomotive hatte schon gepfiffen, der Vater hob ihn aufs Trittbrett, Patient war in furchtbarer Angst, weil es schon gepfiffen hatte. Diese Aufregung durchlebt er eben wieder.

30. I. 09. Hatte heute einen französischen Vortrag zu halten. Es sei besser gegangen als sonst. Hypnose: Sieht Szenen aus der heutigen Mathematikstunde. Patient ist zu müde. Ich lasse ihn 10 Minuten ruhig schlafen. Dann sieht sich Patient zur Zeit, als er in die erste Klasse ging, wie er mit einem Mädchen im Keller „Fangis" spielte. Dabei sei das dort aufgeschichtete Holz gerutscht, er bekam Angst, es käme aus, daß er daran schuld sei, denn es war eine große Arbeit, das Holz wieder in Ordnung zu bringen. Es sei aber nie herausgekommen, daß er der Sünder war. Die Szene durchlebt er deutlich. Dann sieht er eine Szene, als er vor vier Jahren mit dem Rad nach Baden fuhr und dort einen Besuch machte. Da wollte er abends, wie es schon dunkel war, nach Hause zurückkehren; er fuhr in verkehrter Richtung, nach einiger Zeit kam ihm die Gegend unbekannt vor, er erkundigte sich, wo er war. Als man es ihm sagte, sei er erschrocken. Da überkam ihn ein elendes Gefühl, er fühlte sich ganz unglücklich, daß er so weit von zu Hause weg ist. Er fuhr heimwärts und weinte auf dem ganzen Weg. Als er heim kam, fühlte er sich ganz glücklich. Das alles durchlebte er sehr deutlich wieder.

13. II. 09. Beim Lesen in der Schule gehe es besser. Im Anfang sei er noch gehemmt, dann gehe es glatt, bis auf einzelne Wörter, besonders mit den Vorsilben ge, be; dabei komme es noch auf die Nachsilbe an. Das Wort „Kusine" gehe doch noch nicht ganz glatt, ebenso gehen Wörter mit „z" nicht gut, es komme darin ein Wechsel vor, etwa alle Monate, so auch mit „P" und „Pr". Hypnose: Vor drei Jahren sei die Kusine aus Genf hier zu Besuch gewesen. Eines Abends sei er heftig erschrocken; als er auf den Abort ging, war die Türe nicht geschlossen und beim Öffnen sah er die gleichalterige Kusine. Er erschrak und trat zurück. Im Zimmer habe er sich bei der Tante entschuldigt. Diese sagte, die Kusine hätte schließen können und er brauche auch nicht so zu stürmen. Wie er sich danach der Kusine gegenüber verhalten habe, das wisse er nicht. Er könne sich nicht daran erinnern. Dann sieht er eine Szene, wie er, 12 Jahre alt, bei anderen Verwandten auf Besuch war. Er mußte am Abend das Zimmer verlassen, weil die Kusine dort schlief. Als er nochmals dorthin zurückgehen mußte, traf er die Kusine beim Auskleiden. Sie wetterte ihn an und er war verlegen. Diese Verlegenheit und Herzklopfen fühlt er jetzt wieder. Wieder ruhig geworden, fühlt er sich erleichtert.

20. II. 09. In der letzten Woche habe er keine Änderung verspürt. Als er 10 Jahre alt war, verbrachte er die Sommerferien am Vierwaldstättersee. Im gleichen Hause wohnte ein gleichalteriges Mädchen. Hinter einer hohen Gartenmauer stand ein Baum mit unreifen Äpfeln. Als er von diesen herunterholte, riß der Baum entzwei. Das war ihm furchtbar unangenehm. Er war zunächst

lahm vor Schrecken und es drückte ihn furchtbar den halben Sommer durch, daß ihm dies passierte. Als man ihn fragte, ob er das getan hat, konnte er es nicht zugestehen. Beim Wiederdurchleben ist Patient sehr aufgeregt; ist erschrocken, als der Ast abriß. Die Szene war ganz deutlich. Hypnose: Es treten Bilder in schneller Folge auf. Patient kann keines festhalten.

27. II. 09. Patient ist im allgemeinen ruhig, nur beim Beginn des Sprechens gerate er in eine allgemeine Aufregung und dann gehe das Sprechen schlecht. Hypnose: Sieht viele Bilder, kann nichts festhalten. Dann sieht er sich vor drei Jahren an der Fraumünsterbrücke. Er trifft dort das Mädchen, von der er schon gesprochen hat. Da bekam er einen Schwächeanfall, so stark innerlich aufgeregt sei er gewesen. Er habe das Mädchen so unerwartet gesehen. Jetzt taucht die Szene ganz plötzlich auf und verursacht ihm die gleichen Gefühle wieder. Sie sei so alt wie er, er habe sie gerne, aber er suche sie möglichst nicht zu sehen. (Bei Br und M stottert er.) Dann sieht er eine Szene aus den Frühlingsferien 1908. Da hielt er sich bei Verwandten in Genf auf. Diese wohnen außerhalb der Stadt. Er ging mit seinen Kusinen in die Kirche; auf einmal sieht er in der kleinen Kirche jenes Mädchen. Er erschrak, war sehr aufgeregt. So auch jetzt wieder. Es treten noch viele Szenen auf, aber so schnell und flüchtig, daß Patient keine festhalten kann.

6. III. 09. Hypnose: Sieht allerlei, kann nichts festhalten. Hört einen Choral singen. Dann durchlebt er eine Szene, wie er sieben Jahre alt war, als die Tante auf dem Eis den Arm gebrochen hat. Er erschrak damals stark. Jetzt sieht er die Szene deutlich wieder und hat Angst dabei.

13. III. 09. Außerhalb der Schule hatte er keine Gelegenheit, sich weiter zu beobachten. In der Schule stottere er nur bei kurzen Antworten und bestimmten Worten, z. B. bei: das Produkt, hauptsächlich bei Doppelkonsonanten. Hypnose: Sieht sich 13 Jahre alt zu Besuch am Vierwaldstättersee. Er fuhr mit seinem älteren Bruder und einem Herrn auf dem See. Es kam Föhn; die Wellen wurden sehr stark, sie kehrten um, wurden aber immer wieder in den See hinausgetrieben. Sie arbeiteten gegen den Wind und konnten nicht landen, es wurde sehr ungemütlich. Sie bekamen Angst; er hatte sich schon entkleidet, um sich durch Schwimmen retten zu können. Schließlich kamen sie doch noch heim und konnten landen. Das sah und erlebte er alles wieder; gleich wie er einschlief, habe er auf einmal Wellen gesehen. Hypnose: Bekommt plötzlich Angst. Dann fällt ihm ein, daß er in acht Tagen einen deutschen Vortrag zu halten habe. Dann sieht er längere Zeit eine Menge Bilder vorüberziehen, hauptsächlich Bilder aus der Schule. Danach sagt er dann von selbst, er habe jetzt vor dem Vortrag weniger Angst.

20. III. 09. Er habe heute den deutschen Vortrag gehalten. Die letzten Tage sei er aufgeregt gewesen deshalb. Auch wachte er in der letzten Nacht einige Male wegen des Vortrages auf, es sei aber leidlich gegangen; nur im Anfang habe er einige Male etwas gestottert, dann sei es glatt gegangen, eigentlich hängen geblieben sei er nie, er habe auch nie ein anderes Wort wählen müssen, während er früher einzelne Worte nicht herausgebracht habe und diese dann wechseln mußte. Das „K“ gehe jetzt leichter, am meisten Schwierigkeiten mache noch das „G“, die Vorsilben „ge“, „de“, „be“. Er habe jetzt mehr Selbstvertrauen und sei mit seiner Leistung zufrieden.

Frühling 1910. Patient gibt an, daß es ihm gut gehe, daß er sehr wenig Störung beim Sprechen habe, mit seinem Zustand sehr zufrieden sei.

Frühling 1912. Die Heilung hat sich als eine dauernde erwiesen.

Fall 43: Fräulein Nelly T.

9. I. 09. Stottert, wie sie meint, so lange sie sich erinnern kann. In der Schule erschrecke sie, wenn sie gefragt wird und dann könne sie nicht antworten. Je ruhiger sie sei, z. B. Freundinnen gegenüber, um so besser könne sie sprechen.

15. I. 09. Patientin ist sehr leicht zu hypnotisieren. Schon in der vierten Hypnose sieht sie Bilder. So das Landhaus, wo sie bis zum 10. Lebensjahre wohnte. Dort hatten sie einen Hauslehrer (Hofmeister), den sie nicht ausstehen konnte. Sie stottert außerordentlich stark beim Aussprechen des Wortes Hof-

meister. Sie sagt, an diesen habe sie gar nicht mehr gedacht. Sie sieht das Haus, den Bahnhof, die ganze Gegend, alle Bilder sind ihr sehr deutlich. Sie sieht eine Szene, wo der Hauslehrer, ein ca. 23jähriger Student, sie neckte; dabei stellte sich ihre Kusine auf seine Seite, worüber sie sich wütend ärgerte. Auch jetzt macht sich das Gefühl der Wut wieder geltend. Hypnose: Sie sieht das Eßzimmer im Landhaus, sieht dort eine Tante aus Wien zu Besuch. Dann auf einmal sieht sie sich bei ihrer Tante selbst in Wien, diese ist krank. Bei dieser Tante war sie ängstlich aufgeregt wegen ihrer Reise nach Zürich, weil sie in Zürich niemand kannte.

18. I. 09. Hypnose: Sieht sich acht Jahre alt im Walde Beeren suchen; es kam ein Gewitter, sie sieht ganz deutlich die ganze Gesellschaft, die dabei war. Wie sie die Szene sieht, hat Patientin keine Angst, als sie sie aber nach dem Durchleben erzählt, stottert sie sehr heftig. Hypnose: Sieht eine Szene beim Spielen, bei der viele Besuche waren. Dadurch geniert sie sich beim Sprechen und hatte Angst. Die Szene ist sehr deutlich. Sie hat dabei ein unangenehmes Gefühl. Es war ihr wegen des Sprechens eine der peinlichsten Szenen. Sowie Patientin die eben durchlebte Szene erzählt hat, sprach sie ruhiger. Hypnose: Durchlebt Szenen von einem Ausflug im Sommer 1908. Sie wollte einen besonderen Weg einschlagen, niemand wollte mit ihr gehen, man kam mit den anderen nicht zum Ziel, zu einer Höhle. Es war ein riesig heißer Tag. Patientin war über den mißlungenen Ausflug sehr böse. Sie fühlt wieder die brennende Sonne und durchlebte die ihr unangenehmen Szenen sehr deutlich wieder. Dann sieht sie sich an einem Badeort in der Nähe ihrer Heimat mit ihrem kleinen 16 Monate alten Brüderchen. Es waren viele Leute da und Patientin ärgerte sich stark. Patientin ist sehr leicht ärgerlicher Stimmung und verarbeitet den Ärger stets mit sich. Hypnose: Durchlebt weitere Ärgerszenen.

21. I. 09. Hypnose: Patientin durchlebt Szenen aus dem vorigen Jahr, wo sie bei einer bekannten Familie zu Besuch war. Sie hatte riesige Angst beim Sprechen, weil die Dame des Hauses so sehr aufpaßte und das sei ihr so peinlich gewesen. Hypnose: Mit ca. 13 Jahren sei sie in den Sommerferien gewesen; damals habe sie besonders große Angst vor Kühen gehabt. Solche Angst hatte sie von jeher. Wenn sie eine Kuh sieht, so macht sie einen großen Bogen. Diese Angst habe sie schon so lange sie sich erinnern kann. Vor keinem anderen Tier habe sie sonst Angst. Sie sieht eben eine Szene mit Kühen, während sie mit der Tante einen Spaziergang macht. Die Tante erzählt ihr von einer ihrer verstorbenen Schwestern, dabei regt sich Patientin außerordentlich heftig auf; sie war der Verstorbenen sehr zugetan. Hypnose: Sieht eine Szene aus dem vorigen Jahr, sie geht mit ihrem Brüderchen spazieren. Dann nahm der größere Bruder den Wagen; Patientin wußte nicht, daß das Brüderchen auf dem Wagen war, der Bruder warf den Wagen um, da erschrak sie sehr heftig. Dann durchlebt sie eine Szene aus ihrem 12. Jahr. Die Mutter der Patientin hat kein Verständnis für das sehr feine und tiefe Gemütsleben ihrer Tochter. Dadurch entstanden eine Unmasse von Konflikten und Patientin regte sich stets sehr auf, wenn sie, ohne es zu wollen, die Mutter ärgerte. Hierdurch bekam sie eine Masse von starken Eindrücken. Hypnose: Der Direktor der Schule war sehr strenge, er gab den Mathematik-Unterricht; sie mußte eine Hausarbeit fünfmal schreiben, weil sie nicht schön genug geschrieben hatte. Sie versuchte ihm etwas zu erwidern, da hat er sie angeschrieen. Damals 11—12 Jahre alt. Das hatte sie sehr stark aufgeregt. Sie zitterte vor dem Direktor. Hypnose: Sieht sich in der gleichen Zeit wieder in der Schule in der Zeichenstunde. Er zerriß ihr eine Zeichnung. Dann eine andere Szene. Da zeichnete er selbst an einer ihrer Zeichnungen, die zerriß er dann auch. Wenn der Direktor sie auf der Straße traf, sprach er sie an, das regte sie stets sehr auf. Dann wieder eine Szene aus der Schule. Ein Mädchen hatte ein Gedicht auf den Direktor verfaßt; er hatte die Patientin in Verdacht; das regte sie sehr stark auf. Dann sieht sie eine Schulszene in der Geographiestunde. Da war noch der alte Direktor da, der stets ruhig, riesig nett und liebenswürdig war. Sie sollte Städte der Rheinprovinz sagen. Patientin war nicht vorbereitet, war sehr aufgeregt, aber er beruhigte sie. Hypnose: Sieht sich, zehn Jahre alt in Wien in der Schule. Die Lehrerin hatte sie sehr gerne, zog sie viel vor, beschäftigte sich viel mit ihr. Das war Patientin unangenehm.

29. I. 09. Eines Abends vor kurzer Zeit war sie sehr lustig, rutschte auf dem Parkett aus, fiel hin und erschrak sehr heftig. Das durchlebt sie eben wieder. Dann durchlebt sie den heutigen Spaziergang wieder, sie mußte englisch sprechen, mußte sehr aufpassen, es war sehr anstrengend und ihr sehr unangenehm. Hypnose: Durchlebt eine Szene aus den letzten Ferien. Sie sollte mit der Tante englisch sprechen, hatte Angst, weil es nicht so gut ging. Dann geht sie nach Hause, trifft dort viel Besuch, sie muß den Tisch richten, regt sich dabei sehr auf. Dann sieht sie sich, wie sie im vorigen Jahre Einkäufe machen sollte und Angst vor dem Sprechen hatte. Das sieht sie alles deutlich wieder. Hypnose: Durchlebt eine Reihe von Angstszenen, z. B. eine aus dem vorigen Jahr: Sie hatte dem einige Monate alten Brüderchen die Taschenuhr zum Spielen gegeben. Er nahm sie in den Mund, sie zog ihm die Uhr heraus, da fehlte das Glas. Sie war allein, vor Schrecken und Angst war sie wie bewußtlos. Dann eine Szene: Ein Kind gab dem Brüderchen einen Apfel. Dieses biß ein Stück ab, verschluckte es und wäre fast erstickt. Dann durchlebt sie Szenen, wo die Mutter verreist war und das ihrer Obhut anvertraute Brüderchen schwer erkrankte.

2. II. 09. Durchlebt Szenen, wo sie Angst beim Schwimmen hatte. Dann eine Szene, wo sie weit hinaus geschwommen war und ein Gewitter kam. Dann Angstszenen aus der Tanzstunde. In jener Zeit habe sie besser gesprochen; es war, nachdem sie einen Sprachkurs durchgemacht hatte. Manchmal habe sie gut gesprochen. Dann auf einmal kam die Angst, sprechen zu müssen. Hypnose: Durchlebt eine Szene aus dem vorigen Jahr. Sie schlief allein im Zimmer der Mama. Diese bekam einen Nervenanfall, Patientin wußte nicht was tun; es war entsetzlich. Patientin durchlebt diese Szene ohne Angst, sowie sie sie aber erzählt, empfindet sie starke Angst und stottert ganz erheblich. Hypnose: Durchlebt eine Reihe von Szenen aus der Pension, die ihr unangenehm waren. Dann eine aufgeregte Szene, wie sie auf einer Reise den Zug versäumte. Dann wie sie mit der Mama in Karlsbad war, diese dort sehr erkrankte. Patientin sollte den Arzt rufen, war sehr aufgeregt, konnte nicht sprechen. Dann wieder eine Szene, wie sie mit dem Brüderchen spielte; sie stand unter der Türe, hob ihn in die Höhe und er stieß sich an. Da sei sie vor Aufregung hin gewesen. Bei Schrecken könne sie sich nicht rühren. Dann sieht sie sich, wie sie den ersten Tag hier angekommen, sich bei der Tante befindet und Angst hat, mit den Kindern zu sprechen. Hypnose: Sieht verschiedene Szenen, die sie in Karlsbad erlebte. Davon wird eine besonders deutlich: Sie sollte mit einem Mädchen französisch sprechen und hatte starke Angst. Dann sieht sie sich fünf Jahre alt, sieht den Bruder von der Schaukel fallen, das Blut hinunter aufs Hemd laufen, dann mit verbundenem Kopf im Bett sitzen. Dann sieht sie sich das erste Mal in der öffentlichen Schule, ist acht Jahre alt, sollte ein Gedicht aufsagen. Sie stottert. *Jetzt ist ihr deutlich, das Stottern habe mit acht Jahren begonnen. Vorher hatte sie Privatunterricht. Mit sechs und sieben Jahren mußte sie Prüfungen machen. Sie ist ganz sicher, man hat ihr das bestimmt gesagt, daß sie mit sechs Jahren noch gut gesprochen hat.*

5. II. 09. Durchlebt eine Szene vor 3—4 Jahren. Sie hatte Streit mit einer Kusine, worüber sie sich aufregte und ärgerte. Dann sieht sie sich auf einem Spaziergang, da kamen Kühe, der Bruder erschreckt die Patientin, indem er sagte, die Kühe seien schon hinter ihr, obwohl sie noch entfernt waren. Das erzählt Patientin stark stotternd und betont wieder ihre starke Furcht vor den Kühen. Hypnose: Sieht den Kuhstall des Großpapa. Sie lebten früher auf dem Land und hatten eine Kuh. Sie sieht den Stall und den Kuhhirten. Von diesem ließ sie sich schauerliche Gespenstergeschichten erzählen, worüber sie sich stets sehr aufregte. Sie war damals höchstens acht Jahre alt. Um jene Zeit kam sie zum ersten Male von zu Hause fort, weil sie eine öffentliche Schule besuchen sollte, sie wohnte bei der Großmama und hatte Nachhilfestunden. Sie sieht jetzt genau den Lehrer, den sie hatte. Sie hatte eine Aufgabe, die sie nicht lösen konnte. hatte Angst. Dann hatte sie einmal eine Strafaufgabe, diese schrieb sie in Angst, weil sie fürchtete, man könne sie bei deren Anfertigung sehen. Das sieht sie alles ganz deutlich wieder, das Zimmer etc., alle Details. Dann durchlebt sie ihren ersten Schultag hier in Zürich. Sie habe immer Angst vor allem

Neuen. Dann sieht sie sich in der Pension in Wien und durchlebt den ersten Tag, den sie dort erlebte. Dann wieder eine Szene in einer anderen Pension, in der sie vor zwei Jahren in Wien war. Dort war ein Fräulein, über das sich Patientin gewöhnlich ärgerte, die sie wütend machte. Hypnose: Dann sieht sie viele Szenen, die sie nicht festhalten kann. Nur eine Nikolausszene sieht sie sehr deutlich. Sie war damals 6—7 Jahre alt. Hypnose: Sieht deutlich eine Szene in Wien, wie sie an einer Straßenecke stand, von einem Auto beinahe überfahren wurde. Dann durchlebt sie deutlich im Pensionat in Wien einen Kostümball. Sie ärgert sich sehr stark über ihr Kostüm. Dann durchlebt sie eine Szene, befindet sich allein im Krankenzimmer, hat Heimweh und Kopfweh und weinte.

8. II. 09. Sieht sich sieben Jahre alt, hat Diphtherie. Im Zimmer ist eine Hängelampe, der Arzt stieß sich daran, sie erschrak sehr stark. Patientin wundert sich über diese Szene; sie habe nie mehr daran gedacht. Dann durchlebt sie eine Reihe von Ärgerszenen. Hypnose: Dann sieht sie, ca. 11 Jahre alt, ihre Mutter nach einer schweren Operation zum ersten Male wieder. Dann den Besuch einer Tante vor zwei Jahren in einem Sanatorium; sie war herzleidend und starb voriges Jahr, das regte die Patientin sehr auf. Dann folgen eine Reihe Szenen mit Angst. z. B. wie sie in einen falschen Tramwagen kam etc. Dann wieder eine Schreckensszene mit dem Brüderchen, wo sie einen Moment nicht aufpaßte und dieses hinfiel.

12. II. 09. Patientin gibt heute an, daß sie in der Schule ein Nachlassen der Angst verspüre. Hypnose: Als Patientin 12 Jahre alt war, hatte sie eine nervöse Französin als Fräulein. Patientin ging allein mit ihr spazieren, da bekam jene einen Anfall, ebenso einmal in der Wohnung. Den ersten Anfall sieht sie eben deutlich, den zweiten nicht. Dann sieht sie deutlich eine Schulszene, als sie ca. 12 Jahre alt war. Sie ist in einer Naturgeschichtsstunde, es ist ihr zu langweilig, sie nimmt ein anderes Buch und hat Angst, erwischt zu werden. Dann sieht sie sich 5—6 Jahre alt im Schlafzimmer der Mutter. Die Mutter war krank, der Arzt wurde geholt. Er sah unsere Patientin an, ob sie schlafe; sie stellte sich schlafend, hatte alles gehört, was gesprochen wurde. Dabei empfand sie Angst, man könnte merken, daß sie nicht schlafe. Diese Szene war ihr jetzt ganz deutlich und klar. Hypnose: Durch Erzählungen eines Dienstmädchens habe sie immer Gespensterfurcht gehabt. Einmal, ca. sieben Jahre alt, sah sie im Bett in der Angst die Gespenster in wachem Zustande vorübermarschieren. Sie schrie laut auf, da kam die Mama. Patientin gibt an, sie habe vorher geträumt, sei dann aufgewacht und habe die Gespenster gesehen. Seit jener Zeit habe sie Angst vor dunklen Zimmern. Das wollte sie aber nicht zeigen. Sie ging deshalb in dunkle Zimmer, um zu zeigen, daß sie keine Angst habe. Aber sie hatte doch große Angst. Patientin sah sich jetzt wieder im Kinderbettchen, die Gespenster sah sie nicht, aber deutlich fühlte sie die Angst wieder, die sie in den Zimmern empfunden hatte, aber nicht zeigen wollte. Sie ging in dunkle Zimmer mit Zähneklappern, sie wollte keine Feigheit zeigen. Hypnose: Sieht sich 6—7 Jahre alt, wie sie krank war, sieht das Zimmer, alles ganz genau. Ihr Fräulein ist bei ihr. Sieht auch, daß die Mama sehr krank ist, zu gleicher Zeit. Dann taucht ihr die einzige Erinnerung auf, die sie an den schon längst verstorbenen Großpapa hat. Sie sieht ihn im Garten, wie er mit dem Bruder und ihr spielt. Damals vier bis sechs Jahre alt. An diese Szene habe sie manchmal mit Wehmut zurückgedacht.

16. II. 09. Patientin gibt an, sie beobachte, daß sie beim Sprechen weniger Angstgefühl habe. Beim Antworten sei sie seit einigen Tagen ruhiger.

Hypnose: Sieht die Erzieherin in einem Anfall. Solche Anfälle habe jene jeden Tag gehabt. Darüber habe sich Patientin stets sehr stark aufgeregt. Diese Erzieherin sei nur vier Wochen bei ihnen geblieben. Dann sieht sie eine dunkle Ecke auf dem Boden in ihrem Zimmer, wo sie Gespenster gesehen habe. Dann sieht sie sich zu Hause auf dem Bahnhof. Es verreist jemand, wer weiß sie nicht, aber sie habe das Gefühl, daß es ihr sehr leid tat. Dann sieht sie sich neun Jahre alt. Damals sei öfters ein Herr zu ihnen auf Besuch gekommen, der gerne Klavier spielte. Beim Spielen habe sich dieser nach allen Richtungen bewegt. Man machte sich darüber lustig und verspottete ihn. Darüber ärgerte sich Patientin und hatte stets Angst, er drehe sich um. Dieses Verhalten sei ihr als Unrecht vorgekommen und sei ihr unausstehlich gewesen. Dann ziehen noch Szenen vorüber, die sie nur undeutlich sieht. Hypnose: Sieht sich 6—7 Jahre alt: Eine entfernte Verwandte kommt auf der Hochzeitsreise zu ihnen zu Besuch; der Mann derselben küßte die Patientin. Darüber ärgerte sie sich furchtbar, sie war so wütend, daß sie davonlief. Diese Szene sieht Patientin sehr deutlich, das Zimmer und alles ganz genau wieder. Dann sieht sie sich 13 Jahre alt beim Pfänderspielen; dabei kam es dazu, daß ein fescher Leutnant ihr einen Kuß geben mußte. Auch das ärgerte sie sehr stark. Dann sieht sie sich in jener Zeit, wo sie Furcht vor Gespenstern hatte. In der Angst sah sie solche Gespenster unter dem Klavier. Es dauerte lange Zeit, bis sie stark genug war, um dagegen anzukämpfen.

Hypnose: Sieht eine Szene in Wien, wie ihr die Kusins die Hand küssen. Dann sieht sie sich 11 Jahre alt. Sie hatte gewettet, daß sie keine Angst habe, in den Wald zu gehen. Sie hatte aber Angst, daß sie zitterte und ging doch durch den Wald, damit man sie nicht auslache. Durchaus wollte sie sich nicht feige zeigen. Dann sieht sie sich ungefähr sieben Jahre alt. Damals war ein jüngerer Onkel bei ihnen, der sich viel mit der Erzieherin abgab. War die Mama nicht zu Hause, so küßte dieser die Erzieherin. Patientin hatte das Gefühl, das sei nicht das Richtige, fühlte sich unangenehm berührt dadurch, sprach aber mit niemandem darüber.

19. II. 09. Beim Sprechen habe sie lange nicht mehr so viel Angst, fühle sich auch sonst weniger ängstlich. Das anhaltende Kopfweh, das sie in der letzten Zeit oft belästigte, hört seit einigen Tagen auf. Hypnose: Sieht sich acht Jahre alt, sollte ein Prüfung machen, um in eine öffentliche Schule aufgenommen zu werden. Sie war sehr aufgeregt. Sie sieht das Lesebuch wieder, aus dem sie lesen sollte, war aber so aufgeregt, daß sie nicht den Titel lesen konnte. Sie sah die Szene ganz deutlich, die Herren Examinatoren am Tisch, das Schulzimmer etc. Dann sieht sie sich am gleichen Tage bei der Tante, die ihr nicht sympathisch ist. Dann mit einem Male sieht sie sich 13 Jahre alt auf einem Besuche, den sie bei einer Dame machen mußte. Dann sieht sie Szenen aus den letzten Ferien. Ein Kusin war zu Hause bei ihnen zu Besuch. Er suchte vierblätterige Kleeblätter, fand keine und da neckte sie ihn. Da suchte jener die Kleeblätter sogar in brennender Sonne; da empfand sie großes Mitleid mit ihm. Er fand dann wirklich solche und brachte sie ihr triumphierend. Dann sieht sie Szenen aus der gleichen Zeit. Sie ging mit ihren Geschwistern und dem Vetter spazieren. Ihre Geschwister sprachen dem Vetter über alles, was Patientin ärgerte; da wurde sie wütend.

Hypnose: Sieht ihre Mama undeutlich in verschiedenen Situationen. Es habe sie früher gedrückt, daß sie sich mit der Mama nicht richtig verstanden habe. Sie kam sich selbst undankbar vor. Es sei ihr immer gewesen, als habe die Mama die jüngere Schwester stets vorgezogen. Erst seit einem Jahr sei sie ihrer Mama näher gekommen. Patientin schildert ihr Verhältnis zur Mutter unter heftiger Gemütsreaktion, weinte bitterlich.

22. II. 09. Patientin gibt an, sie spüre beim zusammenhängenden Sprechen eine Erleichterung; nicht so, wenn sie gefragt werde.

Hypnose: Sieht sich 13 Jahre alt; es ist mitten in der Nacht. Eine Fabrik brennt in der Nähe. Patientin ist voller Angst und Furcht. Dann sieht sie einen Brand vom vorigen Jahr; es brannte ein Warenlager. Bei der ersten Szene habe sie gräßliche Angst gehabt, bei der zweiten eher Mitleid. Dann sieht sie ihren ersten Spaziergang hier mit ihrer Lehrerin am Zürichberg. Sie hatte Angst wegen des Sprechens.

Hypnose: Sieht einen Onkel, vor dem sie immer Angst hatte, weil er bei allem gleich schrie. Dann sieht sie diesen Onkel voriges Jahr, da sei sie sehr gut mit ihm gewesen. Sie sprach mit ihm von ihrer Mama und ihrer kleinen Schwester; sie hatte immer gräßliche Angst vor solchen Aussprachen. Dann sieht sie ihren kleinen Bruder, der eine Trichterbrust hat, darüber ängstigt sie sich sehr.

Hypnose: Sieht sich 10—11 Jahre alt im Garten mit ihrer Kusine. Sie lesen miteinander. Patientin verstand etwas nicht und fragte die Kusine darüber. Diese lachte sie aus und gab ihr keine Erklärung. Darüber ärgerte sich Patientin wütend. Dann sieht sie eine Szene, wie sie vorigen Winter aus der

Tanzstunde nach Hause geht und einer der jungen Herren sie begleitet. Er machte sich großartig und sprach von einem Herzfehler. Sie neckte ihn deshalb. Später erfuhr die Patientin, daß der junge Mann herzleidend ist und daß er es nicht wissen sollte. Nun ärgerte sie sich, daß sie ihn geneckt hatte, aber das Reden über sein Leiden hatte sie geärgert. Dann kommen verschiedene Szenen von einer Erzieherin, dann von einer anderen Kusine, die sich stets als ältere und überlegenere aufspielte, weil sie einige Monate älter war als Patientin und das konnte sie wütend machen. Dann sieht sie eine Tante zu Besuch, die von ihren Kindern spricht. Die Mama stellt der Patientin diese Kinder als Beispiel hin. Das ärgerte Patientin, denn sie möchte gar nicht so sein.

26. II. 09. Hypnose: Sieht sich vor zwei Jahren bei einem Arzte, der ihr Sprachleiden behandeln sollte. Er war selbst sehr aufgeregt und regte dadurch wieder Patientin auf; es war ihr gräßlich. Er habe so laut gesprochen, sie so viel gefragt und wollte sie mit Instrumenten behandeln. Dann sieht sie sich beim Zahnarzt; er behandelte sie mit Schwefeläther; davon wurde sie ohnmächtig. Sie gibt dann an, sie habe die Mama nach deren erster Operation im Krankenhaus besucht. Dort habe alles nach Äther gerochen, so daß es ihr auch schlecht wurde. Seitdem habe sie Abscheu vor Äthergeruch.

Hypnose: Sieht sich acht Jahre alt bei der Großmama. Dort war ein Verwandter zu Besuch, den sie nicht ausstehen konnte. Dann sieht sie voriges Jahr eine Dame zu Besuch zu Hause. Diese Dame erzählte viel, was sie alles schon durchgemacht habe. Darüber regte sich Patientin auf. Dann sieht sie sich, wie sie das erste Mal in die Tanzstunde ging, hat starkes Angstgefühl, wie es wohl gehen wird und ob sie sitzen bleiben wird. Dann sieht sie sich, wie sie voriges Jahr ein früheres Fräulein am Bahnhofe abholt, hat starkes Erwartungs-Angstgefühl und Angst vor dem Sprechen. Patientin gibt an, mit dem Papa könne sie auch gut sprechen, wenn sie aufgeregt sei.

Hypnose: *Sieht sich 9—10 Jahre alt, las damals mit Vorliebe Indianergeschichten, die sie mit entsetzlicher Angst gelesen hat und zwar mit Überwindung.* Durchlebt jetzt einen Streit, den sie um jene Zeit mit einem Kusin wegen einer Indianergeschichte hatte. Dieser sagte, diese Geschichte sei das schönste, was es gibt. Sie war anderer Meinung und sie wurden handgreiflich. Dann sieht sie eine Szene vom vorigen Jahr. Sie hatte von einer Freundin einen Brief bekommen, ließ ihn liegen und die Mama las ihn. Das hatte Patientin wütend gemacht. Dann sieht sie, wie sie der Mama ein Frühstück bereitet, sie tat es nicht sehr gerne; es war auch nicht ganz richtig gemacht. Da stellte die Mama die Schwester als Beispiel hin und sagte, diese hätte es besser gemacht. Das ärgerte Patientin furchtbar. Ebenso ärgerte sie sich stark, weil eine Schwester des Vaters, der gegenüber sie sich oft aussprach, vieles der Mama wieder erzählte. Darüber konnte sie wütend werden und erzählte der Tante nichts mehr.

2. III. 09. Die Kopfschmerzen sind in letzter Zeit weggeblieben. Machte vorgestern bei hiesigen Verwandten Besuch und stotterte sehr wenig. In der Schule habe sie heute gut gesprochen. Die Angst ist zwar noch vorhanden, aber nicht mehr mit früher zu vergleichen.

Hypnose: Sieht eine Szene, wie sie vor zwei Jahren im Bette gelesen hat. Sie hörte den Papa kommen, stellte sich schlafend, sie war erschrocken und hatte Angst. Dazu war ihr ihr Verhalten selbst unangenehm. Der Papa war ins Zimmer gekommen, weil er das Licht gesehen hatte. Dann durchlebt sie eine Szene vom vorigen Jahr. Ihr Brüderchen teilte eine Zeitlang das Zimmer mit ihr. Da hat er das erste Mal ihren Namen gerufen und sie damit geweckt. Das sei ein freudiger Schrecken gewesen. Dann sieht sie eine Szene, wie der Kusin zu Hause zu Besuch war. Patientin machte eine Handarbeit und der Kusin wollte ihr immer behilflich sein, ihr Nadeln einfädeln etc. Das habe sie wütend gemacht. Hypnose: Eine Szene aus der gleichen Zeit. Es regnete — bei Regenwetter gehe sie gerne spazieren. Der Kusin war da. Sie ging spazieren, ohne ihm etwas davon zu sagen. Nach einigen Minuten kam er ihr nach und das ärgerte sie. Dann sieht sie ihn wieder an Großpapas 80. Geburtstag. Es war ein großes Fest, da waren auch zwei Kusinen dabei, die sie neckten, die Patientin und den Vetter; sie machten blöde Witze und Anspielungen, das ärgerte Patientin rasend. Der Kusin ging nie von ihr weg und dabei hatte sie fortwährend Angst zu sprechen. Sie sprach ihm gegenüber schlecht, da sie durch ihn befangen ist und er sie wütend macht. Dann sieht sie eine Szene bei einer Dame, die nur böhmisch versteht. Patientin spricht nicht gerne böhmisch, weil sie mehr dabei stottert, obwohl sie es gut beherrscht. Dann sieht sie sich, 8—9 Jahre alt, wie sie im Winter mit dem Wagen zur Stunde gefahren wird. Gewöhnlich wurde sie von der Erzieherin wieder abgeholt. Einmal kam ihr Wagen lange Zeit nicht. Sie hatte Angst bekommen und ging zu Fuß nach Hause. Auf dem Wege traf sie mit der Erzieherin zusammen und diese machte ihr Vorwürfe. Das war Patientin sehr unangenehm. Dann sieht sie eine Reihe von Ärgerszenen, die ihr ein gleichalteriges Mädchen durch ihre großartige, geheimnisvolle Art bereitete, und deren Bruder, den Patientin nicht ausstehen konnte, der einen schlechten Charakter hatte. Dann sieht sie eine Szene, wo sie mit einem zehnjährigen Vetter spazieren ging. Sie hatten den Weg verfehlt, es war dunkel geworden, sie bekam heftige Angst.

5. III. 09. Vorgestern habe sie Kopfschmerzen und Schwindel gehabt, doch nicht mehr so intensiv wie früher, wo die Schmerzen immer mehrere Tage andauerten.

Hypnose: Durchlebt eine Besuchsszene bei einer Freundin, deren Bruder mit Freunden Geburtstag feierte. Darunter war ein überspannter Jüngling, der ihr Blicke zuwarf. Sie ärgerte sich darüber und lief fort. Dann sieht sie sich in der ersten Englischstunde, hatte Angst zu sprechen. D a n n w a r d e r P a p a d a b e i u n d d a s t o t t e r t e s i e k e i n m a l. Patientin gibt an, der Papa wirke ungemein beruhigend auf sie.

9. III. 09. Sie habe kein Kopfweh mehr und weniger Angst beim Sprechen gegen früher.

Hypnose: Sieht sich zu Hause, holt den Papa von der Fabrik ab, da sollte sie mit den Arbeitern böhmisch sprechen. Da bekam sie Angst. Dann sieht sie eine Szene vor 4—5 Jahren. Zu Hause lachte man sie wegen ihrer Angst vor Kühen aus. Sie waren damals spazieren gegangen und mußten über ein Feld, wo Kühe standen. Sie ging mit größter Angst dort vorbei. Dann sieht sie sich zusammen mit einem Mädchen, das in der Unterhaltung sehr stark aufschnitt. Patientin machte es nun gerade so, ärgerte sich aber danach darüber. Das durchlebt sie wieder ganz deutlich.

Hypnose: Durchlebt eine Szene, als sie in Wien im Institut war. Sie erwartete den Papa und er kam nicht. Patientin fügt hinzu, auch an der Bahn könne sie nicht warten. Dann durchlebt sie drei Szenen, wo sie warten mußte. So erwartete sie vor zwei Jahren mit dem Papa die Mama an der Bahn. Dann sieht sie sich bei der Schule, wo sie längere Zeit die Schwester erwartete. Da kam der Direktor und sprach sie an. Das war ihr unangenehm, ja entsetzlich, weil er es so plötzlich tat. Dann war sie mit der Mama bei einer Dame und deren Sohn in der Stadt. Die Damen gingen in ein Geschäft und sie mußte mit dem Sohne vor dem Geschäfte warten. Das sei ihr sehr unangenehm gewesen. Dann sieht sie, wie sie spazieren ging; da taucht hinter ihr eine Kuhherde auf, eine Kuh kam ihrem Rücken ganz nahe; Patientin sprang in den Straßengraben. Man lachte sie aus und neckte sie noch lange Zeit danach.

11. III. 09. In den letzten drei Tagen, besonders gestern, habe sie Kopfschmerzen gehabt. Mehr dumpf, weniger intensiv, keine Schmerzen gegen früher.

Hypnose: Sieht sich beim Sprachlehrer in Wien; Patientin soll mit dessen Frau sprechen, sie hatte Angst. Dann sieht sie sich, nachdem sie einige Wochen keinen Unterricht mehr hatte, wie sie wieder hinkommt. Da ging das Sprechen nicht mehr gut. Es habe nur genützt, so lange sie hinging. Dann sieht sie Szenen, wie der Sprachlehrer sie mitnahm zum Unterricht der Schwachsinnigen. Die armen Kinder hatten ihn alle so gern. Das rührte sie. Dann sieht sie sich zu Hause in einem Laden, wo sie etwas holen sollte. Sie hatte so starke Angst vor dem Sprechen.

Hypnose: Sieht sich 6—7 Jahre alt. Die Mama hatte ihr Unrecht getan. Patientin sieht zum Fenster hinaus, es schien der Mond. Um was es sich handelte, weiß sie nicht mehr. Dann sieht sie sich vor drei Jahren. Da hatte ihr die Mama auch unrecht getan. Patientin ging fort und hatte etwas vergessen. Da sagte die Mama, sie hätte es nicht machen sollen.

Hypnose: Sieht eine Szene, wo ihr die Mama ungerechte Vorwürfe machte. Patientin sollte zur Großmama fahren, während ihre Lieblingstante zu Besuch war.

16. III. 09. Hat kein Kopfweh mehr, fühlt sich freier von Angstgefühlen beim Sprechen, überhaupt viel ruhiger.

Hypnose: Sieht sich 12—13 Jahre alt in der Schule. Das Fräulein las einen Aufsatz vor und sie mußte ihn wiedergeben. Patientin hatte beim Vorlesen mitgeschrieben, das war verboten. Da hatte sie Angst, weil es unrecht war. Dann sieht sie sich mit ihrem Fräulein, ca. sieben Jahre alt, wie sie das erste Mal einen katholischen Gottesdienst besucht; sie war dabei sehr befangen. Dann sieht sie sich auf einem Spaziergang mit einem Fräulein, das sie nicht gerne hatte; ihr gegenüber hatte sie Angst zu sprechen, weil sie so aufpasste, wenn Patientin nur anfing zu stottern. Dann ziehen eine Reihe von Bildern undeutlich vorüber.

Hypnose: Sieht sich wieder, ca. 11 Jahre alt, auf einem Spaziergang, ist auf einem Felde, hat Angst vor den „erbärmlichen“ Kühen. Von da sieht sie sich plötzlich zum Sprachlehrer nach Wien versetzt. Dann sieht sie eine Szene aus dem vorigen Jahr, wo ihr ein ihr bekannter Herr auf der Straße ein Buch für Mama gab und einige Schritte mit ihr ging. Das war ihr sehr unangenehm und es war ihr gräßlich, zu sprechen.

Hypnose: Sieht eine Tante zu Hause zu Besuch. Die Mama spricht mit ihr über eine andere Tante. Patientin hört zu und hatte das Gefühl, die Mama tue ihr unrecht. Das ärgerte Patientin außerordentlich, denn man sprach von ihrer liebsten Tante. Dann sieht sie eine Szene, wo ihr Papa gegen sie böse war. Warum weiß sie nicht. Dann durchlebt sie eine Szene mit einem zehn Jahre alten Kusin, der ihr dummes Zeug erzählte, worüber sie sich ärgerte.

19. III. 09. Patientin gibt an, daß sie viel leichter spreche, nur wenig Angst beim Antworten habe.

Hypnose: Sieht sich spazieren gehen, kommt bei einer Kadettenschule vorüber, sieht einzelne, gräßlich freche Kadetten, über die sie sich ärgert.

Hypnose: Durchlebt dann eine Ärgerszene von heute morgen. Dann wieder eine Szene aus der Schule. Dann sieht sie sich auf einem Spaziergang mit der Mama, hört acht Uhr schlagen und ist noch weit von der Schule weg und regt sich darüber auf. Dann sieht sie sich wieder bei den Kadetten, sieht zu, wie diese Reitübungen machen. Sie mußten setzen, da taten ihr Pferde und Kadetten leid. Dann sieht sie eine Szene aus ihrem hiesigen Aufenthalt, spielt mit jungen Vettern und hat Angst, zu sprechen. Dann sieht sie Szenen, wie sie das erste Mal eines Sonntags den Prater in Wien besuchte. Die gräßlich vielen Menschen machen einen bedrückenden Eindruck auf sie. Dann wieder sieht sie sich an einem Wochentag dort, wird verschiedenen Leuten vorgestellt, hat Angst mit diesen zu sprechen.

23. III. 09. In letzter Zeit gehe es gut. Sie stottert wohl noch, aber weniger. Vor einigen Tagen machte sie ein Fest mit, dabei trank sie Champagner, den nächsten Tag hatte sie Kopfweh und sprach viel weniger gut.

Hypnose: Durchlebt eine Szene, die sich vor ca. zwei Jahren zutrug. Sie sieht scheu gewordene Pferde, vor denen sie starke Angst hatte. Dann sieht sie sich allein auf einem Spaziergang, war auf weitem Feld allein, da ging ein Mann im gleichen Tempo wie sie hinter ihr her. Sie hatte gräßliche Angst. Blieb sie stehen oder ging sie, so machte er es gerade so und sprach kein Wort. Dann sieht sie eine Szene, wie ein Fräulein mit ihrem Bruder kommt, sie abzuholen. Sie hatte Angst vor dem Sprechen. So ging es ihr auch bei dem festlichen Anlasse vor einigen Tagen. Sie habe immer Angst gehabt, sie werde schlecht sprechen, sie habe aber doch gut gesprochen. Wie sie bei dem Feste den Saal betrat, habe sie sich ganz sicher gefühlt.

Hypnose: Sieht eine Szene, wie sie auf der Straße Bekannte kommen sieht, mit denen sie nicht zusammentreffen wollte. Sie lief davon, hatte aber Angst, man beobachte sie.

30. III. 09. In den letzten Tagen bei Föhnwetter Kopfdruck. Patientin spricht heute ziemlich aufgeregt.

Hypnose: Sieht sich zuerst als ganz kleines Kind beim Christbaum. Dann eine Reihe Szenen, die nicht ganz deutlich werden. Dann sieht sie die Abschiedsszene von zu Hause und ihre Reise nach Wien ins Institut. Dann Szenen, wie sie vor zwei Jahren die Schwester des Großpapa besuchte im Sanatorium und dann wie diese starb. Als sie diese Todesnachricht empfing, sei sie wie ganz gelähmt gewesen. Sie hat sich über diesen Tod sehr stark aufgeregt, weil sie die Verstorbene sehr gerne hatte.

Hypnose: Sieht eine Szene, wie sie höchstens acht Jahre alt war. Ihr Bruder hatte damals einen großen Drachen, der wie ein Adler aussah. In der Luft sah er ganz so aus. Sie sagte nun einem Herrn, das sei ein Raubvogel. Dieser holte das Gewehr und schoß danach. Sie regte sich darüber sehr stark auf, dann machte es ihr aber große Freude, ihn angeführt zu haben. Dann sieht sie zwei Szenen aus verschiedenen Zeiten, wo sie in Gesellschaft Sprichwörter-Erraten spielte. Da man dabei viel sprechen muß, so hatte sie große Angst.

Hypnose: Wenn sie von zu Hause nach Wien fährt, so führt die Bahn über die Donau. Jedesmal wird sie beim Passieren der Brücke stark aufgeregt, so daß sie vor Erwartung nicht sitzen bleiben kann. Das durchlebt sie eben wieder. Dann sieht sie eine Szene, wie sie den Papa vom Bureau abholt. Da wird sie einmal einem fremden Herrn vorgestellt, wobei sie starke Angst empfindet vor dem Sprechen. Dann durchlebt sie eine Szene mit einem Buchhalter, der sie schon als ganz kleines Mädchen kannte, darum erlaubte sich dieser viel ihr gegenüber, das ist ihr eklig und unangenehm. Es gehe ihr gegen das Gefühl, mit ihm zusammenzukommen, besonders seit er ihr einmal dumme Bemerkungen machte.

2. IV. 09. In den letzten Tagen ein dumpfes Gefühl im Kopfe, so ein hohles Gefühl. Es ist Föhnwetter.

Hypnose: Sieht zuerst viele Szenen, aber undeutlich und abgebrochen. Dann wird ihr ganz deutlich eine Szene aus ihrem achten Jahr. Da war ein Mädchen aus ihrer Bekanntschaft, das sprach so entsetzlich langsam, das sei für sie schrecklich gewesen, sie sei darüber ganz wütend geworden. Seitdem könne sie nicht langsam sprechen. Sie hatte eine Qual dabei und meinte von sich, wenn sie so langsam spreche, so sei das schrecklich für die anderen.

Hypnose: Sieht eine Szene, als ihre Angehörigen einen Ausflug machten; sie sah diese vom Fenster aus, sie rief ihnen zu, winkte ihnen, aber man beachtete sie nicht. Das habe sie geärgert. Dann sieht sie wieder einen Ausflug, bei dem ein netter Kusin dabei war. Da zeigte die Tante eine Stelle, wo sich Mama und Papa verlobten. Da machte der Kusin ihr Blicke und tat dumm. Das ärgerte sie und regte sie auf. Es war ihr grauenvoll. Dann sieht sie eine Szene, wo sie viel kleiner war, wie sie in Mamas Briefen herumstöberte. Die Mama kam dazu, war böse, ärgerte sich. Das war Patientin nicht recht. Jetzt sieht sie eine Szene aus dem sechsten Jahr; sie hatte damals eine streng katholische Erzieherin. Die Mama war krank und nicht zu Hause. Es war ein Gewitter und da wollte die Erzieherin, daß Patientin, obwohl nicht katholisch, das Kreuz machen soll. Das erzählt sie der Mama. Es hatte auf Patientin einen tiefen Eindruck gemacht, weil sie das Kreuz machen sollte.

6. IV. 09. Patientin hatte letzte Woche öfters Kopfschmerzen, doch weniger anhaltend und nicht so stark.

Hypnose: Mit zehn Jahren habe sie eine strenge Erzieherin gehabt. Damals habe sie eine neue Bluse bekommen, die sie zerrissen habe. Sie hatte Angst, versteckte die Bluse und gebrauchte Ausreden. Dann sieht sie sich etwas später, wie sie mit dem Papa irgendwo zu Besuch war. Es wurden ihr eine Menge Leute vorgestellt, sie hatte große Angst, zu sprechen. Dann sieht sie sich vor zwei Jahren in Wien im Institut, wo sie entsetzliche Tage verlebte. Sie war manchmal in schlechter Stimmung, sei wütend auf sich und die ganze Welt gewesen. Sie mußte im Krankenzimmer liegen und gebrauchte die Ausrede, sie habe Kopfweh. Sie habe furchtbar geweint wegen des Stotterns, das in diesen Tagen besonders schlimm gewesen sei. Jetzt sieht sie eine Szene mit dem Großpapa, sie weiß nicht, wann das war, wie er ihr predigt, sie solle langsamer sprechen. Dann sieht sie sich kaum sieben Jahre alt, sie hatte zu Hause Unterricht, machte eine Prüfung für die öffentliche Schule, damals soll sie nicht gestottert haben. Sie sei so aufgeregt gewesen, daß sie nicht lesen konnte und die Examinatoren sagten, sie sei für die Klasse nicht fähig. Sie hörte dies, man meinte, sie höre es nicht und nun sei sie so aufgeregt gewesen, daß sie nichts sagen konnte. Die Szene durchlebt sie sehr deutlich.

Patientin verließ Zürich, die Behandlung wurde unterbrochen. Am 1. Okt. 1909 sah ich Patientin wieder mit ihrem Vater und beide versichern, daß das Sprechen mit dem früheren nicht zu vergleichen sei. Für gewöhnlich spreche Patientin ganz glatt und nur wenn sie erregt sei, merke man noch etwas von dem alten Übel.

Juni 1912. Auf meine Anfrage bekomme ich die Auskunft, daß es bei Patientin Tage gibt, an denen sie tadellos spricht, doch bei der geringsten Erregung ist das alte Übel in seinem vollen Umfang wieder da.

Die Behandlung war eine viel zu kurze; zumal bei der tiefen psychoneurotischen Anlage hätte erst eine viel längere Behandlungsdauer das pathogene Material beseitigen können und außerdem ist in solchen Fällen eine Erziehung in einem anderen verständigen Milieu notwendig. Den Fall an sich halte ich prognostisch noch für günstig.

Fall 44: Georg B., geb. 1892.

Patient gibt an, er stottere seit seiner früheren Jugendzeit, so daß er sich nicht erinnern könne, wann es begonnen hat; er wisse, daß das Stottern sich im Alter von zehn Jahren nach einer Erkrankung an Diphtherie bedeutend verschlimmert habe. Er stottere besonders, wenn er verlegen oder aufgeregt sei; vor dem Sprechen werde er entweder verlegen oder ängstlich. Früher bekam er Angst, wenn er Kommissionen besorgen sollte, besonders auch am Billetschalter. Er wußte aus Erfahrung, daß er nicht gut sprechen könne und damit habe er immer mehr das Gefühl bekommen, daß er nicht sprechen kann. Bei ganz fremden Leuten trete das Verlegenheitsgefühl auf und dann stottere er. Eine Zeitlang habe er Angst vor einzelnen Buchstaben gehabt, manchmal seien es Vokale, manchmal Konsonanten gewesen. In der Schule habe er besonders bei den fremden Sprachen gestottert, für die er keine große Begabung habe. Mit den Kameraden, die wissen, daß er stottere, könne er nicht ruhig sprechen. Wenn er müde ist oder sich nicht wohl fühlt, stottere er stärker. Patient spricht mir gegenüber all dies ganz ruhig, ich höre ihm ruhig zu und stelle meine Fragen in ruhigster, wohlwollendster Weise. Er hat während der Aufnahme dieser anamnestischen Notizen noch gar nicht gestottert.

22. IX. 09. Hypnose: Die Hypnose gelingt sofort und Patient sieht eine große Zahl von Szenen. Davon kann er eine festhalten. Es ist eine englische Stunde in G. Patient hatte starke Angst und konnte nicht sprechen. Die Bilder seien alle deutlich gewesen, doch konnte er sie nicht festhalten.

Hypnose: Er muß in der Englischstunde ein Gedicht aufsagen, dabei hatte er Angst; aber er mußte nicht stottern, das sei das einzige Mal gewesen, daß er nicht angestoßen habe, nur in der letzten Zeile sei es der Fall gewesen. Dann sollte er ein anderes, ganz kleines englisches Gedicht aufsagen, das konnte er nicht mehr, er hatte ein unangenehmes Gefühl von Beklemmung. Dieses Gefühl hatte er jetzt wieder. Er habe den Lehrer, das Zimmer, aber nicht die Schüler gesehen.

24. IX. 09. Hypnose: Vor einem Monat habe er einen Freund im Spital besucht. Da habe er schon vorher Angst gehabt, weil er fragen mußte, wo er ist. Er legte sich vorher zurecht, was er sagen wolle und war auf den Fall, daß man ihn zuerst frägt, nicht vorbereitet. Da passiert es ihm, daß man ihn fragte, da konnte er nicht antworten und so bekam er immer mehr Angst, die sich bis zu einem sehr hohen Grade steigerte. Das sei eine der stärksten Aufregungen gewesen, die er in der letzten Zeit erlebt hatte. Nur mit großer Mühe brachte er heraus, zu wem er wollte, man schickte ihn dann in den oberen Stock, dort mußte

er wieder fragen und er konnte fast wieder nicht sagen, zu wem er wollte. Dann fand er seinen Freund; mit diesem konnte er anfangs ganz gut sprechen, dann auf einmal ging es nicht mehr, so daß er nur noch hie und da mit großer Anstrengung ein Wort herausbringen konnte. Diese Szenen durchlebt er jetzt deutlich wieder mit Angst, aber nicht alle Szenen, sondern es sei ihm alles wieder ins Gedächtnis gekommen.

25. IX. 09. In zwei Hypnosen kann Patient nichts sehen. In der dritten sieht er undeutlich eine Szene, sieht ein Klavier schwach beleuchtet durch ein Licht und hört undeutlich Klavier spielen.

27. IX. 09. Hypnose gelingt sehr leicht. Patient sieht sich auf Besuch in seiner früheren Pension. Er will Adieu sagen und sich bedanken, er kann nicht sprechen und kommt in Verlegenheit. Zuerst tauchte die Erinnerung an die Begebenheit auf, dann kam die Szene mit den betreffenden Personen ganz deutlich, auch spürte er genau die Verlegenheit wieder und die Angst.

Hypnose: Sieht sehr deutlich, wie er das erste Mal mit den Knaben der Pension, in die er verbracht werden sollte, zusammentrifft, es war gelegentlich eines Skikurses. Der Lehrer der Pension wollte sich bei dieser Gelegenheit über die Kenntnisse des Patienten orientieren, er sollte lesen und französisch sprechen, war dabei sehr aufgeregt, so daß es fast nicht ging. Er war froh, wie die Prüfung vorüber war. Beim Essen nachher in Gesellschaft mit seinem Vater spürte er die Aufregung noch nachzittern. Jetzt durchlebte er die Szene mit Angst und Verlegenheit wieder.

29. IX. 09. Sieht sich wieder zu Besuch in der Pension Ende Mai 1909. Sieht Szenen, wie er sich bei seinen früheren Kameraden befindet und wie er mit ihnen spielt. In der folgenden Hypnose durchlebt er beim gleichen Anlaß eine Szene, wie er mit einem Kameraden einem Lehrer einen Besuch macht. Sie kommen in den Salon des Lehrers, außer diesem war dessen Frau und Schwester da. Der Lehrer fragte, wie es Patienten gehe und was er treibe. Er konnte nicht sprechen, er war ganz beklommen und erst als er wieder wegging, fühlte er sich erleichtert. Genau so sind auch jetzt seine Empfindungen.

Patient gibt an, daß er seit dem Beginn des Abreagierens schlechter spreche und sich weniger zusammennehmen könne, besonders sei dies der Fall, seit der vorgestrigen Sitzung.

30. IX. 09. Hypnose: Patient sieht sich am Schluß der Sommerferien in der Pension. Kameraden und er spielten Fußball. Er sollte das Spiel verlassen und einen anderen Kameraden als Ersatzmann holen. Als er dies tat, konnte er fast nicht sprechen. Er durchlebt deutlich wieder die Szene, wie er sich auf dem Wege zu dem Kameraden befindet und wie er überlegt, wie er es anfangen wolle, mit diesem zu sprechen und was er sagen wolle.

Hypnose: Durchlebt eine Szene aus seinem 11. Jahr; sein Lehrer hatte ihm den Auftrag gegeben, einen Blumenstock in seine Wohnung zu tragen, unterwegs brach ihm eine Blume vom Stock ab, er rannte mit Kameraden in die Schule zurück. Er kam später als die anderen und einer der Kameraden sagte dann dem Lehrer, Patient habe eine Blume abgeschlagen. Der Lehrer fragte, ob das wahr sei. Patient war in großer Aufregung und konnte gar nicht sprechen und brachte nur die Worte heraus in seiner großen Verlegenheit, es seien noch mehr Blumen daran. Er sei so verlegen gewesen, daß er nichts anderes sagen konnte. Der Lehrer war darüber sehr böse. Patient durchlebt diese Szene sehr deutlich und spürt die Beklommenheit sehr stark. An diese Szene mußte er öfters denken, so auch gestern. Es war ziemlich die stärkste Erregung, die er erlebt habe.

Hypnose: Es war beim Kadetten-Exerzieren. Sein Zug war bei der Kaserne, es war „ruhen“ kommandiert. Nun kommt der Kadettenmajor und der Leutnant kommandiert „Achtung“; da schwatzte Patient noch, der Major sah es, rief ihn aus Reih und Glied heraus, fragte, wie er heiße. Patient konnte es nicht sagen. Da lachte ihn der Major aus, weil er ihm nicht sagen konnte, wie er heiße und fragte, ob er es nicht mehr wisse. Die Kameraden schauten ihn alle an, es war für ihn eine kolossal peinliche Verlegenheit.

5. X. 09. Patient fühlt in der letzten Zeit mehr Beklemmung, stottert

etwas öfters. Er traf hier vor einigen Tagen Kameraden, da ging es mit dem Sprechen schlecht, doch nicht so schlecht, als er erwartet hatte.

Hypnose: Sieht sich, als er bei einem hiesigen Künstler Besuch machte. Er hatte sich vorgenommen, möglichst ruhig zu sprechen und war vorher schon in Spannung. Er sagte sich immer, wenn es nur gut gehe. In den Salon geführt, wurde er schon unruhig. Dann führte man ihn ins Atelier. Da wurde er so befangen, daß er zunächst nicht sprechen konnte. Nach einiger Zeit ging es etwas besser, doch nicht gut. Die Szenen durchlebte er sehr deutlich wieder.

Hypnose: Als er nach den Sommerferien hierher reiste, sollte er zu Hause einen Packträger holen, der sein Gepäck zur Bahn bringen sollte. Dabei hatte er große Angst. Er mußte sprechen, den Träger zu bekommen, es ging eilig, er sollte den Schein den Eltern bringen, der Zug stand schon da, die Eltern warteten auf dem Perron und nun konnte er weder mit dem Gepäckträger noch mit den Eltern sprechen. Er war von vorher in großer Angstaufregung, weil ihm das Wort „Zürich", das er beim Verlangen des Billets und bei der Gepäckaufgabe sprechen sollte, Schwierigkeiten macht. Er wurde doch rechtzeitig fertig. Die Szene und die Angst durchlebt er sehr deutlich wieder.

6. X. 09. Hypnose: Sieht eine Szene, wie er im Frühjahr 1909 hierher kam und einen Lehrer für Malunterricht aufsuchte. Das Sprechen ging im Anfang sehr schlecht, dann wurde es besser. Er durchlebt eben die Angst wieder, die er vorher durchlebt hatte, wie er zu dem Maler kam und dann die Verlegenheit, als er mit ihm sprach.

Hypnose: Die letzten Sommerferien brachte er in seiner früheren Pension zu. Am Abend sollte er mit der Eisenbahn nach Hause fahren, man hatte ihm berichtet, daß ein Onkel mit dem gleichen Zug reisen werde. Der Abschied von seinem Lehrer regte ihn sehr auf, er war so verlegen, daß er sich nicht bedanken konnte. Dann regte er sich beim Einpacken auf, es ging ihm alles durcheinander. Dann stieg er in den Zug, er traf den Onkel nicht; vor lauter Verlegenheit und Angstaufregung ging er nicht durch den ganzen Zug durch, um den Onkel zu suchen. Am Heimatort angekommen, sind die Eltern am Bahnhof, da steigt auch der Onkel aus und Patient wird nun so hochgradig verlegen, daß er den Onkel nicht begrüßen kann. Nun war der Onkel erstaunt, daß das Sprechen nicht besser ging. Das verwirrte den Patienten erst recht wieder und die Enttäuschung des Onkels deprimierte Patienten sehr. Auch dem Vater gegenüber konnte er nicht sprechen. Diese Szene durchlebt er sehr deutlich und auch die Gefühle treten genau wieder so auf.

8. X. 09. Patient war mit Kameraden aus seiner Pension in München. Eines Abends besuchte er mit zwei Kameraden ein Konzert in der Ausstellung. Sie riefen den Kellner, sie wollten bezahlen. Da brachte er ihnen nochmals das, was sie ursprünglich bestellt hatten. Der Kellner machte nun Geschichten. Patient wurde riesig aufgeregt, denn er hatte kein Geld mehr. Beim Reproduzieren dieser Szene stottert Patient außerordentlich stark. Eine weitere Szene hatte Patient wieder vergessen; in der Hypnose findet er sie sofort wieder. Es war ein Sonntag Nachmittag in der Pension. Ein dort zu Besuch anwesender Maler hatte sie eingeladen, ihm ihre Arbeiten zu zeigen. Sie fuhren zu ihm; es war spät geworden mit der Heimkehr und sie mußten sich beeilen. Zu Hause angekommen, war es ihre Pflicht, sich zu entschuldigen. Wegen des Stotterns wagte er es nicht. Das war ihm kolossal peinlich, zumal er zu empfinden vermeint, daß der von ihm so verehrte Lehrer ihm das verübelte. Patient durchlebt alle diese Szenen sehr genau wieder, bis auf die Momente, wo die Angst nicht stark war.

Hypnose: Patient durchlebt nochmals die Münchener Kellnerszene mit dem gleichen Gefühle. Es sei ihm damals furchtbar unangenehm gewesen, hebt er noch hervor, wie er das Restaurant verließ.

11. X. 09. Vier Hypnosen in der Gegenwart des Vaters fördern nichts zutage. Patient ist zu stark abgelenkt.

12. X. 09. Hypnose: Patient verfällt in zu tiefen Schlaf.

Hypnose: Sieht sich in der Pension mit Freunden diskutieren; er war anderer Meinung wie sie, konnte sich aber nicht aussprechen, das war ihm sehr peinlich und dieses Gefühl durchlebt er eben wieder.

Hypnose: Er hatte in der Pension einen Aufsatz zu machen, die Arbeit verschob er von einem Tag zum anderen, so schrieb er noch am Morgen der Ablieferung daran, er war früh aufgestanden und noch müde und hatte Angst, er werde nicht fertig. So war er noch vor der betreffenden Stunde damit beschäftigt. Nun ulkte ihn ein Kamerad an; darüber wurde er wütend, kolossal aufgeregt. Dann ärgerte er sich, daß er so wütend werden konnte, aber, fügt er hinzu, er habe nicht anders können. Die Szene durchlebt er jetzt wieder in allen Details, bis zu dem Moment, wo er aus seinem Arbeitszimmer heraus zu der betreffenden Stunde ging. Er ging in der Aufregung heraus und dachte gar nichts mehr. Dann sieht er sich wieder in den Sommerferien auf Besuch in der Pension. Der Lehrer bat ihn eines Tages, er möge zu einem der Schüler gehen und eine Liste abholen. Als er diesen Auftrag bekam, hatte er schon Angst, das Wort „Liste" nicht aussprechen zu können. Langsam machte er sich auf den Weg zu dem Schüler. Dieser war nicht im Zimmer. Nun ging er zu einem anderen. Dort angekommen, ist er so verlegen, daß er nicht sprechen kann und auch nicht sich verständlich machen kann, daß er jemanden suche. Wieder ruhiger geworden, traf er dann den betreffenden Kameraden und konnte es ihm sagen. Diese letzte Szene, wo er ruhig war, durchlebte Patient nicht, sondern nur die Szenen, die mit Angst verknüpft waren, resp. Patient sagt, es seien Beklemmungsgefühle und peinliche Gefühle.

13. X. 09. Patient verspürt noch keine Änderung.

Hypnose: Er durchlebt die Szene, wie er das erste Mal mit seinem Vater in die Pension kommt. Schon auf dem Wege ist er aufgeregt und verlegen. Er sieht jetzt den Hinweg, dann den Aufgang zum Gebäude. Wie es ihm beim Empfang ging, weiß Patient nicht mehr genau, er meint, es sei ganz gut gegangen, habe nicht so sehr gestottert.

Hypnose: Sieht sich wieder in der Pension im letzten Frühjahr; er erwartete seinen Vater; er ißt separat mit seinem Lehrer und ist dabei sehr verlegen.

14. X. 09. Hypnose: Sieht zunächst Bilder, die er nicht festhalten und nicht deutlich erkennen kann.

Hypnose: Sieht eine Szene, wie er nach den Sommerferien mit seinem Onkel hierher reiste, am Bahnhof suchte er einen Gepäckträger, übergab ihm sein Gepäck, vermochte aber nicht, ihm die Hausnummer zu sagen, deshalb lief er mit diesem und verlor dabei seinen Onkel. Das war für ihn außerordentlich peinlich.

15. X. 09. Hypnose: Sieht sich, 14 Jahre alt, als Kadett beim Exerzieren. Sie mußten antreten, es war schon spät und er hatte Angst zu spät zu kommen. Er kam gerade noch, um in seinen Zug einzutreten. Der Korporal meldete ihn; er wollte sich nicht melden, weil er nicht hätte sprechen können, aus Angst vor dem Sprechen mit dem Feldwebel. Jetzt fühlte er die Angst ganz deutlich wieder und auch die Szene wurde ganz klar.

Hypnose: In den letzten Sommerferien saß er eines Abends spät mit seinem Bruder in der Sommerfrische vor dem Hotel. Der Bruder sprach ihm von Gemäldeausstellungen und Galerien. Patient nahm am Gespräch teil und blieb beim Namen „Segantini" stecken. Bis dahin konnte er gut sprechen. Das war ihm nun furchtbar unangenehm. Der Name Segantini habe ihm immer Schwierigkeiten gemacht und auch jetzt beim Abreagieren brachte er ihn nur mit Mühe heraus.

Hypnose: Er sieht zunächst eine Reihe von Szenen vorüberziehen, dann wird ihm eine deutlich: Letzten Winter fuhr er mit Kameraden und einem Lehrer auf einem See Schlittschuh. An einer Stelle war das Eis, weil es zu dünn war, abgesperrt; da brach der Lehrer ein, Patient bekam Angst, wurde unsicher, glaubte, man könne nun überall einbrechen. Der Lehrer konnte mit Hilfe einer Leiter gerettet werden. Das Bild war sehr deutlich. Die letzten Szenen hatte Patient beim Erwachen schon wieder vergessen, er fand sie in leichter Hypnose wieder.

16. X. 09. Sieht eine Szene vom Auffahrtstage 1908. Er war an einem Ausflug an einen Kurort gekommen, in dem sich eine seiner Tanten aufhielt. Er wollte im Hotel das Fräulein fragen, wo die Tante sei. Das konnte er nicht, so frug er der Tante nicht nach und das hatte man ihm sehr übel genommen. Ihm

war das sehr peinlich, denn trotz seines guten Willens mußte er sich noch entschuldigen. Dann sieht er eine Szene gelegentlich des Gordon-Bennett-Wettfahrens. Da sieht er hier in der Bahnhofstraße Kameraden; er ist zunächst freudig erregt, diese zu treffen, dann auf einmal überfällt ihn Angst, er könne nicht mit ihnen sprechen.

Hypnose: Nun sieht er eine ganze Reihe von Szenen, mit freudigen Erregungen, er empfindet dabei Herzklopfen und Beklemmung, aus denen, wie er sagt, seine Verlegenheiten stammen, weil er dann nicht sprechen könne. So machte er im Frühling 1909 eine Velotour zu seiner früheren Pension. Er kommt zu seinem Lehrer, freut sich, diesen wiederzusehen, kann aber nicht sprechen. Nun folgen eine Reihe ähnlicher Szenen bei Besuchen, wo immer wieder das Gefühl freudiger Beklemmung hervortritt.

3. Hypnose: Es treten unklare Erinnerungen, aber keine begleitenden Gefühle auf.

19. X. 09. Patient gibt an, daß er beim Sprechen nun eine Erleichterung spüre. Zwei Hypnosen fördern keine Szenen zutage. Patient hat starken Katarrh.

2. XI. 09. Patient fühlt sich freier beim Sprechen, nur wenn er sonst in Aufregung kommt, nicht wegen des Sprechens, gehe dieses schlechter. Seit einem oder zwei Tagen nach der letzten Sitzung merke er, daß es besser sei. In drei Hypnosen kann Patient die Bilder nicht festhalten, er ist zu müde.

3. XI. 09. Patient hat keine Angst beim Sprechen, spricht aber heute wieder etwas hastiger.

Hypnose: Sieht Bilder, kann sie aber nicht festhalten und auch nicht erkennen.

Hypnose: Sieht undeutlich und mit wenig Angst eine Szene, die er vor 14 Tagen erlebte. Er hatte den Vater in Baden besucht, war abends mit ihm im Konzert im Kasino, da sah er einen früheren Kameraden aus der Pension. Dieser kam auf ihn zu, da konnte Patient nicht sprechen. Dann sieht er einen anderen Kameraden, ging auf ihn zu und konnte wieder nicht sprechen.

Hypnose: Durchlebt sehr deutlich eine Szene aus den Weihnachtsferien 1908. Er hatte sich mit einem Freund zu einer Skitour verabredet und sie wollten sich am Abend in einer Hütte treffen. Der Freund kam nicht, so mußte er die Nacht allein verbringen, er hatte zwar keine Angst, aber er ärgerte sich und war verstimmt. Dies durchlebte er mit entsprechendem Gefühle deutlich wieder.

4. XI. 09. Zwei Hypnosen ergeben nichts, dann tritt eine Szene auf, die Patient nicht erkennt, sie verschwindet wieder. Hypnose: Sieht sich, wie er am Anfang der Frühlingsferien 1909 von der Pension abreist. Er kam am Abend zu spät zum Bahnhof, um das Gepäck aufzugeben, er mußte es am Morgen besorgen, den Koffer aufladen und heimfahren. Seine Kameraden waren ihm voraus gegangen und er rannte, was er konnte, um noch rechtzeitig zum Zug zu kommen. Nun waren am Billetschalter eine große Zahl von Menschen, er konnte sein Billet nicht lösen und mußte noch das Gepäck aufgeben; der Beamte konnte es ihm nicht abnehmen, ein Freund besorgte es. Auch das Billet konnte er nicht lösen, weil er das Wort „Zürich" nicht aussprechen konnte. Patient durchlebt die Szene mit großer Aufregung und reproduziert sie nur mit großer Mühe und heftigstem Stottern.

11. XI. 09. Patient sagt, das Sprechen gehe besser. Hypnose: Die letzten Weihnachtsfeiertage war er mit einem Freunde und dessen Vater auf einer Skitour. Im Hotel verlangte der Vater des Freundes die Rechnung. Patient wollte auch seine Rechnung verlangen, konnte es aber nicht, weil er das Wort „Rechnung" nicht aussprechen konnte. Das war für Patienten außerordentlich unangenehm. Die Gefühle durchlebte er sehr deutlich wieder, während das Bild selbst nicht mehr deutlich war. Hypnose: Durchlebt das Gefühl, daß er über etwas furchtbar erschrocken ist. Die Szene dazu habe er aber nicht gesehen. Hypnose: Durchlebt eine Szene, wie er über einen Lehrer wütend wird, der von ihm den Beweis eines Lehrsatzes verlangte, der noch nicht durchgenommen worden war. Patient sei nicht gerade der Liebling dieses Lehrers gewesen. Er wurde sehr auf-

geregt und hatte besonders starke Schwierigkeiten beim Sprechen; er kam ganz außer Fassung, so daß er den Respekt vor dem Lehrer verlor. Patient stottert sehr stark bei der Reproduktion. Damals war er 15 Jahre alt.

16. XI. 09. Patient spürt in den letzten Tagen wieder eine Erleichterung, seit vorgestern wieder etwas weniger, da sei er einmal angestoßen und das hatte wieder eine ziemlich starke Wirkung. Hypnose: Es kommt ihm in den Sinn, wie er in einer Kunstausstellung eines hiesigen Malers war und ihm dort die Erinnerung an eine Verlegenheitsszene aufgetaucht war, die er bei dem Besuche des Künstlers erlebt hatte. Jetzt durchlebt er mit großer Verlegenheit die Begrüßung mit dem betreffenden Künstler wieder. Dann sieht er, wie er mit dem Vater in den letzten Weihnachtsferien zu einer Anstalt für Stotterer reiste. Er durchlebt die Angst wieder, sieht, wie er zur Anstalt kommt, wie er hineingeht und wie er geprüft wird. Hypnose: Sieht lauter Szenen in der Pension aus der Zeit nach den Sommerferien 1908. Einmal in einer englischen Stunde hatte er nichts gelernt. Der Lehrer, der immer etwas schnell vorwärts gehen wollte, habe ihn wegen des Stotterns nicht daran genommen. Er ließ ihn in Ruhe. Da auf einmal hieß er den Patienten an die Tafel gehen und ließ ihn die Antwort hinschreiben. Patient sagte, daß er es nicht könne. Er kam in peinliche Verlegenheit, zumal der Lehrer böse wurde. Auch nach der Stunde sei er noch stark deprimiert gewesen. Dann durchlebt er noch eine solche Szene. Sie mußten der Reihe nach Sprichwörter lesen. Er wußte so genau, wann er daran komme. Je näher es an ihn herankam, um so größer wurde seine Angst. Als er daran war, so redete ihm der Lehrer zu, aber das regte ihn noch mehr auf. Dann sieht er noch eine Algebrastunde: Er sollte an der Tafel eine mit „2“ anfangende Zahl lesen, die 2 brachte er aber nicht heraus. Auch jetzt geht es kaum. Ein zweiter Versuch, den der Lehrer machen will, geht auch schlecht. Die letzte Szene, die er sah, hat er wieder vergessen. In der Hypnose fällt sie ihm gleich wieder ein: Er war mit Kameraden durch ein Fenster gestiegen. Beim Essen sagte der Lehrer, daß diejenigen, die aus dem Fenster gestiegen seien und Schmutzerei verursacht haben, diese wieder wegputzen sollten. Er war darüber sehr verlegen, weil alle anderen Schüler dabei waren und es war ihm sehr unangenehm, da er sich nicht gleich gemeldet hatte. Die Szenen werden alle sehr deutlich.

17. XI. 09. Patient fühlt sich wieder unsicherer. Drei Hypnosen fördern nichts zutage. Patient hat im Wartezimmer etwas gelesen, das ihn zu stark beschäftigte.

18. XI. 09. Durchlebt in der vierten Hypnose, wie er abends im Dunkeln einer Frau begegnet, die einen großen Hund bei sich hatte. Die Frau hielt den Hund. Patient kam ziemlich gut vorbei, hatte Angst bis er sich ganz im Sichern fühlte.

24. XI. 09. Sieht eine Begrüßungsszene; wie er sich dem Hause der Pension nähert, trifft er plötzlich seinen Lehrer, der ihn begrüßt. Patient war überrascht und als Patient mit dem Lehrer in der Wohnung sich befindet, war er so verlegen, daß er gar nicht sprechen konnte. Das war ihm sehr unangenehm. Hypnose: Sieht lauter Szenen aus dem Jahre 1907; als er Velo fahren lernte, gab es sehr viele unangenehme Szenen. Beim Erzählen derselben stottert er stark. So die Szene, als er das erste Mal durch die Stadt fuhr. Es ging gut, er wollte einen Besuch machen und vor dem Hause am Trottoir absteigen. Da standen zwei Straßenkehrer, da wo er absteigen wollte. Er sagte ihnen, sie möchten weggehen, sie verstanden ihn nicht und er flog um. Dann wieder fuhr er eine Straße herunter, im gleichen Moment kommt ein Herr mit einem Hund aus einem Gartenhaus. Patient hatte keine Ahnung von dem Hunde. Plötzlich faßte ihn dieser an der Wade mit den Zähnen. Dann folgen eine Reihe von Schreckensszenen mit Hunden. Bei all diesen Szenen empfand er deutlich Angst. Dann wieder fuhr er mit dem Velo durch eine Straße. Auf der einen Seite war ein Fuhrwerk, auf der anderen ging neben dem Fuhrwerk der Fuhrmann und knallte mit der Peitsche. Patient wußte nicht, wie er da durchkommen sollte; so fuhr er dem Fuhrmann in die Beine und beide stürzten hin. Natürlich wurde er dann durch das Fluchen des Fuhrmannes noch mehr in Verlegenheit gebracht. Hypnose: Sieht eine Reihe von Szenen von früheren Wintern und auch vom vor-

letzten, als er Skifahren lernte. Er hatte die Ski zu Weihnachten bekommen und fuhr mit einem Freund. Am Abend trat Tauwetter ein, sie fuhren eine schräge Halde hinunter und er kam auf einen Erdhügel. Es war schon dunkel und der Schnee naß. Er kam zu Fall und verdrehte sich den Fuß. Beim Umfallen empfand er starkes Angstgefühl. Er durchlebt die Szene deutlich mit allen Gefühlen wieder durch. Dann durchlebt er eine Szene sehr deutlich: Es war hinter Urnäsch. Er fuhr seinem Hotel entgegen, vorher kam noch eine Halde und da geht es plötzlich herunter. Es ist eine Stelle, wo er stets einen Moment Angst bekam. Diese fühlte er jetzt ganz deutlich wieder. Dann folgen noch weitere Szenen vom Skifahren.

29. XI: 09. Patient ist beim Sprechen wieder etwas ängstlicher, spricht schlechter. Hypnose: Sieht sich ca. sechs Jahre alt, geht mit der Mama in die Stadt. Im Moment als er mit ihr über die Straße geht, kommen zwei Hunde gerannt und überrennen ihn. Die Szene wird ihm sehr deutlich. Seit jener Zeit habe er Angst vor Hunden. Hypnose: Sieht deutlich und durchlebt mit starker Angst eine Szene beim Schwimmen. Als er schon ziemlich gut schwimmen konnte, ca. 12 Jahre alt, wollte er das erste Mal vom 7 m hohen Sprungbrett in das Wasser springen. Dabei regte er sich stark auf und spürte die Angst während des Fallens. Dann sieht er eine Szene beim Turnen in der Schule. Man mußte über das Pferd und eine Schnur wegspringen. Einmal blieb er dabei mit dem Fuße hängen, er fiel und erschrak heftig. Seitdem hatte er vor dem Springen noch mehr Angst als vorher. Er durchlebt aus der gleichen Zeit Szenen vom Fußballspielen. Er ereiferte sich dabei sehr, in seiner Aufregung macht er Fehler, wurde unsicher im Spiel, wurde dann selbst umgeworfen und kam in eine starke Angstaufregung, die er jetzt deutlich wieder fühlt. Hypnose: Sieht erst einige Szenen undeutlich, die er gleich wieder vergißt. Dann sieht er sich im Frühling 1908 in der Pension in der Lateinschule; er sollte lesen und kann nicht, darüber wird er sehr stark aufgeregt, was er jetzt wieder spürt. Hypnose: Er soll das, was er eben durchlebt und vergessen hatte, wieder finden. Es war eine Szene beim Konfirmandenunterricht, den er mit den Knaben des Nachbardorfes der Pension genossen hat. Die Dorfbuben pobelten, darüber ärgerte sich der Geistliche, er warf die Bücher hin und ging heraus. Patient war über das Betragen der Kameraden sehr aufgeregt. Die ganze Szene hat ihn tief ergriffen und er erschrak als der Pfarrer die Bücher wegwarf.

2. XII. 09. Das Sprechen geht nicht besser, aber auch nicht schlechter. Sieht eine Szene aus der Pensionszeit vor den Frühlingsferien 1908. Sie mußten am Morgen vor einem Spaziergang antreten und sich numerieren. Er kam zuletzt daran, wußte seine Nummer, konnte sie aber nicht aussprechen. Da kam er in eine große peinliche Verlegenheit, die er jetzt ganz deutlich wieder fühlt. Eine andere Szene ist ihm sofort wieder verschwunden. In der Hypnose findet er sie wieder. Er sieht sich nach den letzten Sommerferien hier am Billetschalter und will „Baden retour“ verlangen. Schon daheim beschäftigte er sich damit, wie er über die Schwierigkeit hinwegkommen wird und hatte Angst, das Wort „Baden“ nicht aussprechen zu können. Er entschloß sich, es aufzuschreiben, das kam ihm aber doch peinlich vor. Darauf kam er zu dem Entschluß, es doch zu verlangen. Nun ging es doch nicht und in peinlichster Verlegenheit mußte er den Zettel vorweisen, umgeben von vielen Leuten am Schalter. Als er Schwierigkeiten bei der Aussprache hatte und der Beamte sehr beschäftigt war, sagte ihm dieser, er solle doch vorwärts machen, er habe keine Zeit. Das war ihm furchtbar unangenehm. Diese Szenen durchlebt er mit starker Angst wieder. Hypnose: Sieht sich am Billetschalter des Pfauentheater, er war etwas spät daran, lief schnell zum Theater, konnte nicht reden, kam in peinliche Aufregung. Das war im letzten Sommer. Eine ähnliche Szene erlebte er im Frühling eines Morgens am Billetschalter des Stadttheaters. Dann wieder eine später an einem Abend. Er konnte fast nicht sprechen und mußte sein Anliegen aufschreiben. Hypnose: Sieht eine Szene, wie er vor zwei oder drei Jahren telephonieren sollte. Er hatte angeläutet, konnte aber die Nummer nicht verlangen. Das Telephonfräulein verlangte wiederholt die Nummer, es ging ihr zu lange und sie lief weg. Das war ihm furchtbar peinlich, es war im Bureau seines Vaters und ein Fräulein dabei,

er lief furchtbar deprimiert aus dem Bureau weg. Dann durchlebt er eine Szene, wie er von der Pension aus nach Hause telephonierte. Er machte sich schon mit Angst daran, verlangte dann die Nummer verkehrt, es gab eine lange Verwirrung, bis er endlich die richtige Verbindung bekam; als er diese hatte, konnte er fast nicht reden.

7. XII. 09. Letzten Sonntag traf er einen Kameraden auf der Straße; dieser fragte ihn, wo er wohne und wie es ihm gehe. Da versagte ihm die Sprache, es war ihm außerordentlich unangenehm. Er beruhigte sich dann aber bald wieder und das Sprechen ging doch noch. Daran schließen sich eine Reihe von früheren Gedanken an, die er sich gemacht hatte, zumal als er nicht sprechen konnte, wenn er zu Besuch in die Pension kam. Hypnose: Durchlebt eine Szene, die er am letzten Sonntag gesehen hatte: Es war bei einem Fechtturnier. Da drang einem der Fechter die Degenspitze seines Gegners in den Oberschenkel. Das regte ihn stark ängstlich auf. Die Szene durchlebt er deutlich wieder. Es folgen noch viele Szenen, die er aber nicht festhalten konnte. Hypnose: Sieht sich, wie er durch eine Straße Velo fährt, da kommt plötzlich ein Auto um die Ecke; er erschrickt und wäre fast ins Auto hineingefahren, konnte aber noch im letzten Moment absteigen. Er fühlte eben den Schrecken sehr deutlich und die Szene wurde ihm wieder ganz klar.

10. XII. 09. Das Sprechen gehe ihm leichter. Gestern wurde er in der Schule etwas gefragt, da konnte er nicht gut antworten, weil er durch die Frage verlegen wurde. Hierdurch war er den ganzen Tag beim Sprechen beunruhigt.

14. I. 10. Es geht in der letzten Zeit besser. Er verbrachte die Weihnachtsferien zu Hause und hatte dort keine Sprachstörung. Als er wieder hieherkam, wurde er wieder aufgeregter und dadurch sprach er wieder etwas schlechter. Hypnose: Sieht eine Szene etwas undeutlich und mit wenig Angst: Es war in der Pension, er wollte den Lehrer etwas fragen, wagte es aber nicht. Das fühlt er jetzt wieder. Vorher tauchte eine Szene aus den letzten Tagen deutlich auf: Er sprach mit einem Kameraden, plötzlich blieb er mitten in dem Wort „Landschaft" stecken. Darüber erschrak er, es war ihm sehr unangenehm. Hypnose: Durchlebt deutlich eine Szene aus den letzten Sommerferien wieder, es waren Verwandte bei ihnen zu Besuch und diese erkundigten sich nach seinem Ergehen. Es ging ihm nicht gut und er konnte gar nicht antworten, das war ihm sehr peinlich. Hypnose: Sieht noch eine Szene vom Gordon-Bennet-Rennen. Da sah er noch einen Kameraden aus der Pension, aber er konnte ihn nicht ansprechen; da er ihn auch später nicht wieder sah, so war ihm das sehr unangenehm. Dann kommt ihm eine Szene aus der Pensionszeit mit dem gleichen Kameraden. Er wollte diesem beim Aufsatz helfen, wollte ihm diktieren, konnte es aber nicht. Die Gefühle des Peinlichen und Hilflosen, die er bei all diesen Szenen empfunden hat, fühlt er jetzt sehr deutlich wieder.

17. I. 10. Patient fühlt sich im ganzen ruhiger, kann gut sprechen, bis er in Affekt gerät. Hypnose: Patient sieht eine Reihe von Szenen von gestern. Er hatte einen früheren Lehrer getroffen, diesen wollte er über einen Kameraden fragen und er konnte den Namen desselben nicht aussprechen. Das war an der Bahnhofstraße. Dann sieht er sich am Bahnhofplatz mit dem Lehrer, da wollte er von einem anderen Kameraden sprechen, konnte aber den Namen wieder nicht aussprechen. Es beherrschte ihn dabei ein unsicheres, deprimierendes Gefühl, daß er es gar nicht könne. Beim Wiederdurchleben sah er die Szenen, Straßen, Häuser, Menschen und das ganze Getriebe genau wieder so wie gestern.

18. I. 10. Hypnose: In den letzten Sommerferien machte er einen Besuch in seiner Pension. Von dort aus machte er mit einem seiner Freunde einen Besuch bei einem Maler. Dieser war abwesend, sie saßen mit dessen Frau im Garten, er konnte nicht gut sprechen, plötzlich ging es gar nicht mehr. Da mit einem Male taucht ihm die Erinnerung an eine frühere Szene bei dem Maler auf, wo er noch nicht so gut sprechen konnte und sofort ging es gar nicht mehr. Er fühlte sich außerordentlich peinlich berührt. Das wird ihm jetzt ganz deutlich. Dann durchlebt er eine Szene, wo er mit Kameraden und jungen Mädchen spielte. Jedes mußte einen Spruch sagen, er hatte von Anfang an Angst, daß er daran komme. Er kam aber nicht daran und durchlebt jetzt die dabei ausgestandene

Angst deutlich wieder. Hypnose: Durchlebt die Szene, wie er in den letzten Weihnachtsferien zu Hause von jemandem gefragt wird, wo er jetzt sei. Er konnte nicht antworten, weil er das Wort „Zürich" nicht aussprechen konnte. Das war ihm sehr peinlich. Hierdurch angeregt, sieht er eine Szene aus den Frühlingsferien 1909 in der Pension. Damals fragte ihn ein Kamerad, wo er hinkomme, da konnte er auch nicht „Zürich" sagen. Dann sieht er Szenen aus der letzten Zeit, wie er, ehe er an den Billettschalter des Pfauentheaters ging, Angst hatte, er könne nicht sagen, was er wolle. Dann konnte er es doch sagen. Diese Vorangst durchlebte er deutlich wieder. Dann sieht er wieder eine Szene am Billettschalter des Bahnhofes. er konnte nicht das Billett nach Baden verlangen. Dann eine Szene im Bahnhof in St. Gallen, wie er sein Gepäck aufgeben will und auch nicht „Zürich" sagen konnte.

19. I. 10. Sieht eine Szene, wo er in der Pension mit dem Pfarrer spricht, er konnte nicht das sagen, was er sagen wollte und regte sich sehr auf, so daß er nicht sprechen konnte. Hierdurch war er sehr deprimiert. Dann eine andere Szene wieder mit dem Geistlichen: Er wollte diesem in einem Punkt widersprechen, das konnte er nicht, das war ihm sehr unangenehm. Die ganze Szene, selbst der Gegenstand der Kontroverse, alles wird ihm deutlich und klar. Dann durchlebt er eine Szene aus seinem 10. Lebensjahr: Er wurde in der Schule falsch angeklagt, konnte sich nicht verteidigen, weil er nicht sprechen konnte. Dabei war er sehr aufgeregt. Hypnose: Durchlebt dann eine Szene aus der gleichen Zeit: Es war an einem Winterabend, er mußte sich zum Handfertigkeitsunterricht melden und vortreten. Dabei sollte er „Hier" sagen, hatte vorher Angst, er könne es nicht, dann ging es doch. Er durchlebt deutlich diese Vorangst-Szene. Dann durchlebt er wieder eine Schulszene aus dem 13. Jahr. Sie hatten den Religionslehrer gefragt, ob er ihnen eine Stunde schenken wolle. Nun hatte einer der Kameraden gegen eine Klassentür gepoltert, ein Freund des Patienten wurde falsch verdächtigt, dies getan zu haben. Diesen wollte Patient verteidigen, konnte es aber nicht, weil er nicht zu sprechen vermochte und geriet hierdurch in eine sehr peinliche Situation.

20. I. 10. Die zwei ersten Hypnosen ergaben nichts. In der dritten Hypnose sieht er sich in einer der französischen Stunden des letzten Jahres. Er sollte etwas lesen, vermochte aber nur einige Worte herauszubringen. Dann treten ihm Szenen auf aus den englischen Stunden, er fühlt deutlich, wie er nichts sagen konnte. Dann kommt ihm eine Lateinstunde, wo er auch nicht weiter kam, als er aufgerufen wurde. Alle diese Szenen durchlebt er mit sehr starken Gefühlen. Dann kommt ihm noch eine Deutschstunde, wie er beim Gedichtaufsagen stecken blieb, als er vor der Klasse stand. Das war ihm ganz besonders peinlich und er reproduziert diese Szene mit besonders starkem Stottern.

22. I. 10. Durchlebt eine Szene wieder, die sich vor kurzem in einer hiesigen Buchhandlung ereignete. Es war vor den letzten Sommerferien. Er konnte nicht sagen, was er wollte. Dann eine gleiche Szene etwas später. Dann eine gleiche Szene, wie er ein Schulbuch bestellen wollte und absolut nicht reden konnte. Dann durchlebt er Szenen aus der Pension vor den letzten Sommerferien. Er war dort auf Besuch und sollte zu einem Kameraden ins Zimmer und ihn holen. Auf dem Wege dahin hatte er schon Angst, er könne nicht sprechen. Der Knabe war nicht in seinem Zimmer, er ging zu einem anderen Kameraden und wollte nach dem ersteren fragen. Nun konnte er dessen Namen nicht aussprechen. Das war ihm sehr unangenehm, peinlich. Die Szene war jetzt sehr deutlich. Dann sieht er sich in derselben Zeit, wie er mit einem Kameraden mit Wagen und Pferd etwas aus dem Nachbarort abholen wollte. Sie spannten ein, da kam der Lehrer und fragte sie, wo sie hin wollten. Da konnte er nicht antworten. Das war sehr peinlich. Dann eine Szene aus der Schule im Jahre 1907. Patient war in der Schule vom Lesen und Aufsagen dispensiert. Mit einem Male sollte er ein Gedicht lesen. Da bekam er sehr starke Angst und er konnte nur mit Mühe ein Wort nach dem andern lesen. Die Szene durchlebt er mit starkem Affekt wieder.

24. I. 10. In den letzten Tagen ist Patient wieder aufgeregter und stößt beim Sprechen öfters an. Hypnose: Es ziehen einige Bilder vorüber, Patient empfindet etwas Angst dabei, aber er konnte die Bilder nicht festhalten. Patient

ist nach einer gestrigen Skitour noch müde. Hypnose: Es tritt eine Szene auf, die er nicht gut festhalten konnte: Er sieht sich als Knabe von acht Jahren, wie er etwas in einem Spezereiladen holen sollte. Unterwegs hatte er Angst, er könne nicht sagen, was er wolle. So sagte er auf dem Wege immer wieder vor sich her, was er verlangen wollte. Im Laden angekommen, konnte er es doch nicht sagen. Da schauten ihn die Leute so kurios an. Dann durchlebt er eine ähnliche Szene in einem anderen Laden, konnte wieder nichts sagen, kam in starke Verlegenheit. Nach langer Zeit brachte er endlich etwas heraus. Er hatte sich dabei sehr stark aufgeregt. Dann sieht er sich wieder in einer Buchhandlung, hatte ein Buch gekauft, er war damals 14 Jahre alt, und wollte dieses aufschreiben lassen, da konnte er seinen Namen nicht sagen.

25. I. 10. Kann in der ersten Hypnose die Bilder nicht festhalten. Zweite Hypnose: Sieht sich in einer Kunsthandlung, will sich ein Bild kaufen, kann aber nicht sagen, was er will. Es war ihm außerordentlich unangenehm, zumal man ihn noch recht dumm anschaute. Vorher sah er eine Szene, wie er eine Velotour machte, in ein Hotel kam und das Zimmer nicht bestellen konnte. Hypnose: Sieht sich im zweiten Schuljahr (7 Jahre alt), er kam zu spät zur Schule. Auf der Straße sieht er niemand mehr in die Schule gehen. Da trifft er den aufsichtführenden Lehrer, der ihn fragte, warum er so spät komme. Er hatte Angst und nun konnte Patient nicht antworten und seine Angst steigerte sich noch, weil dieser ihn aufhielt. Dann sieht er noch eine Szene aus seiner Kindergartenzeit, ca. 5½ Jahre alt, er sieht, wie sie vor Beginn herumsprangen, dann kam jemand und holte sie ab; sie mußten in einem Hausgang warten und dabei empfindet er sehr starke Angst, sprechen habe er damals nicht müssen.

26. I. 10. Gibt an, beim Sprechen jetzt ziemlich aufgeregt zu sein. Hypnose: Sieht eine Szene, ca. 15 Jahre alt. Der Lehrer fragte ihn etwas, er konnte die Antwort nicht aussprechen. Darüber war er sehr deprimiert. Dann kommt Patient vom letzten Jahr in Erinnerung, daß er sich beim Unterricht gemeldet hatte, um etwas zu sagen, als er nun gefragt wurde, konnte er es nicht herausbringen. Dann sieht er, wie er sich einmal nicht für die Lateinschule vorbereitet hatte. Er habe gesagt, er habe das Heft vergessen, er wurde dann heimgeschickt, um diese zu holen. Da setzte er sich zu Hause hin, machte die Arbeit schnell, dabei regte er sich sehr stark auf, hatte starke Angst, die er auch jetzt deutlich wieder empfindet. Hypnose: Sieht sich ca. 15 Jahre alt. Er hatte für die englische Stunde auswendig zu lernen und mußte dann aufsagen, es ging schlecht, er war sehr deprimiert. Dann wieder sieht er sich im Konfirmandenunterricht. Trotzdem er vom Aufsagen dispensiert war, sollte er etwas aufsagen, blieb lange bei einem Wort stecken, das war ihm furchtbar peinlich. Alles sah und fühlte er deutlich wieder. Dann einmal, wie er viel, etwa 50 mathematische Aufgaben hatte und noch nicht fertig war. Da kam sein Lehrer und sah bei einzelnen Schülern nach. Er war noch nicht fertig, hatte Angst, der Lehrer komme zu ihm. Er kam dann aber nicht. Dann durchlebt er eine andere Angstgeschichte: Seine Klasse hatte mit einer anderen Turnstunde, die andere Klasse wartete den Turnlehrer ab und pfiff ihn aus. Die Folge war eine große Untersuchung. Der Direktor kam und verlangte, daß die Schuldigen sich freiwillig melden. Er sei nicht beteiligt gewesen. Die betreffenden Kameraden sträubten sich, sich zu melden. Es war eine sehr aufregende Szene, bei der er sehr starke Angst empfunden hat. Dies durchlebt er jetzt wieder.

28. I. 10. Ist jetzt leicht erregbar. Hypnose: Sieht sehr deutlich, wie er letztes Jahr in der Pension mit einem Aufsatz zum Lehrer gehen sollte; er sollte den Aufsatz mit ihm besprechen. Er konnte aber nicht sprechen; es ging lange Zeit, aber das Sprechen ging einfach nicht. Hierüber war er stark deprimiert und verlegen. Dann durchlebt er eine Szene, wie er Kameraden etwas erzählen wollte. Er konnte es nicht und wurde stark verlegen. Dann wieder sieht er, wie er mit Kameraden einen Besuch macht. Beim Sprechen blieb er dann mitten in einem Satz stecken und konnte ihn unmöglich vollenden. Darüber war er wieder sehr deprimiert.

29. I. 10. Hypnose: Er sieht sich in einer Mathematikstunde. Er war vorher schon daran und hatte für die Stunde nichts gelernt. Als er nun wieder

unverhofft daran kommt, erschrak er so heftig, daß er nicht sprechen konnte. Damals war er 15 Jahre alt. Die Szene durchlebt er besonders deutlich mit starkem Angstgefühl. Hypnose: Sieht eine Szene aus dem ersten oder zweiten Schuljahr. Bei der Reproduktion stottert er sehr stark. Es war verboten, Schneeball zu werfen. Ein Kamerad und er taten es doch. Da kamen Schüler und nahmen ihn mit zum Schulvorsteher. Er hatte Angst, wollte auseinandersetzen, daß er nicht geworfen, sondern nur Schneebälle gemacht hätte und — vor Angst konnte er nicht sprechen. Die Kameraden spotteten ihn aus und ließen ihn dann laufen. Damals hatte er starke Angst, so auch jetzt wieder. Dann durchlebt er eine Szene: er hatte in der Schulpause auf den Bänken herumgeturnt, das war verboten, er wurde erwischt und sollte Rede stehen, hatte Angst und konnte nicht sprechen. Dann wieder, wie er einmal etwas getan hatte während der Stunde, er wurde verklagt, hatte sehr starke Angst und konnte dann wieder nicht sprechen.

31. I. 10. Hypnose: Durchlebt Szenen, wie er mit seinem Religionslehrer vor Aufregung nicht sprechen kann. Eine Szene, wo er selbst mit dem Pfarrer in der Klasse sprechen wollte und nicht konnte, war ihm sehr unangenehm. (Zum Abreagieren dieser Szene brauchte Patient eine halbe Stunde.)

1. II. 10. Sieht sich 11 Jahre alt auf dem Schulhof. Sie mußten warten, bis sie in das Gebäude gehen durften. Ein Lehrer hatte die Aufsicht. Patient hatte Streit mit einem Kameraden und mußte dann in das Zimmer des Lehrers, dort mußte er warten. Dabei hatte er (und auch jetzt wieder) ziemlich starkes Angstgefühl. Hypnose: Sieht sich, acht Jahre alt, in dem Schulzimmer; der Lehrer war herausgegangen, ein Mitschüler hatte die Aufsicht, das Sprechen war verboten. Er fragte einen Kameraden etwas, deshalb wurde er aufgeschrieben. Da bemerkte Patient den Aufsicht führenden Schüler, das sei elend blöd. Dafür wurde er verklagt und zur Rede gestellt. Nun kam die Angst und Verlegenheit. Er konnte nicht sprechen. Dies alles ist ihm jetzt genau wieder lebendig vor Augen und er fühlt die Angst. Dann später, ca. 10 Jahre alt, zeichnete er während des Unterrichtes. Er wurde verklagt. Bei Vorhalt des Geschehenen negierte er es. Als der Lehrer ihm sagte, er hätte ihn angelogen, wurde Patient sehr aufgeregt und konnte nicht mehr sprechen. Hypnose: Sieht sich vier Jahre alt. Er wohnte in einem Haus mit großem Garten; in dem Garten standen noch andere Häuser. Der Besitzer habe ihn einmal geschimpft wegen etwas, warum wisse er nicht mehr. Patient hatte Angst vor ihm. Eines Tages rief der Besitzer ihn zu sich, da bekam Patient Angst und konnte nicht sprechen; das fühlte er sehr deutlich, während die Szene selbst nicht ganz deutlich wurde. Dann sieht er eine Szene, wie man in diesem Garten Hühner tötete. Ein Knabe hielt den Kopf des Huhnes und der Hausknecht wollte dessen Kopf abschneiden. Patient lief fort, hatte Angst und ging nicht mehr gerne in diesen Hof, wo das gemacht wurde. Er war sehr aufgeregt, hatte starkes Mitleid, weil das Huhn so furchtbar schrie. Vorher sah er eine Szene aus dem letzten Jahr, wie er einmal in seinem Zimmer saß und Holz schnitzte. Dabei verletzte er sich mit dem Meißel an der Hand; er erschrak und frug dann nach Pflaster. Beim Verbinden fiel er um. Er hatte jetzt ein unheimliches Gefühl von dem Schnitt, dem Bluten und dem Schrecken, das fühlte er jetzt ganz deutlich wieder. Hypnose: Patient wird suggestiv in seine früheste Jugendzeit versetzt. Sieht sich in demselben Garten wie vorhin. Dort befand sich auch ein Pferdestall. Er hatte mit seinen Kameraden einen Gartenschlauch genommen und sich damit beschäftigt. Als der Stallknecht das merkte, schimpfte und drohte er, wenn sie dies wieder tun würden, würde er sie den Pferden zum Fressen geben. Da hatte er furchtbar Angst, zumal auch der Stall so dunkel war. Dieses Bild und die dazu gehörige Angst waren recht deutlich. Damals sei er vier Jahre alt gewesen. Dann sieht er eine Szene aus der gleichen Zeit. Er hatte eine Spinne mit großen Beinen in der Hand. Er rupfte ihr die Beine heraus, da biß sie ihn in den Finger. Seitdem habe er Angst vor Spinnen. Das sah er deutlich wieder. Dann sah er sich wieder im Garten, in dem ein kleines Wäldchen war. In diesem gab es viele Vögel. Unter starkem Stottern erzählte er dann, daß Katzen auf die Vögel gingen und daß man auf die Katzen schoß. Dann sah er eine Katze tot auf dem Komposthaufen. Das habe einen tiefen Eindruck auf ihn gemacht. Von da an habe er Angst vor dem Komposthaufen gehabt. Dann durchlebte er

eine Szene, wo er Angst vor einem Hund im Garten hatte. Der Hund wurde von Buben auf eine Katze losgelassen, die Katze konnte nicht mehr entrinnen. Er hörte den Kampf zwischen den beiden Tieren und regte sich so furchtbar auf, daß er heftig weinen mußte. Die Erregung fühlt er jetzt wieder ganz genau. Damals sei er sechs Jahre alt gewesen.

2. II. 10. Hypnose: Er sieht sich fünf Jahre alt, ist zu Besuch bei Verwandten und schläft allein in einem Zimmer. Man hatte die Läden geschlossen. Als er morgens erwachte, war es dunkel. Da sah er allerlei Gespenster und wagte kaum aufzustehen. Diese Szene sah er jetzt wieder, aber ohne starke Angst. Dann sieht er sich wieder in jenem Garten. Nachbarn hatten das Fell eines Eisbären als Teppich. Dieser wurde im Garten ausgeklopft. Den Kopf des Eisbären fürchtete er jedesmal und man erzählte ihm, als er vier Jahre alt war, daß man diesen Eisbären auf einer Felsengruppe im Garten geschossen habe. Von da an waren ihm die Felsen immer etwas sehr Geheimnisvolles. Die Szene wurde ihm sehr deutlich; er hatte Angst dabei, aber nicht sehr stark. Hypnose: Sieht sich wieder sechs Jahre alt. Es ist Nacht, es ist ein starkes Gewitter, worüber er erwachte. Die Szene und das Angstgefühl sind ihm jetzt sehr deutlich.

3. II. 10. Verfällt heute stets in zu tiefen Schlaf, kann nichts festhalten.

4. II. 10. Patient hat Katarrh, kann die Bilder nicht festhalten.

17. II. 10. Durchlebt eine Schreckensszene aus seinem achten Lebensjahr. Er spielte mit Kameraden in den Ferien in einem Heuschober. Plötzlich öffnet jemand die Tür und ruft, daß man mit dem Wagen hineinfahren wolle. Der Mann schimpfte und Patient bekam Angst vor demselben.

19. II. 10. Patient ist heute abgelenkt. Er machte gestern abend ein kleines Fest mit. In der Hypnose durchlebt er eine Szene von gestern abend: Er unterhielt sich mit einer Dame. Als diese ihn etwas nicht verstand, fragte sie ihn noch einmal. Dabei wurde er verlegen und konnte nicht mehr sprechen. Daran anschließend durchlebt er eine Szene aus dem letzten Frühling in der Pension. Da fragte ihn ein Lehrer etwas, da konnte er nicht sprechen. Beide Szenen durchlebt er mit starkem Affekt.

21. II. 10. Hypnose: Es ziehen viele Bilder vorüber. Patient ist zerstreut. In zwei weiteren Hypnosen wird Patient ungeduldig, statt abzuwarten, sucht er selbst. Es kommt keine Szene.

22. II. 10. Hypnose: Sieht in einer Zeit oft ein Bild, das ihn damals, er war 4—5 Jahre alt, stark ängstigte: Soldaten plünderten einen Friedhof. Hypnose: Sieht eine Szene aus seinem fünften Jahr. Er war zu Besuch bei Verwandten. Patient meint, es könne auch später gewesen sein, da er auch später dort zu Besuch war und so könne eine Verwechselung möglich sein. Er sollte dort durch ein dunkles Zimmer gehen, um etwas zu holen. Er hatte Angst und ging nicht. Er mußte an eine Geschichte denken von Räubern, die Leute in ihr Haus lockten und umbrachten. Diese Geschichte sei ihm damals immer im Kopf gewesen. Patient erinnert sich deutlich, daß nach jenem Besuch den Leuten das Stottern an ihm auffiel. Er erinnert sich, daß er damals bei Tisch etwas verlangen wollte und es nicht richtig sagen konnte. Da sagte man ihm, er bekomme es, wenn er es recht sagen könne. Diese Szenen durchlebt er sehr deutlich mit Angst wieder. Hypnose: Sieht sich, wie er zu spät in den Kindergarten kam. Man sang ein Lied, er hatte Angst, weil er zu spät kam und lief wieder nach Hause. Dort wurde mit ihm gezankt. Am Nachmittag begleitete man ihn in den Kindergarten, er mußte dort um Verzeihung bitten, worauf er starke Angst hatte. Diese Szene sah er sehr deutlich. In den beiden letzten Szenen habe er stärkeres Angstgefühl gehabt als sonst.

24. II. 10. Sieht seinen ersten Schultag. Er geht mit dem Vater zur Schule. Erst mußte er in die Turnhalle, da wurde man aufgerufen, man mußte mit „Hier" antworten und vorgehen. Dann kam man ins Schulhaus. Er hatte schon lange vorher Angst, am Schultag selbst erst recht. Das sei alles für ihn sehr aufregend gewesen. Hypnose: Sieht sich im ersten Schuljahr: Er hatte seinem Hintermann einen Stoß an die Schiefertafel gegeben, aus Versehen. Dieser verklagte ihn, da bekam er starke Angst, die er auch jetzt wieder empfindet. Bild sehr deutlich. Hypnose: 6—7 Jahre alt machte er mit seinem Vater und Bruder

eine Bergtour. Sie kehrten in einem Wirtshaus ein. Er sieht sich, wie er draußen steht. Da frägt ihn jemand, wem er gehöre; da sagte er verlegen seinem Papa. Der Bruder lachte ihn aus. Darüber wurde er sehr verlegen und wußte nicht, was er sagen sollte.

25. II. 10. Patient fühlt sich beim Sprechen sicherer. Hypnose: Sieht sich deutlich 6—7 Jahre alt; eine Gemüsefrau hatte ihm auf dem Schulweg etwas aufgetragen. Er getraute sich aber nicht, zu sprechen und führte den Auftrag vor lauter Angst, nicht sprechen zu können, nicht aus. Am anderen Tag aber sagte er der Frau, er sei dort gewesen. Er hatte Angst, die Wahrheit zu sagen. Nun aber hatte er den ganzen Tag Angst und auch später noch, wenn er daran dachte, die Unwahrheit könnte herauskommen. Hypnose: Sieht sich ca. sieben Jahre alt. Ein älterer Knabe hatte ihn auf der Straße angesprochen. Dieser sagte ihm, er habe ihn ausgelacht, jetzt bekäme er etwas. Da bekam Patient Angst. Diese fühlt er auch jetzt wieder. Dann sieht er sich, sechs Jahre alt, wie der Klaus kommt. Dabei hatte er große Angst, sieht alles ganz deutlich und hat auch jetzt starke Angst. Hypnose: Eine Szene im siebenten oder achten Jahr. Er ging in der Schulpause zum Bäcker, wollte sich etwas kaufen, konnte aber nicht sagen, was er wollte. Das war ihm peinlich. Der Bäcker war ein lustiger Mann, der gerne viel sprach und brachte ihn erst recht in Verlegenheit, als er nichts sagen konnte. Dann sieht er eine Szene, wie er viel später im gleichen Laden etwas kaufen wollte; er konnte es aber wieder nicht aussprechen. Dann sieht er, wie er in einen öffentlichen Saal gehen mußte, um einen Schlüssel zu holen. Er war verlegen, man gab ihm den Schlüssel, er konnte aber nicht sprechen, das war ihm sehr unangenehm. Damals war er 15 Jahre alt. Alle Szenen hat er deutlich mit starkem Affekt durchlebt. Hypnose: Ca. acht Jahre alt, hatte er das Einmaleins gelernt. Unter starkem Stottern reproduzierte er, wie er auch daran kam, er wußte nicht weiter und alle, die nicht weiter konnten, mußten nach der Schule im Zimmer bleiben und das Einmaleins aufsagen. Da hatte er Angst, daß er es wieder nicht sagen könne. Es ging dann auch nicht gut; er sei dann ganz verwirrt geworden. Das kam ihm jetzt deutlich wieder.

3. III. 10. Patient gibt an, er sei beim Sprechen leichter aufgeregt, aber die Erregung sei nicht mehr so tief. Beim Sprechen komme er noch leicht in Verlegenheit. Hypnose: Patient ist zu stark abgelenkt.

4. III. 10. Hypnose: Sieht eine Szene aus dem siebenten Jahr in der Schule.. Er ist mit seiner Abteilung im Schulhofe; jede Abteilung hatte ihren Platz. Da kamen ältere Schüler, die sie forttreiben wollten. Dabei wurde er aufgeregt und hatte Angst. Dann sieht er eine Szene, wie er bei der Schulhaustreppe Schieferstifte spitzen mußte. Da kamen ältere Knaben und ließen ihn nicht hin. Auch spürt er die Angst, weil er die Stifte nicht schön spitzen konnte; er fürchtete sich vor dem Lehrer. Er mußte dann die gespitzten Stifte vorzeigen; der Lehrer war dann unzufrieden mit ihm. Hypnose: Sieht sich im siebenten Jahr, wie er seinen Tornister zum Sattler bringen mußte, um ihn flicken zu lassen. Er sieht sich dort, wie er nicht gut sprechen kann. Dann sieht er sich später wieder im gleichen Geschäft und konnte wieder nicht gut sprechen. Die zweite Szene war deutlicher als die erste.

10. III. 10. Patient gibt an, daß das Sprechen bedeutend besser gehe, er fühle sich viel ruhiger und sicherer. Hypnose: Er sieht das erste Examen in der ersten Klasse. Alles ist ihm ganz deutlich. Er durchlebt die Angst wie damals wieder. Sie ist sehr stark.

11. III. 10. Hypnose: Sieht sich im ersten Schuljahr mit einem Freund auf dem Heimweg von der Schule. Sie stehen an der Haustüre des Freundes, da kommt ein großer Knabe und frägt den Patienten, warum er etwas getan habe. Da überfiel ihn große Angst, daß dieser ihm etwas tun werde. Jetzt fühlt er die Angst deutlich wieder. Auch die Szene wurde ihm klar.

14. III. 10. Es geht ziemlich viel besser. Hypnose: Er sieht sich neun Jahre alt, er hatte im Rechnen Privatstunden, mußte nach der Schule beim Lehrer bleiben und rechnen, er blieb nicht gerne da. Er war einmal aufgeregt und stotterte deshalb stark. Die Szene sah er jetzt wieder und empfand wieder das gleiche Unruhe- und Angstgefühl.

Auch diese Behandlung mußte aus außeren Gründen abgebrochen werden, sie ist noch lange nicht beendigt gewesen.

Unterm 21. Juni 1912 berichtet mir der Vater, daß er selbst die Beobachtung am Patienten gemacht habe, daß sein Sohn das Angstgefühl los geworden sei und auch das Stottern je nach der Gemütsstimmung mehr oder weniger stark fühlbar ist. Patient selbst gibt an, daß sein Zustand ein wechselnder geworden sei. Direkt nach der Behandlung habe er wenig Gelegenheit zum Sprechen gehabt und dadurch habe er zunächst sehr stark gestottert, denn er hatte durch das seltene Sprechen Angst vor dem Sprechen bekommen und dann unwillkürlich den Verkehr gemieden. Als er dann später wieder mehr Gelegenheit zum Sprechen bekam, verlor er die Angst fast vollständig, so daß er oft gar nicht mehr daran denkt, daß er stottert. Patient hält sich jetzt in Genf auf und gibt an, daß er beim Französischsprechen bedeutend mehr stottere, als wenn er deutsch spreche, aber es sei ihm durchaus nicht peinlich, französisch zu stottern, obschon es ziemlich stark sei. Das Stottern sei heute wie von jeher immer noch sehr stark von äußeren Einflüssen bestimmt, aber es sei für ihn fast selbstverständlich geworden, so daß er es kaum mehr achte. — Dies spricht dafür, daß der Angstaffekt zurückgetreten ist, die Koordinationsstörungen aber noch geblieben sind. In solchen Fällen würde ein Sprechunterricht sehr gute Dienste leisten.

Erst die Nachprüfung der kathartischen Behandlung psychoneurotischer Stotterer wird eine weitere Diskussion über die Auffassung dieser Zustände überflüssig machen. Alles Theoretisieren ohne praktische Grundlage ist auch hier überflüssig. Ich gehe deshalb an dieser Stelle nicht auf die Erörterungen, die vor einiger Zeit Gutzmann in seiner Zeitschrift gemacht hat, ein. Er entwickelt dabei selbst viel zu viel Affekt, um objektiv bleiben zu können. Bevor er, der ja trotz alledem so große Verdienste um die Erforschung von Sprachstörungen hat, weiter kritisiert, empfehle ich ihm, sich eine solche Analyse anzusehen und sie dann selbst machen zu lernen. Dann werden wir nicht weiter diskutieren müssen und er wird mit mir zur Überzeugung kommen, daß es uns so gelingt, das angstneurotische Stottern in seinem Wesen richtig zu erkennen und dementsprechend zu behandeln.

Dem Stottern steht in bezug auf die Art der Entstehung und der zur Wirkung kommenden Affekte wohl am nächsten die Errötungsfurcht. Da es sich bei dieser Neurose auch um Angst-, Peinlichkeits- und Verlegenheitsgefühle handelt, schließe ich deren Erörterung hier an. Wie diese Gefühle beim Stottern auf den Mechanismus des Sprechens übertragen, mit diesem verknüpft werden, so erfolgt dies hier mit einem sonst auch, aber normalerweise in geringem Grade vorkommenden physiologisch sich ereignenden Vorgang im Zirkulationsapparat. Bevor ich nun aber zur Erythrophobie selbst übergehe, möchte ich hier einige allgemeine Bemerkungen über

Nervöse Zirkulationsstörungen

einschalten, da nahezu bei sämtlichen Neurosen der Zirkulationsapparat, das Herz, wie die peripheren Blutgefäße in Mitleidenschaft gezogen werden. Diese Symptome fallen dem internen Mediziner besonders auf und werden so Objekt seiner Therapie. Es bedarf keines Beweises dafür, in welch hohem Grad sowohl die Herzaktion wie die peripheren Blutgefäße von psychischen Einflüssen abhängig sind. Wie unsere seitherigen Betrachtungen uns gezeigt haben, steht bei den Psychoneurosen die Angst als Krankheitssymptom im Vordergrund. Nun wissen wir, wie intensiv gerade die Angst sowohl auf das Herz wie auf das periphere Gefäßsystem zu wirken vermag. Wer Gelegenheit hatte, das Herz während eines Angstanfalles zu beobachten, wird sich klar geworden sein über das Wirken der Angst auf die Innervation des Herzens und der peripheren Blutgefäße. Viele Patienten suchen besonders beim Beginn einer Angstneurose den Arzt auf, nicht wegen der Angsterscheinungen, sondern wegen der Herzbeschwerden. Gerade im Beginn der Neurose können die Symptome am Herzen so quälende werden, daß die Patienten glauben, sie leiden an einer Herzkrankheit. Es kommt gar nicht selten vor, daß zunächst eine Behandlung wegen dieser Herzstörungen — Herzklopfen, leichte Erregbarkeit des Herzens — Platz greift, denn gerade das Herzklopfen kann ein so hochgradiges werden, ohne daß zunächst stärkere Angst dabei auftritt, daß es den Patienten quält. Es kommen gar nicht selten Anfälle von Herzklopfen vor in der gleichen Weise wie Angstanfälle. Läßt sich zufälligerweise an dem Herzen ein Geräusch nachweisen, ein anämisches oder ein auch sonst ganz belangloses und der Arzt teilt seinen Befund unvorsichtigerweise dem Patienten mit, so konzentriert sich dessen Aufmerksamkeit auf sein vermeintliches Herzleiden und die Herzsymptome werden erst recht gesteigert. Nur eine sorgfältige Anamnese des Arztes, der mit Psychoneurosen einigermaßen vertraut ist, sichert vor einem solchen Lapsus. Sehr häufig lassen sich diese Störungen, wenn auch in geringerem Grade schon bei psychoneurotisch veranlagten Kindern konstatieren. Wird nun bei diesen ein angeblicher Herzfehler konstatiert, so kann die ganze Erziehung durch die große Ängstlichkeit vor Schädigungen leiden. Man darf sich in solchen Fällen absolut nicht damit begnügen, einfach das Herz zu untersuchen, sondern man muß sich um die geistige Persönlichkeit kümmern. Leider spielt diese Untersuchung eine viel zu geringe Rolle bei der Behandlung der körperlichen Krankheiten zum Schaden sowohl der Patienten wie der Ärzte.

Außer diesen am Herzen empfundenen Störungen kommt es nicht selten vor, daß ein Aussetzen des Pulses oder das Fühlen einer unregelmäßigen Herzaktion den Patienten ängstigt. Ganz besonders stark Angst auslösend wirkt ein während eines Angstzustandes auftretendes Aussetzen der Herzaktion. Da überfällt die Patienten nicht selten ein Todesahnen und daran anschließend bricht ein hochgradiger Angstparoxismus aus. Wiederum in anderen Fällen stehen Schmerzempfindungen in der Herzgegend, die sehr beängstigend wirken können, im Vordergrund. Alle diese Erscheinungen sind vorübergehender Natur. Weder durch mich, noch durch Untersuchungen selbst von Spezialärzten konnte in solchen Fällen eine organische Störung nachgewiesen werden. Die sämtlichen derartigen Erscheinungen verschwinden auch mit der Psychoneurose, wenn auch nicht selten eine leichte Erregbarkeit des Herzens noch einige Zeit nach Verschwinden der eigentlichen Neurose fortbesteht. Außer Schmerzempfindungen wird häufig über eine Reihe von Sensationen geklagt, die in die Herzgegend verlegt werden.

Bei den Störungen an den peripheren Gefäßen können sowohl Gefäßverengerungen wie Erweiterungen in Betracht kommen. Bald treten starke Blässe und Kältegefühle, bald Rötung und Hyperämie auf, meist miteinander abwechselnd, aber stets in Verbindung mit psychisch-nervösen Erscheinungen. So machen sich sehr häufig Hitzegefühle oder Wallungen gegen den Kopf gleichzeitig mit ausgesprochensten Kältegefühlen der Extremitäten in einem Grade geltend, daß sich die Patienten stark belästigt fühlen. In nicht seltenen Fällen können die Blutgefäße der ganzen Haut so in Mitleidenschaft gezogen sein, daß nervöses Frieren bis zu dem ausgesprochensten Schüttelfrost sich einstellen kann. In den einzelnen Fällen handelt es sich in der Regel immer wieder um gleichartige Erscheinungen, ausgelöst unter der gleichen Komplexkonstellation. In einer großen Reihe von Fällen verbindet sich mit diesen Zirkulationsstörungen auch ein nervöses Schwitzen, das sich bis zu anfallsweisen Schweißausbrüchen steigern kann. Paradigmata für diese Störungen in ihrer Gesamtheit bieten die schweren Fälle der

Erythrophobie oder die Verlegenheitsneurosen mit Errötungsfurcht.

die wir nun hier anschließen wollen. Gerade diese Störungen legen es uns nahe, daß rein psychische Dynamismen ausgelöst werden müssen, die die vasomotorischen Zentren innervieren; ihr Studium gewährt uns einen tieferen Einblick in den Mechanismus der Affekte, weil wir hier in der Lage sind, die Wirkung der Affekte objektiv zu konstatieren.

Diese Zustände der Errötungsfurcht (Erythrophobie), die man auch Verlegenheitsneurose oder Neurose des Verlegenheitsgefühls nennen könnte, erweisen sich in der Psychanalyse auch als psychoneurotische, d. h. auch hier handelt es sich wiederum um Individuen mit einer bestimmten Anlage. Auch hier beginnt die Entwickelung des krankhaften Zustandes in der frühesten Jugendzeit. Die Analyse verschiedener Fälle, die ich aus gewissen Gründen nicht wiedergeben kann, zeigt, wie solche Patienten schon als Kinder ganz eigenartig reagierten und ferner, daß hier die Verlegenheit in der Regel ursprünglich sexuell bedingt ist. Es sind Menschen, die schon als kleine Kinder instinktiv gegen alles Sexuelle, das an sie herantritt, zu einer Zeit, wo sie dessen Bedeutung noch gar nicht kennen, ungemein fein reagieren. Sie sind dann schon als Kinder auffallend prüde und wehren sich instinktiv gegen das Bekanntwerden mit dem Sexualproblem. Solche Patienten leben möglichst zurückgezogen, ihre außerordentlich häufigen Übertragungen machen ihr Leben zu einem qualvollen. Sie ziehen sich in schweren Fällen instinktiv von allem Verkehr möglichst zurück, beschränken ihn auf einzelne, besonders sympathische Personen, die sie einigermaßen verstehen können. So gelingt es ihnen auch, alles zu vermeiden, das ihnen Aufschluß über sexuelle Vorgänge geben könnte. Die Übertragungen sind hier ganz außerordentlich subtile und können sich deshalb ins Unermeßliche steigern. So kann die Verlegenheit dadurch häufig auftreten, daß nicht einmal die Personen, die einmal Verlegenheit ausgelöst haben, gegenwärtig zu sein brauchen; es braucht nur ihr Name genannt zu werden, der Ort gesehen zu werden, wo sie eine bestimmte Person einst trafen. Ja selbst das Denken an den betreffenden Ort, an die fragliche Person kann die Verlegenheit, die Angst vor der Errötung, diese selbst und Angst auslösen. Gerade die körperlichen Vorgänge, das Gefühl des Errötens selbst und die Gefühle, z. B. Druck, Hitzegefühle etc., die wiederum damit suggestiv verbunden und suggestiv ausgelöst werden, sind dem Patienten so peinlich. Auch diese sekundär ausgebildeten Gefühle können nun wieder zeitlich oder örtlich assoziativ verbunden werden und sind dann auch wieder imstande, das Verlegenheitsgefühl und das stets mit ihm verbundene Angstgefühl auszulösen. Manche solcher Patienten empfinden ein eigenartig quälendes Druckgefühl auf den Wangen, in der Nähe der Nase, das sie stundenlang belästigen kann, besonders noch dadurch, weil es ein gewisses Verlegenheitsgefühl gemischt mit Unlust und Angstgefühl wach erhält — beide Gefühle sind assoziativ verbunden. Man kann auch in einzelnen Fällen beobachten, wie zirkumskripte Stellen eine gewisse Röte erhalten und als brennend empfunden werden auf den Wangen, auf der Nase, hinter einem oder beiden Ohren etc. Solche bestimmt empfindende Stellen geben, sowie die Empfindungen dem Patienten bewußt werden, wiederum die Veranlassung zu außerordentlichen Qualen. Sie meinen nun, daß man dies beobachtet. Sie machen sich schwere Gedanken darüber, was man über ihre Verlegenheit denken könnte, und fühlen sich tief unglücklich. Betrifft eine solche Errötung zufällig die Nase und war ein Mitglied der Familie, z. B. der Vater in Trunksucht verfallen und hatte er auch an Nasenröte gelitten, so kann dieser Umstand zu einem furchtbar qualvollen Leidenszustand bei solchen meist sehr sensitiven Patienten führen. Oder die psychische Ursache der peinlichen Vorstellungen liegt bewußt im Sexuellen. Die Röte wird dann als Folgezustand der Masturbation aufgefaßt, oder den Patienten quält die Vorstellung, man könnte meinen, er sei luetisch infiziert. Treten unglücklicherweise im Bereich der Rötung noch Aknepusteln auf, dann erhöht sich die Angst und Pein in schrecklichem Maße. Der Zustand kann einen recht paranoiden Anstrich bekommen, zumal wenn die Angstaufregung durch zufällig weiter auftretende Erscheinungen gesteigert wird. Entweder sind es Erscheinungen am Körper oder zufällige Gespräche, die auf das Leiden bezogen werden können oder Möglichkeiten sich zu verloben, die mit einem Male ein ganzes Heer von Befürchtungen, was man alles über den Patienten denken könnte, heraufbeschwören. Die Beziehungsideen lassen aber in der Regel mit den Affektzuständen wieder nach und die Patienten sehen das Widersinnige ihrer Schlußfolgerungen wieder ein. Aber auch in den noch leichteren Fällen wird der Verkehr mit anderen Menschen zur qualvollsten Pein. Jeder Blick — ja jeder schon als möglich erwartete Blick — in das Gesicht löst einen Reiz auf die außerordentlich peniblen Komplexe aus. Sowie nun bei solchen Patienten das Gefühl der peinlichen Verlegenheit auftritt, so entsteht der Kampf der Verdrängung. Da diese Szenen tagtäglich, in manchen Fällen täglich recht häufig vorkommen, so steigert sich das Leiden immer mehr und mehr. Die endlose Zahl der Verdrängungen erfordert natürlicherweise eine entsprechend langwierige Behandlung. Es sollten deshalb solche Fälle, wie schon wiederholt hervorgehoben, möglichst frühzeitig in Behandlung kommen und ältere Fälle nur in Behandlung genommen werden, wenn man sich mit der nötigen Ausdauer und Geduld gewappnet weiß.

Ganz besonders leiden solche Patienten, die schon beim Anblick einer anderen Person, auch gleichen Geschlechts, einen Komplexreiz empfinden. Für sie wird es unmöglich, die Gesellschaft aufzusuchen, sie weichen oft unter Anwendung aller möglichen Schliche, die sie auch zur Unwahrheit zwingen können, Personen und Lokalitäten aus, die komplexreizend wirken. Sie vermeiden auch schon z. B. das Fahren im Tram, in der Eisenbahn und tun es nur so, daß niemand in ihrer Nähe sitzen, sie beobachten kann. Daß dann bei solch sensitiven, peinlich gewissenhaften Menschen eine Notlüge selbst wieder schwere innere Konflikte verursacht, ist begreiflich.

Gar nicht selten, vielmehr recht häufig sind die mit anderen psychoneurotischen Zuständen einhergehenden Verlegenheiten. Sie werden dadurch ausgelöst, daß die Patienten sich in ihrem pathologischen Affektzustand beobachtet glauben, oder schon die Befürchtung, dieser Zustand könnte sich geltend machen und beobachtet werden, ruft die Verlegenheit hervor. Ebenso kommen eine große Reihe von pathologischen Verlegenheitsszenen vor, die durch frühere nicht selten sexuelle Erlebnisse determiniert sind. Nur einzelne Beispiele seien hier ohne analytische Beweisführung erwähnt. So können Verlegenheiten schon auftreten, z. B. beim Anblick von Einzelpersonen, manchmal nur bei bestimmten, oder Ehepaaren. Die Patienten werden verlegen, weil sie dem Zwang unterliegen, sich diese Personen nackt vorzustellen, trotzdem oder richtiger weil sie sonst sehr prüde sind. Daß es für eine sehr feinfühlende Dame sehr unangenehm sein kann und sie in Verlegenheit bringen muß, wenn sie auf einmal in der Gesellschaft der Zwangsvorstellung unterliegt, sich ein Ehepaar während des Aktes im Bette vorzustellen, ist begreiflich. Oder wieder eine andere ethisch sehr hochstehende, ungemein feinfühlende Dame ist gezwungen, sich in der Gesellschaft von Herren mitten im Gespräch wegzuwenden, weil sie plötzlich von der Zwangsvorstellung überrumpelt wird, sie müsse einen Schlag gegen deren Genitalien ausüben. Mit großer Willensanstrengung hält sie den Antrieb zurück, sie sucht ihn zu verdrängen. Die damit verbundene Angst und Verlegenheit steigert sich immer mehr bei dem Gedanken, sie könne sich nicht mehr zurückhalten. Da mit einem Male muß sie sich einen Ruck geben und sich von dem oder den Herren abwenden. Der Gedanke, daß der Antrieb auftreten könnte, verursacht schon mitten im Gespräche Verlegenheitsgefühle.

Doch wenden wir uns zu den Fällen von eigentlicher Errötungsfurcht, so wird uns die Lektüre der Analysen selbst am ehesten Klarheit über den psychischen Zusammenhang und das Bedingtsein durch die Komplexe verschaffen

Fall 45: Hermann E., geb. 1879.

16. II. 06. Er sei nie krank gewesen, in seiner Familie keinerlei Geisteskrankheiten. Er fühle sich außerordentlich befangen, wenn er im Geschäft oder in der Pension jemanden empfängt oder sich verabschiedet; er werde dann stark befangen und habe dann eigentümliche Druckgefühle ganz allgemein auf der Brust. Dabei steige ihm das Blut in den Kopf. Geschieht letzteres nicht, so könne er sich noch beherrschen. Dieser Zustand bestehe seit 5—6 Jahren. Nachdem er 1903 Dr. Rummlers Buch gelesen habe, habe sich sein Zustand verschlimmert. Seine Befangenheit belästige ihn außerordentlich. So fühle er sich dadurch anderen Nebenangestellten gegenüber untergeordnet. Wegen seines Leidens habe er eine Stelle als Reisender aufgegeben. Vor drei Jahren heiratete er nicht, weil er sich bei den Eltern seiner Geliebten zu befangen fühlte.

18. II. 06. Er habe sich nach seiner Aussprache am 16. im Geschäft und im Privatleben freier gefühlt, habe besser auftreten können. Sein Zustand sei ihm unerträglich gewesen. So war es ihm schon peinlich, wenn er in ein Zigarrengeschäft ging, um Zigarren zu kaufen. Wenn er die Zigarre, trotzdem er genau wußte, welche Marke er wolle, bestellte, so sei ihm ein Gefühl der Befangenheit mit einem Druck auf der Brust gekommen, wurde dabei aufgeregt, hastig, manchmal ganz unerträglich. Dabei dachte er, die Leute merkten seinen Zustand, obwohl er sich immer zu beruhigen suchte, daß dies nicht der Fall sein könne. Mit 19 Jahren sei er in Lausanne 1½ Jahre in einem Geschäft gewesen. Dort ver-

liebte er sich und zwar das erste Mal, ernstlich in ein Mädchen. Sein Kamerad liebte dieses Mädchen auch. Da das Mädchen die Zuneigung beider erwiderte, gaben sie beide das Verhältnis auf. Patient hatte mit seinem Kameraden darüber verschiedene Auftritte und bekam einen starken Haß gegen ihn. Während einer Woche blieb er in großem Zweifel über sein Verhältnis zu dem Mädchen, er war sehr aufgeregt, konnte nachts nicht schlafen, lief herum, machte große Spaziergänge. Schließlich, nach einer gründlichen Aussprache mit dem Kameraden, beruhigte er sich. Längere Zeit danach blieb er mißmutig und blieb dann 1½ Jahre lang zu Hause bei den Eltern. In dieser Zeit war er leicht aufgeregt und jähzornig. Er machte dann seinen Militärdienst und im Herbst 1899 ging er nach Antwerpen. Beim Karneval 1900 habe er sich kurze Zeit, acht Tage, verliebt, kam aber dann leicht darüber hinweg. In Brüssel habe er mittags im Kaffee hie und da einen roten Kopf bekommen; das sei ihm unangenehm gewesen und er meinte, die Leute sehen ihn daraufhin an. Wenn ihn jemand ansah, so habe er gemeint, der betrachte ihn wegen seines roten Kopfes. Im Frühjahr 1902 bekleidete er eine Stelle in St. Gallen. Im Geschäfte beim Verkaufe fühlte er sich beklommen, er konnte nicht frei verkehren, er hatte beim Servieren ein beängstigendes Gefühl. Im Geschäft sei er still und zurückgezogen gewesen und machte einen schüchternen Eindruck. Das sei seinem Chef zu Ohren gekommen und er soll sich bei seinem Vorgänger in der gleichen Stelle, der ihn auch auf der Reise einführte, so geäußert haben, daß er glaube, Patient sei zu schüchtern zum Reisen. Sein Vorgänger sagte ihm das dann auf der Reise. Als Patient dies hörte, war ihm das sehr unangenehm. Er sei stets sehr gewissenhaft gewesen und habe sich alle Mühe gegeben. Er sagte sich dann, er hat mir angesehen, daß ich hie und da eine Beklemmung habe. Da jener Kollege ihn begleitete, sei es ihm gut gegangen auf der Reise, da habe er keine Beklemmung gehabt, als er aber allein reiste, da ging es nicht mehr so gut. Schon in Brüssel habe er gemerkt, wenn er einen Herrn empfangen mußte, wie er ganz leichte Beklemmung bekam.

Patient liegt mit geschlossenen Augen ruhig auf dem Sofa. Da fällt ihm ein, wie zwei Monate, nachdem er von N., wo er seine Lehrzeit absolviert hatte, in seinen Heimatort zurückgekehrt war, ein Bekannter seines Vaters ins Geschäft kam. Wie er diesen Herrn sieht, wird er verlegen. Patient wußte nicht, warum er verlegen wurde und machte sich darüber Gedanken. Er kann sich zunächst auch jetzt nicht sagen, warum er damals verlegen wurde. Erst auf meine Frage, ob dieser Herr eine Tochter oder einen Sohn habe und ob irgend eine Beziehung mit dem Fräulein in N. vorhanden sei, da fällt ihm ein, daß der Sohn dieses Herrn sein Rivale bei jenem Mädchen gewesen sei. Wie er diesen Herrn sah, empfand er einen Druck, eine Beklemmung auf der Brust. Der Herr fragte ihn um Auskunft über eine Ware. Patient konnte nicht frei mit ihm verkehren. Er war, während er mit ihm sprach, immer in Verlegenheit und zwar so, daß Patient meint, jener Herr müsse es ihm angemerkt haben. Es war ihm unangenehm, daß er jenen bedienen mußte, obwohl er meinte, daß der Vater seines Kameraden gar nichts von jener Liebesgeschichte wußte. Dies sei das erste Mal gewesen, wo es ihm auffiel, daß ihm im Geschäfte so etwas passierte. Als jener Herr dann Adieu sagte, steigerte sich die Befangenheit wieder; es war ihm unangenehm. Während er Auskunft gab, hatte er Mühe, dies zu tun. Patient gibt an, daß er oft Träume habe, wo er sich mit Herren oder Damen in Gesellschaft befinde und wo er ganz ähnliche Szenen, wie im Leben, sehe und wo er sich auch beklommen fühle. Ja es komme zu Angstgefühlen, an die er sich dann am Morgen noch erinnern könne. Patient erinnert sich nun, daß das Fräulein Cécilie von Lausanne auf einer Vergnügungsreise einmal mit ihren Eltern zu denen des Patienten kam. Sie machte damals keinen Eindruck mehr auf ihn, er sei kalt geblieben und wollte nichts mehr von ihr wissen; sie besuchte damals auch den am gleichen Orte lebenden Rivalen. Jetzt fällt dem Patienten ein, daß jener Besuch ungefähr vier Wochen vor jener Verlegenheitsszene im Geschäft stattgefunden hat. 5—6 Wochen nach jenem Besuche von Fräulein C. hatte er mit ihr ein Rendez-vous in Bern verabredet. Sie saßen dort beim Mittagessen, da öffnet sich die Türe, es kommt ein Herr ins Restaurant, dieser grüßt Fräulein C. Es war ein Bekannter ihrer Eltern. Diese wußten von dem Rendez-vous in Bern nichts. Patient hatte gegen das Fräulein unlautere Absichten und befand sich an jenem Tage in starker sexueller Erregung. Es war dies besonders auch beim Zusammensein im Restaurant der Fall. Dieses plötzliche Auftauchen des Bekannten versetzte ihn in große Erregung. Er, wie Fräulein C. waren ganz bestürzt. Jener Herr sprach einige Worte mit dem Fräulein und setzte sich an einen anderen Tisch. In peinlicher Verlegenheit blieben beide sitzen und warteten, bis der Herr das Restaurant wieder verließ. Dies dauerte eine halbe Stunde, danach gingen sie spazieren. Seinen unlauteren Plan konnte er nicht ausführen. Nach diesem Ereignis hatte Patient starke Unlustgefühle. Wirkliche Liebe habe er schon vorher nicht mehr zu dem Fräulein gehabt. Dies war im September 1899. Die Szene im Geschäft im August 1899.

21. II. 06. Patient gibt an, es gehe ihm besser, er konstatiere im Geschäft einen größeren Fortschritt wie im Privatleben. Beim Empfang und Abschied der Kunden verspüre er noch ein Weniges, das wäre jetzt erträglich, es ist bedeutend besser gegen früher. Auch sein Gesicht bleibe während des Gesprächs jetzt in normaler Farbe. Beim Mittagessen steige ihm das Blut noch in den Kopf. Heute z. B. kam ein Mitpensionär beim Essen auf ihn zu und fragte ihn etwas. Da sei ihm das Blut in den Kopf gestiegen, er fühlte Beklemmung, doch konnte er sich bezwingen, so daß es nicht mehr so stark war wie früher. Früher sei es auch in der eigenen Familie, wenn er länger mit seinen Eltern oder Geschwistern gesprochen habe, zu Beklemmungen gekommen, aber nicht so stark wie bei Fremden, im letzten halben Jahre sei dieser Zustand im Familienkreise besser gewesen. Früher habe er sich durch diese Zustände zu Hause geradezu nicht mehr so heimisch gefühlt wie früher. Auch beim Einkauf seiner Zigarren fühlt er in den letzten Tagen nur noch so wenig Verlegenheit, daß es nicht wert sei, davon zu sprechen. Auch das Gefühl von Hitze im Kopf und das Flimmern vor den Augen sei besser. Er habe niemals daran gedacht, daß sein Zustand mit jenen Szenen in Zusammenhang stehe. Die eigentlichen Beklemmungsgefühle seien zuerst in Brüssel gekommen. Als jene Szene in Bern sich ereignete, habe er mit Fräulein C. gegessen und sie waren fast fertig mit dem Essen, als jener Herr eintrat. Er erinnere sich deutlich, daß die Beklemmungsgefühle in Brüssel zuerst beim Essen im Restaurant oder in der Pension aufgetreten seien, bald mehr, bald weniger stark, in der Regel während und besonders gegen den Schluß des Essens. Später seien die Zustände in St. Gallen nicht nur beim Essen, sondern auch sonst, wenn er ins Café ging, aufgetreten. Wenn die Beklemmungen kamen, so habe er Wein oder Bier getrunken und dann nach einiger Zeit eine Besserung verspürt. Dadurch sei er hie und da veranlaßt worden, mehr zu trinken als sonst. Er habe sich so momentane Erleichterung schaffen können. Sein Zustand habe sich immer mehr verschlimmert, hie und da sei er fast unerträglich geworden. In Gesellschaft zu gehen ward ihm zur Pein und da er sonst die Einsamkeit nicht liebt, so habe er sich gesagt, er müsse doch in Gesellschaft gehen und so zwang er sich zu geselligem Verkehr.

2. III. 06. Es ging gut im Geschäft, im Verkehr mit dem Prinzipal gehe es viel besser. Es fiel ihm früher schwer, mit diesem direkt zu verkehren, etwas leichter war es ihm, wenn er z. B. mit einem Briefe zu ihm gehen mußte. Ebenso geht es ihm im Verkehr mit den Kunden viel besser. Nur noch, wenn er selbst in anderen Geschäften Einkäufe besorgt, fühle er etwas mehr Beklemmung, doch weniger als früher, wo er starkes Herzklopfen hatte. Dieses empfinde er nicht mehr. Am 26. II. sei er in seinem Heimatstädtchen zu einem Maskenball gegangen. Er kam um ½12 Uhr abends hin und traf dort Verwandte und Bekannte. Anfangs ging es ihm ganz gut. Dann traf er dort mit einer jungen Dame zusammen und allmählich traten die Beklemmungsgefühle wieder auf. Er konnte sich nicht vorstellen, warum auf einmal diese Gefühle wiederkamen. Diese blieben dann den ganzen Abend und Morgen bestehen. Schon ängstigte er sich, daß eine Verschlimmerung seines Zustandes wieder eingetreten sei, ohne daß er wußte warum. Es beruhigte ihn, als er dann wieder im Geschäfte war und der Zustand besser geblieben war, wie es vor Besuch des Maskenballes der Fall war. Die Ursache der Verschlimmerung auf dem Maskenball ergab sich schnell, als ich ihn fragte, in welcher Beziehung er früher und jetzt zu jener Dame stand. Es ergab sich, daß er schon während seiner Schulzeit zu ihr eine Zuneigung hatte und jetzt im

Begriffe ist, sie zu heiraten. Patient gibt an, daß er nur noch beim Adieusagen in der Pension Beklemmungen verspüre, diese Auslösung sei wie bei den Einkäufen zuletzt aufgetreten. Patient sieht viel frischer aus, fühlt sich wohler, gibt an, daß auch die Kongestionsgefühle nicht mehr so stark seien und nur noch auftreten, wenn man ihn fixiert.

20. II. 06. Patient sagt, es gehe gut, er fühle sich viel freier im Kopf, das Erröten sei ganz verschwunden, nur hie und da in der Pension trete es beim Abschiednehmen noch auf. Im Verkehr mit seinen Vorgesetzten merke er gar nichts mehr von Beklemmung, ebenso nicht mehr im Geschäft. Beim Verkehr mit dem Publikum kämen hie und da noch Beklemmungen vor, aber wenn er nur daran denke, wie sein Zustand entstanden sei, so könne er sich beherrschen, die Beklemmungen verschwinden sofort wieder, so daß ihn das nur noch wenig geniert, während früher Momente aufgetreten seien, wo er vor Verlegenheit und Beklemmung nicht zwei und zwei hätte zusammenzählen können. In der Pension verspürt er bei der Unterhaltung gar nichts mehr. Beim Weggehen fühle er noch die Beklemmungen und das Erröten. Beim Kauf der Zigarren verspüre er nur selten etwas. Im Verkehr mit seinen Freunden fühle er sich ganz frei; er ist froh und glücklich, daß er nun so weit ist. Vor neun Tagen traf er wieder das Fräulein, das die Beklemmungsgefühle auf dem Maskenball ausgelöst hatte, ganz zufällig in einem Restaurant. Patient war in Gesellschaft seiner Schwester. Diese sagte ihm, da er dem herankommenden Fräulein den Rücken zuwendete: „Da kommt Fräulein L.“ Sofort stieg ihm einen Augenblick das Blut in den Kopf, er fühlte, daß er rot wurde, aber bis sie an seinem Tisch war, waren die Erscheinungen vorüber, Beklemmungen traten aber nicht auf. Der Abschied in der Pension von zwei Herren, die mit ihm dort speisen, macht ihm noch am meisten Beklemmung. Er hat herausgefunden, daß es ihm leichter ist, Adieu zu sagen, wenn man am Schlusse noch einen Scherz macht, als wenn man sich nach ernstem Gespräch trennt. Diese Erscheinungen in der Pension seien zuletzt aufgetreten und sie beginnen, sowie er ans Weggehen denken muß, sowie er anfängt, die Serviette zusammenzulegen. Seitdem es Patienten so gut geht, trägt er sich mit Heiratsplänen. Früher sei es ihm eine Pein gewesen, sich von seinen Angehörigen, die in einer Nachbarstadt wohnen, zu verabschieden. Das mache ihm jetzt gar nichts mehr. Daß dies in der Pension noch so sei, will er darauf zurückführen, daß die zwei Herren es ihm angesehen hätten, daß er beim Essen öfters verwirrt geworden sei. Das Heiraten hatte er ganz aufgesteckt. Die Gelegenheit hätte sich ihm schon mehrmals geboten und er hätte für seine Verhältnisse sehr gut heiraten können, aber den Gedanken daran mußte er ablehnen, weil es ihm peinlich gewesen wäre, in einer fremden Familie zu verkehren, zumal er schon im elterlichen Hause unter seinem Zustande schwer zu leiden hatte. Es war ihm unmöglich, sich irgend jemandem anzuvertrauen.

6. V. 09. Der Zustand bessert sich weiter. Ich habe dem Patienten den Rat gegeben, drei Tage nicht in seiner Pension zu essen. Danach wurde ihm der Abschied leichter, er fühlte noch die Blutwallung gegen den Kopf, dann trat noch ein leichtes Angstgefühl auf. Patient hat inzwischen Zürich verlassen. Im Geschäft habe er schließlich gar nichts mehr von den Beklemmungen gefühlt, nur als er Abschied nahm, kamen in der Aufregung ganz wenig Angstgefühle. Seine Zigarren kaufe er nun seit Wochen leichten Herzens. Er begreife jetzt nicht, wie das früher so ganz anders war. Er könne jetzt über nichts mehr klagen. Auch jetzt, wenn er seine Jugendgeliebte sieht und spricht, mit der er im Begriffe ist, sich zu verloben, treten keine Erscheinungen mehr auf. Wenn er längere Zeit in einem Restaurant sitzt, spüre er noch Blutwallungen gegen den Kopf, ebenso komme es in Konzerten vor.

11. XI. 06. Patient hat seinen Beruf gewechselt, er hat öfters Sitzungen beizuwohnen, in denen er sprechen muß. In solchen Fällen und ebenso, wenn er Besuche geschäftlicher Art machen muß, treten die Angstgefühle wieder auf. Das Blut steigt ihm in den Kopf, die Gedanken schwinden für einige Augenblicke. In seiner Familie spürt er nichts mehr, wohl aber im Verkehr mit Freunden und Bekannten. Beim Zigarreneinkauf spürt er nichts mehr. Patient kommt heute, um sich wieder vorzustellen, er hat Zürich verlassen.

Fall 46: Maria R., 25 Jahre alt.

Oktober 1906. Patientin klagt, daß sie nicht in einem warmen Zimmer sitzen könne, entweder sei es die Wärme, die ihr einen heißen Kopf macht, oder es sind Flecken im Gesicht, die sie brennen. Erst kommt an bestimmten Stellen des Gesichtes, entweder schräg abwärts unterhalb der Augen an der Nase oder gerade darunter eine leichte Druckempfindung. Sowie sie diese Flecken spüre, fühle sie sich unglücklich. Es geniere sie, sie fühle sich nicht mehr wohl und sie verstecke sich, wenn sie nur irgend könne, selbst vor ihren Angehörigen und besonders meide sie es auch, unter die Leute zu gehen. Diese Gefühle gehen am besten vorüber, wenn sie sich ablenken könne, besonders, wenn sie etwas arbeite, das sie gerne tue. Manchmal werde das ganze Gesicht rot und dann leide sie fürchterlich. Der Kopf ist dann ganz heiß und es kann 3—4 Stunden dauern, bis der Zustand wieder verschwindet. Wasche sie sich mit kaltem Wasser, so wird die Röte und die Hitze nur noch verstärkt. Im Winter habe sie diese Röte stets nach dem Essen. Besonders stark trete sie z. B. nach einer Table d'hôte auf. Da könne sie eine Unterhaltung selbst nicht mit ihren nächsten Angehörigen führen. Wein trinke sie seit Jahren keinen, weil er ihr Kopfweh mache. Vor 3—4 Jahren habe sie fast nichts mehr gegessen, weil die Röte und Hitze stets nach dem Essen auftrat, besonders habe sie auf Fleischspeisen und Suppe verzichtet, weil sie vermutete, daß diese ihren Zustand verschlimmern. Auch zu Hause treten die Erscheinungen im Winter in der warmen Stube nach dem Essen auf. Sie könne rot werden nicht nur wenn sie selbst in Verlegenheit kommt, sondern wenn sie nachfühlt, daß andere Leute in Verlegenheit kommen könnten. Sowie diese Erscheinungen auftreten, fühle sie sich unwohl, könne nicht mehr essen und fühle keine Lust zu irgend etwas. Dauere der Zustand längere Zeit an, so trete Herzklopfen ein. Ist der Zustand vorüber, so fühle sie sich wohl. Sie habe dann ein angenehmes Gefühl, wie wenn sie erleichtert atmen könnte. Sie gerate so außerordentlich leicht in Verlegenheit, daß diese schon eintrete, wenn sie weiß, daß ihre beste Freundin kommt und sie hört die Glocke läuten. Dieser Freundin könne sie, trotzdem sie sich aufrichtig und treu ergeben seien, nicht in die Augen schauen. Patientin gibt an, der Zustand dauere seit dem 15. Jahre an und sei aufgetreten, als sie im Institut war, wenn die Pensionsdame oder Besuch mit ihr sprach oder wenn man ihr Besuch anmeldete. Im Laufe der Jahre habe sich der Zustand gesteigert. So trete die Röte sofort auf, wenn man mit ihr spricht und sie meint, sie wisse etwas nicht. Dabei ist das Gefühl der Verlegenheit sehr stark; schon wenn sie weiß, sie solle jemanden vorgestellt werden, habe sie ein sehr starkes Verlegenheitsgefühl. Es können aber auch Angstgefühle auftreten, je nachdem es ein Umstand ist, der die Erscheinungen hervorrufen kann. Treten diese stärker auf, so kann sich auch Atemnot einstellen. In den letzten Jahren komme es zu Schweißausbrüchen am ganzen Körper; früher habe sie so gezittert, daß sie nicht mehr sprechen, ja kaum mehr stehen konnte, wenn sie in Gesellschaft gehen sollte. Auch in der Kirche während des Gottesdienstes kam es vor, daß sie rot gefleckt wurde; wollte sie sich dagegen wehren, so wurde es um so schlimmer. Dies habe sich seit ungefähr einem Jahre etwas gebessert. Kurz vor Eintritt der Menses fühle sie sich wohler und je stärker diese sind, um so besser gehe es ihr. Sind die Menses nicht stark, so sind die Erscheinungen um so schneller wieder da, sind stärker und treten öfter ein. Mit 15 Jahren sei Platzangst bei ihr aufgetreten. Diese habe sich geltend gemacht, wenn sie einen Platz vor sich habe und sich beobachtet fühle. Wenn sie auf die Straße kommt, besonders wenn sie jemand Bekanntes sieht, dann trete die Röte im Gesicht auf, die Flecken kommen nur, wenn die Röte längere Zeit angehalten hat. Die Platzangst mache sich so geltend, daß sie nicht gerne über Plätze geht, weil sie fürchtet, rot zu werden; sie gehe dann eben einen andern Weg. Dies besonders, wenn sie Bekannte sieht oder vermutet, daß sie solche treffen könnte. Sitzt sie in ihrem Zimmer allein und sie hört jemand kommen, so trete die Röte schon ein, bevor sie nur wisse, wer da kommt. Geht sie über die Straße, so renne sie, so sehr sie könne, in dem Gedanken, sie könne jemanden treffen, fortwährend mit der Angstfrage beschäftigt, ob sie rot werde. Sieht sie zwei Personen mit einander sprechen auf der Straße, so könne sie rot werden, wenn man sie im Vorbeigehen ansieht. Sie muß dann selbst denken, jetzt kommt die Röte.

Patientin erinnert sich mit Sicherheit, daß sie während ihrer Schulzeit nicht an solchen Zuständen litt, sondern erst während ihrer Institutszeit, als sie 15 bis 16 Jahre alt war. Ganz sicher ist, daß die Erscheinungen nicht vor dem Eintritt der Menses da waren. Patientin erinnert sich, daß sie oft verlegen wurde, wenn ihr Vater, der stets sehr streng war, sie zu sich rief. Patientin erinnert sich an eine Reihe von Erlebnissen, durch die sie in starke Verlegenheit kam. So bekam sie mit 13/14 Jahren ein Schulzeugnis mit einer schlechten Note im Betragen, weil sie gerne schwätzte. Der Lehrer hatte sie deshalb etwas auf dem Zug. Sie hatte Angst, das Zeugnis zu Hause zu zeigen. Eine Freundin riet ihr, das Zeugnis zu fälschen. Dazu konnte sich das sonst außerordentlich gewissenhafte und feinfühlende Mädchen nicht entschließen. Sie machte einen Klecks auf das Zeugnis, so daß sie es nicht wieder abgeben konnte. Dem Lehrer sagte sie, sie habe das Zeugnis verloren, zu Hause zuerst, sie habe keines bekommen. Dann war sie in arger Verlegenheit. Man kam dahinter. Sie mußte acht Tage allein sein, mußte allein essen und ganz isoliert leben. Sie durfte keinen Schulausflug mitmachen und trotzdem das Vergehen zu Ostern sich ereignete, nahm man Weihnachten noch darauf Bezug. In eine ähnliche Verlegenheit kam sie im Institut. Dort sollte sie in ihrem Zimmer Klavier üben. Statt dessen spielte sie, was sie wollte. In diesem Augenblick kam die Pensionsdame mit Besuch aus der Heimat. Patientin kam in fürchterliche, peinliche Verlegenheit und wurde patschrot. Später fragte die Dame, warum sie so rot geworden sei. Ihr selbst war es peinlich, daß sie vor den jungen Damen aus der Heimat, trotzdem ihr keine davon näher stand, so verlegen geworden war.

17. X. 06. Es sei ihr stets peinlich gewesen, wenn man von der Schule sprach, trotzdem sie zu den besten Schülerinnen gehörte. Der Vater sei nicht sehr feinfühlend und rücksichtsvoll, er brachte jene Zeugnisgeschichte immer wieder zur Sprache, ohne zu ahnen, wie peinlich es ihr war. So wurde wiederholt von jener Zeugnisgeschichte gesprochen. Besonders ist ihr eine Szene in Erinnerung, als sie ca. 17 Jahre alt war und sie mit ihren Angehörigen und Verwandten im Zimmer saß. Da wurde von Schule und Schulfortschritten gesprochen und von Fehltritten. Dabei wurde sie rot, verlegen, es wurde ihr heiß, so daß sie zum Zimmer hinausgehen mußte. Als Patientin 16—17 Jahre alt war, erinnert sie sich, daß sie hie und da beim Spazierengehen verlegen wurde, doch war dies, wie sie meint, nicht in abnormer Weise; hingegen war dies auffallend, als sie mit 18 Jahren aus der Pension in der französischen Schweiz nach Hause gekommen war. So erinnert sie sich, daß sie am ersten Tage nach der Heimkehr am Fenster stand und sie jemand anrief, ob ihr Vater zu Hause sei. Dabei sei sie so in Verlegenheit gekommen, daß sie klatschrot wurde, nicht antworten konnte und sich herumdrehte, um die Mutter zum Antworten ans Fenster zu schicken. Das war November 1899. Einige Tage danach ging sie mit der Mama zum Friedhof. Da kam ihr eine Schulkameradin entgegen (die erste, die sie seit ihrer Heimkehr wieder sah) und ohne irgend eine ihr bewußte Veranlassung sei sie in Verlegenheit gekommen. Sie fühlte, daß sie rot wurde, sie begrüßten sich kurz und die Röte ging bald wieder vorüber. Ihre Mama habe darüber gelacht und ihr gesagt, sie müsse doch deshalb nicht rot werden. Seit jener Zeit werde Patientin auch rot, wenn sie jene Kameradin wieder sieht. Patientin gibt an, daß gerade die Erwartung beim Verlegenwerden eine große Rolle spiele. So war sie heute bei einer Freundin zu Tisch. Sie wurde nicht verlegen und es kam auch nicht zum Erröten, weil sie nicht erst warten mußte, bis man zu Tische ging, sondern gleich nach ihrer Ankunft konnte mit dem Essen begonnen werden. Sonst mache sie auch das Zusprechen beim Essen verlegen. Dies war heute auch nicht der Fall. Sie hatte den ganzen Vormittag Druck und Brennen an den Errötungsstellen im Gesicht, danach habe sie dann stets eine längere Erleichterung, nach der sie wohl rot, aber nicht fleckig werde. Wenn der Druck gewichen sei, dann fühle sie sich freier. Patientin erinnert sich, daß sie vor ihrer Erkrankung an einer Dickdarmentzündung während ihrer Pensionszeit in der französischen Schweiz (1898/99) nie in eine auffallende Verlegenheit gekommen sei. Sie erinnert sich nur an Szenen, wo sie

z. B. durch Besuche, die zu ihr in die Pension kamen, in leichte Verlegenheit kam, die wohl mehr aus Schüchternheit sich geltend machte, als daß sie krankhaft gewesen sein mochte. Eines Tages hatte sie während ihrer Pensionszeit starke Schmerzen im Unterleib, so stark, daß sie die Treppe nicht hinunter konnte. Es sei ihr peinlich gewesen, daß die Schmerzen im Unterleib waren. Der Zustand dauerte 2—3 Wochen. Schließlich mußte eine innerliche Untersuchung gemacht werden. Man sprach ihr davon, sie wußte aber nicht, was das ist; die Pensionsdame erklärte ihr das. Sie hatte dann ein unerträgliches Gefühl. Der Gedanke daran war ihr fürchterlich peinlich und sie schrieb darüber ihrer Mutter. Sie fragte dann die Pensionsdame, sie werde doch davon kein Kind bekommen. Man lachte sie aus. Die anderen Mädchen wußten auch nicht, was es war. Man sprach davon und es gab Geschwätz. Patientin war acht Wochen zu Bett. Es fand dann eine Konsultation mit einem zweiten Arzt statt. Stets wenn der Arzt kam, geriet Patientin in furchtbare Verlegenheit und schämte sich; sie konnte den Arzt nicht mehr leiden. Der zweite Arzt untersuchte nur äußerlich. Patientin war dabei patschrot, die Hitze im Gesicht blieb ihr lange, den ganzen Nachmittag und sie hatte Kopfweh dazu. Die Röte im Gesicht war so stark, daß man meinte, sie habe hochgradig Fieber; man machte ihr kalte Umschläge. Jedesmal, wenn die Madame ins Zimmer kam, kam die Verlegenheit und Röte immer wieder. Die Madame kam sehr oft, immer wieder fragte sie, was Patientin essen wolle. Patientin aß sehr wenig und immer war sie in Verlegenheit, was sie verlangen solle; sie sei zu genant gewesen. Stand dann das Essen bei ihr und sie sah es nur an, so kam sie schon darüber in Verlegenheit und konnte nicht zugreifen. Es sei ihr gewesen, als habe sie einfach nicht essen dürfen. Vor der innerlichen Untersuchung sei Patientin nicht vorbereitet gewesen. Schon vorher ängstlich, regte sie die Untersuchung furchtbar auf. Nach der Untersuchung sei sie böse gewesen und habe eine Abneigung gegen den Arzt bekommen. Sie hatte das Gefühl, der Arzt hätte das nicht tun dürfen, ohne ihre Mutter zu fragen. Die Untersuchung ging lange, war schmerzhaft und sie war in schrecklicher Aufregung. Nach der Untersuchung wäre sie gerne nach Hause gereist. Nachdem die Untersuchung stattgefunden hatte, saß am Abend die Madame zu ihr und plauderte mit ihr. So erzählte sie der Patientin von einem Dienstmädchen, das in der Nacht immer Besuche empfangen habe. An der Wäsche habe sie gemerkt, daß das Mädchen schwanger geworden war und es habe fort müssen. Die Dame hatte eine sehr lebhafte Art. Nach der Untersuchung hatte sie sie geküßt, sprach mit ihr, sagte, sie wäre jetzt wie eine Kindbetterin. Daraufhin stieg plötzlich der Patientin die Idee auf, sie könne schwanger sein. Sie hatte kolossale Angst und Pein bis sie das die Dame fragen konnte. Bis sie fragen konnte, sei sie in der schrecklichsten Verlegenheit gewesen und fühlte andauernd die Röte im Gesicht. Während ihrer ganzen Krankheit sei sie aus der Röte und Verlegenheit nicht herausgekommen. Sie war immer wieder ganz furchtbar geniert. Wenn nur eine Tür aufging, sei sie schon rot geworden. Die Idee, ein Kind zu bekommen, habe sie einen Tag lang gehabt. Patientin war acht Wochen zu Bett und blieb nach überstandener Krankheit noch ein Vierteljahr lang in der Pension. War sie für sich allein, so sei sie bleich gewesen; sobald man sie aber ansprach, wurde sie verlegen und rot. Rein die Tatsache, daß sie innerlich untersucht worden war, beschämte sie. Das hätte nicht sein sollen. Am Abend nach der Untersuchung habe sie geweint, sie fühlte sich gekränkt. Im Verkehr mit ihren Kameradinnen sei es nur das Verlegensein gewesen. Das Rotwerden blieb, so lange sie in der Pension war. Es wechselte, bald war es mehr, bald weniger stark. Sowie sie fühlte, daß sie rot geworden, sei sie ins Zimmer gesprungen und habe nachgesehen. Damals habe sie noch keine Flecken gehabt. Als Patientin im November 1899 nach Hause zurückgekommen war, fand jene Begegnung mit der Freundin statt. Das war an Allerheiligen. Jetzt hat sie jedes Jahr an Allerheiligen Angst, wenn sie zum Friedhof geht. Sie könne dann nicht mehr den gleichen Weg nach Hause zurückkehren, weil sie sonst den Leuten begegnen müßte.

24. X. 06. Am 20. X. sei keine Rötung mehr eingetreten. Am 21. sei sie allein zu Hause geblieben, war aber beunruhigt, weil sie dachte, es könnte Besuch kommen. Gegen 5 Uhr nachmittags seien die Flecken aufgetreten, die sie

aber überwinden konnte. Am 22. X. am Morgen sei plötzlich ihre Freundin zu ihr gekommen. die sie sonst sicher sofort erröten machte. Patientin konnte sich zusammennehmen, wurde nicht rot, war darüber sehr erfreut. Am Nachmittag machte sie einen längeren Spaziergang. Es traten Rötung und Hitzegefühle, aber keine Verlegenheitsgefühle auf; das Verlegenheitsgefühl komme sonst nach der Röte.

29. X. 06. Es ging nicht gut die letzten Tage, die Flecken traten jeden Tag auf, nach dem Essen, wenn sie allein beim Arbeiten war, beim Besuche der Freundin. Hypnose gelingt nach zwei Versuchen.

5. XI. 06. Patientin gibt heute noch an, daß sie auf der Straße rot werde, wenn ihr jemand Bekanntes begegnet, besonders eine ältere oder höher stehende Person. Patientin gibt weiter an, daß sie sowohl mit 20 als auch mit 21 Jahren nochmals intern untersucht wurde und jedesmal enorm verlegen war. Ihr Zustand habe sich nach und nach immer mehr gesteigert. Die Flecken treten schon seit drei Jahren auf. Hypnose: In das Zimmer im Pensionat versetzt, durchlebt sie die Szene ganz genau wieder. Die Madame steht im Zimmer unten am Bett, spricht von der Geburt ihrer Kinder, Patientin hört mit Interesse zu. Das war ein Tag nach der Untersuchung. Patientin war sehr aufgeregt, hatte das Gefühl, wenn Madame nur nichts mehr sagen würde, Patientin vermochte aber nicht, ihr zu sagen, sie solle aufhören, sie wolle von diesen Dingen nichts wissen; sie hielt sich dafür noch für zu jung. Sie habe es nie gern gehabt, wenn man von sexuellen Dingen sprach. Ihr Bruder habe ihr, als sie 15 Jahre alt war, so halb etwas vorgeschwatzt, so daß sie doch nichts Rechtes wußte. Jetzt war es ihr direkt widerlich, als die Madame davon sprach. Es war wie das Bewußtsein einer schlechten Tat und zugleich eine Art Schrecken.

26. XI. 06. In den folgenden Sitzungen durchlebt Patientin die Szene im Pensionat immer wieder, sie sieht die Szene immer deutlicher, das Angstgefühl steigert sich. In der Hypnose fallen Patientin noch eine Reihe von Schrecken und Peinlichkeitsszenen ein. Mit 5—6 Jahren sei sie ins Wasser gefallen, sie wurde noch am Fuße erwischt und herausgezogen. Zu Hause wurde sie gehörig durchgehauen dafür. 2—3 Monate vor der Erkrankung in der Pension ließ sie sie sich einen Zahn ziehen. Dabei wurde ihr der Unterkiefer ausgerenkt, sie geriet in große Angst, war in peinlicher Situation, die ziemlich lange andauerte, bis ein prakt. Arzt kam und den Kiefer wieder einrenkte.

1. XII. 06. Patientin gibt an, daß sie eine halbe Stunde nach der letzten Sitzung nach dem Abreagieren sich recht wohl und leicht gefühlt habe, leichter und glücklicher als sonst. Ihre Freundin sei ganz erstaunt gewesen über ihr normales Aussehen. Auch heute früh beim Frühstück trat keine Reaktion ein. Auch in einem warmen Zimmer fühle sie sich sicher.

12. XII. 06. Das Erröten war mehrere Tage vollständig weggeblieben. Auch gelegentlich einer Geburtstagsfeier, wo sie am Abend in größerer Gesellschaft war und man von allen möglichen Dingen sprach, errötete sie nicht, sie sei über alles weggekommen. Trotz Nachfragens komme sie gut darüber weg, wo sie sonst sicher rot wurde. Regte sich etwas von der Röte, so war es in einer Sekunde wieder weg. Dann aber trat nach einigen Tagen, als sie ein Fräulein auf der Straße getroffen hatte, mit einem Mal die Patschröte wieder auf, als sie diese sah. Das Rotwerden ging schnell vorüber, sie hatte die Freundin auf einer abgelegenen Straße getroffen. Vorher war sie mit anderen Freundinnen und Besuchen zusammengetroffen, ohne daß Röte aufgetreten war. Dieses Fräulein aber war wieder die Kameradin, die sie als erste auf der Straße grüßen mußte, als sie von der Pension zurückgekehrt war. Zu dieser jungen Dame habe sie sonst gar keine Beziehungen mehr. Einige Tage danach traf sie die junge Dame wieder, aber am Abend, sie ging mit ihr über die Straße und wurde nicht rot. Sie hatte sich bei ihrer Arbeit ganz normal gefühlt, trotz Wechsel von Wärme und Kälte, dann aber seien die Flecken aufgetreten ohne vorheriges Erröten. Die Stelle wurde erst bläulich, dann rot, dann fühlte sie die Stellen, hie und da sah man die betreffenden Stellen, ohne daß sie sie fühlte.

Beim Nachforschen ergibt sich, daß sie, als sie acht oder neun Jahre alt war, eines Nachts durch Feuerlärm mit Schrecken geweckt wurde. Wie sie dann

Wasser löste, ertönte mit einem Male das Feuerhorn. Nun konnte sie plötzlich das Wasser nicht weiter lösen. Darüber sei sie furchbar erschrocken, habe geweint und sei zu den Eltern gelaufen. Auch jetzt noch habe sie einen furchtbaren Schrecken vor dem Feuer. So durchlebte sie auch vor zwei Jahren einen großen Schrecken, da es in ihrer nächsten Nähe brannte. Sie sah das Feuer von der Wohnung aus, da kam eine ihrer Freundinnen, die neben dem brennenden Hause wohnte und allein zu Hause war. Das Mädchen kam in furchtbarer Aufregung, weinte und frug, da es allein zu Hause war, was es machen solle. Patientin wurde mit ihr nach Hause geschickt. Drei Wochen vorher war die Mutter dieser Freundin gestorben, Patientin fürchtete die Toten und hatte nun Angst, sie müsse in das Zimmer, wo deren Mutter gestorben sei. Sie war damals, als jene Frau gestorben war, im Sterbezimmer und sah die Tote. Dabei sei sie erschrocken. Als sie nun während dieses Brandes durch die Straße ging, sei es ihr sehr unangenehm gewesen. Sie war dabei immer in Verlegenheit. Patientin berichtet noch über eine große Reihe von Schrecken. In ihren ersten Kinderjahren habe sie viel Angst gehabt. Der Vater habe ihr, als sie noch ganz klein war, viel Räuber- und Tiergeschichten erzählt, worüber sie sich stets ängstigte. Jetzt sei sie sehr schreckhaft. Durch das kleinste Geräusch erschrecke sie und dann werde sie rot. Sitze sie abends allein im Zimmer, so fürchte sie sich und das allergeringste Geräusch erschrecke sie. Nach der Erzählung von einer Reihe von Schrecken kommt Patientin auf einen Schlittenunfall zurück, den sie mit 12 Jahren erlebte. Sie habe danach den Weg, den sie mit dem Schlitten gefahren war, nicht mehr gewußt. Sie habe sich eine Wunde an der Stirne zugezogen, das Blut tropfte auf den Schnee und sie hatte dann Schrecken vor diesem Blut.

21. XII. 06. In der letzten Woche errötete sie leichter, wenn sie für sich allein war; ihre Freundin kam jeden Tag zu ihr. Wurde sie von ihr überrumpelt, so wurde Patientin stark rot, konnte sie sich vorbereiten, so blieb das Erröten weg. Öfter als sonst, regelmäßig jeden Tag, auch morgens, was sonst nie vorkam, traten die Flecken auf und zwar spürte sie erst den Druck, bevor die Stellen rot wurden; der Fleck war da, ohne daß sie etwas spürte. Auch kam es vor, daß sie rot wurde und die Flecken kamen und blieben, aber sie wurde auch rot und die Flecken kamen nicht.

16. I. 07. Patientin gibt an, wenn sie früher stark rot wurde, so seien auch die Flecken gekommen. Jetzt kam das Rotwerden zurück und dann blieben die Druckflecken. Diese Druckflecken belästigen sie so stark, daß sie nicht sprechen könne. Patientin erinnert sich an eine Abschiedsszene von einem Vetter vor ihrer Institutszeit, als sie ca. 15 Jahre alt war. Der Vetter gab ihr einen Kuß, sie wurde patschrot und erzählte es damals der Mutter. Patientin meinte damals, das Küssen sei eine Todsünde. Jedenfalls sei sie in eine sehr starke Verlegenheit gekommen. Sie stand sich mit dem Vetter gut und jedesmal, wenn er später kam oder ging, wurde sie rot. Nun erinnert sie sich an eine Szene aus ihrem 14. Jahre. Es kam ein junger Herr, der Bruder ihrer Freundin geschäftlich zum Vater, während sie im Zimmer war. Auch damals sei ihr warm geworden und sie sei in Verlegenheit gekommen. Patientin gibt an, daß die Flecken in der letzten Zeit leichter verschwinden, sie komme leichter darüber hinweg und am Abend, wenn sie für sich ist, sei sie auch ruhiger. Patientin traf auf der Straße eine jüngere Schwester ihres Verehrers. Als sie diese sah, erschrak sie, sie empfand einen momentanen innerlichen Schmerz, dachte, sie werde es überwinden. Beim Begrüßen wurde sie patschrot. Der Schrecken war so groß, daß sie zitternd und ganz erschöpft nach Hause kam.

17. I. 07. War gestern Abend in befreundeter Familie. Ein oder zweimal stieg eine ganz vorübergehende Röte auf, als sie etwas erzählen wollte. Sie fühlte sich aber nicht belästigt; auch bei der Begrüßung des Herrn des Hauses kam es zu leichtem Erröten, Flecken traten aber nicht auf, trotzdem das Zimmer sehr schön warm war.

18. I. 07. Patientin gibt an, daß sie ihr Gesicht manchmal in angenehmer Temperatur fühle, während es früher entweder unangenehm kalt oder unangenehm heiß war. Patientin war gestern Abend wieder in befreundeter Familie, sie war etwas unsicher und sprach weniger. Als ihr beim Essen zum zweiten Male die

Schüssel gereicht wurde, errötete sie stark und ziemlich lange, aber sie blieb ganz ohne Druckflecken. Heute morgen traten keine Erscheinungen auf.

Patientin erzählt, daß sie schon in ihrer Jugend sehr furchtsam und ängstlich gewesen sei. Sie hörte und las viel von Geistergeschichten. Später hatte sie Angst vor den Toten, die sie dann im Traume beschäftigten. Des Abends geht sie nicht gerne aus. Früher habe sie viel am Abend oder nachts, wenn sie allein im Hause war, durch Angst gelitten. Patientin gibt an, das Erröten beim Essen, beim Nötigen zum Essen, sei schon in der Pension entstanden. Das Essen habe ihr dort nicht gemundet, sie hatte wenig Appetit, wurde sie dann genötigt, so wurde sie verlegen und rot. Auf der Straße wurde sie während der Pensionszeit sicher nie verlegen.

26. I. 07. Wechselndes Befinden. Zu Hause, wenn sie allein war, sei sie viel errötet. Auch seien die Flecken aufgetreten, vielleicht weniger lang. Ein Besuch bei der Freundin verlief ausnahmsweise gut. Hypnose gelingt gut. Patientin reagiert die Szene in der Pensionszeit sehr stark ab, sie wird stark erregt und rot.

7. II. 07. Die ersten 2—3 Tage nach der letzten Sitzung ging es ordentlich gut. Dann aber sei die Besserung wieder verschwunden. Hypnose: Patientin reagiert die gleichen Szenen nochmals stark ab.

21. II. 07. Die Flecken seien weniger aufgetreten, hingegen trete das Rotwerden leichter auf, verschwindet aber leichter wieder Hypnose: Beim Wiederdurchleben der Pensionsszene reagiert sie nicht mehr stark.

Die Behandlung mußte aus äußeren Gründen abgebrochen werden.

Zwangsneurosen.

Die Zwangsneurosen nehmen unter den Angstneurosen in mehrfacher Hinsicht eine eigenartige Stellung ein, trotzdem sie in ihrer Entstehungsweise, wie in ihrer Entwickelung und beim Manifestwerden der Symptome den gleichen psychologischen Vorgängen unterliegen wie diese. Forscht man genauer nach, wie sich die Entwickelung einer Zwangsneurose gestaltet hat, oder hat man Gelegenheit, eine solche Entwickelung zu verfolgen, so kann man sich überzeugen, daß es sich bei diesen Krankheitszuständen eine Zeitlang um das Auftreten von Angstgefühlen gehandelt hat, die nicht assoziativ verbunden, resp. übertragen worden waren, genau wie bei einer anderen Angstneurose auch. Die Übertragung erfolgt stets erst unter bestimmten Konstellationen, nachdem die einfache Angstneurose schon längere Zeit fortbestanden hatte. Die Angstzustände treten zunächst längere Zeit hindurch lediglich durch assoziative Anregung auf, ohne daß dem Patienten die die Angst auslosende Ursache (der Komplexreiz) bewußt wird. Erst nach längerem Fortbestehen dieser einfachen Angstzustände erfolgt dann die definitive Übertragung der Angst im Sinne der determinierenden Komplexe. Niemals kann man eine Übertragung eruieren, die nicht ihre unterbewußten Determinationen gehabt hätte. So bildet sich durch zahllose Komplexerlebnisse und Affektverdrängungen, die Jahre hindurch tagtäglich, stündlich, oft fast ununterbrochen vor sich gehen, der Krankheitszustand immer mehr aus, bis die Übertragung im Sinne der unterbewußten Determinanten eines Tages unter gewissen Umständen stattfindet. Und gerade die Art der Übertragung ist mit von ausschlaggebender Bedeutung; sie involviert die Möglichkeit des außerordentlich häufigen Komplexerlebens und dadurch wiederum entsteht die Gelegenheit zum massenhaften Verdrängen. Durch die so hochgradig gewordene Affektspannung erfolgt der Zwang zu den das Krankheitsbild charakterisierenden häufigen Übertragungen, die wiederum immer wieder durch ihre Art ein möglichst häufiges Komplexerleben bedingen. In der Regel handelt es sich bei den Zwangsneurotikern gegenüber den anderen Neurotikern außerdem noch um eine tiefere psychoneurotische Anlage, d. h. die Affektauslösungen finden ungemein leicht statt, die Empfindungsweise ist eine ganz besonders tiefe, und die Patienten verdrängen ihre Affekte schon von frühester Jugend an. Diese Verdrängung ist, wie wir dies schon hervorgehoben haben, durch die besonders feine Gemütsart bedingt: die Patienten können niemanden leiden sehen, identifizieren sich mit jedem Leidenden und sind die Rücksicht selbst. Sie sind nicht imstande, sich über das, was sie innerlich stark bewegt, auszusprechen und häufen so von frühester Jugendzeit, besonders noch infolge ihrer krankhaften Gewissenhaftigkeit eine Unmenge von Affekten unterbewußt in sich auf. Bei der Anlage ihres Affektlebens spielt die leichte Auslösbarkeit aller Affekte, so auch der sexuellen Gefühle in frühester Jugendzeit eine wichtige Rolle. Diese Rolle ist eine um so größere, als eben auch der Sexualaffekt, wie die anderen Affekte tiefere Erregungen und Bahnungen macht, als bei den Durchschnittsmenschen. Eine vorzeitige zufällige sexuelle Erregung wird nun bei einem so angelegten Gehirn auch in anderer Weise, als dies bei normalen Kindern der Fall wäre, wirken. Infolge der krankhaften Gewissenhaftigkeit werden schon von den kleinen Kindern diese Erregungen instinktiv als sehr peinlich empfunden und infolgedessen sehr intensiv verdrängt. In solchen Fällen dürfen wir aber schon bei der ganzen Entstehungsweise nicht vergessen, daß andere Affekte: Angst, Schrecken, Ekel etc. in ebensolcher Weise pathogene Wirkungen erzeugen und daß das Krankheitsbild nicht allein durch die sexuellen Vorgänge bedingt wird. Gerade die so von frühester Jugend auf sich aufspeichernden Komplexe mit der Affektbetonung der Angst, des Ekels, der Verlegenheit und des Zweifels etc. bilden die Determinanten in der Entwickelung der zukünftigen Zwangsneurose. Bei der Erforschung solcher Zustände können wir dazu gelangen, den Aufbau verschiedener Symptomengruppen auf solche primäre Determinanten zurückzuführen. Das Sexualleben spielt insofern eine besondere Rolle, als die Verdrängung der Libido sich in einer großen Zahl von Fällen in den Vordergrund stellt und immer wieder zur Neubesetzung und Verstärkung der verschiedenen Affekte mehr verwendet werden kann als andere Affekte. Bei der großen Rolle, die die sexuellen Traumen spielen, muß hervorgehoben werden, daß bei einem Teil der Fälle die sexuellen Erregungen und Verdrängungen von frühester Jugend auf fortbestehen; es kann sich da um frühzeitige normale, aber auch um perverse Erregungen handeln. In einem anderen Teil wird der Anfänger leicht in den Fehler verfallen und besonders weibliche Individuen für frigid ansehen und jede sexuelle Mitwirkung negieren, weil die betreffenden Patienten angeben, überhaupt niemals Libido empfunden zu haben. Sie werden in dieser Auffassung bestärkt dadurch, daß auch Masturbation niemals vorgekommen ist. Erst die Analyse bringt Klarheit in solche Zustände. Wir werden dann erkennen, erstens, daß es sich durchaus nur um scheinbar frigide Personen, ja um sogar stark libidinös veranlagte handelt und daß durch ein sehr frühzeitig erfolgtes sexuelles Trauma quasi durch Schreckhemmung oder sonstige Verankerung, Übertragung, die Libido nicht mehr bewußt empfunden werden konnte. In solchen Fällen finden dann doch Erregungen und eine Akkumulierung derselben in so hohem Grade statt, daß durch die Konversion eine der Quellen für die Affektbesetzung sich auftut. Diese Auffassung der in Frage stehenden Vorgänge mag zunächst befremdend wirken und wird leicht von vornherein als eine lediglich theoretische Konstruktion abgetan werden. Wer sich aber eingehend mit dem Studium solcher Zustände befaßt, wird häufiger die Gelegenheit haben, zu beobachten, daß durch eine heftige Affektwirkung, wie z. B. durch einen Schrecken oder Angst, quasi eine Sperrung für das Bewußtwerden von Affekten wie von Vorstellungen eintritt. Diese Art Schreckwirkung spielt gerade im Sexualleben eine große Rolle. Wir können aber solche Zustände auch bei anderen Vorgängen beobachten, wo z. B. physiologisch ausgelöste Gefühle nach einer Schreckwirkung nicht mehr bewußt werden: so sind auch die Vorgänge bei einer Reihe von sog. Schrecklähmungen zu verstehen. Dieser Schreckwirkung kommt bei der Entstehung von Affektstörungen infolge des Ausschaltens des Bewußtwerdens eine größere Rolle zu, als man bisher wohl angenommen haben mag. Es ist nicht immer ein Schrecken, der das Bewußtwerden eines Affektes hindert, es können dies auch Erlebnisse irgend welcher Art mit intensiver Affektbetonung sein. Dadurch entstehen so hochgradige Affektzustände mit Einengung des Bewußtseins, daß ein gleichzeitig seine Wirkung entfaltender Affekt nicht mehr bewußt werden kann. Wir müssen uns nun vorstellen, daß durch eine solche intensive Affektwirkung entweder ein Dauerzustand hervorgerufen wird, durch den eine Ausschaltung des Bewußtwerdens eines Gefühles bewirkt wird, oder daß durch den gleichartigen Vorgang assoziativ immer wieder eine solche Einengung des Bewußtseins gegenüber einem anderen Affekt stattfindet. Mir scheint es, als ob beide Vorgänge vorkommen.

Um nun auf die sexuellen Vorgänge wieder zurückzukommen, so müssen wir uns bei der Entstehung der Zwangsneurosen klar darüber werden — und das geschieht am eindringlichsten bei der Analyse selbst — zu welch ungeheueren Aufspeicherungen von Affekten es hierbei kommt. Durch die intensive Affektspannung ist das Krankheitsbild auch charakterisiert. Denn diese Affektspannung zwingt den Patienten immer wieder zur Übertragung seiner Affekte und immer wieder zum Wiedererleben gleichartiger Szenen. Jedes Wiedererleben einer ihm peinlichen Affektszene veranlaßt den über seinen Zustand nicht aufgeklärten Patienten immer und immer wieder zur Verdrängung. So sehen wir, daß die Aufspeicherung der Affekte auch in diesem Falle aus zwei Quellen vor sich geht: aus der Konversion des Sexualaffektes und der Verdrängung der sich wieder bewußt machenden Komplexaffekte. Die Wirkungsweise dieser aufgespeicherten Affekte wird eine noch um so intensivere — das müssen wir uns stets vor Augen halten — weil die neurotische Anlage des Gehirns schon an und für sich auf jede Affektauslösung eine andere Reaktion ergibt als ein normales Gehirn. In einer Reihe von Fällen konnte ich die Erfahrung machen, welch außerordentlich wichtige Rolle das Milieu bei den Psychoneurosen an und für sich, speziell aber noch bei den Zwangsneurosen spielt. Bei der so leichten Vererbbarkeit der psychoneurotischen Anlage kommt es sehr häufig vor, daß ein Mitglied der Familie an ähnlichen Zuständen litt und die Patienten von Kindheit auf die Gelegenheit hatten, mit solchen Kranken zusammenzuleben und deren Zwangsneurose quasi infolge ihres starken Mitleids und Identifikationsgefühls auch an sich zu erleben. Es spielen dann besonders bei den hypochondrischen Formen in der Regel die gleichen Organe die gleiche Rolle oder bei der Berührungsfurcht genau wieder die gleichen Vorgänge. Man würde sich aber täuschen, wenn man hierin die alleinige Ursache des Krankheitszustandes und auch des Krankheitsbildes suchen wollte. Man kann dann bei der Analyse wohl einzelne solcher Determinanten auffinden, aber in der Regel sind die Symptome selbständig durch eigenes Komplexerleben determiniert.

Es würde zu weit führen, wenn ich in ausführlicher Weise verschiedene Formen von Zwangsneurosen hier schildern sollte. Ich möchte nur an einigen Formen das Wesen dieser Zustände darstellen. Ausführliche Krankengeschichten kann ich auch aus Rücksicht auf meine Patienten nicht wiedergeben. Sie gestalten sich so individuell, daß Änderungen zum Zwecke der Verschleierung der Persönlichkeiten unmöglich wären. So möchte ich nur auf einzelne Formen der Zwangshandlungen, wie sie z. B. mit dem Waschzwange zusammenhängen oder mit einzelnen Handlungen, die sich auf irgend ein Körperorgan beziehen, die hypochondrischen Formen der Zwangsneurosen etwas näher eingehen. Bei all diesen Zuständen, bei den Zwangsvorstellungen, wie den Zwangshandlungen spielt in der Regel neben der Angst noch ein anderer Affekt eine Hauptrolle, der meines Erachtens bisher zu wenig gewürdigt wurde, der aber in der Natur dieser Individuen tief wurzelt. Es ist dies der Affekt des Zweifels, der mit der inneren Unruhe und mit dem Angstgefühl nahe verwandt, aber doch wieder verschieden ist. Dieser Affekt des Zweifels wurzelt mit in der krankhaften Gewissenhaftigkeit dieser Patienten. Es ist nicht immer in erster Linie die Angst, die bei solchen Patienten ausgelöst wird und sie zu Handlungen zwingt, sondern es ist zunächst ein Gefühl des Zweifels, ob die Patienten dies oder jenes richtig gemacht oder bei religiösen Zweifeln besonders gedacht haben, ob sie nicht sich oder andere gefährden. Erst wenn so Zweifel sich geltend gemacht hat, verfallen sie einer inneren Unruhe und dann überfällt sie eine Angst, die sie dann zwingt, im Sinne der Komplexkonstellation vorzugehen. Bei den Kranken mit krankhaftem Reinlichkeitstrieb, der sich außerordentlich häufig auch mit der Bakterienfurcht und der Furcht der Verbreitung von Krankheiten oder auch mit der Furcht vor Toten oder dem Sterben überhaupt kombiniert, liegen noch andere Momente zugrunde, und zwar das Reinlichkeits- und Ekelgefühl. Die Beobachtung Freuds, daß dieses Gefühl im Zusammenhange mit dem Masturbationskomplex stehe, ist nur in einem Teil der Fälle richtig. Ein anderer Teil von Kranken ist aber niemals diesem Übel unterlegen, sondern die Verdrängung der Libido kam dadurch zustande, daß diese verankert war oder infolge von Erleben einer Reihe von sexuellen Schrecken nicht bewußt werden konnte. Von einer digitalen Berührung zur Erregung der Libido war in einer Reihe der von mir sehr genau beobachteten Fälle mit absoluter Sicherheit keine Rede. In anderen Fällen aber ist die Vorstellung des Unreinseins und der Waschzwang in dem Zusammenhang, wie er von Freud angegeben wurde, ohne jeden Zweifel als sicher anzunehmen. Es findet förmlich eine Transformation des moralisch Unreinen in das Körperliche statt. In anderen Fällen, wo das Sexuelle primär ausgeschlossen ist, wo nur sekundär die Symptome durch die verdrängte Libido bedingt sind, liegen andere Determinanten vor, die sich auf Infektionskrankheiten beziehen, welche bei den Patienten sehr starke Ekelgefühle oder starke Angstzustände in bezug auf Selbstinfektion oder Infektion anderer nach sich zogen. Eine große Rolle spielt der Sinn für Reinlichkeit bei solchen Individuen schon von früher Kindheit an. Wir können uns diese Vorgänge nur einigermaßen klar vorstellen, wenn wir dazu gelangen, anzunehmen, daß das Gefühl, körperlich rein zu sein, ein Lustgefühl ist, wie die Vorstellung des Unreinseins ein Unlustgefühl. Diese Gefühle sind bei den verschiedenen Menschen von Kindheit an in der Anlage verschieden ausgeprägt. Bei manchen Kindern können wir, ohne daß wir ihnen eine pathologische Bedeutung beimessen können, die Beobachtung machen, daß sie einen sehr starken Trieb zur Reinlichkeit haben, während bei anderen eher das Gegenteil der Fall und erst durch die Erziehung eine Korrektur zu schaffen möglich ist. Daß dieses natürliche Gefühl für Reinlichkeit oder dessen Mangel von vornherein stets sexuell bedingt sein sollte, läßt sich doch wohl nicht annehmen. Mir scheint, daß dies Gefühle sind, die genau so wie z. B. das Rechtsgefühl in der Anlage der verschiedenen Menschen verschieden zum Ausdruck kommen. Warum sollte dann nicht in pathologischen Fällen diese Gefühle in Mitleidenschaft gezogen werden können, wie andere Gefühle auch? Genau wie das Reinlichkeitsgefühl, die Furcht vor Ansteckung, die häufig die Wurzel der Berührungsfurcht ist, kann jedes Gefühl zum Hauptsymptom einer Neurose und auch einer Zwangsneurose werden, so z. B. kann auch das Rechtsgefühl, besonders in Verbindung mit pathologischer Gewissenhaftigkeit den Kernpunkt der Neurose bilden. Dies geschieht durch die assoziative Verknüpfung der Angst oder einem der Angst nahe verwandten Unlustgefühl mit diesem auch pathologisch gesteigerten zweiten Gefühl, hier dem Reinlichkeitsgefühl, dem Rechtsgefühl etc. Die Variationen all dieser Zustände hängen mit äußeren Umständen zusammen. So kann es bei Kaufleuten die Angst vor der Beschuldigung, Unrecht getan zu haben oder in Briefen Fehler oder Beleidigungen begangen zu haben, sein, bei Juristen die Angst vor zivil- oder strafrechtlicher Verfolgung, die dann wieder einen so hohen Grad erreichen kann, daß die Patienten sich fürchten, mit jemandem ohne Zeugen zu sprechen oder gezwungen sind, jedes Wort stenographisch aufzuzeichnen, das sie mit ihren Klienten sprechen, oder es kann die Angst auf irgend eine Berufshandlung oder deren Unterlassung übertragen werden. Solche Patienten werden dann durch ihre Angst immer wieder zu gewissen Handlungen gezwungen, deren Zwecklosigkeit sie völlig einsehen. Trotz der Einsicht in das Widersinnige der Handlungen werden die Patienten immer wieder durch die Angst getrieben, im Sinne ihres Zwanges zu handeln. Ist ihnen dies unmöglich, oder suchen sie diese Handlungen zu unterdrücken, so verdrängen sie die sich bewußt machende Angst und dadurch macht sich die Verschlimmerung der Zustände immer mehr geltend.

Ich wählte hier das Beispiel der Verbindung der Angst mit dem Rechtsgefühl, um damit zeigen zu können, daß solchen Übertragungen jeder sexuelle Hintergrund fehlen kann. Ich sage Übertragungen und lasse dabei selbstverständlich die weitere Ausbildung der Neurose außer Betracht. So wie eine Verbindung der Angst mit dem Rechtsgefühl stattfinden kann, kann auch — und das ist viel häufiger der Fall — eine Übertragung auf das Reinlichkeitsgefühl stattfinden. Bei solchen Patienten kann es aber teils die Angst sein, daß ihnen infolge Berührung eines Gegenstandes etwas passiert oder es ist lediglich die Angst, durch die Berührung nicht mehr rein zu sein; oder wenn es sich um die Furcht vor Ansteckung handelt, sich durch die Berührung infiziert zu haben. Meist sind solche Zustände gemischt, es handelt sich um die

Angst, nicht rein zu sein und gleichzeitig um die Angst, sich oder andere zu infizieren. Bisweilen tritt aber die Angst, unrein geworden zu sein, durch jede Art von Berührung ausgelöst, in den Vordergrund. Diese Zustände können einen so hohen Grad erreichen, daß die Patienten gar nichts mehr zu berühren wagen oder sich nach jeder Berührung oder schon eingebildeten Berührung unzählige Male waschen müssen. Jeder derartige Patient — diese Zustände sind bei Frauen häufiger als bei Männern — bildet sich seinen eigenen Ritus aus — nicht selten tritt auch eine Verbindung mit religiösen Vorstellungen ein — wenn nicht ganz frühzeitig eine geeignete Behandlung angewendet worden ist. Schon die Berührung der Seife, die zum Waschen benützt wird, ist solchen Kranken bedenklich, weil sie diese wieder berühren müssen und so immer wieder eine Verunreinigung oder Infektion fürchten, ja selbst der Wasserhahn wird ängstlich, womöglich nur mit Handschuh oder Papier berührt. Jede Berührung eines Schlüssels zu den Kommoden und Schränken, der Türklinken, ja der eigenen Kleider und Wäsche, der Schuhe, kurz schier eines jeden Gegenstandes wird zum Komplexreiz und löst hochgradige Angstgefühle aus. Die Toilette wird täglich zu einer stundenlangen Qual, weil nach jeder geringsten Berührung ein längeres Waschen erfolgen muß. Eine unvorsichtige Handbewegung, wodurch der Schnürnestel des Schuhes den Boden berührt, kann einen Angstparoxismus auslösen. Je stärker durch eine solche unvorsichtige Handlung die Angst wird, um so intensiver und länger müssen die Hände gewaschen werden; je stärker aber die Angst geworden ist, um so unsicherer werden die Bewegungen, um so mehr Gegenstände lassen die Patienten auf den für sie fortwährend als Schrecken wirkenden Boden fallen, denn er ist für sie, selbst wenn er noch so rein gehalten ist, weil man ja mit Schuhen darauf geht, der Inbegriff alles Schmutzes und der größte Bakterienherd. Die Verrichtung der natürlichen Bedürfnisse wird ihnen zur Katastrophe. In der Zurückhaltung des Stuhles und Urins leisten manche Patienten ganz Unglaubliches, nur aus Angst vor der Verunreinigung. Nach solchen Verrichtungen hat jeder dieser Patienten seinen eigenen Ritus, um sich nach seinen Begriffen, wenn überhaupt noch möglich, wieder als rein vorstellen zu können, denn daß ihnen trotz aller nur erdenklichen Vorsichtsmaßregeln selbst das sauberste Klosett ein Pfuhl von Unreinlichkeit und Bakterien ist, bedarf keiner Erläuterung. Das Leben solcher Patienten gestaltet sich außerordentlich qualvoll und muß sich immer mehr verschlimmern, solange sie nicht aufgeklärt sind über die Entstehung und Ausbildung ihres Krankheitszustandes. Da sowohl viele Ärzte, wie die Laien solche Zustände zunächst als durch Willensschwäche bedingt, ansehen, so suchen sie den Anweisungen, sich möglichst zu beherrschen, nachzukommen, indem sie mit oft unglaublicher Energie die Angst, die innere Unruhe und andere damit einhergehende Unlustgefühle zu verdrängen suchen. Ist der Krankheitszustand bis zu einem gewissen Grade vorgedrungen, so daß Komplexreiz auf Komplexreiz und dadurch eine fast ununterbrochene Auslösung der Unlustgefühle erfolgt, so ist es schwierig, den Patienten das richtige Verhalten noch beizubringen, indem er lernt, nicht mehr zu verdrängen. Oft kann eine vollständige Änderung des Milieus und eine verständnisvolle Umgebung so beruhigend wirken, daß eine psychanalytische Behandlung selbst in vorgeschrittenen Fällen noch durchgeführt werden kann. Ganz allgemein ausgedrückt kann man die Prognose je nach der Dauer des Krankheitszustandes immer danach stellen, ob es möglich ist, mehr Angst abreagieren zu lassen durch die Behandlung, als der Patient während der gleichen Zeit verdrängt oder sonst durch Komplexerleben in sich aufnimmt. Dies ist dadurch möglich zu eruieren, dass die Kranken in der Regel bei der Behandlung zunächst immer wieder erst die täglichen Komplexerlebnisse abreagieren, bevor tieferliegendes Komplexmaterial sich einstellt. Auf weitere Variationen dieser Zustände erübrigt es sich, näher einzugehen. Wie erwähnt, spielen neben der Reinlichkeit die Bakterienfurcht, dann auch die Angst vor indirekter Berührung von Kranken, Toten etc. eine Rolle. Die Zustände können einen so hohen Grad erreichen, daß schließlich eine tatsächliche Berührung gar nicht mehr erfolgt zu sein braucht, sondern schon die Vorstellung, der Zweifel, daß eine solche stattgefunden haben könnte, genügt, um ein stärkeres Gefühl des Zweifels und sekundär einen Angstparoxismus auszulösen. Die unglaublichsten Phantasien, an die ein normaler Mensch gar nicht zu denken wagt, können zum Komplexreiz werden. So kann die fürchterlichste Angst auf Körpersekrete, auch Haare, besonders Schamhaare, übertragen werden; findet sich ein solches an der Wäsche, gar am Körper, so kann nur ein Bad und Wäschewechsel, auch wenn er eben erst stattgefunden hatte, etwelche Beruhigung bringen. Schon das Vorübergehen an einem Hause, wo vor Jahren ein Kranker oder Toter lag, der noch gar nicht an einer Infektionskrankheit starb, kann zum Komplexreiz werden oder gar das Wiedersehen in der Entfernung einer Person, die vor 10 oder 20 Jahren ein Familienmitglied oder einen weitläufigen Verwandten verloren hat, kurz jede nur erdenkliche Vorstellung, ganz ohne Rücksicht auf die Zeit, wenn sie nur irgendwie mit einem Verstorbenen in Zusammenhang gebracht werden kann, kann genügen, um je nach der momentanen Konstellation einen fürchterlichen Angstparoxismus zu provozieren. Daß solche Kranke wenn immer möglich, es vermeiden, Gegenstände, die sie für infiziert oder nur für unrein halten, zu benützen, um der Verbreitung des Unreinen und der dadurch noch gesteigerten Angstauslösung zu entgehen, ist leicht ersichtlich. Manche solche Patienten besitzen große Warenlager, die einen ganz erheblichen Wert repräsentieren, von dem nichts mehr berührt werden darf. Alles, was zum persönlichen Gebrauch an Kleidern und Wäsche und an Hausrat nötig ist, wird, wenn auch nur in der Vorstellung des Patienten eine Berührung denkbar war, oder wenn schon der Einkauf unter einer Komplexkonstellation stattgefunden hat, von ihnen nicht mehr benützt. So sehr solche Patienten durch ihre tiefe Gemütsanlage auch an ihrer Familie hängen, ihr ganzes Tun und Streben wird nur durch die eine Vorstellung beherrscht, wie sie ihrer Angst entrinnen könnten, trotzdem sie in einem fort von dieser Angst wie ein Spielball hin- und hergeworfen werden. Diese kurze Schilderung kann kaum einen Begriff von dem außerordentlich Qualvollen dieser Zustände geben. Ich habe sie hier eingeflochten, da solche Zustände viel häufiger vorkommen, als man anzunehmen gewohnt ist. Sie werden solange wie nur immer möglich selbst dem Hausarzte verheimlicht, meist durch die Furcht, als verrückt angesehen und einer Irrenanstalt ausgeliefert zu werden. Noch ist die psychiatrische Ausbildung der Ärzte nicht so weit vorgeschritten, daß sie solchen Kranken begreiflich machen könnten, wie solche Zustände mit den eigentlichen Geisteskrankheiten nichts gemein haben, sonst wäre es leicht möglich, diesen Kranken die nötige Beruhigung zu geben und sie rechtzeitig in sachverständige Behandlung zu bringen. Aus unseren Darlegungen geht hervor, daß beim rechtzeitigen, sachverständigen Eingreifen diesen Kranken geholfen werden kann, so daß sie vor einem schweren qualvollen Leiden bewahrt werden können. Dies wird aber nur dann erreicht werden können, wenn bei der Ausbildung der Ärzte die psychoneurotischen Zustände wie die Psychosen noch mehr Berücksichtigung finden. Geschieht seither immer noch viel zu wenig rücksichtlich der Psychosen, so muß konstatiert werden, daß die psychoneurotischen Zustände den Ärzten im allgemeinen noch weniger bekannt sind. Ich sage dies nicht, um einen Vorwurf nach irgend welcher Seite hin zu erheben, denn daran sind nicht die klinischen Lehrer, sondern ihr wissenschaftliches Material schuld; die psychoneurotischen Zustände werden so gut wie nie Gegenstand der Behandlung in einer psychiatrischen Klinik. Nur mit der Erweiterung der psychiatrisch-neurologischen Polikliniken läßt sich hierin Wandel schaffen.

Beim Studium der hypochondrischen Formen von Zwangsneurosen fällt es uns besonders auf, daß es sich um Individuen handelt, bei denen schon von Jugend auf die Selbstbeobachtung eine große Rolle gespielt hat. Dazu kommt noch, daß diese Selbstbeobachtung geradezu ein Familienübel ist, so daß solche Individuen in der Regel von Jugend auf in einem Milieu gelebt haben, wo entweder die gleichen oder ähnliche Zustände von Zwangsneurosen sich vorfinden oder durch eine Häufung von Krankheitszuständen vorgekommen sind, die die sehr frühzeitig erworbenen Determinanten bilden. Hierdurch wird die Übertragung der Angst auf ein Körperorgan oder eine Organfunktion überhaupt ermöglicht. In besonderer Weise scheinen nun nach meiner Erfahrung die Augen und der Magen die bevorzugten Organe zu sein, auf die die Angst übertragen wird, aber es können sich die Zwangserscheinungen geradeso auf Verletzungen des ganzen Körpers beziehen und dementsprechend können die Zwangshandlungen äußerlich ein völlig gleiches Gepräge haben. Mit der Steigerung der Angst im Verlaufe der Entwickelung der Krankheit wird die Tendenz zur Übertragung immer eine größere und so findet oft eine sich schier ins Unermeßliche steigernde Zahl von Übertragungsarten statt. So kann die Angst auf alle erdenklichen Körperfunktionen, Gegenstände, Räume, Speisen, Personen, Handlungen, ja auf die Zeit übertragen werden. Die Mannigfaltigkeit der Symptome ist lediglich bedingt durch die Komplexerlebnisse, die Affektspannung und dem durch sie bedingten Zwang der Übertragung.

Alle Fälle von Zwangsneurosen haben das Gepräge einer schwereren Erkrankung als die anderen Angstzustände. Wohl ist es richtig, daß in einer Reihe von Fällen die Anlage in bezug auf das Affektleben zu tiefergehenden Reaktionen fähig macht, aber das eingehende Studium einer Reihe solcher Fälle gibt uns Aufschluß darüber, daß die Anlage nicht allein den Ausschlag für die Entwickelung des Krankheitszustandes gibt. Zur Anlage hinzukommen muß das Erleben von Determinanten, die die Richtung der Entwickelung der späteren Neurose in sich schließen. Diese Determinanten bedingen eben die Übertragungsart und die Übertragungsart bedingt wiederum die außerordentlich große Häufigkeit des Wiedererlebens der determinierenden Komplexe und hierin liegt der Schlüssel zum Verständnis dieser Zustände. Je nach der Art der Übertragung kann es zu einem weniger häufigen oder schließlich zu einem nahezu fortgesetzten Komplexerleben kommen. Alle solche Patienten sind bestrebt, über diese Komplexerlebnisse hinwegzukommen. Das ist aber nur möglich durch die Verdrängung der Affekte. Diese Verdrängung bedingt die Akkumulierung der Affekte und diese werden immer wieder, wenn sie ausgelöst und verdrängt werden, stärker. So ist nach und nach immer wieder eine stärkere Willensenergie zur Verdrängung nötig.

Außerdem müssen wir hier nochmals darauf hinweisen, daß in all diesen Fällen die Konversion der Libido, wie aller höheren Liebesgefühle, eine ganz besonders große Rolle spielt, denn auch in den Fällen, wo die primäre Ursache des Zustandes nicht im Sexuellen zu liegen scheint, findet sich eine sexuelle Anomalie in dem Sinne vor, daß aus irgend einem Grunde ein Bewußtwerden der Libido unmöglich ist. Wir werden in dem Kapitel über sexuelle Anomalien, Perversionen und Perversitäten auf diese Vorgänge genauer zu sprechen kommen. Hier sei nur in Kürze darauf hingewiesen, daß es sich in solchen Fällen um frühzeitige Verankerungen, Übertragungen der Libido handelt, oder um Hemmungen, die durch sexuelle Schreckwirkungen hervorgerufen werden, oder um Angstzustände, die sich auf das Sexualleben selbst erstrecken, so die Angst vor dem Congressus, die Angst vor Gravidität und Geburt etc. In vielen dieser Fälle kommt zur Verdrängung der Libido, durch die Entwickelung des Krankheitszustandes bedingt, die Unmöglichkeit, daß die Kranken sich ihrer eigenen Liebesgefühle entäußern können. Ziehen wir nun in Betracht, daß all diese Patienten, die an solchen Zuständen erkranken, durch ihre Anlage schon ein sehr starkes Affektleben besitzen und daß wie alle Affekte, so auch der Sexualaffekt, wie die Fähigkeit und das Bedürfnis zu lieben und geliebt zu werden, in außerordentlich hohem Maße vorhanden sind, so wird es evident, welche ungeheuere Affektmengen hier in Wirkung treten. Durch solche hochgradige Aufspeicherung von Affekten im Unterbewußtsein werden die Patienten immer reizbarer und empfindsamer. Durch die sich immer mehr steigernde Affektspannung wird der Zwang zur Auslösung des Affektes, oder deutlicher gesagt, zur immer wieder neuen Übertragung stärker und stärker. So dehnt sich das Krankheitsbild durch immer wieder neue Übertragungen weiter und weiter aus, denn jede neue Übertragung schafft wieder die Möglichkeit neuer Komplexreize und durch die Verdrängung des ausgelösten Affektes immer wieder eine Steigerung des unterbewußt aufgespeicherten Affektmaterials. So läßt sich begreifen, daß schließlich eine solche Massenhaftigkeit von Übertragungen stattfindet, daß sich die Patienten völlig isolieren und zu gar nichts mehr fähig sind. Nicht unerwähnt darf bleiben, welch ungemeinen Schaden eine verständnislose Umgebung bei der Entwickelung eines solchen Zustandes anrichten kann, denn diese Verständnislosigkeit zwingt die Patienten zu stärkerer Verdrängung schon beim Beginn der Krankheit und verursacht die rapide Verschlimmerung des Zustandes. Würden solche Patienten gleich im Beginn, d. h. bei der ersten Manifestation der Symptome aus ihrem Milieu genommen und in geeigneter Weise behandelt, so würde sich die Prognose ganz anders gestalten als in den Fällen, die schon Jahre hindurch bestehen und durch unzählige Übertragungen das Krankheitsbild komplizieren.

Bei der Behandlung dieser Zustände ist es, wie wir schon erwähnt haben, vor allem wichtig, die Patienten über das Wesen ihres krankhaften Zustandes aufzuklären und ihnen zunächst die Beruhigung zu geben, daß es sich lediglich um eine Affektstörung und nicht um eine Geisteskrankheit, die Anstaltsbehandlung erfordert, handelt. In der Regel sind Zwangsneurotiker intelligente, oft sogar hervorragend begabte Personen, so daß es leicht fällt, ihnen die nötigen psychologischen Begriffe beizubringen und ihnen auch die Zweckmäßigkeit einer psychanalytischen Behandlung darzulegen. Die Behandlung erfordert ganz besonders viel Vorsicht, Takt und Geduld. Es handelt sich oft um sehr penible Zustände bei ungewöhnlich fein empfindenden Naturen. Ohne das vollste Vertrauen des Patienten ist es unmöglich, etwas zu erreichen, man muß sich deshalb auch selbst vor der unscheinbarsten Unaufrichtigkeit hüten. Selbstverständlich muß man den Komplexreizen der Patienten Rechnung tragen und zunächst alles vermeiden, was die Angst oder Unlustgefühle der Patienten anregen könnte. Wer sich nun auf den Standpunkt stellt, daß der Patient sich nach dem Arzte zu richten hat, der mag, selbst wenn er sich für eine Autorität hält, auf die Behandlung solcher Zustände verzichten. Wer es nicht vermag, sich in die Gefühlsreaktionsweise solcher Patienten einzufühlen und dieser Rechnung zu tragen, wird nicht nur nicht imstande sein, solche Patienten richtig zu behandeln, sondern er wird ihnen direkt schaden, weil er nur komplexreizend und dadurch den Zustand verschlimmernd wirken kann. Man muß bei der Behandlung von vornherein — ich möchte sagen von der ersten Konsultation an — imstande sein, solchen Kranken das vollste Verständnis entgegenzubringen. Man muß alles vermeiden, was komplexreizend wirkt und das ist im Anfang nicht leicht, weil man das Krankheitsbild in seinem ganzen Umfang nicht gleich zu überblicken vermag und andererseits die Patienten in ihrer außerordentlich feinen Reaktionsweise nicht imstande sind, all das dem Arzte anzuvertrauen, was sie drückt. Nur größere Erfahrung ermöglicht es, sich möglichst schnell in den Patienten einzufühlen. Bei der großen Verschiedenheit der einzelnen Fälle muß man sich jeder Schablone enthalten und imstande sein, auf das Eingehendste zu individualisieren. Ganz allgemein kann man nur sagen, man muß besonders im Beginn der Behandlung jeden Komplexreiz zu vermeiden suchen. Man muß den Patienten zur Behandlung so sitzen oder sich legen lassen, daß er frei von Angst ist, muß jede Berührung, die ihn ängstigen könnte, vermeiden; ist sie nicht vermeidbar, so muß sie so ausgeführt werden können, besonders nach Reinigung der Hände, womöglich vor dem Patienten, daß jeder Komplexreiz unbedingt vermieden werden kann. Sonst wird es niemals gelingen, den Patienten in Halbschlafzustand zu versetzen, oder auch sonst zum Abreagieren zu bringen. Besitzt der Arzt erst das volle Vertrauen solcher Patienten, so kann er über manche Schwierigkeit als ganz selbstverständlich hinwegkommen, er wirkt dann nicht mehr so komplexanregend als andere. Selbstverständlich ist es, daß man in all den Fällen, wo das Sexualleben durch die Verdrängung der Gefühle zur Quelle der Unlustgefühle wird, in vorsichtigster Weise diese Quelle zu erforschen und, wenn überhaupt möglich, zu beseitigen sucht. Hier gilt es oft durch wochen- und monatelange Arbeit das Selbstvertrauen des Patienten wieder herzustellen, denn die krankhaft peinliche Auffassung des seitherigen Sexuallebens wird in vielen Fällen das Selbstgefühl in hohem Grade beeinträchtigt haben. Hierzu gehört recht viel Vorsicht und feinstes Taktgefühl, wenn man nicht schaden will. Bei der Behandlung im Halbschlaf selbst gelingt es in manchen Fällen, daß das Abreagieren schon in der ersten Sitzung vor sich gehen kann. In anderen Fällen wirken die Komplexunruhe oder die Angst störend. Da muß man sich zu helfen wissen, um diesen Schwierigkeiten, die in jedem Falle wieder andere zu sein pflegen, begegnen zu können. In den meisten derartigen Fällen ist die Affektspannung eine so hochgradige, daß die Patienten zunächst nur Affekte abreagieren. Dabei bleibt im Halbschlafzustand das Gesichtsfeld entweder ganz dunkel oder wird nur momentweise hell. Erst nachdem bisweilen längere Zeit hindurch lediglich nur Affekte abreagiert worden sind, treten die affektbetonten Szenen auf. In manchen Fällen ist es gar nicht nötig, den Halbschlafzustand durch Hypnose hervorzurufen. Wenn es gelungen ist, die Patienten völlig ruhig zu stellen, so sind sie oft leicht imstande, sofort nach dem willkürlichen Augenschluß sich selbst in einen hypnoiden Zustand zu versetzen, damit das Abreagieren früherer Erlebnisse vor sich gehen kann. Dies ist besonders bei solchen Patienten der Fall, die sonst eine außerordentlich leichte Phantasietätigkeit besitzen und trotzdem imstande sind, sich selbst ruhig zu stellen und in den Hypnoidzustand zu versetzen. Die Behandlung aller Zwangsneurosen erfordert von sämtlichen psychoneurotischen Zuständen die größte Ausdauer, das meiste psychologische Verständnis und die größte Umsicht. Es ist deshalb nicht ratsam, die Behandlung von Neurosen im Halbschlafzustand gerade mit diesen komplizierten Krankheitsfällen zu beginnen.

Da ich von keinem Falle mit Berührungsfurcht und Waschzwang die Krankengeschichte wiedergeben kann, so möchte ich, um das Besprochene über Zwangsneurosen wenigstens mit einem Beispiel illustrieren zu können, den folgenden Fall von Zwangsdenken wiedergeben.

Fall 47: Jakob N., geb. 1858.

26. II. 07. Patient wird stark aufgeregt bei gewissen im täglichen Verkehr vorkommenden äußerlich ganz unscheinbaren Worten. Er läuft dann hin und her, weint und jammert, das hätte man nicht sagen sollen. Patient wird durch solche Worte immer an etwas erinnert, das er längst vergessen hatte. Das Leben mit ihm ist außerordentlich schwer geworden, man sollte in seiner Gegenwart gar nicht reden, denn immer wieder macht er seiner Umgebung den Vorwurf, wenn sie das oder jenes Wort nicht gesagt hätten, dann wäre es besser mit ihm. Dieser Zustand soll im Juli 1906 begonnen haben: vorher soll er gesund gewesen sein. Patient ist Landwirt, sehr intelligent, bekleidet die ersten Ämter seiner Gemeinde. Im Mai 1906 fuhr er in eine Nachbargemeinde, dort scheute das Pferd, ein kleiner Neffe war mit ihm. Als er den Wagen an einem Abhang kehren wollte, rutschte der Wagen. Patient stand neben dem Wagen, verlor das Leitseil, das Pferd brannte durch und der Knabe war allein auf dem Wagen. Er fiel herunter, bekam eine große Wunde am Kopf, trug aber sonst keinen Schaden davon. In den acht Tagen bis man wußte, wie es dem Knaben ging, war Patient ganz verändert. Nach acht Tagen war eine Schulreise, die er als Schulpräsident mitmachte, auch war sein 13jähriger Sohn dabei. Unterwegs bekam Patient plötzlich beim Nasenputzen ein Sausen in den Ohren, so daß er die Reise nicht mehr fortsetzen konnte und man ihn heimholte. Am nächsten Morgen hörte Patient nicht mehr gut. Am zweiten Tag nach der Reise bekam er Schmerzen im Unterleib. Patient hatte Angst, es sei ihm nun auf den Magen gefahren oder aufs Herz und man rief den Arzt. Patient hatte kein Fieber und der Arzt konnte nichts finden. Man hatte Verdacht, es könnte sich um eine Blinddarmaffektion handeln. Er wurde zu Bett gehalten, wurde aufgeregt, es war ihm im Zimmer zu eng. Es kamen ihm dann Ideen; sowie er etwas sah, bekam er Angst über jede Kleinigkeit. Patient gibt über seinen jetzigen Zustand an, daß er sich so leicht ärgere. Es seien gewisse Worte, diese wirken auf „dumme Art und Weise verdreht“ und dann kämen ihm eine ganze Reihe von Worten und Vorstellungen, er müsse dann so denken und dann werde er ärgerlich gereizt. Ebenso treten gewisse Vorstellungen, die ihn auch ärgern, auf, wenn er etwas liest oder Bilder sieht. Dadurch sei er immer in einer gereizten, ärgerlichen Stimmung; durch Ablenkung gehe es ihm etwas besser. Irgend ein Wort assoziiert er mit dem Sterben oder mit seiner Krankheit. Nach seinem Zustand darf ihn niemand fragen.

Hinter all den Assoziationen stecken Worte, die ihn an sexuelle Dinge erinnern, das sei ihm höchst widerwärtig. Patient ist als einfacher Landwirt ein sehr wohlgebildeter, durchaus taktvoller, sehr feinfühlender Mann; sein Zustand ist ihm im höchsten Grade penibel. Sowie ihm ein Wort in den Sinn kommt, muß er weiter assoziieren, bis er auf einen sexuellen Ursprung zurückkommt. Kommt ihm ein Wort oder ein Eigenname in den Kopf oder gar direkte sexuelle Bezeichnungen, so kann er die Vorstellungen daran nicht wieder los werden und gerät in starke Erregung. Sein Gehirn sei in unaufhörlicher Tätigkeit, immer treten bei ihm solche Worte auf und reihen sich aneinander ganz zwangsweise. Hört er ein solches Wort — besonders ein Eigenname, der leicht mit der volkstümlichen Bezeichnung des Sexualaktes assoziiert werden kann, spielt bei ihm eine Hauptrolle — so kommen ihm wieder Sätze sexuellen Inhalts wortgetreu in den Sinn, die er vor 20 und 30 Jahren von Arbeitern gehört hatte. Patient hat ein auffallend gutes Gedächtnis. Nun erinnert sich Patient, daß er schon vor dem Schrecken mit dem Wagen einen anderen großen Schrecken im Walde beim Holzschleifen erlebt hatte. Er konnte im letzten Moment noch auf die Seite springen, sonst hätte ihn ein Baum so getroffen, daß er getötet worden wäre. Nach dem Schrecken habe er ein eigentümliches Gefühl im Magen und im Kopf gehabt. Ein Jahr vorher hatte er eine heftige Aufregung, weil man ihm in einer Gemeindeversammlung, die er zu präsidieren hatte, völlig ungerechtfertigte Vorwürfe gemacht hatte. Er brauchte lange Zeit, bis er sich hierüber wieder beruhigt hatte. — Alles was mit Sterben und Trauer zusammenhängt löst bei ihm Angstgefühle aus.

1. III. 07. Patient erzählt nochmals ausführlich den Unfall mit dem Knaben. Dann erzählt er, in der Zeit, als er wegen der vermutlichen Blinddarmentzündung auf Diät gesetzt wurde, sei er in einen Schwächezustand gekommen und da hätten diese Vorstellungen begonnen. 3—4 Wochen nach jenem Schrecken kamen eigenartige Gefühle von Ärger über ihn, wenn er etwas sah, hauptsächlich Tiere; auch regte er sich furchtbar auf. Erst später — so meint er — kam es dazu, daß alle Worte geschlechtliche Bedeutung bekamen. So findet Patient sofort, was man ihm auch sagt, Assoziationen sexuellen Inhalts, z. B. im Laufe der Unterhaltung mit der Frau oder mit mir, das Wort „hart“ oder „das tut mir nichts“, das Wort „können“.

4. III. 07. Heute kommt Patient mit der Erinnerung, daß 2—3 Wochen vor jenem Schrecken beim Unfall des Knaben sein Schwager ziemlich plötzlich an Blinddarmentzündung gestorben ist. Er wurde von seiner Schwester mitten in der Nacht gerufen, weil deren Mann so starke Schmerzen hatte. Patient hatte so starke Angst und konnte das Jammern des Kranken nicht hören, daß er im Gang stehen blieb.

7. III. 07. Außerordentlich bemühend für die Umgebung ist es, weil sich Patient, wenn er in Aufregung gerät, immer wieder damit quält, daß er es anders hätte machen müssen, dann wäre er nicht in solche Erregung gekommen. Immer wäre es besser gewesen, wenn er es anders gemacht hätte. Es sei zu Hause oft nicht zum Aushalten, die Kinder dürften nicht sprechen, denn was man auch sagt, das assoziiert Patient sexuell. Dann regt er sich auf und jammert fürchterlich. Die erste sexuelle Vorstellung sei bei ihm ausgelöst worden, als er jenen Schwächezustand nach der vermutlichen Blinddarmentzündung hatte; er hatte damals auch Schmerzen in den Hoden. Damals brachte sein Knabe zwei Kaninchen verschiedenen Geschlechts zusammen, er hatte eine Kaninchenzucht. Hierdurch war Patient gezwungen, sich geschlechtliche Vorstellungen zu machen. Auch nach dem Schrecken im Walde, wo er in Lebensgefahr war, hatte er zuerst Schmerzen in den Hoden gehabt. Als er danach Wasser lösen wollte, sei dies nur langsam vor sich gegangen. Er machte sich Sorgen, es könnte etwas bei ihm nicht in Ordnung sein. Als nun der Bub die Kaninchen zusammenbrachte, sei es ihm widrig gewesen zu denken, daß dies wegen des Geschlechtsverkehrs gewesen sei. Das habe ihn im Kopf aufgeregt. Dann habe er sich Vorstellungen von anderen Tieren machen müssen und dann habe er sich immer mehr und mehr aufgeregt. Sowie er jetzt an Tiere denkt, so kommt ihm die Vorstellung vom Geschlechtsverkehr. Dabei könne er sich der Gedanken gar nicht erwehren, sie bleiben ihm förmlich im Bewußtsein stecken, und dabei habe er das Gefühl, daß der Kopf kolossal schwach ist. — Wenn er sich

über etwas ärgere, dann komme ihm jedesmal die ganze große Reihe von Ärgernissen, die er gehabt habe in den Sinn und die werde gar nicht fertig. Mit welchem Wort man auch anfängt, es geht zurück auf eine sexuelle Wurzel. Ich analysiere so eine ganze Reihe von Worten, es treten dabei die absonderlichsten Assoziationen auf. Eine Unmasse von solchen Ideenassoziationen hat er, weil sie ihm peinlich waren, zu verdrängen gesucht, dann regte ihn eine jede folgende nur um so mehr auf. Patient wird durch das Analysieren ruhiger und während er früher jede Aussprache solcher Assoziationen unter ängstlicher Erregung mied, lacht er jetzt über die vielen Verse mit Zoten, die er so assoziativ reproduzieren muß.

11. III. 07. Patient ist das letzte Mal ziemlich ordentlich von mir weggegangen. Er konnte alles ohne Beunruhigung ansehen, war zu Hause ruhig, er ging ruhig zu Bett. Da gebrauchte die Frau ein Wort, sofort wird er aufgeregt, er machte sofort wieder sexuelle Assoziationen. Auf meine Veranlassung hin verdrängte er nun diese nicht, sondern sprach sie der Frau gegenüber aus und so konnte er ruhig bleiben. Der Verkehr mit seinen Angehörigen ist ganz außerordentlich erschwert. Irgend ein Wort löst bei ihm sexuelle Vorstellungen aus. Er gerät dann in fürchterliche Aufregung, wird über seine Angehörigen erzürnt, bleibt stundenlang erregt, läuft jammernd im Zimmer herum. Die Angehörigen getrauen sich nicht, mit dem Patienten zu sprechen. Das Wort „Taufzettel" erinnert ihn an Geburten, Anstalt oder Besserungshaus an ein Freudenhaus etc. Jeden Ort, wo er an irgend etwas Sexuelles erinnert wurde, sucht er zu vermeiden. So macht er, wenn er beruflich oder auch zum Vergnügen reist, Umwege, um solche Orte nicht wieder zu treffen. Auch wenn er ruhig liegt, z. B. auf dem Sofa, da kann ihm etwas in den Sinn kommen, das ihn aufregt. So z. B. kam ihm der Spruch: „Leg dich aufs Ohr und rühr dich nimmer" in den Sinn. Darüber regte er sich auf, weil ihm dadurch Sterbegedanken kamen. Zu lesen wagt er fast nicht mehr, weil er an die unschuldigsten Worte sofort solche mit sexueller Bedeutung anknüpft, z. B. an das Wort Bordereau: Bordell. Jedesmal wenn Patient sich nach solchen Erregungen über das, was ihn aufgereizt hat, ausspricht und die Assoziation vollendet, wird er ruhiger. Welche Plage der Zustand für den Patienten bedeutet, mag folgendes Beispiel ergeben: Patient wird höchst unangenehm erregt, wenn ihn jemand frägt: wie geht es. Er sucht dann all den Bekannten, die diese stereotype Redensart führen, aus dem Weg zu gehen. Ja, wenn er nur an diese Leute denkt, so könne er in ärgerlich erregte Stimmung kommen. Die Frage löst sofort Vorstellungen aus, die sich auf den Sexualakt beziehen. Auf meine harmlose Bemerkung, er solle sich einen Zettel umhängen und die Leute bitten, ihn nicht nach seinem Befinden zu fragen, wird er aufgeregt. Auf meine Frage, was ihn da aufrege, sagte er, er habe sofort denken müssen, einem Narren hängt man einen Zettel an. Dann sei ihm die Vorstellung gekommen, in der Jugend habe man sich solche Zettel gegenseitig an den Rücken gesteckt mit der Aufschrift: „Ich bin ein Esel". Das Wort „Narr" macht ihm Angst, denn er lebt in ständiger Angst, er werde geisteskrank. Beim Wort „Esel" wird sein Tierkomplex angeregt. Nachdem Patient mit Widerstreben all diese Assoziationen durchgesprochen hat, wird er sichtlich ruhiger.

13. III. 07. Auf dem Heimweg, am Abend und in der Nacht ging es ihm ordentlich, er jammerte gar nicht mehr, ebenso am nächsten Morgen. Er arbeitete bis gegen Mittag. Da sagte er zum Knecht, auf einen Sägebock weisend: er solle das Ding auf die Seite stellen. Da antwortete dieser: Ja so den Bock. Und da ging der Jammer los. Heute kommt er in Jammerstimmung hier an. Auf dem Wege zu mir ging er an zwei Mädchen vorüber, die miteinander sprachen. Da hört er einen Teil eines Satzes, den das eine der Mädchen sprach: „Wie ein 8jähriges Kind". Sofort kam er in Ärgerstimmung und diese hielt an, wie er zu mir kam. Nach langem Jammern sagt er, bei jenem Worte habe er zuerst die Vorstellung von einem Kindermord, der in Solothurn passiert war, gehabt. Davon habe er in den Zeitungen gelesen. Dann kamen ihm Vorstellungen von Kinderschändungen durch Erwachsene. Dann sprach er noch von Szenen zwischen Mädchen mit sexuellem Inhalt und schließlich von einem Selbsterlebnis aus seinem sechsten Jahr, wo ein Kindermädchen ihn selbst sexuell zu erregen suchte. Nachdem er all dies ausgesprochen, war er ruhig.

15. III. 07. In der letzten Sitzung wurde er, nachdem er doch in größter Erregung zu mir gekommen war, so ruhig, daß er beim Weggehen zu seiner Frau

sagte, wenn es nur so bliebe. Dann sah er auf dem Heimweg in den Schaufenstern eines Kunstgeschäftes stehende Figuren; da sie sich nicht bewegten, mußte er an Tote denken. Dann sah er einen Mann auf Krücken, fast ohne Beine. Das Mitleidsgefühl regt ihn stets auf. Es gesellen sich zu ihm dann immer sexuelle Vorstellungen. Bei der außerordentlichen Empfindsamkeit des Patienten konnte man nur mit größter Vorsicht mit ihm direkt über sexuelle Dinge sprechen. Es war nötig, bei ihm zu eruieren, wie es sich mit seinem Sexualleben verhält. Da ergab sich, daß Patient schon seit Jahren seine sexuellen Erregungen zu unterdrücken suchte und den Sexualverkehr so weit nur irgend möglich war, zu vermeiden suchte. Hatte er sexuellen Verkehr, so geriet er in ärgerliche Stimmung, weil er nie eine Ejakulation zulassen wollte. Ich kläre Patienten so weit möglich in ganz allgemeiner Weise über das Sexualleben auf.

19. III. 07. Patient gibt an, daß ihn die gestrige Aufklärung wegen eines von mir gebrauchten Vergleiches zwischen Menschen und Tieren aufgeregt habe. Er habe sich da zunächst beleidigt gefühlt. Aber dann habe er sich beruhigt, es sei ihm dann ziemlich gleichgültig geworden. Bei seiner Abreise von hier habe er im Wartesaal II. Klasse einen Mann mit einem roten Heft unter dem Arm gesehen. Das habe ihn an eine Geschichte aus der Schulzeit erinnert, wo seine Mutter einen Stier durch ein rotes Tuch von einem Tier abzulenken suchte. Als ihm das Wort „Stier" in den Sinn kam, geriet er in ziemlich starke ärgerliche Stimmung. Diese dauerte zwei Stunden an. Er hatte an den Geschlechtsakt denken müssen. Er wurde wieder ruhiger, weil er sich der Frau gegenüber ausgesprochen hatte. Auf dem Herweg sah er einen Wurm auf dem Boden. Das ärgerte ihn. Das sei etwas Schleichendes, etwas Grausiges. Dann sah er aus dem Tram aussteigend drei Hunde, die einander nachliefen, und schon vorher war er in krankhafter Ärgerstimmung, denn eine Frau war aus seinem Dorfe mit hierher gefahren, sie ging auch zu einem Arzte und da mußte er an Frauenkrankheiten denken. Heute ergibt sich aus dem Gespräch, daß die Ärgerstimmung bei dem Patienten schon bestanden hat, bevor er die Schreckerlebnisse hatte. Das abnorme Verhalten beim sexuellen Verkehr dauert seit 1893. Bevor Patient seinerzeit über den Anblick der Kaninchen in seine Ärgerstimmung geriet, verursachten die Fliegen im Zimmer den gleichen Affekt.

23. III. 07. Patient sieht viel besser aus und ist ruhig. Das letzte Mal sei er ohne Erregung heimgekommen. Es treten immer noch Erinnerungen sexuellen Inhalts auf, doch nicht mehr so häufig, auch ist die Ärgerstimmung nicht mehr so anhaltend. Patient kommt über manches leichter hinweg. Eine Reihe Assoziationen wurden durchgesprochen.

25. III. 07. Patient kam mit guter Stimmung und ohne Störung nach Hause. Einzelne Dinge, die er sah, konnten ihn nicht aufregen. Er schlief dann gut. Gestern sei er in die Stadt gekommen um einen Besuch zu machen. Er fuhr mit dem Tram am Friedhof vorbei. Als der Kondukteur „Friedhof" ausrief, kam er in Ärgerstimmung, ärgerte sich auch über sich, weil er nicht vorher ausgestiegen sei. Er mußte natürlich ans Sterben denken. Wenn ihn zu Hause Worte aufregen, so analysiert die intelligente und wackere Frau die Assoziationen durch und dann gehen die Erregungen schnell vorüber. Patient ist jetzt imstande, sich gegen kleinere Einwirkungen zu wehren. Gerät er in Ärgerstimmung, so tritt ihm jetzt ganz schnell alles wieder ins Bewußtsein, was ihn schon geärgert hat.

26. III. 07. Patient wird ruhiger. Er gibt heute mit Bestimmtheit an, daß die verstärkte Ärgerstimmung während jenes Schwächezustandes aufgetreten sei, als er an vermeintlicher Blinddarmentzündung litt. Es sei dies in einer Nacht gewesen, als er Pollutionen hatte. Das Ängstlichkeitsgefühl sei auch in jener Zeit gekommen. Patient klagt darüber, daß er dadurch gequält sei, daß er überall, wo er etwas sieht, das nur eine Spur von Ähnlichkeit mit weiblichen Genitalien habe, an diese denken müsse. Das sei ihm furchtbar peinlich.

27. III. 07. Helles Licht, besonders wenn er es plötzlich sieht, so daß er dadurch leicht erschrickt, bringt ihn in Ärgerstimmung. So war es das letzte Mal der Widerschein an den Glastüren im Bahnhof, der ihn in Ärgerstimmung versetzte. Im ganzen ist Patient ruhiger, nicht mehr so leicht erregbar.

25. IV. 07. Zustand wechselt noch. Macht immer noch die Gedankenver-

bindungen, die ihn quälen, doch war er imstande, eine Hochzeitsfeier mitzumachen und zwei Konzerte zu besuchen, ohne starke Störungen.

30. V. 07. Es geht besser, Patient sagt, er könne die „Dummheiten" leichter überwinden. Die Ärgerstimmung habe etwas abgenommen und trete nur noch auf, wenn mehrere Veranlassungen zur Ärgerstimmung sich folgen. Am meisten werde er aufgebracht, wenn in seiner Nähe gesprochen wird und er könne es nicht verstehen. Patient sieht viel besser aus und gibt sich viel freier. So lange Patient in ängstlicher oder Ärgerstimmung sich befand, konnten Hypnoseversuche nicht gelingen. Jetzt ist Patient ruhiger und die Hypnose gelingt. Er sieht heute die Szene, wie er 4—5 Jahre alt war, wie das Dienstmädchen ihn und er sie an den Genitalien berührte. — Dann sieht er — 12 Jahre alt — einen Arbeiter am Boden liegen und wie dieser Koitusbewegungen machte. Dabei sei er sexuell erregt worden. Dann sieht er sich, ca. sechs Jahre alt, er sitzt mit Erwachsenen auf dem Wagen, um Klee zu holen. Er erinnert sich deutlich, wie die Erwachsenen über sexuelle Dinge gesprochen haben. Jetzt sieht er jenes Mädchen, das ihn verleitet hatte, vor 5—6 Jahren wieder. Das habe ihm Ärgerstimmung gemacht. — Patient gibt an, daß er mit 17 oder 18 Jahren viel an Pollutionen gelitten habe, er habe sich in Gedanken viel damit beschäftigt, und sich damals über diese Vorgänge geärgert. In jener Zeit habe er Magenschmerzen bekommen. Um sich der Pollutionen zu erwehren, habe er damals die sexuellen Gefühle zu verdrängen gesucht. — Patient sieht im Schlaf eine ganze Masse sexueller Szenen vorüberjagen, er kann keine mehr festhalten.

5. VI. 07. Reproduziert wieder Szenen, die ihn in Ärgerstimmung gebracht hatten. Auch Gespräche über Religion versetzten ihn in Ärger. So der Gedanke an den Pfarrer selbst, weil er nicht aufrichtig sei.

In weiteren Sitzungen werden die Assoziationen zu Ende durchgesprochen. Das Abreagieren der sexuellen Szenen ist Patient sehr unangenehm.

15. X. 07. Patient kam sonst nicht anders als in Begleitung seiner Frau. Er kommt heute allein. Sieht frischer aus. Er gibt an, daß er etwas ruhiger geworden sei, daß er aber immer noch unter dem Zwangsdenken leide, aber er könne nun täglich von morgens bis abends seiner Beschäftigung nachgehen. Er sei bedeutend weniger gereizt, er könne die Vorstellungen abweisen und er komme nicht mehr so in Ärgerstimmung. Der Schlaf sei besser, aber noch nicht gleichmäßig gut.

Bei der Entlassung aus der Behandlung war dem Patienten und seiner Frau der Mechanismus des Krankheitszustandes völlig klar. Beiden gab ich auch die nötige Aufklärung über das Sexualleben, da bei der Entstehung des ganzen Krankheitszustandes die Verdrängung der sexuellen Gefühle bei dem Patienten eine große Rolle gespielt hatte. Der Krankheitszustand war ein ganz entsetzlich qualvoller und erforderte eine wahre Hiobsgeduld und größte Selbstbeherrschung von seiten des Arztes. Meine Freude über die Antwort des Patienten auf meine im Juni 1912 an ihn gerichtete Anfrage nach seinem Befinden war deshalb eine große, denn er konnte mir mitteilen, daß sich sein Zustand überaus gebessert habe. Er schreibt weiter: „Immerhin gibt es dann und wann noch ein Sichzusammennehmen, aber ich bin jetzt wieder Meister". Es war dies der schwierigste derartige Fall von Zwangsdenken, den ich bis jetzt kennen lernte.

In einem anderen Falle kam ich ziemlich schnell durch das Abreagieren und zu Ende assoziieren lassen der Zwangsgedanken zum Ziele.

Sexuelle Anomalien, Perversionen und Perversitäten.

Über das Wesen dieser Störungen, wie es uns die Psychanalyse und die eingehende Beobachtung einer größeren Anzahl von Patienten erschließt, möchte ich mich auf die nötigsten Auseinandersetzungen beschränken. Es soll im folgenden nur von erworbenen Störungen die Rede sein.

Wollen wir die Einwirkung des Sexuallebens auf die Entwickelung und die Äußerungen des psychischen Lebens voll erfassen, so müssen wir den Begriff des Sexuellen von vornherein etwas weiter fassen und alle die Regungen mit in Betracht ziehen, die mit dem Liebesleben im Zusammenhang stehen. Freilich dürfen wir den Begriff wieder nicht so weit ausdehnen, daß er nicht mehr abgrenzbar ist. Dann wieder müssen wir uns vergegenwärtigen, wie sich die Liebesgefühle im engeren, wie die im weiteren Sinne (Freundschaftsgefühle, soziale Gefühle, auch wenigstens teilweise die religiösen Gefühle etc.) aus den sexuellen Gefühlen entwickelt haben und in ständiger Wechselbeziehung dazu stehen. Im weiteren müssen wir uns vor Augen halten, daß wir bei den Erscheinungen der Erblichkeit immer wieder beobachten können, daß sich Eigentümlichkeiten in der Reaktionsweise des Gefühlslebens leichter zu vererben scheinen als andere Eigenschaften. Dieses Moment gewinnt dadurch noch seine ganz erhebliche Bedeutung, wenn wir erwägen, daß das mit gewissen Defekten veranlagte Kindesgehirn nicht selten wieder in einem Milieu lebt, bei dem das Gefühlsleben sich schon in abnormer Weise betätigt. Die Gefühlsreaktionen selbst müssen wir uns bei den verschiedenen Individuen variabel vorstellen: erstens hinsichtlich der Intensität, zweitens in Rücksicht auf die Tiefe der zurückbleibenden Spur, drittens mit Rücksicht auf ihre Assoziierbarkeit (Übertragungsfähigkeit, assoziative Verknüpfung) nach innen (rein psychisch) oder nach außen und viertens mit Rücksicht auf die leichtere oder schwerere Erinnerungsfähigkeit. Demnach treffen wir Individuen ohne eigentliche sexuelle Gefühle — die nach meiner Erfahrung wohl vorkommen, aber ganz außerordentlich selten sind — und dann solche schwankend mit schwacher bis zu überstarker Gefühlsreaktion. Je nach Anlage des Gehirns kann die Spur, die die erste Gefühlsempfindung zurückläßt, von verschiedener Wirkung sein. Je psychopathischer das Individuum ist, um so tiefer werden diese Spuren und um so leichter erfolgt die spätere Bahnung im gleichen Sinne, während bei dem der Norm näherstehenden Individuum Spuren von normwidrigen Eindrücken leichter überwunden, übertönt, durch normale Eindrücke verwischt werden können. Von besonderer Wichtigkeit erscheint der Umstand, daß die zu Anomalien neigenden Individuen eine leichter ansprechbare Assoziationsfähigkeit haben und daß die assoziative Verbindung von intensiverer Wirkungsfähigkeit ist als bei den Normalen. Dadurch finden die schädigenden Eindrücke eine viel sicherere Verwertung im pathologischen Sinne. Mit der Assoziationsfähigkeit gleichlaufend ist die Erinnerungsfähigkeit. Auch diese spielt eine erhebliche Rolle bei allen diesen Zuständen und kommt besonders zum Ausdruck im Halbschlaf. Durch die Beobachtungen von Freud wurde uns erst klargelegt, wie sexuelle Erregungen und Eindrücke beim Kinde selbst in der allerersten Lebensperiode von ausschlaggebender Bedeutung für das sich entwickelnde Kind werden können. Wenn wir auch nicht in jedem einzelnen Falle uns darüber Klarheit verschaffen können, welches die ersten Einwirkungen waren, weil die hierzu erforderliche psychanalytische Arbeit eine allzu große und oft zu schwierige ist, so können wir doch aus der Verarbeitung der späteren, etwa nach dem vierten Lebensjahr erfolgenden Eindrücke Rückschlüsse machen, von welch weitgehender Bedeutung gerade diese Eindrücke in den ersten Lebensjahren sind. Ich kann darin die Beobachtungen von Freud und anderen vollauf bestätigen und komme zu dem Schlusse, daß höchstwahrscheinlich die spätere Entwickelung der Vita sexualis um das vierte Lebensjahr herum schon determiniert ist. Dabei möchte ich ausdrücklich nochmals darauf hinweisen, daß ich hier unter Sexualleben nicht das sexuelle Empfindungsleben im engeren Sinne verstehen möchte, sondern daß damit das gesamte Liebesleben des Menschen gemeint ist. Wenn ich dies speziell hervorhebe, so habe ich dabei eine Reihe Individuen im Auge, die wir seither einfach als Psychopathen betrachtet haben, nur oberflächlich ihr äußeres Verhalten in Betracht zogen, ohne den tieferen Ursachen dieses Verhaltens nachzugehen. Wenn wir uns über das Liebesleben des Menschen im weiteren Sinne Klarheit verschaffen wollen, so müssen wir uns vor Augen halten, wie schon das kleine normale Kind einen intensiven Drang hat, seine Liebe zunächst seinen Eltern, seiner Umgebung gegenüber zu betätigen, und anderseits das tiefste Bedürfnis empfindet, wieder geliebt zu werden. Jede Beeinträchtigung dieser aktiven und passiven Liebe hat ein Engramm zur Folge, das eine um so tiefere Wirkungsweise entfalten wird, je tiefer die erste Spur ging und je häufiger diese gebahnt worden ist. So wird jedes normale Kind eine dauernde Schädigung in seinem Gefühlsleben davontragen, die auch eine starke Rückwirkung auf seine Charakterbildung hat, wenn es in einer Umgebung aufwächst, in der es diese Gefühle nicht betätigen kann, wo sie verdrängt werden müssen oder wo sie gar verletzt oder dauernd zurückgeworfen werden. Wir wissen aus einer Reihe von Beobachtungen, welche Rolle die ersten Eindrücke der Umgebung auf das sich entwickelnde Individuum spielen. Dabei müssen wir uns stets vergegenwärtigen, daß diese Eindrücke meist nicht bewußt empfunden werden, sondern häufig perzeptiv mitempfunden, unterbewußt aufgespeichert, assoziativ verknüpft und später in pathologisch wirkender Weise sich geltend machen. Nicht selten ist die Wirkungsweise der Auslösung der ersten sexuellen Empfindung eine so intensive, daß ein hypnoider Zustand entsteht. Das Ereignis wird dann nicht bewußt assoziativ verknüpft, sondern direkt unterbewußt, genau so wie dies bei der Entstehung anderer psychoneurotischer Zustände der Fall ist. In der gleichen Weise wie bei psychoneurotischen Zuständen der sich auslösende Angstaffekt das Individuum immer wieder gleichartigen Erlebnissen entgegenzuführen scheint, so treibt hier bei den sexuellen Anomalien der Lustaffekt das Individuum immer wieder zum Wiedererleben der pathogenen Erregungen. Gerade die Art und Weise, wie beim sexuell Perversen die verdrängte oder nicht befriedigte Libido das Individuum immer wieder zur Betätigung drängt, wie dann diese Gefühle in einem fort sich psychisch zu entäußern suchen, die Psyche fortwährend beschäftigen, läßt uns die gleichartige Reaktionsweise erkennen, wie auch bei anderen Neurosen der pathologische Affekt fortwährend sich bewußt zu machen sucht und verdrängt wird. So sehen wir, wie der in ein pathologisch veranlagtes Gehirn geratene Komplex immer wieder verstärkt wird durch neu hinzutretendes Material. Nach meinen Beobachtungen entspricht die Gehirnanlage der Individuen mit erworbenen sexuellen Perversionen und Perversitäten vollständig der der Psychoneurotiker. Auch hier finden wir genau die gleiche Reaktionsweise, nur spielen sich die Vorgänge in anderen Gefühlen ab und zwar in denen, welche die Erhaltung der Art zu sichern haben. Sehr häufig finden sich auch psychoneurotische Zustände neben sexuellen Perversitäten — sie wachsen auf der gleichen Hirnanlage: Meistens ist die sexuelle Perversität resp. Perversion die Ursache der psychoneurotischen Symptome, d. h. wir haben es mit Individuen zu tun, die eine Reihe von Erlebnissen durchgemacht haben, die eine Neurose determinieren. Die Neubesetzung mit Affekt und dessen Verstärkung, meistens handelt es sich um den Angstaffekt, erfolgt aus einer fortdauernden Quelle: das ist die aus der Perversion oder Perversität stammende, nicht befriedigte, verdrängte und konvertierte Libido. Jeder Beobachter wird eine große Zahl von Patienten kennen gelernt haben, die Angstneurotiker sind und an einer sexuellen Perversion oder Perversität leiden. Es ist deshalb auch bei der Darstellung dieser Zustände unmöglich, eine strenge Scheidung durchzuführen.

Gehen wir nun zunächst den verschiedenen Modifikationen des Ablaufes der Erregungen nach, so fällt uns besonders eine eigenartige Erscheinung auf, die auch mir nicht in allen Fällen ganz klar geworden ist. Wenn ich oben davon sprach, daß die Fälle, bei denen sexuelle Gefühle total zu fehlen scheinen, sehr selten sind, so möchte ich auf Grund einer Reihe von Beobachtungen anführen, daß wohl in den meisten dieser Fälle die Asexualität wohl nur eine scheinbare ist; die sexuellen Gefühle sind wohl meistens bei solchen Individuen in irgend einer Weise verdrängt, festgelegt, gebunden oder, wie man sich auch ausdrückt, verankert (Freud). Es ist dies manchmal ein ganz rätselhafter Vorgang, dessen Aufdeckung bisweilen große Schwierigkeiten macht, auch ganz und gar mißlingen kann. Man meint dann, daß die Gefühle nicht auszulösen seien, bis ein Zufall die Verankerung aufdeckt. Diese Verankerung kommt bei beiden Geschlechtern vor. Auf diese Symptome hat Freud und seine Schule hingewiesen, wie mir scheint, aber in diesem Falle in zu begrenzter Weise. Diese Festlegung der Gefühle können wir uns kaum anders vorstellen als eine sehr frühzeitige Übertragung der sexuellen Gefühle auf eine Person der Umgebung (Vater, Mutter, Großeltern, Geschwister etc.) oder auf einzelne Organe derselben (Augen, Haare, Hände, Haut etc.). Diese Erscheinung ist nach meiner Auffassung in gleicher Weise bedingt, wie beim Fetischismus, aber das Reizobjekt ist dann in solchen Fällen meist ein nur selten wirkendes und zwar so selten, daß man auf die Vermutung kommen kann, daß es sich um Asexualität oder totale Frigidität handeln könnte. So habe ich Fälle gesehen, wo Frauen und Männer nur durch Augen von ganz bestimmter Form und Farbe Erregungen empfinden konnten. Als Pendant hierzu möchte ich Fälle von Männern erwähnen, bei denen nur die direkte Berührung, z. B. der Haut, ein sexuelles Gefühl auszulösen vermag. Um Asexualität kann es sich in solchen Fällen nicht handeln. Das geht daraus hervor, daß solche Individuen in der Regel an irgend einer Neurose erkranken, deren Wurzel nur in der Verdrängung und Konversion der sexuellen Gefühle liegen kann. Solche Fälle können sich noch besonders dadurch komplizieren, daß nicht der Fetisch allein, sondern erst noch ganz bestimmte äußere und innere Umstände, die dem primären Eindruck und der Bahnung entsprechen, vorhanden sein müssen — eine ganz bestimmte Konstellation äußerer Eindrücke und Gefühlslagen — damit das Sexualgefühl wieder auftreten kann. Gerade solche Fälle zeigen uns, wie es durchaus nicht nötig ist, daß die Gefühle bewußt werden und bewußt verdrängt werden müssen, um zur Neurose zu führen. Bei der Behandlung sind diese Fälle aber auch die schwierigsten, weil es nicht immer gelingt, die Art der Verankerung der Gefühle aufzudecken und dadurch die Heilung zu bewerkstelligen. Dem Verständnis dieser Fälle kommt man näher, wenn man die eng begrenzte Auslösbarkeit sexueller Gefühle durch gewisse Fetische in Betracht zieht und ferner, besonders bei weiblichen Individuen, wenn diesen ihrer mehr passiven Reaktionsweise entsprechend der Fetisch nicht bewußt ist. Sehen wir von dieser jedenfalls schon sehr frühzeitig stattfindenden Bindung der sexuellen Gefühle ab, so kommen sexuelle Erregungen selbst schon von den ersten Lebensmonaten an vor. Von welcher Wirkung diese Erregungen sein können, können wir nur vermuten.

Im allgemeinen müssen wir genau wie bei den Psychoneurosen annehmen, daß die Schädigungen um so tiefergehende sind, je frühzeitiger die Erregungen stattfinden und je pathologischer die Hirnanlage ist. Andererseits kann man hie und da darüber erstaunt sein, daß die Erregung der sexuellen Gefühle schon von den allerersten Lebensjahren an dauerte und doch die Krankheitssymptome nicht gerade zu den schwersten gehören. Das mag durch den Grad der Verdrängung einerseits und die Anlage andererseits bedingt sein. Die frühzeitige Erregung dürfte sich bei beiden Geschlechtern in verschiedener Weise zeigen, sie dürfte bei Knaben häufiger sein als bei Mädchen infolge der anderen Lagerung, des leichteren Exponiertseins des Sexualorgans und infolge des sexuell aktiveren Wesens der Knaben. Ob überhaupt auch in normaler Weise, wenigstens vorübergehend, bei Knaben Erregungen stattfinden, die mit der Determinierung der Gefühle zusammenhängen, ist wohl sehr wahrscheinlich, aber beweisende Beobachtungen scheinen mir nicht vorzuliegen. Sicher ist, daß schon in den ersten Lebensmonaten selbst Reizungen und Erregungen vorkommen. Darüber kann kein Zweifel bestehen, daß die Gefühle bei beiden Geschlechtern in den ersten Monaten so weit entwickelt sind, daß deren Auslösung möglich ist. Die Auslösung kann nun durch das Individuum selbst zufällig oder durch perverse Personen geschehen. In den meisten Fällen mag wohl die Erregung zufällig oder beabsichtigt durch andere geschehen. In dem jugendlichsten von mir analysierten Falle — es war ein fünfjähriges, hochintelligentes Mädchen — (Betty T., Fall 48) konnte ich mit Sicherheit im Halbschlafzustand nachweisen, daß die Kinderfrau das Mädchen im Alter von einem Jahre und zwei Monaten gereizt hatte. In der Analyse trat diese Szene, wo das Kind auf der Wickelkommode lag und die Kinderfrau sich über dasselbe bückte und es reizte, mit einer solchen Deutlichkeit hervor, daß die kleine Patientin alle Details genau beschrieb. So konnte die Mutter dann mit größter Bestimmtheit sowohl die betreffende Person, wie auch die Zeit des Vorfalles feststellen. Das Kind fing an, nach jener Zeit abzumagern, war sehr unruhig und schlief nicht mehr wie früher. Wegen der starken Abmagerung konsultierte man eine ganze Reihe von Ärzten, man versuchte alle möglichen Kuren, nichts half. Das Kind benutzte jeden Moment, in dem es sich nicht beobachtet glaubte, um sich zu reizen. Anfänglich ahnte man lange Zeit nichts davon. Erst nach Jahr und Tag entdeckte die Mutter, die äußerer Verhältnisse wegen ihr Kind stets fremden Leuten anvertrauen mußte, das Übel. Das Kind war im Laufe der Jahre hochgradig nervös geworden, außerordentlich unstet, konnte nicht ruhig bleiben, sich mit nichts beschäftigen, und sah stets müde aus. Seine Gesichtszüge, besonders um die Augen, waren stark verändert und ließen das Kind seiner Größe und seinem sonstigen Habitus entsprechend merkwürdig alt erscheinen. Es schlief auch nachts stets unruhig, wenn es überhaupt eingeschlafen war. Die Hypnosen waren, wie bei allen sexuell Erregten ganz besonders schwierig, weil der Schlaf eben nur in der Ruhe der Affekte möglich ist. Von dem Moment an, als das Kind die Szene mit der ersten Reizung wieder durchlebt hatte, änderte sich sein Wesen, es war leichter einzuschläfern, es wurde ruhiger, masturbierte nicht mehr und in wenigen Tagen sah es so günstig verändert aus, war so ruhig geworden, daß die nächsten Angehörigen über die Veränderung im höchsten Grade erstaunt waren. Trotz der bis dahin außerordentlich häufig vorkommenden Reizungen konnte das Kind, das ich bei Tag und Nacht (Nachtwache) überwachen ließ, sofort das Masturbieren, das digital und durch die Ferse geschah, unterlassen. Ein Rückfall erfolgte, wohl infolge der recht ungünstigen Umgebung und Überwachung durch fremde Personen, doch erst nach fünf Monaten wieder.

Wie ich zufällig erfahren habe, steht das jetzt siebenjährige Kind wegen Colitis membranacea in Behandlung. — Bei einem 13jährigen Mädchen, das mit einem Jahr und fünf Monaten auch durch das Kindermädchen erregt wurde, konnte ich die Analyse durchführen. Die Heilung und vollständige Veränderung trat ein, als die primäre Reizszene, wie im vorerwähnten Falle, abreagiert war. Um ein Bild zu geben, wie die Psyche auf solche Reize reagiert, lasse ich die ausführliche Krankengeschichte hier anschließend folgen.

Fall 49: Berta M., 13 Jahre alt.

Patientin ist sexuell erregt und erregt sich außerordentlich häufig im Sitzen durch rhythmische Bewegungen, ist sonst sehr intelligent, sehr gut entwickelt.

4. IX. 09. Patientin ist leicht zu hypnotisieren und sieht sofort Szenen auftreten, die mit ihrem Sexualleben in Zusammenhang stehen. So sieht sie eine Szene aus ihrem 5. Jahr, wo sie damit bestraft wurde, daß sie eine rote Schärpe nicht anziehen durfte, weil sie es getan hatte. (Die außerordentlich gut beobachtenden Eltern hatten stets im Aussehen und Verhalten beobachtet, wenn sich Patientin erregt hatte.)

6. IX. 09. Hypnose: Sieht sich vier Jahre alt. Sie durchlebt die Szene, wie sie gefragt wird, wie sie es mache. Hypnose: Sieht sich zwischen ihrem zweiten und dritten Lebensjahr. Sie ist mit dem Kindermädchen allein zu Hause. Das Mädchen veranlaßt sie, mit ihr „Doktorles“ zu spielen. Das Mädchen legte sich auf das Sofa, sagte, sie sei krank, sie sei naß und ließ sich von der Patientin an den Genitalien berühren. Patientin sieht ganz genau die Szene wieder, sie bekam damals und auch jetzt wieder beim Durchleben Gefühle. — Während bis jetzt die Hypnose relativ leicht gelungen war, so fällt auf, daß nach Erledigung dieses Komplexes der Schlaf viel leichter erfolgt. Patientin verhält sich viel ruhiger.

8. IX. 09. Hypnose: Patientin durchlebt eine Szene, wie sie fünf Jahre alt war, wo sie sich auswärts bei einer Tante zu Besuch befindet. Sie hatte sich dort erregt und wollte aus Angst, man könnte es ihr daheim anmerken, nicht nach Hause gehen.

9. IX. 09. Hypnose: Sieht eine Szene, wo sie 4—5 Jahre alt ist. Sie liegt zu Bett am Morgen, fühlt Erregungen, sie steht auf, setzt sich auf einen Stuhl, erregt sich durch Bewegungen und lebt nun in Angst, die Eltern könnten es merken. Dann ging sie wieder zu Bett.

10. IX. 09. Hypnose: Sieht sich ungefähr drei Jahre alt. Das Kindermädchen hatte ihr Angst gemacht, daß der Niklaus komme. Sie sieht dann die Szene mit dem Niklaus deutlich und in der Angst traten Gefühle auf.

11. IX. 09. Hypnose: Sieht sich fünf Jahre alt bei einer Freundin. Dort wird sie erregt, dadurch rot im Gesicht. Nun kommt die Mutter und will sie holen, sie empfindet starke Angst, entdeckt zu werden und will deshalb nicht heim. Hypnose: Sieht sich 4—5 Jahre alt bei der Großmutter zu Besuch. Die Mutter ist mit dort. Eines Tags nach Tisch sollte sie in Gesellschaft mit einer Kusine, die ein Jahr jünger als Patientin war, abliegen. Die Kusine mußte sich abziehen. Sie spielten Doktorles und Patientin schaute die Kusine an. Dadurch seien die Gefühle wieder gekommen. Die Szenen durchlebt Patientin stets mit großer Deutlichkeit. Hypnose: Sieht sich $4\frac{1}{2}$ Jahre alt bei einer Tante zu Besuch. Sie schlief allein in einem Zimmer, abends, als die Mutter fort war, bekam sie Angst, in der Angst kamen die Gefühle, sie blieb dann aber im Bett und schlief dann ein. Im Bett selbst be-

friedigte sie sich nie, da sie dies nur im Sitzen vollzog. — Patientin wundert sich darüber, daß alle diese Szenen ihr nicht mehr bewußt gewesen seien, auch wenn sie sich besinne, könne sie sich an solche Szenen nicht erinnern.

14. IX. 09. Hypnose: Sieht sich vier Jahre alt, wie sie eines Samstags Abend trotz des Verbotes der Mutter, die ausgegangen war, zu einer kleinen Freundin im Hause ging. Dann sieht sie sich am Abend im Bett, hat Angst, weil die Mutter ihr zürnen könnte; in der Angst kamen die Gefühle. Dann sieht sie sich wieder eines Abends, die Mutter war ausgegangen, die Patientin war allein mit dem Mädchen. — Am nächsten Tag sei sie an Masern erkrankt. An jenem Abend habe sie Angst bekommen, weil sie allein war, in der Angst kamen die Gefühle. Das durchlebt sie deutlich wieder. Patientin sieht sich drei Jahre alt, sieht, wie sie das erste Mal über die Erregungen gefragt wurde. Dann sieht sie sich ca. 3½—4 Jahre alt, wie sie das erste Mal gestraft wurde. Der Vater hatte es an einem Abend bemerkt, daß sie sich erregt hatte, sie wurde in den Keller geschickt und hatte Angst. Hypnose: Sieht sich neun Jahre alt in der sechsten Klasse, wie sie sich das erste Mal in der Schule erregte, sie machten einen Klassenaufsatz, sie war sehr stark ängstlich aufgeregt und dabei kamen die Gefühle.

15. IX. 09. Hypnose: Sieht sich vier Jahre alt. Sie hatte es getan und sollte bestraft werden. Der Vater mußte ausgehen und wollte sie strafen, wenn er wieder heimkäme. Sie hatte Angst, ging dann zu Bett und träumte, daß sie nicht bestraft wird und so sei es auch gewesen. Der Vater habe ihr die Strafe erlassen. Den Traum durchlebt sie jetzt auch wieder. Hypnose: Als sie 5—6 Jahre alt war, war Mama und Papa ausgegangen zu Verwandten, wo ein kleiner Vetter geboren war. Sie blieb allein zu Hause. Da kamen ihr Gefühle und sie befriedigte sich auf einem Stuhle. Patientin gibt an, die Gefühle kämen von selbst. Auch jetzt noch kommen sie, aber sie müsse sich dann nicht befriedigen. Früher habe sie davon auch geträumt, in letzter Zeit sei dies nicht mehr der Fall. Hypnose: Sie hatte Angst vor einem Privatlehrer, als sie sieben Jahre alt war. Sie sei damals krank gewesen und sollte in der Stunde lesen. Sie konnte es nicht, der Lehrer schimpfte sie, dann bekam sie Angst und dann traten die Gefühle auf. Das sei das erste Mal gewesen, daß in der Angst die Gefühle kamen. Die Angst war damals sehr stark.

16. IX. 09. Hypnose: Patientin sieht sich 2½ Jahre alt, sie spielt mit einer Kleiderpuppe Doktorles. Sie untersuchte diese Puppe und machte ihr einen Verband. Dabei kamen ihr Gefühle. Das Bild sieht sie jetzt deutlich, aber sie fühlt nichts dabei. Patientin gibt an, das sei eines der ersten Male gewesen, daß die Gefühle kamen. Hypnose: Sieht sich fünf Jahre alt, liegt allein zu Bett, ist krank, eben wie sie aufsteht, blitzt es und gleich kracht der Donner, sie schreit furchtbar auf, da kommen ihr in der Angst Gefühle. Die Mutter kam bleich zu ihr und ebenso die anderen. — Das sah sie alles, den Blitz, den Donner hörte sie nicht. Hypnose: Sieht sich 1½—2 Jahre alt. Das Kindermädchen spielte mit ihr Zahnarzt. Diese verlangt, daß sie sie auch untersucht, verlangte, daß sie sie an den Schenkeln und an der Scheide untersuchte. Als sie das tat, da kamen ihr die Gefühle das erste Mal. Das ist das gleiche Mädchen, mit dem sie Doktorles spielte. Sie sah alles ganz deutlich, die Mutter war an jenem Tage ausgegangen. Das Mädchen legte sich aufs Sofa. Das Gefühl, das sie empfunden habe, sei ganz eigenartig gewesen. Sie hat es jetzt wieder empfunden. Sich selbst habe sie erst mit drei Jahren angefangen zu befriedigen. Hypnose: Sieht sich vier Jahre alt. Sie hatte damals Angst vor Hunden. Sie ging aus. Auf der Straße bellte sie ein Hund an, sie bekam Angst und in der Angst kamen die Gefühle. In jener Zeit sei sie nie allein ausgegangen aus Angst vor Hunden.

18. IX. 09. Patientin gibt von selbst an, daß sie seit der letzten Sitzung das Gefühl größerer Sicherheit sexuellen Erregungen gegenüber habe. Sie schlafe jetzt nachts viel schneller ein. Auch heute schläft sie bei der Hypnose nach wenigen Sekunden. Sie bleibt in der Hypnose lange ruhig. Nach 15 Minuten taucht ihr ein Bild auf. Sie befand sich auf der Schaukel, beim Hin- und Herrutschen sei ihr das Gefühl gekommen, sie war damals 4—5 Jahre alt. Die Eltern (die sie stets sehr genau beobachteten) hatten die Erregung bemerkt und verboten der Patientin das Schaukeln. Das sei ihr arg gewesen. Jetzt sah sie sich schaukeln, das Gefühl kam aber nicht. Dann sieht sie sich 5—5½ Jahre alt, wie sie Schlittschuhe

anzog. Als sie dabei die Beine übereinanderlegte, kam das Gefühl. Das sei früher auch sonst beim Übereinanderlegen der Beine aufgetreten. In letzter Zeit sei dies nicht mehr der Fall. Patientin gibt an, sie brauche jetzt überhaupt nicht mehr so acht darauf zu geben. — Hypnose: Sieht sich 3—3 ½ Jahre alt mit dem Kindermädchen zusammen. Jenes sprach vom Sterben und sagte zur Patientin, daß sie und die Eltern der Patientin auch sterben würden und daß sie diese nie wieder sehen würde. Als Patientin dies hörte, überfiel sie Angst und die Gefühle traten auf. An das Sterbenmüssen habe sie oft beim Zubettegehen denken müssen. Da sei auch Angst aufgetreten, aber die Gefühle hätten sich nicht geregt. Sie treten nur bei starker Angst auf. Hypnose: Mit 4—5 Jahren habe sie etwas vom Doktor gehört, sie sei dann damals erkrankt, hatte eine Halsentzündung. Da habe sie sich Vorstellungen gemacht, daß andere am Bauche operiert werden. Durch diese Vorstellungen sei sie erregt worden. Das sei nur einmal vorgekommen und diese Szene mit den Vorstellungen habe sie jetzt deutlich wieder gesehen. — Sie sah sich krank zu Bette liegen. Hypnose: Sieht sich sechs Jahre alt wie sie mit der Mutter bei Verwandten zu Besuch ist. Dort wurde ein Fest gefeiert, man saß an einem Tische sehr eng beisammen, auf der einen Seite saß ein Herr, auf der anderen eine Dame. Durch das enge Beisammensitzen seien ihr die Gefühle gekommen.

20. IV. 09. Patientin gibt an, daß sie sich viel sicherer fühle; auch beim Kreuzen der Beine treten keine Gefühle mehr auf. Sie schlafe gut, habe aber viel Angstträume von Schlangen, von Räubern, die gekommen seien, den Vater zu holen. Hypnose: Sieht sich vier Jahre alt auf der Straße, sieht, wie ein Mann verhaftet wird. Dieser blutete und die Polizisten rissen ihn mit. In der Nacht habe sie hiervon geträumt, bekam starke Angst und da seien ihr die Gefühle gekommen. Jetzt habe sie die Szene deutlich wieder gesehen, auch den Traum wieder durchlebt, auch die Angst wieder gefühlt, aber die Gefühle wurden nicht ausgelöst. — Hypnose: Patientin schläft sehr schnell ein. Sieht eine Szene aus ihrem 4.—5. Lebensjahre. Das Kindermädchen putzte Fenster und goß das Wasser zum Fenster hinaus. Eine Frau ging vorbei und drohte mit der Polizei. Das Mädchen sagte zur Patientin, jetzt werde sie verhaftet werden. Patientin bekam Angst und in der Angst kamen ihr die Gefühle. — Hypnose: Sieht sich ungefähr vier Jahre alt. Sie liegt zu Bett und schläft. Sie durchlebt einen Traum wieder, sie befinde sich im Keller, da seien Mäuse und Ratten an ihr Bett gekommen, sie bekam starke Angst. Da traten die Gefühle auf. — Hypnose: Sieht sich drei Jahre alt. Sie spielt mit ihrer Puppe „Doktorles"; in der Nacht träumt sie dann — das durchlebt sie jetzt wieder —, daß sie das Gleiche, was sie an der Puppe getan, mit einer Person, die sie nicht erkennt, tue. Da kamen ihr die Gefühle. Sie hatte die Puppe zwischen den Beinen berührt; als sie das tat, seien die Gefühle nicht gekommen, aber im Traum.

21. IX. 09. Patientin gibt an, daß jetzt bei den verschiedenen Stellungen und Haltungen, in denen früher das Gefühl ausgelöst wurde, dieses jetzt nicht mehr auftrete. — Hypnose: Sieht sich 3—4 Jahre alt, als sie eines Abends auf den Speicher ging, um etwas zu holen. Sie hatte Angst; jetzt sieht sie sich in der darauffolgenden Nacht; sie schläft unruhig und hat Angstgefühle. In der Angst kommen die Gefühle. Sie sieht sich im Traum und hat Angst, es käme jemand. — Hypnose: Sieht sich vier Jahre alt. Als die Mutter eines Tages ausgegangen war, hatte sie sich erregt und hatte Angst, die Mutter werde es merken und sie werde bestraft. Die Mutter hatte aber nichts bemerkt. Nachher träumte sie, sie wurde bestraft, hatte Angst, durfte nicht ausgehen, aber in der Angst seien die Gefühle nicht aufgetreten. Auch ist ihr jetzt deutlich, daß sie noch am anderen Tag Angst hatte, bestraft zu werden. — Hypnose: Sieht sich ungefähr drei Jahre alt; sie hatte ihre Puppe im Garten gelassen, es kamen Raupen an die Puppe, da warf sie die Puppe weg, weil sie Angst vor den Raupen hatte, die ihr ekelhaft waren. Bei diesen Gefühlen von Angst und Ekel seien ihr die Gefühle gekommen. Raupen habe sie nicht ohne Ekelgefühl sehen können. Patientin meint, jetzt machen sie ihr nichts mehr. — Hypnose: Sieht sich vier Jahre alt, befindet sich auf der Straße. Ein Krankenwagen fährt vorüber, sie sieht darin einen Kranken. Da macht sie sich Vorstellungen, dieser werde operiert. Dadurch wurden ihr Gefühle erweckt. Die Szene sieht sie jetzt deutlich wieder.

22. IX. 09. Patientin gibt von sich aus an, daß sie sich viel sicherer fühle,

sie brauche nicht mehr so auf sich acht zu geben. Hypnose: Sieht sich 3—4 Jahre alt. Im Keller habe es Mäuse und Ratten gegeben. Da ließ der Vater einen Hund kommen, der die Ratten fangen sollte. Der Hund war im Keller, da wollte sie vor Angst beim Keller nicht vorbeigehen. In der Nacht habe sie dann geträumt, daß der Hund hinter ihr her sei und bekam dann in der Angst Gefühle. Patientin sieht alles deutlich wieder und erkennt auch den Traum als solchen. — Hypnose: Sieht sich vier Jahre alt. Eines Abends ist in der Nähe ihrer Wohnung Feuer ausgebrochen; sie sah den Brand von der Wohnung ihrer Freundin aus. Infolge der Aufregung habe sie nachts schlecht geschlafen und sah am anderen Morgen schlecht aus. Da habe die Mutter gemeint, sie hätte sich erregt gehabt. Es sei aber nicht der Fall gewesen und es war ihr damals sehr arg, weil die Mutter ihr nicht glaubte. Patientin sagt, sie sei immer selbst froh gewesen, wenn sie es nicht getan hatte. — Hypnose: Sieht sich zu Besuch bei Verwandten, sechs Jahre alt. Sie liegt in der Hängematte mit gekreuzten Beinen, da seien ihr die Gefühle gekommen. Am anderen Tag sei der Vater gekommen, da habe sie Angst gehabt, der Vater sehe es ihr an, denn es daure zwei Tage bis sie dann wieder gut aussehe. Die Erregungen nehmen sie stark mit. — Hypnose: Sieht sich sieben Jahre alt. Es ist mittags während eines Gewitters, die Mutter schlief, der Vater schrieb, sie sitzt dort und weckte die Gefühle durch Kreuzen der Beine. Als die Mutter erwachte, beugte sich Patientin über ihre Arbeit. Patientin hatte Angst, von der Mutter entdeckt zu werden; die Mutter hatte aber nichts bemerkt. — Diese Szene sah Patientin jetzt ohne Angst und ohne die Gefühle, trotzdem sie sich deutlich mit gekreuzten Beinen dasitzen sah.

23. IX. 09. Hypnose: Sieht sich sechs Jahre alt, wie sie mit den Puppen „Doktorles“ spielte; dabei kamen ihr Gefühle. Da kam die Mutter und sagte ihr, sie solle arbeiten. Sie machte Aufgaben und rief die Gefühle durch Kreuzen der Beine hervor. Die Mutter war verwundert darüber, daß Patientin bei ihrer Arbeit nicht weiter gekommen war. Da bekam Patientin Angst, die Mutter könnte etwas bemerkt haben. — Patientin hat die üble, aber sehr charakteristische Gewohnheit des Nägelkauens. Sie gibt an, daß sie dasselbe jetzt besser unterlassen könne als früher. — Hypnose: Sieht sich in einer Nacht, ca. vier Jahre alt, bevor sie krank wurde. Sie war erwacht, hatte Halsschmerzen, stellte sich vor, wie der Arzt sie untersuchen werde. Dadurch kamen ihr die Gefühle. Sie stand auf, setzte sich auf einen Stuhl, kam in starke Erregung, bis Befriedigung eintrat und ging dann wieder zu Bett. Die Szene durchlebt sie eben ganz genau wieder, doch ohne Gefühl. — Hypnose: Sieht eine Szene, wie sie, drei Jahre alt, mit der Puppe spielte. Dabei kamen ihr die Gefühle, ging aufs Sofa, erregte sich bis zur Befriedigung und biß sich dann auf die Nägel — das erste Mal. — Hypnose: Sieht sich fünf Jahre alt, die Freundin, die im gleichen Hause wohnte, kam herunter zu ihr zum Puppenspielen. Patientin war erregt, die Erregung steigerte sich während des Spielens; als sie dann allein war, befriedigte sie sich. Die Mutter merkte das später; es war kurz vor Weihnachten und da sagte ihr die Mutter, sie bekäme nun nichts zu Weihnachten. Das sei ihr arg gewesen. — Patientin kehrte nach Hause zurück und der Vater, der selbst Arzt ist, setzte nach ihm gegebener Anleitung die Behandlung selbst fort. Der Vater teilte mir die Resultate seiner Analysen mit. Es mögen noch eine Reihe folgen, um einen weiteren Einblick zu gewähren.

29. IX. 09. Patientin schläft innerhalb von 10 Sekunden, schläft drei Minuten lang: Als vierjähriges Mädchen hatte sie den Traum, daß sie von einem Hunde gebissen wurde. Infolge der Angst kommt es zu Gefühlen. — Hypnose: Schläft schnell ein, sechs Minuten lang. Sie sieht eine Szene, wie sie auf dem Sofa mit ihrer Puppe „Doktorles“ spielt. Sie bekommt Gefühle und löst sie später aus. — Hypnose: Ein Hund bellt sie auf dem Spaziergang an, sie erschrickt sehr stark; in der Nacht darauf träumt sie, sie wäre mit ihrer Puppe spazieren gegangen, ein Hund hätte sie angebellt und versucht, ihr die Puppe zu entreißen. Sie bekam starke Angst, erwachte aus dem Traum und bekam Gefühle.

30. IX. 09. Sie träumte, ihr Lehrer hätte sie ausgeschimpft. In der Angst hatte sie die Beine übereinandergetan und Gefühle bekommen. Als sie nach Hause kam, hatte sie die Mutter gefragt, ob sie unartig war; sie hatte es geleugnet, sei sich aber ihrer Lüge bewußt gewesen und sei deswegen den ganzen Tag der Mutter aus dem Wege gegangen. — Hypnose: Eines Tags sei ihr jüngerer Bruder aus dem Bette

gefallen, weil das Mädchen vergessen hatte, das Gitter hochzumachen. Sie bekam einen großen Schrecken; der Vater kam dann später ins Schlafzimmer, ihm fiel ihr schlechtes Aussehen auf, er frug, ob sie unartig gewesen sei, sie bestritt es und gab an, daß es nur Folge des Schreckens sei. Der Vater glaubte es aber nicht und deswegen weinte sie.

1. X. 09. Durchlebt einen Traum: Sie wäre Krankenpflegerin und hätte eine alte Frau gepflegt. Am nächsten Tag sitzt sie am Schreibpult, denkt an den Traum und bekommt dabei Erregungen. — Hypnose: Eines Tages habe sie eine neue Schürze bekommen, Mutter hatte ihr anbefohlen, die Schürze bei ihren Schularbeiten auszuziehen; sie behielt sie gleichwohl an und befleckte sie mit Tinte. Daraufhin bekam sie Angst vor Vorwürfen der Mutter und da stellten sich Gefühle ein. Bei Tisch wurde sie dann von der Mutter gefragt, ob sie noch etwas zu essen wünsche; Patientin negierte trotz Hungers, um nur schnell vom Tisch aus Mutters Augen fortzukommen. — Hypnose: Patientin sieht sich, wie sie eines Tags allein Quartett spielte; sie bekam Gefühle, löste sie aus und mied die Mutter. Nachts träumte sie dann, sie hätte Gefühle gehabt, die Mutter hätte es ihr angemerkt und deswegen mit ihr geschimpft. Sie schlief deswegen unruhig und sah morgens schlecht aus. — Patientin schläft jedesmal in wenigen, spätestens in 30 Sekunden ein und der Schlaf dauert 3—11 Minuten.

Unterm 15. X. 09 meldet mir der Vater: „Ich habe die Behandlung täglich fortgesetzt, stets mit dem gleichen schnellen Erfolg. Der Inhalt der Träume betrifft vorwiegend Erregungen und Auslösung derselben infolge von Angstzuständen. Zweimal kamen Vorgänge nicht mehr mit der sexuellen Sphäre zusammenhängend in Träumen zum Vorschein. Die kleine Patientin sieht frisch aus, sie ist viel munterer und freier in ihrem Auftreten, ihre Auffassungsgabe ist eine bessere, weil sie ihre Gedanken jetzt besser konzentrieren kann. Außer einer Erregung im Traum ist bisher keine wiedergekehrt, bei Tag überhaupt keine".

Unterm 24. IV. 10 schreibt mir der Herr Kollege, Vater der Patientin: „Das Befinden unseres Töchterchens ist ein sehr gutes, es ist nicht mehr die geringste Erregung vorgekommen, sie ist stets guter Dinge, mehr selbstbewußt, entwickelt sich körperlich sehr gut und hat seit ihrem Züricher Aufenthalt acht Pfund zugenommen. Vor sechs Wochen traten die Menses zum ersten Male ein, vor 14 Tagen zum zweiten Mal, ohne sonderliche Beschwerden. Sie geht wieder zur Schule und lernt, da sie jetzt ihre Gedanken konzentrieren kann und nicht mehr fahrig ist, recht gut und leicht. Die Hypnosen habe ich, obwohl zuletzt noch pathogenes Material zum Vorschein kam, in Rücksicht auf ihr völliges Wohlbefinden schon längere Zeit ausgesetzt."

Unterm 18. II. 12 macht mir der Vater folgende Angaben: „Unserer Bertha geht es im allgemeinen recht gut. Die Erregungen sind im letzten Jahre jedoch vereinzelt wiedergekehrt, aber nur, wenn sie englische Klassenarbeiten machen mußte, sonst nach ihrer bestimmten Angabe nie. Es liegt das an der etwas eigentümlichen Lehrmethode der betreffenden Lehrerin, einer hyperneurasthenischen Person, die durch ihre unpädagogische Art, besonders bei Klassenarbeiten, alle Kinder, auch die ruhigsten, in nervöse Aufregung versetzt. Sonst ist Bertha bis auf chlorotische Beschwerden sehr gut imstande, frisch und stets guter Dinge, sie lernt sehr gut und leicht."

Ich füge diese Auskunft noch besonders deshalb hinzu, weil ich die Gelegenheit benützen möchte, um auf das recht häufige Vorkommen der Auslösung sexueller Gefühle in Angstzuständen hinzuweisen. Man kann sich in solchen Fällen nicht des Eindruckes erwehren, als wenn eine eigenartige Wechselwirkung zwischen Libido und Angst bestehen würde. Es scheint, daß wie die Libido sich in Angst konvertieren, auch durch Angst eine Auslösung der Libido stattfinden kann. Diese Erscheinung tritt besonders häufig bei Masturbierenden auf, nicht selten auch unter anderen Umständen.

Bisher konnte ich weitere solche Analysen nicht durchführen. In ähnlichen Fällen, die ich konsultativ kennen lernte, war äußerer Umstände wegen die Analyse nicht durchzuführen. Die zur Behandlung günstigen Fälle, besonders bei intelligenten Mädchen und in möglichst frühen Jahren, werden meist selbst von den treu besorgten Müttern nicht beobachtet. Die intelligenten Kinder wissen das Übel lange Zeit zu verdecken. Es gehört eine gute Beobachtungsgabe und eine sexuell etwas aufgeklärtere Mutter dazu, um das Übel aufzudecken. Meist sind aber die jungen und die älteren Mütter so naiv und haben keine Ahnung von solchen frühzeitigen Erregungen bei Kindern. Und da, wo es an dieser Aufklärung nicht fehlen würde, stellt das moderne Leben solche Anforderungen an viele Mütter, daß das Interesse für das Gefühlsleben ihrer Töchter erst erwacht, wenn sie fähig geworden sind, Bälle zu besuchen. Nicht ganz selten sind es auch die Mütter, die selbst an dem Übel litten und dieses gar nicht für etwas Abnormes ansehen, sondern die Masturbation für einen ganz natürlichen, selbstverständlichen Vorgang halten.

Nach der Lektüre dieser Krankengeschichte drängt sich zunächst die Frage auf, ob alle oder nur ein beschränkter Teil von Fällen von Masturbation auf dem Wege der Analyse heilbar seien. Ich kann mich hierüber nicht weiter aussprechen, weil mir die Erfahrung fehlt, denn wegen Masturbation eines Kindes sucht man nicht leicht den Nervenarzt oder Psychanalytiker auf. Möglich wäre es, daß die psychoneurotische Anlage, die bei den beiden Kindern vorhanden war, die Entstehung von einer besonderen Form der Masturbation bedingte und zwar in der Art, daß die Auslösung des Sexualaffektes wie die des Affektes bei den Neurosen erfolgte. Die meisten Laien sehen hinter der Masturbation nicht gerade viel Besonderes und die Ärzte begnügen sich damit, die Kinder zu ermahnen oder ihnen Angst einzuflößen, wodurch außerordentlich oft hypochondrische Vorstellungen genährt werden. Die Kinder verheimlichen so viel wie möglich das Leiden; Charakteränderungen, die bei einer großen Zahl von Kindern gerade durch die Masturbation bedingt werden, entgehen den Eltern und die meisten Ärzte kümmern sich gar nicht darum, weil ihnen noch jedes Verständnis hierfür fehlt und fehlen muß. Denn bei ihrem Studium hören sie davon kein Wort und zum Studium der Spezialliteratur findet sich keine Gelegenheit, da es „Wichtigeres" zu studieren gibt. Auch interessiert häufig den Arzt der ganze Mensch bis auf sein Gefühlsleben; über das Sexualleben mit den Frauen zu sprechen, lehnen selbst hervorragende Nervenärzte und selbst Frauenärzte ab. Freilich muß man sich dabei auch sagen, daß die Ärzte auch nur Menschen sind: man kann ein sehr tüchtiger, hochgelehrter Arzt und feiner Mensch sein, aber so viele Sexualkomplexe nichts ahnend besitzen, daß derartige Untersuchungen von vornherein verunmöglicht sind. Man darf solchen Ärzten auch nicht Unrecht tun. — Außer der Erregung der sexuellen Gefühle durch andere Personen mögen, wie schon erwähnt, auch durch innere Vorgänge Auslösungen von Erregungen vorkommen. Häufig, vielleicht am häufigsten sind die Erregungen durch das Individuum selbst. Sie entstehen durch beabsichtigte und zufällige Berührungen bei beiden Geschlechtern. Ist erst einmal eine Auslösung der Gefühle erfolgt, so entsteht durch die empfundene Wollust selbst der Drang, diese Gefühle immer wieder hervorzurufen, bei Knaben durch direkte Berührungen, ebenso bei Mädchen oder auch indirekt durch Druck oder Bewegungen des Körpers, in der Art, daß ein Reiz ausgeübt werden kann.

Es scheint mir wichtig zu sein, hier auf eine Reihe von Symptomen hinzuweisen, die die Vermutungsdiagnose: frühzeitige, besser wohl vorzeitige sexuelle Erregung machen lassen. Im wesentlichen muß ich dabei die Beobachtungen von Freud und seiner Schüler bestätigen. Die Hauptsymptome, die sich bei solchen Kindern beobachten lassen, sind leichte Angst, innere Unruhe, leichte Verstimmungen, leichte Ablenkung der Aufmerksamkeit, zeitweise gedrücktes, stilles Verhalten oder eine Art gezwungene Lebhaftigkeit, mit der die innere Unruhe oder Angst übertönt werden soll. Die Kinder wollen jeden Augenblick etwas anderes, haben weder beim Spielen, noch bei der Lektüre oder bei den Schularbeiten Ausdauer. Die Kinder werden außerordentlich leicht reizbar, leiden unter auffallendem Stimmungswechsel; der Schlaf ist gestört, sie können nicht einschlafen und schlafen sie, so haben sie starke Angstträume, die ein Ausruhen des Gehirns während der Nacht verunmöglichen. Die Kinder sind am Morgen sehr schläfrig, auch tagsüber gähnen sie außerordentlich häufig, sie sind unruhig, unstet, sind auch in der Schule unaufmerksam und als eigentümliches Symptom ihrer inneren Unruhe und Ängstlichkeit zeigt sich bei ihnen häufig eine eigenartige Fragesucht; sie werden nicht fertig, von sich aus Fragen zu stellen oder während eines Gespräches hören sie nur mit geteilter Aufmerksamkeit zu, sind eigenartig zerstreut und müssen immer wieder Fragen stellen. Antwortet man ihnen, so hören sie nur halb zu. Die innere Unruhe zeigt sich besonders an gewissen Unarten: die Kinder — das ist ein sehr wichtiges, von Freud wohl zuerst angegebenes Symptom — kauen oder reiben die Fingernägel, die Federhalter und Bleistifte, mit denen sie schreiben, zupfen viel an sich herum im Gesicht und wenn nicht alle, so gehören doch eine große Zahl von Kindern zu den früh Erregten, die, mehr als nötig ist, mit den Fingern Reinigungsversuche in der Nase machen. Bei einiger Aufmerksamkeit können, besonders bei Mädchen, die an starken Erregungen leiden, die Bewegungen zur Befriedigung beobachtet werden. Es genügen hierzu oft ganz kleine, kaum bemerkbare rhythmische Bewegungen mit einem Oberschenkel oder beim geraden Sitzen mit dem Oberkörper. Diese Symptome entstehen teils durch die nicht vollständige Befriedigung der angeregten sexuellen Empfindungen und durch die Verdrängung der Gefühle, ebenso wie durch das die Kinder ständig plagende Peinlichkeitsgefühl. Dieses Peinlichkeitsgefühl und die Gewissensbisse treten quasi instinktiv, besonders bei den psychoneurotisch veranlagten Kindern auf. Die fortwährende Angst, daß sie etwas tun, was nicht recht ist, oder daß ihr Zustand entdeckt werden könnte, die sie auf Schritt und Tritt verfolgt, häuft so viel Affekte auf, daß nach und nach die Störungen entstehen. Diese Angst wird dann wiederum verstärkt durch die konvertierte Libido. Bei dem außerordentlich häufigen Vorkommen der Masturbation in der frühesten Jugendzeit bei beiden Geschlechtern drängt sich einem die Frage auf, ob in allen Fällen eine Schädigung die Folge sein muß. Ich glaube, daß man diese Frage, besonders was das männliche Geschlecht betrifft, verneinen muß. Bei beiden Geschlechtern scheint mir nur dann eine dauernde Schädigung sich vorzubereiten, wenn eben die Gehirnanlage eine psychoneurotische oder eine psychotische ist. Bespricht man sich mit gesund Gebliebenen in offener Weise über jugendliche sexuelle Erregungen, so muß man doch zu der Annahme kommen, daß diese überwunden werden und gegenüber der normalen Entwickelung der Erregungen und Gefühle völlig zurücktreten. Schädigungen treten eben nur dann ein, wenn besonders eine frühzeitige pathologische Bahnung entstanden ist und alle späteren Erregungen im Sinne dieser krankhaften Bahnung verwendet werden. Ein Beispiel, wie Jahrzehnte hindurch sexuelle Erregungen ohne Schaden fortgesetzt wurden, bis dann zufällig ein psychisches Trauma eine Neurose auslöste, mag Fall 4, Frau Marie B., S. 45 geben.

Eine Schädigung mag besonders beim weiblichen Geschlecht dadurch eintreten, daß besonders durch die digitale Reizung eine Einengung der erogenen Zone auf die Klitoris stattfindet. Es scheint mir dies in den Fällen zu sein, wo die Masturbation schon vor dem fünften Lebensjahr begonnen hat und besonders dann, wenn sie digital ausgeführt wurde, während bei späterer Masturbation eine solch starke Einengung der erogenen Zone nicht stattzufinden scheint. Möglich wäre es, daß auch hier, wie bei den sexuellen Erregungen überhaupt, sich psychische Faktoren insofern geltend machen, als die Erregung von Jugend auf eben nur an dieser begrenzten Stelle empfunden wird. Wir können uns doch wohl nicht vorstellen, daß nun die sonst schon vorhandenen Empfindungselemente obliterieren sollten, weil sie weniger gereizt werden. Jedenfalls sind die bei weitem überwiegenden Fälle von Frigidität so durch digitale Masturbation bedingt. Außerdem dürfte die Zahl der Fälle von fetischistischer Einengung der Auslösbarkeit der sexuellen Gefühle keine geringe sein. Wir werden auf diese Verhältnisse später wieder zurückkommen müssen.

Hier möchte ich auf eine Reihe von Fällen von Frigidität hinweisen, die durchaus nicht durch Masturbation bedingt sind, aber sehr leicht und folgenschwer als durch diese bedingt aufgefaßt werden könnten. Bei dem außerordentlich häufigen Vorkommen der Masturbation wird sehr leicht der Fehler gemacht, die Ursache der Frigidität stets hierin zu suchen. Die Fälle sind aber durchaus nicht selten, bei denen die Frigidität lediglich durch Verdrängung, wie z. B. durch sexuelle Schrecken, bedingt ist. Das kommt sowohl bei sehr, wie auch weniger libidinös veranlagten Frauen vor, stets aber bei psychoneurotischer Veranlagung. Die Psychanalyse im Halbschlaf gewährt uns aber einen ganz genauen Einblick in die Entstehungsweise dieser Zustände. Wir erfahren durch sie, wie solche Mädchen schon in den allerersten Lebensjahren sexuelle Schrecken erleiden und haben sie einen solchen erlebt, dann folgen in den späteren Lebensjahren, besonders während der Entwickelungszeit und auch noch darnach eine ganze Reihe solcher Erlebnisse, die dann während der Verlobungszeit und besonders mit dem Beginn der Ehe durch eigenartige Konstellation das Leiden manifest werden lassen. In der Ehe erfolgt dann der Orgasmus niemals in normaler Weise. Muß dieser durch digitale Reizung hervorgerufen werden, so liegt die Gefahr nahe, daß der Zustand auf Masturbation zurückgeführt wird. Ich konnte solche Fälle analysieren und die Entstehung durch Masturbation mit Sicherheit ausschließen. Durch die Psychokatharsis und Analyse kann man solche Patienten von ihren oft sehr starken und zahlreichen nervösen Beschwerden, die lediglich auf ein ungenügendes Abreagieren der Libido zurückzuführen sind, befreien und ihnen den normalen Sexualverkehr ermöglichen. Leider ist es untunlich, diesbezügliche Krankengeschichten wiederzugeben.

Von ganz wesentlichem Einfluß auf die Entwickelung der Gefühle bei beiden Geschlechtern ist die Zeit des Eintrittes der Geschlechtsreife. Zu dieser Zeit findet häufig eine Änderung im Sinne einer Determinierung der Gefühle statt. So kann bei stark psychopathisch veranlagten Knaben, die bis dahin ohne jegliche Aufklärung über die sexuellen Verhältnisse geblieben sind, durch den Eintritt der ersten Ejakulation ein Schrecken entstehen, der nachhaltige Folgen haben kann. So konnte ich Fälle beobachten, bei denen von diesem Ereignis an die Auslösung der Gefühle nicht mehr Lust, sondern direkte Unlust verursachte. Es entstehen dann Verdrängungen mit den perniziösesten Folgen. Es läßt sich nachweisen, wie von der Zeit dieser pathologischen Gefühlsreaktion an eine völlige Umwandlung der geistigen Persönlichkeit sich geltend macht. So sah ich, wie die Entwickelung von Zwangsneurosen von dieser Zeit an ihre Entstehung hatte, oder auch bei psychotischer Anlage sich Symptome der Dementia praecox immer mehr geltend machten. Bei Mädchen war der Schrecken durch den Eintritt der Blutungen und die damit verbundene Angst, die sich dann auf alle Sexualvorgänge erstreckte, die Ursache der Verdrängung der Sexualgefühle. In manchen Fällen gewinnt man den Eindruck, als hätte eine Psychoneurose nicht den schweren Charakter angenommen, wenn der Patientin in diesem Alter verständnisvolle Aufklärung zuteil geworden wäre. Gewiß muß man sich sagen, daß das normale Mädchen, wie der normale Jüngling trotz mangelnder Aufklärung von selbst sich ohne Schädigung zurecht finden werden. Sonst müßte ja das Heer der so entstandenen krankhaften Zustände ein noch größeres sein, als es leider schon ist. Aber doch kann man mit einiger Bestimmtheit sagen, daß die Psychoneurosen in ihrer Entwickelung sich wohl anders gestaltet, wenn nicht um jene Zeit psychotraumatische Einwirkungen stattgefunden hätten, die eine sich auf Jahre hin erstreckende Wirkung nach sich zogen. Mit dem Beginn der Geschlechtsreife treten besonders für das männliche Geschlecht die Schädigungen in erhöhtem Grade auf, die sich an die Ejakulationen und Pollutionen anschließen. Durch diese Vorgänge werden auch sonst normal veranlagte Jünglinge Jahre hindurch geschädigt, weil sie teils in Ungewißheit, teils in Angst leben oder doch in banger Sorge, ob sich da bei ihnen nicht krankhafte Erscheinungen zeigen oder ob sie sich nicht durch die Erregungen, die nun in erhöhter Weise sich geltend machen, an und für sich schädigen. Der Mangel an Aufklärung durch die Eltern, Ärzte oder Erzieher verursacht hier eine große Quelle von stillen Leiden und läßt wahre Jugendfröhlichkeit häufig nicht aufkommen. Je feiner die ethische Anlage des Jünglings ist, um so schwerer leidet er in diesen Zeiten des inneren Ringens. Und wie mancher wackere, pathologisch fein empfindende und gewissenhafte Jüngling unterliegt in diesem Kampfe, indem er die inneren Qualen nicht zu überwinden vermag, durch Selbstmord. Es scheint mir, obwohl nicht in den Rahmen dieser Arbeit gehörig, doch von Wichtigkeit, auf diese Verhältnisse etwas genauer einzugehen, zumal sie für den praktischen Arzt von Bedeutung sein sollten. Dieser Hinweis scheint mir um so wichtiger zu sein, als sich eine Literatur geltend macht, die absichtlich die ganzen Verhältnisse in einer Weise schildert, die nur Angst und Schrecken unter der Jugend zu verbreiten vermag. Die Aufklärung sollte schon vor dem Eintritt der Geschlechtsreife stattfinden, damit die Kinder diesem Ereignis mit Ruhe entgegen gehen können und nicht überrascht und erschreckt werden; sie sollte eine möglichst individuelle, dem Auffassungsvermögen und der Empfindungsweise angepaßte sein. Den Mädchen gegenüber muß man offen die Gefahren schildern, die die frühzeitige Auslösung der Gefühle mit sich bringt. Wie manches Unglück könnte so verhütet werden.

Die Auslösung der Gefühle ist individuell außerordentlich verschieden; je stärker die Gefühlsanlage ist, je tiefer das Individuum empfindet, um so größere Vorsicht ist geboten. Eine einzige Berührung — von besonders fataler Wirkung kann ein einziger Kuß sein — und die ganze Zukunft des betreffenden Individuums ist entschieden. In zahlreichen Fällen erfolgt so eine Übertragung der Gefühle, die später nicht mehr lösbar ist. Durch den Mangel der Aufklärung befinden sich Jünglinge oft in einem chronisch ängstlichen Zustand, der das ganze Denken einengt und immer und immer wieder auf die Onanie lenkt. Gerade diese Einengung des Denkvermögens verursacht oft sexuelle Phantasien und diese rufen wieder Erregungen hervor, die zur Onanie führen. Eine einfache, angepaßte Aufklärung ist häufig imstande, den jungen Mann aus seiner verzweifelten Lage zu befreien. In der Regel handelt es sich um sehr gewissenhafte Menschen, die in starke innere Konflikte geraten, aus denen sie allein nicht mehr herauskommen können. Wie eine solche Aufklärung wirken kann, mag folgender Brief eines sehr intelligenten, hochstehenden jungen Theologen erweisen:

..........., den 8. Okt. 06.

Sehr geehrter Herr Doktor!

.... Ich treibe seit meinem siebten Jahr etwa Onanie; oft durch lange, teilweise über vierteljährige Pausen unterbrochen, dauerte diese Gewohnheit bis zu meinem 20. Jahr fort. Da begann ein neues Stadium; ich kam darauf, künstlich Samenentleerungen bei mir hervorzurufen. Ein Vierteljahr nachher begann ich gegen das Laster mit allen Kräften anzukämpfen, gegen das ich mich anfangs nur schwach gewehrt hatte. Aber es gelang mir trotz verzweifelter Anstrengungen bis jetzt noch nicht, mit diesem Laster fertig zu werden. Selten vergehen 5 oder 6, meist nur 1—2 Tage, ohne daß ich nicht einmal erliege. Immer mehr muß ich, damit die Samenentleerung erfolgt, die Vorstellung von Weibern und weiblichen Körperteilen zu Hilfe nehmen. Körperlich habe ich unter der häßlichen Gewohnheit, der ich fröhne weiter nicht zu leiden, abgesehen davon, daß es mich vielleicht noch etwas nervöser gemacht hat — um so mehr leide ich seelisch darunter. Ich fühle meine Willenskraft, die sonst nicht gerade klein ist, in diesem Punkt immer mehr abnehmen; ich kann mich immer weniger enthalten, schlechte Weiber aufzusuchen, oft regt mich jeder Unterrock, den ich sehe auf und doch möchte ich um jeden Preis rein und keusch in die Ehe treten und mit Dirnen absolut nichts zu tun haben. Es ist mir, wie wenn ich verdoppelt wäre. Neben meinem eigentlichen bessern Ich, das regste wissenschaftliche Interessen hat, dem jeder unreine Gedanke ein Greuel ist, fühle ich ein rohes Tier in mir, das seine Instinkte nicht zu beherrschen vermag. Obwohl ich nichts vom Hypochonder an mir habe, muß ich sagen: ich fühle mich sehr unglücklich über mich selbst; ich muß mich verachten, daß ich einem so niedrigen Laster fröhne; ich fürchte für die Zukunft, daß es mir auf die Dauer nicht gelingen wird, mich des außerehelichen Umgangs zu enthalten und doch muß ich denselben unbedingt verwerfen — ich bin in einer völlig reinen, geistig und ethisch sehr hochstehenden Familie aufgewachsen und habe auch als Student einen ebenso beschaffenen Umgang (gemeine Witze oder außerehelicher Beischlaf werden in meiner Verbindung mit Exklusion bestraft). Ich glaube auch, daß ich fähig wäre, ein Mädchen, das zu mir paßt und das mich liebt, glücklich zu machen; aber vorläufig darf ich noch gar nicht an Verloben und Verheiraten denken: ich stehe ein Jahr vor meinem ersten Staatsexamen (als künftiger protestantischer Geistlicher) und kann, wenn ich nicht meinem Beruf entsagen will, an dem ich mit Leib und Seele hänge, vor 6—7 Jahren unmöglich heiraten; nur ständige Geistliche erhalten bei uns Heiratserlaubnis und ich könnte noch keine Frau erhalten — meine verwitwete Mutter hat schwer genug, mich studieren zu lassen.

Was mich noch besonders beunruhigt, ist daß mich die Sache so viel Zeit und Kraft kostet; besonders jetzt, wo ich noch neun Monate bis zum Examen habe, kann ich das gar nicht brauchen. Ich möchte einmal etwas recht Tüchtiges leisten, besonders zieht mich auch die wissenschaftliche Seite meines Berufes (die evangelische Theologie ist in ihrer modernen Form wirklich Wissenschaft) neben der sozialethischen sehr an. Ich habe drei Semester lang Philosophie studiert und daran die größte Befriedigung gefunden; aber die Beschäftigung mit der Theologie (seit weiteren vier Semestern) hat mir erst ganz das Feld gezeigt, auf dem ich mich betätigen möchte.

Ich glaube es ist nicht Schwarzseherei, wenn ich befürchte, daß mir meine schlechte Gewohnheit noch sehr gefährlich werden kann. Ich bin seinerzeit von Kameraden verführt worden, habe allerdings recht bald das Bewußtsein gehabt, daß ich ein Unrecht begehe, aber ganz aufgegangen ist mir dies erst sehr spät. Was mich am unglücklichsten macht, ist der Mangel an Willenskraft, den ich hier bei mir konstatieren muß. Außer- bzw. vorehelichen Beischlaf will ich womöglich auf keinen Fall vornehmen. Ich habe deshalb an hypnotische Behandlung gedacht......

..........., den 24. Okt. 06.

Verehrter Herr Doktor!

Schon längst wollte ich Ihnen schreiben und mich nochmals von ganzem Herzen bei Ihnen bedanken, für das was Sie mir in den wenigen Stunden, die ich mit Ihnen zusammen sein durfte, gegeben haben. Sie haben einen freieren und glücklicheren Menschen aus mir gemacht. Ich wollte zunächst noch warten, bis ich wieder ganz im gewohnten Alltagsleben drin stände, um zu sehen, ob auch standhält, was Sie mir an neuen Impulsen und Anregungen mitgeteilt haben. So viel kann ich jetzt schon sagen: Ich habe gründlich umdenken gelernt und mit immer neuer Freude sehe ich, wie diese neuen Gesichtspunkte auf immer neue Materien angewandt auch immer wieder neue überraschende Entdeckungen hervorrufen. Ich bin sehr glücklich darüber, daß es mir bis jetzt so unerwartet leicht gelungen ist, das zu lassen, um dessen willen ich Ihre Hilfe erbeten habe; freilich ists auch noch nicht lange her. Aber ich habe eine ganz andere Stimmung gewonnen und das dünkt mich die Hauptsache: statt Verzweiflung und Selbstvorwürfe Freudigkeit und Selbstvertrauen.

Die Alkoholabstinenz, die ich bis jetzt strikte durchgeführt habe, ist mir übrigens nicht einmal so leicht gefallen, als ich anfangs vermutet hatte. Indessen auch solche kleine Anfechtungen haben ihre Reize und man sieht manches ganz anders an, als wenn man noch selbst mittut. Allmählich fange ich auch an, auf meine Umgebung leise einzuwirken. Meine Freunde beginnen wenigstens einzusehen, daß die Abstinenz doch unter Umständen nicht bloss „fanatischer Radikalismus“ ist. Ein öffentliches Auftreten für die Abstinenz muß ich indessen vermeiden, wenn ich mich nicht selbst von vornherein aller dauernden Erfolge berauben will. Ich würde dann einfach lächerlich gemacht werden und dann wäre es aus.

Auch am „System Müller“, das ich jeden Tag ziemlich genau ausübe, habe ich eine große Freude; es tut einem wirklich wohl, seinen Körper in vernünftiger Weise zu pflegen, man fühlt sich so frisch und stark dabei, daß ich es schon um dieses wohligen Gefühles willen nimmer lassen möchte.

Für alles dieses, für all diese fruchtbaren Anregungen, für die Erhöhung, ja Erneuerung meiner Lebensfreude, bin ich Ihnen aufrichtig dankbar ....

Findet eine Aufklärung überhaupt nicht oder zu spät statt, so kann man bei besonders feinfühlenden Kindern beobachten, daß sich eine Entfremdung mit den Eltern und auch mit den Geschwistern einstellen kann. Solche Individuen haben auch nach außen ein etwas eigenartiges Verhalten, sie können sich nicht recht befreunden, oder ihr gesellschaftlicher Verkehr ist ein sehr eingeengter, sie können weder Sympathiegefühle, noch weniger Liebesgefühle übertragen. Sie haben in ihrem ganzen Gebahren etwas Pathologisches, das, allerdings nur bei sehr oberflächlicher Beobachtung, an die Dementia praecox denken läßt. Im Familienkreis kann man beobachten, fast möchte ich sagen, noch mehr herausfühlen, wie jedes einzelne Familienglied für sich lebt, wenn diese Gefühlsstörung alle Mitglieder der Familie betroffen hat. Die Fälle, wo sich Töchter mit der Mutter oder Söhne mit dem Vater absolut nicht stellen können, haben meist ihre Ursache in sexuellen Gründen. Entweder hat schon frühzeitig eine Verletzung der Gefühle, sei es durch irgend eine Handlung oder durch Worte eines der Eltern stattgefunden — es ist, wie wenn dadurch die Gefühle zurückgeworfen worden wären — oder es haben die Kinder, die ja im Leben in einem fort auf das Sexualproblem stoßen müssen, es unterbewußt einem der Eltern übel genommen, daß sie darüber nicht aufgeklärt worden waren und nun in ihrer Empfindungsweise fortwährend verletzt werden. Solche Kinder weichen instinktiv immer und immer wieder dem Sexualproblem aus, gleichsam als wollten sie die Wunde, die ihnen von den Eltern gesetzt wurde, nicht berühren lassen. Daß die Ursache des eigenartigen Verhaltens mancher Kinder lediglich hierin zu suchen ist, kann man am besten dadurch bestätigt finden, wenn man Gelegenheit hat, solche noch jugendliche Individuen rechtzeitig in taktvoller Weise aufzuklären und die Folgen hiervon zu beobachten. Es findet dann eine förmliche Umwandlung der Gefühlsweise statt und während früher im Familienkreise durch geringste Ursachen Störungen in der Harmonie eintraten, so wird das Zusammenleben mit den Eltern und Geschwistern, auch Freunden oder Freundinnen gegenüber sofort ein anderes. Es dürfte nicht nötig sein, darauf hinzuweisen, daß es sich hierbei stets um psychoneurotisch veranlagte Individuen handelt, bei denen die Gefühlsreaktionen eben ganz eigenartige, besonders feine sind. Die normalen Jünglinge und Mädchen finden sich in den meisten Fällen von selbst zurecht. Wohl aber könnte durch eine richtige verständnisvolle Aufklärung zu den entsprechenden Zeiten das Phantasieleben der heranwachsenden Kinder harmonischer gestaltet werden, sie würden gegen alles Unschöne gefeiter und mancher innere Kampf bliebe ihnen erspart. Es könnten so die heiligsten und edelsten Gefühle, deren der Mensch fähig ist, in einer Weise ihm erhalten bleiben, wie sie für sein ganzes Leben, besonders für seine Charakterbildung und Lebensauffassung von größter Bedeutung wären. Die meisten normalen Kinder überwinden wenigstens teilweise die unschöne Aufklärung, die ihnen durch sexuell gereizte oder perverse Dienstboten oder Kameraden und Kameradinnen zuteil wurde. Würde man bei der Erziehung, sei es im Elternhause, in der Schule oder im Religionsunterricht, am richtigen Ort und zur richtigen Zeit taktvoll aufklärend wirken — dies kann allerdings nur individualisierend geschehen und darin liegt eben auch die Schwierigkeit — so wäre der ganze Kampf gegen die sog. Schmutzliteratur und die unsittlichen Bildwerke unnötig. So wie man heute noch im allgemeinen dieser Aufklärungsfrage gegenüber steht, ist dieser Kampf gegen die unsittliche Literatur ein ganz und gar vergeblicher. Erst muß man damit anfangen, das Phantasieleben der Kinder in die richtigen Bahnen zu bringen, genau so wie man die Bekämpfung der Tuberkulose in erster Linie logischerweise damit beginnt, daß man die Lebensbedingungen der Kinder günstiger, körperlich und hygienisch besser gestaltet und nicht den Kampf mit jedem einzelnen Tuberkelbazillus aufnimmt.

Von größter Wichtigkeit für die Eltern, die Erzieher und den Hausarzt ist es, sich um das Sexualleben der heranwachsenden Jugend zu kümmern, schon deshalb, weil es nur so möglich ist, eine sich entwickelnde Anomalie oder Perversität rechtzeitig zu entdecken, denn nur eine Behandlung in den Jugendjahren bietet noch einigermaßen Aussicht auf Besserung. Der Vorwurf, den sich die bis dahin nichts ahnenden Eltern sonst zu machen haben, ist ein sehr bitterer.

Nach meinen Beobachtungen sind die psychischen Schädigungen bei der Onanie unvergleichlich größer als die körperlichen, denn von letzteren habe ich niemals irgend etwas beobachten können. Die Hauptschädigung besteht in der lange Zeit hindurch immer wieder ausgelösten Angst und wie mir scheint, besonders darin, daß die durch die Reizungen ausgelösten Empfindungen sich nicht frei entfalten können und durch die widerstreitende Angst, wenigstens eine teilweise Verdrängung der Libido stattfindet. Die Jahre hindurch den Patienten erfüllende Angst vor den Schädigungen oder vor der Entdeckung seines Übels ist sicherlich kein geringes traumatisches Moment. Es scheint mir Pflicht zu sein, hier zu erwähnen, daß das kleine, nahezu durchweg gut geschriebene Buch von Wegener: „Wir jungen Männer" mir bei der Aufklärung und Befestigung der Ansichten gute Dienste geleistet hat. Sonst muß man mit der Literatur auf diesem Gebiete außerordentlich vorsichtig sein. Die marktschreierisch ausgebotenen Broschüren, Apparate und Kuren sind von größter Schädigung, zumal sie meist die Tendenz verfolgen, den jungen Patienten so starke Angst einzuflößen, daß sie sich in die Behandlung dieser modernen Raubritter begeben. In vielen Fällen ist die Onanie bei Jünglingen zunächst nichts anderes als eine Selbsthilfe der Natur. Es liegt nahe, daß es durch die Überschreitung dieser Selbsthilfe zu einem Mißbrauch kommt, der mehr den inneren als den äußeren Menschen schädigt. Eine ruhige, nicht moralisierende und besonders nicht auf dem Standpunkt der „Fleischessünde" stehende Aufklärung und Mahnung führt in den meisten Fällen bei ethisch gut veranlagten Jünglingen zum Ziel. In einer Reihe von Fällen ist die Onanie Folgeszutand so besonders bei der Dementia praecox und anderen psychotischen Zuständen. Man muß sich hier sehr vor falschen Schlüssen hüten und Ursache und Wirkung auseinanderhalten. Niemals wird durch solche Schädigungen, wie sie die Onanie zur Folge haben soll, eine geistige Störung entstehen. Ohne eine entsprechende Anlage ist dies absolut sicher ausgeschlossen. Besonders muß ich hier vor den meist religiös gefärbten Broschüren warnen, die eine Heilung der Onanie durch Willensgymnastik und verminderte Ernährung zu erstreben suchen. Hierdurch entstehen sehr tiefgehende Schädigungen, die niemals durch die Onanie allein denkbar wären. Solche Patienten werden angehalten, sich zu kasteien, ja selbst sich im Schlaf zu beobachten, weil auch die Pollutionen für schädlich oder gar sündhaft angesehen werden. Die größte Schädigung entsteht dadurch, daß die Patienten förmlich dazu erzogen werden, systematisch ihre Erregungen zu unterdrücken. Hierdurch treten nach und nach schwere neurasthenische Erscheinungen auf, die wir unter dem entsprechenden Kapitel der Neurasthenie geschildert haben, und als weitere Folge die psychische Impotenz. Solche Patienten verlieren nach einiger Zeit vollständig die Fähigkeit zu Erektionen. Während sie sich eine Zeitlang geradezu glücklich schätzen, die „Fleischessünde" definitiv überwunden zu haben, so merken sie erst, wie stark sie sich geschädigt haben, wenn die Zeit zur Eingehung einer Ehe gekommen ist. Diese Fälle sind durchaus nicht selten.

Anomalien in der Auslösung der Gefühle finden sich in physiologischer

Breite viel zahlreicher beim weiblichen Geschlecht, als man nur ahnen kann. Das Weib ist bei seiner außerordentlich leichten psychischen Reaktionsweise viel mehr von psychischen Einflüssen abhängig, als der Mann, bei dem die Gefühle meist und in erster Linie von physischen Faktoren abhängig sind. Wie wir oben schon erwähnt haben, kann die erstmalige intensive Auslösung oder Verdrängung oder Einengung der Gefühle für die ganze Zukunft des Individuums von ausschlaggebendster Bedeutung sein. Aber jedes Unlustgefühl, selbst von der leisesten Verstimmung an bis zu den starken Unlustaffekten, besonders aber Angst, Ärger, Ekelgefühle und nicht weniger auch das Müdigkeitsgefühl sind imstande, die Auslösung der Libido zu verhindern und diese zu verdrängen. Wie schon gesagt, vermag ich hierin bei zeitweiligem vorübergehenden Auftreten zunächst nichts Krankhaftes zu erblicken, sondern diese Reaktionsweise ist eine ganz physiologische. Aber sie kann zu krankhaften Störungen führen, wenn lange Zeit hindurch sexuelle Reizungen stattfinden und diese infolge von Unlustgefühlen nicht bewußt empfunden werden können. Wie wir bei der Entstehung der neurasthenischen Angstzustände gesehen haben, liegt in dieser Art der Auslösung und Verdrängung der Gefühle, die dann besonders bei psychoneurotischer Anlage unterbewußt akkumuliert werden, die Quelle der Entstehung krankhafter Zustände. Diese Zustände entstehen aber erst im Verlaufe von Monaten und Jahren. Durch die Unkenntnis dieser rein physiologischen Vorgänge, sowohl von seiten der Ärzte, wie auch der gebildetsten Laien, entstehen zunächst nicht krankhafte Zustände, sondern eine Unmasse von Disharmonien in der Ehe. Die Verdrängung oder auch die Unfähigkeit der Auslösung der Libido hat eine außerordentlich komplizierte Ausstrahlung in das ganze psychische Geschehen zur Folge. Einen Begriff hiervon kann sich nur der erwerben, der die Möglichkeit hat, auch leichteste Zustände zu analysieren oder Menschen seiner nächsten Umgebung genau zu beobachten.

Diese Verdrängungserscheinungen treten zunächst schon bei Zölibatairen auf, bei Jünglingen sehr häufig, bei Mädchen nur dann, wenn eine frühzeitige Erregung stattgefunden hat. Dann aber ganz besonders häufig vor und in der Ehe bei frustranen Erregungen, bei der Verhinderung der Konzeption.

Wir müssen hier in Kürze auf den Coitus interruptus zu sprechen kommen. Es kann keinem Zweifel unterliegen, daß man diesem Modus der Befriedigung der sexuellen Gefühle im allgemeinen eine viel zu große Bedeutung beimißt. Denn in Anbetracht seiner verbreiteten Ausübung müßten die Störungen, die er zur Folge haben kann, noch erheblich zahlreicher sein, als dies tatsächlich der Fall ist. Gewiß sind die Folgeerscheinungen recht häufige, aber auch hier darf man nicht in einer Weise verallgemeinern, die zu falschen Rückschlüssen führt. Die Schädigungen treten doch in erster Linie nur bei solchen Individuen auf, die eben eine zu Nervosität, richtiger gesagt zur Psychoneurose neigende Gehirnanlage besitzen. Gewiß können da und dort sich leichte Erscheinungen nervöser Symptome geltend machen; sie sind dann aber meist vorübergehender Natur, während ausgesprochene Krankheitserscheinungen eben nur bei entsprechender Anlage vorkommen. Sind die sexuellen Vorgänge an und für sich Suggestionen und Autosuggestionen in ganz besonderem Grade zugängig, so finden wir hier bei der Ausübung des Aktes den günstigsten Boden für deren Wirkungen. Die Wirkungen, die die Zurückstauung oder Verdrängung der sexuellen Gefühle beim Akte nach sich ziehen, sind in erster Linie von der Reaktionsweise des Gehirns und den in seinem Unterbewußtsein aufgespeicherten Komplexen abhängig. Bei einem mit starken Gefühlen ausgestatteten Gehirn und kompletter Zurückstauung resp. Verdrängung und gleichzeitiger Anhäufung von unterbewußten, bis dahin symptomenlos aufgestapelten Komplexen wird die Wirkung eine andere sein müssen, als bei einem Individuum mit geringerer Libido und geringerer Zurückstauung. Es ist deshalb nach meiner Ansicht nur der Tendenz zum Schematisieren zuzuschreiben, wenn wir aus den Folgen des Coitus interruptus uns bemühen, ganz bestimmte psychoneurotische Zustände als Folgezustände aufzufassen. Er kann wohl imstande sein, z. B. die Angstbesetzung irgend eines schon stark determinierten Krankheitszustandes so zu verstärken, daß bei erster Gelegenheit der psychischen oder physischen Schwächung dieser zum Durchbruch kommt. Um die Wirkungen des Coitus interruptus richtig zu verstehen, muß man sich folgende Punkte vor Augen halten: Ein völliges Abreagieren der Gefühle ist nur möglich, wenn, wie die Natur dies verlangt, alle Hemmungen wegfallen können. Jede Hemmung staut die Gefühle zurück. Eine solche Hemmung entsteht schon, wenn die Aufmerksamkeit auf den Akt selbst gerichtet ist oder wenn er mit irgend einem Affekt, z. B. Angst vor dem Gelingen, Angst vor den Folgen des Aktes oder irgend welche andere Affekte, Ekel, Ärger, Unlust, Müdigkeit etc. einhergeht.

Wegen der Häufigkeit des Vorkommens von Schädigungen im Ablauf der Libido durch das Müdigkeitsgefühl möchte ich hier noch besonders darauf hinweisen, daß man gerade bei vielen Neurasthenischen einen eigenartigen Circulus vitiosus eruieren kann, der darin besteht, daß besonders durch geistige Anstrengung oder Überanstrengung längere Zeit hindurch ein solches Müdigkeitsgefühl sich geltend machen kann, daß die Libido sich nicht bewußt machen kann. Es müssen nun innere Vorgänge stattfinden, durch welche das Müdigkeitsgefühl in einer Weise verstärkt wird, die sich nicht durch die psychischen Leistungen der Patienten erklären läßt. Sowie es gelingt, diesen Circulus vitiosus zu durchbrechen und den normalen sexuellen Verkehr wieder herzustellen, so gehen die nervösen Beschwerden wieder zurück. Trägt man diesem Umstand keine Rechnung, so kann man die verschiedensten Heilmethoden anwenden, ohne zum Ziele zu gelangen.

Außerdem treten solche Hemmungen auch dadurch auf, daß der Akt unter Bedingungen vor sich geht, die einen ungehinderten Ablauf der Gefühle verunmöglichen. Hierbei spielen die künstlichen Mittel der Verhinderung der Konzeption eine erhebliche Rolle und zwar bei den verschiedenen Individuen in ganz verschiedener Weise bei beiden Geschlechtern. Dabei können Vorstellungen, wie auch die Individualität der Reizbarkeit der Nervenendigungen in und an den Sexualorganen eine Rolle spielen. Diese Vorgänge müssen bei nervös veranlagten, zu Neurosen neigenden Individuen sehr in Betracht gezogen werden und es muß ihnen eine sachgemäße und taktvolle Aufklärung zuteil werden, um sie vor Schädigungen zu bewahren. Andererseits möchte ich es nicht unterlassen, auf die Notwendigkeit des Individualisierens gerade hier hinzuweisen. Durch eine übertriebene Warnung schadet man suggestiv im allgemeinen mehr, als wie man im einzelnen Falle in entsprechender Weise nützen kann. Für den Arzt ist es unerläßlich notwendig, daß er die Schädigungen der Gesundheit kennt, die durch ein mangelhaftes Abreagieren sexueller Gefühle entstehen können. Er muß mit der Symptomatologie dieser Zustände vertraut und auch befähigt sein, seinen Patienten die nötige Aufklärung geben und den richtigen Rat erteilen zu können. Die Folgezustände können bei dem einen Ehegatten allein oder auch bei beiden sich geltend machen. Meist wohl in erster Linie bei den Frauen; denn ihr Empfinden ist an und für sich ein tieferes und der Orgasmus, das volle Abreagieren der Libido tritt bei ihnen erst mit dem Momente des Fühlens der Ejakulation ein. Bleibt diese aus und wird sie auch nicht an einer anderen erogenen Stelle oder überhaupt nicht empfunden, so tritt eine Verhaltung oder eine Rückstauung der Gefühle ein, die recht häufig nervöse Symptome zur Folge haben. Diese Folgen können sich bei entsprechender Anlage von einfacher Nervosität bis zu schweren sog. neurasthenisch-melancholischen Formen mit Suizidtrieb steigern oder zu Angstneurosen, nervösen Schmerzen, Schlafstörungen etc. führen, wie wir sie schon dargestellt haben. Außerdem kann durch die Angst vor Gravidität oder vor anderen Momenten eine teilweise oder gänzliche Zurückstauung oder Verdrängung der Libido bewirkt werden. So kann sich die Angst auf den Ehegatten selbst erstrecken, daß ihm in der Erregung etwas passieren, die Erregung ihm schaden könnte (körperliche Leiden, Herzkrankheiten, Angst vor Schlaganfall etc.), oder daß man den Akt hören, daß man dabei beobachtet oder überrascht werden, jemand ins Zimmer treten könnte etc. Außerdem aber kann die Auslösung der Libido auch durch andere Affekte, wie wir das schon hervorgehoben haben, hintan gehalten werden. So kann auch beim Weibe wie beim Manne durch die auf den Vorgang selbst gerichtete Aufmerksamkeit eine Verdrängung herbeigeführt werden. Andererseits aber spielt bei vielen Frauen der Mangel völliger Hingabe eine große Rolle, weil sie von dem Gefühl beherrscht werden, daß sie doch nicht Mutter werden können. Die Ursache solcher Hemmungen ist natürlich nicht immer, sondern außerordentlich häufig in einem unterbewußten Vorgang gelegen. Solche Momente, besonders das Gefühl der Verletzung und Erniedrigung in den heiligsten und edelsten Gefühlen, deren das Weib fähig ist, spielen bei feinfühlenden Frauen eine große Rolle, worüber sie nicht zu sprechen vermögen und wovon der Gatte oft nicht die geringste Ahnung hat. Das ist gar nicht selten durch Männer der Fall, die vor der Ehe zügellos gelebt haben und ihre Bordellmanieren an ihren unschuldigen Opfern weiter üben wollen. Andererseits kommen auch Fälle vor, wo der feinfühlendere Mann durch sexuelle Taktlosigkeiten der Frau in seinem Gefühlsleben verletzt und geschädigt wird. Außerordentlich viele leichtere nervöse Schädigungen haben bei einfachen, wie bei hochgebildeten Menschen ihre Wurzel in dem Mangel des Verstehens des gegenseitigen Gefühlslebens. Man lebt nebeneinander ohne Ahnung von den wichtigsten Vorgängen im Gefühlsleben des anderen Ehegatten. Das schickt sich nicht. Es fordert die Sitte, die menschliche Natur zu mißachten, auch wenn man dadurch krank und unglücklich wird. Das Erhabene und Edle in diesen Vorgängen wird durch die unzulängliche Erziehung zum Niedrigen und Gemeinen gemacht. Besonders konnte ich öfters beobachten, daß gerade in den jungen Ehen, die von vornherein mit der Absicht geschlossen werden, zunächst keine Kinder zu erzeugen, diese Momente von größter Bedeutung waren und zu einer so starken sexuellen Verdrängung führten, daß sich schwere nervöse Symptome einstellten. Erst nach dem Wegfall der Konzeptionsverhinderung oder mit dem Eintritt der Gravidität verschwanden diese wieder. Selbstverständlich treten diese Schädigungen nicht in jedem derartigen Falle ein. Es kommt immer wieder auf die individuelle Anlage, auf die Gefühlsreaktionsweise und auf die Möglichkeit des Abreagierens an. Durch fortgesetzte Rückstauung und Verdrängung können eine Reihe von leichten und zunächst vorübergehenden Störungen entstehen, die auch den praktischen Arzt beschäftigen. Dieser erkennt die Symptome in der Regel als nervöse, aber ihre Ursache nicht erkennend, behandelt er sie auch im gleichen Falle immer wieder mit dem reichen Schatz der alten und neuen Mittel, statt die ursächlichen Momente zu eruieren und zu beseitigen. Es sind dies zunächst zeitweilig auftretende Kopfschmerzen, die sich bei Individuen, die mit Migräne behaftet sind, als solche häufiger und stärker äußern, sonst aber einfacher Kopfschmerz, Benommenheit, Druckgefühl etc. Dann wieder können es Magenstörungen, Dyspepsien, Übelsein, Brechreiz, Erbrechen oder Herzstörungen, Herzklopfen, leichte Bangigkeitsgefühle, nicht selten Schwindelgefühle, auch Ohrensymptome, wie Ohrenrauschen und -klingen sein, oder auch Schmerzgefühle, die bald da oder dort sich geltend machen, oder auffallende Müdigkeitssymptome, Zwangsgähnen, plötzlich sich einstellende Müdigkeit, leichte Ermüdbarkeit, Vergeßlichkeit, mangelhafte Ausdauer bei der Arbeit, Muskelunruhe, auch Muskelspannungen etc. Weniger beachtet werden leichte Verstimmungen, Reizbarkeit, eine leichtes Übelnehmen, besonders vom anderen Ehegatten, Neigung zu nörgelnder Kritik, die selbst in noch leichten Fällen fast eine Art Zwangscharakter annehmen kann. Die Neigung zu Kritik entstammt oft Unlustgefühlen, die auch Kritiker von Beruf nicht selten in ihre Kritiken hinein abreagieren. Die Stimmung wird oft tagelang, wenn ein Abreagieren der sexuellen Gefühle unmöglich war, eine leicht verstimmte, deprimierte, allgemein unlustige. In dieser wird alles, was vom anderen Ehegatten herrührt, aufgenommen und verarbeitet. Solche Zustände können ganz vorübergehender Art sein; werden sie chronisch, so liegt hierin der Keim zunächst zu ehelichen Disharmonien, die sich zu immer mehr sich steigernden Zwistigkeiten auswachsen. Die Gefühlsweise ändert die Denkungsweise. Daß die Gefühle in erster Linie das Denken beeinflussen, kann man nirgends in so einwandsfreier Weise beobachten, wie in solchen Fällen. So kommt es immer mehr und mehr dazu, daß man sich nicht mehr versteht. Die Analyse solcher einfacher Zustände — dazu ist in der Regel nicht eine psychanalytische Behandlung im eigentlichen Sinne nötig — ergibt mit Leichtigkeit die Quelle der Mißverhältnisse. Wie manche Ehe könnte noch rechtzeitig günstiger, ja glücklich gestaltet werden, wenn man diese Symptome rechtzeitig erkennen und ihren Ursachen mit Takt und Verständnis nachgehen würde. Daß man sich darum nicht kümmert, liegt in der Borniertheit, mit der man sich wissenschaftlich den menschlichen sexuellen Verhältnissen gegenüberstellt. Als wären die heiligsten Gefühle des Menschen nicht würdig genug, Gegenstand wissenschaftlicher Forschung zu sein! Die verdrängte Libido kann sich auch auf psychischem Gebiete ihre Entäußerung suchen. Die Art und Weise dieser Entäußerung kann im Phantasieleben eine große Rolle spielen und für die Patienten, die dabei in der Regel ethisch sehr hochstehend und pathologisch feinfühlend sind, zu wahren Qualen werden. Sie sind dann gezwungen, in einem fort oft die ekelhaftesten und schauerlichsten Dinge sexuellen Inhalts sich vorzustellen oder sie sind getrieben, sich entsprechende Lektüre oder Bilderwerke zu verschaffen, oder sie müssen ihrer Phantasie völlig die Zügel schießen lassen. Es kommt dann bei starker sexueller Veranlagung oft zu den entsetzlichsten und schauerlichsten Phantasiegebilden. Was solche Patienten hören oder sehen, wird sexuell gedeutet oder sexuell aufgefaßt — durchaus nicht mit Absicht, sondern durch Zwang. Oder die Entäußerung geschieht in der Weise, besonders, wenn die sexuelle Veranlagung eine nicht zu starke ist und sich die betreffenden Individuen im Zügel halten können, daß sie gerne die Gesellschaft des anderen Geschlechtes aufsuchen, sehr gerne sexuelle Witze hören, eventuell sie auch erzählen. Meist sind eben gerade die Personen, die in der Gesellschaft auf diesem Gebiete sich besonders hervorzutun suchen, durch irgend einen Umstand verhindert, in normaler Weise sexuell abzureagieren. Sie belästigen dann nicht selten ihre Gesellschaft, falls diese sie nicht meidet, durch Erzählungen obszönen Inhalts. Es kann ihnen dann direkte Lustempfindungen machen, je nachdem wie ihre Gesellschaft auf solche „geistreiche" — allerdings krankhaft bedingte — Witzesucht reagiert. Natürlich darf man nicht zu weit gehen und nicht gleich die Erzählung eines pikanten Witzes als ein Symptom einer sexuellen Anomalie auffassen. Vielmehr muß man die ganze Art und Weise und das wiederholte Vorkommen, das gewohnheitsmäßige Erzählen bei solchen Individuen in Betracht ziehen. Ganz sicher ist, daß der Mensch, der eine ethisch hochstehende Auffassung vom Liebesleben hat und in normalen sexuellen Verhältnissen lebt, wohl nur selten sich veranlaßt fühlen wird, auch einen geistreichen sexuellen Witz in nicht deplazierter Weise anzubringen. Ganz sicher darf man als Gradmesser der Feinfühligkeit besonders beim Manne die Art und Weise auffassen, wie er in dieser Hinsicht in wohl gesitteter Damengesellschaft sich gibt. Andererseits läßt selbstverständlich das prüde Verhalten auch wieder seine Schlüsse zu. Wer sich nicht in natürlicher Weise zu geben vermag, sondern auf alles Sexuelle nur prüde zu reagieren imstande ist, bei dem kann man mit Sicherheit annehmen, daß er Ursache hat zur Verdrängung seiner Gefühle. Wer zu beobachten versteht, kann aus der Kleidung, aus der ganzen Geschmacksrichtung, aus den Manieren, aus der Art und Weise, wie ein Mensch in religiöser oder auch in künstlerischer Hinsicht reagiert, seine Schlüsse ziehen auf das Sexualleben. Es gibt schließlich kein Gebiet unseres geistigen Lebens, bei dem sich die sexuellen Ausstrahlungen nicht geltend machen können. Nur muß man sich hüten, stets nur ein einziges zutage tretendes Symptom deuten und verallgemeinern zu wollen. Damit muß man auf Abwege kommen und besonders diejenigen Beobachter, die in sexualibus nicht ganz normal sind, sollten sich hüten, mit ihrem eigenen, abnorm reagierenden Phantasieleben andere Menschen zu beobachten und ihre Fühl- und Denkweise in sie hinein zu projizieren. Ich möchte es unterlassen, hierfür direkte Belege zu bringen. Das wäre auch ganz überflüssig. Ist doch unsere Fachliteratur nur zu überreich an solchen Beobachtungen, die mit Gehirnen gemacht wurden, deren Unterbewußtsein eine Akkumulatorenbatterie für Sexualverdrängung darstellt. Diese Bemerkung mußte an dieser Stelle Platz finden, weil es sich auch hier um sexuelle Anomalien und ihre Äußerungen in der Psyche handelt.

Ganz eigenartig können sich die Zustände bei starker Repulsion der Libido beim Manne in der Regel häufiger als bei der Frau gestalten. Unter einer Repulsion der Libido verstehe ich deren plötzliche Zurückwerfung durch einen anderen starken Affekt, Schrecken, plötzliche Angst, Ekel, Ärger oder Wut während einer starken Sexualerregung. Kommt dies bei einer schlummernden

Perversion vor, so wird diese mit einem Male manifest. Durch ihre Äußerung kann das eheliche Verhältnis mit einem Schlage geändert werden. Handelt es sich um eine schon in der Entwickelung begriffene Psychoneurose, so kann diese nun plötzlich zum Durchbruch kommen; eine schlummernde Psychoneurose oder Perversion kann neu aufleben, eine bestehende sich erheblich mit einem Male verschlimmern. Hatte schon eine Zeitlang eine Affektverdrängung stattgefunden, z. B. Ärger oder Wut, so kann es zu größten Erregungen kommen, die nahezu einen raptusartigen Charakter annehmen können. Oder es kann — das ist häufiger beim weiblichen Geschlecht der Fall — zu hochgradigen Willenserregungen, auch zu Weinkrämpfen führen, wenn sich der Affekt nicht einen anderen Weg bahnt in der oben besprochenen Weise. Wird in solchen Fällen der Arzt gerufen, so wird er nur selten, weil er nicht daran zu denken vermag, die wirkliche Ursache finden. Die Angehörigen rufen in ihrer Bestürzung den Arzt, aber wenn er nicht selbst auf die sexuelle Ursache kommt, hüten sie sich sehr wohl davon zu sprechen. Es würde zu weit führen, wenn ich hier alle die Variationen der Entäußerung der verdrängten Libido einzeln anführen sollte. Wer psychische Zustände zu beobachten und einigermaßen zu analysieren versteht, wird einmal darauf aufmerksam gemacht, sich leicht zurecht finden können. Der Vollständigkeit halber muß ich die Schädigungen erwähnen, die der eine Ehegatte erleidet, wenn beim anderen die Facultas coeundi fehlt. Es können so bei nicht psychoneurotisch veranlagten Frauen im Falle der Impotenz oder sexuellen Perversion des Mannes eine Reihe von nervösen Beschwerden entstehen, die sich aus der Verdrängung der Libido erklären lassen, aber niemals eine eigentliche Psychoneurose. Und ebenso beim Manne in den Fällen, wo der Congressus aus verschiedenen anatomischen Gründen, auch Unterleibskrankheiten, unmöglich ist. Nicht selten ist es der Umstand, den man fälschlich Vaginismus nennt, der den Congressus verunmöglicht. Unter Vaginismus sollte man nur die Fälle zusammenfassen, bei denen durch krampfartige Kontraktionen der Vagina die Immissio unmöglich ist. Die meisten Fälle, die man als Vaginismus bezeichnet, sind nichts anderes als Symptome von Angstneurosen. Vielleicht nennt man diese Neurose am besten Kongressophobie. Auf beide Zustände müssen wir hier etwas näher eingehen, weil sie zu den sexuellen Anomalien gehören.

Die psychische Impotenz, von der allein wir hier reden, kann verschiedene Ursachen haben. Sehr häufig sind die Fälle in der Weise bedingt, wie wir es schon angeführt haben, daß die Libido Jahre hindurch gewohnheitsmäßig verdrängt wurde. Ebenso häufig sind die Fälle, die durch die Angst bedingt sind, die mit der Jahre hindurch fortgesetzten Onanie verbunden war oder auch noch ist und unterbewußt fortwirkt. Das sind die Fälle, denen durch eine rechtzeitige Aufklärung hätte begegnet werden können. Auch hier handelt es sich um psychopathische oder psychoneurotische Individuen, bei denen die Angst sich mit dem Vorgang der Erektion verbindet und diese verunmöglicht.

In anderen Fällen liegt eine eigenartige Festlegung der Gefühle vor, es hat eine sehr frühzeitige Verankerung der Gefühle stattgefunden. Diese Verankerung kann eine homo- oder heterosexuelle oder auch fetischistische, masochistische oder sadistische sein. Wir werden auf diese Vorgänge später wieder zurückkommen. Die Verankerung kann aber auch später erworben werden und zwar in eigenartiger Weise, so daß sie nur der Ehefrau gegenüber auftritt. Sie kann so rein psychisch bedingt sein, in erster Linie durch Angst, daß die Facultas coeundi verloren gegangen sei oder auch durch einfache Gewissensbisse nach außerehelichem Verkehr, oder ein solcher allein besonders, wenn er — stets eine psychopathische Anlage vorausgesetzt — unter ganz besonderen Umständen stattgefunden hat. Dies ist dann der Fall, wenn die Libido in bisher nicht gefühlter Stärke erregt wurde. Hat nun durch irgend eine Weise eine Rückstauung der Gefühle stattgefunden, so kann vorübergehend oder auch längere Zeit je nach Anlage und Alter wohl auch dauernd eine Perversion neu besetzt werden und erhalten bleiben, genau so wie durch die Konversion der Libido neurotische Symptome wieder aufleben oder neu mit Angst besetzt werden können. Noch muß darauf hingewiesen werden, daß selbstverständlich auch andere Affekte, besonders aber Ekelaffekte sich geltend machen und eine Verdrängung verursachen können. Manchmal stützen sie sich bei sehr empfindsamen Psychopathen nur auf eine ganz geringfügige Ursache. Bei Psychopathen können besonders schon die geringsten unangenehmen Geruchsempfindungen von tiefgehender Wirkung sein. So kann die Wahrnehmung von Schweißgeruch z. B. zu einer unüberwindlichen Abneigung führen und die Erektion verhindern. Ebenso kommen Fälle vor, in denen während eines Affektzustandes (z. B. Angst), der die Erektion verhindert, irgend ein Geruch — es braucht noch nicht einmal ein unangenehmer zu sein, wahrgenommen wird. Dieser Geruch wirkt dann immer wieder assoziativ so, daß die Erektion verhindert wird.

Die Angst vor dem Kongressus tritt in der Regel beim ersten Kohabitationsversuch auf. Es handelt sich da stets um sehr fein veranlagte Frauen, die schon von Jugend auf durch die verschiedensten Erlebnisse auf das Sexualproblem gestoßen sind. Sie wurden dadurch peinlich berührt und vermieden es instinktiv, diesem näher zu treten. Irgend ein Erlebnis, eine Berührung oder ein anderes sexuelles Erlebnis hatte Peinlichkeits- und Verlegenheitsgefühle ausgelöst und zwar schon in den ersten Kinderjahren. So spielen in verschiedenen meiner Analysen ganz bestimmte Vorfälle, z. B. exhibitionistische Attentate — merkwürdigerweise müssen diese bei verschiedenen meiner Fälle zur gleichen Zeit in der Nähe des gleichen Schulhauses von einem bestimmten Exhibitionisten vollführt worden sein — eine Rolle. Dann wieder kann die Beobachtung von koitierenden Tieren, besonders Hunden auf der Straße von Bedeutung sein. Im weiteren Verlauf der Entwickelung sind es eine Unmasse von Erlebnissen der Patienten oder Erlebnisse anderer, von denen sie hören, z. B. in der Öffentlichkeit bekannt gewordene Fälle von Coitus captus, die sie Jahre hindurch peinlich berühren und sie ängstlich machen. Hierin liegen die Ursachen dafür, daß dieses Peinlichkeits-, Verlegenheits- und Angstgefühl sich immer mehr steigert. Kommen solche Mädchen, wie dies leider nur allzu häufig der Fall ist, ohne jede Aufklärung in die Ehe, oder hören sie irgend etwas Sexuelles aus dem Vorleben des Bräutigams, so kann selbst bei nicht gerade mangelndem Zartgefühl des jungen Ehegatten im kritischen Augenblick eine solche Angst mobil werden, daß es zu den penibelsten Angstszenen kommt. Jeder weitere Versuch steigert nur die Angst. In der Folgezeit entwickelt sich bei den durchaus nicht frigiden oder gar asexuellen Frauen eine Neurose. In den meisten Fällen freilich erdulden diese armen Geschöpfe ein wahres

Martyrium. Sie werden von einem Frauenarzt zum anderen geschickt, resp. mehr oder weniger wie Opfer geschleppt, dann in der Regel mit allen möglichen Instrumenten behandelt; allerlei Operationen müssen sie über sich ergehen lassen, das Hymen wird beseitigt, weil dieses angeblich Schmerzen oder Krämpfe auslöst oder das Orificium uteri hat nicht die richtige Form oder der Introitus vaginae ist zu eng — kurz man sucht anatomische Gründe für einen rein psychisch bedingten Zustand, der nicht erkannt wird, weil man sich um die Psyche der Patienten viel zu wenig kümmert. Auch bei diesen Fällen läßt sich nicht schematisieren und so kommen Angstzustände gemischt mit Schmerzempfindungen vor. Diese Schmerzen können schon beim Gedanken an eine Immissio ausgelöst werden. Nicht selten zeigt es sich bei näherer Analyse, daß es sich hier um einen eingeklemmten Schmerzaffekt handelt, der beim Deflorationsversuch oder auch bei einer gynäkologischen Untersuchung oder einem therapeutischen Eingriff oder rein durch die Vorstellung entstanden war. Diese Phobie ist viel häufiger als man glaubt. Denn die ärztliche Hilfe, besonders die des Nervenarztes, wird in den seltensten Fällen nachgesucht, weil das Leiden ein gar zu diskretes ist und für solche feinfühlende Frauen eine große Überwindung dazu gehört, sich einem Arzte anzuvertrauen. Außerdem denkt man meist gar nicht an eine psychische Ursache. Auch ist der Entschluß, den Frauenarzt aufzusuchen, so schwer er auch manchmal fallen mag, immerhin noch viel leichter, als wie der, zum Nervenarzt zu gehen, dem bekanntlich nach Auffassung der Laien und auch vieler Ärzte nur die Behandlung der „Verrücktheit" obliegt. Dieses Martyrium wird lieber Jahre hindurch ertragen, als das Odium, sich in die Behandlung eines Nervenarztes zu begeben oder sich begeben zu haben. Die längste Dauer dieses Martyriums betrug bei einer meiner Patientinnen 13 Jahre. Ihr Leiden konnte durch Wiederbewußtmachen der hemmenden Komplexe beseitigt werden. Da mir begreiflicherweise solche Patientinnen die Publikation ihrer Krankengeschichten in keiner Weise gestatteten, so muß ich mich nur auf diese allgemeinen Darlegungen beschränken. Die ganze Entstehungsweise dieser Neurose, d. h. der Aufbau der Determinanten, ist ganz genau die gleiche, wie bei jeder anderen Angstneurose, nur handelt es sich hier um sexuelle Komplexe und Verdrängungserscheinungen. Die Analyse dieser Fälle erfordert selbstverständlich das größte Zartgefühl, eine große Vorsicht und Umsicht und dürfte wohl die höchsten Anforderungen an den Arzt stellen. Daß er in richtiger taktvoller Weise auch dem Ehegatten das Verständnis des Zustandes der Frau beibringen und ihm Belehrungen für die Zukunft geben muß, bedarf wohl kaum der Erwähnung.

Nicht selten sind die Fälle, wo ein ungenügendes Abreagieren besonders bei leidenschaftlichen Frauen eintritt, bei denen die Männer, sonst wohl sexuell normal veranlagt, aber hypochondrisch sind. Sie befürchten, daß die Ausübung des Aktes zu große Anforderungen an sie stelle und sie sich dadurch körperlich schädigen. Obwohl es sich in Anbetracht der außerordentlich individuellen Verschiedenheit nicht um allgemein gültige Zahlenangaben handeln kann, so dürften doch die Fälle, bei denen das Hinausschieben des Aktes um Wochen und Monate vorkommt, nicht als normal bezeichnet werden. In hypochondrischer Weise kontrollieren sich solche Männer sehr peinlich und machen sich selbst noch nervöser durch ihre aktive Verdrängung der Gefühle aus vermeintlicher Schonung ihres Körpers. In manchen Fällen gewinnt man den

Eindruck, als könnte die Konversion der Libido auch diese hypochondrischen Gefühle und Vorstellungen beeinflussen, d. h. verstärken. So weit meine Beobachtungen reichen, handelt es sich dabei um Männer, die während ihrer Jugendzeit sexuell nicht aufgeklärt, lange Zeit hindurch masturbierten und die sich auch infolge ihrer Angst vor Impotenz erst in späteren Jahren zur Ehe entschließen. Sie haben in der Regel ein sehr geringes Selbstvertrauen, das sich in einer Reihe von Eigentümlichkeiten äußert. Auch dürfte zu dieser Gruppe sich eine Zahl von Analerotikern gesellen. Die Folgen dieser Anomalie, wie überhaupt aller Anomalien des Mannes zeigen sich bei der Frau. Die Symptome drängen zu dem: Cherchez l'homme! Es mag deshalb auch gleich hier darauf hingewiesen werden, daß die infolge der sexuellen Anomalie des Mannes nervös gewordene Frau sehr wohl die Ursache ihres nervösen Zustandes kennt oder doch stark ahnt. Sie erträgt ihr Martyrium um so schwerer, als sie dann die vielen Ungerechtigkeiten und Taktlosigkeiten ihres Mannes erdulden muß, der dann meist noch das Vorrecht zu haben glaubt, seine hysterische oder gar verrückte Frau, weil sie ihn in der Ehe enttäuscht habe, behandeln zu dürfen, wie es seine Laune und sein vermeintlich besseres Wissen ihm eingibt. Die Frau, die er krank, nervös gemacht hat, habe, so meint er, nur schlechte Launen, verstelle sich und habe keinen Willen mehr. Mit seiner Grobheit sucht er ihren Willen aufzurütteln, zu erziehen. In der Regel entsteht in solchen Ehen ein eigenartiger Circulus vitiosus dadurch, daß der Mann die Frau durch die mangelhafte Auslösung und die durch die Mißstimmungen entstehende Verdrängung der Libido nervös gemacht hat und der Mann infolge seiner sexuellen Unzulänglichkeit auch in nervöser Hinsicht leiden muß. Zu welchen Disharmonien dies führt, das weiß jeder Arzt; nur sollte er sich nicht darauf beschränken, die Tatsache solcher Disharmonien zu konstatieren und dem sonst menschlichen und vernünftigen Grundsatz huldigen, sich nicht in die Verhältnisse einer anderen Ehe zu mischen. Hier kann er, wenn er den nötigen Takt und die nötigen Kenntnisse besitzt, durch rechtzeitiges Eingreifen eine Ehe vor dem Zerfall schützen, oder ist es schon zu spät, darauf hinwirken, daß eine Ehe, die für beide Teile ein Martyrium sein und bleiben muß, getrennt wird. Besonders für feinfühlende Frauen, die ahnungslos eine solche Ehe eingegangen, wird ein solches Leben zu einer fürchterlichen Qual.

Sadismus und Masochismus.

Wenden wir uns den eigentlichen sexuellen Perversitäten und Perversionen zu, so müssen wir allen vorausgehend uns kurz mit dem Sadismus und Masochismus beschäftigen, weil alle sexuellen Gefühlsentäußerungen einem aktiven oder passiven Verhalten entsprechen müssen und diese beiden Abarten dem Normalempfinden zugrunde liegen. Jede Steigerung grenzt ans Pathologische. Es scheint mir, als ob bei jedem Menschen in dieser Hinsicht eine ambivalente Anlage vorhanden ist und daß deren Ausbildung zu pathologischer Intensität in den ersten Kinderjahren in der Weise bei pathologisch veranlagten Individuen möglich ist, daß der Sexualaffekt mit der masochistischen oder sadistischen Gefühlsbetonung assoziiert wird. In den meisten Fällen findet sich der Masochismus und Sadismus bei anderen Perversitäten vor, so daß es nahe liegt, daß deren Ausbildung mit der der Perversitäten Hand in Hand geht.

Als ein Beispiel dieser Art bei einem ausgesprochenen Psychopathen mit Homosexualität und Flagellation möchte ich das Folgende wiedergeben, weil es einen Einblick in die Entstehung und Ausbildung dieser Zustände, besonders des Masochismus, gewährt:

Fall 50: David R., geb. 1880.

Vater nervös; Patient war als Kind schwächlich, machte alle Kinderkrankheiten durch, vor ca. vier Jahren habe er einen Krampfanfall gehabt mit Schaum vor dem Mund, habe sich die Zunge zerbissen. Dieser Anfall sei nach geistiger Überarbeitung aufgetreten. Patient gibt an, er habe mit 5—6 Jahren die ersten sexuellen Erregungen gehabt, er habe dann mit dem Penis gespielt. In seinem 7. und 8. Lebensjahr sei er in einer Pension gewesen. Dort war auch ein ca. 16 jähriger Knabe, der ihn zwang, an seinem Glied zu manipulieren, unter Drohungen, er schlage ihn tot, wenn er etwas verraten würde. Dieser Knabe manipulierte auch am Gliede des Patienten, schlug ihn dabei zuweilen, während er (Patient) erregt war; ebenso machte es jener dem damals 4jährigen Bruder des Patienten. Jener Bursche schlug den Patienten zum Vergnügen, anfangs habe er dabei Schmerzen gehabt, dann ertrug er den Schmerz. Als Patient 10 oder 11 Jahre alt war, traten dann sexuelle Erregungen auf, wenn er nicht zu intensive Schmerzen ertrug. Patient gibt an, seine Mutter habe erzählt, daß er schon im Alter von einem halben Jahr mit seinem Gliede spielte. Patient erinnert sich, das erste Mal habe er beim Erleiden von Schmerzen sexuelle Empfindungen in der Schule gehabt: Er sollte für ein Versehen bestraft werden und bekam mit einem Stock Schläge auf das Gesäß. Die Schläge schmerzten ihn; als er sich dann wieder auf seinen Platz setzte und dabei die Wärme des Platzes, auf dem er vorher gesessen hatte, fühlte, bekam er eine sexuelle Erregung. Die Hiebe an und für sich hatten ihm einen moralischen Eindruck gemacht, er schämte sich vor seinen Kameraden, denn es waren die ersten Schläge, die er in der Schule erhielt. In seinem 12.—14. Jahr war er der Onanie verfallen. Mit 14 Jahren las er von deren Schädlichkeit, suchte das Übel dann zu unterdrücken, aber durch das schlechte Beispiel von Kameraden und deren Erzählungen wurde er rückfällig. Mit ungefähr 18 Jahren hat ihn jede Erzählung, jedes Denken an Schläge, auch nur die Aussicht, selbst Knaben schlagen zu können, sexuell gereizt. Die Gelegenheit zum Schlagen habe er als Knabe besonders dann gehabt, wenn sie Schule spielten und er den Lehrer machte. Dann wurde er gereizt. Später fand er dazu keine Gelegenheit. Mit ungefähr 18 Jahren hatte sich sein Denken auf diesen Punkt konzentriert: er wollte geschlagen werden oder hätte selbst gerne geschlagen oder sich gerne am Körper eines Knaben gefreut, dadurch, daß er ihn an sich drückte. So liebte er einen Knaben, den er von klein auf kannte. Er konnte ihn an sich drücken, aber es kam nie zu einer unzüchtigen Handlung. Einmal, als Patient ungefähr 20 Jahre alt war, reizte ihn ein Knabe, mit dem er durch Zufall zusammengekommen war. Er traf mit ihm zusammen, der Knabe war zutraulich, sie waren allein und sie verabredeten sich dann gemeinsam baden zu gehen. Sie gingen in ein öffentliches Bad mit Kabinen. Es war für Patienten die größte Freude den Knaben zu entkleiden, zu waschen, ihn abzutrocknen, wie eine Mutter das macht, seinen Körper zu fühlen, zu betasten, zu küssen. Er war dabei sehr erregt, bekam Ejakulation, aber Patient hatte gar nicht das Verlangen, den Knaben unzüchtig zu berühren. Der Knabe war schön gebaut, seine Formen reizten ihn. Er habe absolut nichts Unzüchtiges an ihm gemacht, aber etwas Schöneres als diesen Körper kann er sich nicht denken. Patient meint, ein Mädchen könnte gerade so auf ihn wirken. Der Reiz bei dem Knaben war so mächtig gewesen, daß er gar nichts anderes denken könnte. So kam er mehrmals mit Knaben zusammen, er hielt es selbst für ein Unrecht, sie so anzuschauen und schickt sie, wenn er in eine solche Lage kommt, mit ihnen allein zu sein, wieder fort. Er begnügt sich damit, solchen schön gebauten Knaben einen Kuß auf die Wange zu geben und sie zu streicheln, es sei der jugendliche Körper, das angenehm Weiche und die Form, die ihn reizt. Patient meint, daß die Wiederkehr der perversen Gefühle in der Schule durch die ersten Schläge und das Fühlen der Körperwärme aufgetreten sei. Mit 20 Jahren wurde er von Kameraden geneckt, weil er keinen sexuellen Verkehr hatte. Um sich nicht zu blamieren, suchte er solchen auf, dabei hatte er so Angst, daß er zitterte; er empfand keinen Reiz und als keine Erregung auftrat, äußerte er den Wunsch geschlagen zu werden. Das wurde ihm verweigert. Ein später gelungener Akt ließ ihn dann zu Hause auf die alten Gedanken kommen. Mit ungefähr 24 Jahren fand ein normaler Verkehr statt, doch traten nach einiger Zeit immer wieder die alten Vorstellungen auf. Patient leidet jetzt unter seiner Perversität, er kann nur sexuell ordentlich empfinden, wenn er geschlagen wird. Er ist tief unglücklich darüber und trägt sich mit Suicidgedanken. Er klagt über Zerstreutheit, viele nervöse Schmerzen, starken Haarausfall, er könne nur oberflächlich arbeiten, Eindrücke blieben nicht haften, er empfindet fortwährend einen Druck im Gehirn und an den Schläfen. Immerwährend habe er Vorstellungen vom Geschlagenwerden oder von Kindern, die ihn quälen oder zur Onanie verleiten. Der Drang wird oft außerordentlich stark und er muß sich so in seinen Phantasien ergehen, bis er schließlich wirklich ein Bild sieht, das ihn erregt, und dann könne er sich nicht mehr halten. Er kommt dann in die heftigste Erregung. Danach macht er sich dann die größten Vorwürfe, er möchte die Vorstellungen verbannen können und sein Zustand bedrückt ihn fortwährend. — Patient erinnert sich, daß er ungefähr 4—5 Jahre alt, sich mit einem Kameraden nach dem Entkleiden beschaut hatte, daß sie mit den Genitalien spielten und Vater und Mutter spielten. — Das fortwährende Denken an sexuelle Dinge quäle ihn furchtbar. Er erwacht müde am Morgen, kann nicht aufstehen, ist voll von den dummen Gedanken. Wenn er auch momentan sich befriedigt hat, fühlt er sich doch unglücklich, weil er sich abnorm fühlt. Das Leben sei für ihn nichts mehr wert.

9. XII. 07. Patient erinnert sich, im Alter von 3—4 Jahren von einem 10 bis 12jährigen Jüngling am Penis angefaßt worden zu sein, während dieser onanierte. — Patient erzählt, daß er bei starker sexueller Erregung sich vorstellt, Kinder zu quälen, zu züchtigen. Das Lesen von solchen Szenen wirke erregend auf ihn. Dann fällt ihm ein, wie er als 14—15jähriger Knabe auf der Straße einen 5—6jährigen Knaben sah, dem er nachging in das Haus, in dem jener wohnte, küßte ihn und drückte ihn an sich. Das habe einen solchen Eindruck auf ihn gemacht und so starke Gefühle in ihm geweckt, wie es nie wieder vorgekommen sei.

11. XII. 07. Patient erzählt, daß er sich erinnern könne, wie er fünf oder sechs Jahre alt war, in den Wald gegangen zu sein mit jüngeren Knaben und diese veranlaßte, sich auszuziehen. Aus seinem 12. Jahr erinnert er sich, daß ihn ein Lehrer besonders gern hatte, ihn öfters zu sich einlud, ihn beschenkte, ihn auf den Schoß nahm und ihn küßte. Hierdurch wurde Patient sexuell in keiner Weise erregt; es war ein sehr beliebter Lehrer, ein schöner Mann, er kam auf einmal fort, weil er sich an einem anderen Jungen vergriffen hatte. Patient wurde es erst später klar, was mit ihm geschehen war. Patient ist leicht zu hypnotisieren. In der Hypnose denkt er an seine Jugenderinnerungen, kann sich aber längere Zeit nicht in den passiven Zustand versetzen, der für die Analyse nötig ist. In der Hypnose erinnert er sich an Szenen aus seinem 14. Lebensjahr. Damals war die Mutter krank und er mußte sein sechsjähriges Schwesterchen an- und auskleiden, dabei wurde er stets sexuell erregt.

13. XII. 07. In der Hypnose tauchen ihm die Erinnerungen an die schon erwähnten Szenen im vierten Lebensjahr auf, die ihm sehr deutlich werden. Dann die übrigen Szenen. Patient gibt an, daß bei ihm Schläge auf das Gesäß Wollust erregen. Er könne sich hierdurch selbst oder auch durch die Vorstellung daran stark erregen.

16. XII. 07. Gibt heute an, daß er sich bei Sexualverkehr einen Kinderkörper vorstellen müsse. Gestern Nachmittag habe er auf der Straße einen Knaben gesehen, der ihn sexuell sehr stark erregte, er mußte ihm nachsehen. Patient ging dann nach Hause, blieb lange Zeit stark erregt, mußte in einem fort daran denken, kann die Vorstellung nicht los werden, bis er sich selbst befriedigt hat. Heute erzählt Patient die Szene im Walde, als er 5—6 Jahre alt war, ausführlicher: Er und sein etwa 1 Jahr jüngerer Kamerad hatten sich entblößt und beschauten sich. Plötzlich habe er ein Geräusch hinter sich gehört, da kam ein Strolch hervor, sie erschraken und liefen fort. Patient schrie, es war am Waldessaum, da kamen Leute herbeigesprungen, die das Geschrei gehört hatten. Der Strolch lief davon.

19. XII. 07. Patient erinnert sich, wie jener Knabe, mit dem er mit seinem Bruder in der Pension lebte und mit dem sie beide in einem Zimmer schliefen, sich aus Weiden eine Rute geflochten hatte und dann dem Bruder aufs Gesäß schlug und den Patienten bedrohte. Dies tat er eine Weile lang, wenn auch nicht fest. Als Patient sah, wie sich sein Bruder winden mußte, wurde er erregt. Jener Bursche bedrohte den Patienten mit Totschlagen; als Patient ihm mit Anzeige an die Eltern drohte wurde er von ihm eingesperrt und körperlich geschlagen. Einmal warf ihn dieser dann 25 Stufen herunter, so daß er sich stark verletzte, weil er nicht tat, was jener wollte. Patient war damals 7½ Jahre, der rohe Bursche 15 Jahre alt. Jener Knabe zwang ihn, daß er ihn anfaßte und ihn reizte. Er war grob und roh gegen den Patienten und schlug ihn viel. Patient lebte in ständiger Angst vor diesem und meinte, jener wäre imstande gewesen, ihn zu töten, wenn Patient ihn verraten hätte. Er war innerlich über diesen Burschen so entrüstet, daß er später sich öfters vorstellte, wenn er größer wäre, würde er hinreisen und diesen niederschießen für alle die Gemeinheiten, die er ihm angetan habe. Wenn er von ihm geschlagen wurde, mußte er die Schläge schweigend ertragen, er durfte keinen Laut von sich geben, sonst schlug jener noch mehr zu. Später habe er sich dann mit seinem Bruder gegenseitig gereizt; den Körper des Bruders habe er gerne gesehen und er schlug ihn gerne auf das Gesäß, denn das reizte Patienten. Mit 12 oder 13 Jahren habe er sich selbst stets Hiebe gewünscht, bekam er solche, so empfand er erst sehr großen Schmerz, nachher aber kam die sexuelle Erregung. Mit 12 Jahren beobachtete er sich nackt vor dem Spiegel und befriedigte sich. Da hatte er oft den Wunsch schlagen zu dürfen und so fühlte er eine Neigung in sich, Lehrer werden zu wollen. Als Knabe habe er sich nie für Mädchen interessiert, nur das Weiche des Körpers und die weichen Stellen des weiblichen Körpers wirken erregend auf ihn ein. Patient reproduziert in der Hypnose eine ganze Reihe von Erinnerungen, die ihm sehr lebhaft wurden.

16. I. 08. Patient erwacht häufig am Morgen mit der Sehnsucht nach einem Knaben. Am meisten werde er sexuell erregt und befriedigt, wenn eine Person, die er liebt — das könne ein Knabe oder ein Mädchen sein — ihn in dem Moment, wo er sexuell erregt ist, schlagen würde, am meisten wohl, wenn dies ein netter Knabe wäre. So erzählte er dann, wie er schon als Jüngling sich Knaben in sein Zimmer bestellte, um sich schlagen zu lassen, aber nur Schläge von ihm sympathischen Personen sind ihm angenehm. Patient stellt sich häufig entblößt vor den Spiegel und schlägt sich selbst.

21. II. 08. Patient erinnert sich in der Hypnose, wie er als 15jähriger Lehrling einen Knaben von einer Treppe herunter in seine Arme springen ließ, er küßte ihn und wurde sehr stark erregt. Oft müsse er sich dieser Szene wieder erinnern und werde hierdurch erregt. Das Sichselbstschlagen habe ihn immer furchtbar aufgeregt; konnte er dies in der Nacht wegen des damit verbundenen Geräusches nicht tun, so nahm er eine Bürste. Oft habe er sich mit dem Stock so geschlagen, daß er blutete und zwar so, daß mit jedem Schlag Blut kam. Ebenso könnte er einen anderen schlagen, am liebsten einen Knaben züchtigen und dann küssen, aber trotzdem möchte er niemanden etwas zu leid tun. Könne er sich beim Schlagen noch selbst beschauen, so reize ihn das noch mehr. Sieht er dann im Spiegel die Muskeln durch die Schläge zucken, so steigert sich noch die Erregung. Wenn so der Schmerz, das Zucken der Muskeln, das Sichbeschauen zusammenwirken, und er sich vorstellt, daß er einen anderen schlägt, so gerät er in kolossale Aufregung. Eine Zeitlang habe er das Bedürfnis gehabt, daß er gebunden werde, es mußte dies durch einen Menschen geschehen, der ihn sexuell erregt. Von einem Knaben könnte er sich ganz kaput schlagen lassen, aber er müsse sehen, daß der Knabe daran Freude hat, daß er es gerne tut. Patient erinnert sich, wie er im fünften Lebensjahr im Garten nur mit einem Hemd bekleidet herumlaufen durfte. Es geschah dies auf Veranlassung einer Nachbarsfrau. Diese kam dann, nahm den Patienten auf den Schoß, streichelte seinen Körper, bewunderte diesen, wie schön weich dieser sei und klopfte das Gesäß. Sie erzählte dabei von ihrem Sohne, daß dieser auch so herumlief, daß dieser sehr gefügig gewesen sei; wenn sie ihm gesagt habe, sie wolle ihn schlagen, da habe er sich sofort ausgezogen. Dieser habe die Mutter gereizt, damit sie ihn schlage. Patient erinnert sich dieser Szene ganz genau, er sieht sie

deutlich vor Augen. Bald nach diesen Vorfällen kam er in die Hände jenes sadistischen Knaben, der ihn so schrecklich mißhandelte.

Patient durchlebt in der Hypnose eine ganze Reihe von Szenen mit Knaben, die in seiner Jugendzeit sexuell auf ihn wirkten und zwar schon, wenn er sie scherzweise schlagen oder küssen und sonst herzen konnte.

Nach einiger Zeit des Abreagierens konstatierte Patient, daß er eine Veränderung in seinem Zustand fühle, seine sexuelle Erregung hat nachgelassen. Die Behandlung wurde durch Wegzug des Patienten unterbrochen.

Bei der Lektüre dieser Krankengeschichte drängt sich die Frage auf: Wäre dieser Patient je in diese krankhaften Zustände hineingeraten, wenn er in ein anderes Milieu gekommen wäre? Ich meine, daß man diese Frage bejahen muß. Mir scheint, daß der Masochismus, wie der Sadismus auch, in ganz normaler Weise bis zu einem gewissen Grade, dessen Höhe sich nicht feststellen läßt, vorkommt. Hat man Gelegenheit, seine Ausbildung zu analysieren, so kommt man zu der Überzeugung, daß eine Assoziierung der Libido mit der Schmerzempfindung oder mit der Vorstellung der Schmerzerzeugung stattfindet und daß besonders bei jugendlichen Individuen eine Steigerung der Libido durch diese masochistischen oder sadistischen Reizungen hervorgerufen werden kann, besonders bei solchen Individuen, die, wenn auch nicht krankhaft veranlagt, doch eine gewisse ans Pathologische streifende Eindrucksfähigkeit und Mangel an Selbstdisziplin besitzen. Es liegt auf der Hand, daß der Masochismus und Sadismus bei den Perversitäten und Perversionen eine besondere Rolle spielen muß, denn, wenn diese Gefühlsempfindungen bei den primären Erlebnissen Komponenten der primären synchronen Erregung waren, so hängt es davon ab, ob weiterhin masochistische oder sadistische Reizungen eine Rolle spielen. So ergibt sich aus dem Sadismus und Masochismus die Flagellation.

Fetischismus.

Der Typus für die Entstehung der sexuellen Perversionen, die einer psychanalytischen Behandlung zugängig sind, ist der Fetischismus im engeren Sinne. Bei diesem können wir die Symptome in objektiver Weise darstellen, weil das Zielobjekt leblos ist. Die Entstehungsweise ist genau die gleiche, wie bei den Psychoneurosen: Es handelt sich um eine frühzeitige Übertragung des Affektes, hier des Sexualaffektes auf irgend ein Objekt mit nachfolgender Bahnung. Wie schon früher hervorgehoben, handelt es sich auch hier stets und ausnahmslos um psychoneurotisch veranlagte Menschen. Das primäre Erlebnis geht mit so starkem Affekt einher, daß ein Komplex entsteht. Dadurch, daß das Individuum weiteren gleichartigen Reizungen teils bewußt sich aussetzt, teils unbewußt dazu getrieben wird, erfolgen die weiteren Bahnungen. Die die nachfolgenden Bahnungen bedingenden Erlebnisse werden auch zu unterbewußten Komplexen und bilden immer mehr die Determinanten der Perversität. In ganz der gleichen Weise wie die verschiedenen Arten von Fetischismus entstehen der Exhibitionismus und eine große Zahl von Fällen der Homosexualität. An Stelle des Fetisch erfolgt hier ganz einfach die Übertragung auf ein Individuum des gleichen Geschlechts.

Die unterbewußte Tätigkeit zeigt sich besonders klar in den Fällen, in denen nicht direkt nach dem primären Erlebnis weitere gleichartige Erlebnisse sich folgen, sondern wo das primäre Erlebnis unterbewußt fortlebt und erst zur Zeit der Geschlechtsreife assoziativ dadurch wieder zur Wirkung kommt, daß das Objekt, auf das primär übertragen wurde, nun Reizobjekt wird.

Ein Beispiel hierfür ist der folgende Fall eines Schuhfetischisten:

Fall 51: Simon R., geb. 1884.

Patient kommt zu mir, um von seinem Leiden, Schuh-Fetischismus, befreit zu werden. Er gibt an, daß in seiner Familie in bezug auf erbliche Belastung nur sein drei Jahre jüngerer Bruder sexuell anästhetisch sei und einen weiblichen Eindruck mache. An sich selbst habe er mit sieben oder acht Jahren beobachtet, daß ein eleganter kleiner Schuh, es mußte kein Frauenschuh sein, in ihm Erregungen verursachen konnte. Er achtete damals das nicht weiter und gab sich keine Rechenschaft darüber. Mit ungefähr 15 Jahren mußte er, wenn er einen solchen Schuh sah, sich geistig damit beschäftigen; es trat dann sexuelle Erregung ein. Mit 16 Jahren sei ihm dies aufgefallen; aber doch wurde ihm sein Zustand nicht klar. Mädchen habe er gerne gesehen, sich gerne mit ihnen unterhalten, obwohl er ihnen gegenüber etwas schüchtern gewesen sei, aber niemals sei bei ihm durch ein Mädchen ein sexuelles Gefühl laut geworden.

Auf dem Sofa liegend mit geschlossenen Augen erinnert sich Patient, daß im Alter von 5—6 Jahren einmal ein Mädchen, das etwas älter war als er, in seine elterliche Wohnung gekommen sei, auf einen Stuhl stieg, sein Blick auf deren Schuhe fiel und dabei habe er, wie er sich erinnern könne, das erste Mal ein sexuelles Gefühl empfunden. Er meint, schon damals das Bedürfnis gehabt zu haben, diesen Schuh zu berühren. Beim weiteren Durchforschen seiner Jugendzeit taucht keine Erinnerung an sexuelle Erregung auf bis zum 12. Lebensjahr. Damals habe ein Schuh Wollustgefühle in ihm wach gerufen. Er ging damals in eine Dorfschule. In der einen Reihe Bänke saßen die Knaben, in der anderen die Mädchen. Er saß an einem Bankende, das der Mädchenreihe zugekehrt war. So war, nur durch einen Zwischenraum getrennt, ein junges Mädchen aus guter Familie seine Nachbarin. Diese streckte einen Fuß zur Bank heraus und sein Blick fiel eines Tags auf dessen Schuhe und löste eine Erregung aus.

10. V. 06. Das Mädchen, das in die Wohnung der Eltern kam, sei älter gewesen, als er; er habe gar keine Erinnerung mehr sonst an sie. Auch wisse er nicht mehr ob sie mit ihm noch in die Schule gegangen ist. Die Erinnerung an jene Szene sei ihm ganz ausgelöscht gewesen, bis sie in der letzten Sitzung wieder aufgetaucht sei. Patient spricht sich heute über Verstimmungen aus, an denen er seit Jahren leidet und die ganz plotzlich bei ihm auftreten. Das Gefühl, das er im Kopf habe, könne er gar nicht recht definieren. Es sei ihm, wie wenn ihm der Kopf eingepreßt würde, es sei kein körperlicher Schmerz dabei, er befände sich in einer Art halbem Traumzustand, es sei wie eine Art Betäubung. Erst trete dieses Gefühl im Kopf auf, dann werde er traurig verstimmt. Er sei nicht wie ein anderer Mensch, er sei seines Lebens überdrüssig. Wenn er diesen Zustand habe, so sei nichts mit ihm anzufangen. Trotz aller Mühe könne er sich durch Ablenkung nicht helfen. Diese Zustände treten ungefähr wöchentlich einmal auf; in der Regel gehe die stärkste Depression an einem Tag vorüber, danach fühle er sich einige Tage matt, er habe dann Schlafbedürfnis, seine Arbeitsfähigkeit sei gering. Nachts träume er häufig von schönen Schuhen; früher sei dies häufiger gewesen, jetzt seltener. Damit seien dann Pollutionen verbunden. Früher sei der Drang, Frauenschuhe zur sexuellen Befriedigung zu benutzen, sehr stark gewesen. Jetzt sei dies weniger der Fall. Diese habe er sich früher zu verschaffen gesucht, wo dies auch nur möglich gewesen sei. So nahm er Schuhe von Frauen heimlich, von weiblichen Wesen im Hause oder auch von Nachbarinnen und brachte sie dann wieder an Ort und Stelle. Trotzdem er jetzt in seiner Pension reichlich Gelegenheit hat, sich Frauenschuhe zu verschaffen, nehme er sich zusammen und unterlasse es. Nur elegante Schuhe können einen Reiz auf ihn ausüben. Nur der Schuh an einer Frau wirke auf ihn, Frauen und Mädchen selbst machen nicht den mindesten Eindruck. In seiner Jugendzeit hatten Frauen-, Mädchen- oder Knabenschuhe die gleiche Wirkung, es mußte nur ein feinerer Schuh sein. Nun erinnert sich Patient eines Erlebnisses aus seinem 12.

Lebensjahr. Zwei seiner Kameraden balgten sich; einer davon fiel auf den Boden, gerade ging ein Mädchen vorüber und dieses berührte den auf dem Boden liegenden Knaben sanft mit dem Schuh an der Stirne. Patient sah dies, er wurde erregt, es entstand eine Art Lustgefühl in ihm. Das Mädchen, dessen Namen er noch weiß, J. N., war aus guter Familie, es trug kleine gelbe Schuhe. Patient erinnert sich, daß sich der Geschmack für feine Schuhe erst allmählich herausgebildet hat. Anfänglich haben auch weniger feine Schuhe auf ihn eingewirkt. — Patient liegt ruhig mit geschlossenen Augen auf dem Sofa. Nach einiger Zeit tauchen ihm ganz plötzlich drei Erlebnisse auf. Er erinnert sich, wie er 12 Jahre alt war, haben die Schuhe eines Mädchens, G. K., auf ihn eingewirkt. Damals sei doch mehr Wohlgefallen an dem Schuh, wenn auch etwas Wollustgefühl im Spiel gewesen. Dann erinnert er sich an einen Kameraden, dessen Schuhe ihn in jener Zeit erregt haben; er glaubt nicht einmal, daß dies hübsche Schuhe gewesen sind. Dann taucht ihm die Erinnerung auf, daß ihn Schuhe aus Stoff von jüngeren Knaben, die im Nachbarhause wohnten, sexuell erregten. Diese Knaben habe er oft gesehen, aber er könne sich jetzt nur an einmal erinnern, daß diese Schuhe ihn angeregt haben. An diese drei Vorfälle habe er vorher nie mehr gedacht. Nur an den dritten wurde er gelegentlich eines Besuches vor drei Jahren erinnert, doch habe er inzwischen nie mehr daran gedacht.

15. V. 06. Es sei bis 13. V. etwas besser gegangen. Seine Stimmung sei nicht wie sonst eine niedergedrückte gewesen, verstimmt sei er fast immer etwas. Seit zwei Tagen habe er einen etwas eingenommenen Kopf, es sei kein starker Kopfschmerz, aber doch so, daß seine Stimmung eine gedrückte ist. Bei starker Depression fühle er einen beklemmenden Schmerz auf der Brust, keine eigentlichen Angstgefühle. Seit 10. V. sei keine sexuelle Reizung eingetreten, er habe manchmal die Empfindung, als ob schöne Schuhe ihn in der letzten Zeit überhaupt weniger reizen. — Mit geschlossenen Augen ruhig auf dem Sofa liegend, werden die drei in der letzten Sitzung aufgedeckten Vorfälle genauer analysiert. Jener Eindruck von dem Mädchen, das in der Schule neben ihm saß, sei damals ganz plötzlich aufgetreten, er habe seinen Blick, ohne zu wissen warum, längere Zeit auf den Schuh gerichtet. Da sei plötzlich das Wollustgefühl aufgetreten. Er mußte unwillkürlich in der folgenden Zeit den Schuh sehen, nur hie und da bekam er dann durch den Anblick eine sexuelle Erregung. Das Mädchen selbst habe er auch sonst gerne gehabt; aber sie selbst weckte in ihm keine sexuellen Gefühle. Er erinnert sich deutlich, daß er erst bis zu Erektionen erregt wurde, wenn er den Schuh sah. Er verspürte dann deutlich das Verlangen, den Schuh zu berühren. Anfänglich, er war damals 12 Jahre alt, waren es nur die Schuhe dieses Mädchens G. K., die ihn erregten, sie war von allen Mädchen in der Schule am besten gekleidet und hatte die schönsten Schuhe. Über diese Vorgänge machte er sich damals gar keine Vorstellungen; die Erregungen vergnügten ihn; irgendwelche Manipulationen mit dem Penis machte er nicht. Die Familie des Mädchens lebte außerhalb des Dorfes etwas für sich, so daß er sie außerhalb der Schule nicht sah; er hatte auch gar kein Verlangen, ihr nachzugehen, weder um sie, noch um die Schuhe zu sehen. Das ging mit den Erregungen drei Jahre lang fort, sie häuften sich immer mehr. Dann zogen seine Eltern von dort weg. Zum Fall zwei gibt er an, daß er durch die Schuhe des Knaben K. W., der ein Jahr älter war als er, zu der gleichen Zeit erregt wurde. Er erinnert sich an einen weiteren Vorfall. Eines Sonntags saß K. W. in der Nähe seines Hauses auf dem Gartenhag. Patient kam dazu; sein Blick fiel auf die Schuhe des K. W. und diese regten ihn auf. Die Erregungen seien stets nach kurzer Zeit wieder vorüber gegangen.

22. V. 06. Patient gibt an, daß er sich seit einigen Tagen freier fühle, der Kopfdruck sei nicht mehr so andauernd, die Stimmung zuversichtlicher; der Einblick in die Entstehung seines Zustandes wirke beruhigend auf ihn. In der Nacht vom 19./20. V. sei er infolge einer Pollution erwacht und es sei ihm noch bewußt gewesen, daß er von Frauenschuhen geträumt hatte. Durch die lebhafte Vorstellung von Frauen fühle er jetzt ganz leise Erregungen, aber noch keine Erektionen.

31. V. 06. Noch sei sein Befinden ein wechselndes. Er habe noch Tage, an denen er gedrückter Stimmung ist. Heute sei er zufrieden mit seinem Zustand; die Kopfschmerzen treten seltener auf und nur noch in geringem Grade. Es taucht ihm die Erinnerung an einen heftigen Schrecken auf, als er 15 Jahre alt, einmal

vom Vater während eines Aktes mit einem Schuh überrascht wurde. Er schämte sich danach; das Ereignis machte einen tiefen Eindruck auf ihn. Der Reiz durch die Schuhe habe abgenommen, doch trete dieser manchmal noch auf beim Anblick eines Schuhes im Schaufenster oder auf der Straße, manchmal auch, wenn er an einen Schuh denkt. Der erste Versuch, Patient in Hypnose zu versetzen, gelang nicht. Es kam nur zu den ersten Symptomen des Einschlafens.

5. VI. 06. In der letzten Zeit trete die gedrückte Stimmung nur ganz flüchtig auf. Auch im Kopfe fühle er sich besser; sein Selbstvertrauen wachse. Er merke deutlich, daß die Erregungen durch Schuhe und auch die Schuhträume abnehmen. Hie und da vermeint er, normale Erregungen zu spüren. Hypnoseversuch ohne Erfolg.

8. VI. 06. Im ganzen sei er zufrieden. Der Druck im Kopf und die Verstimmung trete bald einmal, bald mehrmals in der Woche auf. Diese Zustände bestehen seit 5—6 Jahren. Er bringt sie mit einem Nasenkatarrh in Zusammenhang. In der Regel hören die Verstimmungen am Abend wieder auf. Hypnoseversuch gelingt mehrmals.

9. VI. 06. Patient ist leicht zu hypnotisieren und reagiert in der Hypnose sehr gut. Es gelingt ihm so, sich in seine früheste Jugendzeit zurückzuversetzen. Mit einem Male sieht er sich in seinem fünften Lebensjahre in der Wohnstube. Dort sieht er ein Mädchen, dessen Namen er zunächst nicht weiß, sie sei älter als er, vielleicht acht Jahre alt. Er erinnert sich, daß sie im Hause wohnte und nun findet er auch seinen Namen. Nun sieht er wie das Mädchen auf einen Stuhl steigt und von dort aus ein an der Wand hängendes Bild betrachtet. Patient erinnert sich dann, daß er damals durch den Anblick des Schuhes des Mädchens erregt wurde. Er glaubt, daß auch seine Mutter damals im Zimmer anwesend war. Er sieht das Mädchen längere Zeit auf dem Stuhle stehen. Wie er die Erregung empfunden hat, habe er sich nichts weiter gedacht. Die Hypnose wird unterbrochen.

18. VI. 06. Gestern sei er bis nachmittags zwei Uhr verstimmt gewesen. Die Verstimmung sei eine Stunde nach dem Aufstehen aufgetreten, er erinnert sich, daß die Verstimmungen seit seinem 16. oder 17. Jahre bestehen. Hypnose gelingt leicht, Patient schläft rasch ein, schläft tief.

21. VI. 06. Gestern und heute freier im Kopf, keine Verstimmung. In der Verstimmung sei ihm alles gleichgültig, verleidet. Manchmal fühle er dabei einen Druck in der Herzgegend. Früher sei er nach einem Akt mit dem Fetisch melancholisch verstimmt worden. Diese Verstimmungen hielten Stunden, manchmal den ganzen Tag lang an. Er habe sich nach solchen Handlungen Vorwürfe gemacht. Jetzt trete die Verstimmung ganz plötzlich auf, auch ohne gebrauchten Fetisch, ohne äußeren Grund. Gestern sei ihm eingefallen, daß er früher bei solchen Manipulationen Angst gehabt habe, daß er überrascht werde. Oft sei er durch das Knarren einer Türe erschrocken. Er habe nie ohne Fetisch onaniert. Die Verstimmungen haben sich seit dem 16. Jahr gesteigert, zeitweise bis zu heftigster Angst mit Suicidtrieb. — Ich kläre Patient darüber auf, wie sich diese Angst durch die Verdrängung, resp. nicht völlige Auslösung seiner sexuellen Gefühle gebildet hat. Patient schläft schnell ein, schläft gut. Ich gebe ihm die Suggestion des schnellen Einschlafens in der Nacht, suggeriere ihm Vertrauen. Nach dem Erwachen hat Patient keine genaue Erinnerung an die Suggestion; er hat das Gefühl, gut geschlafen zu haben.

28. VI. 06. Patient gibt an, keine Angstzustände mehr gehabt zu haben; hingegen habe er gestern den ganzen Tag heftigen Kopfdruck mit wenig Schmerzen empfunden, ebenso auch heute Vormittag. (Es ist sehr heißes föhniges Wetter.) Er sei dann heute Vormittag in den Wald gegangen und habe dort geschlafen. Danach habe der Kopfdruck aufgehört. Durch Schuhe trete weniger Reiz auf, wie früher. Hypnose: Patient schläft leicht ein, ist leicht in seine Jugendzeit zu versetzen und durchlebt die primäre Szene ganz genau wieder. In der Hypnose wird dem Patienten die Entstehung seines Zustandes klar gelegt, besonders wird ihm verdeutlicht, wie es nicht möglich war, daß sich bei ihm normale sexuelle Vorstellungen entwickeln konnten.

2. VII. 06. Gestern und heute Vormittag wieder ein dumpfes Gefühl im Kopf, das ihn am Denken hindert und ihn gegen die Außenwelt indifferent macht.

In diesen Zuständen trete der Drang nach Suicid hervor, manchmal recht stark. Er sei dann so verstimmt, daß er nicht einmal mehr an seinen Zustand denken könne. Früher seien diese Denkhemmungen so stark gewesen, daß es bis zur Bewußtlosigkeit kam. Dabei empfinde er auf der Brust gar keinen Druck. Die Gefühle im Kopf seien die gleichen, wie er sie empfunden habe, nach dem onanistischen Gebrauch des Fetisch, wenn er sich Gewissensbisse machte. Diese Zustände verflüchtigen sich allmählich. Stets ist in solchen Zeiten sein Denken sehr eingeengt, er ist in so hohem Maße dann von Unlustgefühlen beherrscht, wie wenn er vergehen sollte. Nur manchmal, aber selten, habe er dabei Gefühle der Beklemmung, wie einen Druck auf der Brust. — Patient bemüht sich nun, das Weibliche auf sich einwirken zu lassen. Er ist ein moralisch sehr hochstehender, überaus feinfühlender Mensch. Er kaufte sich das Werk „La nue esthétique“ und wurde durch das Betrachten der Frauengestalten durch diese vor einigen Tagen zum ersten Male sexuell erregt. Patient gibt an, er merke deutlich, wie in der letzten Zeit der Fetisch in seiner Wirkung in den Hintergrund trete. Hie und da trete noch ein Verlangen danach auf, doch komme es zu keiner Benutzung desselben mehr.

5. VII. 06. Es geht ihm gut, er ist zufrieden, keine Depressionen, wird in normaler Weise erregt.

6. VII. 06. St. id. Hypnose: Durchlebt nochmals die primäre Szene. Suggestive Einpflanzung normaler Sexualvorstellungen. — (Patient erzählt heute, daß früher der Anblick eines weiblichen Körpers auf ihn unästhetisch, abstoßend gewirkt habe.)

10. VII. 06. Es ging gut. Am 8. VII. begann im Laufe des Vormittags eine Depression, die den ganzen Tag bis zum Schlafengehen anhielt. Am 9. war es besser; die Depression war wie sonst, er sei stark melancholisch, hypochondrisch gestimmt gewesen. Dabei sei ihm alles gleichgültig und er sei dann lebensüberdrüssig. In solchen Zeiten habe er ein ganz eingeengtes Bewußtsein, er könne dann keine eigentlichen Gedanken fassen. Auch heute befindet er sich noch in einem leichten Depressionsstadium. Heute Morgen normale sexuelle Erregungen durch Bilder. Hypnose: Vorgehen wie in der letzten Sitzung.

1. IX. 06. Patient hat in der letzten Zeit geistig sehr stark gearbeitet und zwar mit sehr wenig Erholungszeit. Dabei litt er häufig unter Kopfschmerzen, hatte aber keine Angstgefühle, keine Depressionen. Der Kopf sei stark eingenommen gewesen, dabei hatte er das Gefühl von Schwere; hie und da Taedium vitae. Patient klagt über ständige Obstipation; seit ungefähr 14 Tagen gehe es nicht übel. Er beobachtet, daß er sich frei von Beschwerden fühlt, wenn er nicht obstipiert ist. Hie und da, aber bedeutend seltener als früher werde er noch durch Schuhe erregt, sogar noch stark; hingegen sind seine Gefühle Frauengestalten gegenüber andere geworden. Patient war vor kurzem außerordentlich überrascht, als er zufällig durch das Berühren des entblößten Armes eines stark entwickelten Mädchens sofort stark erregt wurde. Er sagt, das wäre früher ganz unmöglich gewesen. An Träume kann sich Patient nicht erinnern.

4. IX. 06 Es ging gut. Patient wird häufiger in normaler Weise erregt, Schuhe erregen ihn nur noch manchmal und zwar nur besonders elegante.

1. XI. 06. Patient gibt an, daß die normalen sexuellen Erregungen nach und nach zunehmen, daß die perversen sich vermindern und zwar in der letzten Zeit ganz merkbar. Er fühle eine ganz andere Wirkung des weiblichen Geschlechts auf sich. Patient fühlt sich freier und glücklich, da seine sexuellen Bedenken bezüglich seiner Zukunft geschwunden seien. Sein Befinden sei gegen früher bedeutend besser; Beklemmungen treten meist nur bei Obstipation auf, der er durch vorgeschriebene Diät zu begegnen sucht. Er arbeite jetzt mit Freude und sei verjüngt. Hypnose: Es taucht ihm eine Szene aus seinem fünften Lebensjahr auf. Eines Abends spät mußte er noch eine Kommission in einem Spezereiladen besorgen. Der Mond schien hell, das Haus, indem der Laden sich befand, war hellweiss gestrichen. Als er gegen die Wand schaute, sah er plötzlich einen Mann, es überfiel ihn fürchterliche Angst, er schrie fürchterlich — der Mann war sein Schatten.

9. XII. 06. Es geht die letzte Zeit ordentlich. Vor ungefähr acht Tagen stand er eines Morgens zunächst sich vollständig frei fühlend auf. Eine halbe Stunde

danach begann eine Verstimmung, die sich im Laufe des Vormittags steigerte. Er hatte keine Angstempfindung, sondern fühlte sich traurig, gedrückt; dabei hatte er dann Gedanken, es sei alles mit ihm vorbei, er möchte sterben, fühlte sich nur zu geringer Leistung fähig, sein Denken sei dann gehemmt, es drängt sich ihm dann immer wieder die gleiche Vorstellung auf. Diesmal habe die Verstimmung keinen Zusammenhang mit der Obstipation gehabt. Die Verstimmung verschwinde in verschiedener Weise entweder im Laufe des Tages oder gegen Abend, selten halte sie bis zum zu Bette gehen an. Der Schlaf sei stets sehr gut. Diese Woche wiederholten sich die Anfälle von Verstimmung nach dem Aufstehen mehrere Tage hintereinander. Patient gibt an, daß er den Fetisch seit langer Zeit nicht mehr benutzt habe. Nur hie und da werde er durch schöne Frauenschuhe gereizt. Seine Empfindungen gegenüber Frauen und Mädchen seien ganz anders als früher. Komme es zu zufälligen Berührungen einer derselben, so werde er erregt. Hypnose: Patient durchlebt die Szene, wie er durch den Vater überrascht wurde und sehr stark erschrak. Er fühlte deutlich ein sehr starkes Beklemmungsgefühl und er gibt an, daß sich dieses später beim Manipulieren mit dem Fetisch oft wiederholte, weil er dabei fürchtete, überrascht zu werden. Jetzt habe er keine solche Beklemmungsgefühle mehr, sondern solche des Niedergeschlagenseins. Diese Gefühle seien denen ähnlich, die er früher stets nach der Befriedigung mit dem Fetisch hatte. Nur seien diese Gefühle jetzt viel stärker. Er sei stets niedergeschlagen gewesen, weil er sich anders fühlte als andere Menschen und das Bewußtsein hatte, nichts so machen zu können, wie andere Menschen. Während der Depression sei sein Denken so eingeengt, daß er an nichts mehr denken könne.

16. XII. 06. Der Zustand sei die letzte Woche sehr erträglich gewesen. Es sei nur eine leise Verstimmung aufgetreten; seine Verdauung sei stets in Ordnung. Schuhe wirken nur noch in seltenen Fällen, wenn er sie an Frauen oder auch allein sieht, erregend. Ganz selten trete dabei noch Erektion auf.

24. II. 07. Patient konstatiert, daß die Erregung durch den Fetisch stetig abnimmt; hie und da trete noch der Trieb auf, sich eines solchen zu bemächtigen und ihn zu benützen. Der Reiz durch das Sehen des Fetisch nimmt ab, der normale Reiz nehme entschieden zu. Patient hat das normale sexuelle Selbstvertrauen vollständig gewonnen. In seiner Phantasie spielen Vorstellungen von Frauen schon eine Rolle. Die Verstimmungen treten noch hie und da, aber unregelmäßig auf, er vermutet immer noch, daß ein Zusammenhang mit der Obstipation vorhanden sei.

18. VI. 07. Es geht im allgemeinen gut. Der Fetisch wirke noch erregend, komme er dem Trieb nach, so trete Verstimmung ein. Schuhe, die er in den Schaufenstern sieht, wirken nicht mehr, hingegen manchmal solche, die er an Damen sieht. Hie und da tritt noch der Trieb nach dem Besitze eines Frauenschuhes auf. Üppige Frauen wirken jetzt stark erregend auf ihn.

9. VII. 07. Patient macht selbst an sich die Beobachtung, daß durch die Auslösung der sexuellen Erregung durch den Fetisch die Verstimmungen entstehen. Zu dieser Beobachtung sei er durch die längeren freien Intervalle gekommen. Früher folgten sich tagelang anhaltende Verstimmungen. Patient macht die Beobachtung, daß der Reiz durch den Fetisch immer mehr wegfalle, je mehr er in weiblicher Gesellschaft verkehre. In dieser Hinsicht fühle er deutlich, daß eine völlige Änderung seiner Persönlichkeit eingetreten ist. Treten spontane Erregungen auf, während er keinen Frauenschuh in seiner Nähe hat, so drängen sich ihm normale sexuelle Vorstellungen auf. Patient sagt von sich selbst, sein Geschlechtsgefühl sei das reine Janusbild, bald fühle er normal, bald errege ihn noch der Fetisch.

10. VII. 07. Hypnose mittleren Grades. Suggestive Einwirkung wie früher.

11. VII. 07. Patient gibt heute an, daß eine seit dem 7. VII. entstandene Verstimmung allmählich abgeklungen sei. Seit einer Stunde fühle er sich frei. Seine Gefühlsreaktion gegenüber dem Fetisch sei eine ganz andere geworden. Hypnose: Die gleiche Einwirkung.

12. VII. 07. Die Depression ist gestern Abend wieder gekommen. Er hat ein Glas Wein getrunken, trotzdem er weiß, daß er dies nicht vertragen kann. Bei Besichtigung eines Schuhwaren-Schaufensters, die er zur Prüfung seiner Reaktion

vornahm, trat erst nach geraumer Zeit eine Reaktion ein. Das wäre früher ganz anders der Fall gewesen. Die gleiche hypnotische Einwirkung.

13. VII. 07. Die Depression hält noch immer an. Patient wiederholte heute den Versuch, ein Schuhschaufenster zu besichtigen. Er blieb ruhig. Auf Befragen gibt er an, die letzte Depression sei eingetreten einige Minuten nach Benutzung des Fetisch. Er machte sich darüber Vorwürfe und war betrübt. In der Hypnose suche ich dem Patienten die Entstehung und Auslösung der Verstimmung klar zu ·legen, um ihn zu beruhigen.

8. 10. 07. Infolge der Ferien fand eine längere Unterbrechung der Behandlung statt. Patient sagt, es gehe ihm vortrefflich, der Fetisch wirke nur noch wenig. Sehe er einen solchen im Schaufenster, so verspüre er keine Wirkung mehr, er wirke jetzt nur noch bei einer Dame mit feinen Knöcheln, doch wirken die Knöchel mehr als die Schuhe. Wie sich früher sein Blick dem Schuh zuwandte, so wendet er seinen Blick jetzt den Frauengestalten zu. Die Nähe oder gar Berührung eines Weibes wirken erregend auf ihn, aber nur wenn das Ethische dabei gewahrt sei. Die Verstimmungen treten nur noch selten auf, etwa wöchentlich einmal und nicht mehr so anhaltend, höchstens einige Stunden lang.

21. XII. 07. Die Verstimmungen werden immer seltener, treten alle 8—14 Tage einige Stunden bis einen halben Tag lang auf. Das Verlangen nach Schuhe trete nur noch hie und da auf, aber er gebrauchte keinen mehr. Schuhe in Schaufenstern seien ohne Wirkung, Schuhe wirken nur noch selten, wenn er sie an Damen sieht. Nur die eleganten Schuhe selbst und ein feingebauter Fuß sind es, die auf ihn erregend wirken. An hübschen Frauen habe er ein ästhetisches Wohlgefallen. Ein hübsches intelligentes Mädchen, das er öfters Gelegenheit hat zu treffen, wirke sexuell sehr stark auf ihn.

In einem Briefe vom 6. VII. 10 schreibt mir der Patient: „Mein Gesundheitszustand ist ausgezeichnet“.

Es ist dies der erste Fall von Fetischismus, den ich analytisch behandeln konnte; er ist dauernd geheilt geblieben. Dieser Fall ist für mich der Typus für die Entstehung des Fetischismus geworden. Ich habe in all den Fällen, die ich analysieren konnte, die gleiche Art und Weise des Entstehungs- und Ausbildungsprozesses verfolgen können. Die Zahl der Fetischisten ist eine ziemlich große, weil eben jedes Objekt Gegenstand des Fetischismus werden kann. Die Übergänge zu anderen Perversionen und Perversitäten zeigen gerade das Gemeinsame der Entstehungsweise. So finden wir Übergänge zur Sodomie, wie auch zur Homosexualität, wie zum Narzissismus. Hat die Übertragung auf ein Tier stattgefunden oder auf einen Teil desselben oder auf irgend welche Betätigung eines solchen, so gelangen wir zu sodomistischen Symptomen. So z. B. konnte ich eine Perversität beobachten, wo nur beim Anblick eines Penis eines Pferdes Sexualerregungen erfolgten. Dann wieder nur beim Streicheln eines Hundes, dann wieder durch das Handlecken durch ein Tier etc. Dann wieder sehen wir, wie die Homosexualität sich mit fetischistischen Reizobjekten verbinden kann. So kann es die Haut, ihre Farbe, ihre Beschaffenheit, ihre Behaarung etc. oder die Hand mit oder ohne Handschuh, ihre Form oder Farbe sein, ebenso die Augen, das Kopfhaar, seine Form, der Ansatz an Stirne oder Nacken, dann wieder die Beine, ihre Form und Farbe etc., die besonderen Reiz ausüben. Es ist unmöglich, auch nur annähernd alle möglichen, vorkommenden Varietäten aufzuführen. Bei der Psychanalyse ergibt sich, daß jedes einzelne Element aus dem primären synchronen Eindruck der Sinne und seine spätere Determinierung von ausschlaggebender Bedeutung für die Entwickelung der Perversität wie der Perversion sein kann. So kann jedes Kleidungsstück, jeder Gebrauchsgegenstand oder auch Teile desselben das Zielobjekt des Fetischismus werden. Einige Beispiele:

Fall 52: Anton B., 35 Jahre alt.

Patient ist sehr leicht im Halbschlafzustand zu analysieren; die früheste Szene, die bei ihm wieder auftrat, hat im dritten Lebensjahr im Eisenbahnkupee II. Kl. stattgefunden. Er klopft mit den Händen auf das Polster und gerät in eigenartige Gefühle, so daß er weint. Patient erinnert sich, das Gefühl gehabt zu haben, als leide das Polster durch das Daraufschlagen. Im gleichen Moment kommen Leute in das Kupee, so daß seine Angehörigen meinen, er weine wegen der fremden Leute. Auslösung sexueller Gefühle, da wo er Leder sich mit Stoff reiben sah. Je feiner der Stoff, um so stärker die Erregung. Der Geruch des Leders hat besonders starke Wirkung, selbst die Vorstellung davon. Die leiseste Berührung zwischen Leder und Stoff wirkt bei ihm sexuell. Sieht er, daß der Stoff leidet, besonders grauer Stoff, der dann gelblich oder bräunlich wird, so wird die Wirkung erhöht. Bis zu einem gewissen Alter wirkte jeder lederartige Stoff, jeder Stoff, den er als Kind für Leder ansah, z. B. auch Wachstuch. In späteren Jahren nähte er sich Leder unter den Rock, besonders unter die Klappe am Rockkragen, in freien Augenblicken ließ er dann sein Phantasie schweifen; kaufte sich eine große Masse von Riemen, die er besonders nachts über dem Nachthemd trug. Stärkere Wirkung, seitdem auch die Herren gestickte Nachthemden tragen. Ebenso wirken die Portemonnaies aus Leder. Je natürlicher das Leder war und je stärker es roch, um so intensiver die Wirkung. In seinen ersten Kinderjahren lebte Patient im Ausland. Da kam er besonders in der Eisenbahn zu der kindlichen Vorstellung, daß durch die fremden Sprachen die Polsterungen oder andere Stoffe, wie Gardinen leiden und zu Leder werden könnten. Ebenso kam er zu einer kindlichen sexuellen Phantasie, als er an einem Kurort sehr häufig Musik hörte. Er stellte sich vor, daß durch die Musik die Pflanzen und die Mauern der Häuser leiden. Dadurch kam er wieder in sexuelle Erregung. In gleicher Weise wirkt in seiner Vorstellung das Schelten auf die Kleider, z. B. der Kinder. Dies kam, als er als Kind einer Szene beiwohnte, wo ein kleines Mädchen über den Kleidern einen Ledergürtel trug; sie bekam von ihrem Vater Schläge und er schalt sie. Das Mädchen sah er dann wieder, als dieses Kleid kaput war. Auch dadurch wieder Erregung. Wirkungen durch alle möglichen Verwendungsarten des Leders: Polster, Riemen, Sattelzeug, Kutschersitze, Kupeesitze, Leder an den Kupeefenstern, Gardinenhaltern, Büchereinbänden, Schulranzen und Mappen der Kinder, Ledergürtel der Damen, Umhängetäschchen etc. etc.

Einen tieferen Einblick in das Wesen dieser Zustände gewährt der folgende Fall eines Kleider-(Masken) Fetischisten:

Fall 53: Paul T., geb. 1880.

10. I. 07. Patient kommt zu mir und klagt über den Zwang, daß er Frauenkleider anziehen müsse; dadurch entstünden unnatürliche Gefühle in ihm. Er sehe gerne schöne Frauenkleider, Frisuren, Strümpfe, Hemden, kurz alles, was zur Frauentoilette gehört. Durch deren Anblick empfinde er Libido im ganzen Körper, früher mit starken Erektionen, die seit 2—3 Monaten zessiert haben. Jetzt habe er nur noch ein Gefühl im Kopf, wie wenn alles sich zusammenziehe. Dies Gefühl steigert sich bis zu heftigen Schmerzen, dann sei es, wie wenn sich im Gehirn etwas bewege, sich etwas verkrampfe, so eigentümlich, wie wenn das Gehirn ob der eigenen Gedanken erschrecke. Erst gegen Abend werde es ihm wohler, da fühle er sich freier, nur hören die eigentümlichen Gefühle, wie wenn im Kopf etwas los wäre, nie auf. Hie und da habe er im Körper Gefühle, wie wenn alles schwer wäre an der Oberfläche des Körpers, manchmal wie wenn etwas vom Kopf herunter nach den Geschlechtsorganen aufgerissen würde, dabei ein eigenartiges Zucken. Beim Denken, beim Lesen, beim Sprechen treten bei gewissen Worten Gedanken an Frauen auf, alles was ihn umgeben hat, konnte ihn erregen. Er sah dann nebelhaft Frauengestalten in Kleidern, — das Nackte selbst habe ihn nie so stark erregt. Jede elegante Toilette konnte ihn stark erregen. Obszönes ekele ihn an.

Patient ist sehr groß und kräftig, von guter Bildung, ethisch hochstehend, wird von seinem Zustand in außerordentlichem Maße belästigt. Schon mehrmals rang er mit Suicidgedanken. Seit Monaten ist er außer Stande, sich geistig zu beschäftigen und konnte seinem Beruf als Kaufmann nicht mehr nachgehen. — Soviel er sich erinnern könne, seien die Erregungen durch Frauenkleider zuerst aufgetreten, als er ca. 13 oder 14 Jahre alt war. Damals litt er an sehr starken und lang andauernden Erregungen, besonders während der Schulzeit; Patient ging gleichzeitig mit Mädchen in die Schule. Vom 14. Jahre an hatte er die ausgesprochene Sucht, Frauenkleider anzuziehen. Das tat er zu Hause im Geheimen, er wurde dadurch stark erregt, öfters bis zur Ejakulation. Dabei hatte er keine Neigung, sich anderen zu zeigen. Am meisten erregend wirkte das Unterzeug. Das habe er nun viele Jahre hindurch getrieben, mußte er es unterlassen, so wurde er reizbar, ärgerlich und ungeduldig, aufgeregt; konnte er dem Trieb nachkommen, so sei die Reizbarkeit eine Zeitlang verschwunden gewesen. In der Schule wurde ihm der Zustand zur Qual, so z. B. stiegen ihm die scheußlichsten und quälendsten Gedanken auf, wenn von den Cäsaren gesprochen wurde. Dadurch sei er immer abhängig geworden von dem unnatürlichen Drang, die widernatürliche Seite herauszufinden. Patient erzählt, heute unter plötzlicher sexueller Erregung sei ihm wie angeworfen die Erinnerung aufgetaucht, daß sein Zustand nach einem Sechseläuten (Züricher Frühlingsfest), als er ca. 11 oder 12 Jahre alt war, entstanden sei. Er sei damals mit seinen Angehörigen in einem Restaurant gesessen, da seien dort zwei Studenten in Frauentrachten verkleidet in Gesellschaft eines Herrn gesessen. Er habe die Studenten angeschaut und sie für Mädchen gehalten. Plötzlich habe die eine Maske mit Herrenstimme gesprochen; darüber sei er zuerst erschrocken und gleich nachher sei eine libidinöse Erregung aufgetreten. Das habe einen tiefen Eindruck auf ihn gemacht. Von jener Zeit an habe er den Hang zur Verkleidung. Jener Eindruck habe für ihn etwas Schauriggeheimnisvolles gehabt, und das habe zugleich in die geschlechtliche Erregung hinüber gespielt. Patient sagt, er lasse es sich nicht nehmen, dieser übermächtige Eindruck auf die Phantasie habe die geschlechtliche Erregung hervorgerufen. Ursprünglich seien es nicht die Kleidungsstücke selbst gewesen, die ihn erregt haben, sondern vor allem sei es der Trieb zum Verkleiden gewesen. Später erst sei es ihm zur Wollust geworden, in Frauenkleidern zu stecken. Diese Zustände mögen 1—2 Jahre nach der Studentenzsene begonnen haben. Die Erinnerung an diese Studentenszene sei ihm plötzlich gekommen, wie wenn es ihn durchzuckt hätte. Patient ist sich ganz klar darüber, daß sich seine libidinösen Empfindungen mit Vorstellungen verbunden haben, daß diese Vorstellungen eine immer größere Ausdehnung genommen haben und schließlich zum Mittelpunkt seines ganzen Denkens wurden. Früher sei er nicht so breit gebaut gewesen, hatte aber stark entwickelte Pektorales. Da habe, nachdem er schon unter starken sexuellen Erregungen gelitten und nach jenem Maskenereignis, als er ca. 13 Jahre alt war, ein Knabe vor Kameraden, auf seine Brust aufmerksam gemacht und gesagt, er habe Brüste wie ein Weib. Dieser Ausspruch habe sofort erregend auf ihn gewirkt und seine Sucht zum Verkleiden verstärkt. Von da an habe er gerne ein Korsett getragen und hierdurch wieder wurde er sehr stark erregt. Immer mußte er sich mit sexuellen Dingen beschäftigen und je mehr er sich anstrengte, seine Gefühle und Vorstellungen niederzudrücken, um so schlimmer sei sein Zustand geworden. Schließlich hätten die Vorstellungen schon genügt, um die Erregungen auszulösen und sein Zustand wurde derartig, daß es ihm vorkam, daß er sich selbst das Gehirn durch die eigenen Gedanken ruiniere.

14. I. 07. Gestern Morgen sei es ihm erträglich gewesen, gestern Abend habe der unerträgliche Kopfschmerz, die Zwangsgefühle und -gedanken wieder zugenommen. Die Schmerzen im Kopfe seien so, als wenn auf der Höhe der Stirne etwas los wäre, wie wenn dort etwas hängen würde, dabei ist es ein eigentümliches Druckgefühl bis zu leichtem Schmerz. Dieses Gefühl wird bei sexuell erregenden Gedanken gesteigert: irgend ein Wort sei schon imstande, eine sexuelle Assoziation auszulösen. Die Neigungen und Gefühle im Zusammenhang mit Frauenkleidern belästigen ihn jetzt weniger, jetzt seien es hauptsächlich Gedanken an Frauen. Diese tauchen ihm wie ein Schrecken auf, hie und da auch sind es Vorstellungen von weiblichen Körperteilen. Es sei jetzt wie ein Angstgefühl, wie wenn ein Schrecken ihn durchzucke und sich im Kopf alles zusammenziehen würde. Patient liegt beim Sprechen auf dem Sofa in bequemer Lage. Es taucht ihm die Erinnerung auf, daß er ca. 8—9 Jahre alt bei Bekannten auf Besuch gewesen sei. Dort habe er Frauen und Jungfrauen getroffen, die Maskenkleider probierten. Eine der Frauen habe er halb entkleidet im Korsett gesehen, dadurch sei er in eine gewisse Erregung

gekommen. Er sei dann fortgeschickt worden, um eine Larve zu kaufen. Er sei schon in einem erregten Zustand gewesen und als er dem kostümierten Mädchen die Larve brachte, wurde er noch mehr sexuell erregt, — es sei ein allgemeines Wollustgefühl in ihm gewesen. Jetzt während er dies spricht empfinde er Unlustgefühle. Zwischen diesem Ereignis und dem der Studenten lagen ca. drei Jahre. Patient erzählt, zur Zeit der Szene in der Badeanstalt habe die Sucht zur Verkleidung schon bestanden. Zuerst habe er zum Verkleiden die Leintücher seines Bettes genommen. Er war dabei im Hemd und stellte sich vor den Spiegel; dadurch kam es zu Erregungen. Das sei oft geschehen, wenn nicht täglich, so doch einige Male in der Woche, im Alter von 12 Jahren. Nach einiger Zeit habe die Erregung bei der Anwendung der Leintücher aufgehört. Er verwendete dann Frauenröcke, die er der Mutter oder der Schwester wegnahm. Da seien wieder Erregungen aufgetreten, zunächst aber sei es mehr der Trieb, in den Sachen drin zu stecken, sich zu verkleiden, gewesen. So nahm er Frauenröcke, dann Taillen zum Maskieren, besonders auch Schuhe, die ihn damals stark erregten, bis zu einer Szene in der Badeanstalt. Da trat die Sucht zur Erregung durch Korsetts auf. Er mußte sich nur mit dem Korsett angetan vor den Spiegel stellen, der Trieb sei immer stärker und stärker gekommen. Er mußte nur unterbleiben während 1½ Jahren, die er im Auslande zubrachte und wo ihm keine Frauenkleider zur Verfügung standen. Weihnachten 1906 nach Hause zurückgekehrt, tauchten die alten Erinnerungen und der Trieb von neuem wieder auf. Patient erzählt, daß er seine Verkleiderei in ganz toller Weise getrieben habe, es habe ihn immer und immer wieder dazu gezogen, hie und da sei ihm auch das Verlangen gekommen, sich anderen zu zeigen, doch habe er sich davor gescheut. Vor zwei Jahren sei er an Fastnacht als Dame verkleidet durch die Stadt gegangen — das sei ihm ein Hochgenuß gewesen. Den Maskenanzug habe er dann 1½ Jahre lang vor der Reise ins Ausland zur Befriedigung seines Triebes benutzt, während er vorher sich mit Kleidern der Mutter und Schwester begnügte. Er kaufte sich alles, was zur weiblichen Toilette gehört.

15. I. 07. Gestern habe er mehr Schmerzen im Kopf gehabt; diese Schmerzen seien immer da, nur wechsle ihre Stärke. Heute morgen fühle er sich freier, doch werde er durch Vorstellungen gequält, die als Erinnerungen ausgelöst werden, wenn er an gewissen Orten in der Stadt vorbeigehe. Er habe sich gestern durch Lesen abzulenken versucht, aber er ermüdet zu stark dabei.

1. Hypnose gelingt sofort, es kommt zu mittlerem Schlaf. Patient antwortet auf Fragen im Schlaf.

16. I. 07. Ständige Klagen über Kopfschmerzen.

Hypnose: Patient durchlebt eine Reihe von Szenen, sieht sich maskiert, dann tritt in allen Details jene Szene mit den maskierten Studenten im Restaurant auf.

17. I. 07. Gestern sei es ihm bis zum Abend ordentlich gegangen, er habe sich viel freier gefühlt, am Abend sei ihm das Hirn müde gewesen, die Kopfschmerzen stärker, er sagt von selbst, nach der gestrigen Sitzung sei es ihm gewesen, wie wenn man ihm etwas aus dem Kopf genommen hätte, das ihn vorher gequält habe. Kamen dann Vorstellungen, Zwangsgedanken mit Frauengestalten so sei es ihm gewesen, wie wenn sie an ihm abgeprallt wären. Gegen Abend habe sich der Zustand verschlimmert, er las im Feuilleton einer Zeitung; da war die Rede vom Umarmen und Küssen eines Paares, er löste ihr das Haar auf. Das habe ihn mehr im Kopf als sexuell aufgeregt. Er legte die Zeitung auf die Seite, sein Befinden am Abend wurde von da an ungünstiger.

18. I. 07. Auch gestern am Tage ruhiger, zufrieden, der Abend weniger gut, am Nachmittag durch die Vorstellungen ziemlich stark belästigt.

Hypnose: Patient ist durch sexuelle Vorstellungen in Anspruch genommen, die Szenen werden nicht deutlich.

21. I. 07. Patient hat angefangen, sich zu beschäftigen, hauptsächlich mit Kerbschnitzerei. Er wird angehalten, sich für jeden Tag ein Arbeitsprogramm zu entwerfen.

24. I. 07. Patient durchlebt die Szenen mit den Masken und die Szene in der Badeanstalt.

26. I. 07. Am Abend des 24. ds. sei er ruhiger gewesen, weniger durch Vorstellungen, die sich mit Frauen beschäftigen, geplagt.

Hypnose: Patient sieht sich sechs Jahre alt auf der Straße. Sieht dort einen Knaben, der ein Netz über den Kopf gezogen hat. Bei diesem Anblick sei er sexuell erregt worden.

28. I. 07. Es gehe ihm ordentlich. Die Vorstellungen mit Frauen nehmen ab, die Kopfschmerzen seien nicht mehr so stark wie früher, er könne sich beschäftigen.

30. I. 07. Er sei zufrieden, da er ruhiger werde, auch sein früherer Humor fange an, wieder zu kommen.

Hypnose: Patient durchlebt wiederum die Szene in der Badeanstalt.

1. II. 07. Nach der letzten Sitzung sei es ordentlich gewesen, er habe weniger Zwangsvorstellungen von Frauen in Kleidern, doch treten sie noch auf. Es seien immer wieder andere Frauengestalten und zwar besonders schöne Frauen, die ihn beschäftigen. Diese wirken nicht sexuell auf ihn, wohl aber fühle er eine Erregung der Nerven im Kopf. Über eine solche Erregung klagt er auch heute. Er habe ein Gefühl von Druck und Hitze im Kopf, sei innerlich etwas unruhig. Die Zwangsvorstellungen seien geringer, den Trieb zum Maskieren habe er in den letzten Tagen nicht mehr verspürt.

Hypnose: Patient erzählt, als er 14—15 Jahre alt gewesen sei, und er durch sexuelle Erregungen geplagt wurde, da habe es ihn getrieben, in einem Doktorbuch über sexuelle Dinge nachzulesen. Er las über Onanie. Als er die Stelle las, daß durch Vorstellung wollüstiger Bilder die Onanie entstehe, da sei er erschrocken, weil er schon früher so geplagt worden sei. Er selbst habe nie eigentlich onaniert. Wie er so erschrocken sei, kam ihm gleichzeitig die Vorstellung von einer Frau in der Nachbarschaft, durch die er jedesmal, wenn er sie sah, sexuell erregt wurde. Diese Vorstellung habe sich ihm auch später immer wieder zwangsweise aufgedrungen. Jetzt seien es nur noch unbestimmte Bilder oder alte Erinnerungen, die ihn belästigen. Patient durchlebt die Szene, wie er am Ufer sitzt und liest, mit dem Schrecken ganz deutlich. Er sieht sich am Fenster sitzen wie damals, er erschrickt und verzerrt krampfhaft das Gesicht. Nach der Hypnose ist es ihm leichter. Patient erzählt, daß er beim Auftauchen sexueller Vorstellungen das Gefühl habe, als ziehe sich im Kopf alles zusammen, als wenn sich alles in den Kopf ziehen würde und sich dort aufbäume, dabei fühle er ein Zittern im Kopf.

5. II. 07. Nach der letzten Sitzung habe er sofort eine Abnahme der Zwangsvorstellungen gehabt. Es sei ihm jetzt ganz erträglich, er sei viel ruhiger, könne sich besser beschäftigen, sein Humor sei besser, nur bei Erinnerungen an frühere Zeiten tauchen die Vorstellungen wieder auf. Die Kopfschmerzen seien noch vorhanden, wenn auch etwas geringer.

Hypnose: Patient durchlebt nochmals die Szene der Lektüre des Doktorbuches, bleibt dabei aber ziemlich ruhig. Patient erzählt, nach diesem Schrecken hätten Frauengestalten mit besonders schönen Frisuren und Toiletten auf der Straße stark erregend auf ihn gewirkt. Wenn er solche gesehen habe, so sei es gewesen, als wenn die Vorstellungen in ihm stecken geblieben wären und immer wieder erregend wirkten. Es seien damals immer bestimmte Gestalten gewesen, die er gesehen hatte. Die erste Dame, die so erregend auf ihn gewirkt habe, sie taucht eben vor ihm auf, habe er in der Bahnhofstraße gesehen. Patient verzieht dabei krampfhaft Gesicht und Beine. Nach der Hypnose gibt Patient an, daß ihm die Szene ziemlich deutlich gewesen sei.

7. II. 07. Die Vorstellungen von Frauengestalten kommen weniger vor, sie wechseln immer, es sind immer andere Gestalten, bald solche, die er früher gesehen, bald neue, die er immer wieder sieht. Patient klagt jetzt über ein Schwächegefühl im Kopf, mit Schmerzen im Kopf und Gesicht. Es könne sich noch nicht anhaltend beschäftigen. Der Trieb zum Maskieren sei nicht wieder gekommen.

Hypnose: Er sieht eine Frauengestalt, die starken Eindruck auf ihn machte und ihn lange Zeit hindurch beschäftigte. Er war kurze Zeit nach dem ersten derartigen Eindruck in der Nähe seiner Wohnung. Es ist eine große Figur mit schwarzem Kleide. Dann kommt eine dritte, an der ihm außer der stattlichen Figur das Haar besonders gefallen hatte. Dann — es war vor fünf Jahren — wirkte so eine Sängerin im Korsotheater. Diese kam ihm immer wieder in seiner Vorstellung und spielt auch heute noch eine Rolle bei ihm. Das Geschminkte, das Kostüm, ihr Haar — immer nur der äußere Aufputz wirkte auf ihn. Er sieht diese Sängerin jetzt deutlich im Schlaf, sie mache ihm aber nur wenig Eindruck. Dann sieht er eine Frauengestalt, die er später öfters in der Stadt sah. Sie war groß und schwarz gekleidet, war nicht mehr jung, aber darauf komme es nicht an. Es wirken so auch ältere Frauengestalten auf ihn. Jetzt wirken noch einzelne große, fest gebaute Frauengestalten in schöner Toilette auf ihn; waren es solche, die so groß waren wie er (Patient ist von großer Figur), so kam ihm das Maskieren in den Sinn, — da sei er ganz verrückt geworden. Am meisten habe ihn vor drei Jahren eine Dame erregt, die noch größer war als er, sie sei sehr fest gewachsen gewesen, einen halben Kopf größer als er, hatte ein sehr schönes, schwarzes Reformkostüm und trug rotseidene Unterröcke, das Gesicht geschminkt, große Coiffure mit großen, schönen Kämmen, Hut, Schleier, Schmuck, alles habe Eindruck auf ihn gemacht. Er sah sie auf der Münsterbrücke, auch andere hätten ihr nachgesehen. Dieser Eindruck habe lange auf ihn gewirkt und tue es jetzt noch häufig. Patient durchlebt diese Szene mit sehr intensivem Affekt.

11. II. 07. Auf der Straße regen jetzt, wenn er zur Faschingszeit die Masken sieht, diese die Erinnerung an den früheren Trieb wieder auf. So kam ihm vorgestern Nacht der Trieb zum Maskieren wieder. Er wurde die Vorstellungen nicht los und kam in starke Erregung, so daß er in der Nacht nicht geschlafen hat. Auch seine Arbeitsfähigkeit sei in den letzten Tagen geringer. Das Hervorrufen der im Schlaf durchlebten Szenen macht keine Reaktion mehr, trotzdem er sämtliche Szenen ganz deutlich wieder sieht. Noch wirkt auf ihn jene Sängerin, wenn auch nicht mehr stark, am stärksten noch die große schwarze Dame auf der Münsterbrücke. Die Szene bleibt ihm einige Minuten bewußt. Nach der Hypnose gibt Patient an, daß jetzt solche Frauengestalten nur dann auf ihn wirken, wenn er an den Orten vorübergehe, wo er solche gesehen hatte, doch sei die Wirkung geringer. Auch beim Lesen treten die Gestalten nicht mehr auf, er lese nun wieder mit wahrem Genuß. Früher habe er oft Korsetts getragen, das habe ihn befriedigt; zweimal je $\frac{1}{2}$ Tag lang auf der Straße, wenn er maskiert war. Auch jetzt trete an Fastnacht noch eine Freude, hie und da der Trieb auf, zum Maskieren. Er gibt an, daß er jetzt mehr Interesse für die Damen selbst bekomme als für ihr Äußeres.

15. II. 07. Die Zwangsvorstellungen mit Frauen treten nur noch hie und da am Tage auf und nicht immer mit Zwangscharakter; sie verursachen dann im Kopf noch eigentümliche Gefühle. Der Trieb zum Maskieren nehme wieder ab, Arbeitslust sei vorhanden, im ganzen doch noch gering.

Hypnose: Er sieht wieder die Frau an der Münsterbrücke, dann die Sängerin im Korso, dann die auf der Straße. Er bleibt dabei ganz ruhig.

16. II. 07. Der Vater des Patienten gibt mir heute an, daß er selbst, als er 3—4 Jahre alt war, durch eine häßliche Maske aufs heftigste erschreckt worden sei, so daß er bewußtlos wurde. Er habe von jeher einen tiefen Haß gegen die Maskengeschichten gehabt. Während er dies und die näheren Umstände erzählt, gerät der 65jährige Mann über das Unsinnige des häßlichen Maskierens in heftigen Affekt.

19. II. 07. Auf Befragen erinnert sich Patient, daß sein Vater ihm als Knabe von 7 oder 8 Jahren und vielleicht auch später wieder von seinen Schrecken durch Masken erzählt hat. Patient klagt noch über Schmerzen im Kopf und Schwächegefühl. Der Trieb zum Maskieren zeige sich noch hie und da als „Gelust", dem er bald mehr, bald weniger leicht widerstehen könne. Die Zwangsvorstellungen von den Frauengsetalten seien entschieden besser, haben aber noch nicht völlig aufgehört. Sie kommen beim Lesen nicht mehr, eher noch auf der Straße, wenn er schöne Gestalten sehe, die ihn an frühere Eindrücke erinnern oder wenn er an gewissen Örtlichkeiten vorbeigehe, wo er solche Gestalten gesehen hat. Die im Schlaf abreagierten Gestalten plagen ihn nicht mehr, sie treten nicht mehr auf.

Hypnose: Er sieht wieder eine Frauengestalt in der Bahnhofstraße. Eine feste, große, schwarze Frau, nicht mehr gerade jung, es seien nur die Kleider, die auf ihn gewirkt haben. Dann sieht er sich in einer Wirtschaft am Rindermarkt, sieht dort eine Kellnerin, er war vor zwei Jahren dort. Sie war schön und ihre Gestalt wirkte auf ihn. Sie kam ihm oft als Zwangsvorstellung, in der letzten Zeit nur, wenn er dort vorbeiging. Er habe diese Kellnerin nur einmal gesehen und sie mit der Hand berührt. Später, wenn er nur an seine Hand, an das Berühren mit der Hand dachte, kam ihm die Vorstellung an jene Kellnerin und das sei jetzt noch hie und da der Fall. Diese Ideen-Verbindungen, so gibt er an, haben ihn am meisten aufgeregt. Es war ihm, wie wenn alle Empfindungen im Kopf eben zu den Frauenvorstellungen hingeleitet würden. Es war ihm, wie wenn die Frauengestalten der Mittelpunkt seines ganzen Denkens geworden wären.

22. II. 07. Es sei ordentlich gegangen, aber der Trieb zum Verkleiden sei über Fastnacht immer noch da. Jetzt sei er wieder geringer. Die Zwangsvorstellungen von den Frauengestalten quälen ihn nicht mehr. Sie treten manchmal noch ganz plötzlich auf, z. B. auf der Straße, aber auch zu Hause, besonders wenn er an seine Maskenutensilien denkt, doch sei der quälende Charakter verschwunden.

In der Hypnose gefragt, ob er sich erinnere, daß sein Vater früher über Masken gesprochen habe, erzählt er, das sei gewesen als Patient 6, 7 oder 8 Jahre alt gewesen sei. Da habe der Vater gesagt, sie sollten sich nicht selbst maskieren, er hasse das und er werde sie bestrafen, wenn sie es tun würden. Er weiß auch, daß der Vater ihnen erzählte, daß er als kleiner Bub selbst durch eine Maske erschreckt worden sei. Er erinnere sich ganz genau wie der Vater erzählte, daß dieser als kleiner Bub allein in der Küche gewesen sei. Da sei ein Maskierter durch das Kamin in die Küche gekommen und habe ihn erschreckt. Das habe auf Patient wohl Eindruck gemacht, aber keinen großen, er habe als Kind die Masken nicht gefürchtet. Patient erinnert sich deutlich, daß er die Maskengeschichte des Vaters schon kannte, als er jenen Knaben mit dem Netz über dem Kopf gesehen habe, er sei damals sechs Jahre alt gewesen. Er erinnere sich ganz genau, daß er beim Anblick jenes Knaben eine sexuelle Erregung gehabt habe, das wisse er jetzt ganz genau.

26. II. 07. Er werde ruhiger, der Trieb zum Maskieren ist geringer, die Vorstellungen an die Frauen kommen nur ganz zufällig. Es sei ein großer Unterschied gegen früher. Beim Lesen ermüde er noch schnell. Die Schmerzen im Kopf, Gesicht, im ganzen Körper bestehen noch. In letzter Zeit seien sie gleichgeblieben, gegen früher haben sie abgenommen. Er fühlt fast immerwährend eine Schwere in allen Gliedern, fortwährend fühle er einen Druck, wie wenn alles äußerlich am Körper schwer, sich zusammenpressen würde, es nehme ihm manchmal den Atem. Es komme zunächst ein Bangigkeitsgefühl und dann das Gefühl der Schwere. Letzteres bleibe den ganzen Tag bestehen und schwanke nur in seiner Intensität. Diese Gefühle hängen, so sagt Patient selbst, mit seinen Gedanken zusammen, die einen rufen die andern wechselseitig hervor.

Hypnose: Patient sieht auf die Suggestion hin, er werde diejenigen Frauengestalten sehen, die ihn in letzter Zeit am meisten belästigt haben, sofort eine Buffetdame im Theater einer kleinen Stadt in England. Er sieht sie ganz deutlich, ihre Haare haben am meisten erregend auf ihn gewirkt. Er habe sie einige Male gesehen, nie gesprochen. Diese ist ihm viel vorgekommen, meist wegen der Haare, besonders, wenn er an jene kleine Stadt dachte, habe sich die Vorstellung von ihr ihm aufgedrängt. Nach dem Erwachen nach jener Dame gefragt, sagt er, sie sei ihm jetzt im Wachen in der Vorstellung undeutlicher als sonst geworden.

1. III. 07. Von den Vorstellungen der Frauen, die in der Hypnose ihm wieder aufgetreten sind, quäle ihn keine mehr. Die Vorstellungen, die noch auftreten, seien immer die gleichen, er könne sie nicht als solche erkennen, die er früher gesehen habe. Sie quälen ihn nicht mehr stark. Jetzt wirken noch gewisse Gegenstände erregend, die ihn früher erregt haben: alles, was zur Damentoilette gehört.

Hypnose: Es treten keine bestimmten Frauengestalten auf, nur so allgemeine, er könne keine identifizieren. Er habe jetzt nur noch ein Schwächegefühl, es sei ihm nicht möglich, ruhig zu bleiben, habe eigentümliche Schmerzen im Kopfe, im Gesicht, im ganzen Körper, Zucken, Zusammenziehen, Zittern und Angstgefühle. Die Ohnmacht gegenüber dem Angstgefühl und den eigentümlichen Aufregungen belästigen ihn noch stark. In der Hypnose durchlebt er nochmals die Szene mit den Studenten, die als Bernerinnen verkleidet waren, ganz deutlich, sieht genau deren Toilette, er erschrickt wegen der Männerstimmen. Nach dem Erwachen fühlt er sich wohler und freier.

5. III. 07. Es gehe ihm besser. Seit der letzten Sitzung fühle er sich frei

vom Zwang zum Maskieren. Die Vorstellungen von Frauengestalten haben abgenommen, sind aber noch nicht verschwunden. Er könne aber keine bestimmten Frauengestalten angeben. Bei der Lektüre und auch auf der Straße werde er weniger davon belästigt. Die Belästigung hänge nicht mit bestimmten Orten zusammen, sondern mit dem Anblick schöner Gestalten. Er empfinde dabei eigentümliche Erregungen im Kopf und Körper. Sein Denken laufe noch nicht ab wie es sollte, es sei wie gelähmt, wie wenn man nachhelfen sollte. Die Schmerzen sind noch vorhanden, aber geringer als früher. Er merke, daß sie ganz allmählich abnehmen. Die Arbeitslust sei noch keine große.

Hypnose: Patient durchlebt die Szene, wie er in Bocks Buch von gesunden und kranken Menschen liest, durchlebt den Schrecken wieder, assoziiert auch die schöne Nachbarin, hat dabei Zuckungen im Gesicht. Bestimmte Gestalten treten jetzt nicht mehr auf; auf der Straße wirken schöne Frauengestalten nur noch einen Moment erregend auf ihn. Es könne sich keine solche Wirkung wie früher mehr geltend machen.

12. III. 07. Die ersten Tage nach der letzten Sitzung ging es gut, er habe keinen Drang zum Maskieren verspürt, auch hätten sich ihm wenig Frauenvorstellungen aufgedrängt. Seit dem 8. l. M. treten mehr Schmerzen im Kopf und im Körper auf, auch mehr Frauenvorstellungen. In der Nacht vom 7./8. d. M. habe er von Maskierungen geträumt, hat im Traum wieder Korsetts angelegt, es kam zu sexuellen Erregungen und Pollution. Seitdem habe sich sein Zustand verschlimmert, er fühle eine innere Unruhe und Bangigkeit in sich. Dabei fühle er große Schwäche im Gehirn, die ihm das Denken erschwere; trotz aller Anstrengung könne er nicht denken. Dabei fühle er im ganzen Körper Wollustgefühle ohne Erektionen, die ihn stark belästigen. Diese Gefühle treten anfallsweise auf, so daß er am ganzen Körper zittere, an Frauen denken müsse und einen Drang zum sexuellen Akt spüre. Es sei wie ein rasender Trieb; unterdrücke er diesen Trieb nicht, so trete ein Kitzeln in den Sexualorganen auf. In den letzten drei Nächten habe er Pollutionen gehabt, dadurch sei er mißgestimmt, da er von jeher gewohnt war, Wollustgefühle zu unterdrücken, weil sie ihn gequält haben. Er habe Angst davor gehabt, weil er in Büchern gelesen hatte, daß man durch solche Erregungen und Vorstellungen zugrunde gehe. Von jeher verdränge er so seine Gefühle. Nachdem Patient ganz von selbst mir diese Darstellung gegeben hatte, auf die ich ihn selber kommen lassen wollte, setze ich ihm den Zusammenhang seiner Zustände auseinander und kläre ihn darüber auf, wie er sich seinen sexuellen Gefühlen gegenüber zu verhalten habe.

16. III. 07. Seit der letzten Sitzung sei er bedeutend ruhiger geworden. Der Trieb zum Maskieren sei nur einmal vorübergehend aufgetreten, die Vorstellungen von Frauen haben ihn besonders auf der Straße noch belästigt, auch zufällig zu Hause beim Lesen und zwar an Stellen, wo gar nichts Sexuelles steht. Patient gibt an, daß er seit der Lektüre von Boks gesunden und kranken Menschen in seinem 15. Lebensjahr seine sexuellen Erregungen unterdrückt habe, weil dort vor den Erregungen und Vorstellungen gewarnt wird. Bei jener Lektüre sei er erschrocken. Bei jedem eintretenden Trieb habe er darüber nachstudieren müssen, woher dieser komme und daß das nicht sein dürfe. Das sei für ihn geradezu ekelhaft geworden. Seitdem er jetzt nicht mehr verdränge, nehmen die Schmerzen im Kopf ab.

18. III. 07. Patient gibt an, daß am 16. d. M. nachmittags ganz plötzlich ohne erkennbare Ursache, als er in seinem Zimmer gewesen, der Trieb zum Maskieren aufgetreten sei. Er habe seinen Putzkram hervorgeholt, konnte aber widerstreben und legte ihn nicht an. Der Trieb dauerte eine Viertelstunde lang. Die Vorstellungen von Frauen seien geringer, kommen auf der Straße noch vor, hauptsächlich, aber nicht ausschließlich, wenn er schöne Frauen sieht, aber auch sonst ohne äußere Einwirkung. Gestern Sonntag Nachmittag sei er wenig beeinträchtigt worden. Er sei am Nachmittag ohne Störung in einem Kirchenkonzert gewesen und habe dabei den vollen Genuß der Musik gehabt. Sein Humor sei besser, die Arbeitslust rege sich. Die Schmerzen im Kopf, Gesicht und am Körper bestehen noch, sind aber nicht immer gleich stark; es sei meist ein dumpfes Druckgefühl am ganzen Körper, das sich hie und da bis zu Schmerzen steigere.

Hypnose: Er sieht, wie er letzten Samstag sich in seinem Zimmer befindet, liest in „Häckels Welträtsel", er ermüdet dabei, sah zum Fenster hinaus, da tauchten ihm Ideen auf, es kam ihm in den Sinn, daß er von einem Manne gelesen hatte, der sich als Dame verkleidet hatte. Das habe damals Eindruck auf ihn gemacht. Dessen Bild sah er in einer Zeitschrift. Durch diese Gedankenverbindung sei der Trieb zum Maskieren aufgetreten. Er suchte Rock, Hut, Perücke zusammen und wurde dann ruhiger, als er diese Dinge vor sich hatte. Er tat sie dann wieder weg, da ihm das Ganze ekelhaft vorkam. Er wurde dann wieder ruhiger. Jenes Buch, in dem er die Geschichte von dem Manne, der sich verkleidet hatte, fand, habe er in einer Wirtschaft vor Jahren gelesen. Er sieht sich dort, hat das Buch vor sich, liest die Stelle, er spürt das Blut in sich pulsieren, empfindet wieder ein Wollustgefühl. — Nach dieser Lektüre ging er heim, mußte sich verkleiden, nahm seine vollständige Damentoilette, zog sie an, saß damit im Zimmer, stand vor dem Spiegel, hatte starke Wollustempfindungen im ganzen Körper, jedes einzelne Toilettenstück erregte ihn. War die Verkleidung fertig, so ließ die Erregung nach einiger Zeit nach. Er besaß jedes Detailstück einer Damentoilette, mit jedem einzelnen Stück mußte er vor den Spiegel treten und er hatte dabei die Sucht, alles genau so anzulegen wie eine Dame. Dieses Toilettemachen habe ihn am meisten aufgeregt. Die Erregung klingt im Schlaf wieder ab. — Patient hat gut geschlafen, erinnert sich an alles wieder. Patient macht folgende Angaben über sich: wenn er sich das Maskieren oder die Frauengestalten vorstellte, sei er in Erregung gekommen. Durch die Erregung geriet er in eine verzweifelte Stimmung über die Erregung selbst. Dann habe er sich den Kopf nach einer Erklärung zermartert, konnte aber keine finden. Die Erregungen habe er niedergekämpft, weil er sie für Onanie hielt, die ihm nach der Lektüre von Bock schaden könnte. Er habe sich die unsinnigsten Sachen zusammengedacht, warum andere das nicht haben. Immer sei er gezwungen gewesen, darüber nachzudenken, warum er erregt werden müsse. Je mehr er sich damit beschäftigte, um so schlimmer wurden die Erregungen und seine Zustände. Das Niederkämpfen und Nachstudieren, das fühle er, habe ihm geschadet.

21. III. 07. Am 18. III. sei es ihm gut gegangen, kein Maskentrieb. Dieser sei seit der letzten Sitzung vollständig weggeblieben, hingegen seien Vorstellungen an Frauen zu verschiedenen Zeiten aber ohne Erregung aufgetreten. Ebenso am 19. und 20. d. M., letztere meistens ohne Erregung. Es habe sich dabei nicht um bestimmte Frauen gehandelt, die Vorstellungen traten bei der Lektüre und auf der Straße auf. Patient sagt, es ist ein Zwang, es dränge sich ihm eine Frauengestalt auf, ohne daß er es wolle. Hie und da ist es nur ein Gedanke daran, kein eigentliches Bild. Seine eigentümlichen Schmerzen werden stärker, wenn eine solche Gestalt auftritt. Diese seien noch vorhanden, aber nicht mehr so stark wie früher. Im ganzen sei er ruhiger. Heute habe sich ihm noch keine Frauengestalt in der Vorstellung aufgedrängt.

Hypnose: Es wird ihm suggeriert, er werde nun eine Frauengestalt, die sich ihm gestern aufdrängte, wiedersehen. Nach einiger Zeit sieht Patient ein Mädchen von großem, festem Wuchs, die er vor zwei Jahren in Zug in einer Wirtschaft gesehen habe. Er sprach mit ihr, sie wirkte sexuell auf ihn. Diese Gestalt sei ihm nie erschienen bis gestern, wo er mit seinem Bruder über Sihlbrugg nach Albis lief. Als er nach Zug sah, kam ihm dieses Mädchen in den Sinn, die Vorstellung drängte sich ihm in unangenehmer Weise auf. Mit Gewalt wollte die gleiche Erinnerung immer wiederkommen, er konnte sie aus dem Bewußtsein nicht fortbringen; nur mit Mühe vermochte er es, an etwas anderes zu denken. Jetzt sieht er diese Gestalt ganz deutlich vor sich. Patient bleibt ruhig und wird aufgefordert, so lange die Szene festzuhalten, bis sie von selbst verschwindet. Als dies der Fall war, erzählt Patient, das sei gestern die einzige bestimmte Frauengestalt gewesen, die bei ihm aufgetreten sei. Es seien in der letzten Zeit überhaupt mehr widrige Triebe und Vorstellungen, die ihn belästigen. Erst spüre er ein unangenehmes Gefühl, einen dumpfen Schmerz und an diesen schließe sich öfters eine Vorstellung von Frauen an, die ihn früher widernatürlich erregt hätten. Jetzt sei er hierüber ruhiger geworden. Das dumpfe Schmerzgefühl sei geringer geworden, seitdem er seine sexuellen Gefühle nicht mehr verdränge. Nach längerem Warten stellt sich keine bestimmte Frauenvorstellung mehr ein. — Ich lasse Patient noch eine Viertelstunde schlafen.

25. III. 07. Es ging ganz ordentlich, kein Drang zum Maskieren, nur wenige und keine bestimmten Frauengestalten hätten sich ihm aufgedrängt, gestern und heute gar keine. Vorgestern sei es der Fall gewesen, ohne daß ein besonderer Anlaß dazu gegeben gewesen sei. Die Schmerzen, so gibt er an, nehmen deutlich ab.

Hypnose: Am 22. III. sei er bei der Kaserne vorüber gegangen. Dort habe er an eine Frauengestalt denken müssen, die er an der gleichen Stelle vor 14 Tagen gesehen und die sexuell auf ihn gewirkt hatte durch ihre Gestalt. Als er am 22. d. M. die gleiche Stelle passierte, wo er diese Gestalt sah, drängte sie sich ihm in der Vorstellung wieder auf, verursachte ihm ein widerwärtiges Gefühl im Kopf und die Schmerzen traten für einige Minuten stärker auf. Sonst sei seit der letzten Sitzung nichts vorgekommen außer den Schmerzen. Diese Schmerzen sind eigentlich ein Gefühl von Schwäche, das sich hie und da zu Schmerzen steigere, es sei wie ein Zittern und Zusammenkrampfen beim geringsten Anlaß. Es sei wie ein Gefühl von Druck, wie wenn die Haut ganz schlaff und locker wäre, wie wenn in seinem Körper alles lose, nichts fest wäre. Patient erwacht schmerzfrei aus tieferem Schlaf, er habe nur ein Gefühl der Schwäche vom Kopf nach dem Rückgrat.

28. III. 07. Es ging ganz ordentlich, er merke nur noch die Schwäche, aber sonst könne er nichts Bestimmtes sagen. Er habe keinen Trieb mehr, sich zu verkleiden, auch drängen sich ihm keine bestimmten Frauengestalten auf. Immer noch falle es ihm schwer, die Verdrängung seiner sexuellen Gefühle zu vermeiden. Ebenso sei es, als werde er „gestupft" Frauengestalten in der Phantasie festzuhalten. Auf der Straße und bei der Lektüre drängen sich ihm jetzt keine solchen Vorstellungen mehr auf. Patient sagt, es belästige ihn noch, daß seine Vorstellungen noch nicht so ablaufen, wie es sein sollte. Treten Vorstellungen an Frauen auf, so haben diese die Tendenz, länger im Bewußtsein zu bleiben. Er bemühe sich dann, dieses Haftenbleiben durch andere Vorstellungen unmöglich zu machen. Dies gelinge ihm, seitdem er sich nicht mehr dagegen wehrt, sondern eher gleichgültig bleibt, viel leichter. Hierdurch fühle er sich selbst freier und habe mehr Vertrauen zu sich selbst.

Hypnose: Es wird versucht, Patient suggestiv in die früher abreagierten Szenen zu versetzen. Die Szene, wie er im Bockschen Buch liest, stellt sich sofort her. Er sieht sofort die Frauengestalt wieder, doch ist es ihm wie in der Erinnerung, er fühlt auch keine Erregung. Das Bild ist ihm ungenauer als wie beim erstmaligen Durchleben. Er liest auch wieder die betreffende Stelle. So lasse ich die abreagierten Szenen wieder auftauchen, die Bilder verschwinden schnell wieder ohne erregend zu wirken. Dann überlasse ich Patient einige Minuten sich selbst und fordere ihn auf, vor sich hinzuschauen und auftauchende Bilder festzuhalten. Nach einiger Zeit sieht er zunächst eine undeutliche Gestalt. Diese wird deutlicher, es ist eine Frauengestalt im Negligé mit goldblondem Haar. Sie sei ihm aufgetaucht, aber er könne sie nicht identifizieren. Das Negligé, das Korsett und das Nackte haben erregend auf ihn gewirkt. Es treten keine Vorstellungen mehr auf.

2. IV. 07. Am 29. III. sei er beim Erwachen unruhig gewesen, an einen Traum erinnere er sich nicht, beim Aufstehen sei der alte Trieb zum Maskieren wieder dagewesen, er habe nur mit Mühe widerstehen können. Der Trieb dauerte eine halbe Stunde lang, dann wurde er ruhiger, hatte aber mehr Schmerzen. Er sei den ganzen Tag schlechter Laune gewesen, sehr empfindlich und reizbar, alles sei ihm verleidet gewesen, war voller innerer Unruhe, hatte Angstgefühle, hatte das Gefühl, wie wenn er gefangen wäre. Diese Stimmung sei den ganzen Tag geblieben. Auch am 1. IV. habe er einen Trieb zum Maskieren gehabt. Er habe eine Radtour gemacht, es fing an zu regnen, kehrte nach Hause zurück. Er war allein zu Hause. Da sei der Trieb wieder gekommen durch das Gefühl, es sehe ihn niemand, er könne machen, was er wolle. Der Trieb habe nur kurze Zeit gedauert, er ging dann wieder aus. Es sei ihm wie eine Erinnerung an früher gewesen, aber danach habe er wieder mehr Schmerzen gehabt, auch Frauenvorstellungen seien auf der Straße wieder aufgetreten, es seien Anklänge an die alten Sachen, bei Gedankengängen, die er für sich habe ohne assoziative Anregung von außen.

Hypnose: Es wird Patient suggeriert, er läge zu Bette am 29. III. und es werde ihm die Vorstellung wieder auftauchen, die mit dem damals aufgetretenen Maskentrieb in Zusammenhang stehe. Nach ungefähr einer Minute sagte Patient, es sei ihm ein Friseur eingefallen, er habe von einer Perrücke geträumt, die er sich in seinem Zimmer aufgesetzt habe. Das sei vor zwei Jahren an einem Sonntag gewesen, wo er allein zu Hause war. Von diesem Sonntag Nachmittag habe er geträumt; als er im Traum die Perrücke aufsetzte, trat eine Erregung auf. Durch die Erregung sei er aufgewacht, sei dann aufgestanden, die Vorstellung und die Erregung wollten ihm nicht aus dem Bewußtsein gehen. Das habe ihn den ganzen Tag mißgestimmt. Die Erregungen machen ihn sehr ärgerlich.

11. V. 07. Es gehe ordentlich, er sei nicht mehr so viel geplagt, Anfang April sei der Trieb zum Maskieren noch an verschiedenen Tagen aufgetreten, mehr oder weniger stark, er mußte ihm nicht nachkommen, war stundenweise verstimmt. Wodurch der Trieb veranlaßt worden war, wisse er nicht. Seit ca. 10. April sei der Trieb zum Maskieren nicht mehr aufgetreten. Noch bestehen Anklänge an die Vorstellungen von Frauen, das komme von selbst; er müsse diese aber nicht mehr verfolgen. Er fühle sich jetzt eigentlich frei, er fühle, daß ihm das volle Bewußtsein erhalten bleibe, ohne daß er sich anstrenge. Heftige und stark auftretende sexuelle Erregungen beeinträchtigen ihn nicht mehr. Er habe nun gelernt, sie nicht mehr zu verdrängen. Die Schmerzen im Kopf nehmen langsam aber sicher ab, sind aber noch vorhanden. Die Arbeitslust bessere sich, in letzter Zeit arbeite er im Freien. Vor 14 Tagen sei er wieder einmal verstimmt aufgewacht.

Hypnose: Patient wird suggeriert, daß er sich sofort daran erinnere, an welchem Tage diese Verstimmung aufgetreten sei. Gleich darauf sagt er, es war an einem Donnerstag vor 14 Tagen. Auf die Suggestion, es werde ihm der Traum, der die Verstimmung verursachte, wieder einfallen, gibt Patient an, er habe geträumt, er wolle sich in seinem Zimmer verkleiden. Am Abend vorher habe die Schwester von einem Theaterstück erzählt, wo ein Herr ein Fräulein darstellte. Der Gedanke an diese Erzählung sei ihm im Traum wieder gekommen. Auf die Frage, welche Vorstellungen in der letzten Zeit auf ihn gewirkt haben, gibt Patient an, die vom Verkleiden. — Er habe in seinem Zimmer gelesen, nach einiger Zeit habe er das Buch auf die Seite gelegt, da sei ihm der Gedanke ans Verkleiden wie früher gekommen. Er mußte ihm aber nicht nachkommen. Das sei 2—3 Tage nach der letzten Sitzung gewesen. Er habe wieder in „Häckels Welträtsel" gelesen, er sei müde gewesen und in einem Zustand geistiger Müdigkeit kommen die Gedanken ganz blitzartig, sie machen aber keinen Eindruck mehr und dadurch vergesse er sie schnell.

18. V. 07. Seit der letzten Zeit habe er weder den Trieb zum Maskieren, noch die Zwangsvorstellungen an Frauen gehabt. Er sei viel ruhiger, nur die Stimmung sei hie und da wegen der Schmerzen im Kopf, im Gesicht und Kreuz noch gedrückt, aber er fühle eine deutliche, sichere Abnahme derselben. Hie und da verfalle er noch in die alte Gewohnheit, seine sexuellen Erregungen zu verdrängen, dann werden auch die Schmerzen stärker; er habe noch nicht ganz die Herrschaft über die Erregungen, es ist, wie wenn ein Zucken in seinem Körper losginge, ohne daß er es wolle. Patient beschäftigt sich jetzt regelmäßig, seine Ausdauer beim Arbeiten nehme zu. Jetzt habe er die feste Hoffnung gewonnen, daß er wieder ganz gesund werde.

Hypnose: Es wird nach Vorstellungen gefahndet, die auf seinen Maskentrieb oder auf die Vorstellungen Bezug haben. Es taucht ihm eine Frauengestalt auf, die er auf der Straße sah, wodurch wieder eine widrige Empfindung einige Minuten lang in ihm hervorgerufen wurde. Er wurde wieder sexuell erregt, er ließ jedoch die Erregung abklingen und blieb dann ruhig. Er sieht die Frauengestalt, die auffallend schön und schön gekleidet war, wieder deutlich mit schwacher Erregung. Die Szene zieht ganz schnell an ihm vorüber. Patient wird suggestiv in sein Zimmer versetzt. Er sieht dort seine Maskensachen, er bleibt dabei ganz ruhig und sagt, das dünke ihn jetzt ganz dumm.

28. V. 07. Kein Trieb zum Maskieren, keine Zwangsvorstellungen mehr. Die Stimmung ist stets gut und besonders sei es ihm jetzt am Morgen wohl, während es ihm sonst am Morgen am schlechtesten ging. Die Schmerzen nehmen nach und nach ab. Patient ist sich über den Zusammenhang seiner krankhaften Erscheinungen ganz klar. Er fühlt, daß er jetzt noch nicht Herr über seine sexuellen Erregungen ist. Es sei ihm dabei, als ob etwas zum Ausbruch drängen wolle, wie

wenn ein Schrecken beim Auftreten sexueller Erregungen kommen wolle. Sehe er eine Frauengestalt auf der Straße, so brauche keine sexuelle Erregung aufzutreten, aber die Schmerzen werden stärker. Er müsse aber dann nicht mehr zwangsweise sich all die Frauengestalten vorstellen, die auf ihn Eindruck gemacht hatten.

11. VI. 07. Kein Maskierungstrieb mehr, keine Zwangsvorstellungen mehr, hie und da noch ein leichter Zwang, aber kein Haftenbleiben der Vorstellungen mehr. Die Kopfschmerzen gehen langsam zurück. Um seine Maskengeschichten kümmere er sich nicht mehr. Patient nimmt nächste Woche seine Berufstätigkeit wieder auf.

25. VI. 07. Es geht ordentlich. Wenn er schöne Frauen sieht und erregt wird, komme immer noch die Neigung, die Erregung zu verdrängen. Das geschehe noch aus Gewohnheit, es sei wie automatisch, dann treten auch die Schmerzen auf. Er gehe nun öfters wieder ins Geschäft, doch ermüde ihn noch anhaltende Arbeit. Er sei aber jetzt frei, es sei kein Vergleich zu früher, er sei jetzt glücklich und habe wieder Lebenslust. Patient fühlt, daß die früher ihm widerwärtigen sexuellen Erregungen jetzt normaleren Platz machen. Noch besteht ein dumpfes Druckgefühl im Hinterkopf. Patient hat sich körperlich vorzüglich erholt, sieht sehr gut aus, schläft tadellos zehn Stunden lang.

12. VII. 07. Es geht ordentlich, nur Anflüge von Maskentrieb oder den Zwangsvorstellungen; aber er müsse jetzt die Vorstellungen nicht mehr fortspinnen. Früher sei er diesen Vorstellungen machtlos überliefert gewesen. Die Arbeitslust nehme langsam, aber sicher zu, die Kopfschmerzen seien seit der letzten Sitzung gleich geblieben.

Hypnose: Patient sagt, daß hie und da die Erregungen bei ihm auftreten, wenn er große, stark gebaute Frauen mit schönen Frisuren sehe, dann treten auch die Kopfschmerzen auf. Patient ist sich bewußt, daß die Haare der maskierten Studenten starken Eindruck auf ihn gemacht hatten. Die betreffende Szene wird nochmals hervorgerufen, er durchlebt sie nochmals deutlich und er wird dabei auf auf den Zusammenhang mit seinen Vorstellungen hingewiesen.

7. VIII. 07. Es geht gut. Kein Maskentrieb mehr, es treten noch Erinnerungen daran auf, die aber sofort wie andere Erinnerungen vorüberziehen; keine zwangsweisen Erregungen mehr durch Frauenvorstellungen, die Erinnerungen an früher gesehene Frauen wären. Es ist aber noch die Tendenz da, daß sich Frauenvorstellungen aufdrängen wollen. Er wird durch das Sehen von üppigen Frauen erregt, doch versteht er es, die Erregung abklingen zu lassen und nicht mehr zu verdrängen. Die Schmerzen im Kopf sind bedeutend besser, Patient arbeitet regelmäßig seit Mitte Juli 1907 in einem Geschäfte, seit 5. August in der gleichen Weise wie die übrigen Angestellten, er kann nun ausdauernd wieder arbeiten. Patient ist glücklich, daß es ihm so gut geht. Er war mit dem Eintritt größerer Ruhe sehr stark geworden, er ist jetzt normaler in seinem Aussehen. Die dem Patienten sehr lästig gewesenen Zuckungen im Gesicht haben aufgehört, die sexuellen Erregungen sind nicht mehr so heftig und nicht mehr so lange anhaltend. Er fühlt sich in jeder Hinsicht normaler. Jetzt sei er glücklich und er erzählt in lebhafter Erregung, wie oft er im Begriffe gewesen sei, seinem geplagten Dasein ein Ende zu bereiten, nur der Gedanke an seine Eltern habe ihn jedesmal daran gehindert, den Schritt zu tun, so schwer und qualvoll ihm auch das Leben gewesen sei. Jetzt schaue er voll Hoffnung und Zuversicht in die Zukunft.

25. I. 08. Es geht sehr gut, kein Maskentrieb mehr, wohl hie und da ein Anflug von Erregungen durch üppige Frauen, empfindet er jetzt in normaler Weise. Keine Schmerzen mehr im Kopf, hie und da eine Schwere in Kopf und Gliedern, aber keine Schmerzen mehr. Er arbeite jetzt vormittags von 7½—12 und nachmittags von ½2—½7 Uhr im Geschäft. Er fühlt seine frühere Arbeitslust und Arbeitskraft wieder, Patient sieht blühend aus, seine Gesichtszüge haben sich verfeinert, sein Humor ist ein guter.

21. XI. 10. Heute kommt Patient wieder, er gibt an, es sei ihm stets ordentlich gegangen, sei voll arbeitsfähig gewesen bis vor ungefähr 4—5 Wochen. Durch eine außerordentlich heftige Repulsion seiner sexuellen Gefühle bei einem Koitusversuch trat ein Rückfall ein. Es traten die Schmerzen im Kopfe wieder auf und

ebenso die Zwangsvorstellungen mit Frauen. Es trat zwar keine bestimmte Frauengestalt auf und es kam die Empfindung, er könne nicht ruhig bleiben. Vor diesem Versuch sei der Trieb sich zu maskieren im ganzen selten aufgetreten. Statt der Kopfschmerzen habe er nur noch hie und da ein dumpfes Gefühl gehabt, ein Gefühl der Schwere. Jetzt erregt ihn alles in unnatürlicher Weise, so daß sein Gehirn nicht zur Ruhe komme. In der sich anschließenden Behandlung kamen wieder eine Unmasse weiterer determinierender Szenen zutage. Die Kopfschmerzen waren so heftiger Natur, daß dadurch die Behandlung sehr erschwert, häufig unterbrochen und schließlich von dem Patienten aufgegeben wurde, weil er der Überzeugung war, daß es sich um ein organisches Hirnleiden handle, das nur auf operativem Wege zu beseitigen sei.

Hat man Gelegenheit, eine größere Zahl von Fetischisten, Exhibitionisten und Homosxuellen zu analysieren oder auch nur eingehender zu studieren, so wird es einem zur Evidenz klar und zwingt zu dem Rückschluß, daß die Entstehungsweise dieser Abnormitäten nur eine rein psychische sein kann und daß sie stets — eine psychoneurotische Anlage vorausgesetzt — erworben sein muß. Das gilt von den Homosexuellen selbstverständlich nur teilweise, da es sich bei einer erheblichen Zahl wieder nur um angeborene Zustände handelt. Ist es doch von vorneherein undenkbar, daß ein Individuum solche Zustände mit zur Welt bringen könnte. Wie wäre es sonst denkbar, daß sexuelle Erregungen nur dann möglich sind, wenn der Mann die Möglichkeit hat, die Kleider einer Frau zu berühren oder nur dann, wenn er sehen kann, wie ein weibliches Wesen ein leibliches Bedürfnis befriedigt oder gar, wenn es erbricht, wie Wollstoff sich auf Leder reibt, während kein weibliches Wesen durch irgend etwas imstande wäre, den geringsten sexuellen Eindruck oder Reiz auszuüben, bei einem Organismus, der sonst in jeder Hinsicht normal gebaut ist und normal funktioniert.

Was sich vom Fetischismus sagen läßt, gilt in entsprechender Weise für den

Exhibitionismus.

Auch hier ist das primäre Erlebnis mit seinen synchronen Komponenten von ausschlaggebender Bedeutung. So kann z. B. das Alter des Reizobjektes zu besonderer Wichtigkeit werden. Es gibt Exhibitionisten, die nur durch jugendliche Personen gereizt werden und wieder solche, bei denen nur alte Frauen eine sexuelle Wirkung hervorrufen können. Genau so können die äußeren Umstände eine Rolle spielen: der Ort des primären Erlebnisses, das Verhalten, das Aussehen, der Gesichtsausdruck, die Kleidung der weiblichen Personen bei der Auslösung des Reizes. Die Entstehungsweise ist, wie schon gesagt, genau die des Fetischismus. Nur handelt es sich hier um die Übertragung des Sexualaffektes während der Entblößung des männlichen Sexualorganes und der ganze Vorgang wird ein komplizierterer, weil das Zielobjekt ein lebendes Wesen sein muß und dessen Aussehen und Verhalten zu synchronen Reizbedingungen geworden sind.

Von der Analyse eines solchen Falles kann ich äußerer Umstände halber nur einen Teil der Krankengeschichte mitteilen, die sowohl für die Krankheitsform selbst, wie für die Analyse als Behandlungsmethode von größtem Interesse ist. Es handelte sich um einen Exhibitionisten, einen hochintelligenten, in jeder Hinsicht ethisch hochstehenden jungen Mann, Jost U. (Fall 54), im Anfang der 30er Jahre stehend. Patient lebt in sehr glücklicher Ehe, doch fand infolge taktvoller Rücksicht gegen seine Frau eine Rückstauung der Libido statt. Patient unterliegt beim Anblick von jungen Mädchen im Alter von ca. 20 Jahren seinem Komplexreiz. Es lassen sich bei ihm mehrere Szenen um das vierte Lebensjahr herum nachweisen, in denen Patient von Mädchen beschaut wurde. Patient war leicht in den Halbschlafzustand zu versetzen und lernte es auch leicht, selbst in diesen Zustand zu kommen. Trotz größter Mühe wollte es nicht gelingen, den primären Eindruck zu eruieren. Endlich eines Morgens, nach einem aufgeregten Angsttraum, liegt Patient mit vollem Bewußtsein noch in Angst und Aufregung im Bette. Da sieht er urplötzlich mit aller Deutlichkeit bei größter Helle des Gesichtsfeldes das folgende Bild, das sich von oben nach unten entwickelte. Er sieht ein glänzend weißes Häubchen, dann einen hübschen blonden, nach vorn geneigten, jugendlichen weiblichen Kopf, der ihn holdselig anlächelt. Dabei empfindet Patient den Eindruck, daß die Beschauerin sichtlich Vergnügen an ihm hatte. Vor Erstaunen und Aufregung erwachte Patient ganz und das Bild verschwindet. Der letzte Eindruck, den er hatte, war der: Das weibliche Wesen lächelte ein vor ihm im Bette liegendes, zappelndes, nacktes kleines Kind an. Das zappelnde Kind, sagt Patient, war niemand anderes, als er selbst. Es stellte sich nun heraus, daß Patient am vorausgegangenen Abend mit seiner Frau spazieren ging und während diese Einkäufe besorgte, wartete er vor einem Laden. Da sei ein auffallend hübsches Kammerzöfchen mit weißem Häubchen an ihm vorbeigegangen. Diese schaute er scharf an, aber ohne irgend welche bewußte Erregung. Auf Nachfrage hin bestätigte die Mutter, daß diese ein einziges Mal ein Dienstmädchen hatte, das eine weiße Haube trug, entsprechend der, wie sie Patient auf der Straße und in der Analyse sah. Damals sei er 3—3¼ Jahr alt gewesen.

Daß ein bestimmter Zusammenhang zwischen dem Auftauchen dieser Szene und der Abnormität des Patienten bestehen muß, geht daraus hervor, daß er seit dieser Zeit niemals mehr eine abnorme Anregung empfunden, daß er seitdem normale sexuelle Träume hat vom normalen Akt, was früher niemals der Fall gewesen sei, während er früher wöchentlich ein- bis zweimal exhibitionistische Träume hatte und ein solcher nicht wieder vorkam.

Für die Analyse selbst ist es von großem Interesse für mich gewesen, daß es lange Zeit trotz aller Mühe, trotz der Anwendung aller möglichen Varietäten und trotzdem der Patient sehr leicht in den Halbschlafzustand zu versetzen war, es auch verstand, sich selbst zu analysieren, nicht gelungen war, die primäre Szene ausfindig zu machen, bis der Patient auf der Straße seinen Komplexreiz zufällig wieder gefunden hat.

Man muß sich bei der Analyse immer wieder klar vor Augen halten, daß die Komplexreize nur auf assoziativem Wege stattfinden und daß man alle denkbaren Momente zur Hilfe nehmen oder es auch dem Zufall überlassen muß, bis der geeignete Komplexreiz stattfinden kann.

Die erworbene Homosexualität.

Von allen Perversionen ist wohl ohne Zweifel die häufigste die Homosexualität und zwar bei Männern. Wir sprechen hier nur von den Zuständen, die sich auf dem Wege der Psychanalyse als erworbene nachweisen lassen. Es kann kein Zweifel darüber bestehen, daß es sich bei einem Teil der Homosexuellen um einen angeborenen Zustand handelt. Dieser kann natürlich nicht Gegenstand der Behandlung sein. Ebenso sicher ist es, daß eine große Zahl Homosexueller ihren pathologischen Zustand bei entsprechender Anlage einfach durch Gewöhnung erworben haben. Diese Gewöhnung wird uns verständlich, wenn wir eine Anzahl von solchen Individuen genauer durchforscht und beobachtet haben, die ausgesprochen bisexuell sind. So konnte ich eine ganze Anzahl von Patienten beobachten, die zeitweise sich vollständig heterosexuell verhielten, besonders solange ihnen die Möglichkeit zur Befriedigung im Sexualverkehr geboten war. In der Regel trat dann die homosexuelle Anlage wieder in den Vordergrund, wenn eine Zurückstauung der sexuellen Gefühle eintreten mußte. Diese bisexuelle Anlage kann außerordentlich variabel sein, so daß ihr Vorkommen je nach der Intensität der beiden Komponenten nicht leicht als pathologisch einzuschätzen ist. So kann wohl auch bei schwächerer gleichzeitiger homosexueller Empfindungsweise durch Gewöhnung und Züchtung diese mehr hervortreten und die heterosexuelle Komponente verdrängt werden. In dieser Weise dürften wohl die meisten Jünglinge, die sich dem homosexuellen Verkehr gewerbsmäßig hingeben, dazu kommen, daß ihnen später jede Neigung und Möglichkeit zum heterosexuellen Verkehr fehlt. Die Analysen einer Anzahl von Homosexuellen, die entweder wegen ihrer Homosexualität oder auch wegen Psychoneurosen zu mir kamen, führten mich zu dem Schlusse, daß die Entstehungsweise der meisten Fälle von sexuellen Perversionen, speziell aber der Homosexualität genau die gleiche ist, wie die Entstehung der Neurosen. Ich sage in den meisten Fällen, weil wohl auch hier die Natur nicht die gleiche Tendenz zum Schematisieren hat wie wir. Eine rein psychologische Überlegung, zu der auch ich erst nach entsprechenden Beobachtungen kam, muß uns aber dazu führen, daß alle psychoneurotischen oder vielleicht allgemeiner gesagt, alle Affektstörungen auf zwei Weisen entstehen können und zwar: erstens durch die pathologische Übertragung eines Affektes oder zweitens durch die pathologische Unfähigkeit, einen Affekt in normaler Weise übertragen zu können. So sehen wir bei der Homosexualität, daß weitaus die überwiegende Mehrzahl der Fälle so entsteht, daß in den ersten Kinderjahren — in der Regel vor dem vierten Lebensjahr — die Übertragung des Sexualaffektes auf ein gleichgeschlechtliches Individuum erfolgt. Diese Übertragung wird in der folgenden Zeit weiter gebahnt durch gleichartige Erlebnisse. Alle die Homosexualität komplizierenden weiteren Perversitäten resultieren aus den während der Entstehungszeit mitaufgenommenen Eindrücken, die dann später wieder die Tendenz haben, sich bewußt zu machen, und dadurch ihre Bahnung verstärken. Gerade das Studium der Perversitäten ermöglicht uns, weil es sich in der Regel nur um einen Affekt handelt, einen eingehenderen Einblick in den — wenn man so sagen darf — Mechanismus des Affektablaufes. Ein genaueres Studium der Homosexuellen, wie überhaupt aller Perversen, zeigt uns vor allem einen wesentlichen Unterschied des Ablaufes des Sexualaffektes gegenüber den Normalen. Alle Perversen sind nicht allein, weil sie sich abnorm fühlen, viel intensiver mit ihrem Sexualleben beschäftigt als der Normale, sondern man gewinnt den Eindruck, daß das Abreagieren bei ihnen so gut wie immer ein unvollständiges ist, d. h., daß fortwährend ein Zurückstauen sexueller Gefühle stattfindet. Dieser Umstand ist es, der diese Patienten in einem fort veranlaßt, ja sie zwingt, sich mit ihrem Zustand oder vielmehr mit ihren durch die Ausstrahlung in die Psyche bedingten Phantasien zu beschäftigen. Diese Phantasien erreichen oft eine unglaubliche Ausdehnung und eine Intensität, die geradezu erschreckend werden kann. Wie nun den Neurotiker der in ihm aufgespeicherte Affekt (Unlust, Angst, Ärger, Wut oder Eifersucht) fortwährend drängt, mehr oder weniger bewußt das Objekt, auf das sein Affekt übertragen worden ist, zu suchen, so ist der Perverse in einem fort durch seinen permanent aufgespeicherten, sozusagen nie befriedigten Sexualaffekt gezwungen, immer nach seinem Zielobjekt zu spähen, jeden Menschen quasi auf seine Sexualität zu prüfen, ob er nicht wenigstens etwas an sich hat, das eine Komponente seines sexuellen Mosaikkomplexes darbietet. Bei der Entstehung der Komplikationen, die neben der eigentlichen Homosexualität einhergehen, spielen die primären synchronen Eindrücke der verschiedenen Sinnesorgane eine ganz erhebliche Rolle. Später treten Suggestion und Autosuggestion noch hinzu. Wohl jeder Homosexuelle ist zugleich Fetischist und hat seine Übertragung auf irgend welche Körperteile — Haare, Haaransatz, Stirne, Augenbrauen, Augenfarbe, Augenform, Wimpern, Hautfarbe, Hände, Füße, Gestalt, Beine, Waden etc., oder auf Kleidungsstücke, Kragen, Kravatte, Kravattennadel, Taschentuch, Schuhe, Schuhbändel und Strümpfe etc. gemacht. Diese Kleidungsstücke, ihre Form, Farbe und die Art, sie zu tragen, sind bekannte, gegenseitige Erkennungszeichen. Diese fortwährende Verdrängung findet ihren Ausdruck in dem häufigen Vorkommen von Neurosen bei Homosexuellen. Eine Reihe von Homosexuellen suchten meinen Rat nach in erster Linie wegen ihrer Neurose; von der Perversion sprachen sie zunächst nicht. Dieser Umstand spricht für die gleichartige Anlage des Gehirns bei den sexuell Perversen und den Psychoneurotikern und für die gleichartige Reaktionsweise des Affektlebens in diesen Gehirnen.

Bevor wir weiter auf die Wiedergabe von Krankengeschichten eingehen, die unsere Auffassung bezüglich der Entstehungsweise, eines Teiles der Homosexualität durch die Übertragung der sexuellen Gefühle auf das gleiche Geschlecht bestärken sollen, möchten wir auch noch auf andere Möglichkeiten, wie sich diese Zustände entwickeln können, hinweisen. Eine zweite Entstehungsmöglichkeit besteht darin, daß Umstände obwalten können, in denen ein Individuum nicht imstande ist, seine Gefühle auf ein Individuum des anderen Geschlechtes zu übertragen. Dies kann dadurch geschehen, daß z. B. ein Knabe in der Vorstellung aufwächst, daß das andere Geschlecht mit den gleichen Sexualorganen ausgestattet ist, wie er selbst. Jeder Knabe, der sich mit solchen Gedanken und Phantasien abgibt, ist sexuell schon erregt, seine Gefühle sind wach und er sucht sie zu übertragen, resp. es treibt ihn, sie zu übertragen. In der Regel besteht die Tendenz der Übertragung auf die Mutter oder auf ein weibliches Wesen seiner Umgebung. Wird er nun zufällig eines Tages gewahr, daß dieses weibliche Wesen anders beschaffen ist als er, so erschrickt er darüber. Dadurch findet ein Zurückstauen seiner Gefühle statt. Er findet dann den anatomischen Bau, das Aussehen des Sexualorgans des anderen Geschlechtes häßlich, minderwertig. Dabei können die Behaarung und Geruchseindrücke etc. eine Rolle spielen. Er lebt in dieser Phantasie weiter und jeder neue Eindruck vergrößert sein Unlustgefühl und er verdrängt mehr oder weniger bewußt, aber um so intensiver seine sexuellen Gefühle. In ganz ähnlicher Weise kann diese Unfähigkeit der Übertragung in der Weise geschehen, daß eine direkte Ekelempfindung oder Angst entsteht beim Anblick der Sexualorgane des anderen Geschlechtes. Es kann so eine Festlegung, eine Verankerung oder Rückstauung der Gefühle eintreten. Oder der frühzeitig erregte Knabe überträgt seine Liebesgefühle in intensivster Weise auf die Mutter und verliert sich in Phantasien, die dann eine solche Richtung einschlagen können, daß sich der Knabe die Mutter gleich beschaffen vorstellt und sie idealisierend alles, was mit dem Sexualleben zusammenhängt, von ihr sich wegdenkt. Wie sich dann solche Knaben die Immissio penis bei der Mutter als unmöglich, undenkbar vorstellen, so übertragen sie diese Vorstellung und die entsprechenden Gefühle auf jedes andere weibliche Wesen. Diese Art von Homosexuellen verkehrt gerne mit Damen und liebt sie platonisch. Wieder in anderen Fällen spielen kindliche Phantasien bei Knaben eine Rolle, in denen den Sexualorganen von Mädchen eine Minderwertigkeit beigemessen wird. Hierauf wies schon Freud hin und er stützte seine Theorie der Entstehung der Homosexualität darauf. Nach meinen bisherigen Erfahrungen ist diese Entstehungsweise eine nur bisweilen vorkommende. Es können dabei Eindrücke in der kindlichen Phantasie von Bedeutung werden, die sich auf Drohungen der Eltern zurückführen lassen, wie, man schneide dem Knaben den Penis ab, weil er damit spielt. Sieht dann der Knabe zufällig die Sexualorgane eines Mädchens, so meint er, das sei bei dem Mädchen schon geschehen. Um noch eine andere Möglichkeit der Entstehung anzuführen, so kann die Übertragung primär auch auf den eigenen Penis stattfinden.

Mit diesen Beispielen, die keineswegs alle Entstehungsweisen der erworbenen Homosexualität erschöpfen sollen, noch können, möchte ich nur darauf aufmerksam machen, daß es ein Irrtum ist, zu sagen, es gibt nur einen Modus der Entstehung. Der ganze Vorgang der Übertragung zeigt sich, je tiefer man analytisch einzudringen vermag, als ein außerordentlich komplexer. Und so tief wir auch kommen mögen, nach so einfachen psychologischen Gesetzen sich die Vorgänge auch abzuspielen scheinen, immer noch bleiben uns der Rätsel genug.

Wer Gelegenheit hat, eine größere Zahl von Homosexuellen zu beobachten und von deren Leben und Treiben näheres zu erfahren, der wird mit Schrecken gewahr, welch enorme Verbreitung diese krankhaften Zustände haben. Es drängt sich einem direkt die Frage auf, ob wohl die Zahl dieser Abnormen im Zunehmen begriffen ist oder nicht. Es wird sich schwerlich hierüber eine Statistik anfertigen lassen, zumal ein großer Teil dieser Unglücklichen ihr Unglück im Stillen trägt und alles tut, um den Zustand zu verbergen, selbst vor den nächsten Angehörigen und auch vor dem Arzte. Wieder eine große Anzahl kokettiert aber sehr gerne mit ihrer Perversion, durch die sie sich selbst interessant machen. Die meisten von diesen sind mit ihrem Zustand nicht nur zufrieden, sondern auch glücklich, weil sie fast fortwährend in ihren sexuellen Phantasien schwärmen und die Möglichkeit zu unzähligen Auslösungen ihrer Libido haben können. Diese Gruppe ist eine ganz besondere und sie zeichnet sich noch dadurch aus, daß sie fast immerwährend oder doch außerordentlich leicht durch die geringsten Verumständungen in sexuelle Ekstasen kommen, die sie unfähig machen, etwas Ernstes im Leben zu leisten. In der Regel fallen diese Individuen durch ihr schwärmerisches Wesen und die leichte Erregbarkeit ihrer Phantasie auf. Sie sind unfähig zu andauernder Arbeit und schon die Unsicherheit und die Art und Weise, wie sie sich für einen Beruf entscheiden, ist für sie recht charakteristisch. Gerade der Umstand, daß die Berufswahl so sehr schwierig ist, gibt oft die Veranlassung, daß der Nervenarzt zur Raterteilung zugezogen wird. Die meisten Homosexuellen mit stark ausgeprägten sexuellen Gefühlen tendieren in allererster Linie zum Berufe als Erzieher. Hierin liegt eine recht große Gefahr für die Jugend. Diesem Umstand sollte viel mehr Beachtung geschenkt werden, als dies seither der Fall war, denn nicht allen homosexuellen Erziehern gelingt es, ihre Libido zu sublimieren, sondern sie werden nicht selten zur Betätigung ihrer Gefühle in irgend einer Form gezwungen. Den mehr phantasievollen, schwärmerisch veranlagten Homosexuellen liegt es am nächsten, sich mit irgend einem Gebiete der Kunst, meist aber nur mit Kunstgeschichte — einem Gebiete, wo der Dilettantismus seine Heimstätte hat — zu befassen. Daß viele Homosexuelle sich in religiöser Schwärmerei ergehen und auch dementsprechend die Berufswahl treffen, ist so bekannt, daß dieser Umstand kaum der Erwähnung bedarf. Abgesehen von dieser Sublimierung liegt auch die erzieherische Tätigkeit sehr nahe. Bei den großen Gefahren für die Jugend sollte man es doch für möglich halten, in den Seminarien, Instituten, wie in den Kriegsschulen, besonders überall da, wo es sich um Internate handelt, die Perversen zu entdecken, um die Jugend zu schützen. Man sei, ich sage dies im voraus, mißtrauisch gegen die Proteste, die diese Forderung nach sich zieht. Ist es möglich, die Perversen zu heilen, so sollte, weil doch die Perversität das ganze Leben eines Menschen verpfuscht, alles getan werden, um diese krankhaften, erworbenen Zustände möglichst frühzeitig, am besten in oder kurz nach den Entwickelungsjahren zu entdecken und der geeigneten Behandlung zuzuführen.

Die nachfolgenden Krankengeschichten mögen einen Einblick in die Psyche solcher Patienten bieten:

Fall 55: Bernhard T., geb. 1873.

April 1907. Patient gibt an, schon in frühester Jugend, im sechsten Lebensjahr, an Verstimmungen gelitten zu haben, anfänglich nur stundenweise, allmählich immer über längere Zeit. Mit 12, 15, 16 Jahren seien diese Verstimmungen dann tageweise zum Ausbruch gekommen, die Verstimmungen seien dann im Laufe des Tages aufgetreten. In ihrem Wesen seien diese bis heute ganz gleich geblieben, nur treten sie bedeutend häufiger und länger anhaltend auf. Jetzt können diese Verstimmungen 3—4 Tage lang andauern. Dabei habe er das Bewußtsein, weit hinter seinen Altersgenossen zurückzustehen, er traue sich dieses und jenes nicht zu, während jüngere Kameraden viel unternehmender seien und Energie und Unternehmungslust besitzen — Empfindungen, die er nie kannte. Diese Gefühle von Verstimmungen seien Angstgefühle, die von der Herzgegend ausgehen, nach dem Hals zu sich erstrecken, diesen zuklemmen, so daß er das Gefühl habe, er möchte laut schreien, wenn diese Gefühle kommen. Patient gibt an, er habe keine eigentliche Zuneigung zum andern Geschlecht, er verkehre gesellschaftlich ganz gerne mit Damen, die ihn auch wohl leiden mögen, aber jede Annäherung — von Küssen und Umarmen noch gar nicht die Rede, stoße ihn ab; während der Geruch von Männern ihn erregen könne, stoße ihn der von Frauen ab. Küssen, umarmen, der Druck der Hände, das Spüren der Körperwärme des ihm sympathischen Mannes kann auf ihn erregend wirken. Er wuchs mit drei Schwestern und drei Brüdern auf, er war der jüngste der Brüder. Er wurde von seinen älteren Brüdern vernachlässigt, so daß er nur mit den Schwestern und deren Freundinnen verkehrte; von früh auf hatte er Neigung zu weiblichen Handarbeiten, süßliche Romane, wie sie die Schwestern lasen, gefielen ihm auch. Die Schwestern standen ihm auch im Alter näher als die Brüder. Von Jugend auf bis zu seinem 15.—16. Lebensjahr schlief er zu Hause im gleichen Zimmer mit der Magd; wenn diese des Morgens im Sommer entblößt im Bette lag, so machte dies nicht nur nicht den mindesten Eindruck auf ihn, sondern es wirkte eher abstoßend. Patient erinnert sich an sexuelle Erregungen in seinem fünften Lebensjahr. Im Verkehr mit den Freundinnen der Schwestern kam es vor, daß diese ihn z. B. im Garten betasteten. Er erinnert sich aber, daß noch früher einmal ein Betasten durch einen Knaben vorkam. Es trat dann nach Manipulationen am Penis durch diesen Knaben eine gewisse Befriedigung ein. Er erinnert sich deutlich, daß dann kurze Zeit danach Berührungen durch jene Mädchen stattfanden, dann aber kam es fortgesetzt vom sechsten Lebensjahr an zu gegenseitiger Onanie mit Knaben und zwar bis zu seinem 19. oder 20. Jahr. Allein habe er so gut wie nie onaniert, aber auch beim Militär fand mutuelle Onanie statt; meist sei es das Verlangen zum Küssen und Umarmen, ohne daß eigentliches Verlangen zur sexuellen Befriedigung da war. Deshalb habe er auch stets Neigung zum Ringen gehabt und je mehr er dabei gedrückt wurde, um so angenehmer sei es ihm gewesen. Patient wurde mit einem jungen Mann befreundet und verliebte sich sehr stark in ihn, so daß sie zusammen lebten.

3. VI. 07. Patient erinnert sich, daß seine erste sexuelle Erregung in einem Bade stattfand, das er mit seinem ältesten Bruder nahm. Dieses Ereignis fällt noch einige Monate bis ein Jahr früher zurück als wie die ersten Erregungen stattfanden, von denen er schon gesprochen. Patient hebt hervor, daß er stets nur mit älteren Kameraden sexuell sich betätigte und daß er dabei stets der passive Teil gewesen sei. Hypnose: Patient sieht sofort sein Zimmer. Dann sieht er sich mit seinem Bruder im Bade, dieser berührt ihn mit dem Fuß am Penis, dadurch entstand ein sehr angenehmes Gefühl und auch jetzt durchlebt er die Szene mit dem gleichen Gefühle wieder. Der Bruder habe gemerkt, daß im Patienten wollüstige Gefühle wach wurden, er wurde selbst erregt und tat dies öfters. Das war zwischen seinem vierten und fünften Lebensjahr. Deutlich erinnert er sich, daß die nächste sexuelle Erregung durch einen Knaben vor seinem sechsten Lebensjahr war, noch bevor er zur Schule ging, es war der Sohn eines Kutschers, mit dem er gegenseitig Onanie trieb. Etwas später, kurz nach seinem sechsten Jahr versuchte ein gleichalteriges Mädchen sich auf ihn zu legen und sich den Penis einzuführen. Dies gelang nicht, auch empfand Patient nicht solche Erregung, wie er sie vorher mit Knaben empfunden hatte. In der folgenden Zeit, so gibt er in der Hypnose an, habe er mit vielen Knaben onaniert, wobei er stets der passive Teil war. Dabei stellte er sich stets vor, er sei ein Mädchen. Diese sexuellen Einwirkungen fanden wöchentlich mehrmals statt, bis er zum Militär kam und dort wurde erst recht mutuelle Onanie getrieben, wobei er selbst der Verführer war. Besonders imponierte ihm, daß immer die anderen stärker waren als er. Der Verkehr mit Frauen sei ihm mehrmals gelungen, meist sei er aber kalt dabei geblieben. In der Hypnose wirken Frauengestalten sehr stark auf ihn.

4. VI. 07. Nach der letzten Sitzung war er voller Vertrauen, am Nachmittag allein, war er deprimiert, dachte an seinen Freund, verglich sich mit ihm und fand ihn so überlegen. Dann mußte er sich viel mit Gedanken an Frauengestalten beschäftigen, er hatte dafür ein gewisses Interesse, das ihm früher fehlte Von jeher habe er an Verstimmungen gelitten und zwar von früher Jugend auf. Diese Verstimmungen treten ohne jeden Grund auf, aber sicher dann, wenn er an seine sexuelle Perversität denken müsse. Hypnose: Patient durchlebt nochmals die Badeszene mit dem Bruder, er empfindet dabei keine Erregung mehr. Dann sieht er eine Tänzerin auf der Bühne, dann wieder die Erscheinung eines schönen Mädchens, das er gestern sah. Dann ziehen die Szenen seiner ersten sexuellen Erregungen vorüber, sieht die erste Szene mit jenem Knaben. — Patient gibt an, er empfinde dabei keine sexuelle Erregung mehr. — Dann sieht er eine Szene, wie er 19 Jahre alt ist und bei einer geschiedenen Frau wohnt, die gerne mit ihm in nähere Beziehungen getreten wäre. Es sei ihm damals aber unmöglich gewesen; seine Unfähigkeit habe damals deprimierend auf ihn gewirkt, denn es machte einen tiefen Eindruck auf ihn, daß er zu jener Frau keine Zuneigung empfinden konnte. Das war ihm bis dahin nicht bewußt geworden. Ein späterer Versuch, geschlechtlich zu verkehren im Alter von 22 Jahren, scheiterte ebenfalls. Auch hierüber war er stark deprimiert. Dann sieht er eine Szene in Hannover, er hatte Zuneigung zu der Tochter seiner Wirtin, sie mochten sich beide gern, er empfand aber keine sexuellen Erregungen.

Das wirkte wiederum sehr deprimierend auf ihn. Jetzt sieht er sie deutlich wieder, durchlebt eben eine Liebesszene mit ihr und wird dabei sexuell erregt. Es folgen weitere ähnliche Szenen.

5. VI. 07. Patient ist heute nicht so stark deprimiert wie vorgestern. Er hatte das Verlangen, sich mit seinem auswärts lebenden Freunde zu unterhalten. Hypnose: Sieht eine Szene mit seinem Freund, der mit ihm spricht. Dann sieht er eine Szene mit seiner früheren Wirtin in Bern, die sich mit ihm unterhält. Dann sucht er in der Erinnerung die erste Szene, bei der es ihm auffiel, daß er durch Frauen oder Mädchen sexuell nicht erregt wurde. Dann sieht er eine Szene als er 12 Jahre alt war, er sollte die Magd, die mit ihm im gleichen Zimmer schlief, wecken. Diese lag entblößt auf dem Bett, er rief sie und wie er sie so sah, so machte dies einen unangenehmen Eindruck auf ihn, er habe den Körper nicht schön gefunden, nicht so, wie er schon weibliche Körper abgebildet gesehen hatte. Später habe der entblößte Frauenkörper stets abstoßend auf ihn gewirkt.

6. VI. 07. Patient ist zuversichtlicher Stimmung. Gestern poussierte er in seiner Pension ein Mädchen; als er dieses berührte, wurde er sehr schnell erregt und trat Ejakulation ein. Darüber geriet er in sehr glückliche Stimmung. Hypnose: Auf Suggestion hin durchlebt Patient nochmals die Badeszene mit dem Bruder. Es tritt keine Erregung mehr ein. Dann die Szene mit dem Nachbarsknaben. Auch hier bleibt er ruhig. Dann tritt ihm eine Szene mit einem Mitschüler auf, wie er 14 Jahre alt war. (Die Szene war noch nicht aufgetaucht bis jetzt.) Patient empfindet noch Libido dabei. Dann durchlebt er eine Szene mit einem anderen Mitschüler. Auch hier wirkt die Szene sexuelle Gefühle auslösend. Dann kommen fünf ähnliche Szenen aus dem 14. Lebensjahr. Dann eine Reihe von Szenen aus seiner Militärzeit. Dann schließt sich eine Szene an mit der Wirtin in Bern, wobei starke Erregung eintritt. Dann wieder eine Reihe von Szenen mit seinem jetzigen Freunde.

7. VI. 07. Es geht gut, Stimmung anhaltend ordentlich. Nur hie und da in den Abendstunden wie von jeher etwas leicht deprimiert. In der Nacht gegen den Morgen starke Erregungen mit normalen Phantasien, während diese früher pervers waren. Patient gibt heute an, daß er schon mit vier Jahren, eventuell noch früher, des Nachts im Bett Angstempfindungen gehabt habe, zwar bis zu seinem 12. oder 13. Lebensjahr. Er habe sich gefürchtet, so daß jemand bei ihm bleiben und die Hand halten mußte, bis er einschlief. Er erinnert sich, daß diese Angstempfindungen noch vor der Erregungsszene im Bade durch den Bruder aufgetreten waren. Diese Angstempfindungen führt er auf Erzählungen von Gespenstergeschichten zurück. Er gibt an, daß jetzt das andere Geschlecht auf ihn einen mehr sympathischen Eindruck mache. — Hypnose: Sieht ein Mädchen im Geschäfte, das zu ihm ins Bureau kommt. Diese habe ihm vom weiblichen Personal am besten gefallen. Es fällt ihm ein, daß er wegen dieses Mädchens verstimmt gewesen sei, er habe sie gerne gesehen und an sich bemerkt, daß seine Gefühle abnorm waren. Dann sieht er wieder seine Wirtin in Bern, sie spricht und lacht mit ihm, er merkt, daß diese sinnlich erregt ist, er ist deprimiert über seinen Zustand.

8. VI. 07. Es geht gut, keine Depression. Er hatte heute Morgen eine Unterhaltung mit einem netten Fräulein, wobei er sich ganz anders fühlte wie sonst in der Unterhaltung mit einer jungen Dame. Er fühle sich auch in der Unterhaltung mit seinen Kameraden innerlich freier. — Patient gibt an, daß schon sehr früh der Kleidergeruch von jungen Leuten bei ihm sexuell stark anregend gewirkt hat. Außerdem habe seine Lektüre, bei der er sich die Frauen als besonders schön und ästhetisch wirkend vorstellte, einen Kontrast in seiner Vorstellung mit der Wirklichkeit geschaffen. So wirkte der weibliche Körper und der Geruch von Frauen abstoßend auf ihn. Hypnose: Durchlebt wieder die ersten Szenen mit sexuellen Erregungen, die Badeszene etc., verspürt dabei keine Wirkung. Eine Szene mit einem schönen Jüngling wirkt abstoßend. Dann sieht er die Szene von heute Morgen mit starker Erregung wieder. Hypnose: Patient sieht das Bild von Amor und Psyche, das er heute früh in einer Auslage an der Bahnhofstraße sah, es machte auf ihn einen angenehmen Eindruck. Dann sieht er eine Szene aus seinem 16. bis 17. Lebensjahr, wo er mit einem Kameraden mutuell onanierte. Er verzieht beim Durchleben der Szene das Gesicht, wie wenn er Schmerz empfindet, er sagt dann, daß das Ge-

sehene auf ihn unangenehm gewirkt habe. Patient gibt heute an, daß seine erste Erinnerung an sexuelle Erregung auf das sechste bis siebte Lebensjahr zurückgehe. Es war dies ein Fall von Fellatio mit einem Kameraden, wobei er zunächst der passive Teil war. Er meint, er habe dies vorher bei älteren Knaben gesehen gehabt. Patient hatte seit einem Jahr die Bekanntschaft eines jungen Mannes gemacht, mit dem er sich befreundete und in den er sich verliebte. Patient ist eifersüchtig, weil er weiß, daß dieser Freund sexuell verkehren kann und sehr in der Gunst der Damen steht. Von dem perversen Zustand des Patienten weiß dieser nichts. Patient mußte sich in einem fort mit dem Freunde beschäftigen, sie wohnen Zimmer an Zimmer, er hört ihn nach Hause kommen, erwartet ihn nachts mit Spannung und bleibt der Freund lange aus, so steht er wieder auf und spaziert draußen, um die Ungeduld und furchtbare Bangigkeit, mit Druck auf der Brust und Zuschnüren der Kehle, los zu werden. Diese Bangigkeitszustände steigerten sich immer mehr und mehr, zumal er sich immer vorstellen mußte, daß der Freund eine junge Dame lieb hat, er fühle sich unglücklich, weil er sich hintangesetzt wähnt. — Nach den Sitzungen fühlte sich Patient viel freier, die Depressionen waren geschwunden, die normalen Erregungen waren eingetreten, sogar in sehr starker Weise, Patient fühlte sich glücklich. Ich riet ihm des entschiedensten die Trennung von dem Freunde an. Patient ging anfänglich darauf ein, unterlag jedoch, er konnte sich nicht von ihm trennen, angeblich, weil ihm der Freund auch geistig so viel war und außerdem, weil dieser keine Ahnung von seinem Zustand hatte. Patient wurde rückfällig, er verließ nach einiger Zeit die Schweiz und ich blieb ohne Nachricht.

Fall 56: Karl H.

23. V. 06. Patient kommt, um von seiner sexuellen Perversion — ist homosexuell — befreit zu werden. Seine erste Erinnerung an eine sexuelle Erregung geht auf sein achtes Lebensjahr zurück: beim Andrücken des Körpers durch seinen Bruder, will er eine solche empfunden haben. Dann will er beim Raufen, ca. 10 Jahre alt, eine solche Erregung wieder empfunden haben. In jenem Alter schlief er mit einem anderen Knaben in einem Bette. Durch das Fühlen desselben sei er sinnlich erregt worden. In jener Zeit habe ein Mädchen, das ihm gefiel, sehr stark auf ihn gewirkt, er mochte sie gut leiden. Mit 13 Jahren stand er mit einem Kameraden in freundschaftlichem Verkehr. Diesen kannte er schon länger, schon mit zehn oder elf Jahren habe jener sexuell auf ihn gewirkt. Im Alter von $13\frac{1}{2}$—$14\frac{1}{2}$ Jahren fanden mit diesem Berührungen statt, bei denen Ejakulationen erfolgten. Solche Szenen — mit Umarmungen und Küssen, nichts anderem — kamen mit vier Kameraden vor. Dies ging bis zum 15. Jahr. Patient erinnert sich, daß eine sehr schöne Dame stark erregend auf ihn wirkte als er 13 Jahre alt war. Jener Knabe, der etwas Weibliches an sich hat, wirkte schon jahrelang auf ihn. Patient träumt ganz selten. Sind es sexuelle Träume, so handelt es sich um Knaben, selten einmal um Mädchen.

2. VI. 06. Patient ist leicht zu hypnotisieren. In der zweiten Hypnose gibt er Antwort, ohne zu erwachen. Schläft sofort und sieht ein Bild, wie er $4\frac{1}{2}$—5 Jahre alt in der Kleinkinderstube ist, er sieht genau das Zimmer, die Lehrerin, die Kinder, seinen Platz. — Das Bild verschwindet. Dann sieht er sich sehr deutlich, vier Jahre alt, das Kindermädchen, das im gleichen Zimmer schläft ist auch da, er hat noch ein Kleidchen an, sieht sich im Zimmer herumlaufen; dann sieht er sich im Wohnzimmer, spielt mit Soldaten, er ist etwas älter als vier Jahre. Dann sieht er sich im Badezimmer, die Mutter badet ihn. Dann sieht er eine Szene, wie er elf Jahre alt mit einem Knaben einen Ausflug machte, er sieht den Weg, den sie zurücklegen, sieht dann, wie sie am Waldrand abliegen und wie sie dann miteinander ringen. Dabei wurde er erregt. Patient gibt an, an die Szene habe er gar nicht mehr gedacht, er habe jetzt eine Masse Einzelheiten wieder gesehen; es sei unglaublich, wie viele Bilder an ihm vorübergezogen seien.

12. VI. 06. Hypnose: Sieht sich 5—6 Jahre alt in der Küche. Das Zimmermädchen zieht ihm die Schuhe aus, sie lacht, dann lachte die Köchin auch. Mit einem Male sieht er sich im Schlafzimmer und nun sieht er ganz deutlich einen Traum, den er damals hatte und später nie vergessen hat: Durch die Türspalte sieht ein Affe, wie ein Mensch angekleidet mit einer Nelke im Knopfloch; neben dem Bett

steht ein großer Bär. — Damals habe er große Angst gehabt, er habe geschrieen, das Traumbild habe er längere Zeit gesehen und er weckte das Mädchen. In den nächsten Nächten habe er Angst gehabt, der Traum komme wieder. Patient gibt an, sein Bruder habe ihn gerne erschreckt, indem er die Tür geöffnet habe und Grimassen schnitt. Jetzt sieht er sich etwas später, sechs Jahre alt; er liegt wegen einer Ohrenkrankheit im Bett, er weint, weil er starke Schmerzen verspürt. Nach der Krankheit mußte er zur Erholung ans Meer. Jetzt sieht er vom Bahnhofe des Badeortes aus, wie in der Nähe ein kleiner Affe herumgeführt wird, der dort tanzt. Jetzt folgen eine Menge von Bildern von jenem Badeorte. Dann sieht er beim Baden den Körper eines anderen Knaben, der ihm gefällt und ihm ein angenehmes Gefühl verursacht. Dann sieht er sich mit diesem spielen und auf Eseln reiten etc. Dann sieht er einen Italienerknaben, der zu einer Truppe herumziehender Musikanten gehört. Dieser Knabe gefiel ihm und Patient lief ihm unbemerkt nach. Dann sieht er Szenen aus einem anderen Badeorte vom Jahr vorher, fünf Jahre alt. Er suchte damals immer die Gelegenheit, anwesend zu sein, wenn ein jüngerer Knabe gebadet wurde. Der Knabe gefiel ihm und machte ihm Erregungen. Er sieht das Bild deutlich wieder und empfindet auch jetzt die Lust, den Knaben zu sehen. Er sieht jetzt eine Szene von einem Ausflug mit jenem Knaben. Dann wieder sieht er eine Szene aus seinem achten Jahre. Er ist an einem Badeort. Dort sind mehrere Knaben, ein zwei Jahre älterer gefällt ihm sehr. Dann kommen eine Reihe von irrelevanten Szenen. Plotzlich ist Patient erstaunt. Er sieht sich zu Hause im oberen Stock der Wohnung, ein Diener fährt mit Patient auf der Treppe am Geländer herunter. Patient ist vier Jahre alt. Patient empfindet dabei haarsträubende Angst. Er sieht die Szene, der Vater hatte ihn beobachtet und ihn durchgeprügelt, weil er dies getan hatte. Damals sei der Patient 3¼—4 Jahr alt gewesen. Er sagt von selbst: Es ist an der Grenze, ob er dabei eine Erregung hatte.

16. VI. 06. Hypnose: Sieht sich erst mit Kindern spielen, dann beim Handfertigkeitsunterricht in der fünften oder sechsten Klasse. Sieht einen hübschen Knaben, der ihm gefiel; erst habe er sich mit ihm gebalgt, dann wurden sie Freunde. Dann sieht er sich acht Jahre alt. Er ist zu Besuch bei einer Tante. Gleichzeitig sind dort zwei Brüder, der eine älter, der andere jünger als Patient. Beim Zubettegehen balgen sie sich. Nehmen vorher ein Duschebad, er hält sich zum jüngeren der Brüder. Mit diesem liegt er zusammen in einem Bett. Sie schmiegen sich aneinander und Patient wird erregt, empfindet Angst vor etwas Unbekanntem. — Die gleiche Empfindung hat er auch jetzt. Eine Verwandte hatte etwas beobachtet, die Knaben wurden getrennt. Dann sieht er aus jener Zeit Szenen mit einem anderen Knaben, der Eindruck auf ihn machte. Diesen Knaben sah er vor kurzer Zeit wieder und er machte jetzt einen noch stärkeren Eindruck wie früher auf Patient. Um jene Zeit (achtes Jahr) habe er sonst viel mit einem Mädchen gespielt, die wie ein Bub gewesen sei. Doch sei er auch durch sie sexuell gereizt worden. Ebenso werde er jetzt noch sexuell erregt, wenn man von einer bestimmten, auswärts wohnenden Dame spricht. Ist letzteres der Fall, so treten die Gefühle viel explosiver auf als sonst. — Patient lacht im Schlaf. Er sieht eine Szene aus seinem fünften Jahr. Da hatten sie den Besuch eines Vetters, eines Morgens holte dieser den Patienten, der nur mit Hosen angetan war, aus dem Bett, ging mit ihm zum Markt und kaufte ihm Früchte. Patient gibt an, er habe sich diese Szene später immer in Gedanken zu wiederholen gesucht, wegen der Art, wie der Vetter ihn angefaßt hatte. — Es war so viel Liebe darin. — Die Szene war jetzt ganz deutlich. Jetzt sieht er sich im Jahre 1896 an einer Ausstellung. Da ist eine orientalische Bude mit einem kleinen Halbneger mit netten Gesichtszügen. Dieser gefällt ihm und wirkt erregend auf Patient. Jedesmal beim Vorbeigehen muß die Mutter etwas kaufen. (Damals 6—7 Jahre alt.) Er sieht alles ganz genau, beschaut die Handgelenke jenes Knaben. Er wollte immer wieder zur Ausstellung wegen des Knaben. Jetzt sieht er eine Szene aus seinem 7.—8. Lebensjahr. Er ist daheim im hinteren Gang der Wohnung; das Zimmermädchen küßt ihn, Patient ist überrascht, es ist ihm unangenehm und er ruft die Mutter. Er genierte sich dann vor dem Mädchen, weil er die Mutter rief.

19. VI. 06. Patient erzählt heute, daß junge Leute, und zwar nur gewisse Typen, auf ihn wirken konnten. Die Zeit am Abend von 7—9 Uhr sei die, wo die

Erregungen am ehesten kommen. Dann auch von 11—12 Uhr nachts, eher nur kürzere Zeit, aber sehr stark. Dann eine Stunde vor dem Erwachen seien seine sexuellen Träume am stärksten. Hypnose: Sieht viel Bilder vorüberziehen. Dann sieht er sich ungefähr vier Jahre alt in der Kleinkinderschule. Er sieht, wie sie spielen, sieht, wie er der Reihe nach alle Sandhaufen zerstört, bis sie ihn durchprügeln. Dann sieht er sich 10 Jahre alt in der vierten Klasse. Sieht einen Knaben mit hellem Lockenhaar, blauen Augen und mit Waschkleidern angetan. Der gefällt ihm. Er lud ihn zum Soldatenspielen ein, der Knabe konnte nicht kommen, das tat Patient leid. Dieser Knabe hat auf ihn erregend gewirkt. Vor drei Jahren hatte Patient im Freien Zeichenunterricht. Da kam ein Knabe daher, der gerade so aussah wie jener. Der Knabe sah ihm zu, da zeichnete ihn Patient ab und war dabei sexuell erregt. Die Szene durchlebt er deutlich wieder. Jetzt taucht ihm die Szene mit dem Diener wieder auf. Jetzt ist er sicher, daß er damals 3½ Jahre alt war; er empfindet nun die Erregung wieder. Dann sieht er sich — 15 Jahre alt — auf einer Radtour. Da erblickt er ein 13—14jähriges Mädchen. Die Szene ist ihm jetzt sehr deutlich, er sieht Baum für Baum an der Straße, es ist ein armes schlecht gekleidetes Mädchen, das plötzlich stark erregend auf ihn wirkt. Jetzt sieht er sich im Sommer 1904: Er war bei einer befreundeten Familie zu Besuch. Er sieht die Szene so deutlich, daß er mitten drin ausruft: Es ist ja unglaublich. Dort war ein 14jähriger Knabe, der einen starken Eindruck durch seine Augen auf Patient machte. Dann sieht er die Tochter des Hauses, die die gleichen Augen hatte. Auch sie wirkte stark erregend auf ihn und er kann jetzt nicht sagen, wer von den beiden stärker auf ihn gewirkt hat. Es folgt eine Reihe von Bildern, die nur flüchtig auftreten.

23. VI. 06. Durch ein Gespräch zu Hause wurde er daran erinnert, daß von seinem 10.—14. Lebensjahr ein auswärts wohnendes Mädchen einen tiefen Eindruck auf ihn gemacht hatte. Dann tauchen ihm eine ganze Reihe von Szenen aus seinem 12. Jahr auf, wo er in einem Knabenpensionat war. Dort verliebte er sich in einen Kameraden, mit dem er sehr viel zusammen war, mit dem er sehr zärtlich war und den er häufig küßte. Er träumt von ihm wirkliche Begebenheiten und vorgestellte. Er hat jetzt Gelegenheit, diesen Knaben häufig zu sehen. Dieser Knabe hatte einen eigenartigen Charakter, sei für ihn rätselhaft. Dann sieht Patient wieder Szenen aus dem Pensionat; im Anfang fühlte er sich zu einem anderen ältern Knaben hingezogen, sie rangen miteinander, Patient gab dazu immer die Veranlassung. Patient gibt selbst an, je mehr er sich in jenen Knaben verliebte, um so feiger sei er geworden. Auch hatte er damals für nichts Interesse als für jenen Knaben. Auf einem Ausflug kam er mit diesem Knaben in ein Zimmer. Sie durchwachten fast die halbe Nacht und umarmten sich häufig. Das geschah auch in zwei späteren Nächten. Dann sprachen sie nicht miteinander. In der dritten Nacht wollte Patient das Zimmer verlassen, da sie nichts mehr miteinander sprachen. Auf der gleichen Reise wählte ihn dann jener Kamerad wieder zum Zimmergenossen. Patient ging dann allein zu Bett, sie sprachen dann, auf dem Bette sitzend und von da an hörte jede Zärtlichkeit auf. Wenn sie im Pensionat Theater spielten, so spielte jener Knabe die Mädchenrollen. Mit diesem Knaben war er schon in der sechsten Klasse zusammen und damals schon wirkte er auf ihn. Patient habe ein unbestimmtes Gefühl gehabt, daß er mit ihm zusammenkommen werde. Er kannte ihn nicht, er war eine Klasse unter ihm. Patient wußte, daß dieser Knabe in einem bestimmten Pensionat ist; um zu ihm zu kommen, wollte er nicht mehr das Gymnasium seines Heimatortes besuchen und setzte es durch, daß er in jenes Pensionat kam.

26. VI. 06. Klagt heute, daß er hie und da beim Arbeiten ein Hemmungsgefühl bekomme, er wird fast wütend, daß er dann nicht arbeiten könne. Dann entsteht ein Bangigkeitsgefühl, es sei ihm, wie wenn ein Gegner in ihm stecke, der sagt, jetzt geht es nicht mehr weiter, es sträubt sich das Gehirn, etwas aufzunehmen. Manchmal gelingt es, durch assoziative Ablenkung über den Zustand hinwegzukommen, manchmal nimmt dieser aber zu, so daß er arbeitsunfähig ist.

3. VII. 06. Patient schildert heute wieder seine Zustände und gibt an, daß er Zeiten habe, wo er abnorm heiter sei. Diese Zeiten können sehr kurz, ungefähr zehn Minuten andauern, da ist er dann zu tollen Streichen aufgelegt. Hypnose: Sieht sich sechs Jahre alt, wo er mit Kameraden die Ferien zubrachte. Sieht deut-

lich eine Szene, wie er sich mit einem derselben herumdrückte und dabei Lustgefühle empfunden hat. Dann eine ähnliche Szene aus dem zehnten Lebensjahr. Jetzt ist es ihm klar, warum er sich in seiner Jugend so viel mit Kameraden herumbalgte. Ruft voller Erstaunen über die folgende Szene: „Hergott"! Er sieht einen Sennenknaben, der die Milch brachte. In diesen war er verliebt. Er photographierte ihn und es fällt ihm ein, daß er sich damals vorstellte, wie er sich mit dem Sennenbuben herumbalge. Patient sieht jetzt Szenen sehr deutlich, die er während eines Ferienaufenthaltes bei einer Familie im Gebirge erlebte. Er sieht Szenen aus dem Familienleben, dann jedes Haus im Dorfe, nimmt sogar den charakteristischen Geruch wahr, wenn er an den Spezereiläden vorbeigeht. Eigentümlich ist bei Patient, wie Personen, die zu einer Szene gehören, nur verzögert auftreten, wenn er damit Unlust verbindet. So findet er bei Szenen in jenem Hause lange Zeit nicht die Frau des Hauses. Dann kann er die Erinnerung nicht auftauchen lassen, daß er von dort wieder fort ist. Sein Kamerad ging eine Woche früher fort, dann gefiel es ihm nicht mehr. Von da an verschwinden die Erinnerungen. — Patient ruft aus: „Das ist doch schon großartig, was an einem vorüberzieht." Er sieht die ganze Landschaft, hat Angstgefühle, man hat ihm gesagt, daß dort im Tale Räuber und Diebe leben. Jetzt sieht er einen Holzhauer, der verdächtig aussah. Dieser rief von oben herunter, erschreckte sie erst und dann lachte er. Jetzt durchlebt er die Szene, wie Patient diesen Vorfall dem Verwandten, bei dem er wohnte, erzählte. Dieser wollte der Polizei Anzeige machen. Der Kamerad, der dabei war, erklärte aber, Patient habe sonst Angst gehabt und übertreibe. — Patient gibt an, es sei merkwürdig, die kleinsten Gewissensbisse kommen ihm da wieder, eine Masse Szenen ziehen vorüber. Jetzt sieht er sich, 8—9 Jahre alt, im Appenzellerland in den Ferien, sieht dort Szenen aus dem Familienleben. Plötzlich bekommt er schwaches Kopfweh. Jetzt hat er den Geruch, wie er bei der Brandmalerei entsteht. Jetzt sieht er das Bild, wie die älteste Tochter der Familie dort brandmalte. — Von diesem Geruch bekam er einmal Kopfweh. Jetzt ruft Patient: „Aber es ist ja nicht möglich." Ein anderer Knabe, ein Jahr jünger wie er, war mit dort, er sieht nun, wie sie am Morgen beisammen im Bett lagen, sie hatten sich entzweit und jener wollte nicht mehr im Bette bleiben. Patient lacht hell auf. Er sei damals sehr eitel gewesen, man hatte ihm mit Zeitungspapier die Spiegel verhängt. Er erinnert sich noch an die Waschblousen, die er damals trug. Sexuelles sei damals bestimmt nichts vorgekommen. Der andere Knabe sei schwächlich und kränklich gewesen, so daß Patient eine Abneigung hatte.

7. VII. 06. Am 4. und 5. l. M. war bei ihnen eine Dame zu Besuch, die schon früher sexuell auf ihn wirkte. Jetzt sei es fast zu stark gewesen, so habe sie noch nie auf ihn gewirkt. Hypnose: Sieht viele Szenen vorüberziehen. Mit zwölf Jahren kam er auf einer Tour in ein Kloster. Er kam in den Verkehr mit einem Klosterbruder. Die Einrichtung des Zimmers, die Täfelung, das zinnerne Geschirr etc., alles machte Eindruck auf ihn. Dort sah er einen Klosterschüler, der ihm gefiel. Als dann en passant der Pater Patient fragte, ob er dableiben wolle, sagte er ernstlich: ja. Seit diesem Ereignis fühle Patient beim Eintritt in katholische Kirchen etwas Sinnliches. Dann sieht er eine Szene aus dem siebten Lebensjahr, wo er beim Stellen lebender Bilder beteiligt war. Beim Ankleiden war hinter der Bühne ein älterer Knabe, der erregend auf ihn wirkte. Erklärend sagt er, am liebsten sei er von Jugend auf um hübsche Knaben herumgewesen; Knaben, die nicht irgendwelche gute Eigenschaften hatten, haben ihn abgestoßen. In dem Hause, in dem er wohnte, waren zwei schöne Mädchen, ungefähr in seinem Alter, mit denen er aufwuchs. Diese wirkten niemals sinnlich auf ihn. Jetzt schwirren ihm eine Unmasse Szenen durch den Kopf. Dann kommt eine Szene aus seinem neunten Lebensjahr, wo er beim Sechseläuten mit einem Freunde Pfirsichbowle getrunken hatte. Dann lagen sie auf einem Sofa eng beisammen und schliefen ein. Vor dem Einschlafen hatte er sexuelle Erregung.

10. VII. 06. Sieht Szenen von seinen ersten Klavierstunden, als er sechs Jahre alt war. Auf dem Heimweg sieht er in einem Schuhmacherladen einen Jungen, der sexuell auf ihn wirkte. Patient erinnert sich deutlich, damals Wollust empfunden zu haben. Dann sieht er sich in einem Spital in einem Gebirgsorte. Patient ruft mitten in der Hypnose voll Erstaunen: „Das ist schon unglaublich." Er sieht sich

in einem Krankenzimmer, sieht dort drei Knaben, die ihm so gut gefielen, daß er sie später aufsuchte, sie hatten ein sexuelles Gefühl in ihm hervorgerufen. Damals war Patient neun Jahre alt. — Patient fällt auf, wie stets erst die Stimmung eintrete und dann das Bild komme. Jetzt hat er ein eigentümliches Gefühl. Dann sieht er in jenem Gebirgsort einen Leichenzug vorüberziehen. Er ist erstaunt über die Details, die er sieht. So sieht er jetzt noch weitere Szenen, wo er Knaben sah, die einen sexuellen Eindruck auf ihn machten. Patient gibt an, daß Bilder, die schon einmal aufgetreten waren und zwar affektbetont, nur noch momentweise bei ihm auftreten und dann gehen sie wieder weg. Patient fühlt selbst, wie sich sein Zustand während seines Aufenthaltes in dem Knabenpensionat bedeutend entwickelt hat. Jetzt ziehen aus jener Zeit viele Szenen an ihm vorüber.

18. VIII. 06. Patient war an jenem Orte, wo die verheiratete Dame lebt, die früher so stark auf ihn sexuell gewirkt hat. Er konstatiert, daß diese Wirkung nicht mehr direkt stattfindet, sondern nur noch in der Erinnerung an früher. Er war dann an einem anderen Orte noch in den letzten Tagen, wo eine nette junge Dame sehr stark auf ihn wirkte. Da kam ein junger Ausländer dazu, er wirkte ganz faszinierend auf ihn. Patient gesteht zu, daß er sich hätte überwinden können, aber er wollte nicht.

20. X. 06. Patient gibt an, daß er an sich die Beobachtung mache, daß das andere Geschlecht nach und nach immer mehr auf ihn wirke. Daneben habe er auch noch homosexuelle Erlebnisse, — Erregungen durch bestimmte Jünglinge. So sah er auf einer Gebirgstour in den Sommerferien einen an einem Bahnbau beschäftigten ca. 17jährigen Italiener. Der habe ihn nahezu verrückt gemacht. Er sei ihm nachgegangen, nur um ihn beobachten zu können. Nach 2—3 Tagen habe die Einwirkung nachgelassen. In der Hypnose treten keine Szenen auf. Patient sagt, es sei ihm wie ein Brett vor dem Kopf. Da Patient sonst mit größter Leichtigkeit die Bilder sieht, so forsche ich nach der Ursache. Es ist 4 Uhr 50 nachmittags, Patient hatte im Laufe des Nachmittags 2½ Gläschen Likör getrunken.

Patient brach die Behandlung ab, indem er mir mitteilte, daß er deutlich verspüre, wie seine homosexuelle Neigung abnimmt. Er ist im Kampfe mit sich selbst, er meint, er habe so viel Schönes, Angenehmes und Reines empfunden, daß er sich nicht entschließen könne, all dieses aufzugeben, um etwas anderes einzutauschen, das ihm nicht so rein vorkomme. Er müsse deshalb auf eine weitere Behandlung verzichten. — Dieser Kampf, den Patient noch relativ frühzeitig eingestand, verunmöglicht selbstverständlich die Heilung. Viele Patienten mit erworbener Homosexualität wollen ihren abnormen Zustand lediglich deshalb nicht aufgeben, weil der Lustgewinn ein so gar leichter ist und das „ewig Schwärmerische" zu ihrem Wesen gehört. Die Krankengeschichte zeigt uns die Entstehung und Entwickelung des krankhaften Zustandes in deutlicher Weise.

Schlußwort.

Überblicken wir zum Schlusse nochmals das ganze Material unserer Beobachtungen, so erkennen wir, daß sich eine Reihe von krankhaften Störungen, die in ihrer äußeren Erscheinungsweise jede Gemeinsamkeit entbehren, sich in ihrer Entstehungsweise auf gemeinsame psychopathologische Grundgesetze zurückführen lassen. Wie wir es in der inneren Medizin und in der Chirurgie mit den verschiedensten Äußerungen krankhafter Prozesse in den verschiedensten Organen zu tun haben, die sich auf den gleichen Erreger zurückführen lassen, so sehen wir, wie sich auch auf psychischem Gebiet rein affektive Störungen von einheitlichen Gesichtspunkten aus erklären und in therapeutischer Hinsicht erfolgreich angreifen lassen. Mußte ich mich zum Zwecke der Erklärung einer Reihe von Erscheinungen lediglich auf Theorien stützen, so waren diese nötig, um mich verständlich machen zu können. Sehr wohl bin ich mir bewußt, daß ich wissenschaftlich nicht ein abgeschlossenes Ganzes bieten konnte; da und dort habe ich mich wohl auch etwas zu bestimmt ausgedrückt, wo berechtigte Zweifel noch am Platze wären. Die Nachprüfung und Beobachtungen anderer werden solche noch offene Fragen in ihrer Lösung weiter fördern können.

Wir konnten im Verlaufe meiner Darlegungen eine große Mannigfaltigkeit in der Entäußerung affektiver Erregungen beobachten. Das Dargebotene macht durchaus nicht den Anspruch auf Vollständigkeit bezüglich der hierher gehörenden krankhaften Störungen. Mir selbst sind eine Reihe von nervösen Zuständen, deren Ursache ich auch in affektiven Störungen vermute, teils noch unklar geblieben, teils fehlte mir auch das nötige Beobachtungsmaterial, um selbst zu bestimmten Schlüssen kommen zu können. Ich habe schon darauf hingewiesen, wie mich eine Reihe von Beobachtungen vermuten lassen, daß es sich beim depressivmanischen Irresein auch um Störungen in der unterbewußten affektiven Tätigkeit bei bestimmter Anlage handeln könnte. So vermute ich auf Grund verschiedener Beobachtungen, daß das Asthma nervosum zu den psychoneurotischen Störungen gehört und auf Affektverdrängungen beruht. Aber auch eine Reihe von funktionellen motorischen Störungen scheint mir in der gleichen Weise bedingt zu sein: so verschiedene Tics, auch Fälle von Chorea minor. Wiederholt konnte ich während der Analysen bei Psychoneurotikern, die in ihrer Jugend an Chorea minor gelitten hatten, beobachten, wie sie während des Abreagierens im Halbschlaf ganz deutlich die Erscheinungen dieses Krankheitsbildes darboten. In einem Falle war es mir wiederholt möglich, im hysterischen Anfall sexuell traumatische Erlebnisse nachweisen zu können. In mehreren Fällen, bei denen die Diagnose zwischen Hysterie und Epilepsie schwankte, beobachtete ich, wie der Anfall nichts anderes als ein Wiederdurchleben früherer Schrecken mit Entladungen des Affektes in motorische Gebiete bei gleichzeitiger Einengung bis zum Verlust des Oberbewußtseins war. Soweit es mir möglich ist, werde ich in Zukunft diesen Störungen meine Aufmerksamkeit weiter zuwenden. Noch bleibt eine Reihe von grundlegenden Fragen offen. Das wichtigste Ergebnis meiner Beobachtungen scheint mir das zu sein, daß alle diese Störungen nur bei Menschen mit einer ganz bestimmten affektiven Anlage vorkommen. Ausdrücklich möchte ich nochmals hervorheben, daß nicht jede solche Anlage eine Erkrankung nach sich ziehen muß. Es müssen eine solche Anlage Schädigungen von ganz bestimmter Art treffen und eine Reihe von äußeren Bedingungen hinzutreten, um eine psychoneurotische Erkrankung zur Entfaltung kommen zu lassen. Solche Veranlagungen zu bestimmter Reaktionsweise der Gehirntätigkeit sind uns ja auch sonst bekannt. In dieser psychoneurotischen Veranlagung mag es bedingt sein, daß die Erscheinungen zutage treten können, wie wir sie in der Psychokatharsis gesehen haben. Soweit ich beobachten konnte, finden bei normalen Menschen diese Reaktionen nicht statt; auch treten sie dann nicht mehr auf, wenn beim Psychoneurotiker das pathogene Material beseitigt ist. Diese eigenartige Reaktion des Gehirns, dieses Wiederbewußtwerden früher erlebter, gefühlsbetonter psychischer Eindrücke findet sein Analogon im normalen Traumleben. Daß es sich um ganz bestimmte, ja gesetzmäßig sich abwickelnde Vorgänge handelt, dürfte das absichtlich weitschichtige und durchaus unverändert wiedergegebene Beobachtungsmaterial erhärten. Ich habe in hunderten von Fällen die reproduzierten Erlebnisse nachprüfen können und bin so zu der Überzeugung gekommen, daß es sich stets um das Wiedererleben der primär in sich aufgenommenen Szenen handelt. Da ich konstatieren konnte, mit welcher Sicherheit die Patienten diese wiederdurchlebten, ekphorierten Szenen von Traumerlebnissen, gelesenen oder gehörten Erlebnissen zu unterscheiden vermochten, durfte ich mich später auf Stichproben beschränken. Immer wieder wurden aber die Angaben der Patienten so bestätigt, daß für mich jeder Zweifel ausgeschlossen bleibt. So darf ich sagen, die Analyse im Halbschlaf ist eine ganz objektive, jeder wissenschaftlichen Kritik standhaltende Methode zur Erforschung und Behandlung psychoneurotischer Zustände. Es gehört nur die nötige Übung dazu, um zum Ziele zu gelangen. Ich bedurfte selbst jahrzehntelanger Arbeit, um mich zu dieser Methode und den Anschauungen, die ich hier wiedergebe, durchzuringen. Die Resultate, zu denen ich kam, sind kontrollierbar. Ich veröffentliche sie zur wissenschaftlichen Kritik und zur Nachprüfung, in der Überzeugung, daß es durch diese Methode möglich ist, einer großen Zahl von an Psychoneurosen leidenden Patienten Hilfe zu bringen. Andererseits vermögen wir nun auch, vorbeugende Maßnahmen zu treffen, weil uns die Entstehungsweise dieser krankhaften Zustände klar geworden ist. Außerdem wird uns durch diese Methode und ihren weiteren Ausbau die Korrektur seitheriger Auffassungen von unseren psychischen Funktionen ermöglicht und andererseits ein weiterer Fortschritt in der Erkenntnis psychischer Vorgänge angebahnt werden können.

Bei der Nachprüfung rein psychischer Phänomene sind die Schwierigkeiten ganz besonders große, denn hier fehlen uns die makro- und mikroskopischen Objekte zur Kontrollbeobachtung. Überdies ist es tief bedauerlich, daß sich unser gegenseitiges Verständnis in der Psychologie so außerordentlich schwierig gestaltet. Wer auf diesem Gebiet etwas publiziert, empfindet scheinbar eine ganz besondere Freude und Genugtuung, immer wieder neue Ausdrücke zu schaffen. Dieser Übelstand liegt wohl darin, daß wir Psychiater, wie alle Ärzte, dazu verurteilt sind, an den Universitäten psychologische Studien nicht machen zu können. Ich habe schon wiederholt auf diesen ganz unverzeihlichen und unverständlichen Mangel hingewiesen. Bis heute konnte man sich an unseren Universitäten noch nicht dazu entschließen, dem angehenden Arzte auch nur etwas von den normalen Funktionen des Gehirns beizubringen, wie er doch auch von allen anderen Organen des menschlichen Körpers zunächst deren normale und dann ihre kranken Funktionen kennen lernen muß. Dieser Mangel scheint auf die laienhafte Selbstverständlichkeit zurückzuführen zu sein, die jeden Menschen Psychologe sein läßt, auf Grund seiner eigenen Erfahrung. So erklärt sich auch die jedem Psychiater eigene Psychologie und so erklärt es sich auch, wie die Erforschung psychoneurotischer Zustände bis vor wenigen Jahren ihre eigenen Wege ging. Die Psychoneurosen sind die Domaine der Neurologen, die meist aus den internen Kliniken hervorgegangen sind und mit der Psychologie in der Regel auf noch gespannterem Fuße stehen als die meisten Psychiater. Ist doch das Gehirn, solange es frei von Tumoren und Herden ist, das Feld der Psychiater. Zum Verständnis der Psychoneurosen genügt das Studium der peripheren Nervenerkrankungen, der Hirn- und Rückenmarksschnitte. Allfällig sollte man noch den Unterschied zwischen faradischem und galvanischem Strom kennen und auch wissen, wo die Autoritäten die Kathoden und Anoden aufgesetzt wissen möchten. Das Studium des Hypnotismus und der Suggestivtherapie ist verpönt; hingegen ist die Suggestion mittelst Brummelns der Feder am Rumkorfschen Apparat offiziös im Arzneischatz aufgenommen. Daß die Lehre des Hypnotismus und der Suggestion dem Arzte ein tieferes psychologisches Verständnis eröffnen würde, ihn befähigen würde zu erhöhter Selbstkritik, das kann ja keine Rolle spielen. Die Lehre vom Hypnotismus und der Suggestion ist immer noch eine Quantité négligeable. Unsere Fakultäten, die solche Dinge beurteilen, vermögen immer noch nicht die Bedeutung dieser Erscheinungen zu ermessen, weil deren Mitglieder bis auf wenige Psychiater auf diesem Gebiete nicht zu Hause sind. Ich spreche dies ganz im allgemeinen aus. Aber es ist eine unumstößliche Tatsache, daß die meisten medizinischen Fakultäten sich den psychologischen und psychiatrischen Forschungen gegenüber möglichst ablehnend verhalten. Bei der großen Tendenz zur Spezialisierung in unserer Wissenschaft hat man vor allem die Bedeutung des Gehirns für unseren ganzen Organismus außer acht gelassen. Merkwürdigerweise empfindet es die heutige amtende Generation, der es vorbehalten ist, der Wissenschaft den offiziellen Stempel aufzudrücken, noch gar nicht als einen Mangel in ihrer Ausbildung, daß ihr selbst jedes tiefere psychologische Verständnis völlig abgeht.

GPSR Compliance

The European Union's (EU) General Product Safety Regulation (GPSR) is a set of rules that requires consumer products to be safe and our obligations to ensure this.

If you have any concerns about our products, you can contact us on ProductSafety@springernature.com

In case Publisher is established outside the EU, the EU authorized representative is:

Springer Nature Customer Service Center GmbH
Europaplatz 3
69115 Heidelberg, Germany

Batch number: 10844827

Printed by Printforce, the Netherlands